科学出版社"十四五"普通高等教育本科规划教材

智 能 医 学

主　审　陈孝平

主　编　叶哲伟

副主编　季国忠　曹　丰　彭义香　陈惟蒨　史金龙　罗奕龙　郑仲煊　林哲安

编　委（按姓氏汉语拼音排序）

曹　丰	中国人民解放军总医院第二医学中心	陈宏翔	武汉大学中南医院
陈惟蒨	澳门特别行政区政府卫生局	邓忠良	重庆医科大学附属第二医院
高　飞	华中科技大学同济医学院附属协和医院	葛孟华	绍兴第二医院
何　强	浙江中医药大学附属第一医院	贺西京	西安交通大学第二附属医院
胡　勇	香港大学李嘉诚医学院	季国忠	南京医科大学第二附属医院
冷劲松	哈尔滨工业大学未来技术学院	李开南	成都大学附属医院
李培根	华中科技大学	李颖川	同济大学附属第十人民医院
林　进	中国医学科学院北京协和医院	林哲安	中国台湾科学技术协会
刘　娟	武汉大学人工智能学院	刘国栋	陆军军医大学陆军医学中心
刘雪松	浙江大学现代中药研究所	罗奕龙	澳门特别行政区政府卫生局
吕红斌	中南大学湘雅医院	吕金捍	宁夏回族自治区卫生健康委员会
吕维加	深圳理工大学药学院	马　昕	上海交通大学医学院附属第六人民医院
孟庆虎	南方科技大学	彭义香	华中科技大学同济医学院附属协和医院
施　辉	连云港市第一人民医院	史金龙	宁夏大学
史玉升	华中科技大学材料科学与工程学院	孙建国	陆军军医大学第二附属医院
吴　皓	上海交通大学医学院附属第九人民医院	吴文忠	江苏省中医院
吴骁伟	华中科技大学同济医学院附属同济医院	肖　平	深圳北京大学香港科技大学医学中心
谢勤岚	中南民族大学生物医学工程学院	徐　波	重庆大学附属肿瘤医院
徐　毅	中国科学院自动化研究所	杨爱荣	青海省心脑血管病专科医院
杨毅军	中南大学湘雅医学院附属海口医院	叶　松	湖北中医药大学第一临床学院
叶哲伟	华中科技大学同济医学院附属协和医院	殷国勇	江苏省人民医院
张秀梅	北京万方医学信息科技有限公司	郑仲煊	香港中文大学（深圳）医学院

秘书组　刘蓬然　薛明迪　杨佳铭　方　滢　王泓霖　段昱宇　周　弘　陆　林

科学出版社

北　京

内 容 简 介

本教材内容涉及脑机接口、人工智能技术及其医学应用、扩展现实的医学应用、计算机辅助手术导航、3D 打印、医学机器人、可穿戴医疗设备、医学云平台、远程医疗、5G 医疗、医疗大数据、区块链、医用高新生物材料、数字孪生与元宇宙、智能医学在中医药领域的应用、物联网、医疗信息及网络安全等内容。本教材的编写强调"医科＋工科＋理科"的多元复合型模式，采用"宽基础、多模式、强能力、高素质"的培养理念，其目的是开拓本科生的视野，让他们了解智能医学的研究成果和方向；培养医学生和理工科学生的跨学科创新思维方式；培养本科生跨平台、跨学科解决问题的能力；培养更多的医工交叉人才，让更多的医科和理工科学生及工作者了解智能医学，推动医工深度融合，为医学创新带来无限可能。

本教材适用于医科、理工科学生及有志从事于智能医学相关工作或研究的读者。

图书在版编目（CIP）数据

智能医学／叶哲伟主编. -- 北京：科学出版社，2025. 1. --（科学出版社"十四五"普通高等教育本科规划教材）. -- ISBN 978-7-03-080937-7

Ⅰ. R319

中国国家版本馆 CIP 数据核字第 2024WC4277 号

责任编辑：钟　慧／责任校对：宁辉彩
责任印制：张　伟／封面设计：陈　敬

科学出版社 出版
北京东黄城根北街 16 号
邮政编码：100717
http://www.sciencep.com

北京厚诚则铭印刷科技有限公司印刷
科学出版社发行　各地新华书店经销

＊

2025 年 1 月第　一　版　　开本：787×1092　1/16
2025 年 1 月第一次印刷　　印张：31 1/2
字数：931 000

定价：150.00 元
（如有印装质量问题，我社负责调换）

编 者 名 单

（按姓氏汉语拼音排序）

曹　丰　中国人民解放军总医院
　　　　第二医学中心

陈　磊　江汉大学商学院

陈　琦　武汉纺织大学传媒学院

陈　伟　河北医科大学第三医院

陈宏翔　武汉大学中南医院

陈惟蒨　澳门特别行政区政府卫生局

陈卫平　南京医科大学附属无锡人民医院、
　　　　无锡市人民医院

陈文钧　复旦大学附属华山医院

戴红莲　武汉理工大学材料复合新技术
　　　　国家重点实验室

邓　杨　孝感市第一人民医院

邓根强　华中科技大学协和深圳医院

邓忠良　重庆医科大学附属第二医院

刁静静　华南理工大学医疗器械研究
　　　　检验中心

董　喆　武汉鼎安华盛科技有限公司

董为人　南方医科大学基础医学院

杜　建　北京大学健康医疗大数据国家
　　　　研究院

段昱宇　湖北中医药大学中医学院

方　滢　珠海市人民医院

冯东雷　上海信医科技有限公司

付　军　中国人民解放军空军军医大学
　　　　第一附属医院骨科

付　昆　海南医学院第一附属医院

高　飞　华中科技大学同济医学院附属
　　　　协和医院

葛孟华　浙江省绍兴第二医院

宫大鑫　中国医科大学附属第一医院

顾鹏真　宁波市第二医院

何　滨　杭州三坛医疗科技有限公司

何　强　浙江中医药大学附属第一医院

贺西京　西安交通大学第二附属医院

胡　勇　香港大学李嘉诚医学院

胡国梁　北京维卓致远医疗科技有限公司

胡建东　海口市中医医院

胡亦新　中国人民解放军总医院

怀晓辰　瓴域影诺（北京）科技有限公司

黄　虹　复旦大学附属华山医院

黄　伟　重庆医科大学附属第一医院

黄楚鹰　湖北省恩施州中心医院

黄正行　浙江大学计算机科学与技术学院

霍彤彤　中国人民解放军国防科技大学信息
　　　　通信学院军队指挥学博士后流动站

吉　萍　深圳北京大学香港科技大学医学
　　　　中心

季　劼　南京医科大学第一附属医院

季国忠　南京医科大学第二附属医院

贾丙申　海南医学院第一附属医院

江　燕　华中科技大学同济医学院附属
　　　　同济医院

金群华　宁夏医科大学总医院

冷劲松　哈尔滨工业大学未来技术学院

李婧颖　北京大学国家发展研究院

李开南　成都大学附属医院

李培根　华中科技大学

李新志　三峡大学附属仁和医院

李颖川　同济大学附属第十人民医院

李哲峰　中国科学院自动化研究所

李袁怡　华中科技大学土木与水利工程学院

梁　辉　强生（上海）医疗器材有限公司

林　辉　浙江大学医学院附属邵逸夫医院、
　　　　浙江大学生物医学工程与仪器
　　　　科学学院

林　进	中国医学科学院北京协和医院	陶　波	华中科技大学
蔺　蓉	华中科技大学同济医学院附属协和医院	陶敏芳	上海交通大学医学院附属第六人民医院
刘　娟	武汉大学人工智能学院	万　军	武汉大学人民医院
刘　坤	南方医科大学基础医学院	王　庆	湖北邮电规划设计有限公司
刘国栋	陆军军医大学陆军医学中心	王铂雄	澳门特别行政区政府卫生局
刘蓬然	华中科技大学同济医学院附属协和医院	王泓霖	华中科技大学同济医学院附属协和医院
刘效仿	广东省佛山市中医院	王金武	上海交通大学医学院附属第九人民医院
刘雪松	浙江大学现代中药研究所		
刘雅克	南通大学附属医院	王军强	北京积水潭医院
刘跃洪	德阳市人民医院	王旭东	上海交通大学医学院附属第九人民医院
卢清君	中日友好医院		
卢朝霞	东北大学计算机科学与工程学院	王志华	华中科技大学同济医学院附属同济医院
陆　林	武汉大学人民医院		
吕红斌	中南大学湘雅医院	吴　皓	上海交通大学医学院附属第九人民医院
吕金捍	宁夏回族自治区卫生健康委员会		
吕维加	深圳理工大学药学院	吴　鑫	阿里巴巴达摩院
吕周平	华中科技大学协和深圳医院	吴文忠	江苏省中医院
马　昕	上海交通大学医学院附属第六人民医院	吴骁伟	华中科技大学同济医学院附属同济医院
马于涛	华中师范大学计算机学院	吴星火	华中科技大学同济医学院附属协和医院
孟庆虎	南方科技大学		
聂　克	宜昌市中心人民医院	伍小强	中国科学院浙江数字内容研究院
彭明强	中日友好医院	向　杨	中南大学湘雅医学院附属海口医院
彭义香	华中科技大学同济医学院附属协和医院		
		肖　军	武汉市第四人民医院
戚继荣	南京医科大学附属儿童医院	肖　平	深圳北京大学香港科技大学医学中心
祁是辰	香港大学李嘉诚医学院		
全　宇	中国医科大学附属盛京医院	肖若秀	北京科技大学计算机与通信工程学院
施　辉	连云港市第一人民医院		
石　磊	浙江省肿瘤医院	谢　卯	华中科技大学同济医学院附属协和医院
史金龙	宁夏大学		
史玉升	华中科技大学材料科学与工程学院	谢　毅	华中科技大学同济医学院附属协和医院
孙建国	陆军军医大学第二附属医院		
孙小蓉	武汉大学兰丁人工智能病理诊断研究中心	谢勤岚	中南民族大学生物医学工程学院
		谢杨晓虹	深圳北京大学香港科技大学医学中心
孙轶飞	河北医科大学医学史研究中心		
谭　磊	华中科技大学同济医学院附属协和医院	辛世杰	中国医科大学附属第一医院
		徐　波	重庆大学附属肿瘤医院

序

　　现代科技的进步使得一系列前沿科技与医学不断融合，推动着现代医学持续向前发展。我们正处于以人工智能、大数据、物联网等为特征的第四次科技革命的时代。这场革命对全球科技格局产生着颠覆性的影响，加速了知识迭代的速度。科技进步不再是线性递增，而是以指数形式爆炸性增长。不同学科知识和技术开始广泛交叉融合，形成了一种全新的科研模式。这种模式强调开放、综合和创新，迅速成为推动医学科学发展的重要动力。

　　医学的发展已经离不开与计算机信息科学、物质科学和工程学等学科的深入融合。例如，通过人工智能技术处理大规模的健康数据，可以更准确地帮助医生理解疾病模式，并预测患者反应，从而研发出更为精确的诊断工具和治疗方法。这些跨学科的合作极大程度地提升了医疗诊治的效率和精确度，也提升了患者的治疗体验和康复效果，推动医学进入一个全新、高效、人文的发展阶段。

　　智能医学作为一种新兴的医疗科技应用领域，已成为推动全球医疗健康发展的新生力量。以"元宇宙"这一概念为例，通过创造一个与现实世界平行的虚拟空间，为医学研究提供了一个无风险的试验场。在这个虚拟环境中，可以进行大量虚拟的医学实验过程，这些过程在传统设施中往往需要耗费大量的时间、资源，并且伴随着一定的风险。实验的数字化，不仅大大降低了成本，还缩短了研究时间，使得研究人员可以快速迭代和优化他们的医疗方案。最终经过验证的结果应用于现实世界，提高研发的效率。

　　此外，智能医学也从根本上改变现代医学的面貌。人工智能能够辅助医生更准确地进行诊断和治疗规划；扩展现实技术（如增强现实、虚拟现实和混合现实）为医生提供了沉浸式的操作和培训平台，使得复杂的医疗操作变得直观；计算机辅助手术导航和3D打印技术则在手术规划和过程中发挥着至关重要的作用，提高了手术的精确度和成功率。同时，高性能生物材料的开发正在推动再生医学领域的快速进展，远程通信技术则打破了地理限制，使得高质量的医疗服务能够更广泛地覆盖到偏远地区。这些技术的集成为医生和医疗机构提供了前所未有的新能力，也促进了医疗服务效率的大幅提升，为全球医疗健康事业的发展注入了新的动力。

　　在当前智能医学迅猛发展的背景下，我们必须重新审视我国高等教育中临床医学专业的本科生培养方案与课程体系。目前，这些教育计划在很大程度上依然沿用传统模式，重视基础医学知识和技能的传授，但在跨学科能力的培养方面却显得不足。尤其是在科技与医学深度融合的今天，单一学科的知识体系已难以满足解决复杂医疗问题的需求。这种教育模式的局限性逐渐凸显，迫切需要进行革新。我们需要打破学科间的隔阂，建立更加开放、交叉的教育环境，使学生在医学学习过程中融入计算机科学、数据分析、人工智能等领域的知识。通过这种方式，不仅可以培养学生的多元化思维和创新精神，还可以增强他们的科技实践能力，使其能够在未来的医疗工作中有效应对更多挑战。

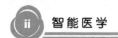

　　这本《智能医学》教材旨在全面介绍智能医学的历史起源、发展过程，探讨人工智能、大数据、机器学习等前沿科技在医学领域的实际应用。

　　我们真挚希望广大医学生和研究生们重视智能医学的学习和教育，在学习过程中，不仅关注技术本身，更重视技术如何服务于医学的核心需求，从而用新知识、新技术和新方法为患者服务打下坚实的基础。

陈孝平

中国科学院院士

华中科技大学同济医学院附属同济医院

2024 年 10 月

前　言

随着四次科技革命，人类社会依次对应进入了四个时代：蒸汽时代、电力时代、信息时代、智能时代。一系列前沿技术在医学领域的融合应用，也将医学带入新的时代——智能医学时代。智能医学体系中的"智能"，不单指"人工智能"，而是包含了"人类智能"和"人工智能"两个方面，这两类智能目前并不能互相替代。

智能医学已经开始为医生进行全方位的赋能，成为医学创新和发展的重要支撑。以外科手术为例，历经传统的开放性手术、使用内镜或腔镜完成微创手术、借助手术机器人完成手术，现在已经开始全程智能化、数字化支撑的外科手术探索。在智能医学时代，将基于海量信息与数据，运用新一代手术工具和智能化数据分析管理平台，通过全程质量控制提升外科手术的精准性和安全性。

2003年，我们在国家自然科学基金课题的资助下，开始了人体干细胞的三维建模、虚拟仿真、数字化克隆等一系列智能医学探索。20年来，我们联合多家科技企业和理工科研究团队，以医学需求为导向，以共同设计申报医工交叉项目为基础，合力实施科技研发和攻关，完成了很多传统观念认为"不可能完成的任务"。同时，我们也深刻体会了医工交叉各个阶段的痛点：在教育培养阶段，对医学交叉创新人才的培养不足，对医学生的跨学科视野和创新思维方式培养非常有限；在基础研究阶段，医、理、工融合不充分；在应用研究阶段，缺乏真正的需求导向；在科研成果转化阶段，转化难、转化效率低；在产学研链条上，医、理、工交叉很难融会贯通。

能否既发挥我国现有医学教育体系的优势，同时又解决交叉创新方面的痛点？我们在2003年开始践行智能医学的理念，希望通过医工交叉实现前沿科技与医学的融合，带来创新和变革。基于这个初衷，2013年我们萌生了编写《智能医学》教材的想法。当时的主要目的有三个：一是开拓本科生的视野，让他们了解智能医学的研究成果和方向；二是培养本科生的跨学科创新思维方式；三是培养本科生跨平台、跨学科解决问题的能力。现在看来，还有第四个目的：培养更多的医工交叉人才，让更多的医科和理工科学生及工作者进入这个领域，携手并进，推动医学的发展。

本教材涉及脑机接口、人工智能技术及其医学应用、扩展现实的医学应用、计算机辅助手术导航、3D打印、医学机器人、可穿戴医疗设备、医学云平台、远程医疗、5G医疗、医疗大数据、区块链、医用高新生物材料、数字孪生与元宇宙、智能医学在中医药领域的应用、物联网、医疗信息及网络安全等内容。在教材的编写原则上，我们强调"医科＋工科＋理科"的多元复合型模式，采用"宽基础、多模式、强能力、高素质"的培养理念。

编写这本《智能医学》教材，国内外没有现成的经验可以借鉴。我们希望这本教材能够探索复合型医学创新人才的培养模式和体系，培养年轻医生跨学科、跨平台进行交叉创新的视野和格局，推动前沿科技与医学的深度融合，让更多前沿科技为医学带来创新和变革。整个编写团队深感责任重大,全程如履薄冰,不敢有丝毫懈怠。很多章节多次推倒重来,整本教材的主体构架也经历多次调整。其中的艰辛难以言表,感谢全体编写专家无怨无悔的付出。

非常感谢全体教材编写秘书团队(刘蓬然、薛明迪、杨佳铭、方滢、王泓霖、段昱宇、周弘、陆林)的努力与付出,教材编写跨越多个年头,但最终还是顺利完成。有些笑容背后,是紧咬牙关的坚持。

尽管我们做了最大努力,但学科不断发展,我们的认知和经验水平还是非常有限。虽然教材汇集了整个编委会的智慧,但仍然可能会有不足之处,恳请每一位读者阅读后批评指正,以便我们再版时进一步更正和补充完善。

智能医学绝不仅仅意味着技术本身的新颖,更意味着这个世界前沿科技和医学之间可以建立完全不同的系统性关联,蕴含了一种全新的美学范式。智能医学的崛起,将改变医疗手段,甚至医疗模式,并推动医学发展,成为医学创新和改革的强大动力。

华中科技大学同济医学院附属协和医院 叶哲伟

2024 年 12 月 11 日于武汉

目　　录

序

前言

第一章　智能医学概论………………………………………………………………………1

　　第一节　智能医学研究和应用现状………………………………………………………1

　　第二节　医学线上科研平台………………………………………………………………11

　　第三节　智能医学科研辅助工具…………………………………………………………16

　　第四节　超级计算在智能医学中的应用…………………………………………………17

第二章　常用智能医学软件及医疗信息化…………………………………………………20

　　第一节　医学软件生态体系概述…………………………………………………………20

　　第二节　常用智能医学软件简介…………………………………………………………24

　　第三节　医疗信息化………………………………………………………………………28

第三章　脑机接口……………………………………………………………………………35

　　第一节　脑机接口的研究发展历程………………………………………………………35

　　第二节　全球主要经济体脑科学相关政策与布局………………………………………37

　　第三节　脑机接口的工作原理……………………………………………………………41

　　第四节　侵入式脑机接口…………………………………………………………………44

　　第五节　非侵入式脑机接口………………………………………………………………48

　　第六节　脑机接口面临的挑战与展望……………………………………………………51

第四章　人工智能技术………………………………………………………………………56

　　第一节　数据采集…………………………………………………………………………56

　　第二节　数据预处理………………………………………………………………………58

　　第三节　数据建模…………………………………………………………………………64

　　第四节　机器学习…………………………………………………………………………68

　　第五节　人工神经网络……………………………………………………………………70

　　第六节　深度学习…………………………………………………………………………78

　　第七节　载体：算力………………………………………………………………………84

　　第八节　识别技术…………………………………………………………………………88

　　第九节　人工智能与多模态图像融合……………………………………………………92

第五章　人工智能的医学应用………………………………………………………………96

　　第一节　医学人工智能简介………………………………………………………………96

　　第二节　人工智能在医学辅助诊断中的应用……………………………………………98

　　第三节　人工智能在早期肺癌诊疗中的应用……………………………………………103

　　第四节　人工智能的医学临床应用………………………………………………………105

　　第五节　人工智能与精准医疗……………………………………………………………109

　　第六节　人工智能与慢性病管理…………………………………………………………118

　　第七节　人工智能与药物研发……………………………………………………………123

　　第八节　智能病案建设与应用……………………………………………………………130

　　第九节　人工智能在医学教育中的应用…………………………………………………135

第十节 医学人工智能的监管科学···137
第十一节 医疗人工智能的伦理考量·······································142
第十二节 现阶段人工智能医学应用面临的瓶颈与挑战···········144

第六章 扩展现实的医学应用···148
第一节 扩展现实的发展历程···148
第二节 虚拟现实的医学应用···151
第三节 增强现实的医学应用···156
第四节 混合现实的医学应用···159

第七章 计算机辅助手术导航···163
第一节 计算机辅助手术导航概况···163
第二节 计算机辅助手术导航系统的关键技术···························165
第三节 常见计算机辅助手术导航系统···································171
第四节 计算机辅助手术导航的临床应用·································174

第八章 3D 打印技术的医学应用···179
第一节 医学 3D 打印技术概论··179
第二节 个性化 3D 打印金属植入物的临床应用·······················183
第三节 3D 打印模型在医学领域的应用··································188
第四节 个体化 3D 打印手术导板在临床中的应用····················194
第五节 可降解材料的 3D 打印··198
第六节 生物 3D 打印技术··203
第七节 3D 打印技术的前景及展望·······································209
第八节 4D 打印技术的医学应用···212

第九章 医学机器人··217
第一节 手术机器人··217
第二节 康复机器人··222
第三节 服务机器人··226
第四节 外骨骼机器人··230
第五节 医学机器人的机遇与挑战并存···································233

第十章 可穿戴医疗设备··238
第一节 可穿戴医疗设备概述···238
第二节 可穿戴设备在健康监测方面的应用·····························241
第三节 可穿戴医疗设备在疾病治疗方面的应用·······················245

第十一章 医学云平台··250
第一节 医学云平台概述··250
第二节 数字可视化医疗医学云平台在临床应用中的初步实践·······253
第三节 基于人工智能医疗云平台的建立与前景·······················258
第四节 混合现实医疗云平台的建立与前景·····························260

第十二章 远程医疗··263
第一节 远程医疗概述···263
第二节 远程医疗系统的构成与应用······································266
第三节 互联网医院··270
第四节 远程医疗的应用前景及展望······································274

第十三章 5G 医疗···279
第一节 5G 技术的发展历程···279

第二节　5G 技术原理 ………………………………………………………281
第三节　5G 技术在医学教学中的应用 …………………………………284
第四节　5G 医疗应用的现状和展望 ……………………………………288

第十四章　医疗大数据 …………………………………………………………293
第一节　医疗大数据概述 ………………………………………………293
第二节　医疗大数据标准体系建设 ……………………………………297
第三节　医疗大数据平台总体架构、关键技术和方法 …………………300
第四节　医疗大数据平台建设 …………………………………………304
第五节　医疗大数据的数据治理 ………………………………………309
第六节　医疗大数据的应用场景 ………………………………………324
第七节　健康医疗大数据的隐私保护 …………………………………330
第八节　医疗大数据的伦理考量 ………………………………………335

第十五章　区块链技术 …………………………………………………………338
第一节　区块链概述 ……………………………………………………338
第二节　医疗区块链架构 ………………………………………………341
第三节　区块链在医学行业中的应用 …………………………………346
第四节　区块链技术在医学领域应用中面临的挑战 …………………350
第五节　区块链技术在医学领域应用的展望 …………………………352

第十六章　医用高新生物材料 …………………………………………………357
第一节　生物材料的研究发展历程 ……………………………………357
第二节　生物材料的性能要求和安全性评价 …………………………360
第三节　生物材料改性研究进展 ………………………………………364
第四节　生物材料与微环境 ……………………………………………368
第五节　医用金属材料 …………………………………………………372
第六节　生物陶瓷材料 …………………………………………………385
第七节　生物医用高分子材料 …………………………………………388
第八节　医用复合材料 …………………………………………………391
第九节　脱细胞基质材料 ………………………………………………395
第十节　纳米生物材料与递送系统 ……………………………………398
第十一节　纳米医学在免疫治疗方面的应用 …………………………402
第十二节　人工器官 ……………………………………………………406

第十七章　数字孪生与元宇宙 …………………………………………………410
第一节　数字孪生概述及发展历程 ……………………………………410
第二节　数字孪生技术的医学应用现状 ………………………………414
第三节　元宇宙概述 ……………………………………………………418
第四节　元宇宙与数字孪生的区别与联系 ……………………………422
第五节　元宇宙在医学领域的前景和挑战 ……………………………424

第十八章　医学数据库 …………………………………………………………426
第一节　医学数据库存储技术概要 ……………………………………426
第二节　医学数据库的临床应用 ………………………………………429
第三节　医学数据库全生命周期的规范管理 …………………………435

第十九章　智能医学在中医药领域的应用 ……………………………………440
第一节　中医临床智能诊断 ……………………………………………440
第二节　中医药大数据 …………………………………………………443

第三节　中药智能制造…………………………………………………………446
第二十章　物联网………………………………………………………………452
第一节　物联网概念及技术基础…………………………………………………452
第二节　物联网体系结构…………………………………………………………454
第三节　医院物联网的应用………………………………………………………459
第二十一章　医疗信息及网络安全……………………………………………470
第一节　医疗信息及网络安全概述………………………………………………470
第二节　面向可信计算的可穿戴设备与区块链…………………………………472
第三节　区块链实现医学数据隐私保护…………………………………………475
第四节　智能医学与联邦计算……………………………………………………480
第五节　面向医疗的网络信息安全展望…………………………………………487
参考文献…………………………………………………………………………490

第一章　智能医学概论

第一节　智能医学研究和应用现状

一、智能医学的定义

智能医学是一门新兴的医、理、工高度交叉的学科，是医学与一系列前沿科技的密切融合，包含了人工智能、扩展现实、计算机辅助手术导航、三维（3D）打印、机器人、可穿戴技术、云平台等前沿技术在医学领域中的应用。"交叉、融合"是智能医学的核心理念。通过众多学科的前沿技术与医学的密切融合，智能医学为医疗从业人员探索人类生命和疾病现象的本质及其规律提供了全新的思路和强大的工具方法，并能够很好地解决现代医学发展中的一系列难题，极大地促进医学的进步，从而成为未来医学发展的重要动力引擎。

需要指出的是，智能医学体系中的"智能"包含了"人的智能"和"人工智能"两个方面。广义上的人工智能（AI）是指机器（包括计算机程序）在工作中代替人的角色，并且这个过程中不需要或者很少需要人的指导或者介入。目前的人工智能技术尚处于弱人工智能时代，并不具备沟通的功能。人的智能在可预期的未来里，尚无法用人工智能完全替代。"人的智能"和"人工智能"在智能医学的发展中互相补充，缺一不可。

二、智能医学的发展历程

通过对智能医学的发展过程进行系统梳理后，笔者认为智能医学可划分为如下几个主要时期。

（一）智能医学的"孕育期"（1950～1980年）

在人工智能领域，科学家根据心理学试验的结果编制了通用问题求解程序。1950年，艾伦·图灵（Alan Turing）提出图灵测试、机器学习、遗传算法和强化学习；1956年，约翰·麦卡锡（John McCarhy）等召开达特茅斯会议，标志着人工智能的诞生；1957年，弗兰克·罗森布拉特（Frank Rosenblatt）提出了感知器（perceptron），这是最早的人工神经网络。在全息影像领域，1965年计算机图形学的重要奠基人萨瑟兰（Sutherland）教授提出了人机协作新理论，并描绘了一种用户直接沉浸在计算机控制的虚拟环境之中并能与虚拟环境交互的全新的显示技术，1968年他开发的头盔式立体显示器，被认为是世界上首台虚拟现实（VR）设备。在移动通信领域，1973年出现第一代移动通信（1G），实现了可以实时沟通的移动电话，医疗救助变得更加及时。此阶段双向电视系统的远程医疗解决方案被运用于放射医学等领域。

此外，集成电路数字计算机研发成功，互联网开始建设和应用，大规模集成电路计算机研发成功等通信技术、信息技术的发展和融合也为智能医学时代的进一步发展奠定了基础。

（二）智能医学发展的"婴儿期"（1981～1990年）

在此时期，一些里程碑式的技术开始初步在医学上应用。在人工智能领域，医学推理模型得到进一步完善。随着1982年霍普菲尔德（Hopfield）神经网络（神经网络算法）和1986年误差反向传播算法（error back propagation）的出现，人类开始探索数学模型在医学诊断和治疗决策中的便携性和灵活性、提升效率及面向医学专家的自主学习能力。同时，获取和处理数据的方法、知识的获取及呈现，以及将临床决策系统开始集成到专业医疗人员的工作环境中，并刺激了一些商业化应用系统的产生，比如哈佛大学医学院研发的临床诊断决策支持系统（DXplain系统）和快速医疗参考（quick medical reference，QMR）系统等。Arthrobot 系统于 1983 年被开发，这套系统可以通过医生的语音指令，完成定位和移动患者肢体，从而配合医生完成相应的手术操作。1986 年美国斯坦福医院的罗伯茨（Roberts）博士研发了首台手术导航系统，并成功应用于临床。1988 年解放军总医院与德国的一家医院通过卫星通信进行了一例神经外科的远程病例讨论，这是我国有记录的首次远程医疗活动。

（三）智能医学发展的"少年期"（1991～2000年）

此时期，大量新兴技术尝试在医学领域应用，并开始在医学领域产生重大的影响。随着互联网、物联网技术发展，芯片架构演进变革和算法演变升级，这一时期人工智能还创造出许多方法论。在 3D 打印领域，医学上开始进行无生物相容性材料的 3D 打印，主要应用于手术设计、手术导板等医疗模型和体外医疗器械；在手术机器人领域，适应各种手术的众多机器人系统逐一面世，代表性的有伊索（AESOP）和宙斯（ZEUS）。1991 年出现第二代移动通信技术（2G），实现了可以随时打移动电话、发短信。计算机、互联网和通信技术的发展及费用的下降，使远程医疗开始普及。可穿戴设备、虚拟现实技术、机器人技术的快速发展，也为远程医疗提供了更多的运行模式，远程医疗的应用范围呈现多样化的发展。在此时期，我国开始进行实用性远程医疗系统建设与应用，并在 1999 年 1 月 4 日发布了《关于加强远程医疗会诊管理的通知》，这是中国首次在正式文件中提及"远程医疗"一词，对远程医疗的性质、准入、医务人员开展资质等内容进行了限制和规范。

（四）智能医学的"青春期"（2001～2010年）

2000 年后，人类开始将原始数据和答案交给机器深度学习，大量智能医学相关的应用开始出现。在这期间智能医学相关课程开始出现，比如麻省理工学院提供了有关智能医学的开放性课程。人工智能诊断决策支持系统在疾病的客观数据资料，如病理图像、影像学图像、实验室检查等方面展现出较大的应用价值。2001 年第三代移动通信技术（3G）开始普及，实现了可以随时随地上网。2009 年出现第四代移动通信技术（4G），实现了可以随时随地视频，远程医疗因此得到进一步发展。此外，虚拟现实理论也得到进一步的完善和应用。2002 年，数字化虚拟人系列研究被列入中国"863"项目并正式启动，在钟世镇院士带领下，中国成为继美国、韩国后第三个拥有本国虚拟人数据库的国家。虚拟现实在医学相关的教学、临床培训等方面，也进行了大量的尝试。同时，增强现实（AR）和混合现实（MR）开始崭露头角。3D 打印及手术机器人等进一步进行迭代升级，为患者提供的医疗服务越来越多元化、高效化。

（五）智能医学的"成年期"（2011年至今）

在此时期，智能医学蓬勃发展，在各个专业领域都取得重大突破或者大规模应用。人工智能在医学上的应用层出不穷，尤其在医学影像诊断、病理切片识别诊断、疾病诊断等领域展现出独特的优势，同时在智能导诊、辅助诊疗、手术操作上也开始进一步探索。谷歌深度思维（DeepMind）于 2016 年公布成立深度思维医疗部门，与英国国民卫生服务体系（NHS）合作，辅助决策，提高效率，降低成本。国内医学人工智能开发研究在同一时期也得到飞速发展。2016 年，百度宣布开启智能医疗新时代，推出百度医疗大脑。阿里健康也于 2017 年 7 月发布了医疗"Doctor You"AI 系统，在全息影像领域，包含虚拟现实技术、增强现实技术和混合现实技术在内的扩展现实技术在医学相关领域进行大量探索。华中科技大学同济医学院附属协和医院、中国人民解放军总医院等都在混合现实技术医学应用领域进行了深入的探索。在 3D 打印方面，大量具有生物相容性且应用可降解材料的 3D 打印技术被应用于组织工程支架的相关研究。同时，研究者在 3D 打印的基础上增加了时间维度，4D 打印的理念也逐步进入人们的视野。在机器人的医学应用方面，以手术机器人为例，国外的达·芬奇机器人不断进行迭代升级，体积更小，更加灵活，功能更全。我国在机器人的研制上也取得一定突破，例如，第一台自主研发的"天玑"骨科导航机器人已经成功应用于临床，并且取得了良好的临床应用效果。此外，第五代移动通信技术（5G）作为智能医学重要的基础设施之一，开始在全球多个地方试点，为全行业数字化转型打下良好基础，不仅让人们感受到了前所未有的移动通信体验，更为 AR/VR 等技术应用于医疗领域扫平了带宽及延时的障碍。2019 年 7 月 17 日，华中科技大学同济医学院附属协和医院叶哲伟团队在 5G 环境下混合现实云平台远程会诊手术，精准地为 600km 外一名 76 岁的胸椎骨折女性患者置入 6 枚椎弓根螺钉，成功完成手术，进一步推动了远程医疗的发展。

三、智能医学研究的关键技术及应用现状

智能医学中，智能是手段，医学是目的，是对传统医学的补充和升级。

（一）智能医学软件及医疗信息化

智能医学软件及医疗行业的信息化进程是前沿科技与现代医学结合的具体体现，通过使用大数据、物联网、移动互联网、人工智能、区块链等技术，不仅可以在科普宣教、疾病的诊断及治疗、康复随访等方面进行辅助，而且可以针对医学生、科研人员、护士和行政管理人员的需求，进行有针对性的功能开发。广义的医疗信息化不仅包括医疗卫生领域的信息产品和技术，还涵盖了实施信息技术相关的管理业务，具有需求人群多元化、全周期服务、边界范围扩大化、多渠道整合信息技术、网络环境复杂化的特点。通过医疗信息化可以显著地提高治疗服务质量，提升医疗效率，方便患者与医务人员的沟通与协作，并可有效支持医学研究。

智能医学软件与医疗信息化共同推动了医疗行业的发展，不仅帮助患者获取到更好的医疗服务，同时也可以提高医疗工作效率，保证医疗安全，以及在优化医疗管理和研究等方面也起到了重要作用。

（二）脑机接口

脑机接口（brain-computer interface，BCI）又称"大脑端口"，涉及神经科学、计算机科学、认知科学、控制与信息科学技术等学科，是一种跨越生物本身的大脑信息传输通路，实现大脑和外部机器直接信息交流的技术。这一术语是 1973 年由美国科学家雅克·维达尔（Jacques Vidal）首次在论文中提出，至今已有 50 余年。脑机接口的原理基础是脑科学。大脑中枢神经元膜电位的变化会产生锋电位或动作电位，并且神经细胞突触间传递的离子移动会产生场电位，可以利用传感器采集并放大这些神经电生理信号。该技术将采集到的脑信号进行提取，并转化为控制信号来控制外部设备，用于研究、替代、增强、补充、改善或修复人所丧失的某些功能，并将结果反馈给使用者。用户（大脑）、脑信号采集、脑信号处理、控制接口、机器人等外部设备和神经反馈是脑机接口的基本构成部分。

根据脑机接口与大脑的连接、信号采集或刺激方式，可将其分为非侵入式、半侵入式及侵入式三种（详见第三章）。此外，脑机接口的功能可以归结为以下 5 类：①监测功能：通过脑机接口能够完成对人体神经系统状态及意识状态的实时监控与测量。②替代功能：BCI 系统的输出可以取代由于损伤或疾病而丧失的自然输出。例如，丧失说话能力的人能够通过脑机接口输出文字。著名科学家斯蒂芬·霍金在生命后半期所使用的语音辅助系统就是一个典型的脑机接口系统，这一系统让他在不幸罹患肌萎缩侧索硬化（运动神经元病），失去四肢运动和绝大多数语言能力后，仍然能够进行交流、演讲。③改善/恢复功能：主要针对康复领域，改善某种疾病的症状或恢复某种功能。医生同样可以使用脑机接口从卒中患者感觉运动皮质相关受损部位采集信号，再通过刺激失能肌肉或控制矫形器来改善手臂运动。④增强功能：主要是针对健康人而言，实现机能的提升和扩展。⑤补充功能：主要针对控制领域，增加脑控方式，作为传统单一控制方法的补充，实现多模态控制。

近年来，脑机接口技术在理论分析、硬件实现、算法改进、场景应用等方面均取得了阶段性的研究进展，对脑机接口技术的快速发展起到了明显的催化作用。但目前脑机接口仍主要局限于复杂的实验室环境。对于侵入式脑机接口而言，目前仍面临着排异反应及输出信息减损这两大问题；非侵入式脑机接口技术则朝微型化、便携化、可穿戴化及简单易用化方向发展。未来，随着人工智能、神经脑科学等学科的进步，脑机接口或将掀起新一轮科技革命浪潮。

（三）人工智能技术概要

人工智能（artificial intelligence，AI）由麦卡锡（McCarthy）等于 1956 年在美国达特茅斯学院的首次人工智能研讨会中被正式提出。人工智能是在计算机科学、控制论、信息论、神经心理学、哲学、语言学等学科研究的基础上发展起来的一门综合性的交叉学科，是研究、开发用于模拟、延伸和扩展人的智能的理论、方法、技术及应用系统的一门新的技术科学，主要包括模式识别、机器学习、数据挖掘和智能算法等。21 世纪以来，随着科技的进步、算法的提升、深度学习等认知技术的发展，人工智能在不同领域的应用逐渐走向成熟，给人们生产、生活带来了革命性的改变，并逐步为世界所认可与接受。

医学研究是人工智能的重要应用方向，特别是在解决医学图像分割和分类问题方面。现阶段，人工智能在医学影像、辅助诊断、手术操作、医院管理、药物研发、疫情预警、健康管理等全医疗产业链均有探索性应用。以图像识别为例，人工智能的进步从多个方面促进了智能医学的发展：第一，多模态影像识别。通过将计算机断层扫描（CT）、磁共振成像（MRI）、超声等影像学，与病理学、细胞分子检测等多模态医学数据进行融合分析，使提取的疾病信息更为全面，从而能显著提高诊断准确率。目前多种癌症的影像诊断和病理学准确率已经超过了 90%。第二，智能三维重建及分割、形成数字 X 射线摄影（DR）模拟实景，使医生更加直观地分析医疗数据。第三，不同病种间的迁移学习，使智能诊断模型更加优化。第四，推动医学影像诊断、内镜、病理学、分子医学和临床医学的共同发展。

然而，目前的人工智能技术尚处于弱人工智能时代，还无法完全取代医生的作用，只能应用于有客观数据的领域。随着人工智能在医学领域的应用和研究不断深入，人工智能将会发挥越来越重要的作用。

（四）人工智能的医学应用

人工智能的原理是应用计算机或控制计算机来模拟、延伸或拓展人的智力活动，从而帮助人类开展生产活动，更好地探索和改造世界。随着计算能力、区块链和 5G 技术的飞速发展，人工智能在医学领域也在发挥着越来越重要的作用。

人工智能在医疗领域的应用，主要围绕辅助诊断、个性化医疗、疾病的预测和预防、新药研发、远程医疗等方面。在医学领域引入人工智能，不仅可以提高医疗资源的利用，帮助患者获得更好治疗的诊疗服务，还可以有效地加快医学研究进展。

（五）虚拟现实、增强现实、混合现实的医学应用

扩展现实（extended reality，XR）是指用于生成结合物理现实和虚拟 3D 界面的所有技术，允许使用可穿戴设备和远程控制器进行人机互动。这包括虚拟现实（virtual reality，VR）、增强现实（augmented reality，AR）和混合现实（mixed reality，MR）。其中，VR 被定义为一种用计算机生成的环境完全取代用户物理环境的技术。AR 使特定的设备能够将数字模型与物理对象融合，并允许两者进行交互。与 AR 一样，MR 允许将物理环境与虚拟环境融合，但与 AR 不同的是，MR 使用户能够可视化虚拟模型中的深度和视角（图 1-1-1）。这意味着这三种技术在医学可视化方面的潜力不同。VR 因其身临其境的特点，主要应用于医学教学和手术模拟，AR、MR 则更适用于手术规划和手术导航等临床应用。

虽然现有的拓展技术仍存在使用成本、3D 虚拟模型精度及感觉反馈系统性能等方面的问题，但已经展现出非常广阔的前景，随着技术与硬件的不断发展与完善，扩展技术将进一步渗透到医学的各个领域中，并可能在医学教学、医患沟通、手术模拟、术中导航和远程医疗等方面带来颠覆式的变化，极大地推进变革时代的医学创新。此外，近年来"元宇宙"概念的提出，也为扩展现实技术的研究与应用提供了强大动力。

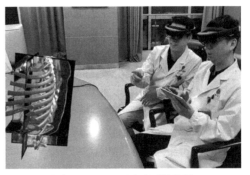

图 1-1-1　MR 用于医学沟通

（六）计算机辅助手术导航系统

计算机辅助手术导航系统（computer assisted surgical navigation system，CASNS）是以超声、X 射线、CT、MRI 等医学影像为数据基础，借助于计算机、精密仪器和图像处理而发展起来的一种可视化图像引导手术的系统。CASNS 是经典（框架）立体定向技术、现代影像诊断技术、微创手术技术、电子计算机技术、人工智能技术和外科微创手术技术相结合的产物。CASNS 能够将患者的术前影像学数据和术中手术部位通过定位装置联系起来，并能够在软件界面上准确地显示患者的解剖结构及病灶附近的三维空间位置的细节，有助于提高病灶定位精度，降低手术创伤，提高手术效率和成功率。首个 CASNS 已于 1986 年研发，并成功应用于临床。

随着 X 射线、超声、CT 和 MRI 等医学影像技术的进步，CASNS 得到了飞速发展，并已广泛应用于耳鼻喉科、骨科、神经外科和整形外科等科室。以骨科为例，CASNS 在骨科手术中的具体应用称为计算机辅助骨科导航技术（computer assisted orthopaedic surgery，CAOS），该技术相对于传统方法能更好地显示手术区域，可应用于术前、术中和（或）术后，以改善骨科手术过程和术后结果，目前已应用于多个骨科亚专科手术，提高骨科医生在手术过程中的精确性、控制性和灵活性。

（七）3D 打印的医学应用

3D 打印（three-dimensional printing，3DP）又称快速增材制造（additive manufacturing，AM），起源于 20 世纪 80 年代。3D 打印以计算机辅助设计（computer aided design，CAD）数字模型文件（CAD/STL 等格式）为基础，在计算机的控制下，将塑料、树脂、凝胶、金属、陶瓷等材料逐层堆叠，快速制造具有复杂 3D 结构的立体实物。相比于传统制造方式，它具有明显的优势，不仅节省材料降低了成本，而且打印精度高、生产周期短并能满足个性化需求，因此被广泛应用于医学领域。

目前 3D 打印在医学领域的应用层级类似金字塔结构，位于较底层的、应用极广泛的、技术含量最低的是打印医学模型，主要用于术前规划，医学教学等；第二层级是打印手术导板，主要用于辅助进行精准手术和外科操作；第三层级是打印个性化植入物，用于重建人体结构与功能；金字塔尖则是打印生物组织，甚至器官，用以替代人体结构与功能。随着科技的不断发展，四维（4D）打印也应运而生，即在 3D 打印中再加入"时间"变量，使打印出的物体可以随着时间推移在形态结构上自我进行智慧调整，最终自动达到预先设计要求。在生物医学领域，4D 打印已在智能植入支架、药物递送装置及器官替代物等方面取得重要进展。尽管它还面临智能材料种类与性能、打印工艺与装备、智能构件的评测与检验等方面的挑战，但 4D 打印的美好未来依然可期。

（八）医学机器人

医学机器人是集医学、生物力学、机械学、机械力学、材料学、计算机图形学、计算机视觉、数学分析、机器人等学科为一体的新型交叉研究领域，是当前国内外机器人领域的一个研究热点。

医学机器人具有误差低、更具安全性、可以模拟手术、实现全面护理的特点，以及起到降低人力资源的作用，而且机器程序可以设定，耐心、细心及生理疲惫等方面相比传统医护人员来说具备很大优势。

医学机器人种类很多，按照其用途不同可分为手术机器人、康复机器人、服务机器人、外骨骼机器人。其中，手术机器人是目前研究的热点，它具有人类无法实现的精准度，通过机械化、智能化的设备，实现了外科手术以往难以达到的精准性和安全性。国外手术机器人的发展非常早，20 世纪 90 年代初期，以 ROBODOC 为代表的专门用于外科手术的手术机器人问世。1996 年第一代达·芬奇手术系统问世，经过更新迭代，它目前已成为全球最成功及应用最广泛的手术机器人之一，被广泛用于泌尿外科、胃肠外科和妇产科等临床科室。近年来，国外开始研制更小型的外科手术机器人，如 2012 年美国华盛顿大学研制出一批带有鸟翼样机械臂的"乌鸦"医用机器人，相比达·芬奇机器人更加小巧，价格更低，并且可以开源代码，根据需求扩展其功能。

此外，在非手术领域，康复机器人、服务机器人及外骨骼机器人也获得了广泛关注。①康复机器人可辅助或替代机体功能，达到满足患者日常活动的目的，如人工臂、床旁机器人等。②服务机器人是指服务于医院、诊所的或提供健康服务等的智能机器人。此类机器人可以实现搬运瘫痪患者的目的。③根据不同的用途外骨骼机器人可分为肢体运动增强外骨骼机器人与康复训练外骨骼机器人。康复训练外骨骼机器人用于医疗领域，主要作用是带动上肢或下肢进行正确的运动模式训练。肢体运动增强外骨骼机器人分为军用助力外骨骼机器人和截瘫助行外骨骼机器人，主要作用是能够帮助行动不便的人们行走，增强运动能力从而减少体力消耗。

随着人工智能等技术的不断发展，手术机器人将朝向智能化、自动化、小型化、个性化和低成本发展，并将引领微创外科进入一个崭新的时代。

（九）可穿戴医疗设备

可穿戴技术（wearable technology，WT）是一种研究如何把科技功能整合到人们方便穿戴的物品里面，并进行智能化设计，开发出满足用户需求的穿戴设备的技术。该技术最早是 20 世纪 60 年代由美国麻省理工学院媒体实验室提出。由于可穿戴技术的可移动性、可穿戴性、可持续性、操作简便性及可交互性特点，医疗保健领域已经成为智能可穿戴技术最重要的应用领域，诸多可穿戴医疗设备应运而生。可穿戴医疗设备（wearable medical device）是指可以直接穿戴在身上的便携式医疗或健康电子设备，在软件支持下可感知、记录、分析、调控、干预、维护健康状态，甚至治疗疾病。可穿戴医疗设备主要通过将机械功能与微电子学、计算机学在某种程度上智能集成在一起，很好地做到对患者体征的即时检测、化验指标的建议提供、运动辅助、给药提醒等，是用于实施监测患者健康状况的一项重要措施。其主要应用于健康安全监护、康复领域、慢性病管理等。

1. 健康安全监护　可穿戴医疗设备主要针对老年人群体、儿童群体、孕妇群体及患者群体，通过对佩戴者的步态、行走速度、姿势、呼吸频率、血氧、心率、血压、能量消耗及位置等相关参数进行实时的监测，满足其护理的需要。有报道使用紫蜂（ZigBee）通信技术，可以及时地发现老年人在室内的不慎摔倒，同时进行定位，迅速通知医疗人员实施救援。

2. 康复领域　可穿戴医疗设备可对患者的康复训练起到督促、提醒的作用，并对康复训练活动的全过程进行分析和指正。

3. 慢性病管理　通过佩戴可穿戴产品实现贯穿用户全周天的数据采集，实现对患者的疾病进程和发展及疗效评测进行有效的监测，从而及时调整治疗方案。例如，阿基诺（Aquino）等研制的可穿戴设备运用无线传感网络系统监测患者的呼吸频率、呼吸音、血氧饱和度及心电图等生理信号，用以评测慢性阻塞性肺疾病的治疗效果。此外，可穿戴医疗设备通过实时监测用户的生命体征变化，对于某些疾病的诊断治疗具有很大的意义。近年来的研究表明步态是认知功能的无创生物学指标，步态参数可以用来评估个体的认知能力。通过佩戴可穿戴医疗设备可以监测用户的步态参数，为阿尔茨海默病的早期发现提供线索。

随着传感技术、电池技术、医用芯片技术和人机交互技术的不断完善，可穿戴医疗设备在医疗健康领域将发挥其更大的作用，并更好地融入日常生活。

（十）医学云平台

在云计算应用到医疗领域之前，医疗机构为了集中一切资源，不得不购买和维护所有必需的硬件和软件，并招募大量相关工作人员，忽略了资源是否全部使用的问题，此外，相关硬件和软件的安全性通常较差。

随着云技术在医疗领域的应用不断拓展，医疗机构可以使用云平台这种协作方式有效处理和交付数据，并将数据分析成有意义的信息，这使得医疗资源紧张、就医贵、就医难等问题有所缓解。通过使用云计算服务，医疗机构只需为使用的资料和服务支付费用，例如，存储、应用程序和基础设施服务，降低了患者就医的成本。

（十一）远程医疗和5G医疗

我国地域辽阔，医疗资源相对分配不均，而借助远程医疗，可以很大程度上缓解当前医疗资源分配不均的现状。但远程会诊、远程协助、远程影像诊断、远程手术等操作，对图像和视频传输有着特殊的要求，而远程手术更是对延时的要求极其苛刻。在现行的4G移动通信网络技术下，很难实现高清，甚至是超清的图像与视频传输，同时延时也极大影响远程操作的同步性。

作为新一代宽带移动通信技术，第五代移动通信技术（5th-generation mobile communication technology，5G技术）具有高速率、低延迟、广连接和高容量特性，是万物互联的纽带，为智能制造、智慧城市、医疗健康、影音娱乐等领域带来更广阔的应用场景。作为智能医学重要的基础设施之一，5G让人们感受到了前所未有的移动通信体验，更为MR/AR/VR、物联网、人工智能等新技术应用于医疗领域扫平了带宽及延时的障碍，极大推动了远程医疗、应急救援、辅助诊疗等方面的迭代升级，助力于医院智慧化发展。目前多学科远程会诊，远程诊断，影像、病理等专科会诊，远程查房，手术示教，移动监护，医疗急救等都可以依托5G网络进行远程医疗服务（图1-1-2）。利用5G网络高带宽、低时延、广覆盖的特点，将5G网络与省市县乡专网进行打通，实现全国远程医疗协同网络联动。通过基于5G的云协同架构可以搭建全国的远程医疗会诊系统，可以较好地发挥5G的优势，从而发挥辐射作用。在国家远程医疗中心云上进行智能算法模型及计算资源的部署，数据治理、标准化及数据呈现和人机交互部分则可以部署在各基层单位的边缘云上。这样的资源部署不仅可以将智能体的计算能力下沉，同时还可以节约网络资源和提高效率。

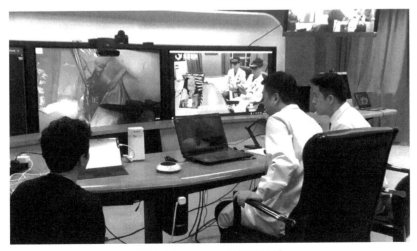

图1-1-2　远程手术指导场景

（十二）医疗大数据

医疗大数据是指在医疗服务过程中产生的与诊疗相关的所有数据，包括电子病历、检验检查报告、用药记录和医学影像数据等。医疗大数据的妥善保存、隐私保护和及时获取在临床诊疗、科学研究、行业监管等方面有着重要的价值。目前国内的医疗大数据建设有着基础建设发展迅速，数据量增长迅速的特点，然而在精准医疗和真实世界研究方面还有较大的进步空间。医学影像大数据也正在从研究走向临床应用，医疗大数据因为涵盖了影像、病理、分子诊断等信息，有望为精准高效的肿瘤治疗提供助力。医疗大数据的构建有望为健康医疗提供新的可能，与此同时如何保证隐私数据的安全是在构建和使用医疗大数据数据库的过程中需要重视的。

（十三）区块链技术

区块链技术是一种去中心化的数据存储访问技术，具有不可篡改、可溯源、加密、分级权限访问等特性，有望解决网络空间的信任和安全问题，推动互联网从传递信息向传递价值变革，重构信息产业体系。区块链科学家梅兰妮·斯万（Melanie Swan）将区块链技术分为区块链1.0、2.0和3.0三个发展阶段。①区块链1.0时代称为区块链货币，其本质是一个分布式账本，记录了所有的交易相关记录。其应用以比特币等为代表的去中心化数字货币应用为主。②区块链2.0称为区块链的智能合约时代，主要以智能合约为代表，应用于金融领域，并开始尝试更宏观地为整个互联网应用市场去中心化。③区块链3.0时代则可以看作区块链治理时代。基于去中心化和共识机制的区块链技术将会拓展到更多应用场景，比如国家政务、企业治理、医疗、保险等。

在医疗领域，医疗信息的共享和利用在优化医疗资源配置、辅助临床决策、医疗质量监测、精准医疗、疾病风险评估和预测等方面发挥重要作用。然而，这样的数据共享伴随着数据安全和隐私问题、数据独裁、主体自主权不足、社会不公平加剧等风险。区块链技术以其去中心化、自主性、可信性和透明度等独特特性，可能为上述问题提供解决方案。举例来说，通过智能合约优化流程，可以使用区块链来实现电子病历和医疗保险数据的共享与存证，从而实现社会医疗保险、商业医疗保险的赔付、结算过程的自动进行；通过区块链实现对电子病历和药品供应相关数据的存证和共享，并以此实现药品的供应及处方流转的智能化（图1-1-3）；使用区块链完成健康档案和相关养老数据的共享与存证，可以更好地辅助老年人的健康养老。随着区块链技术在医疗领域应用的深入和普及，未来的医疗模式将向真正体现以居民健康为中心的方向发展，提供更加可信、安全、智能的健康医疗服务。

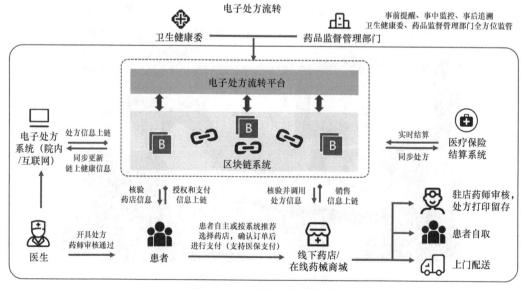

图 1-1-3　电子处方流转过程

（十四）医用高新生物材料

智能材料（intelligent material）又称机敏材料，是一种随时能够对环境条件及内部状态的变化做出精准、高效、合适的响应，同时还具备自主分析、自我调整、自动修复等功能的新材料。它是继天然材料、合成高分子材料、人工设计材料之后的第四代材料，是现代高技术新材料发展的重要方向之一，将支撑未来高技术的发展，使传统意义下的功能材料和结构材料之间的界线逐渐消失，实现结构功能化、功能多样化。随着科学技术的发展，智能材料进一步渗透到医学研究、生命科学和医疗保健各个部门，且不断地改造着传统医疗领域，并拓展了医疗领域内涵。例如，因病变而失去作用的人体血管可用聚酯纤维、聚丙烯纤维制成的人工血管替代；因外伤导致的骨及关节缺损可通过聚甲基丙烯酸甲酯、超高密度聚乙烯、聚酸胺制备的假体进行修补替代；人造皮肤、人工肾、人工肝脏等人工脏器也可以通过智能高分子材料制成，移植到人体以替代失去功能的脏器。此外，人工血液的研究、高分子药物开发/递送及药用包装应用都为医疗保健的发展带来了新的方向。另外，在医药器械方面，智能材料也取得一定的进展。常见的形状记忆合金，如Ti-Ni合金，具有高强度、良好稳定性和耐磨性及良好的生物相容性，使得其在医学方面应用十分广泛，尤其是在口腔及外科应用方面。

（十五）数字孪生与元宇宙

数字孪生是现有或将有的物理实体对象的数字模型，通过实测、仿真和数据分析来实时感知、诊断、预测物理实体对象的状态，通过优化和指令来调控物理实体对象的行为，通过相关数字模型间的相互学习来进化自身，同时改进利益相关方在物理实体对象生命周期内的决策。相比于虚拟仿真，数字孪生更强调物理世界数据的采集具有实时性、全面性和交互性，是和现实世界动态同步的"平行世界"。通过各类仿真、分析、数据积累、挖掘，甚至人工智能的应用，确保与现实系统的同步性。早在20世纪60年代，美国国家航空航天局（NASA）就开始在阿波罗登月计划中应用数字孪生技术构建了一套完整的、高水准的地面仿真系统，利用计算机联网模拟指令舱和登月舱，这样可以有效培训宇航员和控制人员进行任务操作，包括各种故障场景。

时至今日，伴随着数字-智能技术的发展，数字孪生技术也取得了长足的进步，其理念与技术正在从工业领域步入医疗健康领域。在医疗领域，患者的健康状态监控、个性化用药、医疗设备、医院运行管理等方向数字孪生技术都有可能获得应用。例如，在个性化诊疗过程中，通过对用户医疗大数据的综合整合，可以在虚拟空间搭建一个该用户的数字孪生模型。医护人员可以整合患者更全面的信息数据，通过对数字孪生模型进行仿真，从而得到更个性化的医疗方案。在精准医疗等领域，数字孪生技术已经得到了广泛的应用，同时也是在精准医疗前沿发展的最有前景的手段之一。

（十六）医学数据库

医学数据库作为信息科学和生物医学的交叉创新成果，可以按照生物医学的相关数据模型对数据进行组织和储存。医疗行业有着数据量大的特点，随着云计算、云迁移、云储存技术的发展，医学数据库也正在发挥着越来越广泛和重要的作用，包括临床诊疗过程中的决策支持、医学临床科研和药物研发等领域。

（十七）智能中医药

智能医学在中医药领域的应用具有重要的价值和广泛的潜力，目前智能医学在中医药领域的应用主要围绕中医智能诊断、中医大数据和中药的智能制造展开，通过深度学习等智能医学技术，收集和分析患者的面相特征、舌象特征、眼部特征、脉诊数据等，帮助医生快速地定制诊疗方案，并且可以个性化地对治疗方案进行优化。通过构建中医药知识库，可以有效地整合中医经典文献和临床研究成果，更好地为从业者提供指导，加速中医药研发进程。智能医学在中医药领域的应用有助于提高中医诊断的准确性，为患者提供个性化的治疗方案，并且可以有力促进中医药领域的现代化发展。

（十八）医学物联网

物联网是指通过各种信息传感器、红外感应器、激光扫描器、射频识别技术、全球定位系统等装置与技术，实时采集所需监控、连接、互动的物体或过程，采集其光、声、电、热、生物、化学、力学等所需信息，通过各类可能的网络接入，实现物与物、物与人的泛在连接，实现对物品及过程的智能化识别、感知和管理。物联网、数据分析及人工智能的融合将创造出一个巨大的智能机器网络，可为加强医院精细化管理，实现优质资源共享，推进智能医院建设提供技术支持，同时也为医疗设备和医疗实时监测研究提供技术保障。随着越来越多的移动设备、可穿戴设备、医疗设备等的研发与应用，它们与互联网连接，可通过实时监测，收集海量数据，实现医院、患者、医疗设备之间整合和创立联动的物联网平台，协调医生、患者和设备，这将为开展相关研究打下良好基础。

通过互联网与物联网技术的应用，可以提升医疗效率与诊断准确率；提高患者自诊比例；实现疾病早期筛查，辅助医生进行病变检测；大幅降低制药时间与成本，提升新药研发效率；协助优化医疗卫生资源配置、提高公共卫生服务能力、共享药品供应体系；推进医疗保障体系建设、推广医学教育和健康科普服务，全面推进医疗健康大数据智能化。

（十九）医疗信息及网络安全

医疗信息包含了患者的个人医疗数据及将医疗数据加工后得到的相关数据，随着医疗网络信息系统的不断普及，医疗信息的管理及对应的网络安全也显得愈发重要。通过引入自动化和智能化技术，可以帮助医疗机构高效地管理患者的电子病历、检查检验结果，并且可以有效地辅助进行医疗决策和分析。区块链技术具有的去中心化、防篡改和可追溯等特性，可以有效地保证数据的真实性和防止医疗信息泄露，并且其去中心化特征可以使患者和医生便于浏览相关信息。结合其他智能医学技术，可以实现对医疗信息、药品供应链、资金流等信息的整合，构建安全可靠的信息医疗系统。

四、思考与展望

随着科技前沿技术不断转变为医学应用，智能医学领域的应用场景会越来越丰富，智能医学将逐渐成为影响医疗行业发展，提升医疗服务水平的重要方向。智能医学领域的研究与发展也面临严峻挑战，主要集中在两个方面。

1. 技术发展　①对于人工智能而言，模型越复杂，越具有强表达能力，越需要海量数据积累和技术创新。②人才专业水平是智能医学发展的关键因素之一，医学与理工科结合的高端复合人才队伍建设是重中之重，需要投入大量的人力、物力进行学科建设。③智能医学的发展与前沿科学技术研究同步进行，如何保护独立的人类思想可能会成为一个难题。④智能医学从学术牵引式发展迅速转变为需求牵引式发展，推动产学研一体化。⑤"人的智能"需面临"超级人工智能"的挑战，应提前考虑和采取预防措施来避免不可控问题的发生，积极寻求应对方法。

2. 管理规范　智能医学应用于医疗领域的伦理挑战包括公平受益、失业、患者隐私、医疗安全、责任划分和监管等问题。其原因可能有未遵守基本伦理原则、技术缺陷、立法和监管缺失、隐含算法偏见、数据质量欠佳、公众素养不足等。

因此，解决上述问题，需要重点关注技术和管理两个方面。首先，我们不仅需要通过升级加速相关技术的成熟和稳定来弥补智能医学技术上的不足，而且需要通过构建完善的智能医学人才培养体系来提高整体从业人员的专业水平。其次，建立统一的技术标准以实现不同设备和平台之间的最大兼容性，消除技术壁垒，实现医疗数据的互通互认。此外，通过应用区块链等技术，尽可能确保数据安全和传输稳定性。最后，在管理方面，医学、法学、工学等相关领域的专业人士可以共同努力，明确行业的发展目标、道德标准、行为规范和监管制度，让智能医学走在一条更安全且更切实可行的道路上。

总的来说，智能医学的发展对我们既是机遇，同时也是挑战。在智能医学时代，利用好前沿科技，并且提高自身的竞争优势，才能更好地面对这个时代的来临。

（叶哲伟）

第二节　医学线上科研平台

智能医疗基于医疗大数据得以实现，是数据密集型的科学研究及技术应用开发，离不开数据、算法和算力平台。人工智能、大数据、新兴技术日趋成熟，以医疗大数据为核心，基于线上科研平台的服务体系是智能医学的一部分。利用物联网、互联网、大数据平台、人工智能等技术，推动医疗数据的采集、数据集成和交换共享，实现医疗大数据线上科研平台互联互通，将医疗大数据与机器学习、深度学习等技术及循证医学、影像组学等学科相结合，将大大推进基于医疗大数据的智能化应用与服务，优化医院管理服务体系，改善患者就医诊疗流程，提升医疗质量及医疗效率等。

医学线上科研平台是医学研究的数据科学基础支撑平台，能够实现对医学数据集、医学研究算法和计算资源的集成管理及资源应用。越来越多的医院已实施电子信息化、网络化办公，将患者数据纳入网络，极大地增加了医疗数据量，同时也为医疗数据的使用和共享提供了方便。相应的，患者在医疗行为的各个阶段都会产生大量数据，形成一系列数据集合，这是医学线上科研平台的基础，这些数据内容具有规模大（volume）、生成速度快（velocity）、数据类型多样（variety）、价值密度低（value）及真实存在性（veracity）等特征，对科研使用具有一定干扰，通过医学线上科研平台的大数据互通，可以改善医疗大数据在各应用面的效果，如在科研数据处理技术层面，大数据与云计算的关系密不可分，对海量数据进行分布式数据挖掘，依托虚拟化技术进行可视化操作，各应用面使用中产生的数据又可以进一步补充医疗数据，形成完整的数据闭环。

一、医学线上科研平台简介

医学线上科研平台是协同协作平台，能够实现参与医学研究的医生、患者、数据科学家、算法工程师等各方的协同协作，如随访管理；是科学实验平台，能够实现对医学数据科学实验研究全流程，包括方案设计、数据准备、算法选择、模型训练、结果评估的全面管理；是医学数据交互和展示平台，可有效实现对医学研究数据科学结果的可视化展示。

医学线上科研平台是对医学研究的数据可追溯、实验可重复、结果可验证的有力保障。医学线上科研平台主要由医学数据源、医学数据处理平台和医学数据用户三大部分构成，其中，医学数据处理平台又包括医学数据分析平台（数据集成/存储/实验/交互）、医学数据应用平台（医学数据集/医学算法库/医学模型库/实验结果集/医学数据治理）和云计算平台等部分（图1-2-1）。

二、医学数据源

医学研究需要使用各种内部和外部数据，医学线上科研平台可以将这些数据源接入进来，主要包括医院业务系统数据如医院信息系统（HIS）、电子病历（EMR）、实验室信息管理系统（LIMS）、影像存储与传输系统（PACS）、按病种付费（DRG）、电子数据采集系统（EDC）、医学随访数据、传感器和可穿戴设备数据，以及其他外部数据，如医疗大数据平台、可穿戴设备、科研文献系统等，可供使用者数据抽取、转换、加载。

医学数据源必须考虑到医疗大数据的质量和价值，医疗大数据量大，但不一定就代表信息量或者数据价值的增大，医学数据具有重复性、低价值、不同来源方式、数据格式不一的数据特

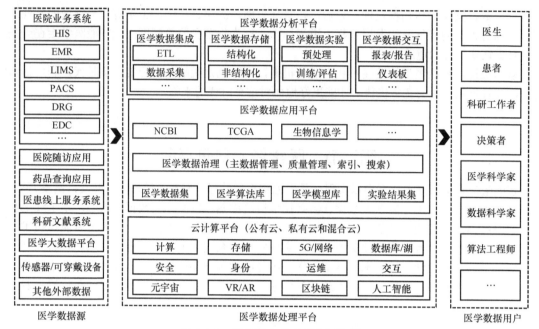

图 1-2-1　医学线上科研平台架构图

HIS，医院信息系统；EMR，电子病历；LIMS，实验室信息管理系统；PACS，影像存储与传输系统；DRG，按病种付费；EDC，电
　　子数据采集系统；ETL，数据抽取、转换、加载；NCBI，国家生物技术信息中心；TCGA，癌症基因组图谱计划

征。一方面很难建立单个数据集成系统来容纳不同数据源、不同数据格式的海量医学数据；另一方面在医学数据集成的过程中需要对其进行初步的数据清洗，清洗重复的、低价值数据并生成统一规范化的数据集，能够有效减少后续医用数据应用者在数据分析、应用过程中大量无效工作。以上两点显示了医疗数据价值的复杂性，需要对集成的医源性数据进行清洗处理，医疗数据的数据清洗过程必须更加谨慎，应在注重数据清洗质量的同时，权衡数据"清洗无用"的度，因为相对细微的有用信息蕴含在庞大的数据量中，很容易将有用的信息过滤掉，或者无法达到真正的清洗效果。

三、医学数据处理平台

医学数据处理平台的搭建目的是医疗大数据的集成、存储以及数据实验，体现数据价值，分类存储，建立实验接口及搭建科研程序运行环境，便于用户的使用。

（一）医学数据分析平台

1. 医学数据集成　提供医学数据集成服务，可以根据数据源类型、数据量大小、实时性要求等，采用相应的数据采集、整合和集成技术，如数据抽取、转换和加载（ETL），数据库备份/复制、数据连接工厂、消息中间件等。目前，医疗大数据的集成主要包含患者数据的收集、存储、分类，患者数据价值的管理，患者的隐私与公开等问题。医源性大数据广泛存在性即数据越来越多地散布于不同的医疗单位的数据管理系统中，为了便于数据分析需要进行医疗数据的集成，医学数据集成不同于大数据时代的其他数据集成模式，面临着新的挑战，需要创新性的临床试验解决各医疗单位的患者数据量有限、数据源格式不统一、内容重复及收集数据需要多方协调、妥善管理患者隐私等问题。

2. 医学数据存储　对采集集成的医学数据提供存储管理服务，支持结构化数据和非结构化数据，提供数据库、数据仓库、数据湖等服务。数据库和数据仓库用于存储结构化数据，主要是来自医院业务系统中的结构化数据。非结构化数据通常存储在分布式文件中，该存储可以容纳大量各种格式的大型文件，这类存储通常称为数据湖（data lake）。

医疗大数据存储和分类也是构建数据在线科研平台的一大挑战，原始的患者数据存储在文件系统之中，但是用户习惯通过数据库系统来存取文件，方便数据管理。数据规模累积的存储压力，大数据的数据量远远超过单机所能容纳的数据量，因此必须采用分布式存储的方式，这就需要系统具有很好的扩展性。

医疗大数据具有很高的复杂性，给数据存储和分类带来了极大的挑战，数据存储前必须进行分类存储或分类索引，可建立动态变化环境中索引的设计模式，从而提高检索的效率，提高查询的准确性和有效率。由于医疗数据量具有动态的连续不间断变化特征，对索引结构设计的要求是更加简单、高效，需要在数据模式发生变化时进行快速调整。

3. 医学数据实验　医学线上科研平台基于医疗大数据，应用人工智能在新药物研发、临床试验方案、病理检验、影像医学诊断及放射治疗全流程等方面创新性地提供了以服务患者为中心的新技术及新方法；基于线上科研平台，快速实现医疗全过程管理及优化，即医院实现智能化、精细化管理；基于线上科研平台、人工智能技术研发临床辅助系统，辅助疾病个体化的诊断、个体化的治疗方案等。

医学线上科研平台的核心是提供医学数据实验全流程支持，支持机器学习和深度学习，可提供图形化机器学习工具、交互式笔记本科研模式，允许单机实验操作及大规模集群实验环境，支持数据预处理（清理和转换）、数据探索（统计分析）、模型训练、模型评估和实验结果对比等。

（1）图形化机器学习程序：是一个易操作、简单化数据实验平台，用户不需要具备专业机器学习知识。通过融合医疗大数据科学、预测分析、云资源和智能技术，提供一站式、一体化、协作型、基于图形化机器学习工作环境，通过交互式的可视工作区，可在其中轻松构建、测试和迭代分析实验模型，也可将实验模型及结果发布为网页服务，以便其他人可以访问模型。

图形化要求用户使用在线科研平台时，能够大致了解其初步的使用方法，最终的研究结果也要能够清晰地展现出来，避免复杂的参数设置过程，减轻用户调试程序的负担。除了功能设计之外，研究结果的图形化显示是在线科研平台的设计原则之一，图形化结果展示是最佳方式之一，通过清晰的图形图像展示直观地反映出最终结果。

（2）交互式笔记本程序：是基于 Web 开源的应用程序，可以直接在浏览器中运行，能够创建和共享文本化程序文档，搭建数据科学研究交互式环境。交互式笔记本程序可以直接编辑代码，执行后实时反馈，像使用笔记本一样，可录入文字或图片等信息，实现文件保存、文件分享、文件信息查看、代码查看等，自动化效率高，支持多种语言如 Python 和 R 编程语言，支持实时代码、数学方程、可视化和语言，实现数据清理和转换、数值模拟、统计建模和机器学习等功能。

（3）单机实验操作程序：是一个集成化的数据科学虚拟机（data science virtual machine，DSVM）。虚拟机指通过软件模拟具有完整硬件系统功能的完整计算机系统，在完全隔离环境中运行。在实体计算机中完成的工作，都能够在虚拟机中实现。虚拟机将事物从一种形式转变成另一种模拟虚拟化形式，预装并预配了较多热门数据和其他工具，包括机器学习工具和深度学习工具，可以根据项目需求扩展或收缩工作环境，为高级分析、快速生成智能化应用程序，支持 Windows Server、Linux 操作系统。

（4）大规模集群实验程序：为深度学习提供一个深度定制和优化的集群管理平台，让深度学习变得简单、快速、可扩展。通过创新的大规模集群运行环境，支持深度学习框架运行，可方便地扩展更多人工智能与大数据框架，以及便于实现开发运维模式；提供针对图形处理单元（GPU）优化的调度算法，支持多 GPU，可统筹集群资源调度与服务管理能力；提供丰富的运营、监控调试功能，降低运维复杂度；兼容人工智能开发工具生态，用户可以一站式进行人工智能开发（图 1-2-2）。

4. 医学数据交互　医学数据交互提供医疗数据和分析结果的可视化服务，通过直观、形象、有意义的图形、交互式仪表板或报表展示数据，在科研中帮助认识和理解数据深层次的含义和价值。常用的医学数据交互工具包括 Excel、Power BI、Tableau 等。

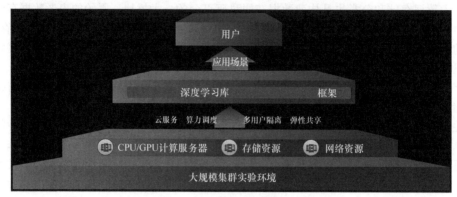

图 1-2-2　大规模集群实验程序与环境

CPU，中央处理器

（二）医学数据应用平台

医疗大数据应用是智能医学企业的核心竞争力，也是医学线上科研平台的基石，医学数据应用平台主要包括医学数据集、医学算法库、医学模型库、实验结果集、医学数据治理。

1. 医学数据集　指从数据来源端收集数据后，进行抽取、转换，最终加载到目的端，进一步分析处理后，把海量临床数据转换成有效的科研数据，通过将个体化数据规范化、标准化、归一化，将低价值数据转换成为高质量的数据，挖掘数据核心价值，并进行分类集合。例如，CT 图像数据集，可依据是否增强标记分为增强 CT 数据集和非增强 CT 数据集，又可依据解剖学位置标记数据集，便于用户检索应用。医学数据集利用数据库接收来自客户端的数据，该过程的特点和面临的主要挑战是并发数高，可能有成千上万的用户同时访问和操作，比如一些售票网站，并发访问量有时可达上百万，因此要在采集端安装多个数据库。这些医学数据库之间负载均衡和分片访问，需要合理的设计以求均衡。

2. 医学算法库、医学模型库、实验结果集　医学线上科研平台有海量的医学数据，应用的本质就是利用计算机集成处理大批量的数据，需要建立数据算法、科研模型库等便于用户使用的工具，同时各用户产生的实验结果数据也可通过平台共享。通常采用的算法有计算机视觉算法模型、基于边缘检测的图像分割方法、基于人工神经网络（深度学习）算法模型、机器学习模型、图像识别及模板匹配算法模型，这些算法模型及应用实验结果的建立能够让用户对数据处理变得轻而易举。

3. 医学数据治理　医学数据应用平台基于各种机器学习算法（聚类、分类、回归、推荐、决策树、神经网络、深度学习等）进行数据特征治理，利用多种可视化的数据处理算法，实现可视化的应用建模，并依据云技术共享。用户不必在每次使用前进行数据治理，而是根据所需数据检索。具体建设方案：基于分布式计算框架的数据分析，挖掘子系统采用分布式并行的计算方式，部署数据分析挖掘平台，支持多种基于并行计算模型的数据挖掘算法，包括聚类、分类、回归、预测、分词等，提供多种数据处理算法，用于对数据的预处理和特征的提取，同时提供可视化的界面，支持数据挖掘过程的拖拽式应用。

医学数据的应用中不能忽略医疗数据的隐私与公开问题，现有隐私保护技术主要基于静态数据集，而医学数据的特殊性要求在现有的数据隐私基础上，要更加注重医学数据产生的模式和数据内容持续变化、数据来源多样化特征，在更加复杂的医学数据环境下实现对动态数据的利用和隐私保护将极具挑战。大数据时代的隐私性主要体现在不暴露用户敏感信息的前提下，进行有效的数据挖掘，数据库数据隐私技术方面的研究近年来逐渐受到重视，力求在保留数据信息价值的同时最大化地隐藏用户隐私方面的信息数据，妥善平衡数据价值与隐私之间的矛盾。

（三）云计算平台

提供线上科研平台所需的基础服务，包括基础架构即服务（IaaS）和平台即服务（PaaS），如基础计算、存储，网络能力和资源，数据库、数据仓库、数据湖和数据分析服务，以及系统运维、监控、安全，身份管理等基础公共服务等，可以根据实际需要，使用公有云平台、私有云平台或混合云平台。

四、医学数据用户

科研平台面对的用户基本为医生、患者、科研工作者、决策者，如患者使用的目的仅仅是对自身疾病治疗的了解，决策者需要可视化、简要化的数据统计分析结果。数据处理及算法等的建立专业性极强，因此从数据集成到数据分析，直到最后的数据解释，易用性应当贯穿整个大数据的应用流程，医学线上科研平台对易用性的要求更高。医疗大数据已经广泛应用，渗透到患者诊疗的各个方面，用户对医疗大数据应用分析的需求不同，且绝大部分用户都不是数据分析的专家。在复杂的医疗大数据处理程序方面，他们是初级的使用者，复杂的数据分析方法和难以掌握的数据处理过程严重限制这类人员从大数据中获取有效信息的能力，因此医疗数据分析处理软件设计成功与否的重要标志为是否具有易用性。

从用户的设计角度来看，医学数据的易用性表现为易见、易学和易用。要想达到易用性，应坚持可视化原则，可视性要求用户在见到产品时就能够大致了解其初步的使用方法。最终的结果也要能够清晰地展现出来，避免复杂参数设置的过程，减轻用户调试程序的负担。设计中应考虑系统性能自动调优及自动化的功能，未来医疗大数据处理方法和工具的简易化、自动化是重点发展方向。

五、医学线上科研平台应用于智能放疗的示例

肿瘤放射治疗是临床常用的治疗手段，医学线上科研平台有助于提升放射治疗（简称放疗）的效率，提高肿瘤放疗的精准度，改善患者生活治疗及生存预后。基于医疗大数据，利用人工智能技术、云计算等先进技术，智能放疗已经取得长足的进步，主要体现在智能化自动靶区勾画、放疗计划的智能设计、自适应放疗及放疗全流程的智能管理。当前，智能放疗主要以单中心、局域性智能放疗技术为主，实现智能放疗流程管理，替代放疗医务工作者关于病案信息管理、计划靶区勾画、计划设计、质量控制与质量保证、肿瘤控制及疗效评估等重复性强、劳动量大、耗时长的放疗工作。未来，智能放疗将以多中心、广域性智能放疗技术为主，是基于远程多中心区域协同发展的智能放疗模式，以建设"互联网+"放疗云平台、发展物联网智能放疗为基础，并通过区块链放疗体系的建立、边缘计算放疗平台的应用、可穿戴设备的放疗信息收集、5G通信高速传输等技术应用，构建先进智能放疗远程网络系统，建立多层次智能放疗系统技术联盟，能够有效解决放疗资源分布不均、工作人员负荷大、效率低的问题，能为偏远地区患者提供高水平的放疗服务，改善放疗技术区域发展不均衡等现状。

基于医学线上科研平台，智能放疗将在诸多方面获得进步。第一，大数据、人工智能、计算机等技术应用于放疗技术，以快速实现3D影像重建、自动靶区勾画、自动放疗计划设计及放疗流程智能管理，实现智能疗效预测、智能治疗决策，包括最佳治疗时机、最优治疗技术［如调强适形放疗（IMRT）、图像引导放疗（IGRT）等技术］的选择及临床干预等，从而提高肿瘤放疗的精度及各等级医院间疗效同质化水平，缓解医生工作强度，大幅缩短放疗流程时间。第二，医学线上科研平台能够有效找到解决自适应放疗瓶颈问题的方法，针对性地解决影像配准、快速靶区勾画、快速计划设计及评估等自适应放疗的关键技术，极大缩短自适应放疗的时长，更加精确地实现靶区剂量的照射。第三，医学线上科研平台为解决传统放疗难题提供了快速而有效的途径，基于大量先验数据集的训练、测试、学习、建模、挖掘，构建放疗疗效与不良反应的预测模型，并在高循证级别基础上进行验证，将极大推动现代放疗的快速发展。

（孙建国）

第三节　智能医学科研辅助工具

近年来，大数据、人工智能等计算机技术在不断发展的同时，也被逐渐应用到越来越多的领域里。在医学科研领域，大数据、人工智能等计算机技术正起到越来越重要的作用，基于计算机技术衍生的各种新型智能医学科研辅助工具，正在帮助医生完成更加高效、精准的医学科研。

一、医学科研助手机器人

医学科研助手机器人是基于大数据和人工智能的智能化对话服务平台，可实现跨越数据源、异构类型的数据访问、自动化数据处理、分析和报告生成，以及基于自然语义的意图识别等功能，全面辅助医学科学研究，提高团队工作效率和智能化水平，全天候服务科研工作者。

二、医学学术搜索

医学学术搜索是一类跨语种、跨文献类型、权威的学术内容搜索引擎，为医学研究员、学生和其他医学专业人员提供了一个更加智能、新颖的医学学术资源搜索平台，方便用户查找医学学术论文、医学国际会议、权威医学期刊等信息。

三、医学文本翻译

医学研究和医学交流中会涉及大量医学文本翻译，完全依靠人工翻译有较大的工作量与强度。随着神经网络机器翻译模型的出现，借助深度神经网络技术、对偶学习和推敲网络等人工智能新研究成果，机器翻译的水平已经极大接近人工翻译水平了。常用的翻译工具包括微软翻译、谷歌翻译和百度翻译等。

由于医学文献的专业性，虽然定制化的机器翻译或计算机辅助翻译系统能够帮助提高翻译效率，但还是需要医学专业人员参与以保证准确性。

四、医学影像标注

医学影像标注（使用工具对医学影像中非确定特征明确化的过程，称为医学影像标注）为智能化医疗研究提供了基础金标准。图像标注的工作是一项技术要求高、劳动强度大而且重复性强的科研工作，尤其是医学影像标注领域，标注需求差异巨大、标注场景复杂多变，甚至会遇到多次返工修订，因此标注者通常需要在多个标注软件中切换才能完成一次精准的影像标注。在一些特定疾病（如肝癌、肺癌等）的科研中，一些商业公司还提供半自动或是自动的辅助标注，极大地提高了科研作业的效率。某科研软件图像勾画重建页面见图1-3-1。

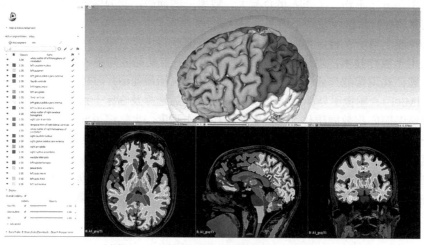

图1-3-1　科研软件中图像勾画重建页面

五、数据挖掘

数据挖掘是指通过算法从大量的、不完全的、有噪声的、模糊的、随机的应用数据中，提取出潜在并且有用的信息的过程；是从以前未知的信息中发掘具有潜在应用价值的模式或规则等有用的知识，是一个相对较高层次的分析、处理数据的过程。作为计算机科学的一个跨学科分支，数据挖掘综合了人工智能、机器学习、统计学和数据库的知识，具有更强大的功能。数据挖掘的方法主要包括监督式学习和非监督式学习。监督式学习包括：分类、估计、预测。非监督式学习包括：聚类、关联规则分析。

与传统的统计分析方法相比，数据挖掘技术更加高效和精准，目前已被广泛应用到医学科研领域。例如，数据挖掘技术应用在基因研究中，对基因数据的语义集成、DNA 序列识别和相似度比较等方向的研究均发挥着重要的作用；而在新药研发领域，新药物的系统设计部分采用了数据挖掘的技术，发现新药构成的化学物质，从而可以减少新药研发的成本和时间。

六、临床决策支持系统

决策支持系统是针对半结构化或非半结构化的问题，以管理科学、运筹学、控制论和行为科学为基础，通过计算机技术、仿真技术和信息技术，以人机交互的方式，辅助决策者对数据、模型和知识进行分析、处理。临床决策支持系统（clinical decision support system，CDSS）就是决策支持系统在众多领域的应用之一。

从系统核心组成来看，临床决策支持系统可分为人机交互、逻辑推理、临床知识库三个部分。①人机交互是系统与用户之间数据的输入和输出部分的操作界面，系统根据手工输入或者从其他系统获得的条件进行判断，从知识库中抽取对应的相关词条或句子显示出来。②逻辑推理是指基于既定规律和已知知识的计算机实现，即在推理过程中通过一系列推理规则，来进行解释和执行。③临床知识库的内容首先需要具有权威性，对权威机构发布的内容进行文本化处理，让计算机可以读懂，并建立关键词及全文检索系统，让计算机可以找到。

随着计算机技术的不断发展和临床信息数字化的迅速推进，医学领域产生了海量的数据和资源，为精准医疗和智能诊疗提供了基础。具有智能医学技术的各种科研辅助工具在医学数据的收集、整理、统计、分析中发挥着极其重要的作用。伴随着智能医学技术的发展与深入，医疗大数据在临床科研中的应用场景将越来越丰富。基于人工智能等计算机技术的智能医学科研辅助工具在医学数据处理方面的应用取得了突出的成果，极大转变了传统的研究范式，成为未来医学科研的重要趋势。

（怀晓辰）

第四节　超级计算在智能医学中的应用

一、超级计算与超级计算机

超级计算（supercomputing）简称超算，作为专用名词首次出现于 1929 年的美国，指用超级计算机去研究、设计产品及支持复杂的决策。"计算"通常被称为继理论和实验之后的第三个科学基础支柱，超级计算是"计算"领域的皇冠，能执行普通计算机无法完成的超大数据运算工作，对海量数据进行迅速解读分析并得出准确结果，如预测复杂的气候演变、模拟航天飞机的轨迹等，对于重大、重要科学领域的研究至关重要，因此超级计算的发展水平是国家综合国力的重要体现，也是国家创新体系的重要组成部分，已成为世界各国特别是发达国家竞相争夺的战略制高点。随着医学数字化的不断深入，超级计算在智能医学领域的作用越来越凸显其必要性和重要性。

超级计算的硬件基础是超级计算机（supercomputer），能执行普通计算机无法处理的高速运算，由数百、数千，甚至更多的处理器组成（图1-4-1）。普通计算机用指令运算速度衡量性能，而超级计算机的性能以每秒浮点操作数（floating-point operations per second，FLOPS）来衡量，现有的超级计算机运算速度大都可以达到每秒万亿次以上。我国超级计算机的研制起步于20世纪70年代，我国科学家们历经千辛万苦，从受制于人到突破封锁、打破垄断，克服道道难关，最终在整机系统设计和关键技术上取得了世界领先的成就，达到世界超级计算技术前列，我国也成为继美国、日本之后，全球第三个能自主研制超级计算机系统的国家。我国第一台自主研发且全部采用国产处理器构建的超级计算机名为"神威·太湖之光"，共有40 960块处理器，持续性能为9.3亿亿次/秒，峰值性能达到12.5亿亿次/秒，是世界上首台峰值计算速度超过10亿亿次/秒的超级计算机，也是我国首次登顶全球TOP500榜首的超算系统。以清华大学为主体的科研团队在"神威·太湖之光"的超级计算帮助下，首次实现了百万核规模的全球10公里高分辨率地球系统数值模拟，全面提高了中国应对极端气候和自然灾害的减灾防灾能力；中国科学院上海药物研究所依托"神威·太湖之光"的超级计算能力，开展药物筛选和疾病机制研究，大大加速了白血病、癌症、禽流感等方向的药物研发设计进度。近年来我国在超级计算领域发展迅速，研发了"天河一号""天河二号"等全球知名的超级计算机，并逐步建设成立了包括广州、深圳、无锡、天津、济南、长沙在内的一系列的国家超算中心。

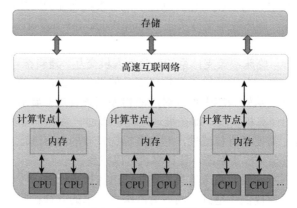

图1-4-1　超级计算机硬件示意图

二、超级计算在智能医学中的应用

医学数字化是科技发展的大趋势，随着医疗设备数字化的发展和广泛应用，病历、检验检查、医学影像、基因等在内的各种数据急剧扩容，大数据和人工智能技术已成为促进医学新发现、推动医疗模式变革的重要引擎。人工智能的本质是对大数据的处理、分析和挖掘，因此智能医学问题本质上是数据的处理问题。以医学影像数据为例，一套普通的CT图像有150～500MB的数据量，一个标准的病理图片接近5GB，如果将这些数据量乘以人口数量和平均寿命，仅一个社区医院就可以累积数百TB，甚至PB级的数据量。医院及诊所等医疗机构每日都会产生海量的医疗数据，其规模和产生速度远远超出了普通计算机的处理能力，要将海量的医疗数据进行保存、分析和解读，使之能应用于新药研发、疾病预测、临床诊疗，就必须依靠超级计算。

（一）超级计算在新药研发领域的应用

药物研发通常周期很长，新药品的研发平均周期为15年，涉及的过程复杂烦琐，每个过程都会产生大量数据，需要快速解读与分析。如为了识别药物靶点，需要多序列比对技术，计算高度复杂。通过超级计算，可以对药物研制、治疗效果和不良反应等进行仿真模拟，从而大大缩短新药的研发周期，并显著提高临床试验的成功率，实现新药的快速研发和上市。

国防科技大学联合中山大学、国家超级计算天津中心等单位，依托天河新一代超级计算机的超强算力，在不到 2 年时间内就成功实现了应急药物的筛选和发现，相比常规方法，缩短了 2～3 年的研发时间，该项成果入围 2021 年度的戈登·贝尔奖，这是我国首次入围此类特别奖项。

（二）超级计算在疾病预防领域的应用

疾病预防涉及基因组学、影像学、代谢组学、家族史等大型复杂数据。充分挖掘、分析医疗大数据的特征和规律，是疾病预防的基础，从而精准预测疾病的发生、发展和转归，并在临床实践中辅助医生进行决策，为疾病的预防提供依据。

超级计算技术可以帮助科学家对多维临床和生物数据集进行分析和整合，更准确地预测疾病风险。国家超级计算长沙中心将医用红外热成像技术和算力结合研发了红外热成像医疗机器人，通过给身体四面（正面、背面、左侧面和右侧面）照相采集人体数据，与建立在国家超级计算长沙中心的海量医疗大数据自动对比识别，生成包括循环、呼吸、生殖、运动等系统的健康指数检测报告，并提示其存在的健康隐患和疾病风险。如果采用普通计算机技术，这类海量数据对比运算需要数月，甚至数年时间，也就失去了"预防疾病"的意义。

（三）超级计算在临床诊疗领域的应用

肿瘤基因组测序可助力癌症个体化治疗。单个人类基因组数据可以产生太字节（TB）级别的数据量，普通计算机无法处理如此大量的数据，只有通过超级计算技术才能使科学家全面分析癌症基因组谱。迄今为止，在超级计算帮助下，全球已对超过 50 000 个癌症基因组进行了测序，这一成果有助于帮助患者选择最佳的治疗方案，并极大提高预测患者预后的准确性。

在医学影像方面，超级计算结合 AI 应用于医学影像的辅助诊断。随着扫描技术的迅速发展，海量的医学影像数据产生。以肺结节的诊断筛查为例，一名患者仅做一次 CT 检查，数据量就可达几十个 GB。为了提高疾病辅助诊断的敏感性和准确性，AI 辅助诊断系统必须通过大量被专家标注过的医学影像数据进行训练。传统的计算机无法满足这一需求，需要强大的算力来加速模型的训练，超级计算机用于模型训练可以将训练速度提升数十倍到数万倍。基于"天河"超算的肺炎 CT 影像综合分析 AI 辅助系统，增加对疫情的筛查甄别能力，相较于影像医生的阅片诊断数据（约 10min/例），使用这个系统分析每个患者的影像资料只需要 10s，大大减轻了医生的工作负担和压力，提高了诊断效率。

人脑具有上千亿个神经元，以及超过 10^{14} 个的神经突触。构建详细和有效的脑内疾病计算模型，普通计算机无法胜任，必须使用超级计算技术。目前阶段的超级计算可以模拟 5300 亿个神经元和 137 万亿个神经突触，虽然只能模拟人脑 1% 的功能，但在某些疾病的诊疗上已显示出优势，如助力虚拟癫痫脑模型的探索、拟合和验证，从而大大促进大脑个性化治疗和干预模式的发展。

三、超级计算在智能医学中的应用展望

医学是一门数据量巨大的科学。目前全世界最强大的超级计算机也只能模拟人脑的 1%。

人体的样本信息高度复杂，干扰因素很多，如何最大程度去除干扰因素，保证医疗大数据的准确性、有效性，是医学工作者的任务和责任，只有筛选出有价值的标准数据，才能借助超级计算加速智能医学的发展。但我们仍然相信超级计算必将对未来医学的创新与发展产生深远的影响，为人类健康创造难以估量的价值。

（何　滨）

第二章 常用智能医学软件及医疗信息化

第一节 医学软件生态体系概述

人类医学早期经历了基于实践经验总结和指导的经验医学时代。随着近代科学技术的发展，医学进入了循证医学时代，结合了各领域（包括物理、化学、生物等）的科学技术，产生了医学物理、生物力学、药物化学、生物工程等交叉领域，辅助以初级的信息化及数字化技术，并吸引了各领域的科学家及理工科专业人才进入这些领域。医学结合现代智能技术，包括可视化技术、大数据、人工智能、互联网及物联网、云计算、边缘计算、传感技术、通信技术、区块链、数字孪生、元宇宙、3D打印、芯片及嵌入式技术、医学机器人等，使我们进入了智能医学时代。智能医学是医、理、工交叉的一门新兴学科，也进一步地辅助、提升及发展经验医学及循证医学。

医学研究的对象是人体，以及与其关联的医学设备、食物及药物，目的是服务于研究、教学及临床。人体是一个复杂的三维组合体，包含了相互联系的组织及器官。循证医学研究的方法遵循一般自然科学的研究方法，有四大方法论或范式：①科学技术实验；②基于理论及模型进行数理分析；③数值计算，特别是通过计算机辅助工程（computer aided engineering，CAE）仿真，通常结合可视化技术如计算机辅助设计（CAD）；④人工智能推理及机器学习。其中基于理论及模型进行数理分析是所有方法论的理论基础。每种方法论都有各自的优势及不足，在实际问题中可以互相结合及互补。

一、医学软件的生态体系

医学软件属于广义工业软件的范畴。狭义的工业软件传统上特指制造业、工业领域，是一个相当成熟的领域，其生态体系中可以抽象出很多具有普遍性及共性的属性，也积累了不少成熟的技术手段，可以应用在其他产业领域。"industry"既可以翻译成"工业"，也可以翻译成"产业"。广义的工业软件更适合称为产业软件，包含工业、农业、建筑业、能源业、矿业、医学等产业领域，区别于面向消费领域的软件，比如个人办公软件、社交软件、电子商务软件等。

工业软件的生态体系是多场景、多专业、多行业、多层级、多类别、高度专业化和集成化的大型复杂体系，是高端工业知识的积累及大型复杂系统工程的产物。传统的生产行业，如制造业、建筑业的工业软件发展最早，已经建立了成熟的生态体系，其中既有全行业共性的属性，也有其行业特性的属性，既有跨行业通用及可复用的系统，也有行业专用的系统，可以被借鉴及复用在医学软件生态体系中。表2-1-1所示为各领域的工业软件及医学软件功能概览，包括最高层级的系统及主要的类别。为了比较、借鉴和复用，我们也列出制造业、建筑业相应的生态体系。

表 2-1-1 各领域的工业软件及医学软件功能概览

	制造业及建筑业（共性，可借鉴及可复用部分）	医学（特性部分）
学科领域	物理学，化学，材料科学，连续介质力学（固体，流体，特殊材料，结构）等	病理学，医学物理，生物力学，药物化学，分子动力学，生物基因工程等
数理分析	基于场论的数理方程的分析求解	
计算仿真	数理方程的数值计算，计算机辅助工程（CAE）：各种物理场，连续或非连续介质的离散化模型及算法	
人工智能	基于搜索的问题求解，基于知识库的逻辑推理，基于概率统计的模糊推理，基于数据训练的机器学习	

续表

	制造业及建筑业（共性，可借鉴及可复用部分）	医学（特性部分）
可视化	CAD、3D 建模、3D 重建、动画、VR、AR、MR 等，可视化仿真	医学影像，人体浏览
数字化数字孪生	产品数据管理（product data management，PDM）建筑信息模型（building information model，BIM）	人体数字医学，影像存储与传输系统（PACS）等
生产执行	计算机辅助制造 CAM、工艺 CAPP、执行 MES、3D 打印等	临床治疗、药物生产、医学 3D 打印等
资源管理	企业资源管理（ERP）、供应链管理（SCM）、客户关系管理（customer relationship management，CRM）等	
生命周期管理	产品生命周期管理（product lifecycle management，PLM）、建筑生命周期管理（building lifecycle management，BLM）	健康生命周期管理（health lifecycle management，HLM）
基础信息化系统	管理信息系统（MIS）、办公自动化（OA）、项目管理等	电子病历（EMR）、临床数据仓库（CDR）、医院信息系统（HIS）、实验室信息管理系统（LIMS）等
软件架构及设计	各种概念及物理架构设计及模式，如分层架构、中台架构（业务中台：数据、流程及逻辑）等	
软件开发及运行	开发语言、脚本语言、开发平台、函数及对象库、算法库、框架、虚拟机、低代码开发平台等	
数据系统	数据库、数据仓库、数据湖、商业智能 BI 系统、数据采集、存储、转换、加工、加密、传输等	
设备	工业设备、机器人、传感器、控制软件、嵌入式软件	医疗设备、手术机器人、可穿戴设备等
IT 基础设施及公共服务	计算机及终端、半导体芯片、操作系统、中间件、互联网及物联网、云计算及边缘计算、传感及通信技术、非功能性服务（系统运维、监控、安全及身份管理等）	远程医疗（监控、会诊、手术等）

二、场　　论

　　场论是研究现实三维空间加时间维度的自然现象和规律的一个自然科学研究范式，它研究各种物理量的时空分布、相互作用及变化规律。不同的学科关注不同的物理量及其规律。为方便起见，我们把各学科关心的变量统称为物理量。例如，人体中分布的温度（标量）及其梯度（矢量、空间变化率），血压（标量）及血液流动速度（矢量、时间变化率）。

　　场论的理论体系包括：①描述三维空间局部坐标点上微观规律的各种微分数理方程及公式；②描述系统特定时空范围内的宏观规律，主要是以各种守恒定律表述的变分和积分数理方程及公式。例如：①基于生物力学把人体的某些组织或器官看成是连续介质时，可以基于固体力学或流体力学建立三大方程组：力平衡方程，几何连续方程，应力与应变的本构关系。与之相应的，有质量守恒、动量守恒及能量守恒等宏观定律。②许多临床检测及医学治疗设备都应用了电磁学技术，我们可以基于麦克斯韦方程研究医学设备及人体中的电磁物理量的相互作用及变化规律。③基于化学与力学及热力学结合的分子动力学理论可以进行药物研究。

　　针对某一个具体的实际问题的研究，我们通常需要为其建立一个模型。该模型可以是一个简化模型。建立了模型之后，需要对其数理方程组进行数理分析或数值计算。最理想的情况是通过严谨的数理逻辑推导，能求解出精确的解析解或中间解，以及半定性及半定量的一些基本规律。精确解通常只有在一些简化模型中才能够实现，大多数情况要依赖 CAE 软件进行数值计算，寻求尽可能接近真实的近似解。CAE 软件是各领域工业软件最核心的部分，有成熟的商业及专用软件。主流的 CAE 软件主要是基于有限元方法，把三维空间及时间的坐标区间分割成有限个微小区间，对时空分布的物理量进行离散化，并在小区间内有特定的分布函数（如均匀、线性或多项式分布），借助积分方程建立系统空间内所有离散物理量的矩阵线性代数方程组并求解。

三、可视化软件

基于场论进行的学科研究，可视化技术是不可缺乏的辅助手段，它把研究对象的二维及三维几何构造及其物理量分布及时空变化以直观和人机交互的方式展现出来。基于计算机图形学的可视化技术，根据人二维及三维的视觉特点在各种显示终端上显示各种形态的图像以实现人对现实世界的视觉交流。场中物理量的空间显示通常以离散化的形式显示，包括标量的等高线，矢量的大小及方向，小区间物理量的分布图等。

传统的可视化软件源自工程中的 CAD 软件，如 AutoCAD、Catia、UG、Pro/E、Solidworks 等，也广泛应用在医学影像领域。新一代可视化技术包含了虚拟现实（VR）、增强现实（AR）和混合现实（MR），其应用从对人体的研究延伸到人体相关的外部环境，包括计算机辅助手术及导航等。

四、计算仿真软件

20 世纪 60 年代由于连续介质力学（固体、流体及特殊材料）有限元方法理论的出现，结合计算机技术的发展，出现了工业计算仿真软件。经过几十年的发展及在制造业及建筑业的广泛应用，特别是应用在航天、航空、汽车、船舶、大型建筑及基础建设等领域，产生了许多成熟的商业软件，如 ANSYS、NASTRAN、ABAQUS 等。有限元方法也延伸到其他物理场，如电磁场。工业仿真软件的应用也延伸到医学领域，如基于固体力学仿真研究骨科，基于流体力学研究血液流动相关的机制，基于特殊材料研究人体各种软组织的力学机制，基于电磁学仿真研究医学设备及人体的临床检测及治疗等。

大型通用 CAE 软件已经可以实现多功能集成，多学科耦合，多部门协作，CAD 及 CAE 一体化等功能，对大型复杂问题求解的运算速度及计算精度等技术性能指标也已经非常强大。这些商业软件应用在医学领域的技术性能通常已经绰绰有余，特别是计算精度及性能的要求与制造业及建筑业相比低很多。比如，固体力学仿真对航天及航空飞行器仿真要求非常高，而对骨科生物力学的要求就低得多。笔者预测基于中低端仿真技术模块集成专用的医学仿真软件并与临床业务流程更紧密地结合是未来的一个发展方向。

五、人 工 智 能

目前人工智能处于弱人工智能时代，实现了让软件和机器人智能的计算及行动，但还没能实现使其像人类那样智能地思考的强人工智能。弱人工智能的应用主要包括：基于搜索的问题求解、基于知识库的逻辑推理、基于概率统计的模糊推理、基于数据训练的机器学习。

1. 基于搜索的问题求解　解决例如这样的问题：在医院住院楼中，送药机器人在什么时间之前开始，并如何用恒定的行走速度从药房通过走道和电梯，走最短的路径（或用时最短），把药物在不同的患者用药时间之前送到指定的病房并回到药房，假定电梯等待时间有限且机器人可以通过通信系统操控电梯。搜索求解是在所有或者部分特定的路径组合中进行比较而寻找最优方案。可能的路径优化问题会随着楼层及病房数量的增加及患者的情况不同而变得非常庞大和复杂。借助一些通用或特殊的搜索策略及算法可以提高搜索效率，如搜索树宽度优先或深度优先及其组合等。搜索方法可以应用在药物研发及筛选等领域。早期的人工智能下棋机器人也是基于搜索方法决定如何下棋的。随着人工智能理论和技术的发展，机器学习在很多问题求解方面逐渐取代了搜索方法。

2. 基于知识库的逻辑推理　解决例如这样的问题：如何根据患者的情况推荐个性化的健康饮

食。基于知识库可以根据患者的性别、年龄及体重指数［BMI=体重（kg）/身高（m）的平方］判断患者的体形是肥胖、中等或瘦弱，基于逻辑系统分别推荐清淡、适中或营养的饮食，还可以基于个性化偏好推荐不同菜系（如粤菜、沪菜等）。

3.基于概率统计的模糊推理　是基于贝叶斯法则（Bayes' rule），研究事件之间条件概率的数学关系。因果事件之间的贝叶斯法则的数学公式可以表述为

$$P(x|y)=P(y|x)P(x)/P(y)$$

其中，$P(x)$ 为事件 x 发生的无条件概率，$P(x|y)$ 为在事件 y 已经发生的条件下事件 x 发生的条件概率。应用在临床医疗诊断上则表述为

$$P(病因 | 症状)=P(症状 | 病因)P(病因)/P(症状)$$

其中等号右侧各项表示基于经验或统计得出的针对特定人群的概率：$P(症状 | 病因)$ 表示因某种病因引起某种症状的统计概率，$P(病因)$ 和 $P(症状)$ 分别为某种病因和某种症状发生的统计概率。$P(病因 | 症状)$ 为基于某种症状而诊断为某种病因的诊断概率。可以指定当该诊断概率达到一定的置信度（比如80%）时，则该诊断确定。贝叶斯法则可以推广到多病因及多症状的诊断。例如，花粉过敏可以引起头痛、打喷嚏、流鼻涕等症状。肺炎可以引起头痛、咳嗽、发热、炎症等症状。仅仅基于头痛的症状是难以精准诊断病因的，还需要获得更多有关的症状信息和数据才能达到一定的诊断置信度。根据多症状的诊断可以应用基于症状条件独立假设的朴素贝叶斯模型，或者基于考虑症状非条件独立的贝叶斯网络模型，比如打喷嚏和流鼻涕通常是并发的，而非条件独立的。症状的信息和数据可以是直观感知的，也可以是间接获得的，比如通过中医的望闻问切的直观感知，以及通过各种医学检测手段，如检查血常规、医学影像等间接获得。中医的诊断主要是基于经验，而西医的诊断大多是基于科学上可循证、可量化的医学指标，包括物理、化学及生物基因学诊断。

4.基于数据训练的机器学习　是基于某种算法根据一些输入–输出数据集进行训练而得出一个训练模型，用于从新的输入数据产生新的输出数据。机器学习是近些年发展很快的人工智能方法，产生了很多行之有效的算法，特别是基于神经网络及深度学习的算法，在许多行业得到广泛而成功的应用，为诸多大型复杂的问题提供了近乎"黑箱"或"傻瓜式"的有效的解决方案，突破了传统人工智能方法的诸多瓶颈。医学上的一类成功的应用是基于通过大量医学影像的机器学习所建立的模型进行临床辅助诊断及治疗决策。

六、数字医学软件及医疗影像

数字医学软件及医疗影像在临床应用中起着重要的作用。数字医学研究人体医学解剖及其数字化。医学影像是获取人体解剖几何及医学信息的重要途径。其软件生态体系包括通过医学设备获取医学影像数据，进行图像分割、三维重建、解剖测量、手术模拟、计算仿真、大数据机器学习、人工智能辅助诊断、3D打印、个体化植入物数字制造、手术导航、虚拟现实、机器人手术等一系列科研及临床应用。

医学影像技术包括超声成像（ultrasonography，US）、计算机X射线摄影（computed radiography，CR）、数字X射线摄影（digital radiography，DR）、计算机体层扫描（computed tomography，CT）、磁共振成像（magnetic resonance imaging，MRI）、数字减影血管造影（digital subtraction angiography，DSA）。医学影像的数据文件包含各种物理属性离散采样的体数据。

医学图像的配准是使不同医学图像在空间上对应起来。医学图像的分割是把图像中对应的不同的解剖区域分离出来。相关的图像处理软件基于各种不同算法，有成熟的商业软件（如 Adobe Photoshop）。

医学影像体数据的可视化有两种方法。一种是体绘制（volume rendering），直接把三维体像素投影到二维像平面。另一种是面绘制（surface rendering），先对体数据进行三维重建，生成解剖组织的三维表面模型，然后在像平面上显示其表面所对应的体数据的体素。三维重建是通过离散

点拟合连续曲面。常用的拟合方法是用三角面片拟合。体数据的浏览、体渲染、三维重建有各种成熟的软件，如 Materialise Mimics 等。

（伍小强）

第二节　常用智能医学软件简介

智能医学软件已经涉及医疗各个方面，不管你是否明确意识到，但一定会在科研、诊疗等过程的学习中，使用到或受惠于这些软件。

一、技术领域

（一）云计算类软件

云计算是一种基于互联网的计算方式，通过这种方式，借助共享的软硬件资源和信息可以按需提供给计算机各种终端和其他设备，使用服务商提供的电脑基建做计算。

把医院信息系统、电子病历系统和采购库存系统都部署在云端，省去了实体服务器高昂的购买费用和运维费用。同时在区域内进行跨院病历调阅或远程会诊的时候，也会用到云计算资源对患者的病历进行安全的托管，患者也可以借此查询到在不同诊疗机构发生的诊疗记录，如区域 EHR（电子健康档案）系统等。

（二）大数据类软件

传统数据处理应用软件不足以处理大的或复杂的数据集，也可以理解为各种来源的大量非结构化或结构化的数据。

在针对单病种进行科研分析、病历回溯研究的时候，把基因层面的生信数据、影像层面的 CT/MRI 数据、生化检验结果及医生撰写的文本化的病历都结合在一起，可以进行归因和相关性分析；把多种模态的医学数据关联在一起进行医学研究的上述形式，是医学上典型的一种大数据技术的应用。

（三）物联网类软件

物联网英文简称 IoT，是一种计算设备、机械、数字机器相互关系的系统，具备通用唯一识别码，并具有通过网络传输数据的能力。

从 2010 年以后逐步兴起的可穿戴设备是物联网的一种消费电子产品，其中主打的场景是通过各种生命体征和运动的监测，管理个人的健康；因为可及性、技术成熟度、适用性等方面的原因，其中发展很快的产品形态是智能手表、智能手环。此类软件能进行监测的生命体征包括心率、心律、呼吸次数、血氧饱和度、血压等。

（四）移动互联网类软件

此类软件通过智能手机等典型的移动化的小型设备进行互联网的连接，实现 7×24 无时无刻的实时在线。

移动互联网在医疗场景下的应用非常广泛，该领域被称为移动医疗（mHealth）。其中的最大特点是诊疗服务被搬上了互联网，通过智能手机可以便捷地获取所需的内容。比如通过手机 APP 形式提出疾病相关问题，获得专业医生及时回复的在线轻问诊，如春雨医生、好大夫在线等平台；以及在手机上可以完成实体医院的预约挂号、缴费、报告单查询等业务（如微医，各医院 APP、公众号、小程序）。

（五）人工智能类软件

人工智能广义是指由人制造出来的机器所表现出来的智能，通常人工智能是指通过普通计算机程序来呈现人类智能的技术，包括识别、分析、预测等多种智能化表现。

　　人工智能在医疗领域的应用在 2010 年以后日新月异，从图像、语音到文本等类别的数据都有不同的应用场景，比如通过语音识别自动转化成文字，辅助 B 超等科室医生进行病历撰写；通过图像识别在 CT 影像上发现病灶，并进行计数和分型分类（图 2-2-1）；通过自然语言理解识别病历中文本，进行疾病鉴别诊断；在药物研发过程中的分子筛选等。

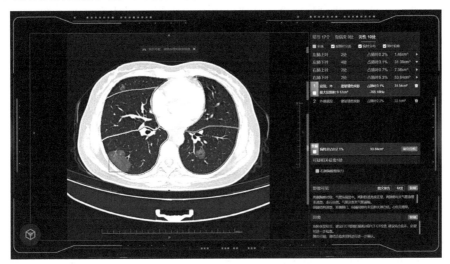

图 2-2-1　某医疗公司胸部 CT 产品截图

（六）区块链类软件

　　区块链是借由密码学与共识机制等技术创建与存储庞大交易资料区块链的点对点网络系统。目前区块链技术最大的应用是数字货币，如比特币。

　　区块链在医疗保健层面的应用尚未大规模普及，但云计算、大数据公司纷纷都推出了自己的医疗数据区块链解决方案，应用于生物信息数据访问时的身份识别、区域健康档案和电子病历的共享、药品供应链的溯源等，类似的解决方案见图 2-2-2。

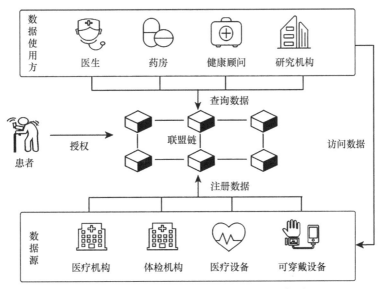

图 2-2-2　云区块链行业解决方案场景示意图

二、诊疗场景

在医学的诊疗场景中，从发现到康复治愈的全过程，都少不了智能医学软件的参与。

（一）科普宣教类软件

科普宣教有医生面向医生的疾病或术式研讨及医生面向患者的疾病讲解说明，可以通过短视频、直播、动画等形式呈现，也可以通过科普网站等方式进行宣传，通过软件承载上述若干类型宣教素材并实现传播。

（二）疾病发现类软件

疾病发现类软件是让患者进行就诊的先决条件，包括自我诊断/疾病查询软件、病友群软件、疾病科普软件、互联网医院软件等。

（三）就诊类软件

对于患者来说，有医院排行评价软件、预约挂号软件；对于医院来说，针对不同类型的患者有门诊软件系统、急救系统、重症医学病房（ICU）中央监测系统、住院部软件系统。对于患者来说较常见的有门诊自助机（挂号、缴费、查报告），签到、排队叫号等软件系统。

（四）诊断和（或）鉴别诊断类软件

医生在门诊进行疾病问诊，需要医院信息系统（HIS）和电子病历（EMR）系统的支持；检查患者疾病状况时，还有智能听诊软件等工具进行配合。

（五）检验检查类软件

当需要通过检验检查来明确诊断，进行鉴别诊断的时候，需要通过 HIS 串联，完成影像检查、生化免疫检验等项目，涉及医院的实验室信息管理系统（LIMS）、放射信息系统（RIS）、影像存储与传输系统（PACS），心电图、肺功能、病理等均有该项业务的特定软件作支撑。

（六）治疗类软件

开展医院内治疗需要开具医嘱的 HIS，基于检验检查结果进行疾病分级分层的软件，进行内镜治疗、冠脉疾病经皮冠脉介入术（PCI）治疗、心脏电生理治疗等治疗方式的配套软件，实现可视化、生理功能评估、机械操作等具体功能。此外，还包括住院部治疗时床旁的移动设备，可以了解用药情况、完成知情同意签字等的软件设备。

（七）康复随访类软件

在疾病完成诊断和初步治疗后，可能还需要有分阶段的康复随访才能促进患者恢复到疾病前的身体状态。在这个过程中，可使用包括机能康复的辅助机器人、认知功能恢复等精神类疾病治疗软件、动态收集疾病恢复情况的院内电话随访软件。

三、特殊目标用户

目标用户指软件的主要用户，即面向哪类群体进行的软件设计，该类用户群体具有岗位和自身的很多同类的需求。

（一）医学生使用的智能医学软件

医学生是即将步入临床的医生后备力量，在学习医学知识的过程中可以借助众多智能软件来辅助学习。比如针对学习人体解剖的可以立体识别各种系统、器官、组织的软件；进入临床见习、实习之后，用来指导用药，查询药物说明书的软件；线上题库等。

（二）科研人员使用的智能医学软件

针对医学科研也有非常多的辅助软件，包括数据分析的 SPSS 软件，多人双盲对调研结果进行数据录入的 EpiData，各类统计图表可视化软件 GraphPad Prism，图像分析和处理软件 ImageJ，流式细胞分析系统 FlowJo，参考文献管理软件 Endnote，图像分析软件，文献检索 Pubmed、UpToDate 工具，文献下载工具，查询 SCI 影响因子工具，多中心临床试验的进度管理工具等。

（三）护士使用的智能医学软件

在护士工作岗位上，需要帮助医生执行医嘱中的各种事项，还需要辅助完成患者生命体征和二便、饮食、饮水等方面的一般情况记录，在识别每一位患者，以及不同患者对应的所有医嘱项目，信息记录到对应的患者时，都可以通过射频识别（RFID）条码腕带配合手持个人数字助理（PDA）进行。

（四）行政管理使用的智能医学软件

医院的行政管理岗位需要对医院各种项目的开展进行计划和记录，对各种事务进行上传下达，维持医院除治病救人的临床事务之外的正常运转。最常用到的是院内的办公自动化（OA）系统，各种医院运营情况的数据报表 BI 系统，固定资产管理、门诊叫号手术排班、药品耗材采销数据系统，还有向省市卫生健康委提交运营数据报告的系统，完成患者就诊满意度评估的反馈系统等。

四、软件形态

根据软件开发、软件工程的领域知识，对智能医学软件进行划分：有独立运行在操作系统的应用软件，不联网即可使用；有嵌入到单片机等硬件中，必须与硬件配合、软硬一体化的嵌入式软件；也有联网使用的互联网软件。

（一）独立软件

软件在单机安装后，只能在本台计算设备上使用。比如医学辞典、科研数据分析软件等。

（二）嵌入式软件

在床旁监护仪、血透机、电子体温计、血压计、MRI 等硬件设备中，均需要配合软件进行使用，软件可执行既定的操作，实现控制机械装置，并给出分析判断结果，进行告警等操作。

（三）互联网软件

联网使用的医疗场景软件，包括 PC/Mac 桌面端软件，以及手机移动端软件，通过联网完成数据存储、远程访问、信息获取、在线数据处理等。

医疗技术、医疗服务、医学研究等持续在积累发展，配套的智能医学软件也会不断更新迭代。软件不再是单纯地跟随着医疗的发展，在某种程度上没有软件的进步，就没有医疗的技术进步，两者相辅相成，互相依赖。

放眼未来，智能医学软件的发展会更强调"智能"，流程串联、数据存储和分析、信息采集和人机交互会是最基础的部分，但这也仅仅是信息化的部分；未来更多的场景下，会需要依赖软件辅助人工进行决策，基于大数据给出预测分析结果，帮助医学专业人士进行判断，进一步解放从业人员的生产力和生产效率。

（梁　辉　杨　杰）

第三节　医疗信息化

医疗信息化伴随着医疗行业自身发展，在问题导向、需求驱动的背景下发展起来。《中共中央　国务院关于深化医药卫生体制改革的意见》提出建设四大体系、八大机制（简称"四梁八柱"）。"建立实用共享的医药卫生信息系统"作为支撑深化医药卫生体制改革"四梁八柱"的八柱之一，被纳入方案中。在医改方案中也提出要大力推进医药卫生信息化建设，加大力度，整合资源，加强信息标准化和公共服务信息平台建设，逐步实现统一高效、互联互通。2009 年至今的十余年来，医疗信息化在政府宏观政策顶层指引下，在建设以人民为中心医疗服务应用体系的需求驱动下，在全球现代信息技术快速发展的引领下，医疗信息化伴随着医改的推进，其自身取得了长足的发展，从而在技术驱动引领创新下，智慧医疗的发展具备了良好的技术支撑。医疗信息化是医疗走向智能化的过程体现，智能医学是医疗信息化走到一定阶段，量变到质变的结果，研究智能医学的发展，就需要厘清医疗信息化的发展历程、内容及发展趋势。

一、医疗信息化的定义及特点

（一）医疗信息化的定义

医疗信息化的定义从狭义、广义两个角度进行阐述和界定，两个角度的定义同时也反映了医疗信息化发展的不同时期对其的理解和定义。医疗信息化狭义上指的是建设医院信息系统（hospital information system，HIS），HIS 在国际学术界已被认为是新兴的医学信息学的重要分支。莫里斯·科伦（Morris Collen）教授曾定义 HIS 为"利用电子计算机和通信设备，为医疗机构开展医疗和管理业务的各部门提供患者诊疗信息和行政管理信息的收集、存储、处理、提取和数据计划的能力，并满足所有授权用户的需求"。但随着医疗信息化所覆盖业务领域的深入，尤其是成为医疗机构战略发展必不可少的重要支撑，狭义的医疗信息化已不能全面覆盖其定位，其范畴也不仅仅指信息系统功能的属性。广义的医疗信息化相比狭义概念，不单是指信息技术在医疗领域的应用，它包括了所有和医疗卫生有关的信息产品、技术，甚至与实施信息技术相关的管理业务也被纳入其中，是技术应用深度更广、实施更为复杂、场景更加丰富的信息化技术应用领域。

（二）医疗信息化的特点

医疗信息化是医疗机构提供医疗健康服务的重要支撑，医疗信息化与其他行业信息化相比较，具有明显的不同。其具有以下特征：

1. 需求人群多元化　医疗信息化需要满足临床角色应用需求、患者便捷服务需求、精细化管理需求，其需求人群既覆盖院内管理者、临床工作者，也覆盖院外众多患者及健康人群，甚至覆盖第三方物资供应商、设备商、金融机构等，以实现业务的一体化协同，由此可见，医疗信息化需求人群范围将更加广泛，呈现多元化特点。

2. 全周期服务　医疗信息化服务的全周期特点主要体现在面向公众提供的医疗健康服务的信息化支撑。依托医疗信息化实现"以人为中心"的全流程服务，从出生到死亡，医疗信息化服务贯穿医疗健康服务全程，尤其以个案为中心的医疗健康大数据整合，依托信息化建立全程、全生命周期电子健康档案是其中的一个重要场景。

3. 边界范围扩大化　医疗信息化早期主要围绕医疗业务本身的配套应用，随着集成、智能等技术渗透到基础建设、后勤保障等领域，医疗信息化的边界范围已扩大，例如，楼房智能控制、设备运行监控、安保系统建设、环境运行监测等，均已纳入了医疗信息化的范畴。

4. 多渠道整合信息技术　医疗健康服务场景是较复杂的信息技术应用场景，为满足以患者为中心的全流程服务，需要整合大数据、云计算、互联网、区块链、物联网、人工智能等信息技术，来满足数据采集、存储、交换、分析、应用、安全等全链条数据应用需求。

5. 网络环境的复杂化 当今时代，医疗信息化已不同于早期内部网络建设时期，为了满足移动化互联网应用、大数据计算、区域专网数据上报等需要，医疗信息化需要满足有线内网、无线网络、互联网、物联网、各类专网网络接入需求，体现其网络环境复杂特点，在复杂网络环境下的医疗信息化应用同时也面临着较大的网络信息安全挑战，信息系统的建设需要满足安全等级保护三级要求。

总的来说，医疗信息化建设不仅需要庞大的技术体系支撑，更需要覆盖复杂的应用场景，属于庞大的系统工程，同时是一门涉及信息学、管理学的交叉学科。

二、医疗信息化发展历程

医疗信息化的发展历程与医疗自身由单体规模向区域协同发展的趋势密切相关，总体分为三个阶段：医院管理信息化阶段、临床医疗信息化阶段、区域医疗卫生信息化阶段。

（一）医院管理信息化阶段

医院管理信息化阶段（1998～2009年）主要建设医院信息系统（HIS），HIS主要功能突出为医院财务核算业务的自动化，解决的是传统的手工单据挂号、缴费、医嘱等业务流程专项电子化的问题，目标是实现业务操作过程与数据的电子化，对医院运转涉及的财务流、信息流、人流、物流进行综合管理，对医疗活动各环节数据进行采集，加工形成医院运行分析所需要的汇总分析数据。

（二）临床医疗信息化阶段

此阶段为HIS发展阶段（2010～2017年），医疗机构的人、财、物的综合管理水平得到一定程度提升，基本实现了人流、物流、资金流的连通。进入到临床医疗信息化发展阶段，医院信息化关注点转向临床过程信息化，围绕临床活动各阶段的功能电子化、数据化需求成为了此阶段的热点，同时，2010年以后，国际国内围绕临床医疗信息化的信息技术，以及第三方市场能力提升显著，国家对医院开展临床医疗信息化建设的指引方向明确，为临床医疗信息化的发展奠定了良好的外围环境。在这个过程中，电子病历、实验室信息系统、手术麻醉信息管理系统、临床护理管理系统、影像存储与传输系统等专业系统日趋成熟，并且随着移动互联技术的发展，移动化应用逐渐丰富，医疗机构在积累大量有价值的电子病历数据之外，也逐渐形成了线上线下一体化应用的临床医疗信息化应用模式，为后续面向区域医疗卫生信息化发展奠定了稳固的基础。在这一阶段，同时发展起来的还包括医院信息互联互通成熟度水平，在国家持续推进医院信息互联互通成熟度水平评估工作的驱动下，医院各系统间连通性大幅提升，信息系统使用体验更加良好，数据共享交换更加顺畅。

（三）区域医疗卫生信息化阶段

医院信息化发展到一定阶段，各医院具备了较为完整的业务流程信息化支撑，积累了较丰富的数据资源，医疗信息化走向区域化具备了基础条件。以区域卫生信息化为目标，推动了医疗机构间的信息交换，实现了区域范围内医疗数据的统一管理与共享。在这一阶段（2018年至今），计划免疫、妇幼保健、血液管理、传染病防控等公共卫生信息化水平得到提升，但基层信息化条块分割问题仍然突出，也是当前国家推动基层卫生信息化条块融合所针对的主要痛点。

区域医疗卫生信息化的另外一种体现，也包括以医疗集团、医共体、医联体为组织方式的信息化建设，通过信息化实现以大型龙头医院牵头，在医疗集团、医共体、医联体范围内实现流程协同、资源共享、分级诊疗。

三、医疗信息化建设内容

医疗信息化的建设内容在所处的不同发展阶段，根据不同的场景需求，有不同的建设范围的定义。在医院管理信息化阶段中，其医疗信息化的建设主要围绕人、财、物的管理进行，以满足以财务为核心的信息化管理需要。在临床医疗信息化阶段，转向以满足临床医疗业务过程的信息化应用为核心，打通医疗业务上下游，实现业务协同、信息共享，同时依托信息化来持续优化患者就医就诊流程，改善就医体验。近年来，随着政府部门对区域医疗资源整合力度的加大，以及大型龙头医院牵头区域医联体、医疗集团、医共体推进共同发展的模式日趋成熟，区域医疗卫生信息化取得阶段性进展。

为了统筹医疗信息化蓝图设计，国家卫生健康委员会制定了"三位一体"智慧医院顶层设计，这一设计可作为开展医疗信息化规划实施的重要指引和依据。

（一）面向医务人员的智慧医疗

面向医务人员的智慧医疗主要包括以电子病历为核心的信息系统建设，目的是向智能化、信息共享和功能实用等方向发展，可以有效地提升医院医疗质量和医疗安全。基于对电子病历系统的建设和管理，可以在医疗管理工作中更好地发挥大数据、云储存、区块链、云计算、机器人、互联网等技术的优势，为患者提供更便捷、更智能、更人性化、更高效和更安全的个体化诊疗。

根据国家卫生健康委员会发布的《电子病历系统应用水平分级评价管理办法（试行）》和《电子病历系统应用水平分级评价标准（试行）》，可以将电子病历系统应用水平划分为9个等级。每一等级的标准包括电子病历各个局部系统的要求和对医疗机构整体电子病历系统的要求（表2-3-1）。

表 2-3-1　电子病历系统应用水平分级评价标准等级

级别	要求
8	健康信息整合，医疗安全质量持续提升
7	医疗安全质量管控，区域医疗信息共享
6	全流程医疗数据闭环管理，高级医疗决策支持
5	统一数据管理，中级医疗决策支持
4	全院信息共享，初级医疗决策支持
3	部门间数据交换
2	医疗信息部门内部交换
1	独立医疗信息系统建立
0	未形成电子病历系统

（二）面向患者的智慧服务

医院智慧服务指医院针对患者的医疗服务需要，应用信息技术改善患者就医体验，加强患者信息互联共享，提升医疗服务智慧化水平。2019年3月18日，国家卫生健康委员会组织发布了《医院智慧服务分级评估标准体系（试行）》，明确了诊前服务、诊中服务、诊后服务、全程服务、基础与安全共5大类17项业务项目（表2-3-2）。

表 2-3-2　医院智慧服务分级评估项目

序号	类别	业务项目	应用评估
1	诊前服务	诊疗预约	应用电子系统预约的人次数占总预约人次数比例
2		急救衔接	具备急救衔接机制和技术手段并有应用
3		转诊服务	应用信息系统转诊人次数占总转诊人次数比例

续表

序号	类别	业务项目	应用评估
4	诊中服务	信息推送	应用信息技术开展信息推送服务
5		标识与导航	具备院内导航系统
6		患者便利保障服务	具备患者便利保障系统并有应用
7	诊后服务	患者反馈	电子调查人次占全部调查人次比例
8		患者管理	应用电子随诊记录的随诊患者人次数占总随诊患者人次比例
9		药品调剂与配送	具有药品调剂与配送服务系统并有配送应用
10		家庭服务	具有电子记录的签约患者服务人次占总签约患者服务人次比例
11	全程服务	基层医生指导	应用信息系统开展基层医生指导
12		费用支付	具备电子支付系统功能并有应用
13		智能导医	有智能导医系统功能并有应用
14		健康宣教	有健康宣教系统并有应用
15		远程医疗	具备远程医疗功能并有应用
16	基础与安全	安全管理	应用身份认证的系统占全部系统比例
17		服务监督	具有服务监督机制并有监督记录

医院智慧服务根据提供智慧服务的功能和患者的感受两个方面进行评估，分为 0 级至 5 级（表 2-3-3）。

表 2-3-3　医院智慧服务分级评估等级

级别	要求
5	基于医院的智慧医疗健康服务基本建立
4	医院智慧服务基本建立
3	联通医院内外的智慧服务初步建立
2	医院内部的智慧服务初步建立
1	医院应用信息化手段为门急诊或住院患者提供部分服务
0	医院没有或极少应用信息化手段为患者提供服务

（三）面向医院管理的智慧管理

医院智慧管理是"三位一体"智慧医院建设的重要组成部分，包含 10 个工作角色、33 个业务项目（表 2-3-4）。

表 2-3-4　医院智慧管理分级评估项目

序号	工作角色	业务项目	项目说明
1	医疗护理管理	医疗、护理质控管理	院级、科室级医疗质量控制，各类医疗护理的数量与质量控制指标设定、统计报表、数据查询与展现处理
2		医疗准入管理	各种医疗准入内容管理，以及医务人员岗位职责和业务权限的管理
3		医院感染管理与控制	医院感染管理的相关工作
4		不良事件管理	各类不良事件报告管理，不良事件处理追踪与反馈
5		和谐医患关系	患者投诉、纠纷预警与处置等记录，职工、患者满意度调查

序号	工作角色	业务项目	项目说明
6	人力资源管理	人力资源规划	部门、人力规划，招聘管理
7		人事管理	人事档案、职务与职称管理
8		人员考核与薪酬管理	薪酬、绩效、福利管理
9	财务资产管理	医疗收入管理	医疗收费账务管理
10		财务会计	会计账务管理
11		预算管理	收入预算管理、支出预算管理、预算项目管理、预算审批和调剂、预算执行和分析等管理及应用
12		资产账务管理	医院固定资产、流动资产管理
13	设备设施管理	购置管理	设备论证、采购、合同、验收过程记录与管理
14		使用运维管理	设备保障与运行维护记录
15		质量管理	设备计量、质控管理
16		效益分析	设备投入产出与使用效益分析
17	药品耗材管理	药品耗材遴选与购置	药品耗材遴选与购置过程管理
18		库存管理	物资验收、库存管理
19		消毒与循环物品管理	消毒供应物品、重复清洗物品的发放、回收、清洗、打包、消毒过程信息记录与处理
20		监测与使用评价	物品使用情况监测与管理
21	运营管理	成本控制	各部门成本记录与管控措施及成效
22		绩效核算管理	结合医院预算管理和成本管理的情况，比对收入、成本进行运营分析管理
23		医疗服务分析评价	医疗服务数量、质量、类别的记录、分析、评价
24	运行保障管理	后勤服务管理	餐饮、工程维修、物流运送、电梯服务、保洁管理
25		安全保卫管理	视频监控、停车、保安、门禁、消防、外协人员、应急预案与演练等管理
26		医疗废弃物管理	医院医疗废弃物收集、转运、消纳转出处理、监督与追踪、统计分析等
27		楼宇管控	建设项目管理、房屋使用分配与记录、设备设施监控、能耗与资源管理、成本计量与分配等
28		信息系统保障管理	建立信息系统运行、维护、巡检的管理体系，有医院信息规划能力和信息系统建设与升级项目的管理机制
29	教学科研管理	教学管理	院校、在职教育与训练、专业技能培训和考核等管理
30		科研管理	科研项目、科研经费、知识产权、伦理审查、学术会议等管理
31	办公管理	协同办公管理	公文流转、行政审批流程、院内信息发布与公告、会议信息等管理
32		档案管理	决策记录（含三重一大）、审计记录及意见
33	基础与安全	基础设施与网络安全管理	基础设施、安全管理、安全技术、安全监测

医院智慧服务从智慧管理的功能和效果两个方面进行评估，评估结果分为 0 级至 5 级（表 2-3-5）。

表 2-3-5 医院智慧服务分级评估等级

级别	要求
5	初步建立医院智慧管理信息系统，实现高级业务联动与管理决策支持功能

级别	要求
4	依托医院管理信息系统实现中级业务联动
3	依托医院管理信息系统实现初级业务联动
2	初步建立具备数据共享功能的医院管理信息系统
1	开始运用信息化手段开展医院管理
0	无医院管理信息系统

四、医疗信息化技术发展的新趋势

诺兰模型是美国管理信息系统专家诺兰提出的信息系统进化的阶段模型，该模型认为任何组织由手工信息系统向以计算机为基础的信息系统发展时，都存在着一条客观的发展道路和规律。这一系统的发展被划分为六个阶段，并且任何组织在实现以计算机为基础的信息系统时都必须从一个阶段发展到下一个阶段。基于此客观规律，医院的信息化建设也经历了初始阶段、普及阶段、控制阶段、集成阶段、即将进入数据管理阶段和成熟阶段，医疗信息化也步入了大数据时代。以大数据为支撑的信息技术的发展，与持续丰富的医疗健康服务场景，形成了相辅相成、互相促进与提升的新局面。

（一）云网端融合+5G

以 5G 网络为典型的网络高速公路的快速发展，推动了云计算走向云网端融合新计算体系的形成。云端计算能力的提升，实现了海量数据集中计算的快速响应，发挥了云端大脑的作用；高速网络低时延、广覆盖形成一张网；终端设备移动化、沉浸式、多端交互形成多元形态的良好体验。云网端融合发展，为医疗信息化提供了极具扩展能力的新型基础设施支撑。在不久的将来，在云网端融合的新计算体系中将有更多的医疗信息化应用运行。

（二）大数据

健康医疗大数据作为国家及医疗机构的基础战略资源之一，对健康医疗服务模式的转变具有巨大的推动作用。医疗信息化正在经历信息技术（IT）驱动向数据技术（DT）驱动转型的新阶段，依托数据驱动的健康医疗服务模式，从而构建基于健康医疗大数据的包含患者服务、临床诊疗和运营管理决策的综合体系。健康医疗大数据涉及电子病历、医学影像、音/视频等类型的数据，医疗大数据涉及的数据类型多样，服务多种用户群体，覆盖范围广泛，关于如何构建包含医生、患者、医院等多中心的数据管理体系，从而针对不同用户给予不同的分析结果和数据视图，是目前研究中的热点问题。

（三）医疗物联网

物联网技术近年来在医疗健康领域发展迅速，成为了医疗健康服务领域中最有发展前景的领域之一。根据医疗物联网的含义，"物"涵盖了关注健康的人群、患者、医生、药品、医疗器械等；"网"则指健康和医疗管理中的工作流程；"联"则是关联"物"产生的各种数据。进行信息交互从而构成智能的医疗"网"。

作为医疗服务领域最具发展前景的领域之一，在医疗健康领域物联网技术发展迅速。物联网大量应用于持续动态的生命体征监测、远程监护、医疗设备管理、特殊人群定位、导航定位、婴儿防盗等场景，其基于场景化的应用也将更加丰富。

（四）人工智能

大数据时代，人工智能将助力医学科研、临床诊断、临床决策、仪器设备研发、临床药物研发、健康管理等领域，医生和人工智能的结合是一种提高工作效率的方式，其作用一方面可用于将重复劳动型的工作用人工智能机器人替代；另一方面，基于专家经验，利用机器学习技术，转化为知识库，构建知识图谱，为临床决策支持提供支撑。利用人工智能，基于患者个人健康档案数据，开展智能健康风险评估，并主动干预提供管理服务，构建虚拟智能医生助手，也已成为人工智能医疗领域的研究方向之一。

（五）远程医疗服务

远程医疗服务指的是运用计算机及通信网络技术构建音视频通信，邀请其他医疗机构为本医疗机构患者提供远程技术帮助的医疗活动。远程医疗服务涵盖了远程会诊、远程门诊、远程病例讨论、远程联合查房、远程监护、远程诊断（包含影像、超声、核医学、心电图、病理等）。

（六）虚拟/增强/混合现实

虚拟现实（VR）通过电脑模拟产生的三维空间的虚拟世界，结合关于视觉、听觉、触觉等感官的模拟，让使用者产生身临其境的感受，从而及时、无限制地观察空间内的事物。增强现实（AR）通过电脑技术，将虚拟的信息应用到真实世界，让真实与虚拟物体实时叠加到同一画面或空间同时存在。混合现实（MR）则指合并现实和虚拟世界而产生的新的可视化环境。三类技术已应用于医学教育、手术计划、远程医疗等场景。

（七）区块链+隐私安全计算

近年来，医疗信息化得到长足发展，积累了大量医疗健康数据，医疗信息化领域也因此被认为是对于隐私数据保护要求最高的领域，医疗平台集聚个人最私密的数据，如何既能发挥数据价值，又能保护个人隐私是医疗信息化面临的问题，隐私安全计算技术因此问题产生。隐私计算就是借助科技让数据可用不可见，不分享原始数据，通过计算共享数据价值。隐私计算既包含软件算法［主要指多方安全计算（MPC）、同态加密（HE）、差分隐私（DP）等算法］，也包括硬件环境方面的安全技术［主要指基于芯片的可信执行环境（TEE）］。区块链技术和隐私计算平台相结合可实现数据全生命周期管理，数据的创建、授权、挖掘过程都可以记录在区块链上，重现数据的演化过程。

（八）元宇宙

元宇宙是一种新型互联网应用和社会形态，它整合区块链等多种新技术。元宇宙基于扩展现实技术、数字孪生技术、区块链技术将虚拟世界与现实世界在经济系统、社交系统、身份系统上密切融合。在元宇宙技术支撑的场景下，每个用户都可以定义内容，并且对内容进行编辑。元宇宙的根基是硬科技，尤其是需要超级计算、人工智能、区块链、数字货币、数字孪生、3D 建模渲染、AR/VR 等技术的进步和产业支撑。元宇宙未来在外科手术、心理健康辅导训练等方面将有丰富的应用场景。

（彭义香）

第三章　脑机接口

第一节　脑机接口的研究发展历程

脑机接口技术基于神经系统与计算机的互动，因此其发展受益于神经科学与计算机科学的进步。自 19 世纪起，神经科学便与电生理研究相结合，成为了脑机接口研究的基础。其中两项早期研究虽未明确指明该领域的研究方向，却因其开创性成为了脑机接口研究的基石。其一，英国生理学家理查德·卡顿（Richard Caton）于 1875 年使用电流计对活体生物的神经系统进行电信号监测，使科学家发现了电信号在神经科学领域的价值。其二，德国医生汉斯·贝格尔（Hans Berger）于 1924 年发明脑电图，该技术在神经系统疾病诊断领域具有重要价值，并被沿用至今；1968 年，约瑟夫·卡米亚（Joseph Kamiya）指出大脑电信号可以进行调节，并由此开创了神经反馈研究。这些技术和理念阐明了神经系统以电信号传递信息的机制，为大脑与计算机之间的互动奠定了基础。

"脑机接口"这一名词正式提出是在 1973 年，提出者为美国科学家雅克·维达尔，自此科学界开启了大脑与计算机信息交流互动的新研究领域。尽管脑机接口领域的相关研究尚属新鲜事物，但该领域发展迅速，自 20 世纪 70 年代至今，已由单纯的科学幻想发展为理论性和实用性兼备的新兴学科。根据该领域的技术进展，脑机接口研究可以分为如下阶段：①科学幻想阶段；②科学论证阶段；③高速发展阶段。

一、第一阶段：艺术领域对于脑机接口的科幻想象

20 世纪 70 年代初，科幻作品开始对脑机接口这一概念进行描述，并探讨了此技术对大脑活动的调节作用，科学界和艺术界的相互影响在科学史上屡见不鲜，关于脑机接口的畅想亦是如此。20 世纪 70 年代科学界对于神经电信号的研究逐渐深入，发现大脑不同区域神经元活动存在协同关系，且神经电信号与大脑状态、情绪和行为相关。1973 年，美国科学家雅克·维达尔在探索卒中患者康复方式时提出了人脑与计算机交流的可能性，并首次以"脑机接口"对该领域研究进行了描述。

同时他提出了重要设想：对神经系统的电信号进行采集，进而实现对外部设备的操作，基于此设想，他尝试监测视觉诱发电位，以开发早期脑机接口系统。此时期亦有其他科学家进行了相似的研究，但限于此时神经科学与计算机科学发展水平，此类研究均未取得明显进展，对于脑机接口的设想仍处于科学幻想阶段。

二、第二阶段：科学界对于脑机接口进行论证

20 世纪 80 年代末，为帮助运动障碍者进行功能恢复，美国和欧洲研究者提出了新型辅助技术的设想。1988 年，法韦尔（Farwell）和唐钦（Donchin）两位科学家研发了"P300 拼写器"，但是采用该范式的系统仅对健康志愿者进行了测试，尚不具备临床价值。同年，斯蒂沃·博津诺夫斯基（Stevo Bozinovski）等通过对神经电信号的控制实现对于移动机器人的操作，开创了利用脑电对机器人控制的研究。

此后，欧美研究者开发出了基于感觉运动节律，并可控制一维光标的脑机接口，使用户可以调节感觉运动节律幅度操作计算机。同时，格特（Gert）等开发了另一种脑机接口范式，该范式以检测志愿者感觉运动节律实现，即使用者想象其手部运动与大脑产生电信号，进而由计算机识别并进行处理，该范式被称为运动想象的脑机接口范式。

1992 年，埃里希·萨特（Erich Sutter）提出了利用视觉诱发电位的脑机接口，该系统采集使用者视觉诱发电位，以识别其眼睛注视方向，并确定其在拼写器中所选择的符号。1995 年，格兰特·麦克米兰（Grant McMillan）等提出了稳态视觉诱发电位的脑机接口，使用者通过改变稳态视觉诱发电位幅度，产生控制计算机及其他设备的指令。1998 年，布朗大学的约翰·多诺霍（John Donoghue）等证实，将电脑芯片与电脑连接可实现远程控制。

此时期脑机接口的形式主要为非侵入式脑机接口，虽然尚未达到临床应用的水平，但为其后的研究提供了重要的理论基础，此时期研究的诸多范式在之后依然得到广泛应用，因此被称为科学论证阶段。

三、第三阶段：脑机接口技术高速发展

21 世纪前十年，脑机接口发展成为独立研究领域，并吸引了大量的研究者，使该领域发展得到了飞速提升，并在实现脑机接口的技术路线、技术方法及该技术的具体应用等方面产生了突破，使脑机接口的临床应用逐步成为现实。首先，对原有的脑机接口技术进行改进，其中包括 P300 和视觉诱发电位两种脑机接口。

此时期还出现了获取大脑信号的新型技术，如利用功能性近红外光谱技术（fNIRS）和功能性磁共振成像（fMRI）技术测量血氧水平依赖信号、单个神经元动作电位，以及脑皮质电位测量技术。基于此类技术的进步，非侵入式脑机接口技术出现了进步，并被应用于肌萎缩侧索硬化、脊髓损伤患者的治疗。

除侵入式脑机接口之外，此时期也出现了众多非侵入式的新型脑机接口范式，其中包括听觉脑机接口、语言脑机接口、情感脑机接口和混合脑机接口。同时，脑机接口领域的研究涉及神经科学和计算机科学两大领域，因此后者的进步也是脑机接口进步的必备条件。

此后，在研究范围和规模方面，脑机接口的研究呈现增长态势。新型脑机接口范式相继出现，如被动脑机接口、协同脑机接口、互适应脑机接口、认知脑机接口及多人脑–脑接口。非侵入式脑机接口是早期研究的重点，目前仍然占据主导地位，并在医学领域得到了更加广泛的使用。由于非侵入式脑机接口技术自身的特点，伴随其进步脑机接口于 21 世纪出现了新的发展特点，即便携化、可穿戴化性能增强，这为扩大其临床应用提供了更多便利，亦增加了市场化的可能。

在此时期，伴随着非侵入式脑机接口的研究逐渐深入，侵入式脑机接口的研究也在不断探索。侵入式脑机接口通常需要进行神经外科手术，在大脑皮质的特定部位或大脑深部植入电极，从而采集神经信号。因为手术所存在的风险，侵入式脑机接口也存在难以避免的安全隐患，因此研究者在此基础上开发了半侵入式脑机接口，该装置为平面电极阵列，覆盖于大脑皮质采集脑皮质信号，称为皮质脑电图（electrocorticogram，ECoG），因为电极位于颅骨之内、脑膜之外，使脑机接口的安全性有了大幅提高。同时，ECoG 所得到的电信号与脑电图（EEG）相比更为清晰、灵敏，因此在脑机接口研究领域被广泛使用。

21 世纪脑机接口研究另一特点便是学术交流逐渐出现全球化合作。1999 年，第一届国际脑机接口会议在美国举办，参与此次会议的研究团队仅有 22 个，而研究人员也仅有 50 余人。在 2018 年第七届国际脑机接口会议中，参与的研究团队已达到 221 个，参会者达到 432 名。

在很多国家和地区，脑机接口研究已成为深受国家层面重视的重点研究领域。2013 年，美国发布"大脑计划"（BRAIN Initiative）；2013 年，欧盟开始进行涉及脑机接口领域的"人脑计划"（Human Brain Project，HBP）；2014 年，日本也发布了与之相关的"大脑项目"（Brain/Minds Project）；在此领域，中国的研究亦位列世界前沿，于 2016 年开始进行"中国脑计划"。在"十四五"规划的 100 个重大项目清单中，脑科学与类脑科学研究亦位列其中。

四、脑机接口技术新进展

脑机交流在医学领域的新进展主要体现在沟通交流、触觉和运动恢复、运动控制三个方面。

1. 沟通交流　对于存在严重功能障碍的患者而言，脑机接口可以为患者建立与外界沟通的渠道。通过采集使用者大脑电信号的方式，经由外部设备处理后实现了与外界交流的目的。2020 年 3 月，加州大学旧金山分校开发了深度循环神经网络模型，该模型可将朗读文本转化为神经信号，并使用在大脑植入电极的方式，使受试者可以对文本内容进行识别。

2. 触觉和运动恢复　美国巴特尔纪念研究所的研究显示，脊髓损伤患者肢体存在不可被患者感知的触觉信号，提取并强化该信号后反馈至患者大脑可恢复患者的触觉和运动能力。该研究显示，对于低于知觉反应范围的神经信号，可利用脑机接口对其感知、强化并反馈，以增强患者机体功能。

3. 运动控制　2019 年，法国格勒诺布尔-阿尔卑斯大学开展了外骨骼系统相关研究，以期对瘫痪患者有良好的治疗效果。研究人员在患者上肢感觉运动区植入双侧无线硬膜外记录仪，采集硬膜外 ECoG 信号，提取的 ECoG 信号通过处理后发送至虚拟化身或外骨骼。研究显示，经过 2 年训练之后，患者虚拟化身活动成功率可达 64.0%，外骨骼活动成功率达 70.9%。

简而言之，21 世纪的脑机接口技术正在飞速发展之中，其在医学领域中的应用亦更加广泛，并具备广阔的研究前景。

（孙轶飞）

第二节　全球主要经济体脑科学相关政策与布局

近年来，全球各主要经济体越来越重视脑科学的发展，很多国家把神经科学与类脑人工智能作为重点发展领域，纷纷推出了各自的脑科学计划。在目前脑科学研究领域，美国处于领先地位，第二梯队包括欧洲、日韩、加拿大、俄罗斯、澳大利亚等，而以中国和以色列等国家为代表的新兴力量，也在此领域崭露头角。

一、美　　国

2014 年，美国国立卫生研究院（NIH）启动了"通过推动创新型神经技术开展大脑研究（BRAIN）计划"，"BRAIN 1.0 时代"由此开启。2018 年 4 月 NIH 成立了脑科学技术 2.0 工作组，《美国脑科学计划 2.0》于次年 6 月被提交给了 NIH 咨询委员会，这份报告也被作为美国正式进入"BRAIN 2.0 时代"的标志。BRAIN 2.0 主要内容见表 3-2-1。

表 3-2-1　美国"BRAIN 2.0"主要内容

发展方向	主要内容
发现大脑多样性	（1）短期目标：为细胞类型建立数据生态系统；建立统一的脑细胞类型分类；实现对多物种细胞类型的遗传和非遗传操作；利用细胞普查数据更新和测试神经回路功能的模型和理论；开发蛋白质标签，尤其是具有跨物种适用性的蛋白质标签；在保留细胞类型信息的同时，创建多尺度的细胞重建、连接和功能映射；将单细胞多模态分析扩展到其他物种，包括 NHP 和人类大脑 （2）长期目标：整合建立细胞类型数据平台以进行理论研发；在 6～10 个物种中，用高粒度及遗传和非遗传的途径，进行全脑解剖解析普查；支持开发模拟人脑的三维细胞系统（有机体/组装体）
大脑多尺度影像	（1）短期目标：提高清除和标记方法的通量；继续开展和扩展神经调节作用的研究，包括微观、中观及宏观尺度的研究；改进活细胞中的跨突触顺行病毒追踪；在啮齿动物和 NHP 的大脑研究中，将光学成像和电生理学与 fMRI 方法相结合；继续努力绘制个体动物大脑的结构和功能图；通过使用磁共振、其他电磁方法或者聚对苯二甲酸乙二醇酯，从而加深对大脑微观结构的无创测量的理解；从结构和功能测量中可重复性地描述个体大脑差异（包含大脑整个生命周期） （2）长期目标：在电磁水平整体评估全小鼠大脑连接体；从功能特征明显的个体动物的大脑中获取完整的灵长类动物（NHP，然后是人类）大脑投射图；实现全脑、高分辨率（时空）、不受快速梯度切换和高场射频线圈生物学限制的 fMRI；应用机器学习方法比较小鼠及人类大脑的同源区域。使用改进的高通量清除和标记方法，以及快速连续切片电磁工具研究人类皮质和皮质下结构；结合载体和离体数据，建立人体大脑结构和功能之间的基本联系，包括自然变异的作用

续表

发展方向	主要内容
活的大脑	（1）短期目标：探索短期和长期行为期间不同细胞类型、神经调节剂和神经活动之间的实时相互作用；将超声方法与直接感知神经活动相结合；开发新的 NHP 大脑记录和成像技术；开发新的工具用来分析原始的和后天训练的行为；开发新的工具用来连接某种行为，以及大脑对应这种行为的数据记录；整合在模型系统之间的技术开发和信息传递；继续推进电生理技术；继续研发光学记录技术；开发标记活跃神经元的方法；在人类大脑回路分析的研究中，将神经伦理学的讨论和建议贯穿到整个实验和研究过程 （2）长期目标：测量必须同时记录的细胞数量，在给定的精度水平上解释特定的行为；开发分析工具，建立大规模神经群体活动和复杂行为之间的因果关系；对人脑中高速神经的活动进行成像
证明因果关系	（1）短期目标：建立在移动动物和深层神经结构中进行精确单细胞光遗传学控制的方法，测量以可检测的方式改变行为所需的最少神经元数量；测量特定的不适应行为障碍的因果回路；扩展能够在模型生物（啮齿动物和果蝇）中进行复杂行为分析的机器学习算法；制定策略，对特定回路动态进行定量的、可调的实时扰动；校准扰动与自然发生的信号，以测量时间和环境变化对行为的影响；预测和控制扰动的行为后果；确定感兴趣的关键适应性行为的因果路径；解决遗传扰动工具在灵长类动物身上的挑战；通过实时的神经系统整合分析，使神经回路操作和活动记录之间直接关联，将新兴的扰动工具应用于目前难以通过既定技术研究的回路；整合扰动技术与 BRAIN 计划的关键技术支持神经生理学研究（概念性和经验性的）；确保公平参与研究；阐明更接近人类生理的 NHP 模型的伦理含义 （2）长期目标：绘制相应的生理和行为图谱；将基于纳米材料的技术应用于神经回路研究；开发新的神经精神疾病诊断和治疗设计方法；每年将多个单细胞扰动的规模提高大约一个数量级；开发并应用声学和磁性方法来进行扰动和读出大脑深处的区域
确定基本原则	继续开发分析大型复杂数据库的技术；建立多尺度的联系；识别一般原则；加速理论、建模、计算、统计理念和技术在神经科学部门和项目中的结合
人类神经科学	（1）短期目标：开发更好的方法来获取、保存和研究来自外科手术和死后样本的活体人体组织，使对人类大脑及周围及自主神经系统的研究成为可能；增加对临床前和临床模型中深部刺激和闭环调节机制的理解；将研究扩展到侵入性设备之外；继续投资非侵入性成像仪器的开发；为开发人类神经科学使用的工具的团队建立标准；支持跨学科研究；支持神经生物学以外的以神经科学为导向的科学家培训；改善数据访问路径；为人类的神经刺激和神经调节制定一套可操作的神经伦理指南 （2）长期目标：开发更好的针对人类神经元和神经胶质的技术与检测系统；发现并验证新型 PET 示踪剂，以监测人类突触中的神经活动和分子标记；改善电生理源定位；开发多尺度方法和工具用来结合使用不同实验方法得到的数据；开发合适的模型来探索疾病状态和治疗机制
其他	（1）科学组织：推进数据共享；吸引更多人力资本，创建并扩大支持机制，增加创业基金支持；分享和使用 BRAIN 计划技术与成果；公众参与；脑疾病患者其他惠及计划 （2）融合发展：促进上述六项融合发展

注：NHP，非人灵长类动物

美国智库信息技术与创新基金会在 2016 年的报告指出，针对精神疾病和精神相关的脑科学研究，经济政策同样重要。依据相关数据分析，预测脑科学相关的经济发展就能为美国创造 1.5 万亿美元，可占其国内生产总值（GDP）的 8.8%。全球其他国家对脑科学的研究也都十分重视，陆续推出了相关科技规划（表 3-2-2）。

表 3-2-2　国际脑科学相关规划计划及关注领域列举

国家 （或组织）	相关规划计划	布局重点	公共财政投资力度
美国	"神经科学研究蓝图"（2004 年至今）、"通过推动创新型神经技术开展大脑研究"计划（2013 年至今）等	重大神经疾病，全谱系相关重大技术	超过 20 亿美元/年
欧盟	2013 年确定"人脑计划"为"未来和新兴技术"之一	重大疾病、大脑计算模拟	1 亿欧元/年，共 10 年
英国	英国医学研究理事会（2010～2015 年）	基础神经科学神经退行性疾病	超过 12 亿英镑/年
德国	建设 Bermstein 国家计算神经科学网络项目，2010 年进入二期	计算神经科学	超过 4000 万欧元

续表

国家 （或组织）	相关规划计划	布局重点	公共财政投资力度
法国	2010 年发布"神经系统科学、认知科学、神经学和精神病学主题研究所发展战略"	基础神经科学、神经退行性疾病	2011 年资助 9500 万欧元
加拿大	提出"加拿大大脑战略"	神经疾病	2011 年预算拨款 1 亿加元
日本	2008 年启动"脑科学研究战略研究项目"；2014 年出台为期 10 年的"Brain/MINDS 计划"	重大神经疾病、脑机智能、新技术	超过 4000 万美元/年
韩国	将脑科学上升为国家战略。第二轮脑科学研究推进计划（2008～2017 年）	重大神经疾病、脑技术与信息技术融合	13.8 亿美元/10 年

注：1 美元≈7.1891 人民币；1 欧元≈7.8592 人民币；1 英镑≈9.2030 人民币；1 加元≈5.3390 人民币。

二、欧　盟

欧盟在 2013 年启动为期 10 年的"人脑计划"（Human Brain Project，HBP），目的是使用计算技术实现对大脑的模拟，从而建立整合、生成、模拟、分析数据的信息通信平台，借此促进研究成果的转化与应用。在 2015 年，欧盟"人脑计划"开始布局认知神经科学和仿脑计算，包括六大信息及技术平台：①神经信息平台，用于储存、分析、检索神经科学数据；②大脑模拟平台，通过信息对大脑进行模拟和重建；③高性能计算平台，使用储存和计算设备进行仿真计算并对大量的数据集进行分析和处理；④医学信息平台，通过搜索真实的患者数据来分析各种大脑疾病的差异和共同之处；⑤神经形态计算平台，使用计算机对大脑的微回路进行模仿，并对大脑的学习方式进行模拟；⑥神经机器人平台，连接大脑模型、仿真机器人和周围模型，并基于此平台进行测试。

作为欧盟未来及新兴技术旗舰计划的项目之一，"人脑计划"着眼于大脑模型的研究和应用，并借此实现对神经疾病的研究。构建可以用于理解和模拟人类大脑的建模技术、全息技术及超级计算技术，发展具有类脑功能的装置进而辅助人类决策，提高脑部疾病的诊断、治疗和研究（表 3-2-3）。

表 3-2-3　欧盟"人脑计划"简要内容

类别	描述
研究内容	大脑建模和模拟：脑部模拟设施；高性能计算研究设施；脑源信息、通信技术设施；神经机器人设施；基于信息学的临床脑研究设施；脑部筛查设施；伦理、法律和社会问题等
研究方向	神经信息学、认知、超级计算、神经机器人、神经形态计算、脑接口、教育和社会科学问题
研究目标	（1）建立一个全球性的多学科项目，对脑基础和临床信息进行信息学分析，对动物和人类大脑进行多种层次的建模和模拟，包括基因水平、认知水平和行为学水平 （2）设计和配置一种超级计算机，具备实现上述目标的计算能力和功能，包括实时建模、交互性模拟、可视化和数据获取能力；同时，通过脑科学研究提高超级计算能力 （3）研发新型技术，包括提高现有远程通信、多媒体、互联网、环境智能、数据存储、实时数据分析、虚拟现实等技术的性能，进而达到全新的信息技术和机器智能 （4）开发医疗和药物研究应用软件，包括疾病监控工具、脑部疾病模拟及药物副作用和药效的模拟等
实施过程	"人脑计划"准备阶段研究由瑞士洛桑联邦理工学院协调，来自欧盟 9 个成员国的 13 家机构参与。项目为下一步完全实施制定路线图和详细建议。在经过准备阶段研究之后，欧盟对项目重新评估，并进行进一步高强度资助

三、日本和韩国

日本长期致力于推进脑科学的发展，经历了"认识大脑""保护大脑""创造大脑"阶段，目前已经升级转型到了"融合脑"阶段。日本自 1996 年就提出了"脑科学时代"计划纲要，计划在

20年内每年投入1000亿日元（1日元≈0.049人民币）预算进行脑研究，该计划促使日本脑科学处于国际领先水平。日本于2008年进一步提出"脑科学研究战略研究项目"（SRPBS），其中涵盖四大领域：①脑科学与教育、社会（"社会脑"）；②脑科学与身心健康（"健康脑"）；③脑与信息产业（"信息脑"）；④基础技术开发。

日本于2014年提出了"Brain/MINDS计划"，该计划为期10年，主要以灵长类动物（狨猴）大脑为模型研究脑功能和脑疾病的发生机制，进而建立脑发育及脑疾病的动物模型。日本文部科学省、日本医学研究与发展委员会联合对该计划提供了为期10年共400亿日元的资助。狨猴大脑的3D图谱在2018年被日本成功绘出，日本人脑计划也在同年9月启动，该计划将研究对象由狨猴大脑拓展到了人类大脑，主要涵盖以下方面：①初期神经疾病的发现和干预；②从健康到患病状态大脑图像的变化；③基于人工智能的脑科学技术开发；④对比灵长类动物和人类的神经环路；⑤脑结构区域的划分及开展同源性研究。

日本于2019年通过对近3000个个体的研究分析，发现躁郁症、精神分裂症、重度抑郁症患者和孤独症谱系患者的胼胝体白质结构存在相似变异，与正常个体也存在显著差别。这些发现为脑疾病分类提供了新的理论支持，同时对脑科学研究起到了重要的推动作用。

韩国对于脑科学发展的重视程度也在不断提高，曾通过立法确立了脑科学研究的战略地位，并且落实了两个十年推进计划。在1997年，韩国就提出了"脑科学研究推进计划（1998—2007）"，并且在2007年提出了第二轮"脑科学研究推进计划（2008—2017）"。第一轮推进计划10年间总投资约3180亿韩元（1韩元≈0.0054人民币），第二轮总投资约15 000亿韩元，投资幅度大幅增加。并且新的脑科学推进计划加强了脑科学各研究领域的融合及合作，进一步提出了"脑认知"和"脑融合"两个新的研究发展方向。

四、中　　国

中国科学院神经科学研究所于1999年正式成立，标志着中国正式登上了国际脑科学研究的舞台。2006年发布的《国家中长期科学和技术发展规划纲要（2006—2020年）》中，"脑科学与认知科学"被列为科学前沿问题之一。科学技术部于同年制定了《国家重点基础研究发展计划（973计划）"十一五"发展纲要》，其中将"脑科学与认知科学"作为今后人口与健康领域的重要研究方向。中国于"973计划"前后启动了"脑功能与脑重大疾病的基础研究"相关的42项脑科学研究。

中国科学院在2012年11月启动实施了"脑功能联结图谱"科技专项。2014年，中国科学院脑科学与智能技术卓越创新中心于1月20日在沪成立，该中心致力于建立脑功能联结图谱以及探索脑疾病机制。北京也于同年3月举办了以"我国脑科学研究发展战略研究"为主题的研讨会，并提出了"中国脑计划"一体两翼建设的布局建议，即以研究脑认知原理作为"主体"，以研发脑重大疾病诊治新手段和脑机智能新技术作为"两翼"。在脑的认知原理方向，"一体"主要解决3个层面的问题，首先是大脑对环境的感官认知，如学习过程、记忆决策、注意力等；其次是对自我意识的认知（人类及非灵长类）；最后是通过对语法及句式结构的人工智能研究加深对语言的认知。在"两翼"中，一方面是针对大脑疾病，以治疗孤独症、老年痴呆症、帕金森病及抑郁症作为主要目标；另一方面是使用脑科学的研究成果来推动人工智能技术的发展（即类脑科学）。

着眼于探索大脑秘密、开展类脑研究、攻克脑疾病的中国脑计划于2016年正式启动。我国也于同年颁布了《中华人民共和国国民经济和社会发展第十三个五年规划纲要》（2016—2020年），其中明确了创新驱动发展的战略，确立脑科学与类脑研究作为科技创新2030重大项目。2020年，中国发布《中共中央关于制定国民经济和社会发展第十四个五年规划和二〇三五年远景目标的建议》，提出强化国家战略科技力量，瞄准包括脑科学等前沿领域，实施一批具有前瞻性、战略性的国家重大科技项目，将"脑科学与类脑研究"列为重大科技项目中的科技前沿领域攻关项目。

目前在脑科学、神经科研的研究中，中国的发展侧重于在神经科学、脑科学领域的应用，而日本、德国和美国等都基本侧重于技术原理的研究。在细分方向上，中国在医药、VR及AR和阿尔茨海默病方面都有突出的表现，美国在各个方向较为均衡，日本更侧重于研究人工智能及神经网络、脑电波和多动症治疗。

（杨烨辉）

第三节 脑机接口的工作原理

大脑神经元是脑功能的物质基础，神经元的活动引发在大脑区域电生理、神经化学和代谢现象，脑机接口（BCI）系统通过对电位、磁场、血氧等特征变化（信号）进行分类识别，分辨出动作意图，再将其转化为控制外在设备的计算机语言，简单地说就是BCI通过识别人类意图，实现大脑对外在设备的直接控制，这就是脑机接口基本的工作原理。脑机接口系统通常包括信号采集、信号处理与解码、设备控制三部分。需要说明的是，目前脑机接口领域的研究仍以"从脑到机"为主，本节对BCI的探讨集中于这方面。目前通过BCI把计算机内的信息直接输入到大脑方面的尝试（相关研究）还处于初步阶段（图3-3-1）。

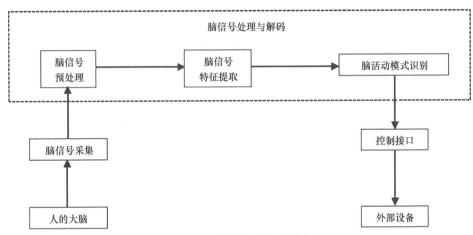

图 3-3-1 脑机接口的工作原理

一、信 号 采 集

（一）信号源

BCI技术的首要环节是脑信号的获取和解析。目前获取脑信号的技术方式有很多种，根据获取信号源的不同主要分为三大类：电信号收集技术、磁信号收集技术、代谢信号收集技术。

1. 电信号收集技术 主要为脑电图（electroencephalogram，EEG）。其原理是脑机接口系统中所解析的大脑的电生理信号全部源自神经元的动作电位，利用不同的技术手段可以将这些神经电生理信号采集出来。

2. 磁信号收集技术 主要为脑磁图（magnetoencephalography，MEG）。其原理是大脑活动时，神经元产生的突触后电位，在神经网络中形成电流，电流引起磁场的变化，收集这种磁场变化从而解读大脑的功能活动。

3. 代谢信号收集技术 包括功能性磁共振成像（fMRI）、功能近红外光（fNIR）成像、正电子发射体层成像（PET）等。其原理是通过测量大脑血液中氧气、二氧化碳或其他化合物含量水平，从而反映大脑不同组织的激活程度。

（二）脑电记录

国际10-20系统是记录EEG的国际标准方法，在人体的采集位置如图3-3-2所示。

1. 脑磁图（MEG）　利用超导量子干涉仪（SQUID）来测量大脑神经元电活动产生的磁场。传统 MEG 系统相较于 EEG 系统价格昂贵、设备庞大，且需要电磁屏蔽室等设施，这严重限制了该项技术的实际应用。近年来，英国诺丁汉大学及其合作研究团队开发了一种由自行车头盔改造的可穿戴脑磁系统，该系统的便携性大大提升，为 MEG 在 BCI 中的应用提供了广阔的前景。

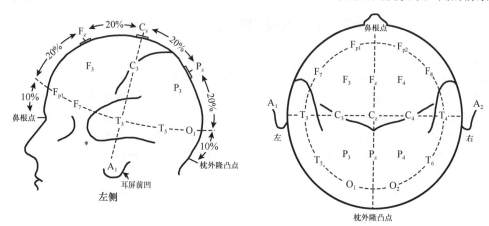

图 3-3-2　EEG 国际 10-20 电极排布系统

2. 功能性磁共振成像（fMRI）　利用去氧血红蛋白和氧合血红蛋白的磁性差异，生成大脑不同横截面的图像，这些图像展示出特定区域在大脑活动时的活性变化。

3. 功能性近红外（fNIR）成像　是一种基于大脑中有氧或无氧时血液中血红蛋白对近红外光吸收率的检测。

4. 正电子发射体层成像（PET）　是将少量放射性物质注入血流，通过血流对大脑中葡萄糖进行放射标记（示踪剂），通过扫描器中的传感器可以检测到示踪剂的信息，不同区域的葡萄糖水平不同而显示出不同的色彩，通过对该彩色图像的分析可以了解大脑各部分的活跃程度。

二、脑信号的处理与解码

由于 EEG 技术是脑机接口最成熟的信号获取技术，本节以 EEG 记录的脑电信号为例说明脑信号的处理与解码，但其他信号技术如 MEG、fNIR 也可以参考本节技术进行信号处理和解码。

（一）脑信号预处理

BCI 信号是一种微弱的脑电信号，而背景噪声却非常强。采集到的脑电信号一般包含各种噪声和伪迹，如眼电伪迹、肌电伪迹等，这些因素严重干扰对信号的分析。因此对信号降噪和提高信号质量的预处理是非常必要的。脑信号的预处理方法不断发展，从最初的伪迹移除、伪迹减法，到滤波器的使用，乃至回归、主成分分析法等算法除噪，这些方法在 BCI 实践过程中逐步提高完善。

1. 伪迹移除法（artifact rejection）　是指依靠经验找出包含伪迹的 EEG 信号片段，直接删除这些片段，该方法主观性很强，只能除去一些明显的包含伪迹的片段，且有可能丢掉大量有用的信号，数据量较少会给分析带来严重的问题。

2. 伪迹减法（artifact abstraction）　假设伪迹与 EEG 符合线性组合且不相关，通过相减运算将伪迹从 EEG 中直接去除。在预处理中多应用于眼电伪迹（EOG）的去除。事实上由于 EEG 和伪迹是相互影响的，该方法不可避免地带来结果的失真。

3. 滤波（filtering）　在信号传输过程中，必然会受到周围环境的干扰，滤波是去除干扰的有效手段，包括频域滤波（frequency filtering）和空间滤波（spatial filtering）。

4. 回归方法　使用回归方法首先需要设定噪声参考电极，利用参考电极预估各脑电电极接收到噪声的相应系数，并通过算法加以剔除。该法在 20 世纪 90 年代比较流行，随着 FastICA 等算法的应用，目前已很少应用。

5. 主成分分析法（principal component analysis，PCA） 主成分分析法的思想是：将原来变量重新组合成一组新的相互无关的几个综合变量，同时根据实际需要从中可以取出若干个"主成分"（用尽可能少的综合变量尽可能多地反映原来变量的信息）。这种降维的统计方法叫作主成分分析。

6. 独立成分分析（independent component analysis，ICA） 将观察的数据进行某种线性分解，使之成为相互独立的统计成分，应用该方法可以将互不干扰的"独立信息"从混合信号中分离出来，把信号"噪声"和"不包含噪声"的独立成分，通过消除"噪声"独立成分，从而"提纯出"脑电信号。ICA 可以在保留"有用信号"的同时消除噪声，其除噪声的效果也显著优于传统的滤波方法。经典的 ICA 算法有 FastICA 算法、扩展最大熵算法及信息极大化（informax）算法等。

其他的预处理方法还包括典型相关分析（canonical correlation analysis，CCA）、经验模态分解法（empirical mode decomposition，EMD）等。

（二）特征提取

特征提取就是从信号中获取信息的过程：首先确定各种参数，再将这些参数作为向量，最后用这些向量组成描述信号特征的特征向量。特征提取方法包括时域分析方法、频域分析方法和时频域分析方法等。

1. 时域分析方法 是最早发展起来的 EEG 处理方法，主要是分析和识别波幅、均值等波形特征。时域分析的优点在于其计算便捷，而且由于不需要进行滤波处理，相较于频域分析，时域分析具有更高的时间精度和准确性。但在处理复杂波形时，存在一定局限性。

2. 频域分析方法 由于 EEG 的波形较为复杂，时域分析方法对于脑电信号在不同频域之间分布的变化无法分析，很多时候需要利用频域分析方法分析脑电信号频域特性。频域分析方法都是以傅里叶变换（Fourier transform）为基础。

常用的频域分析方法有功率谱估计和参数模型法。其中参数模型法是现代谱估计使用极为广泛的一种方法。

3. 时频域分析方法 由于 EEG 信号的非平稳性，单独使用时域分析法或频域分析法的局限性明显，而时频域分析方法又称联合时频域分析（joint time-frequency domain analysis），在时域、频域及能量域这个三维空间中提取信号的变化特征，更加全面地反映分析信号的信息。常用的时频域分析方法有：短时傅里叶变换（short time Fourier transform，STFT）、维格纳分布（Wigner distribution，WVD）等。

4. 多维统计分析 对多通道脑电信号分析有独特的优势。常用的多维统计分析方法有主成分分析、独立成分分析和共有空间模式（common spatial pattern，CSP）等方法。

5. 非线性动力学分析 大脑产生的脑电信号具有复杂的非线性特征，而非线性动力学方法则为脑电信号分析提供了独特的途径。较为常用的非线性动力学方法主要有分形维数（fractal dimension）、洛伦茨散点图（Lorenz plot）、李雅普诺夫指数（Lyapunov exponent）、复杂度（complexity）和熵（entropy）等。

（三）模式识别

模式识别是运用各种算法对脑电信号的特征进行分类识别，将其转化成反映被试者意图的机器命令。

模式分类是 BCI 的核心环节，其分类结果直接影响对外部设备的控制是否有效。目前常见的模式识别方法包括：线性判别分析（linear discriminant analysis，LDA）、人工神经网络（artificial neural network，ANN）、朴素贝叶斯（naive Bayes，NB）、决策树（decision tree，DT）、k 最近邻域法（k-nearest neighbor method，KNN 法）、支持向量机（support vector machine，SVM）、多层感知机（multi-layer perceptron，MLP）和自适应提升（adaptive boosting，AdaBoost）等。

三、外部控制系统

外部控制系统主要包括控制接口、控制处理部分和被控制的外部设备。可选取的控制接口主要包括蓝牙、网络、串口等方式，实际应用中可根据需要进行灵活选择。外部控制设备种类繁多，目前应用较多的有脑电控制的轮椅、机械手臂等。2019 年 7 月，卡内基梅隆大学与明尼苏达大学合作，取得了一项突破性成果，该项目的研究人员采用无创神经成像技术，使人类受试者控制机械臂，使机械臂以一条平滑、连续的路径跟踪计算机屏幕上的光标。特别需要指出的是，为了改善控制系统的可靠性和稳定性，常需要配备反馈系统，通过信息反馈可以有效改善 BCI 系统的性能和体验。

（胡建东）

第四节　侵入式脑机接口

根据脑机接口与大脑的连接、信号采集或刺激方式，可将其分为非侵入式、半侵入式及侵入式三种。非侵入式脑机接口的电极（传感器）一般被放置在颅骨外、头皮上；侵入式脑机接口则指微型电极直接放置在大脑皮质内，直接接触神经元的装置；半侵入式多指电极放置在大脑表面上的装置，不过根据脑机接口概念的拓展，也有观点认为放置在脑神经外周末梢的装置也可算半侵入式脑机接口。对上述每类脑机接口还可以细分为：①单向记录输出型（将神经信号转化为外部设备的控制信号）；②输入型（刺激）（引起特定期望模式的神经活动）；③记录输出型（双向交流信息）三大类。21 世纪以来，*Nature*、*Science* 等期刊报道了多项有关侵入式脑机接口的重要研究成果。相关研究还促进了人们对神经系统的认识，建立了大量处理复杂信息的方法，极大地帮助计算机提高了对复杂感知信息的理解能力及海量异构信息的处理效率。

一、单向记录输出型侵入式脑机接口

20 世纪 60 年代开始有研究发现猴子经过训练后，在不做肢体运动的前提下可以主动控制一些神经元的发放频率。进一步研究揭示，在前运动区等皮质区域内神经元会早于肢体动作产生发放，这说明"运动意图"是可以被观测到的。因此，采集这些体现"运动意图"的神经元群体电信号将其映射为控制命令，脑就可以绕开外周神经肌肉系统，实现对某些外设的直接控制。这便是脑机接口研究最初的起源。1998 年，一名患有严重肌萎缩侧索硬化且依赖呼吸机的患者接受了电极植入，研究人员通过电极记录了患者大脑中的动作电位，解码动作电位后，患者最终能够控制计算机鼠标的点击动作。该研究是第一个实现高质量神经信号记录和运动输出解码的侵入式脑机接口临床研究，推动了侵入式脑机接口的发展。

（一）控制四肢运动的脑机接口

1999 年尼科莱利（Nicolelis）等研究了大鼠运动区神经元发放信号对简单肢体运动的编码能力问题。研究发现采集到的神经信号具有足够信息完成对杠杆的实时控制，这个研究展示了利用神经元群发放信息实现脑机接口的潜在能力。此后，尼科莱利、韦斯伯格（Wessberg）等团队在猴子模型上进行了实验，分析神经活动和手的位置之间的映射关系，为考察利用运动相关脑区建立脑机接口系统的可行性提供了重要线索。韦斯伯格等利用神经元群电信号高精度地在机械臂上复现了手臂的运动。施瓦茨（Schwartz）、维利斯特（Velliste）团队则进行皮质信号控制多关节假肢的研究。研究人员采集猴子初级运动皮质的神经元信号，通过集群向量法算法去控制假肢和夹持器完成一个连续给自己喂食的任务。

控制下肢运动的脑机接口研究相对较少，主要是因为移动时记录脑部信号较为困难。2013

年，一例四肢瘫痪的患者在前运动皮质的手臂区域植入了两个96通道微电极阵列。患者在经过了13周的训练后，可通过该系统控制假肢。在上臂手臂动作调查测试（action research arm test，ARAT）的19项任务中（该测试分为四组运动的量表项目：抓、握、捏及粗大运动），完成了9项任务。该病例展示了一种具有多维度的高性能侵入式脑机接口系统，这是非侵入式脑机接口系统难以实现的。随后在2015年，另一研究小组进一步实现了十维拟人手臂控制。该研究发现，单个运动皮质神经元可编码多个运动参数，并且可以通过解码算法实现假肢装置的多维操作，这表明侵入式脑机接口系统具有控制高自由度假肢装置的潜力。

（二）认知型脑机接口

前述的脑机接口是通过对运动皮质的神经元活动进行解码来实现的，而另一种策略是对离运动皮质较远的上游脑区进行解码，引导假肢自动到达目标处或将光标直接移动到目标上。这类脑机接口称为认知型脑机接口，它们依赖于更高层次的认知信号，而不是初级运动皮质的信号来实现控制。

相比于初级运动皮质，额叶皮质的区域呈现了与制定和开始运动方向、记忆延时的运动指令等相关的神经活动。有研究小组基于后顶叶皮质的信号建立了侵入式脑机接口系统。后顶叶皮质被视为负责高级运动规划过程的区域。研究者将微电极阵列植入后顶叶皮质，并成功解码了不同物体和轨迹的运动想象。一项基于侵入式脑机接口系统的手部运动功能康复研究显示，通过高分辨率神经肌肉电刺激系统可对患者前臂肌肉的神经元活动和控制激活进行解码。一名因颈髓损伤而导致四肢瘫痪的患者通过该系统完成了一项功能性运动任务，包含：张开手掌，抓住玻璃瓶，将里面的骰子倒入一个罐子里，从另一个罐子中抓住搅拌棒，转移搅拌棒而不掉落，并用它搅拌罐子中的骰子。这些结果极大地推进了神经假肢技术，对全世界瘫痪患者具有重要意义，从而扩展了脑机接口系统的应用。

二、记录输出型的半侵入式脑机接口

我们可以通过植入微电极阵列获得高时空分辨率的脑信号，解码更高的自由度和更精细的手臂运动，实现更自然、更复杂的手臂运动，这是侵入式脑机接口系统的目标。然而，完全植入式微电极阵列可能因炎症反应和免疫反应，对血脑屏障造成损伤，从而产生一系列副作用，导致脑信号衰减和丢失，限制了全植入式微电极阵列在临床中的应用。为避免上述风险，有团队对不需要穿透大脑表面的半侵入式脑机接口展开了探索。这类接口主要可分为基于皮质脑电信号（ECoG）的脑机接口和基于大脑外周神经信号的脑机接口。

ECoG电极位于硬膜下和皮质表面，对大脑皮质无损伤，可避免神经元损伤。虽然ECoG信号的空间分辨率略低于植入式微电极阵列，但ECoG具有较低的手术风险和更好的信号长期稳定性。因此ECoG对于侵入式脑机接口系统的临床应用更有意义。近年来，基于ECoG信号的侵入式脑机接口系统研究取得了很大进展。

在一项开始于2004年的癫痫患者基于ECoG的脑机接口系统的临床研究中发现，视觉光标反馈可以有效提高任务的成功率。这是首次尝试建立基于ECoG的脑机接口系统，证明ECoG是临床脑机接口系统中可用的信号源。

在进行了二维信号、三维信号、连续的手臂运动轨迹解码外，一些研究团队还探索了ECoG信号对不同的手指运动和手势的解码，并已经实现了基于ECoG信号的假肢控制。2013年，两名受试者在训练后，可使用机器人假臂实现对伸手和抓握动作的同时神经控制。在进一步的研究中，受试者可以控制假手执行更多的任务，例如，抓握、拇指屈曲、肘部屈曲、捏合、手张开、肘部屈曲和肘部伸展。12例患者在临床研究中，实现了对多种手势的假手控制。ECoG也能实现大脑控制打字。有报道，在一名肌萎缩侧索硬化患者的大脑运动皮质中植入了四个硬膜下电极条，能实现打字系统的信号记录、转换、传输。

输出型脑机接口系统的关键在于尽可能提高系统的解码性能。ECoG 阵列通常覆盖的范围很广，而 ECoG 信号的频率范围也很广，因此建立一个基于多频段、多脑区的 ECoG 脑机接口系统是有意义的。ECoG 不同频率分量的解码性能研究表明，多频段（ECoG 信号分为 0～4Hz、4～8Hz、7～13Hz、14～30Hz、30～50Hz、70～110Hz 和 130～200Hz 七个频段）具有更好的解码性能。

三、输入型脑机接口

前面所述的脑机接口是从大脑记录信号，并将这些信号转换成外部设备的控制信号。本部分内容介绍和讨论了能用于刺激和控制特定大脑回路的脑机接口，其中一部分如人工耳蜗、人工听觉脑干、深部脑刺激，已经从实验室研究过渡到了临床应用阶段，而其他脑机接口仍处在实验研究阶段。这类脑机接口大致可分为用于感觉功能恢复的脑机接口和用于运动功能恢复的脑机接口。

（一）听觉重建

1. 人工耳蜗（cochlear implant，CI） 是一种通过植入耳蜗内的电极阵列直接刺激听神经末梢来重建听觉的电子装置，是重度至极重度感音神经性耳聋人群最主要听觉重建方法之一，是目前世界上最成功的神经植入物，属于半侵入式的脑机接口装置。

人工耳蜗的发展历史可以追溯到 1957 年，法国的德朱诺（Djourno）和埃里（Eyries）首次将电极植入一全聋患者的耳蜗内，使该患者感知环境声获得音感。1972 年美国豪斯（House）成功研发了单通道人工耳蜗，成为第一代商品化装置。1982 年澳大利亚 Nucleus22 型人工耳蜗通过美国食品药品监督管理局（FDA）认可。目前，全球人工耳蜗植入患者已逾 60 万人，他们都因这项技术重回有声世界，融入社会。

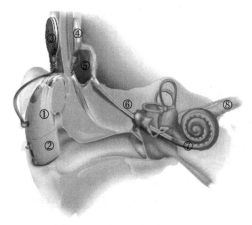

图 3-4-1　人工耳蜗系统意图

人工耳蜗通常包括内部植入装置和外部声音处理器（图 3-4-1）。由电池组②供电的外部声音处理器①通过麦克风拾取声音并处理和编码声音信号，然后通过传输线圈③无线传输到接收线圈④内部装置。内部设备的电流刺激器⑤将接收到的信号转换为电脉冲，并通过电极体⑥将脉冲发送到电极阵列⑦。来自电极阵列⑦的电脉冲刺激听觉神经⑧，使大脑感知声音。

人工耳蜗主要使用连续交错读取、谱峰选择和高级组合编码三种调幅方案（含衍生方案），这些方案主要提取了声音信息在各个频带的幅度包络，即在空间位置上模拟正常听觉系统中对频率的位置编码，将高频信息传至耳蜗底部，将低频信息传至耳蜗顶部。不过这些策略忽视了反映时域精细结构的时间编码，在通道数一定的情况下，所有通道内的电脉冲刺激速率固定，刺激脉冲的时间间隔亦不会随着刺激声音强度实时变化。因此，植入者感知音高变化的上限（300～800Hz）远低于正常耳蜗中听神经相位锁定的频率上限，影响了植入者对于纯音及复合音音高变化的感受，如音调感知、噪声下言语识别等，因此刺激策略仍在不断优化中。如鲁汶大学在 CIS 方案的基础上，提出的 F0mod 策略及浙江诺尔康神经电子科技股份有限公司开发的 C-tone 方案对时域包络进行额外的幅度调制，其中幅度调制的频率与当前声音中的基频值一致，增强了患者感知声调的能力；奥地利一公司实现的"精细声音感知"技术在一些低频通道中，在过零点或峰值点发放电脉冲，用非均匀的脉冲速率取代原来的固定脉冲速率，改善了耳蜗植入者的音色鉴别能力。

2. 人工听觉脑干（auditory brain implant，ABI） 工作原理与人工耳蜗类似。不同的是，人工耳蜗通过刺激耳蜗内的听神经纤维而获得听觉，而人工听觉脑干是将电极植入到第四脑室外侧隐窝内（穿透式 ABI 需要将电极植入耳蜗核），越过耳蜗和听神经直接刺激脑干耳蜗核复合体的听神经元产生听觉，因此属于侵入式脑机接口。

虽然人工听觉脑干与人工耳蜗的原理相近，但耳蜗核的频率拓扑空间结构远比耳蜗的频率拓扑复杂，且适用人工听觉脑干的患者的听觉通路畸形更重，人工听觉脑干的有效电极数（电刺激通道）通常少于人工耳蜗，所以以人工听觉脑干患者的临床疗效通常不如人工耳蜗。考虑到当今人工听觉脑干的编码策略主要沿用人工耳蜗的策略，且一般认为从频带调幅编码中获益有限，因此人工听觉脑干专属的刺激编码策略也在少部分团队研发中，且可能更依赖于重视时间编码的策略。

（二）视力恢复

人工耳蜗、人工听觉脑干植入已经成功地从研究阶段转变到临床应用，而恢复视力的植入物则相对落后，这是由视网膜信息处理的复杂性，以及用于刺激的电极阵列相对较低的分辨率造成的。这类植入物主要针对的是遗传性失明的视网膜色素变性和老年性黄斑变性患者。

用于恢复视力的植入物将光转变成神经元或神经纤维上的电刺激。研究者对进行刺激的几个不同部位进行了研究，涉及视觉皮质和视神经到视网膜表面。其中由于视神经的致密结构和无法集中刺激特定的轴突，导致对视神经的刺激最为困难。因此，视觉假体的研究专注于皮质和视网膜的植入物。

（三）运动恢复

深部脑刺激（deep brain stimulation，DBS）也是转化研究成功的例子。现代 DBS 的起源可以追溯到 20 世纪 80 年代。FDA 于 1997 年批准 DBS 治疗原发性震颤，于 2002 年批准 DBS 治疗帕金森病，于 2003 年批准苍白球 DBS 治疗帕金森病和肌张力障碍，于 2009 年批准用于治疗严重强迫症，后两种适应证均在人道主义设备豁免范围内。这些适应证在欧洲也已获得《欧洲药典》的批准，后于 2010 年获得难治性癫痫的额外批准。目前正在研究 DBS 治疗慢性疼痛、阿尔茨海默病和精神障碍，如难治性抑郁症和抽动秽语综合征。DBS 的临床应用成功为其他神经刺激疗法打开了大门，例如，经颅磁刺激治疗癫痫和抑郁症。它还激发了对受帕金森病等神经疾病影响的神经回路的深入分析。

DBS 治疗顽固性原发性肌张力障碍主要针对苍白球内侧部（GPi）。然而，苍白球局灶性脱髓鞘或神经退行性病变通常伴随继发性肌张力障碍，这表明丘脑或者丘脑底核 DBS 可能同样有效。手术后 10 年随访可见功能和症状的持续改善，但治疗效果轻微下降。原发性肌张力障碍的一个重要预后因素是病程，病程越短，结果越好。双侧苍白球内侧部 DBS 可能通过增加丘脑皮质抑制来降低过度的运动皮质活动。对认知和情绪影响的研究表明苍白球 DBS 对其无明显负面影响。

DBS 用于治疗帕金森病时，主要不是针对该病的运动表现（震颤、僵硬和运动迟缓），而是药物不良反应。术前对左旋多巴反应良好已被证明是 DBS 预后良好的预测指标。DBS 治疗强迫症症状时，主要靶点是内囊前肢，且只有轻微的短暂不良反应。随着时间的推移，DBS 的靶点扩展至腹侧纹状体（VC/VS）、内囊前肢（ALIC）、伏隔核等。虽然强迫症的最佳靶点仍在探讨中，但大约 60% 接受 DBS 的患者，其强迫观念和强迫行为显著、持续减少。DBS 成功用于治疗强迫症，扩大了其他相关精神疾病的潜在应用范围，如抽动秽语综合征。

内侧颞叶植入 DBS 可使得复杂癫痫发作间期峰值降低 50%，发作频率长期减少。丘脑前核或下丘脑后内侧的 DBS 在癫痫发作严重程度方面也有显著改善。在植入后 1～2 年观察到最大效果，典型发作的频率可降低 40%。DBS 治疗癫痫会破坏或调节从海马到丘脑的经典帕佩兹（Papez）回路。DBS 的抗癫痫作用可能是通过长期增加海马中腺苷（一种神经调节剂）的表达来介导的。然而，在已将 DBS 电极植入前丘脑但尚未开始刺激的患者中也观察到癫痫发作减少。这一观察结果表明，植入程序本身会产生一个"微损伤"，这解释了 DBS 部分初始抗癫痫作用。

此外，尽管尚未获得 FDA 的批准，DBS 治疗慢性疼痛已积累诸多文献依据。室周灰质和丘脑躯体感觉区分别是治疗伤害性疼痛和神经性疼痛最常见的靶点。一项慢性神经性疼痛的研究表明，DBS 可能对某些病因具有长期疗效，如截肢和卒中。用于慢性疼痛的 DBS 还需良好的对照试验来明确其疗效。

四、侵入式脑机接口装置的未来

脑机接口电极的生物相容性和长期稳定性是决定侵入式脑机接口技术能否广泛应用于临床的关键。电极尺寸、几何形状、涂层和材料方面的改进可增加电极记录的稳定性，因此也是该领域的研究热点和方向。脑机接口系统的简化、集成无线通信和电源也是其实用性研发的方向。此外，系统的解码性能也是关键因素，这方面需要更多的脑区功能、神经信号的研究，以开发更匹配的解码算法，提高系统的性能。

（吴　皓　许　锋）

第五节　非侵入式脑机接口

脑机接口根据不同的分类依据可以分为许多种类，例如，根据信息交流的方式分为单向脑机接口和双向脑机接口、根据脑机接口的应用可分为辅助性脑机接口和康复性脑机接口，其中最常用的分类方式是根据信号采集的方式将脑机接口分为侵入式脑机接口和非侵入式脑机接口。

非侵入式脑机接口在定义上涵盖了无须穿透颅骨即可实现脑-机刺激的所有技术，即通过 EEG、fMRI、MEG、fNIRS、功能性经颅多普勒超声（functional transcranial Doppler，fTCD）等技术采集大脑信号并将其分析转换为相应的可以处理执行不同类型的输出的信号。其中，EEG 是目前最为常见的脑机接口信号获取方式。2014 年的巴西世界杯开幕式上，一位高位截瘫少年朱利亚诺·皮托（Juliano Pinto）身穿 Nicolelis 开发的名为"机械战甲"的非侵入式脑机接口"机械战甲"，实现了用大脑控制外骨骼系统，完成了开幕式的开球。这是非侵入式脑机接口可穿戴设备的一次成功展示，全球逾十亿观众见证了脑机接口研究的一次"高光时刻"。

相较于需要通过有创操作在大脑皮质或硬膜下腔植入电极或芯片以获取大脑信号的侵入式脑机接口，非侵入式脑机接口显然更为安全、无创、方便。非侵入式脑机接口无须通过手术放置植入物，不会损伤大脑神经元，也没有感染风险。同时，侵入式脑机接口在大脑中植入电极后，电极周围会出现胶质增生，胶质细胞逐渐包裹电极后会导致电导率下降，影响大脑信号采集，甚至使植入的电极在几个月到几年的时间内失去监测神经元活动的能力。而非侵入式脑机接口则不会出现这种情况。

一、基于 EEG 的非侵入式脑机接口

EEG 是一种利用电极记录监测脑电活动的无创方法，具有较高的时间分辨率。脑电信号实际上是指大脑在特定的外部刺激或思维任务作用下产生的具有一定时间特征或频率特征的特征性脑电信号。关于脑电信号的研究可追溯至 19 世纪 20 年代，德国精神科医生汉斯·贝格尔于 1924 年成功记录了第一个人类脑电图，首次证明了放置在头皮表面的电极能够监测到可反映大脑活动的电流信号，并提出了"脑电图"这一术语。然而，在当时，大多数人都认为运用脑电活动来控制设备是一个天马行空的幻想，并不具备实际可行性。

1977 年，加利福尼亚大学洛杉矶分校的雅克·维达尔开发了一个基于视觉事件相关电位的脑机接口系统，标志着运用脑电信号控制外部设备成为可能。随后，更多运用不同特征性脑电信号的新范式脑机接口不断涌现。

本节根据特征性脑电信号，将目前基于 EEG 的非侵入式脑机接口分为以下两类：①基于事件相关电位的脑机接口；②基于感觉运动节律的脑机接口。

（一）基于事件相关电位的非侵入式脑机接口

事件相关电位（event-related potential，ERP）又称诱发电位（evoked potential，EP），是指脑电图中由特定的感觉、认知、运动事件刺激诱发的脑电活动，与相应的刺激事件呈现明显的时间关系（与自发的脑电图节律相反），并接受外源性刺激（如视觉刺激、听觉刺激等）或者内源性心理活动的调节。斯蒂文·拉克（Steven Luck）在 *An Introduction to the Event-Related Potential Technique* 一书中提及，第一次在人类清醒的状态下记录感觉 ERP 是在 1935～1936 年，由波林（Pauline）和哈洛韦尔·戴维斯（Hallowell Davis）等所记录并发表。

目前基于事件相关电位的脑机接口的研究中，采用较多的为以下两种：视觉诱发电位和 P300。

1. 视觉诱发电位（visual evoked potential，VEP） 是一类由外源性视觉刺激诱发的事件相关电位，最大的振幅可在大脑枕区测得。VEP 家族包括了瞬态视觉诱发电位（transient VEP，tVEP）、稳态视觉诱发电位（steady-state VEP，SSVEP）、运动起始时刻视觉诱发电位（motion-onset VEP，mVEP）和编码调制视觉诱发电位（code-modulated VEP，cVEP）四个亚型。其中，SSVEP 是指在接受一个恒定频率（一般大于等于 4Hz）的视觉刺激时，大脑皮质自发产生的与刺激频率及其谐波频率同频的相应。当这个视觉刺激的频率低于 4Hz 时，所诱发的大脑电位则称为 tVEP。mVEP 则是由运动的快速启动对受试者所形成的视觉上的刺激而引起的。

1977 年，雅克·维达尔开发的第一个脑机接口系统就是一个基于 VEP 的脑机接口系统，通过分析处理采集到的 VEP 信号，有效地控制光标通过一个二维迷宫。此后，VEP 在脑机接口中的应用越来越广泛。

清华大学脑机接口研究团队开发的基于 SSVEP 的非侵入式脑机接口是目前世界范围内的脑机接口研究三大主流系统之一。他们开发了一个基于 SSVEP 的能够协助用户输入电话号码的脑机接口系统。在计算机显示器上显示以不同速率点亮的十二个按钮。用户可以通过凝视这些按钮来输入电话号码。运用频率编码的 SSVEP 判断用户需要哪个按钮。之后，清华大学脑机接口研究团队又一次创新性地提出了一种基于 mVEP 的新型脑机接口。该基于 mVEP 的 BCI 系统，嵌入到屏幕虚拟按钮中的对象的短暂运动用于唤起 mVEP，即将时间锁定到运动开始。从 15 名受试者登记的 EEG 数据用于研究该范式中 mVEP 的时空模式。分别具有不同颞枕和顶叶地形的 N2 和 P2 分量被选为大脑对受试者通过注视选择的关注目标的反应的显著特征。计算机通过查找哪个按钮引发了突出的 N2/P2 分量来确定参与的目标。除了简单的 N2/P2 面积计算特征提取外，还采用逐步线性判别分析来评估五类 BCI 的目标检测精度。平均 10 次试验数据时，平均准确率为 98%。即使只进行了 3 次试验，准确率仍保持在 90% 以上，这表明所提出的基于 mVEP 的 BCI 可以在在线实施中实现较高的信息传输率。

2. P300 是事件相关电位的内生成分，是一种在相关事件刺激诱发后的 300～400ms 出现的晚期正向波，最大的振幅可在大脑中央区和顶区测得。异常刺激范式是其产生的主要方式，与刺激评估、选择性注意、意识区分等相关。基于 P300 的脑机接口系统也是目前世界范围内的脑机接口研究三大主流系统之一。

1988 年，法韦尔和唐钦开发了一个新的脑机接口系统——一个 P300 拼写器。该系统通过使用事件相关大脑电位中的 P300 成分通过计算机进行通信。这一系统为一些无法活动并进行交流的个人（如闭锁综合征患者）提供可用的通信辅助工具。字母表中的 26 个字母以及其他几个符号和命令显示在用作键盘或假肢设备的计算机屏幕上。受试者将注意力依次集中在他希望传达的人物身上。计算机在线实时检测所选字符，这种检测是通过反复闪烁矩阵的行和列来实现的。当包含所选字符的元素闪烁时，会引发 P300，计算机检测到的正是此 P300。

以上为基于事件相关电位的非侵入式脑机接口中最为常见的两类脑机接口系统。除此之外，也有少量研究采用了其他类型的事件相关电位，例如，听觉诱发电位（auditory evoked potential）、N200、N400 等。

（二）基于感觉运动节律的非侵入式脑机接口

神经生理学研究表明，感觉运动皮质的 μ（8～12Hz）和 β（18～26Hz）节律是受实际运动或实际运动的准备所调节的。在一个特定的频带内，脑节律与事件相关的功率变化被称为与事件相关的去同步和同步。与事件相关的去同步（event-related desynchronization，ERD）是指在某个特定频带内，运动时感觉运动皮质的 μ/β 节律的功率下降；相反，与事件相关的同步（event-related synchronization，ERS）表示的是运动时 μ/β 节律的功率上升。感觉运动节律的 ERD/ERS 不仅发生在运动过程中，而且还发生在运动或运动想象（即想象运动）的准备过程中。在运动想象过程中，μ/β 节律的 ERD/ERS 表现出与不同身体部位（如左手与右手）对应的特征性空间模式。这些发现意味着运动想象（motor imagery，MI）能成为一种操作基于感觉运动节律的脑机接口的基本策略。

近年来，基于感觉运动节律的脑机接口系统飞速发展。许多研究表明，人们可以通过用户训练学习如何通过运动想象来控制感觉运动节律的振幅。

沃尔波（Wolpaw）及其同事开发的沃兹沃思（Wadsworth）BCI，通过训练受试者使他们掌握 μ/β 节律振幅的自我控制能力，并将监测到的 μ/β 节律振幅转换为控制光标的输出信号，实现一维、二维，甚至三维的光标运动。

与沃兹沃思脑机接口这种连续性的运动控制不同，另一种基于感觉运动节律的脑机接口的方式是使用模式分类技术对运动想象状态进行分类。由普尔特席勒（Pfurtscheller）及其同事开发的格拉茨脑机接口使用空间过滤器和分类器来训练受试者产生可辨别的运动想象状态，从而建立了一个自适应的学习系统，允许大脑学习和机器学习同时进行。该系统可以区分更复杂的想象身体不同部位的 ERD/ERS 的时空模式。

二、基于 fMRI 的非侵入式脑机接口

fMRI 是一种使用 MRI 仪器来反映大脑中血氧水平、测量与大脑活动相关的脑血流动力学变化的无创性技术。其通过注射造影剂、灌注加权、弥散加权及血氧水平依赖等方法获得神经元、神经传导束、血流的磁信号，进而获得细胞功能图像。fMRI 具有较高的空间分辨率，既能监测整个大脑的活动，又能够精确定位到大脑的功能区域，并选择某一大脑区域来进行对具体思维活动的分析。

目前有少量研究运用基于 fMRI 的非侵入式脑机接口来控制光标或机械臂。刘承植等提出了一种基于 fMRI 的非侵入式脑机接口，使用 3T 的 MRI 扫描仪，对四种不同的隐蔽功能任务相关的大脑活动进行检测，并将其转换为控制四个方向光标移动的输出信号并控制光标通过一个二维迷宫。这一实验证明了使用 fMRI 将大脑功能的空间分布转换为 BCI 输出命令的可能性。

此外，基于 fMRI 的脑机接口还可能被用于治疗神经系统疾病的临床设备，如卒中、慢性疼痛、情绪障碍和精神疾病等。但是目前由于 fMRI 花费高、场地限制大、数据分析难度大等缺点，fMRI 在脑机接口中的应用仍然相对较少。

三、基于 fNIRS 的非侵入式脑机接口

fNIRS 是一种利用血液中某些基团（如氧合血红蛋白和去氧血红蛋白）对 600～900nm 近红外光良好的散射性这一特点，获得大脑皮质组织的血流动力学变化，进而获得大脑皮质活动的能量供应和新陈代谢信息的技术。

近年来，由于 fNIRS 具有性价比高、噪声低、使用便捷且可连续测量等优点，基于 fNIRS 的非侵入式脑机接口越来越受欢迎。然而，fNIRS 存在图片质量较差、空间辨别率较差等缺点，更多应用于与其他神经记录方法结合使用来创建混合脑机接口。

四、基于 MEG 的非侵入式脑机接口

MEG 是一种非侵入性生物医学功能脑成像技术，它使用灵敏的磁力计来测量大脑皮质神经元的自然电信号所产生的微小磁场。与脑电图相比，MEG 具有更好的时间分辨率和空间分辨率，但 MEG 只能用于磁屏蔽区域。

拉尔（Lal）等开发了第一个基于 MEG 的实时脑机接口系统。该系统将二元分类器应用于 MEG μ 节律。有研究者使用类似的基于 MEG 的脑机接口系统对 μ 和 β 节律进行分类。目前，已有少量基于 MEG 的非侵入式脑机接口系统应用于四肢瘫痪和卒中患者的康复治疗中。

五、基于 fTCD 的非侵入式脑机接口

fTCD 在大脑完成感觉、运动和认知任务时，能通过检测颅内大血管血液流速（blood flow velocity，BFV）的变化来显示脑的活动，具有更高的时间分辨性，能更好地反映事件相关性脑血流变化的动态模式。

哈拉夫（Khalaf）等于 2018 年提出一种基于 EEG 和 fTCD 的新型运动想象混合脑机接口系统，该系统在使用 EEG 记录脑电活动的同时，还使用 fTCD 测量脑血流速度。计算了 EEG 和 fTCD 信号的功率谱特征。采用互信息和线性支持向量机（SVM）进行特征选择和分类。该系统能够在更短的时间内实现与其他脑机接口系统相近的准确度，证实了其是一种很有前途的脑机接口系统。

目前，非侵入式脑机接口仍然以 EEG 为主要的信号采集技术。尽管 fMRI 和 MEG 具有较高的空间分辨率，但由于价格过于昂贵，且只能在受控的环境中使用等因素，限制了它们在非侵入式脑机接口中的应用。此外，尽管 fNIRS 的使用不需要高度控制的环境，但它缺乏实时脑机接口所需的速度。

将两种或两种以上的单模态脑机接口系统组合而成的混合脑机接口系统在近些年来也受到了广泛的关注。相比起单模态的脑机接口系统，混合脑机接口系统具有多个脑信号的输入，大大提高了脑机接口系统的性能，为脑机接口的发展注入了更多的可能。

（杨锦陈　方　滢）

第六节　脑机接口面临的挑战与展望

1999 年脑机接口被定义为"一种不依赖于正常外围神经和肌肉而组成的大脑输出通路对外交互控制系统"，目前随着技术进步，数据的积累和认识的深入，脑机接口的定义和研究范畴被不断拓宽。沃尔帕乌（Wolpaw）等在 2012 年从神经生理学角度对脑机接口给出了更为严谨的定义——"脑机接口是一个可以改变中枢神经系统与大脑内外环境之间交互作用的系统，它通过检测中枢神经系统活动并将其转化为人工输出来替代、修复、增强、补充或改善中枢神经系统的正常输出"（图 3-6-1）。

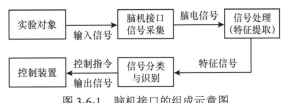

图 3-6-1　脑机接口的组成示意图

脑机接口从早期脑机交互发展到目前的智能脑机交互，未来将向脑机智能融合一体方向发展，不仅向外部输出指令，也会向大脑输入反馈，从单向变为双向，能够实现交互反馈，通过技术手段给予大脑电、磁、光，以及声的输入、刺激或者反馈等，如深部脑刺激（deep brain stimulation，DBS）、经颅超声刺激（transcranial ultrasound stimulation，TUS）、经颅磁刺激（transcranial magnetic stimulation，TMS）等。

以下主要从硬件、算法、范式和应用四个方面介绍近十年来脑机接口取得的新进展。

（一）新硬件

早期由于伦理和技术等方面的限制，脑机接口信号采集的研究只能局限于非侵入性，随着技术的进步和伦理的批准，侵入式脑机接口得到了批准和认可。

以往非侵入式脑机接口的设备庞大笨重，且需线缆连接外部机器，用户使用感较差。根据采集电极的不同，将非侵入式脑机接口分为湿电极系统和干电极系统。目前来看，湿电极系统具有信号质量高、抗干扰能力强、精度高、技术成熟和适用范围广的优势，缺点是准备工作烦琐，需要对头部进行预处理，比如清洗去角质，并对电极进行脑电膏灌入，实验结束后还需要清洗处理。干电极系统采集由于效率范围和准确率都较低，目前已经不能满足研究和应用的需要，更加准确舒适便携的非侵入式脑机接口采集方式是未来的发展方向。

脑电信号采集设备的小型化和无线化是主要发展方向。2017 年德国研究者发布了首款多功能无线模块化硬件架构，结合了生物电（指脑电图）和生物光学神经生理学（指功能性红外光谱）测量，可以极大地促进可穿戴式多模态传感器的研究设计，对于推动脑机接口技术的市场化应用具有重要意义。侵入式脑机接口电极需要具有生物相容性和安全性，这样才能长期植入不被排斥，随着材料科学的进步目前也有新的进展。

法国一研究团队在一名四肢瘫痪的患者大脑的上肢感觉运动区域植入了 2 个双侧无线硬膜外记录仪，将获取到的硬膜外 ECoG 信号解码处理，然后发送至效应器，患者获得了再次行走的能力。这项工作有两个重大突破，一个是首次验证了长期使用无线硬膜外多通道记录仪的可能，还有一个就是将长期临床应用需要的技术要素进行了组合应用，包括硬脑膜记录、无线供电和发射、多通道 ECoG 信号的在线解码等。2020 年浙江大学研究团队在患者大脑内植入电极后，利用采集到的大脑皮质信号，精准控制外部机械臂与机械手，从而实现了三维空间的运动，是国内第一例侵入式脑机接口临床研究，首次证明高龄患者可以利用植入式脑机接口进行复杂有效的运动控制。最近的研究发现，情绪、主意识、决策等功能，很可能只是脑内少数神经元参与的结果，而这些神经元很可能分布在海马的内层、边缘系统的神经团簇中。因此，有学者认为可以研发类似于心脏起搏器的可无线充电的"微型脑电刺激装置"，将其植入大脑内相应的部位，将可以成为抑郁症、癫痫等疾病长期、可控、无线输入的治疗模式。

此外，有学者提出了一种将外界信息直接输入大脑皮质的最新 BCI 技术方法——光学阵列输入。这一方法主要是基于"二维码"信息形式模型，即一种用于描述大脑皮质的信息存在形式、信息储存和调取机制的模型。光学阵列输入是用光学点阵图案照射大脑皮质，把每一个独立光点的信息转换成电脉冲、热脉冲、机械位移（脉冲）等，触发不同深度的皮质神经元兴奋，从而引起大脑感知。现代光学系统能够把光斑的直径缩小到 1μm，也就是神经元直径的 1/10。光斑强度、光波长都可以在很大的范围内进行调节。值得注意的是，尽管这一方法目前还只是一个设想，但是光电转换器件已经在液晶-压电复合薄膜体系中得以实现，相信不久的将来将被广泛应用。

（二）新算法

侵入式脑机接口技术在临床应用中的一大障碍是植入的电极对于大脑信号记录的不稳定性，这将导致侵入式脑机接口无法真实有效地反映用户的意愿并控制外部效应器。

卡内基梅隆大学研究团队开发了一种神经信号稳定器，实现了脑机接口信号的稳定输入，能够在神经记录不稳定时维持脑机接口的性能。

美国斯坦福大学的研究团队发明了一种时间约束的稀疏组空间模式（temporally constrained sparse group spatial pattern，TSGSP）的新算法，能同时优化通用空间模式中滤波器频带和时间窗口，提高了 EEG 的分类精度，提高了脑机接口的性能。

华中科技大学的研究团队创新性提出了流形嵌入知识迁移（manifold embedded knowledge transfer，MEKT）方法，通过标记来自一个或多个源受试者的 EEG 试验，运用 MEKT 方法，提取切线空间中的特征实现域自适应。

（三）新范式

硬件和算法的创新发展为脑机接口的范式的研究提供了条件，目前基于多种范式的混合脑机接口是重点研究方向。

混合脑机接口一般是指至少使用两种范式，例如，常见的 P300+SSVEP、P300+MI、SSVEP+MI、P300+SSVEP+MI 等。在这类混合脑机接口中，多种范式诱发的脑模式由单一感觉刺激诱发，结合两种（或两种以上）信号或同一信号的两种特征。法兹利（Fazli）等首次证明了 EEG-NIRS 的混合范式能够显著提高 MI 任务识别正确率。还有一些混合范式的研究，包括 EEG-EMG 及 EEG-EOG 组合，均证明了混合范式性能高，能够满足控制指令的数量增加和分类精度提高的需要。

（四）新应用

随着技术的发展，材料的发明、算法的创新、科学界和商业界的参与，目前脑机接口的应用越来越多，已形成了一套完整的体系，包括主动脑机接口（active BCI，需要用户主动改变脑活动）、被动脑机接口（passive BCI）、反应式脑机接口（reactive BCI，与环境刺激引起的脑响应相关）、情感脑机接口（affective BCI，aBCI）、同步脑机接口（synchronous BCI，基于同步提示）、异步脑机接口（asynchronous BCI/ self-paced BCI，没有提示，用户自主）、双向脑机接口（bidirectional BCI）、群脑机接口（multi-mind BCI）、协同脑机接口（collaborative BCI，cBCI）、竞争脑机接口（competitive BCI）、独立脑机接口（independent BCI，只依赖于神经活动）、依赖型脑机接口（dependent BCI，同时依赖中枢神经和外周肌肉活动）、有创脑机接口（invasive BCI）、无创脑机接口（non-invasive BCI）、混合脑机接口（hybrid BCI，多种 BCI 范式的整合）等接口模式。

由于在医疗健康领域的潜在商业价值，脑机接口在这一领域起步最早，应用最广，也最接近商业应用。首先，作为诊断工具，其可对人体神经系统功能状态进行实时监控与测量。对于存在视/听觉障碍的患者，视/听觉诱发类脑机接口也可用于测量其神经通路状态，协助临床医生确定视/听觉障碍原因。其次，通过脑机接口能够针对多动症、卒中、癫痫等疾病做对应的康复训练。例如，对于卒中导致的运动功能受损的患者，脑机接口可从病变皮质区采集信号，然后刺激失能肌肉或控制矫形器，改善肢体运动。此外，值得关注的是运动想象脑机接口可用于孤独症儿童的康复训练，提升他们对感觉运动皮质激活程度的自我控制能力，从而改善孤独症的症状。目前一些医院、科研院所和科技商业公司在研发这方面的设备。

脑机接口还能为因为创伤或疾病而丧失某种功能的患者提供可替代的途径。斯蒂芬·霍金因为肌萎缩侧索硬化恶化，丧失了说话和动手的能力，借助于脑机接口语音辅助系统，还可以进行学术交流，发表演说演讲，回答媒体采访和听众问题。脑机接口语音辅助系统由眼动跟踪装置、电脑智能联想输入和人工语音合成器 3 部分组成，可让丧失说话能力的人能够通过脑机接口输出文字。2019 年清华大学研究团队也研发了非侵入式脑机接口的文字输入系统。

人生的大部分成长时间需要学习和记忆。将芯片植入大脑，能够增强记忆，改善学习能力，将人脑和计算设备直接连接一直是科学家们的梦想。2021 年一脑机接口设备通过一台小手术机器人，像微创眼科手术一样安全无痛地在脑袋上穿孔，向大脑内快速植入直径为 23mm，厚度为 8mm 的芯片，实时读取脑电波，无线对外传输，并可以用手机控制，让脑-机之间获得实时传输能力。

2021 年末，一位"渐冻症状"患者，通过脑机接口将自己"Hello World"的想法转化为社交媒体信息。这是一次通过"意念"来控制的操作。可以设想一旦机器人技术飞跃发展，对于瘫痪或者行动不便患者将有望恢复正常生活，这一发展将造福无数瘫痪或者行动不便的患者。

一、脑机接口面临的挑战

任何科学技术的发展都会遇到技术挑战和伦理挑战，脑机接口也不例外。

（一）技术挑战

首先，大脑神经元数量众多，功能复杂，科学研究虽然取得了一定进展，但是人们对大脑反馈刺激、学习机制及工作机制的认识就如同我们对于宇宙的认识一样。脑机接口的应用依赖于对大脑功能的认识，比如记忆、语言、情感等形成机制和表达输出机制，病态产生的机制。九层之台起于垒土，合抱之木生于毫末，没有这些研究基础，脑机接口将是空中楼阁。一方面脑机接口的应用依赖于脑功能基础研究的发展，另一方面脑机接口的发展也为脑功能基础研究提供手段。

其次，信号采集的方法仍需改进。如何降低植入设备及手术对脑部的损伤是脑机接口广泛应用有待解决的关键问题。同时，随着植入时间的延长，电极周围胶质增生，穿刺电极被炎症细胞包裹并形成瘢痕组织，这些瘢痕组织会导致电导率的下降，从而导致信号缺失。这些挑战都要求植入设备需要有足够小的尺寸，生物兼容性和柔性性能良好。同时，无线装置可以避免伤口暴露，预防感染，更加安全。信噪比较低是非侵入式脑机接口最主要的问题。优化采集流程，简化采集方式，便携易戴也是亟须解决的问题。非侵入式脑机接口技术才是人们对技术的期望，无线化、抗干扰能力强、小型化、便携化、可穿戴化是未来发展方向。

再者，脑机接口系统稳定性、自适应性较差，信号处理方式和信息转换速度有待提升。目前，脑机接口的准确率尚无法保证，若要将其应用于重要的任务中，信息解读错误可能带来灾难性的后果。目前脑机接口系统的最大信息转换速度远远不能满足正常交流时所需的速度。高效精准的特征提取是提高信号分类识别效率的关键。我们相信，高性能脑机接口将会成为未来脑机接口的一个热门发展方向，而通过脑信号解码技术将会使脑机接口的通信速率得到大幅度提高，让大脑与机器之间建立高效的信息交流通道成为可能。

未来脑机交互必须是双向的，高级信息交互要实现在两个方向上传播交互：一个是"从脑到机"，也就是将脑信号转换成意图运动指令；另一个是"从机到脑"，也就是将与外部环境交互的设备捕获的感觉信息传递至大脑。目前脑机接口领域的研究主要以"从脑到机"为主，但近年来神经调控技术的发展为"从机到脑"提供了可能。我们相信，调节神经活动将是下一代脑机接口的重要组成部分。双向调节和双向输入是未来发展的方向，而不是单向的，不但要读懂人脑的所思所想，还要把人类需要人脑所具备的技能写进去，对于教育领域，需要学生记忆的知识完全可以输入，人人都可以是"百科全书"，也可以把人的记忆和思想输出备份，供他人使用，当某个人有失忆症的时候，那也可能把这个记忆再重塑回去。

与国外脑机接口技术发展现状相比，我国在相关软件，特别是算法层面，已与国际研究水平同步，部分领域处于国际领先地位。但硬件（包括设备、材料、芯片等）研发还尚需加强，部分存在"卡脖子"问题。脑机接口技术是需要多学科的协同发展智能通信技术，许多技术问题需要协同攻关解决。

（二）伦理挑战

首先，脑机接口技术不断发展的同时也凸显了一些新的伦理问题，其中一个关键问题就是自主性。正常人能够根据自身认知做出理性判断并付诸行动。如果患者的脑部受损或有精神疾病，那么患者是否具有完全的认知能力可以让他们独立做出是否进行手术的判断？达到何种程度的脑损伤或精神病的患者需要由他者决定？这些问题都说明了需要有明确的规定来规范脑机接口的应用。

其次，目前脑机接口，特别是侵入式脑机接口尚存在安全隐患，因其涉及开颅、将探针植入灰质等操作，不可避免地会造成一些神经元的坏死，具有一定的危害，所以对人类受试者植入时往往涉及伦理问题。还有很重要的一点，就是脑活动的高度私密性和重要性是否得到有效保障。脑机接口能够直接采集人类大脑信号，这使得人类的个人隐私受到了一定程度的威胁。美国乔治·华盛顿大学研究团队发现某 APP 商店中的 156 个脑机接口应用程序存在安全漏洞，而且免费应用程序更容易受到远程攻击。脑机接口获得的大脑隐私数据，如何存储？存储在哪里？谁有权利用？如何利用？制定安全标准和使用管理规范是脑机接口健康有序发展的关键问题。

此外，个人隐私问题和滥用问题也十分关键。"脑机接口"目的是为残障人士提供"人机互动"能力，来改善他们生活质量，不可避免的是，技术的发展难免会背离原本的目的，或者原来束缚技术的伦理发生了改变，导致了技术的"滥用"。随着技术的发展和人们的需求的多样性，脑机接口就不可避免地成为增强人脑功能的重要手段，如何避免滥用和引起不公平竞争，是需要考虑的重要社会问题。

二、展　望

尽管脑机接口面临着众多挑战，但是我们依旧相信未来充满了机遇。脑机接口的应用不仅仅是为残障人士提供行动支持和能力恢复，它还可以作为研究疾病机制的工具，诊断疾病的手段，治疗疾病的措施，甚至是增强人脑功能的手段。

近年来，美国及日本等国家和地区推出了很多重大研发计划及典型投资项目，2016 年中国启动了中国脑计划——脑科学与类脑科学研究，分为两个研究和发展方向：以探索大脑秘密并攻克大脑疾病为导向的脑科学研究和以建立并发展人工智能技术为导向的类脑研究。

2017 年四部委联合印发的《"十三五"国家基础研究专项规划》明确提出了脑与认知、脑机智能和脑的健康三个核心问题。研究脑认知的神经原理为"主体"，研发脑重大疾病诊治新手段和脑机智能新技术为"两翼"，简称"一体两翼"布局，其中脑机智能的关键技术研发和产业发展备受重视。脑机接口技术是脑与机智能的桥梁和融合的核心技术，也可能是脑重大疾病诊治的新手段，如深部脑刺激（DBS）等，还可以作为观察大脑的一扇窗口，即作为研究大脑的一种工具。

目前，中国各大城市相继推出相应的鼓励措施和扶持政策，支持脑机接口的研发，支持脑机接口企业在当地发展。在这样的政策环境下，脑机接口研究机构和企业数量快速增长，中国申请人的脑机接口相关专利申请量也不断增加。我们相信，脑机接口作为一项由脑科学、人工智能等多个学科交叉产生的前沿技术，将在医疗领域有着极为广阔的发展和应用前景。

（辛世杰　宫大鑫）

第四章 人工智能技术

第一节 数据采集

医疗服务的过程会产生大量的医疗信息与过程信息。这些信息通过合适技术采集、存储后形成医疗数据。随着医疗技术、医疗设备不断深入发展，医疗数据的来源、范围不断扩大，数据的精度也在不断提高。

经过 20 余年的信息化发展，我国的一些大型医院单体已积累了 PB 级以上的医疗数据，且增长速度不断加快。部分大型医疗机构的数据增长量甚至超过 200TB/年。这些医疗数据既包含财务数据（如挂号、收费数据）、诊疗数据（处方、医嘱、检查、检验、电子病历、医学影像等数据），也包括各类新型数据，如基因组学、指纹、人脸识别等生物识别信息。随着信息系统的完善及标准化程度、信息系统集成化程度的提升，医疗数据的质与量都已得到长足发展。医疗数据从服务于特定医疗环节（如挂号、收费）到服务于特定业务（医学影像、病历书写）的孤立业务系统，再到目前逐步形成跨系统、跨时间（如个人健康档案）等全方位、长时间的连续数据，越来越多地为患者服务、医疗流程、医院管理及医学科研提供了良好的技术支撑。数据及业务系统的标准化提高进一步提升了数据在医疗机构间共享与比较的可能，从而也进一步拓展了数据的来源、提升了数据质量。数据犹如信息系统中流淌的血液，将医疗流程的各环节有效协同起来，成为支持医疗机构高效运行、提升患者服务质量、提高医院管理水平及强化医疗科研能力的利器。

一、数据的来源

1. 各类医学标准数据集　包括各类诊疗字典 [如《国际疾病分类》（第 11 版），简称 ICD-11]、国家医疗保障信息编码、专科标准数据集、各类医学知识库等。国家医疗保障信息编码由国家医疗保障局制定。专科标准数据集或由官方机构颁布或由行业协会制定；而知识库则可能来源于商业机构或行业团体。

2. 从其他数据源获取　典型的包括身份信息、医保信息、药品信息、其他医疗机构诊疗信息等。常见的如通过身份证读卡器、医保卡读卡器读取身份信息或医保信息；通过区域平台获取药品信息、器械信息等。

3. 通过医院各类信息系统获取　如为患者服务的 APP、小程序、公众号；为医疗服务的医院信息系统（HIS）、实验室信息管理系统（LIMS）、放射信息系统（RIS）、电子病历（EMR）等在医疗流程中由患者（或家属）、临床医技人员录入所得。

4. 通过各类医疗设备接口直接获得　如医疗影像设备采集的医学影像、临床检验结果、各类临床监护设备采集的生命体征信息等。近年来越来越多的临床智能设备如智能床垫、数字血压计、体温计、血糖仪等设备及可穿戴设备也提供了更为广泛的数据采集方式，它们使数据的采集从医疗机构内拓展到医疗机构外，极大地丰富了数据采集的时空范围。

就目前而言，上述各种数据来源中，最主要的来源是各类医疗信息系统及与其连接的各类医疗设备，简而言之，医疗机构内部仍然是数据产生的主要源头。

二、数据的类型

根据数据存储的方式，我们常常将数据分为结构化数据（存放于各种数据库中尤其是关系型数据库中居多）、非结构化数据（以文件形式存储如各种类型文本文件、影像数据或其他二进制格式数据如心电数据、基因数据等）或半结构化数据（如在 XML 文件中结合各类图文信息）。

一般而言，医疗影像数据，如 CT、MRI、超声、内镜等产生的影像数据多以非结构化数据形式采集与存储。病历文书、检查报告等自然语言描述的文档，既有完全结构化的存储方式（如表格病历、医疗评估量表、体温单及结构和取值范围稳定的报告），也有非结构化的存储方式（如以 PDF 格式存储的各类报告、自由录入的病历文书），还有运用病历模板，对病历文书中能够规范化的部分进行结构化采集、其余部分自由录入的"半结构化"数据。

除此之外的其他数据，大部分以结构化数据的形态，也就是常见的数据库，尤其是关系型数据库为代表的方式采集存储。从数据对业务的覆盖面来说，现有条件下，结构化数据覆盖面更为广泛；但从数据容量上看，非结构化数据，尤其是影像数据，则占据了数据总容量的 80% 以上。影像数据随着设备精度与设备数量的不断提升，也呈现出加速增长的趋势。传统信息化技术对于结构化数据具有较好的分析处理能力，对于非结构化数据的处理则相对困难。医疗数据中的非结构化数据主要由影像数据和病历文书构成，而人工智能与大数据技术的发展使其在图像处理与自然语言处理方面具有得天独厚的优势，这也是当前医疗大数据受到广泛重视的原因之一。

三、数据的存储

各类存储方式在医疗机构中均有广泛应用，从单体服务器自带的直连存储（directed attached storage，DAS），到网络附接存储（network attached storage，NAS）再到存储区域网络（storage area network，SAN），医疗机构根据信息化投入、信息系统对性能的要求选择适合自身的存储体系。对于一些存储量较大的医疗业务系统，典型如影像存储与传输系统（picture archiving and communicating system，PACS），则可以设计多级存储模式来平衡性能、容量与成本的关系。比如将数据分为在线–近线–离线三级体系，对于临床访问较为频繁的近期数据，存放于性能好、容量低、价格高的在线存储中，中期数据存放于性能相对较低、容量更大、价格更便宜的近线存储中，而访问较少的长期数据，则可以采用离线备份的方式，如采用光盘塔、磁带机等容量更大、价格更低的方式进行储存。

在当前环境下，云存储也成为医疗机构的一种选择，即将数据通过网络存放于第三方的数据中心，通过集约化运行和管理，达到更好的规模效应。

四、数据的采集

我们通过一个典型的就医流程来描述数据的采集过程。

（1）患者产生就医需求后，通过某种渠道了解到适合的医疗机构信息，通过互联网查找到医疗机构的官方网站、手机 APP 或微信/支付宝公众号或小程序，注册个人信息后，预约就诊。在注册的过程中，医疗机构通过上述系统采集到患者的基本身份信息，常见的包括姓名、性别、年龄、身份证号、医保卡号或生成医疗机构内部就诊号。患者查阅医疗机构的号源信息后，确定就诊日期及所需就诊科室、医生，完成预约。对于不使用互联网服务的患者，则可通过医院窗口完成上述过程，相关信息则由相应服务窗口通过 HIS 采集。在此过程中产生的信息通常以结构化数据的方式存放于数据库中。

（2）就诊当天，患者通过手机在线上或至窗口完成缴费。医保患者则在支付过程中，由医疗机构通过医保专线向医保信息系统中确认患者医保类型，获取患者医保余额、支付比例等信息，从而对医疗费用进行分拆，分别计算出医保支付额度及个人支付额度，完成缴费。此处，医保数据就是医疗机构通过数据链路从外部获得。同样，上述信息多以结构化数据的形式存放于医疗信息系统的数据库中。

（3）患者就诊过程中，医生根据患者的主诉、现病史、既往史、家族史等信息，对患者病情进行判断，并将上述信息通过门诊医生工作站采集到医疗信息系统中。同时，医生根据病情需要，开具检查申请、检验申请并由系统生成相应缴费记录。此时的检查申请单、检验申请单和缴费记录作为医疗流程的过程信息，记录在医疗信息系统中。

（4）检查检验科室通过信息系统获取上述信息后，在诊疗过程中对患者进行身份确认，并将诊疗结果保存到系统服务器中。

（5）随着信息化的发展，医生在接诊的过程中，为了对患者的病情有更好的判断，可以通过信息系统调阅患者在本医疗机构的既往诊疗记录以及患者在其他医疗机构的诊疗数据，这些数据也作为诊断依据，保留在医院信息系统中。

（6）当患者完成缴费后，对于当天不能完成的检查进行预约，生成检查预约记录，患者在指定的日期完成检测；对于当天可以完成的检查、检验，医疗信息则传入相应的 RIS、LIMS 中，而患者则至相关科室等待医疗科室完成医学影像拍摄，医生根据影像书写检查报告。

在此过程中，这些信息记录到数据库中，包括患者身份信息、检查检验项目信息、收费信息、预约记录、检查检验科室名称、检查执行时间或标本采集时间、检查执行人或标本采集人、检查检验设备信息、检查检验结果（影像数据或检验结果数值）、报告医生信息、审核医生信息等。其中检查检验数据往往由信息系统通过接口直接从相应检查检验设备中获取；而报告信息则由检查检验医生在相关信息系统中依据设备采集的数据进行判断、审核，并最终以数字胶片、电子报告等形式记录在信息系统中，由医生或患者通过电子设备调阅，或有专门设备打印输出。完成相应检查检验后，接诊医生结合患者病情及检查检验结果，形成诊断及治疗方案，通过信息系统下达诊断、开具处方，完成诊疗过程。患者则完成缴费后，至相应药房窗口由药师进一步判断用药合理性，对药品进行核对后交给患者按医嘱执行。

在上述典型的门诊流程中，我们看到临床医疗数据产生的一个标准范例，随着医疗水平及信息系统的不断发展，诊疗流程可能包含更多、更复杂的环节信息，如患者所处位置、室内导航信息、排队叫号信息，以及在此过程中，各类医学知识库对诊断的辅助、对用药合理性的自动审查等，但这个过程基本反映了患者在就医流程中数据的产生过程，并包含了结构化数据、非结构化数据等典型类型。一般说来，患者单次就诊产生的数据量在几十 kB 到几百 MB 之间。住院患者因其在医院逗留时间更长，平均在院完成的检查检验项目更为广泛和复杂，所保存的病史记录信息也更为丰富，因此，患者单次住院所产生的数据量更大、更丰富。大量患者就医数据通过信息系统积累下来以后，逐步构成了医疗数据的基础。

与上述一次采集的数据不同，医疗过程中还可能产生一些"二次数据"。以一个典型的二次数据为例，在影像学检查过程中，为更好地帮助医生完成诊断，影像科室使用诸如"三维重建"、人工智能标定等的方法对原始影像数据进行加工处理，形成更为直观的三维模型或标定风险区域的影像结果。此外，在临床科研的过程中，对符合特定标准的患者数据按照一定方式进行筛选、清洗后形成某一疾病或诊疗的专病数据库，在此基础上通过算法或大数据、人工智能技术进行分析形成的疾病判断规则，也是"二次数据"的典型应用方式。

这些数据构成了医学数据的基础，并为人工智能及大数据分析提供了良好的输入。

（陶敏芳）

第二节　数据预处理

医学数据往往容易受到噪声干扰、数据缺失、数据冗余和度量不一致等因素的影响而导致数据质量降低，并进而影响数据处理的效果。进行复杂的数据处理和分析之前，有必要对数据进行预处理以提高数据质量。针对不同的数据库和应用场景，可以采用多种不同的数据预处理技术。数据清理可用于剔除数据集中的异常值；数据缩减通过特征提取、数据抽样、数据聚集等技术减少数据量；数据转换通过数据标准化、离散化或属性抽象等技术实现数据一致。

一、异常值识别

异常值又称离群值（outlier），其特征值与其他数据的特征值差异较大，或与其他数据的分布明显不同的数据点。

在智能医学应用场景中，数据集往往来自一个或多个数据生成过程，这些过程可以反映医疗系统中的活动或收集的有关患者的观察结果。当检测对象、检测仪器、检测方法或检查过程中的任一部分或环节表现异常时，都会导致异常值的产生。

（一）基于数据分布的统计学方法

统计学方法假定，正常的数据通常由一个统计模型产生，而不遵守该模型的数据值可能是异常点。以一个属性或变量的一元数据及正态分布模型为例，假定输入数据集 $\{x^{(1)}, x^{(2)}, \cdots, x^{(m)}\}$ 中的样本服从正态分布，即 $x^{(i)} \sim N(\mu, \sigma^2)$，先由输入样本数据通过学习求出正态分布的参数 μ 和 σ：

$$\mu = \frac{1}{m}\sum_{i=1}^{m} x^{(i)} \tag{4-2-1}$$

$$\sigma^2 = \frac{1}{m}\sum_{i=1}^{m} \left(x^{(i)} - \mu\right)^2 \tag{4-2-2}$$

然后根据概率密度函数计算数据点 x 服从该分布的概率为

$$p(x) = \frac{1}{\sqrt{2\pi}\sigma}\exp\left(-\frac{(x-\mu)^2}{2\sigma^2}\right) \tag{4-2-3}$$

依据统计学假设，如果计算出来的概率低于给定的阈值，就可以认为该数据点为异常点。

作为经验值，阈值的选择是使得在验证集上的评估指标值最大（效果最好）。例如，常用的 3σ 原则中，如果数据点的概率值超过范围 $(\mu - 3\sigma, \mu + 3\sigma)$，就认为该点很有可能是异常点。

（二）基于邻近度的方法

基于邻近度（相似度，距离）的异常点检测方法假定，如果一个数据是异常的，那么它在数据空间上远离其他数据。基于邻近度的方法不仅适用于多维数值数据，对于数据集不满足统计分布的模型，该方法仍能有效地发现异常点。基于邻近度的检测有多种方法，其中常用的是聚类算法。

聚类算法是通过某种形式距离运算，将数据集划分为若干相对密集且不相交的数据簇（类），并尽量将每个数据点归入为某一个簇。那些不能被归为某个簇的数据点，可以作为无价值的数据而忽略或丢弃。图 4-2-1 所示是城市中患者位置的二维数据图，显示了三个数据集群。异常值可能被检测为不属于聚类集的值。

聚类算法在专门的异常点检测中使用较少，因为该算法对类数量的选择高度敏感。当类数量过少时，可能造成较多正常值被错划归为异常点，相反当类数量过多时，聚成小簇的异常点被错划归为正常。

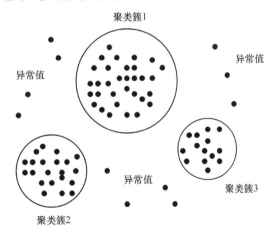

图 4-2-1　关于城市中患者位置的二维数据图，显示了三个数据集群

（三）极值分析

极值分析可以检测一类特殊的异常点，这些异常点的值可能是太大或太小（最大或最小），在很多应用场景中都有特殊的意义。虽然极值分析模型和基于统计方法的衡量角度不同，但在某些应用中作为数据预处理最后一步，仍然是一种有效的方法，在大部分异常检测算法中都能派上用

场。例如，对于在表决或评价系统中形成的一维评价数据集 {70,72,75,80,98,98,99}，如果使用聚类算法，当假定类数量为 2 时，值 80 很有可能被当作异常值而被忽略，但在实际应用中，值 70 和 99 才应该被视为极值而被剔除。

大部分离群点建模方法量化了数据点与正常模式的偏离程度，并以数据分值的形式表征。极值分析通常作为这些偏差衡量的最后一步，因此这时候偏差程度已经被表征为单变量的形式（排序后的一维数据），此时的极值就对应于离群点。需要说明的是，极值分析方法仅在确认离群点处于数据边界的情况下适用。

二、数据缩减

处理和分析庞大的医学数据集可能需要很长时间。应用数据缩减技术，获得数量缩小但保持原始数据完整性的数据集，对其进行处理和分析可以产生相同（或几乎相同）的结果。

数据缩减策略包括维度缩减、数据量缩减和数据压缩。数据降维方法包括离散傅里叶变换（discrete Fourier transform，DFT）、离散小波变换（discrete wavelet transform，DWT）和主成分分析（principal component analysis，PCA），它们将原始数据变换或投影到较小的空间。数据量缩减技术用更小的数据表示形式取代原始数据集。数据压缩应用变换以获得原始数据的简化或"压缩"表示。数据降维技术也可视为数据压缩的形式。

（一）DFT和DWT

DFT 和 DWT 是两种关系密切的线性信号变换技术，当数据向量 X 经过 DFT 或 DWT 后，可以分别用傅里叶系数或小波系数向量 X' 表示。如果只保留变换后的系数向量 X' 中数值较大的小部分，而省掉系数较小的大部分，这样既可以保留数据的主要信息，又可以大大减小后续处理和分析的数据量。

数据序列 $\{x_n\}_{n=0}^{N-1}$ 的 DFT 为

$$X[k] = \sum_{n=0}^{N-1} x_n e^{-i2\pi kn/N} \tag{4-2-4}$$

相应地，其逆变换为

$$x_n = \frac{1}{N} \sum_{k=0}^{N-1} X[k] e^{i2\pi kn/N} \tag{4-2-5}$$

通常情况下，系数序列 $X[k]$ 与原数据系列 $\{x_n\}_{n=0}^{N-1}$ 的长度相同。如果保留所有大于给定阈值的系数，而令其他系数为 0，就得到了原始数据的一种稀疏表示。利用稀疏性，可以提高后续数据处理的性能。该技术还可以在不平滑数据的情况下去除噪声，从而有效地清理数据。

与 DFT 不同，DWT 在时间和空间中都具有较好的局部特性，因为 DFT 只涉及正弦（余弦）一种变换处理，而 DWT 有几类变换核。DWT 通常能实现更好的有损压缩，对于等精度数据近似，DWT 比 DFT 需要更少的变换系数。常用的小波变换包括 Haar-2、Daubechies-4 和 Daubechies-6 等，图 4-2-2 显示前两种小波变换。

小波变换的过程如下：

（1）输入长度 L 的数据向量（L 为 2 整数次幂）。

（2）对 X 中的数据点对分别应用实现数据平滑和加权差分的函数，产生两组长度为 $L/2$ 的数据集，分别代表输入数据的平滑分量及对应的高频分量。

（3）对上一步中获得的数据集，递归地应用实现数据平滑和加权差分的函数，直到最后数据集长度等于 2。

（4）从迭代运算获得的数据集中选择的小波系数，作为数据集的压缩表示。

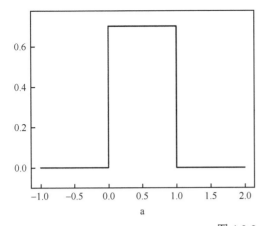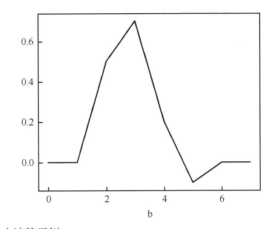

图 4-2-2　小波簇示例

a. Haar-2 小波簇；b. Daubechies-4 小波簇

（二）PCA

PCA 又称卡胡南-拉维（Karhunen-Loeve）变换或 KL 变换，是一类广泛使用的数据统计分析算法，也是一个常用的数据降维方法。PCA 通过正交变换将一组 n 维数据向量，转换为 K 个不相关的正交特征向量（$K \leqslant n$），从而降低了后续处理的数据维数。

PCA 的基本流程如下：

（1）对输入数据进行归一化，使所有数据（属性）位于同一度量范围。

（2）计算归一化数据的 K 个正交向量。这些向量即主分量（主成分），原始数据可以表示为是主成分的线性组合。

（3）主成分按重要性（用分量的方差表示）递减的顺序排序。第一个变量轴显示最大方差的变量，第二个变量轴显示下一个最大方差的变量，依此类推。图 4-2-3 显示了最初映射到轴 X_1 和 X_2 的给定数据集的前两个主分量 Y_1 和 Y_2。

（4）对按重要性降序排列的主成分，只保留前面若干项，就可以通过消除重要性较弱（即方差较低）的成分来减少数据量。

使用经过缩减后保留的主成分作为多元回归和聚类分析的输入，可以重建原始数据的良好近似值。

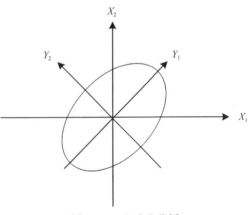

图 4-2-3　主成分分析

Y_1 和 Y_2 是给定数据集的前两个主成分

（三）线性回归模型

线性回归建模利用线型模型来近似给定数据。通过线性回归模型，一个随机变量 y 可以表示为另一个随机变量 x 的线性函数：

$$y = wx + b \tag{4-2-6}$$

式中，y 为响应变量，x 为预测变量；系数 w（称为回归系数）和 b 分别为斜率和 y 轴截距，可通过最小二乘法求解。

（四）数值直方图

直方图使用分块来近似数据分布，从而实现数据缩减。数据或属性的直方图将数据集的数据分布划分为不相交的子集（称为柜），表示给定属性的连续范围，直方图的高度表示每个划分子集（简称为桶或柜）内数据的数量。

例如，对某日销售的药品价格数据（四舍五入）进行排序为：1, 1, 5, 5, 5, 5, 5, 8, 8, 10, 10, 10, 10, 12, 14, 14, 14, 15, 15, 15, 15, 15, 18, 18, 18, 18, 18, 18, 18, 18, 20, 20, 20, 20, 20, 20, 20, 21, 21, 21, 21, 25, 25, 25, 25, 25, 28, 28, 30, 30, 30。使用单值存储格的数据直方图表示（图4-2-4），为了减少数据量，合并为每个格代表10元的价格范围（图4-2-5）。显然，经过这样的直方图转换后，需要存储的数据量大大减小。

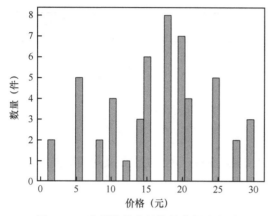

图 4-2-4　使用单值存储格的数据直方图

每个格代表一个价格-值/频率对

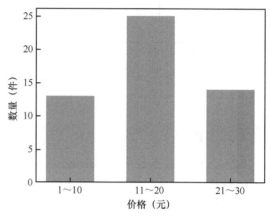

图 4-2-5　价格的等宽柱状图

其中的值被聚合，每个格的宽度统一为 10 元

确定存储格以及属性值的分区规则有：

（1）等宽规则：在等宽型的直方图中，每个格的宽度是一致的（如图4-2-5中的宽度为10元）。

（2）等频率（或等高度）规则：在等频率型的直方图中，每个存储格的数据量大致保持不变（即包含的连续样本数量大致相同）。

前面描述的单属性直方图可以扩展为多个属性。多维直方图可以反映属性之间的依赖关系。

（五）抽样

抽样是选择对象子集进行数据分析的方法。使用抽样的算法可以压缩数据量，方便后续的数据处理和分析。为确保得到的样本有代表性，需要选择合适的抽样方案。

数据预处理中常用的抽样技术是简单随机抽样，可以分为无放回抽样和有放回抽样两种。当样本与数据集相比相对较小时，两种方法产生的样本差别不大。但是对于数据分析，有放回抽样较为简单，因为在抽样过程中，每个对象被选中的概率保持不变。

选择样本容量也很重要。样本容量增加提高了抽样样本总体的代表性，但也降低了后续处理的效率。反之，较小容量的样本可能丢失数据模式或给出不能反映数据总体的模式。图 4-2-6

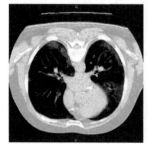
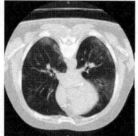
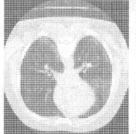
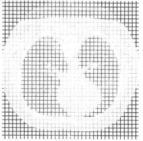

　　a. 原始图像　　　　　　b. 90%抽样　　　　　　c. 50%抽样　　　　　　d. 20%抽样

图 4-2-6　经过不同比例抽样率后，原始信息保留和丢失的示例

显示了对医学图像（二维点数据集）进行随机抽样的例子，原始图像图 4-2-6a 为一幅 1172×862 像素的医学成像图像，图中给出了按原始图像像素点（原始数据）数量的 90%（b）、50%（c）、20%（d）进行随机抽样后的结果。结果显示原始图像的大部分结构都出现在 90% 和 50% 抽样的样本中，而在 20% 抽样的样本中，只保留了少量的轮廓信息。

三、数据转换与数据离散化

数据转换过程对原始数据进行尺度转换或数据点整合，数据转换技术包括属性（或特征）构造、聚合、标准化、离散化等。

（一）数据标准化转换

不同的测量单位会生成不同表示范围的数据。用较小的单位表示属性将导致该属性的范围更大，因此倾向于赋予此类属性更大的作用或权重。例如，用单位米或英寸来度量身高，会生成两组非常不同的数据结果。如果用两组数据来进行身高分组，不会得到合理的结果。为了避免测量单位的影响，该数据需要标准化（或规范化），将数据转换为较小或常见的范围，例如，[-1.0,1.0] 或 [0.0,1.0]，并赋予所有数据（或属性）同等的权重。特别是对基于距离的方法，标准化有助于防止最初范围较大的属性超过最初范围较小的属性。

数据规范化的常用方法有最小-最大规范化、z 分数规范化等。

假设数据集 A 具有 n 个观测数值，v_1、v_2、$\cdots$、v_n，其中 $\min_A$ 和 $\max_A$ 是原始数据的最小值和最大值。最小-最大规范化通过对原始数据执行线性变换

$$v_i' = \frac{v_i - \min_A}{\max_A - \min_A}(\text{new\_max}_A - \text{new\_min}_A) + \text{new\_min}_A \qquad (4\text{-}2\text{-}7)$$

将数据集 A 中的数据值 v_i 映射到 [new_min$_A$，new_max$_A$] 范围内的数据值 v_i'。

例如，假设某科室一周收入的最小值和最大值分别为 12 000 元和 98 000 元，通过最小-最大规范化将收入映射到 [0.0,1.0] 范围后，73 600 元的收入值转化为：$\frac{73\,600 - 12\,000}{98\,000 - 12\,000} \times (1.0 - 0) + 0 = 0.716$。

（二）用聚类、决策树进行离散化

聚类、决策树分析可用于数据离散化。聚类分析将数据集中的数据值划分为簇或组进行离散化。聚类考虑了数据点的分布及数据点的紧密性，因此能够产生高质量的离散化结果。

通过遵循自上而下的拆分策略或自下而上的合并策略，使用聚类来生成概念层次结构，其中每个集群形成概念层次结构的一个节点。在前者中，每个初始集群或分区可以进一步分解为几个子集群，形成较低层次的层次结构。在后者中，集群是通过重复地将相邻集群分组以形成更高层次的概念而形成的。

生成分类决策树的技术可用于离散化。用于离散化的决策树方法利用类标签信息，采用自上而下的拆分方法。例如，数据集中可能有一组患者症状（属性），其中每个患者都有一个相关的诊断类别标签。通过类别标签正确选择分割点，使给定的结果分区包含尽可能多的同一类元组，并递归地划分所得区间，以实现分层离散化。

四、小　　结

数据质量是根据数据的预期用途来评估的。数据清理技术可以识别异常值，消除噪声，纠正数据中的不一致性。数据缩减技术在最大限度地减少信息损失的同时，尽量减少表示数据的容量，包括特征降维、数据降量和数据压缩。数据转换技术将数据转换为适当的形式或范围。在标准化中，属性数据被缩放到一个一致且较小的范围内。数据离散化将数据值映射到数据区间或属性标签，并转换数字数据。尽管已经开发了许多数据预处理方法，但由于大量质量不高的数据会一直

存在，以及问题的复杂性，数据预处理仍然是一个活跃的研究领域。

（谢勤岚）

第三节 数据建模

数据探索与数据预处理阶段形成了可以用于数据建模的标准化数据。根据数据采集目的、数据形式和数据标注等，可以选择建立无监督学习模型（如聚类）、监督学习模型（如分类与回归）及弱监督学习、半监督学习等模型方向，帮助医学研究者获取到数据中的重要信息，让诊疗过程更加智能化。

数据建模的方法按照是否有数据标注（可以人工标注，也可以采用一些半自动或者全自动标注的方法）划分为有监督型、无监督型、半监督型、弱监督型和混合监督型。其中，最主要两大类为有监督型和无监督型。在实际生活中，如病变检测、病变风险评估的智能系统中会较多地使用到有监督型方法：这类方法需要经验丰富的医生参与到数据标注的流程中；在器官组织分割勾画的系统中，根据任务的难度可以构建有监督型和无监督型的方法；当数据中只有部分数据存在对应的标注时，可以构建半监督方法来减少标注量；还有一些场景中训练目标和已有的数据标注不一致时，比如只知道某患者是否是肺癌患者，但训练目标是进行肺癌检测时，可以使用一些弱监督型的建模方法。在实际生活中，智能化系统可能会由多个学习模型组合而成，这种就可以算是混合监督型。下文就从一些常见的训练任务入手来分别介绍。

一、常用的有监督型建模方法：分类与回归

（一）分类与回归简介

分类（classification）与回归（regression）是两种典型的有监督型建模方法。具体来说，分类问题是指预测类别符号（离散属性），分类模型接收样本的属性值，并输出该样本的预测类别标签，该标签属于建立分类模型时预先定义好的类别集合；回归问题是指预测连续性数值，回归模型接收样本的属性值，并输出一个预定范围内的连续型数值。比如，建立一个分类模型：通过读取患者的一系列检查结果，预测患者是否患有某种疾病，再建立一个回归模型：通过读取该患者的多种资料来回归该疾病可能会发生的时间等。常用的分类与回归算法有回归分析、决策树、人工神经网络、贝叶斯网络和支持向量机。根据数据确定模型具体参数的过程叫作模型训练。主要的回归模型与算法见表 4-3-1。

表 4-3-1　主要的回归模型与算法简介

模型名称	适用条件	算法简介
线性回归	自变量与因变量呈近似的线性关系	研究多个自变量和因变量之间的线性关系，使用最小二乘法求解
Logistic 回归	因变量取值为 0 和 1	常用于分类，模型对因变量取 1 的概率进行建模
岭回归	自变量和因变量之间存在多重共线性	是一种改进的最小二乘估计方法
主成分回归	自变量和因变量之间存在多重共线性	根据主成分分析提出的改进最小二乘方法，是一种对于参数的有偏估计

Logistic 回归是这里面最典型也最常用的方法之一，它常被用于分类建模，一般分为二分类和多分类两种，对于二分类的 Logistic 回归模型，因变量 y 的含义为"正""负"，通常记为 1 和 0。好奇的读者可能会问，为什么分类建模使用的是回归模型？ Logistic 模型是这样的，该模型的输出范围为 [0,1] 区间内的所有实数值，该数值通常会被视为类别为"正"的概率，在对实际的样本预测时会将预测概率大于某一个设定值的样本分类为"正"，否则为"负"。正是 Logistic 回归对

于概率值的建模特性使得它常常用于分类问题当中。

以 Logistic 回归举例。

有研究者调查了 2677 名因疑似睡眠呼吸暂停而转诊至睡眠诊所的成年人。他们制定了呼吸暂停严重程度指数，并将其与是否患高血压联系起来。

在这项研究中，他们研究了多个问题，其中一个是：使用年龄、性别和体重指数、呼吸暂停指数等属性是否可以预测患有高血压？

Logistic 回归结果如表 4-3-2 所示，这里不详细解释表中数值的含义。该回归结果的结论是，模型在预测是否患有高血压时，年龄（每 10 年）和体重指数（每 5kg/m² 是最重要的考虑因素。

表 4-3-2　Logistic 回归结果

危险因素	估计值（对数发生比）	95% 置信区间	优势比
年龄（10 岁）	0.81	[0.72, 0.89]	2.24
性别（男性）	1.17	[0.94, 1.47]	1
体重指数（每 5kg/m²）	0.33	[0.26, 0.41]	1.39
呼吸暂停指数（10 单位）	0.12	[0.08, 0.16]	1.12

（二）分类与回归算法性能评估方法

无论是分类还是回归模型，为了有效判断一个模型的准确的性能表现，需要一组没有参与模型训练的数据，并在该数据集上评估模型的准确率，我们把这组独立的数据称作测试集。测试集上的模型效果评价，通常用以下指标来衡量：

1. 分类模型　识别准确率、识别精确率、召回率、受试者操作特征曲线（receiver operating characteristic curve，ROC curve）、混淆矩阵。

2. 回归模型　绝对误差、相对误差、平均绝对误差、均方误差、均方根误差、平均绝对百分误差、Kappa 统计。

二、常用的无监督型建模方法：聚类分析

（一）聚类分析简介

聚类分析（clustering analysis）是最常见的无监督型建模方法之一，由于没有人工标签的参与，聚类是根据数据自身的相似度进行样本分组的一种方法。建立聚类模型，输入的是一组仅含有自身各种属性的样本，以及一个用于刻画两个样本之间相似度的函数（或称距离函数）。聚类的过程是根据每个样本之间的相似度将其划分为若干组，划分的原则是组内距离最小化而组间（外部）距离最大化。常见聚类算法见表 4-3-3。

表 4-3-3　常用聚类算法

类别	主要算法
划分方法	k 均值聚类算法、k-MEDOIDS 算法、CLARANS 算法
层次聚类方法	BIRCH 算法、CURE 算法、CHAMELEON 算法
基于密度聚类	DBSCAN 算法、DENCLUE 算法、OPTICS 算法
基于网格聚类	STING 算法、CLIOUE 算法、WAVE-CLUSTER 算法
基于模型聚类	神经网络算法、统计学方法

其中 k 均值聚类算法是非常经典的基于距离的聚类算法。该方法较适用于类别数目事先已知的问题中。首先，需要确定聚类的目标类别数目，随后选取等同于类别数目的聚类中心点作为每

一类初始的中心。k 均值聚类算法的过程就是不断地迭代调整类别的中心点位置和每个样本的类别，使得类别的平均距离不断减少。聚类算法同样可以应用于分割的任务，也即用聚出的类别当成分割的前景和背景。下文以胸部 CT 图像分割中的应用步骤为例，介绍 k 均值聚类方法。

（1）从 N 个胸部 CT 图像样本中随机选取 k 个 HU 值作为初始的聚类中心。

（2）分别计算每个样本的每个体素到各个聚类中心的距离，将对象分配到距离最近的聚类中。

（3）所有对象分配完成后，重新计算 k 个聚类的中心。

（4）与前一次计算得到的 k 个聚类中心比较，如果聚类中心发生变化。转过程（2），否则转过程（5）。

（5）当聚类中心不再发生变化时停止，并输出聚类结果。

k 均值聚类的结果好坏受初始聚类中心的选择的影响较大，可能使得结果严重偏离全局最优分类。实际使用的过程中，通常选择不同的初始聚类中心，多次运行 k 均值聚类算法。本例对比了不同的聚类中心对分割结果的影响，并给出了标准分割结果（基于 HU 阈值分割）作为参照。根据先验知识，本节将聚类个数设为 4，即背景、软组织、肺、骨四类。为反映分割结果的准确度采用

$$重叠率=正确分割面积×2/（标准面积+方法分割面积） \qquad (4\text{-}3\text{-}1)$$

即实验所得分割结果与标准分割结果的重合情况（表 4-3-4），案例结果分析见图 4-3-1（图 4-3-2 是基于 HU 阈值分割的结果，供对比）。我们可以从图中清晰地看出使用 k 均值聚类算法的分割准确度明显高于标准分割方法。

表 4-3-4　分割准确度

初始聚类中心点（HU 值）	肺	软组织	骨
0, 200, 800	0	0.371	0.561
−500, 100, 200	0.926	0.933	0.930
−1000, 50, 250	0.955	0.942	0.935

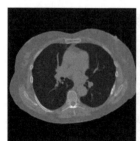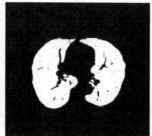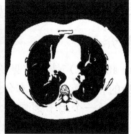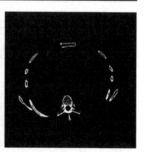

图 4-3-1　基于 k 均值聚类算法分割结果

结果依次为原图、肺分割、软组织分割、骨分割（图片来源：浙江省肺癌早筛项目）

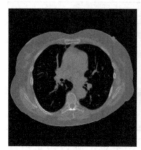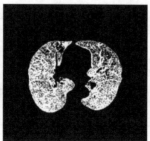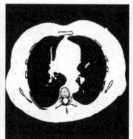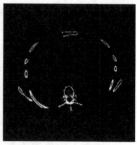

图 4-3-2　基于 HU 阈值的分割结果

结果依次为原图、肺分割、软组织分割、骨分割（图片来源：浙江省肺癌早筛项目）

（二）聚类分析算法性能评估方法

聚类分析仅根据样本数据本身将样本分组，其目标是实现组内的对象相互之间是相似的（相关的），而不同组中的对象是不同的（不相关的），组内的相似性越大，组间差别越大，聚类效果就越好。

三、应 用 案 例

（一）案例简介

CT 是一种重要检查手段，胸部 CT 检查是最常见的 CT 检查之一。胸部 CT 检查的图像数据量较大，随着 CT 检查量的增多，影像科医生的负担越来越重。这就可能会增大漏诊和误诊的风险。本案例提供了一种基于 CT 影像的肺结节自动检测的方法，以达到辅助影像科医生提高诊断效率和减少医疗风险的目的。

检测任务可以看成是两个任务的组合，即是不是结节的二分类任务和结节位置的回归任务。假设由人工在图像用一个紧凑的矩形框标注了一个肺结节，那么检测模型一方面要能够识别出该区域内含有结节（分类任务），另一方面要能准确计算该紧致的矩形框的坐标（回归任务）。

（二）数据采集和模型训练

（1）本案例数据来源于不同地区不同医院 2000 例健康者和 8000 例肺结节患者的储存文件，从 DICOM 文件中根据设备类型筛选出 CT 类型的影像图片，并将图片和对应的结节位置保存记录下来。数据集中图像分为训练集 6000 例、测试集 3000 例、验证集 1000 例。

（2）构建基于卷积神经网络的 Faster-RCNN 框架，包含有 50 层卷积层的残差网络作为提取图像特征的骨干网络，用于融合特征的特征金字塔网络，以及用于定位分类结节和背景的 RCNN 网络，网络中所有卷积部分使用批归一化（batch norm）优化收敛速度和效果。

（3）选用随机梯度下降法（stochastic gradient descent，SGD）对模型中的未知参数进行迭代学习，并观察收敛情况。

（三）模型效果

我们随机筛选了一例测试集中的病例，在某影像浏览系统中显示模型定位的病灶和具体位置（图 4-3-3）。

图 4-3-3 显示了通过合理地建立模型，可有效地识别 CT 图像中可能存在病变的位置。如果不断地优化模型的准确度，力求做到不漏诊，这样的模型就能在实际的诊疗过程中协助影像医生，提高阅片效率，进而减少漏诊、误诊的风险。

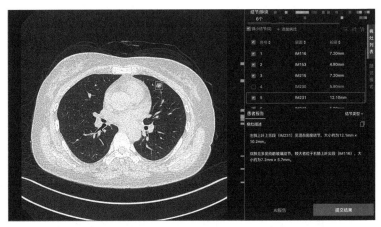

图 4-3-3 模型检出病灶的列表与其中一个病灶展示

（四）案例总结

随着 CT 设备的不断发展和普及，同时也得益于计算机行业的快速发展，智能化医学影像计算这种需要大量图形计算资源和大数据图像积累的行业得到飞速的发展。CT 检查的大规模普及可以有效地发现各种疾病的早期病变，避免患者受到疾病的折磨。针对各种模态的影像进行数据建模，建立精准有效的智能化模型将会成为未来医学影像的重要发展方向，智能化模型也将成为影像科大夫工作中的重要助力。

本节重点介绍了基础的数据建模方法及实现过程，介绍了分类、回归、聚类的含义，同时也说明了实现任何复杂的智能系统都离不开这些基本的建模方法。医学图像的大量积累和计算能力的发展为医学影像智能化提供了无数的可能性。希望本节能给读者一些启发，思考如何利用影像和建模方法，改进或者创造更好的智能化影像模型，解决工作和生活中的难题。

（石　磊）

第四节　机器学习

一、发展历程

机器学习是人工智能发展到一定阶段的必然产物，是一种实现人工智能的方法。1959 年亚瑟·萨缪尔给出了机器学习的定义：让计算机具有学习的能力，无须进行明确编程。机器学习与人工智能发展先后经历"推理期""知识期""学习期"三个阶段。从 20 世纪 50 年代开始，经过 20 年的探索，人们认识到仅仅具备逻辑推理能力，无法实现人工智能。爱德华·费根汉姆等认为实现智能还需要知识的支持。随之大量专家系统面世，标志着"知识期"的到来。随着研究的持续推进，人工总结知识并传授给机器变得越来越困难，知识工程进入了瓶颈期。人们需要机器自身能够完成知识的学习，从而将人从教授机器的困境中解放出来。

人工智能进入"学习期"，这一时期主要包括符号主义和连接主义等两类学习。简单来说，符号主义是一种基于逻辑推理的智能模拟方法，主张用公理和逻辑体系搭建一套人工智能系统。符号主义对机器学习的发展有着深远的影响，但因为该类学习方法表达能力强、假设空间大、复杂度高，在解决复杂问题时，该类方法难以进行有效学习，因此发展很快进入低谷。连接主义出现的时间较符号主义更早，却长时间没有被纳入主流研究范畴，直到 21 世纪初随着深度学习的提出才受到重视。深度学习本质上是多层连接，层间和层内均以连接方式实现特征表征。连接主义的输出模型缺乏理论基础、可解释性差，被称为"黑盒模型"，这是连接主义方法广受诟病的原因之一。不仅如此，优化连接权值仰赖大量试错，模型要取得良好的表现，需要耗费大量时间进行"调参"。鉴于调参过程缺乏理论指导，参数变化过程不可解释，因此"调参"过程也被戏称为"炼丹"。随着硬件计算能力不断提高、模型训练技术取得突破，黑盒缺陷不仅没有影响其快速发展，反而因为大幅降低了使用者的技术门槛，促进了大规模工程化应用。"黑盒"模型在影像处理、智能诊疗、问答系统等应用场景的表现非常出色。

二、应用现状

总体来说，机器学习通常可分为监督学习（supervised learning）、无监督学习（unsupervised learning）和半监督学习（semi-supervised learning）三种学习方式。

（一）监督学习

监督学习指一类在训练阶段需要使用带有真实标签的数据集来训练和优化模型参数的机器学习算法。在监督学习中，数据集包含数据和真实标签两部分。例如，在肺部 CT 图像分割中，数据指肺部 CT 图像，真实标签指 CT 图像中肺器官的二值掩码；在心电图智能诊断中，数据指心电图像，真实标签指不同心电图对应的窦性心律、T波低平等表现。模型参数是指机器学习算法内部的配置变量，其值可以根据数据集进行优化，在对医学数据进行智能解译时需要调用它们。监督学习致力于充分挖掘出数据和真实标签之间的关联，以实现医学数据的智能解译。常见的监督学习算法包括朴素贝叶斯、逻辑回归、决策树、支持向量机（support vector machine，SVM）等，其已在智能医学影像处理、智能诊断、智能药物研发等应用中展现出巨大潜力。

近年来，科研工作者们针对医学应用场景的数据特殊性，设计了大量基于有监督学习框架的医学数据智能解译方法。例如，心电图由每次心跳的P波、QRS波和T波的循环波序列构成，计算机辅助心电图分析系统的性能在很大程度上取决于对这些分量波检测的准确性。为了对出现异常心电活动的心律失常进行有效地识别和分类，有学者利用主成分分析和动态时间规整从选定的心电图中提取形态学特征，然后利用SVM自动得到诊断结果。有科学家提出使用稀疏表示技术对不同的心电信号进行表达，使用过完备的Gabor字典将心电信号分解为基本波，提取时间延迟、频率、宽度参数和膨胀系数平方等四个特征。进一步使用SVM对提取的特征进行分类，SVM的学习参数由粒子群优化算法进行优化。

（二）无监督学习

与有监督学习不同，无监督学习不需要数据标注，也不需要预测类别，而是通过模型不断地自我认知、自我归纳来实现学习过程，其任务是发现数据中的固有模式。例如，聚类模式或者某种统计上的分布。目前常用的无监督学习方法包括聚类学习、自组织神经网络学习、自编码器等。近年来，无监督学习在精准医疗、医学影像、疾病诊断等医学场景中得到推广和应用。

在精准医疗方面，基于常见疾病具有遗传异质性（genetic heterogeneity），挖掘复杂疾病与基因位点的相关性，从而发现基因位点与疾病间的内在致病机制，为治疗疾病提供了一种全新的方式。例如，在 *Nature Medicine* 发表的结直肠癌（colorectal carcinoma，CRC）研究中，采用无监督聚类分析1290例大肠癌的基因表达谱，将结果聚类与80名患者对表皮生长因子受体靶向药物西妥昔单抗的治疗反应数据相关联，利用这些研究的结果定义了6种临床相关的CRC亚型。

基于医学影像的人工智能辅助诊断近年来成为研究人员关注的热点。通过对医学影像中数据的聚类分析，揭示正常人体各组织器官影像的特征数据及其分布规则和关系，为人体组织器官图的自动分类和病变组织图像自动识别开辟新的途径。例如，在乳腺癌预测中，研究者提出采用无监督学习方法，从未标记数据中学习特征层次，用于乳房密度分割和乳房X射线纹理评分。

在疾病诊断方面，可采用无监督学习方法，基于疾病的不同临床表征，定义新的疾病亚型。例如，在严重哮喘研究计划中，使用无监督的层次聚类分析鉴定新的哮喘表型，确定了5种哮喘表型，范围从轻度哮喘到哮喘亚群严重疾病，发现严重哮喘具有临床异质性，为研究哮喘疾病严重程度分类的新方法提供依据。

（三）半监督学习

半监督学习则介于监督与无监督学习之间，通过不同的假设，充分挖掘少量有标签样本和大量无标签样本的信息，以提高学习性能。通常采用的假设有平滑假设、聚类假设、流形假设、不一致性假设和置信度一致性假设。依据所采用的不同假设，众多研究者提出了不同的半监督学习方法，已广泛应用于医学图像分割、识别等任务中。

佩卡里（Peikari）等学者采用聚类假设，设计了半监督SVM方法，用于发现相关或不相关的乳腺组织区域。为了解决部分专家的分割标注缺失问题，学者马哈帕特拉（Mahapatra）利用已标注数据的全局特性和局部一致性，设计了半监督随机森林方法，成功应用于局限性肠炎的MR图像分割。加拉（Garla）等学者采用 Laplacian SVM 方法，挖掘CT、MR、超声等临床报告的文本信息，以完成病历电子化管理。

三、小　结

近几年，机器学习技术与医学相结合，极大地推动了医学影像分析等领域的发展。机器学习技术可以帮助医生提高医学影像分析的速度和精度，有效缩短医生诊断时间，一定程度上也可以缓解医疗资源分布不均的问题。虽然机器学习在医学领域取得了一定的进展，但仍然面临着诸多挑战：①对于全局性病变和结构性病变的识别准确度，仍然不能令人满意；②基于机器学习的医学影像分析主要用于辅助医生诊断，其可解释性仍有待加强；③不同医院或同一医院采集设备的成像方式或参数不同，采集到的图像差异较大。针对多中心化的异构图像数据，其处理精度和效率仍亟待提高。

（叶志伟）

第五节　人工神经网络

人工神经网络（artificial neural network，ANN）简称神经网络（neural network，NN）或者类神经网络，在机器学习和认知科学领域，是一种从信息处理的角度模仿动物大脑的生物神经网络结构和功能的计算模型。神经网络是早期机器学习中的重要方法之一，自 20 世纪 40 年代提出以来，已在包括医学在内的多个领域得到成功应用，神经网络的发展也为后来的深度学习奠定了基础。

一、生物神经网络

思维、意识等高级功能的出现与人脑生物神经网络的活动有密切关系。神经细胞是构成神经网络的基本单元，故通称为神经元。神经元之间通过突触互相连接。突触的连接方式多种多样，不同的突触连接具有不同的生理作用。神经元之间的组合形式也是多种多样的。一个神经元可以通过纤维分支与多个神经元建立联系，使得一个神经元的信息可以传递给多个神经元；不同部位、不同区域的神经元的纤维末梢也可以汇聚到一个神经元上，使得不同来源的信息集中到一起。

（一）神经元的结构

构成神经系统的细胞主要包括神经细胞（神经元）和神经胶质细胞。神经系统表现出来的一切兴奋、传导和整合等机能特性都是神经元的机能。神经胶质细胞虽然在数量上大大超过神经元，但在机能上只起辅助作用。神经元主要包括神经细胞体（soma，cell body）、轴突（axon）和树突（dendrite），轴突和树突统称为神经突（neurite）。

轴突外包绕的施万细胞（Schwann cell）或其他神经支持细胞形成髓鞘（myelin sheath），或称神经鞘，其既可以避免轴突与周围组织之间的电位干扰，又可以通过一种被称为"跳跃式传导"的机制来加快神经冲动的传递，同时在一些轴突受损的情况下引导轴突的再生。轴突末梢（axon terminal）经连续分支，以球形膨大的梢足与其他神经细胞或效应器细胞构成突触（synapse）联系。轴突相当于细胞的输出电缆，传递自神经元发出的冲动，其端部的许多神经末梢作为信号输出端，用于传出神经冲动。

树突则相当于细胞的输入端，接收传入的神经冲动。分支多细，大大扩展了细胞体接收信息的面积。

（二）神经元之间传递信息的接口——突触

突触是神经元之间，或神经元与效应器细胞之间通信的特异性接头。对于中枢神经系统中的大多数神经元，突触是其神经信号的唯一输入渠道。与某一神经元相连的所有前级细胞都通过突触向细胞传递关于自身兴奋状态的信息。神经元之间通过突触的形式互联，形成神经元网络，这对于感觉和思维的形成极为重要。

神经元之间的突触可以分为化学突触（chemical synapse）和电突触（electrical synapse）两大类。化学突触较电突触更为常见，典型的化学突触是在两个神经元之间形成的单向通信机制。神经信息的流向是从突触前细胞到突触后细胞。突触前神经元接收到动作电位时，通过胞吐作用将神经递质分泌到突触间隙中，这一过程称为兴奋-分泌耦联（excitation-secretion coupling）。神经递质释放后扩散到突触后神经元的细胞膜，并与其上的特异性神经递质受体相结合，启动突触后神经元的电反应或次级信使途径，刺激或抑制突触后级神经元。

（三）信息控制和处理的机制

中枢神经系统中的大多数神经元都同时受到兴奋性突触后电位（excitatory postsynaptic potential，EPSP）和抑制性突触后电位（inhibitory postsynaptic potential，IPSP）的影响，从而实现足够复杂的神经计算。

神经元作为控制和信息处理的基本单元，具有对从不同突触或不同时间传入的神经冲动进行时空整合的功能。所谓空间整合是指突触后级神经元的兴奋状态是对从不同突触传入的神经冲动对其产生不同兴奋作用的综合，所谓时间整合是指突触后级神经元的兴奋状态是对不同时间从突触传入的神经冲动对其产生不同兴奋作用的综合。神经元具有兴奋或抑制两种常规的工作状态。当传入冲动的时空整合结果是使膜电位升高至超过动作电位的阈值时，神经元就处于兴奋状态，产生神经冲动，并由轴突输出。当传入冲动的时空整合结果是使膜电位下降至低于动作电位的阈值时，神经元就进入抑制状态，无神经冲动输出。

另外，突触对神经冲动的传递具有时间耽搁和不应期。在相邻的二次冲动之间需要一个时间间隔，即为不应期。在此期间对激励不响应，不能传递神经冲动。由于突触的可塑性，突触的传递作用有增强、减弱和饱和，因此神经元具有相应的学习功能、遗忘或疲劳效应（饱和效应）。

神经元的信息控制和处理机制，是许多人工神经网络设计的灵感来源。

二、人工神经网络

脑科学研究成果表明，神经元是脑神经系统的基本单元，大脑皮质包含 $10^{10} \sim 10^{11}$ 个神经元，构成一个复杂的巨系统，即脑神经网络。脑神经网络不同分区对信息进行分布、并行处理。多数神经元以层次结构的形式组织，不同功能分区的层次组织结构存在差异。不同层之间的神经元以多种方式互连，同层内的神经元也存在相互作用。另外，生物神经系统中存在着一种侧抑制现象，即一个神经元兴奋以后，会对周围其他神经元产生抑制作用。对人脑某些基本特征的抽象、简化或模仿形成计算模型即是人工神经网络。1943 年，麦卡洛克（McCulloch）和皮茨（Pitts）在总结了生物神经元特性的基础上，提出了神经元的形式化数学描述和神经网络的结构模型，即 M-P 模型，实现了对生物神经网络结构和功能的简化模拟，开创了人工神经网络研究的时代。经过几十年的发展，已出现大量具有不同特征的人工神经网络模型，如感知机（perceptron）、多层感知机（multilayer perceptron，MLP）、自组织映射（self-organizing map，SOM）网络、Hopfield 神经网络、玻尔兹曼机（Boltzmann machine，BM）、自适应共振理论（adaptive resonance theory，ART）网络等。人工神经网络模型的研究主要涉及神经元的特征、网络连接的拓扑结构、学习规则等方面。

（一）人工神经元的数学模型

人工神经元是人工神经网络的基本处理单元。人工神经元通过数学函数的形式对生物神经元的结构和功能进行模拟，它一般是一个多输入/单输出的非线性器件，其结构模型见图 4-5-1。

如同生物神经元有许多输入（树突）一样，人工神经元接收多个输入信号；生物神经元中大量的突触具有不同的性质和强度，使得不同的输入的激励作用各不相同，因此在人工神经元中，

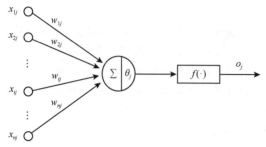

图 4-5-1　神经元结构模型图

对每一个输入都有一个可变的权值，用于模拟生物神经元中突触的不同连接强度及突触的可变传递特性；生物神经元具有时空整合功能。因此，人工神经元需对所有输入进行累加求和来获得全部输入作用的总效果，该和类似于生物神经元的膜电位；在生物神经元中，只有在膜电位超过动作电位的阈值时，生物神经元才能产生神经冲动，反之则不能，因此在人工神经元中，也需考虑该动作的电位阈值；与生物神经元一样，人工神经元只有一个输出（轴突）。同时，由于生物神经元的膜电位与神经脉冲之间存在模数转换关系，因此在人工神经元中通过引入传递函数（transfer function）来考虑输入与输出之间的非线性关系。

设神经元 j 分别从 n 个神经元或外部接收输入信号，分别为 $x_{1j}, x_{2j}, \cdots, x_{ij}, \cdots, x_{nj}$。其中 x_{ij} 表示来自第 i 个分支的输入信号，则神经元 j 的数学模型描述如下：

$$u_j = \sum_{i=1}^{n} w_{ij} x_{ij} \tag{4-5-1}$$

$$v_j = u_j - \theta_j \tag{4-5-2}$$

$$o_j = f(v_j) \tag{4-5-3}$$

其中，w_{ij} 表示神经元 i 到神经元 j 的连接强度；u_j 是神经元 j 对所有输入信号进行线性加权求和后的结果（时空整合）；θ_j 是神经元 j 的阈值，用来控制神经元是否能激活；v_j 为整合信号 u_j 经阈值 θ_j 调整后的值；$f(\cdot)$ 是传递函数，又称激活函数（activation function），模拟生物神经元在接受足够强的刺激后产生的神经冲动，若刺激不够则保持抑制状态的现象；o_j 是神经元 j 的输出。表 4-5-1 列出了神经元模型部分激活函数。

表 4-5-1　神经元模型部分激活函数

函数名	函数方程式
单位阶跃函数（unit step function）或赫维赛德阶跃函数（Heaviside step function）	$f(x) = \begin{cases} 1 & x > 0 \\ 0 & x \leq 0 \end{cases}$
S 型函数（sigmoid function）或逻辑函数（Logistic function）	$f(x) = \sigma(x) = \dfrac{1}{1 + e^{-x}}$
双曲正切函数（hyperbolic tangent function）	$f(x) = \tanh(x) = \dfrac{e^x - e^{-x}}{e^x + e^{-x}}$
反正切函数	$f(x) = \tan^{-1}(x)$
线性整流单元（ReLU）函数	$f(x) = \begin{cases} x & x > 0 \\ 0 & x \leq 0 \end{cases}$
带泄露线性整流单元（Leaky ReLU）函数	$f(x) = \begin{cases} x & x > 0 \\ 0.01x & x \leq 0 \end{cases}$
Sigmoid-weighted linear unit（Sigmoid 权重线性单元，SiLU，又称为 Swish）函数	$f(x) = x\sigma(x) = \dfrac{x}{1 + e^{-x}}$
SoftPlus 函数	$f(x) = \ln(1 + e^x)$
高斯函数	$f(x) = e^{-x^2}$

续表

函数名	函数方程式
Softsign 函数	$f(x) = \dfrac{x}{1+|x|}$
弯曲恒等函数	$f(x) = \dfrac{\sqrt{x^2+1}-1}{2} + x$

需要指出的是，由于神经元的激活阈值和连接强度值一样需要通过模型的训练确定，为便于算法处理，可为神经元引入一个额外的输入信号 x_{0j}，输入值恒为"-1"，将激活阈值作为其连接强度值，即：$w_{0j} = \theta_j$，则神经元的输出可统一用式 4-5-4 表示：

$$o_j = f\left(\sum_{i=0}^{n} w_{ij} x_{ij}\right) \tag{4-5-4}$$

（二）人工神经网络的结构

生物神经网络由大量生物神经元通过形式多样的突触连接，因此，人工神经网络可用节点和边组成的图模型进行形式化描述。人工神经网络中的节点也称为人工神经元（在不引起混淆的前提下，简称神经元），用来模拟生物大脑中的生物神经元；节点之间的边也称为连接，用来模拟生物大脑中的突触，在节点之间传递信号。边通常有一个通过学习不断调整的权值对信号的强度进行加权，用来模拟生物神经网络中突触的不同强度。每个节点可以有一个或多个输入，节点对多个输入信号进行加权求和处理后产生一个聚合信号，模拟生物神经元接收多个信号后进行时空整合的功能。聚合信号进行非线性转换后才由节点输出，通过边发送给与其相连的节点，模拟生物神经元的模数转换功能。人工神经网络模型就是将大量代表神经元的节点通过一定的拓扑结构组织起来构成群体并行分布式处理的计算机模型。神经元的结构和工作机制都很简单，但神经元之间通过不同的连接和信息传递方式，可以产生丰富多彩的神经网络结构，实现强大的功能。

根据神经元之间连接的拓扑结构不同，可将人工神经网络结构分为两类：层次结构和互连结构。

1. 层次结构　所有神经元按功能分成若干层，接收外部数据的层称为输入层，输出最终处理结果的层称为输出层，输入层和输出层之间可以有 0 到多层的中间层，称为隐含层。各层顺序连接，神经网络从输入层接收的信号逐层经过处理和传输，最后传递到输出层。隐含层是神经网络的内部处理单元层，可以进行特征抽取、分类等模式变换功能。隐含层可以有多层，也可以没有。层次网络可以细分为三种结构：前馈型网络（feedforward neural network）、反馈型网络（feedback neural network）和层内节点互连的层次网络。

前馈型网络（图 4-5-2a）因信息处理的方向是从输入层到各隐层再到输出层逐层进行而得名。前馈型网络中前一层的输出是下一层的输入，信息的处理具有逐层传递进行的方向性。网络可以用一个有向无环路图表示，不存在反馈回路，不允许同一层的神经元相互连接。因此这类网络很容易串联起来建立多层前馈网络。感知机及 MLP 网络采用的是这种结构。

反馈型网络（图 4-5-2b）又称递归神经网络（recurrent neural network）、循环神经网络，顾名思义，网络中存在信息的反馈回路，即将神经元接收并且处理过的信号又反馈给该神经元。反馈回路可以是一个神经元的输出到它自己的输入反馈，也可以是后面层神经元的输出到前面层神经元的输入反馈。Hopfield 神经网络、Elman 网络、Jordan 网络和 LSTM 网络等都属于反馈型网络。神经元的正常输入表示信号的空域信息，而反馈支路则是通过内部记忆方式反映信号的时序信息，因此可以整合时空信息，使网络能够表现出非线性动力学系统的动态特性。

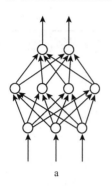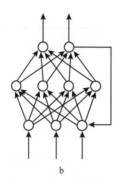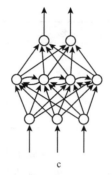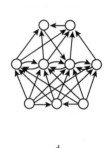

图 4-5-2　神经网络互连结构

a. 前馈型网络；b. 反馈型网络；c. 层内节点互连的层次网络；d. 互连结构

层内节点互连的层次网络（图 4-5-2c）是指同一层内神经元之间可以互相连接，实现同一层内神经元之间的横向抑制或者兴奋机制，这样可以限制同一层内能同时激活的神经元数；或者可以实现同一层中神经元的分组，以小组为单位产生动作。竞争（自组织）神经网络如 ART、SOM 等，属此类网络结构形式。网络中竞争层的神经元之间存在侧向连接，通过竞争学习模拟生物神经系统中的侧抑制功能。

2. 互连结构　网络中的任意两个节点之间都可能存在连接（图 4-5-2d），可以根据网络中节点的连接程度将互连型网络细分为三种情况：全互连型、局部互连型和稀疏连接型。在互连型网络中，信号要在神经元之间反复传递，网络处于一种不断改变状态的动态过程中。从某个初始状态开始，经过若干次动态变化，最终网络可能会达到某种平衡状态，也有可能进入周期震荡或者混沌状态。因此，互连型网络可以认为是一种非线性动力学系统。Hopfield 神经网络（网络中所有神经元的结构、功能和地位都相同，也可看作单层反馈型网络）、BM 网络均属于此类网络结构。

（三）人工神经网络的学习规则

人工神经网络的功能由其拓扑结构和连接权值决定，一旦拓扑结构和权值确定，网络就可以处理新的输入信号得到结果。神经网络的全体连接权值可用一个矩阵表示，其整体反映了神经网络对于所解决问题的知识存储。神经网络的运行一般分为训练和工作两个阶段。训练阶段的目的是从训练数据中提取隐含的知识和规律，并存储于网络的权值矩阵中供工作阶段使用。通过对训练样本的学习，不断调整网络的拓扑结构及连接权值，以使网络的输出不断接近期望的输出，这一过程称为人工神经网络的学习或者训练，其本质是进行连接权值或拓扑结构的动态调整，直到网络的实际输出满足期望要求或者网络趋于稳定。神经网络的学习算法大致分为监督学习、无监督学习和强化学习三类。鉴于目标大部分学习算法聚焦于网络权值的修正学习，本节所讨论的学习规则也属于权值的修正规则这一类。有兴趣的读者可自行了解关于拓扑结构变化方面的学习技术。

设神经网络中的某个神经元节点 j，其输入用向量 $X_j=(x_{0j}, x_{1j}, \cdots, x_{ij}, \cdots, x_{nj})$ 表示，其中 $x_{0j}=-1$，其他输入可以来自网络的外部，也可以来自其他神经元的输出，连接权向量用 $W_j=(w_{0j}, w_{1j}, \cdots, w_{ij}, \cdots, w_{nj})$ 表示。根据神经元模型，节点 j 对输入向量 X_j 的响应程度取决于权值向量和输入向量的内积值 $W_j^T X_j$，值越大，响应程度越大。此外，两个向量越相似，内积越大，当两个向量完全相同时，内积最大。因此，权值的修正值应同输入成正比，即 $\Delta W_j \sim X_j$。1990 年，日本著名神经网络研究的学者甘利俊一（Shun-ichi Amari）进一步提出了人工神经网络的通用学习规则，即神经元输入信号的连接权值在某时刻的调整量 ΔW_j 与该时刻的输入向量 X_j 和学习信号 r_j 的乘积成正比，用数学式表示为

$$\Delta W_j = \eta r_j X_j$$

$$(4\text{-}5\text{-}5)$$

式中，η 为学习率，一般是正常数；学习信号 r_j 具体通过学习规则求出，学习规则通常是关于权值向量 W_j、输入向量 X_j 和期望输出 d_j（监督学习情形）的函数，设 $r_j=r(W_j,X_j,d_j)$，则神经元节点 j 的权值在 $(t+1)$ 时刻的迭代更新公式为

$$W_j^{(t+1)}=W_j^{(t)}+\Delta W_j^{(t)}=W_j^{(t)}+\eta\, r\left(W_j^{(t)},X_j^{(t)},d_j^{(t)}\right)X_j^{(t)},\quad t=0,1,\cdots,n \qquad (4\text{-}5\text{-}6)$$

不同的神经网络学习算法主要表现为所用的学习规则不同，学习规则也是神经网络学习的本质。下面介绍几种经典的学习规则。

1. 赫布（Hebb）学习规则 1949 年，心理学家唐纳德·赫布（Donald Hebb）提出了关于神经网络学习机制的"突触修正"的假设。该假设指出，当神经元的突触前膜电位与后膜电位同时为正时，突触传导增强，当前膜电位与后膜电位正负相反时，突触传导减弱，也就是说，当神经元 i 与神经元 j 的兴奋或者抑制状态正相关时，两者之间的连接强度应增强；如果负相关时，则连接强度减弱；如果不相关，则连接强度应该不变。根据该假设定义的权值调整方法，称为 Hebb 学习规则。在 Hebb 学习规则中，学习信号简单地等于神经元的输出。即

$$r_j=o_j=f(W_j^T X_j)=f\left(\sum_{i=0}^{n}w_{ij}x_{ij}\right),\qquad i=0,1,\cdots,n \qquad (4\text{-}5\text{-}7)$$

其中，$f(\cdot)$ 是激活函数，o_j 是神经元 j 的输出信号，因此，权值向量的调整公式为

$$\Delta W_j=\eta\, o_j X_j \qquad (4\text{-}5\text{-}8)$$

相应地，权值分量的调整公式为

$$\Delta w_{ij}=\eta\, o_j x_{ij} \qquad (4\text{-}5\text{-}9)$$

Hebb 学习规则只根据实际输入和输出调整权值，为前馈、无监督学习，通常应用于自组织神经网络、竞争网络中。Hebb 学习规则只根据神经元连接间的激活水平改变权值，因此这种方法又称为相关学习。另外，由于权值调整与输入输出乘积成正比，因此会出现输入对权向量影响很大的情形，为防止输入和输出正负始终一致时权值无限增长，需要预先设置权饱和值。权值初始化为 0。

2. 相关（correlation）学习规则 和 Hebb 学习规则都基于相同的原理，它假设同时做出反应的神经元之间的连接权值应该大致为正，而做出相反反应的神经元之间的连接权值应大致为负。同 Hebb 学习规则的区别是，相关学习规则用于监督学习，学习信号不是实际的输出信号 o_j，而改为期望输出信号，即

$$r_j=d_j \qquad (4\text{-}5\text{-}10)$$

权值向量的调整公式为

$$\Delta W_j=\eta\, d_j X_j \qquad (4\text{-}5\text{-}11)$$

相应地，权值分量的调整公式为

$$\Delta w_{ij}=\eta\, d_j x_{ij} \qquad (4\text{-}5\text{-}12)$$

相关学习规则从权值调整上来看，可以看作是 Hebb 学习规则的一个特例，当实际输出是期望输出时二者一致。只是相关学习规则是有监督学习，Hebb 学习规则是无监督学习。这种学习规则也要求将权值初始化为 0。

3. 感知机（perceptron）学习规则 感知机是 1958 年由美国学者弗兰克·罗森布拉特（Frank Rosenblatt）提出的具有单层神经计算单元的神经网络结构，通过监督学习获得二分类的能力。实际上为一种前馈网络，同层内无互连，不同层间无反馈，其输入、输出均为离散值，神经元对输入加求和后，由激活函数决定其输出。感知机的学习规则也由此诞生，该规则规定，学习信号等于神经元期望输出与实际输出之差，即

$$s_j = d_j - o_j = d_j - f(W_j^T X_j) \tag{4-5-13}$$

式中，d_j 为神经元 j 的期望输出。

由于感知机的神经元仅取离散值（1 或 0），感知机采用符号函数作为激活函数，

$$o_j = f(W_j^T X_j) = \text{sgn}(W_j^T X_j) = \begin{cases} 1, & W_j^T X_j > 0 \\ 0, & W_j^T X_j \leqslant 0 \end{cases} \tag{4-5-14}$$

因此，权值向量的调整公式为

$$\Delta W_j = \eta \left[d_j - \text{sgn}(W_j^T X_j) \right] X_j \tag{4-5-15}$$

相应地，权值分量的调整公式为

$$\Delta w_{ij} = \eta \left[d_j - \text{sgn} \left(\sum_{i=0}^{n} w_{ij} x_{ij} \right) \right] x_{ij} \tag{4-5-16}$$

感知机学习规则是一种有监督的学习方式，其规定将神经元期望输出（教师信号）与实际输出之差作为学习信号。当实际输出和期望值相同时，权值不调整，反之调整。感知机学习规则只能处理离散的二值信号，只适用于二进制神经元，权可以初始化为任何值。

4. δ 学习规则 1986 年，认知心理学家麦克莱兰（McClelland）和鲁姆哈特（Rumelhart）在神经网络训练中引入了 δ 学习规则，该规则也称为连续感知机学习规则。与上面的离散感知机类似，δ 学习规则也是一种有监督的学习方式，根据神经元的实际输出与期望输出的差别来调整连接权。δ 学习规则中的学习信号称为 δ，按式 4-5-17 计算：

$$s_j = (d_j - o_j) f'(W_j^T X_j) = [d_j - f(W_j^T X_j)] f'(W_j^T X_j) \tag{4-5-17}$$

式中，$f'(W_j^T X_j)$ 是激活函数的导数。显然，δ 学习规则要求激活函数可导。

δ 学习规则的实质是首先定义实际输出与期望输出之间的最小平方误差，然后采用梯度下降法，使权值沿着误差函数的负梯度方向进行迭代更新。具体推导过程如下：

定义神经元输出值与期望值的最小平方误差为

$$E = \frac{1}{2}(d_j - o_j)^2 = \frac{1}{2}[d_j - f(W_j^T X_j)]^2 \tag{4-5-18}$$

误差 E 是权向量 W_j 的函数，求出 E 的梯度：

$$\begin{aligned} \nabla E = \frac{\partial E}{\partial W} &= \frac{\partial}{\partial W} \left(\frac{1}{2}[d_j - f(W_j^T X_j)]^2 \right) \\ &= \frac{1}{2} \times 2 \times [d_j - f(W_j^T X_j)] \times \frac{\partial}{\partial W}[d_j - f(W_j^T X_j)] \\ &= [d_j - f(W_j^T X_j)][-f'(W_j^T X_j) \times \frac{\partial}{\partial W}(W_j^T X_j)] \\ &= -[d_j - f(W_j^T X_j)] f'(W_j^T X_j) X_j \\ &= -(d_j - o_j) f'(W_j^T X_j) X_j \end{aligned} \tag{4-5-19}$$

为了使 E 最小，W_j 应与误差的负梯度成正比，即沿着梯度的负方向（最小值）按照步长 η（学习率）变化，会快速逼近最小值：

$$\Delta W_j = -\eta \nabla E = \eta[d_j - f(W_j^T X_j)] f'(W_j^T X_j) X_j \tag{4-5-20}$$

相应地，权值分量的调整公式为

$$\Delta w_{ij} = \eta[d_j - f(W_j^T X_j)] f'(W_j^T X_j) x_{ij} \tag{4-5-21}$$

根据式 4-5-21 中间项，可推导出学习信号为：$s_j=[d_j-f(W_j^TX_j)]f'(W_j^TX_j)$。因此，权值是根据梯度下降法进行迭代更新的，BP 网络就是使用的 δ 学习规则。

5. 威德罗·霍夫（Widrow-Hoff）学习规则 1962 年伯纳德·威德罗（Bernard Widrow）和马奇安·霍夫（Marcian Hoff）提出了 Widrow-Hoff 学习规则，它也是一种有监督的学习方式。因为它能使神经元实际输出和期望输出之间的平方差最小，因此又称为最小二乘法（least-mean-square，LMS）。LMS 的学习信号定义为

$$s_j = d_j - W_j^T X_j \tag{4-5-22}$$

权向量的调整为

$$\Delta W_j = \eta(d_j - W_j^T X_j)X_j \tag{4-5-23}$$

相应地，权值分量的调整公式为

$$\Delta w_{ij} = \eta(d_j - W_j^T X_j)x_{ij} \tag{4-5-24}$$

需要说明的是，在 δ 学习规则中，如果令 $f(W_j^TX_j)=W_j^TX_j$，则 $f'(W_j^TX_j)=1$，此时 δ 学习规则就是 LMS，可见 LMS 是 δ 学习规则的特例。该学习规则与神经元使用的激活函数无关，不需要对激活函数求导，学习速度快。

6. 胜者全取（winner-take-all，WTA）学习规则 是一种竞争学习（competition learning）规则，用于无监督学习。神经元之间相互竞争以求被激活，结果在每一时刻只有一个神经元被激活。这个被激活的神经元称为竞争获胜神经元，而其他神经元的状态被抑制，故称为智者全取。一般将网络的某一层确定为竞争层，对于一个特定的输入向量 X，竞争层的所有的 p 个神经元均有输出响应，响应值最大的神经元 j^* 为在竞争中获胜的神经元。

首先，对网络当前输入向量 X 和竞争层中所有的 p 个神经元所对应的权值向量 W_i（对应神经元 i）全部进行归一化，使得向量 X 和 W_i 的模均为 1：

$$X = \frac{X}{\|X\|}; \ W_i = \frac{W_i}{\|W_i\|} \ (i=1,2,\cdots,p) \tag{4-5-25}$$

然后，竞争层中所有神经元对应的归一化后的权值向量均与归一化后的输入向量 X 进行相似性比较（响应值），并将具有最相似权值向量的神经元判为竞争获胜神经元。由于两个归一化向量的内积越大，两者越相似，因此具有最大响应值 $W_{j^*}^T \cdot X$ 的神经元 j^* 为获胜神经元：

$$W_{j^*}^T X = \max_{i=1,2,\cdots,p}(W_i^T X) \tag{4-5-26}$$

只有获胜的神经元 j^* 才能调整其权值向量 W_{j^*}，调整量为

$$\Delta W_{j^*} = \alpha(X - W_{j^*}) \tag{4-5-27}$$

式中，$\alpha \in (0,1]$，代表学习率，其值一般随着学习的进展而衰减，也可以为不变的常数。

显然，调整获胜神经元权值的结果是使调整后的权值向量进一步接近当前输入模式 X，当再次出现与 X 相似的输入模式时，上次获胜的神经元更容易获胜。当竞争失败后，对应的神经元权值就无法进行调节，逐渐失去对输入模式 X 的响应机会。所以从原理上模拟了侧抑制与竞争。在某些具体应用中，以获胜神经元为中心定义一个获胜邻域，除获胜神经元进行权值调整外，邻域内的其他神经元也不同程度地进行调整，调整可用的常见函数有墨西哥草帽函数、大礼帽函数（墨西哥草帽函数的一种简化）、厨师帽函数（大礼帽函数的一种简化）等。

（刘 娟）

第六节 深度学习

一、引 言

深度学习是人工智能的代表性算法，它是一种基于深度神经网络，通过端到端机制，来学习更好表达数据中所蕴含语义的良好特征方法。深度学习最早可以追溯到 1943 年提出的麦卡洛克-皮茨模型 "McCulloch-Pitts model" 思想，具有悠久的发展历史。这个思想是神经网络的雏形，由神经科学家沃伦·麦卡洛克（Warren McCulloch）和逻辑学家沃尔特·皮茨（Walter Pitts）共同提出。20 世纪 50 年代，弗兰克·罗森布拉特提出感知机模型，是神经网络研究领域的重大突破，也为深度学习后续发展奠定了理论基础。之后产生的多层感知机算法则具备了深度学习的核心思想，但隐藏层层数的增加对深度神经网络中参数优化训练方法提出了挑战。为了解决这一问题，鲁姆哈特等学者提出了误差反向传播算法。误差反向传播算法是深度学习的重要技术，为"深度"提供了有效的计算方法支持。深度架构因欣顿（Hinton）于 2006 年在 *Science* 上首次提出的深度信念网络而受到广泛关注。该模型在分类任务中取得了良好的性能。Hinton 称这种多层神经网络为"深度学习"。

伴随着深度学习的兴起，越来越多的学者开始研究不同类型的深度网络模型。深度学习是一类深度网络模型的总称，其中前馈神经网络是深度学习中最简单的网络结构。前馈神经网络对应前文中的多层感知机，主要通过堆砌多层隐藏层来增加模型的复杂程度，从而提升模型表示学习的能力。然而，前馈神经网络单一的模型结构还是导致其在处理复杂任务时容易出现表示能力欠缺的问题。以序列化数据为例，仅基于前馈神经网络难以学习到序列之间的关联性。有研究学者针对这个问题提出了循环神经网络，这种网络结构可以捕捉序列化数据的序列关系，有更好的表示效果。循环神经网络除了最基础的网络结构外，还包括长短期记忆网络、门控神经网络等多种变体。除了文本这种序列数据外，图像数据在非结构化数据中占据了很大一部分的比例。为了充分学习图像的特征表示，研究学者提出了另一种深度学习的代表性网络结构——卷积神经网络（CNN）。卷积神经网络是深度学习的重要组成部分，包含很多模型结构及其变体，比如早期被应用于手写文字识别的 LeNet 和风靡一时的 AlexNet 等。除此之外，复杂的学习任务也促进了生成对抗网络（generative adversarial network，GAN）和强化学习（reinforcement learning，RL）的产生和发展，可以被应用于更复杂的实际任务中。本节内容将重点介绍经典深度学习算法的细节。首先简要介绍了深度神经网络的基本结构，然后详细阐述了几种经典深度学习算法（卷积神经网络、循环神经网络、生成对抗网络和强化学习算法）的理论和原理。

二、深度神经网络的基本架构

深度学习模型训练的核心是需要大量标记数据源。只有在数据充分的前提下，深度学习模型才能充分发挥其表达学习的能力。自 2012 年以来，深度学习模型对图像分类任务的影响取得突破，导致深度学习的研究热点不断上升。深度神经网络一般由三部分组成，分别是输入层、隐藏层和输出层。输入层用于接受数据输入，隐藏层用于将输入的数据进行特征转换，输出层用于输出目标结果。隐藏层一般包含多层，层数越多，模型的复杂度越高。感受器和前馈神经网络是最简单的设计。自编码器作为无监督学习的代表性算法，主要被应用于降维，其改进的变体稀疏自编码器可以产生额外的有用特征。循环神经网络常被应用于处理时间序列结构、前后具有关联性的数据，如文本等。多层残差神经网络通过允许忽略连接的方式，改进了传统的前馈神经网络，避免了模型性能的饱和。

与最原始的神经网络结构相比，深度神经网络最典型的特征即为"深"。许多现代神经网络的层数甚至达到了 100 层以上。多层的神经网络可以模拟输入和输出之间的复杂关系，但可能需要更多的数据、更长的计算时间或更先进的结构设计，以达到最佳的模型性能。表 4-6-1 展示了近些年来不同学者针对不同任务设计的深度神经网络的层类型、神经元的数学运算和正则化方法等。例如，卷积层有助于提取空间或时间关系，而循环层使用循环连接来模拟时序事件。此外，各种初始化方法和激活函数的提出和设计也在很大程度上提高了模型的性能。通过组合不同的神经网络组件，可以使得神经网络能够处理各种具有（或不具有）时空相关性的输入数据。

表 4-6-1　深度神经网络的常见组件概述

常见组件	类型	功能
层	密集连接层	对前一层的输入进行操作；过多的密集连接层会导致过拟合，这可以通过随机设置一部分输入为 0（又称 dropout）来缓解
	卷积层	对输入进行卷积操作
	池化层	减少需要学习的参数量，一定程度上可以缓解模型过拟合
	循环层	允许神经网络中的元素之间有循环连接；对模拟时序事件很有用
	嵌入层	将输入数据映射至连续的向量空间
	归一化层	对来自前一层激活后的数据做归一化处理
	噪声层	在输入数据中添加随机噪声，一定程度上可以缓解过拟合
初始化函数	确定性函数	将神经网络层中单元格的值初始化为一些常量
	随机函数	将神经网络层中单元格的值初始化为遵循特定分布的随机数
激活函数	Sigmoid、双曲正切（tanh）、softmax、缩放指数线性单元（SELU）、线性整流单元函数（RELU）等	非线性变换的主要途径，通过向神经网络添加非线性因素提升网络复杂度和模型性能
损失函数	均方误差、余弦距离、平均绝对误差、交叉熵等	为了评估神经网络的性能；损失函数是目标函数的一部分
优化算法	随机梯度下降、AdaGrad、Adam 等	要确定神经网络中微调权重的方向
正则化	L1、L2、L1+L2	为了防止过于复杂的模型参数，将 L1 范数（绝对值之和）、L2 范数（平方之和）或两者的加权平均纳入目标函数

三、卷积神经网络

卷积神经网络的起源和发展可以追溯到 1962 年。胡贝尔（Hubel）等研究了猫大脑中的视觉系统，发现猫大脑皮质中用于方向选择和局部敏感性的神经网络结构非常独特，可以有效降低反馈神经网络的复杂度。1998 年出现了第一个广泛应用的卷积神经网络。有学者设计了一个卷积神经网 LeNet-5 网络用于文本识别的图像处理，并取得了良好的识别效果。到目前为止，卷积神经网络已成为计算机视觉领域的研究热点之一。由于卷积神经网络无须对图像进行复杂的预处理操作即可提取输入图像的有效特征，从而降低了特征提取的难度，因此在不同业务领域都得到了广泛的应用。

与传统的全连接神经网络相比，卷积神经网络具有三个结构特征，即局部感知、权重共享和池化层。卷积神经网络的三个特点使其在处理图像数据时具有一定的平移、缩放和旋转不变性，提高了图像特征学习的效果。这三个特征的具体含义如下。

（一）局部感知

由于每个图像中像素之间的相关性通常随着像素之间距离的增加而减弱，因此神经网络首先使用浅层神经元分别感知图像每个局部位置的信息获得主要特征，即局部信息，然后总结深层神经元中的主要特征以获得高级特征，即全局信息。这种神经元只与图像的特定像素区域连接，然后对这些像素刺激做出反应的策略称为局部感知。使用局部连接可以大大减少神经元需要学习的参数数量，并进一步提高模型的运算速度。

（二）权重共享

卷积神经网络中的卷积层包含卷积核（又称滤波器），可以将其视为在输入图像中按指定步长滑动的滑动窗口。卷积后得到的数值表可以视为输入图像的特征映射，即从卷积层提取的局部特征。因为卷积核的参数是共享的，所以称为权重共享。在训练整个卷积神经网络的过程中，包含权重的卷积核也将被更新，直到整个训练过程完成。卷积神经网络的权重共享特性具有以下优点。第一个优点是卷积神经网络中的参数数量决定了整个网络的计算复杂度。使用权重共享可以有效减少网络参数，进一步降低网络训练过程中的计算复杂度，进一步提高模型训练速度。第二个优点是通过卷积运算利用图像空间中的局部相关性可以自动提取图像特征。值得一提的是，所谓权重共享是指卷积层中的每个卷积核只能提取一个唯一的特征，但不能提取特征的所有方面。为了提高卷积神经网络的学习能力，在实践中通常使用许多不同的卷积核来提取不同的特征。

（三）池化层

池化层又称子采样层，一般用在卷积层之间，用来减少参数数量，降低特征维数，以达到缓解过拟合的目的。池化层可以使卷积神经网络对图像中的一些小的局部形态变化保持不变，还可以增加神经网络的感受野。常用的池化层是最大池和平均池，其中最大池在实践中应用更广泛。

卷积神经网络包含多种经典的网络结构和变体，这些模型在多个任务中均取得了良好的图像表示效果。以下概述几个经典卷积神经网络模型的基本结构。

1. AlexNet 网络模型 杰弗里·欣顿（Geoffrey Hinton）和他的学生亚历克斯·克里热夫斯基（Alex Krizhevsky）在 2012 年提出了卷积神经网络 AlexNet 的经典网络结构，并在此模型基础上成功赢得了 2012 年 ImageNet 图像识别大赛冠军。该模型的图像分类精度比第二个模型高 10%。深度学习的巨大优势使其成为计算机视觉领域的研究热点。从宏观上讲，AlexNet 由八个转换层组成，对应五个卷积层、两个全连接隐藏层和一个全连接输出层。

2. VGGNet 网络模型 西蒙尼扬（Simonyan）和西塞曼（Zisserman）于 2014 年提出了一种新的卷积神经网络模型结构，即著名的 VGG（visual geometry group，视觉几何组）系列模型，包括 VGG-11、VGG-13、VGG-16 和 VGG-19。VGGNet 具有良好的泛化性能，因此在计算机视觉领域也很受欢迎。与 AlexNet 相比，VGGNet 的网络结构也有一些相似之处，但 VGGNet 用五组卷积取代了五个卷积层，并增加了五个卷积层和激活函数叠加的前一部分，因此每个部分不是由一个卷积层加一个激活函数组成，而是由多个这样的组合组成，并在每个部分之间执行池化操作。

3. Google Inception Net 网络 首次出现在 2014 年 ImageNet 大规模视觉识别竞赛（ILSVRC）大赛上时就引起了广泛关注，并凭借其独特的优势赢得了大赛冠军。通过控制计算量和参数量仍然可以获得很好的分类性能是该网络最突出的特点。虽然 Inception V1 网络的深度有 22 层，但出乎意料的是，它的参数量只有 500 万，且计算量仅为 15 亿次浮点运算。据统计，该量级的计算量仅为 AlexNet 卷积神经网络结构参数量（6000 万）的 10%。尽管其参数量仅为 AlexNet 的十分之一，但其分类准确率却远高于 AlexNet。由于获取高质量数据成本极高，在样本量受限的前提下容易出现模型过拟合的情况，因为模型不能过于复杂即需要学习的参数量不能过多。同时，需要学习参数量过多也会导致耗费资源过大，这些原因使得如何在保证模型效果的前提下尽可能降低模型参数量在实际应用中十分必要。这就是 Inception Net 的优点。Inception V1 模型通过将全连接层替换为全局池层来缓解过度拟合问题，Inception Module 部分有效地提高了参数利用效率。其基本结构包括四个分支，每个分支使用一个较小的卷积核。其中，分支 1 是对输入进行大小为 1×1

的卷积操作，一方面可以提高网络的表达能力，另一方面也可以基于此调整输入通道的维度。分支 2 首先使用 1×1 卷积实现两个特征变换，然后连接 3×3 卷积实现。分支 3 依次使用 1×1 卷积和 5×5 卷积。分支 4 的基本操作从 3×3 开始。最大化池，然后使用 1×1 卷积。综上所述，初始模块的四个分支使用 1×1，这有助于实现低成本的跨通道特征转换，并在此基础上聚合每个分支的最后一个。同时，通过包含 3 个不同大小的卷积和一个最大池，进一步提高了神经网络对不同尺度的适应性。

4. ResNet 网络 何恺明等提出了 ResNet（residual neural network，残差网络）网络结构，并在此基础上成功训练了 152 层深度神经网络。基于 ResNet，作者以仅 3.57% 的前 5 名错误率赢得了 2015 年 ILSVRC 的冠军。VGGNet 的参数量已足够低，ResNet 的参数量比 VGGNet 更低，但模型效果非常优越。该网络中的核心是残差学习模块。具体说来，ResNet 通过两个支路分别处理输入的数据，其中一个支路计算方法为 $f(x)=x$，另一个支路计算方法为 $f(x)=H(x)-x$，这两个支路的输出被合并成的输出仍然为 $H(x)$。经过分析可以发现，这个过程相当于将模型的学习目标从学习一个完整的输出 $H(x)$ 变为学习输出和输入的差别 $H(x)-x$，这个差值就是残差。

四、循环神经网络

循环神经网络是一种被用于处理序列结构数据的神经网络模型，可应用于时间序列预测、文本处理等具体任务。传统的前馈神经网络和卷积神经网络隐藏单元之间无直接关联，而循环神经网络中前面时刻的输入和结果同时也被作为后面时刻的输入，即隐藏单元之间也存在连接通道。循环神经网络的隐藏层神经元同时接收当前时刻的输入和上一时刻隐藏层的输出。循环神经网络结构图见图 4-6-1。

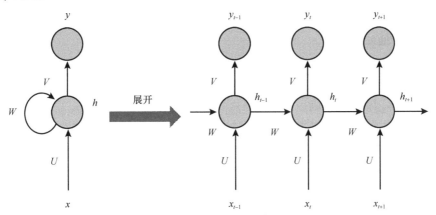

图 4-6-1　循环神经网络结构图

其中，x_t，h_t，y_t 分别表示模型在 t 时刻的输入、t 时刻的隐藏状态和 t 时刻的输出。h_t 以 $t-1$ 时刻的隐藏状态和 t 时刻的输入两部分数据相结合计算得到。循环神经网络通过设计融合上一时刻和当前时刻信息的机制实现了历史信息的记忆，从而帮助实现序列结构数据特征的学习。

以下概述两种循环神经网络结构的变体。

（一）长短期记忆网络

传统的循环神经网络在处理序列数据时不会考虑序列的长度而保存之前所有的信息。随着时间不断朝后推移，由于存在梯度消失问题，梯度在反向传播过程中会逐渐变小，相当于历史信息不能长距离传递，存在长期依赖问题，从而影响了其在实际任务中的预测效果。针对循环神经网络存在的长期依赖问题，霍赫赖特（Hochreiter）提出了长短期记忆网络（图 4-6-2），该模型通过引入一个记忆存储单元和三个逻辑门控单元来控制数据的流通，从而解决了循环神经网络在学习长期依赖关系中存在的梯度逐渐变小问题，也提升了模型的学习能力。

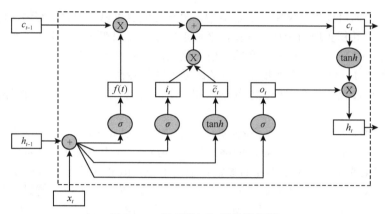

图 4-6-2　长短期记忆网络结构图

　　由网络结构图可知，长短期记忆网络在每个时间步都对应着 3 个输入和 2 个输出。在每个时刻，长短期记忆网络接受上个时刻的单元状态 c_{t-1}、上个时刻的输出 h_{t-1} 和当前时间时刻的输入 x_t 之后经过多步运算输出当前时刻的单元状态 c_t 和输出 h_t。除此之外，$\tilde{c}_t$ 表示当前时间点的中间状态值；i_t 代表输入门，用于控制当前时刻候选状态 $\tilde{c}_t$ 需要保存的信息量，$f(t)$ 代表遗忘门，用于控制上一时刻单元状态 c_{t-1} 遗忘信息的多少，o_t 代表输出门，用于控制当前时刻的单元状态 c_t 输出到下一时刻的信息量。这三种门的概念类似于电路中的逻辑门概念，1 表示门控处于打开状态，允许信息通过；0 表示门控处于关闭状态，阻止信息通过。严格说来，长短期记忆网络中的门实际上只是一个抽象的概念，它是通过 Sigmoid 函数将输出值映射在 (0,1) 实现的，这个 0~1 的概率值表示以一定的比例通过历史信息。

（二）门控神经网络

　　长短期记忆网络虽然可以有效解决循环神经网络存在的长期依赖问题，但是由于其内部结构复杂，模型训练和预测时间相对较长，有一定的局限性。为了解决上述问题，有学者提出了门控神经网络。相较于长短期记忆网络，门控神经网络不包含额外的单元状态 c_t，而是设计了一种新的门机制——更新门。更新门用于控制当前状态从历史状态和新的候选状态中分别保留的信息量的大小。门控神经网络的网络结构如图 4-6-3 所示。由图 4-6-3 可知，门控神经网络每个时刻均对应 2 个输入和 1 个输出。输入数据主要包含上一时刻输出的 h_{t-1} 和当前时刻的输入 x_t，两部分数据通过多种运算以及两个门控机制即更新门 z_t 和重置门 r_t 得到输出 h_t，$\tilde{h}_t$ 表示当前时刻的候选状态。更新门用于控制当前时刻信息的更新和输出，重置门用于筛选之前的有效信息来避免长时间依赖问题的出现。

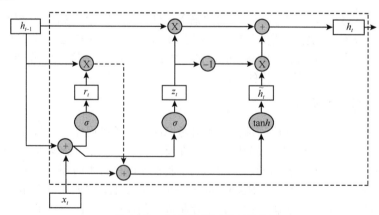

图 4-6-3　门控神经网络结构图

五、生成对抗网络

生成对抗网络（GAN）主要包含两个模块：一个生成器模块 G（generator）和一个判别器模块 D（discriminator）。经典的生成对抗网络中，生成器模块和判别器模块的基本结构均是多层感知器。生成器通常根据输入数据的分布来生成样本，判别器判断生成的样本是真实样本的概率，这个概率在 [0,1] 之间。由于生成器和判别器两个模块在训练过程中交替优化，且判别器的优化目标与生成器的优化目标相对抗，因而该网络被称为生成对抗网络。通过优化生成器 G 得到样本数据的分布，通过高斯噪声或随机噪声等噪声 z 生成数据，使生成的数据与真实训练样本相似，完成训练过程。D 通常看成一个二分类器，其输出判断概率越大，则越代表数据是真实数据，否则为生成数据。G 的训练过程是使 D 判断错误的可能性最大化。GAN 模型可以被看作一个博弈过程，在任何函数 G 和 D 的空间中存在唯一一个平衡点。其中 G 重新确定训练数据的分布，并且 D 等于平衡点 0.5，此时为模型最优点。GAN 的训练过程是以反向传播方式进行的，其模型架构见图 4-6-4。

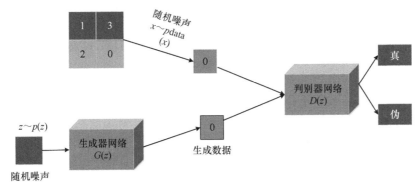

图 4-6-4 GAN 模型结构图

（一）条件生成对抗网络

条件生成对抗网络（conditional generative adversarial network，CGAN）是 GAN 的一种改进模型。相较于传统的 GAN 模型，CGAN 引入了条件变量用于指导模型的生成过程。由于传统的生成对抗网络模型太过自由难以控制，为了更好地控制模型，引入的条件变量可以是任意信息，比如场景图、风格迁移、文本描述等。通过对传统的生成对抗网络增加条件约束这种方式可以将无监督的训练过程转换成有监督的学习，从而控制整个生成过程。如图 4-6-5 所示，CGAN 相较于 GAN 的改进原理十分简单。z 表示噪声向量，y 表示条件变量，生成器将两部分信息融合用于生成样本 x。生成样本 x 和真实样本 s 紧接着被输入判别器用于判断样本的真实概率。除了这两部分数据外，判别器还需要输入条件变量 y。最后，判别器经过判断计算生成样本相较于真实样本在条件变量 y 下的概率 P，即 $P(s|(x, y))$。

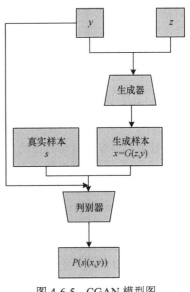

图 4-6-5 CGAN 模型图

（二）深度卷积生成对抗网络

GAN 的训练过程是无监督的，不需要样本标签，而 CNN 是有监督模型，能通过其强大的特征提取能力来提高模型的学习能力。深度卷积生成对抗网络（deep convolutional generative adversarial network，DCGAN）充分结合了 GAN 和 CNN 的优势并对其进行改进，在提高模型收敛速度的同时也提高了生成样本的质量。有学者还提出了一种全卷积结构，可以在一定程度上提高训练稳定性。DCGAN 的整体结构与 GAN 类似，主要区别在于经典的 GAN 模型生成器和判别器均由全连接网络构成，而 DCGAN 将其替换为卷积神经网络。

六、强化学习

强化学习又称增强学习、激励学习等。强化学习模拟了人脑学习的一个过程，从一开始完全随机地采取行动，通过不断地学习和试错，最后找到达成目标的一个规律和方法。强化学习是无监督学习方法的一种。与有监督学习方法有正确答案来指导学习的方式不同，强化学习方法实际上是在不断的试错过程中进行学习的，是一种基于经验和探索两者平衡的学习算法。目前强化学习是一种人工智能领域的核心技术，这种学习算法已经广泛地被应用在机器人、自动驾驶等领域。

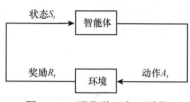

图 4-6-6　强化学习交互过程

强化学习的主要重点是学习智能体如何与环境交互，并做出最佳响应。智能体通常是指所有能够做出动作的对象，根据环境状态、信息和反馈的奖励值不断做出动作，从而不断调整目标策略以获得最大的奖励值，以期望实现最优决策。除了代理之外，它还包括环境、奖励、状态和行动。其交互过程具体如图 4-6-6 所示。

详细说来，智能体在 t 时刻，根据当前状态 S_t，从动作空间中选取一个其认为能够最大化奖励值的动作 A_t，智能体完成动作 A_t 后会得到环境的奖励值 R_t 用于表示动作对环境的影响。之后，智能体进入时刻 $t+1$，环境状态发生变化至 S_{t+1}。在时刻 $t+1$，智能体又重新开始感知新状态，采取新动作，开始新一回合的训练，直到训练结束。智能体的优化目标受奖励值驱动，更大的奖励值对应着更优的动作。智能体通过不断优化当前动作以学习应对环境变化的最优策略，这个最优策略可以使智能体的奖励最大化，这正是强化学习的最终目标。奖励函数定义了强化学习的学习目标，将每个状态-动作对映射到一个独特的奖励值，该奖励值反映了代理（学习者）因采取该动作而获得的奖励或惩罚。强化学习算法依据智能体选择动作方式的不同可以被分为三种，分别是基于价值的强化学习、基于策略的强化学习以及结合了价值与策略的强化学习。

（林　辉　黄正行）

第七节　载体：算力

计算机科学在医学方面的广泛应用，使智能医学成为了一个崭新的交叉学科。医疗大数据的飞跃式发展，使得医学研究范式发生了从循证医学向精准医疗的转变，人们越来越重视利用计算机技术在大数据分析中发掘并掌握医疗规律与知识，对计算机算力的依赖程度更高，算力也从中央处理器（central processing unit，CPU）、图形处理单元（graphics processing unit，GPU）迭代为软件定义加速器（software-defined accelerator，SDA）和软硬件融合架构（converged architecture of software and hardware，CASH）算力。算力、算法和数据的突破性进展，推动着新一代人工智能进入 AI 3.0 时代，引领着科技革命和产业变革。

一、算力含义与计算单位

（一）算力含义

算力简单来说就是计算能力。

从狭义上看，算力是设备通过处理数据，实现特定结果输出的计算能力。算力实现的核心是 CPU、GPU、现场可编程门阵列（field programmable gate array，FPGA）、专用集成电路

（application specific integrated circuit，ASIC）等计算芯片，并由计算机、服务器、高性能计算集群和各类智能终端等承载，海量数据处理和各种数字化应用都离不开运用算力进行的加工和计算。算力数值越大代表综合计算能力越强，常用的计量单位是每秒执行的浮点数运算次数（flops，$1eflops=10^{18}flops$）。据测算，1eflops 约为 5 台天河 2A 超级计算机，或 25 万台主流双路服务器，或 200 万台主流笔记本的算力输出。

从广义上看，算力是数字经济时代的新生产力，是推动数字经济发展的坚实基础。算力、算法和数据被人们认为是数字经济时代的基础资源，其中算力被看作新生产力，算法被看作新生产关系，数据被看作新生产资料，它们构成了数字经济时代的生产基石。现阶段 5G、云计算、物联网、人工智能等技术发展迅速，数据爆炸式增长的同时算法的复杂度也在不断提高，人们对算力、算力规模等的需求随之不断提升，而算力的进步又反向推动了应用方面的创新，促进了应用的创新发展、技术的升级换代、产业规模的不断壮大和经济社会的持续进步。随着 5G 商用步伐的加快，物与物之间的连接不断深化，智慧医疗、智慧安防、智慧城市等领域也在不断提升算力的应用程度，边缘计算以及雾计算的需求日益增加，算力范畴和边界仍在不断扩展。

（二）算力计算单位

通常用万亿次运算每秒（tera operations per second，TOPS）表示算力的计算单位，1TOPS 代表处理器每秒钟可进行一万亿次（10^{12}）操作。此外，算力的计算单位还可以用十亿次运算每秒（giga operations per second，GOPS）和百万次运算每秒（million operations per second，MOPS）表示。1GOPS 代表处理器每秒钟可进行一亿次（10^8）操作，1MOPS 代表处理器每秒钟可进行一百万次（10^6）操作。TOPS、GOPS 和 MOPS 只是单位不同，三者之间可以相互换算。

一些情况下，可以采用 TOPS/W 评价处理器的运算能力，TOPS/W 用于度量在 1W 功耗时，处理器能进行多少万亿次操作。

二、算力发展历史

摩尔定律（Moore's law）是指每过 18 个月，相同面积的电脑芯片上晶体管的数量将会翻一番，芯片处理能力和处理速度也将提升一倍，而成本却是原来的二分之一。最直观的感受就是算力模式在不断更新，从 CPU 算力到 GPU 算力，再到 DSA 算力和 CASH 算力，计算机算力逐步提升，应用场景也逐渐丰富。

（一）第一代：CPU算力

CPU 以大规模集成电路为主体，可用于控制时间、执行操作、处理指令和处理数据。起初，CPU 只用于数学计算，类似大型的计算器。后来，发展到通用计算，由开始的 4 位到现在的 64 位处理器，不断向前发展。从 1978 年算起，算力值至今（MHz）增长了 50 000 倍。CPU 算力的参考指标，主要是其位数。CPU 的位数是指处理器一次性计算的浮点数的位数，越高的位数代表着越快的计算速度。如今个人电脑多是 64 位 CPU，这意味着它能处理比以前更多的数据，并对更高的内存寻址容量提供原生支持，使人类的工作效率得到极大提升。

（二）第二代：GPU算力

当 CPU 性能提升陷入瓶颈时，新的硬件替代适时诞生，它就是 GPU。主要用于图形处理的 GPU 在进行通用化设计后，成为通用图形处理器（general purpose graphics processing unit，GPGPU）。现在通常所称的 GPU 实际上应称为 GPGPU，它不仅能处理图形数据，而且能处理非图形数据，其算力也大大超过 CPU。

2018 年 NVIDIA 发布的 GPU 架构——图灵架构，可以提供千兆的线程引擎来管理所有的工作，并能实现多 GPU 间的数据一致性访问。其核心处理引擎有 6 个图形处理簇（graphics processing cluster，GPC），每个 GPC 有 6 个纹理处理簇（texture processing cluster，TPC），每个 TPC 有 2 个流式多核处理器（streaming multiprocessor，SM），共计 72 个 SM。其中，每个 SM 由 1 个 RT 核、8 个 Tensor 核、64 个 CUDA 核和 4 个纹理单元组成。其单精度运算能力峰值为 3T（兆）flops（浮点），双精度运算能力为 0.13Tflops。其内存访问计算能力为 103Gflops，是普通 PC 的 10 倍。

（三）第三代：DSA算力

DSA 架构是由图灵奖的获得者戴维·帕特森（David Patterson）和约翰·亨尼西（John Hennessy）提出的，此架构同样是要解决 CPU 性能提升所遇到的瓶颈问题，提供针对特定场景的定制加速。DSA 利用定制 ASIC 增强了软件可编程的灵活性。

DSA 面向系统中的计算密集型任务进行计算加速，而不是运行整个系统，可以将之视为"CPU+DSA"。

在 DSA 的发展初期，常使用 FPGA 方案来解决自定义神经网络（NN）的推理计算结构。DSA 利用 FPGA 的并行化和流水线设计优势，给 NN 加速，并针对深度神经网络（DNN）/卷积神经网络（CNN）的特性加大运算并行度，修改内存访问，优化加法树级数、乘法器利用率和高速时钟下的不同路径的时序性能，甚至实现脉动阵列。

（四）第四代：CASH算力

CASH 算力在前几代算力的基础上继续发展。硬件更软，软件更硬，使用更灵活，功能更强大，最初的 CPU 中心架构被解构，必须围绕中心的设计桎梏被打破。一方面，硬件企业持续不断优化硬件效能。另一方面，应用企业也在不断推动算法优化，持续提升计算效率。以人工智能为例，算法优化使整体系统计算效率提升接近 20%。软硬件融合使得基于 CASH 架构的 DPU，成为性能强劲、功能完备的异构算力平台。单位晶体管性能水平可近于 ASIC，整体性能可达 GPGPU、DSA 的 10～100 倍，甚至更高，算力再一次提升 1～2 个数量级。未来，CASH 算力将完全有能力面对自动驾驶、5G/6G 核心网、边缘计算等应用场景。

然而随着社会的不断进步，摩尔定律的发展也陷入了一定的瓶颈，专家预测，晶体管电路将会到达它的性能峰值，摩尔定律的作用也会随之无从发挥。目前芯片制造光刻技术的发展已无法满足摩尔定律的要求。芯片属于一种大规模集成电路，依据摩尔定律，数千万甚至数亿个晶体管都需集成在指甲大小的芯片上，目前用于制造 CPU 的晶体管只有 10nm 大小，如果把它们继续缩小到原子级甚至量子级，所需的光刻技术就不能再与摩尔定律同步，这在一定程度上限制了摩尔定律的应用。

（五）云计算

算力越高，所需的成本就会越高。因此，随着摩尔定律趋于失效，人们逐渐将云计算作为计算力提升的方式。云计算利用网络"云"技术处理数据，具体流程为：大量的数据计算程序→无数个小程序→分析与数据处理→生成结果并传给使用者。其中，进行数据分析和处理时，需要使用由多台服务器组成的网格系统。虽然云计算是一种分布式计算，但由于其能处理任务分配并整理计算，所以也可以称之为网格计算。此外，云计算还能实现强大的网络服务，数万个数据几秒内就能处理完成。

云计算技术并不只是所有人工智能的基础计算平台，它还是把所有人工智能的力量融合在无数应用中最方便的形式；人工智能技术不仅可以丰富企业云计算服务的特性，还可以根据企业商务场景的现实需要定制云计算服务，从而为中小企业增加了人力资本。

三、算力评估系统

《中国算力发展指数白皮书（2023）》在综合参考多个国内外机构和企业对算力测度及相关指

标体系的研究，并充分征求专家意见的基础上，从算力规模、算力环境、算力应用、算力产业和算力技术五个维度选取相关指标建立算力发展指数 2.0 评价体系，全面客观地评价了算力发展状况。

（一）算力规模

现阶段算力规模重点包括计算设备算力和基础设施算力。其中，计算设备算力则包括了基础通用算力、智能算力和超算算力三部分，三者分别提供基础通用计算、人工智能计算和科学工程计算。其中，基础通用算力主要基于 CPU 芯片的服务器所提供的计算能力；智能算力主要基于 GPU、FPGA、ASIC 等芯片的加速计算平台提供人工智能训练和推理的计算能力；超算算力主要基于超级计算机等高性能计算集群所提供的计算能力。

（二）算力环境

算力环境主要包括网络环境、算力投入及数据开放等因素，持续优化的网络环境为算力发展提供坚实支撑，大规模算力投入将会对算力增长产生直接和间接的推动作用。

（三）算力应用

算力应用主要包括消费应用和行业应用，消费和行业应用带来了算力规模、算力能力等需求的快速提升，算力的进步又反向推动了应用的发展。

（四）算力产业

算力产业主要包括了计算设备、计算芯片及计算软件，分别代表了计算设备产量、集成电路产量及软件业务收入。

（五）算力技术

算力技术包括了创新水平和研发投入两方面，分别将计算发明专利的申请数及授权数、计算机制造业全社会研究与试验发展经费（R&D 经费）等指标纳入算力评估系统。

四、算力与大数据的融合与发展

大数据是人工智能得以发展的基础保障，起到燃料的作用，失去了大数据，人工智能将无从发展；算力是人工智能得以发展的技术保障，起到动力和引擎的作用。算力和大数据二者缺一不可。同样，人工智能的不断进步也推动了算力和大数据的技术创新。人工智能、算力和大数据相互促进，共同发展，构成了未来时代的潮流趋势。

大数据与算法、算力的融合发展将带来至少三方面的影响：①全面推动大数据、人工智能有关技术的落地应用；②智能体将从消费互联网走进产业互联网；③基于大数据和人工智能的创新门槛将进一步降低，更多中小微企业可以进入大数据、人工智能领域进行创新。

总的来说，算力的增强使得大数据分析的发展具备了技术保证，而算力和大数据分析技术的发展则提供了人工智能发展必备的基本材料和技术条件，是现代人工智能实现发展的核心。反之，人工智能的进步又给算力和大数据分析的改良带来了动力。

五、算力发展推动医学进展

从"大国重器"的角度而言，除了量子计算，各国在超算领域的竞争仍将继续。"E 级超算"，即每秒超过一百亿次浮点运算的超级计算机，将成为竞争的焦点。

（一）全球数据快速增长，人工智能算力将成为主流

如今全球数据量呈现爆炸性上升，人工智能算力将成为主流。过去 30 年，世界 IP 的每秒流

量增加了 1.3 亿倍，全球数据量在 2020 年达到 47ZB，2035 年将增长到 2142ZB，而且 50% 的数据是最近两年产生的。

根据目前已有的报告，2018 年中国产生了全球 23% 的数据，美国产生了 21%。人工智能计算将成为主流，5 年后全社会算力总量的 80% 以上都将是人工智能算力，而 OpenAI 则提到，自 2012 年到 2018 年的 6 年时间里，全球人工智能训练对算力的需求增加了 30 万倍。

同时，算力已经成为主要国家的战略选择。数据显示，2020 年全球算力中，美国占 36%，中国占 31%，其余为欧洲、日本和其他地区。尽管中国算力发展很快，但是从人均数据中心的机房面积看，我们只为美国的 1/20，日本的 1/10，所以还有很大的发展空间。

（二）构建算力网络，服务社会大众

"十四五"时期开启了我国全面建设社会主义现代化国家新征程的第一个五年。中国电子学会理事长、工业和信息化部原总工程师张峰表示，"十四五"期间要加快构建并形成以技术创新为驱动、以新一代通信网络为基础、以数据和算力设施为核心、以融合基础设施为突破的新型数字基础体系。

算力网络的根基是网，中心是智、链、云、数、网、边、端、安（artificial intelligence、blockchain、cloud computing、big data、network、edge computing、termina、security，ABCDNETS）等高度集成，为一体化服务的新型信息提供基础架构。中国移动通信有限公司研究院副院长段晓东提出，算力网络以实现"算力泛在、算网共生、智能编排、一体服务"为目标，逐步实现与水电一样的算力，达到"一点接入、即取即用"，达成"网络无所不达，算力无所不在，智能无所不及"。

我国通信业的进步使算力网络成为国家提倡的新型信息技术，这也表明算力网络将成为我国信息通信产业发展的新趋势。数字化发展趋势使得现今世界的信息资源数量呈现爆炸式增长，人们大多通过云端、边界、端侧处理海量数据，核心生产力已成为云边端多级泛在算力。算力网络结合了多级算力资源，把互联网信息与应用需要整合起来，给应用带来了按需求优化的资源分配。

算力网络未来发展的最终目的是为各行业提供高效的算力，智慧城市作为计算最大的市场，5G 和 AI 等技术是助力智慧城市差异化的基本条件。

（三）超强算力赋能人工智能辅助医学

以强大的算力作为支撑，在人工智能领域，计算机对图像的识别率显著提升。因此，高性能的算力与海量存储是人工智能辅助治疗的重要基础。

例如，基因测序数据分析需要海量算力的支持，在整个过程中，需要用到近百种软件。各个软件资源使用特征又差别很大，有的软件计算能力可达 140Pflops，存储容量为 10PB，可极大地加快生物测序数据处理速度，提高研究效率。

在医疗行业，利用人工智能识别医疗影像可以借助高性能、高吞吐、高集成和高效能的算力，以满足非格式化数据的处理需求。并且，现阶段快速、及时、可靠的超算，可以秒级分析检索海量的医学图像，辅助医生诊疗，帮助医生对基础疾病进行初步筛查和诊断，还能自动、高效地控制医院的诊断报告质量和影像质量，提高治疗效率。

（肖若秀）

第八节　识别技术

识别是指对被识别对象进行感知，通过获取对象的特征信息，并结合先验知识，对目标进行认识和分别的过程。识别技术则是综合利用计算机技术，模仿实现人类识别这一过程，将传感器采集到的数据转换为所需信息的方法手段。随着人工智能的快速发展，识别技术也产生了质的飞跃，在人们的日常生产生活中，已随处可见识别技术的应用。

受限于当前数据采集技术的发展，目前的研究应用较多集中于基于视觉（图像）和听觉（声音）感知的识别技术，而基于味觉、嗅觉和触觉的识别还相对较少。

一、图像识别技术

通俗来讲，图像是指人眼能观察到的视觉画面，是人类最为重要的信息获取来源。在人工智能研究领域，图像识别也是其中的一个重要研究方向。传统的图像识别技术需要根据识别任务检测图像特征点，然后通过描述子对特征点进行描述，最后通过分类器完成目标的分类与识别。随着深度学习技术的发展，可以将特征提取和目标分类任务整合到一个神经网络结构中完成，在很多识别任务中实现了远超传统算法的性能。

根据图像数据源数量的不同，图像识别又可以分为单目、双目和多目，其中双目和多目图像识别主要是利用图像的视觉差来解算目标的深度信息，多用于姿态识别。

（一）图像识别的基本原理

图像识别技术主要是通过提取图像中的特征点，并利用其特征信息来完成图像的分类。特征点就是图像中比较特殊的点，如轮廓点、较暗（亮）区域中的亮（暗）点等。特征点有全局和局部之分。全局特征主要关心的是图像在整体上的分布特点，如颜色、纹理、形状特征等。局部特征点反映的是图像上具有的局部特殊性，一般包括斑点（在颜色上和周围差别明显的区域）和角点（边的交点）。

常用的全局特征提取算法包括局部二值模式（local binary pattern，LBP）、类哈尔特征（Haar-like feature）和方向梯度直方图（histogram of oriented gradient，HOG）等。局部特征提取中，常用的斑点检测方法主要包括高斯拉普拉斯（Laplacian of Gaussian，LOG）、黑塞行列式（Hessian determinant，DOH）等，而角点检测方法则主要包括哈里斯（Harris）算法、FAST 算法等。图 4-8-1 示意了 FAST 角点提取的基本思想，即考查与像素 p 距离为 r（r=3）的像素（1～16 灰色格），其灰度值与 p 差别大于指定阈值的连续像素个数。

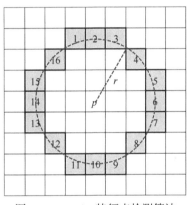

图 4-8-1　FAST 特征点检测算法

特征点只是给出了图像中明显特征的位置分布信息，而要实现图像识别，即实现目标图像与样本图像的比对，还需要通过特征描述子对特征点进行描述以将不同的特征点区分开来。特征描述子是根据特征点邻域范围内像素信息生成描述结果的一种计算方式，需要有较高的可复现性，即同一特征点在尺度、方向、光照不同的图像中应具有尽可能相似的描述结果。常用的特征描述方法包括尺度不变特征变换算法（scale-invariant feature transform，SIFT），加速稳健特征（speeded up robust features，SURF）、二进制鲁棒独立基本特征（binary robust independent elementary features，BRIEF）等。

将目标对象的多种特征组合在一起，就可以形成一个 n 维特征向量，亦即对应于该 n 维特征空间中的一个点。从这个角度来说，图像识别的本质就是一个分类过程，即寻找特征空间中的一种划分。

（二）人脸识别技术

得益于深度学习在图像识别领域取得的巨大成功，人脸识别技术的发展也已日趋成熟，目前已能达到 99% 以上的准确率。同时由于人脸图像的获取具有非接触性和非强制性的特点，因此在实践中已获得了广泛的应用。从概念上讲，人脸识别是指从数据库中检索与当前人脸图像匹配的样本，属于 1:N 的比对。与之相近的技术概念还包括人脸检测、人脸对齐和人脸验证。人脸检测是指在场景图像中找到人脸所在的位置和范围；人脸对齐则是在人脸图像中定位面部关键特征部位，如眼睛、鼻子、眉毛等；人脸验证属于 1∶1 比对，即判断两张图片里的人是否为同一人。这些技术从广义上来讲也可以归于人脸识别的范畴。

基于图像识别的生物验证技术还包括虹膜识别、指纹识别等。

（三）视觉交互识别

视觉是人类与世界进行交互的重要途径，因此高效准确的图像识别技术是实现智能人机交互的基础。视觉交互技术包括表情识别、眼动识别、手势识别及姿态识别等，在智能医疗领域都有着巨大的应用需求。

1. 表情识别　表情是人体语言的一部分，包含了丰富的情感和心理信息，因此表情识别（FER）也是最为真实直接的情感识别技术，在心理学、人机交互等领域有着非常广泛的用途。表情的分类并没有固定的标准，目前较为公认的一种分类方式是将其分为恐惧、生气、高兴、悲伤、吃惊、厌恶及中性 7 种基本表情，以及由多个基本表情形成的复合表情，如惊喜（高兴+吃惊）、悲愤（悲伤+生气）等。表情识别技术是在人脸识别技术的基础上发展起来的，相关研究主要集中于特征提取和表情分类两方面。目前深度学习已成为表情识别的主要技术发展方向。

另外，对于微表情（持续时间 4～20ms）的识别也是当前的研究热点。

2. 眼动识别　在人类交流的过程中，通过眼睛的运动可以获取对方的情绪状态、喜恶程度、注意力等信息。眼动识别，也称为眼动追踪，主要是通过识别用户眼球的转动方向，对用户的目光注视区域进行跟踪定位，实现互动操作或心理学分析，同时也可以为一些特殊人群提供人机交互手段。目前主流的眼动追踪是基于视频眼动图（video oculographic，VOG）的"非侵入式"方法。通过在头戴设备上固定一个摄像头和一个固定光源（红外照明器），识别视频图像上的瞳孔中心位置和固定光源在角膜上的反射点位置，来解算出用户当前的凝视方向。

3. 手势识别　手势是语言交互过程中的重要补充，对于聋哑人来说，甚至是起到替代语言的作用。手势交互具有便捷和非接触的优点，已有越来越多的应用支持或完全采用手势交互方式来替代鼠标键盘或触摸屏。随着混合现实技术在医疗领域的深入应用，精准的手势识别也是远程互动的基础。基于视觉图像的手势识别一般利用一个或多个摄像头采集视频数据，通过获取图像中的目标手势区域（手势分割），提取手势图像中的特征参数并加以分析（手势分析），最后对手势进行分类和描述以完成识别（手势识别）。

4. 姿态识别　姿态是人体的重要生物特征之一。姿态识别（posture recognition，PR）是指通过计算机视觉图像识别出当前人体呈现的姿态，在智能监控、行为分析、医疗康复等行业都有着广泛的应用前景。传统的姿态识别技术需要通过一些可穿戴设备来采集数据，用户体验较差。基于图像的姿态识别则通过从连续的视频帧中提取人物特征，并在时间序列上对目标进行跟踪来获取人体姿态信息。但由于目标遮挡、个体差异、视角变化等因素影响，其发展之初也受到了较多限制。随着深度摄影技术的出现，以微软公司推出的 Kinect 设备为代表，在获取场景的颜色分布信息的同时，还能通过红外收发装置获取场景的深度信息，这使得人体骨架和关节的识别能够更加简单和准确。

（四）医学影像识别

随着成像技术的不断发展，医学影像已广泛应用于良恶性肿瘤、脑功能与精神障碍、心脑血管等重大疾病的临床诊断和治疗。常用的医学成像技术包括 MRI、CT、X 射线、超声、正电子发射体层成像（positron emission tomography，PET）、单光子发射计算机断层成像（singlephoton emission computed tomography，SPECT）、病理光学显微镜图像等。医学影像的存储一般采用国际通用的医学数字成像和通信标准（digital imaging and communications in medicine，DICOM）格式。

医学影像的识别主要是通过计算机图像处理技术来完成影像中组织器官的定位和分类，为医生判读医学影像提供更为丰富准确的患者生理、病理信息。基于自然光学图像识别方法同样也适用于医学影像的识别，但在应用上医学影像也有其特殊性，如评判模糊性、个体差异性等。随着深度学习等相关技术的迅速发展，其在医学影像处理领域也取得了很好的效果，在病灶检测、疾病诊断等领域发挥了重要的作用。

二、声音识别技术

声音是由物体振动产生，并能被听觉器官所感知的波动现象。声音识别就是从声音采集设备得到的时间序列波形中提取出感兴趣内容的过程。

（一）语音识别

语音是人类最为自然的一种信息交流方式，因此在人机交互领域，语音识别（speech recognition，SR）也是人们重点关注的研究方向。得益于人工智能及深度学习的快速发展和广泛应用，语音识别技术也日趋成熟。

语音识别需要结合声学模型和语言模型来完成从音频到文字的转换。声学模型主要负责音频信号的处理并提取声音的特征参数，并在语音特征与音素（根据语音的自然属性划分出来的最小语音单位）之间建立映射关系，而语言模型则是负责生成符合语法规则和逻辑的语句。常用的声音特征提取方法包括梅尔频率倒谱系数（Mel-frequency cepstral coefficient，MFCC）等。

音频波形是一个非平稳的连续信号，需要对音频进行分帧处理，以获得声音频率成分的分布特性。根据人类的正常语速与基频，音频帧的持续时间通常选择为 20～50ms。对每个音频帧进行频域转换并拼接起来，就形成了语谱图。语谱图是声音信号的一种图像化的表示方式，其横轴为时间，纵轴为频率，语音在各个频率点的幅值大小（能量）通过不同的颜色来区分。图 4-8-2 显示了一个音频片段的波形图（上）及其语谱图（下）。波形图中每个小竖条表示一帧音频，将所有音频帧的短时傅里叶变换（STFT）结果按时序拼接起来即形成了该音频片段的语谱图。

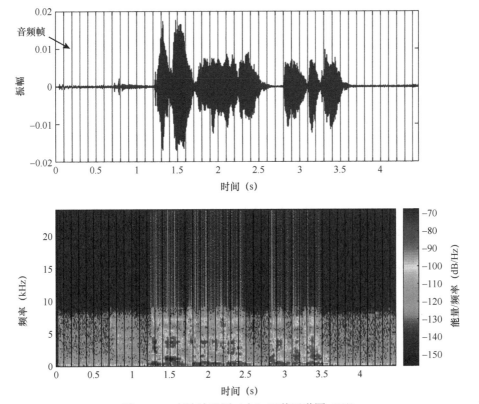

图 4-8-2　声波波形图（上）及其语谱图（下）

在声学模型中，一个单词的发音由若干音素组成。在连续的自然语音中通常存在较多的连音现象，造成相邻音素之间难以准确区分，因此一般采用左中右三个状态来描述一个音素，而一个状态则由若干音频帧组成。语音识别过程就是首先把音频帧进行状态分类，然后组合成音素，再把音素组合成单词以完成分类识别，其中状态分类是关键。传统声学模型中较为经典的是高斯混合模型和隐马尔可夫模型（Gaussian mixed model-hidden Markov model，GMM-HMM），其中 GMM 负责将帧识别为状态，HMM 负责将状态组合成音素并生成单词。随着深度学习的兴起，人们用深度神经网络代替 GMM 来完成状态的识别并取得了较好的效果。后续人们又将循环神经网络、时延神经网络（time delay neural network，TDNN）、双向长短期记忆（bidirectional long short term memory，BLSTM）等深度学习方法引入声学模型，使得语音识别技术逐渐进入实用阶段。

（二）声纹识别

声纹识别（voiceprint recognition，VPR）又称说话人识别，即通过声音来识别说话人的身份。声纹是指声波频谱中所蕴含的特征信息，通常由频率、强度等多个特征量组成。由于生物个体发声器官在尺寸和形态等方面或多或少都存在一些差异，因此可以利用声纹识别技术来对说话人的身份进行认证。

从形式上来说，声纹识别可分为文本相关和文本无关的识别，两者的区别在于是否限定训练语音与测试语音的内容。从应用上来看，声纹识别又可分为说话人确认和说话人辨认两类。前者是 1:1 判别问题，即判断某段语音是否为某人所说，而后者则是判断某段语音是谁人所说，属于 1:N 匹配问题。

声纹识别的基本过程和语音识别基本相同，通过语谱图提取声音特征，并和样本进行匹配来完成识别。但由于两者识别的目的不同，因此所关注的特征和分类模型也有所不同。声纹识别通常分为注册和识别两个阶段。注册阶段主要是从语音样本中提取特征，生成说话人模型。识别阶段则是从测试语音中提取特征，通过和说话人模型进行匹配完成识别。

与语音识别不同的是，声纹识别通常会面临样本数量较少的问题。为了解决这个问题，有研究者提出了 GMM-全局背景模型（universal background model，UBM），利用大量的不同说话人语音及少量目标说话人的样本数据，通过自适应算法即可构建出目标说话人模型，并能取得较为准确的识别结果。后续又发展出了一系列的向量模型，包括高斯超级向量模型（G-vector）、联合因子分析向量模型（J-vector）、身份向量模型（I-vector）及在深度学习框架下的深度向量模型（D-vector）和 X 向量模型（X-vector），大幅提高了声纹识别系统的性能。其中 X-vector 是目前最为有效的声纹识别算法。

（三）声音事件识别

除了用于人类之间的信息交流外，声音也是人类感知自然世界的重要信息来源。通过声音来识别环境事件的技术称为声音事件识别。声音事件识别在医疗、生态、安防、智能驾驶等领域中都有着巨大的应用潜力，但相对于语音识别和声纹识别，其技术发展还相对滞后。声音事件识别面临的问题主要是环境声音具有复杂的频谱分布和时域结构，同时还存在样本数量较少且质量不高等问题，这使得声音事件识别技术在数据增强、模型训练和分类识别的算法设计上面临很大的挑战。

（李衷怡）

第九节　人工智能与多模态图像融合

一、医学图像与多模态

医学领域的快速发展加速了临床疾病的诊断、治疗，其中医学影像、超声、病理、心电图等检查手段作为临床诊断的重要依据，能够辅助临床医生设计治疗方案及精确诊断。而根据执行检查的设备和成像方式的不同，上述检查手段获取的医学图像呈现出多模态特性。面对多模态的医学图像，人工智能技术充分发挥其数据挖掘的优势。所谓人工智能"多模态"融合，即通过人工智能技术融合两种或两种以上的多模态数据，提取数据有效信息，对数据进行高效管理及分析。本节以医学影像学为例来阐述人工智能与多模态影像图像融合的原理及应用。

（一）医学影像学的发展与多模态图像

医学影像学图像根据成像原理和方式，分为 X 射线、CT、MRI 几个模态，X 射线、CT、MRI 可谓是影像学的"三驾马车"，互补利弊，扩大了影像学的检查范围并提高了影像学的诊断水平。

X 射线技术最早在 1895 年由德国科学家伦琴所发现，作为医学影像学领域中最早出现的影像诊断技术，X 射线被誉为 19 世纪医学史上最伟大的发现，直到今天它仍然是临床上使用最普遍、便捷的一种影像诊断方法。X 射线图像成像的原理是在人体前方放置能够发出射线的发射器，穿过人体后，通过在人体后方放置射线探测器来收集穿透人体的 X 射线强弱程度（不同组织对射线的吸收系数不同）来判断所穿透组织的厚度和密度差异，根据 X 射线所成像图像显示的密度差异，即可识别出人体不同部位的组织、器官轮廓，实现对组织的宏观观察，以此达到影像诊断的目的。X 射线在投入临床疾病筛查、诊断的工作中后，在呼吸内科、骨科、脑外科、普外科等临床科室得到广泛使用，应用模式主要为硬质组织或高密度组织的筛查，如骨骼、头颅成像以及胸部平片、腹部平片等。

CT 是继 X 射线后又一开创性发现。在 X 射线投入临床后虽然为疾病诊断带来巨大辅助，但由于人体内仍存在大量软组织结构等对 X 射线吸收系数小、吸收能力接近，或因组织、器官在体腔内前后重叠排列，导致 X 射线这种射线发射器方向单一、探测器位置单一的检查模式很难实现对它们的识别，并且二维的图像模式也难以观测扫描部位的空间结构，因此人体内软组织或前后重叠的组织的病变难以发现。1972 年，第一台 CT 设备诞生，当时还仅能用于颅脑检查。1974 年，全身 CT 设备出现，检查范围也扩大到了胸、腹、脊柱及四肢。CT 是基于 X 射线的原理对人体指定部位进行环绕式扫描，并且扫描方式为断层式扫描，扫描后由高灵敏度的探测器接收每个断层的 X 射线强度差异，经过数字化转换后输入计算机处理，能在矢状位、冠状位、轴位三个层面立体成像。相比 X 射线，CT 的图像更加清晰，使影像检查方法实现由二维层面向三维层面的过渡，对于组织层理结构、细小病变有良好观察水平。并且随着医疗和计算机技术的进一步发展，目前多排螺旋 CT 已发展到了 320 排，在临床上得到普遍运用，特别是在很多通过 X 射线无法识别的细微病变、深层病变和软组织病变的诊断上具有更好的诊断价值。

MRI 同样采取断层扫描的方式对人体进行数字成像，但成像原理不同。MRI 没有使用 X 射线作为基础扫描手段，而是通过建立强磁场后对磁场内的人体释放特定频率的射频脉冲，使人体中最广泛存在的氢质子受到脉冲刺激后在磁场中发生磁性共振，随后通过探测器对人体内磁性共振信号进行接收，导入计算机并完成图像重建。MRI 图像中，不同的灰度代表了不同的信号强度，反映的是弛豫时间的长短。人体不同的组织及其病变具有不同的弛豫时间，在其相应的加权图像中可产生不同的信号强度，从而表现为不同的灰度。目前，MRI 在人体各部位的成像诊断中以颅脑、脊髓、骨关节、心脏大血管、软组织等效果最佳，能够对检查部位进行定性和半定量诊断，软组织分辨率高于 CT 和 X 射线。并且，MRI 没有 X 射线或 CT 给人体带来的射线辐射损伤，无生物副作用。但由于检查环境为强磁场环境，因此体内有金属内植物的患者或安有心脏起搏器的患者不能接受 MRI 检查，甚至也不能靠近 MRI 设备，强磁场将会对体内金属的位置和状态带来影响。同时，由于 MRI 检查设备的磁场空间封闭，检查时间长，因此很多幽闭恐惧患者或小儿患者因无法配合也无法完成检查。因此，在临床上究竟使用 X 射线、CT 还是 MRI 还是要结合具体情况进行分析，选择最合适的影像检查方法。

（二）多模态医学图像库的建设

在医学影像学中，X射线、CT、MRI作为"三驾马车"拓宽了医学影像的检查范围和图像模态。X射线作为传统的影像学检查手段，是疾病初筛时的首选方案，例如，对于骨骼疾病来说，X射线对于伴随移位的骨折，伴随骨质密度、形态改变的骨病有很好的诊断价值。并且X射线还能够完成动力位成像，即患者处于不同体位下开展的成像，能帮助诊断很多临床疾病，这一点CT和MRI都难以替代。但X射线的显像不够清晰，没有空间层里成像，因此对细微结构或空间结构难以识别。CT检查通过矢状位、冠状位、轴位三个层面立体成像改善了这一点，显像更加清晰，但对软组织成像能力差，并且容易出现硬质组织伪影。MRI与CT相比，减少了辐射伤害和硬质组织伪影，进一步多方面、多参数对人体成像，并且对软组织分辨能力高，弥补了这一不足。因此，建立多模态医学图像库对于患者的疾病诊断以及人工智能相关技术在医学领域的融入具有重要意义。

医疗领域的大数据特性为多模态医学图像融合提供了数据基础，通过设立规范化的数据入库标准，经过数据采集、数据处理、数据分类及清洗后，将不同模态的医学图像统一入库，以此建设基于多模态数据融合的医学图像库。对于患者自身疾病诊断来说，多模态图像库为患者的疾病诊断提供了全方位的参考依据，通过不同模态的数据提供的多元化线索展开分析，以此辅助医生进行临床诊断。

建立完善的多模态图像库为人工智能技术在医学领域的应用提供了数据基础，利用人工智能机器学习在数据处理分析及数据特征提取方面的优势，深度挖掘图像信息，降低数据冗余，减少模型计算压力。机器学习技术作为人工智能的重要手段，能够高效提取数据信息，医学数据的不断增多，对数据的存储及处理提出了更高的要求，通过在时空及多维度等层面挖掘多模态图像数据的相关性，去除高度相关的相似数据，实现图像的有效分类，建立、完善高标准的图像数据库，为后续的图像融合及分析提供保障。

二、人工智能方法在医学图像融合的应用

随着科学技术的进步，不断发展的成像手段和多模态图像采集设备为医学诊断和研究提供助力。在医学影像领域，CT、MRI、PET、SPECT等成像技术为临床医生提供了人体结构特征和软组织等信息。然而，医生进行诊断决议时需要结合大量的临床信息。由于单模态图像所能呈现的信息的局限性，目前已有许多致力于多模态图像融合的研究。当患者有多幅图像报告时，应用医学图像融合方法将多模态图像中全部有用的信息结合起来，融合的目的是获得图像更高的对比度、融合质量和感知体验，不同的医学成像方式提供不同层次的结构和功能信息；不同的成像方法保持了不同的图像学特性；不同的传感器获得了相同部位不同的成像信息，使得融合后的图像具有比源图像更多的信息。针对不同传感器获得的图像，经过算子或者卷积神经网络的处理，融合成一幅含有多源信息量的新图像。图像融合方法基本是以像素、特征、决策三部分为基础进行研究的，图像排列位置和特征层次的不同导致融合图像的效果存在较大差别。

（一）传统的图像融合方法的劣势

近年来，医学图像融合方面的相关研究逐渐增多。大多数传统的图像融合可以概括为以下三个阶段：特征提取、特征域融合和图像域重构。融合算法的构建主要依赖于3个因素：成像形态、被研究的器官和融合算法，融合结果应满足以下条件：①融合后的图像应完全保留源图像的信息；②融合后的图像不应产生任何合成信息，如伪影；③避免误配和噪声等不良状态。

在图像融合方面已经有了大量的工作。早期的图像融合方法以空间和变换域方法为主，空间域融合方法，直接计算源图像的加权平均，其中权重由图像块或梯度信息确定，空间域方法在融合过程中会产生光谱畸变和空间畸变，引入噪声导致图像模糊。变换域方法是将源图像变换到频域或其他域进行融合，然后进行重构操作，该方法可以得到更多的光谱信息和更高的信噪比，但

在相同的空间分辨率下能够接收到的数据更少。此外，传统的融合方法对源图像上相似的像素细节不敏感，它们只关注于具有明显区别的像素细节。随着人工智能热潮的到来，深度学习算法在医学图像配准和图像分割领域得到了广泛的应用，基于深度学习的医学图像融合方法也成为了众多学者研究的热点。

（二）人工智能图像融合方法的优势

深度学习是近年来医学图像融合研究的一个新领域。基于空间域和变换域的传统医学图像融合方法的特征提取和融合规则需人为制定，融合方法鲁棒性差、冗余性低。为了克服上述问题，相对于空间域和变换域基于深度学习的医学图像融合方法显示出巨大的优势。

多模异构的医学数据之间既存在差异性也存在隐藏的关联性，这些差异性和隐藏的关联性能为疾病诊断提供支撑性线索。基于深度学习方法的图像智能融合技术通过挖掘多模异构数据中的支撑性诊断知识，将多模态医学数据进行时空对齐，建立数据类型、时空尺度、特征类型等之间的深层关系图谱，构造多维异类异构特征协同的层次化、稀疏化一致性特征描述模型，学习多模多维特征之间的隐含相似性关系和语义相关性，将多源异构医学数据映射至同一耦合特征空间，实现"求同存异"数据智能融合。传统方法的矢量输出和源图像在空间上存在不一致性，而深度学习卷积神经网络采用局部连接结构，矢量输出图像和源图像在空间上保持完全对齐，因此融合后的图像视觉效果更好。

在实际应用场景中，由于疾病类型复杂多变、致病原因具有偶然性和多样性，仅通过医学数据物理与生理特性模型对多模异构医学数据进行融合难以取得合理的、有助于提升分型准确性的多模态融合特征。多模异构医学数据深度学习融合方法本质上是从多模态、异构医学数据中和数据之间学习用于融合的知识，使用制备的先验知识数据集进行监督，以获得强鲁棒性的多模态异构医学数据深度融合模型。

三、总　　结

人工智能具有从数据中学习并通过灵活适应实现特定目标和任务的能力，尤其在医疗这类数据、知识、脑力劳动密集的行业，能有效解决医疗资源不足的问题。深度学习方法作为人工智能的分支，能挖掘多模态医学图像中表观差异大而语义关联性强的特征，具有自主学习多模多维特征之间的隐含相似性关系和语义相关性的特点。对医学数据的深度融合及分析，可缓解医生的诊疗压力。

医学图像融合的发展范围从空间域、变换域的传统方法到人工智能深度学习方法，技术手段的不断升级，带动了人工智能在医学图像融合领域的迅速发展，增强了医学诊疗效力。但同时也受到各种因素的限制，如医学图像资源获取难度大，深度学习方法训练需大量标注数据，有限少量的图像数据严重影响了深度学习方法的应用；此外，不同器官和组织内部结构具有多元化特点，深度学习方法适应性还需进一步验证。

（霍彤彤　刘蓬然）

第五章 人工智能的医学应用

第一节 医学人工智能简介

人工智能（AI）在 1956 年由美国达特茅斯会议初次被定义，也被誉为人类历史上第四次工业革命，其原理是应用计算机或计算机控制的机器来模拟、延伸或扩展人的智力活动，从而帮助人类更好地探索和改造世界，开展生产活动，以满足人类需求的复杂产品系统。随着计算能力和大数据、区块链及 5G 技术的飞速发展，人工智能已经从单纯的理论阶段过渡到前所未有的实际应用阶段，正逐步推进人类全面进入智能时代。

一、医学人工智能概念

医学是综合学科，主要包括基础医学、临床医学、药学、检验医学、预防医学等分支学科。人工智能在医学领域中的开发应用则称为医学人工智能（artificial intelligence in medicine，AIIM），既是医学和人工智能的交叉综合，也是人工智能研究的医学基础，两者相辅相成，目前应用主要涉及医学影像、辅助诊断、疾病筛查、药物研发、临床决策等方面。

二、医学人工智能研究内容

首先，知识由知识概念及知识概念间的相互联系组成，是实现人工智能的必由之路，而医学人工智能是在医学领域及其相关知识的基础上，通过模拟医务人员的医疗思维方式与能力，从而研究促进人工智能发展的科学，既包括医学知识特点，也包括人工智能研究特点。

知识图谱（knowledge graph）是以符号形式描述物理世界中的概念及两者间的相互关系，由"实体-关系-实体"三元组为基本组成单位，其本质上是一种语义网络（semantic network），也就是结构化的语义知识库。基于知识的覆盖范围和领域差异，主要分为通用知识图谱和领域知识图谱两大类。

领域知识图谱是针对某一特定领域，由该领域的专业数据所构成的行业知识库，也称为行业知识图谱或垂直知识图谱。因其基于行业数据构建，有着严格而丰富的数据模式，因此对该领域知识的深度与准确性提出了更高的要求。医学人工智能便属于领域知识图谱的应用之一，可分为生物医学领域知识图谱、中医学科领域知识图谱、中文疾病知识图谱等。

结合领域知识图谱的特点，医学人工智能的研究内容主要包括：医学知识表示、医学知识获取及医学知识应用。

（一）医学知识表示

医学知识表示是医学知识图谱构建之前确定下来的一组约定，以便将知识符号化后存储，主要方法包括基于符号逻辑的知识表示、基于语义网的知识表示及表示学习 3 种。选择不同的医学知识表示方法将影响整个医学知识图谱系统在信息抽取、存储及应用方面的效率。相对于其他两种表示方法，当前认可度更高的是基于语义网的医学知识表示，其中又以医学知识网络（medical knowledge network，MKN）作为电子病历医学知识表示方法最为常用。

（二）医学知识获取

相比于其他类型的知识，医学知识具有以下特点：

1. 时序性 指疾病的发生发展及临床诊治过程的病情演变。

2. 概念多样性 由于医学概念名称不同或缺乏统一的命名标准，导致同一概念有多种名称。

3. 一致性要求高 医学是维护生命健康、涉及生命安全的科学，因此要求医学知识错误程度低且严谨程度高。

4. 半衰期短 医学知识的发展与科技发展与日俱进，科技越发展，医学知识更新速度越快。

5. 复杂多样 医学学科分支多，交叉学科多，各医学概念间的关系复杂，同时医学知识还涉及图像、表格及专家经验等内容。单从医学概念上就能看到医学知识的复杂性，一个医学概念往往存在多个上位概念和下位概念。以肺炎为例，肺炎不仅有肺组织炎症和肺实变两个上位概念，还有新生儿肺炎、间质性肺炎和支气管肺炎等下位概念。

6. 模糊性 由于医学也属生命探索科学，本身即存在极大的不确定性。

由于医学知识存在以上特点，导致医学知识在人工智能处理方面存在较大的困难，尤其是在医学知识获取、表示以及分析方面。

目前，知识获取仍以传统方法为主，主要通过对文本信息进行自然语言处理并抽取，其重点通过人工操作或自动获取方式从非结构化或半结构化的数据中提取知识单元，具体获取方式包括实体识别、实体关系抽取、属性抽取等。对于医学知识获取，主要还是根据相关领域专家对知识进行整理，再由知识工程师帮助专家将知识形式化，进而形成具有该领域专业性质的医学知识库。然而，传统的医学知识获取本质上仍依赖于专家知识、经验及知识工程师们的紧密配合，其耗费的时间、资源均不可忽视。因此，随着人工智能深层领域及机器学习的发展，逐步开始尝试知识的自动获取研究。

医学知识融合是将医学信息抽取中获得的不同来源、不同结构、不同表示方式的数据进行整合，最终使这些异构医学数据实现在同一框架下的规范表示，主要方法包括共指消解和实体消歧。其中，共指消解的主要目的是当多个名称对应同一实体时，将这些名称对应到正确的规范化的实体上，也就是解决同物异名的问题，例如，临床常用的扑热息痛与对乙酰氨基酚，本质是同一药物。实体消歧则是专门用于解决异构数据的实体产生歧义问题的技术，也就是针对同名异物问题，例如，临床常用的英文缩写 CA，既可指代癌症（cancer），也可指代钙元素（calcium）或儿茶酚胺（catecholamine）。两种方法均以达到将医学知识概念统一化、规范化为目的。同时，第三方知识库还包含高质量、规范化的医学知识，如医学系统命名法-临床术语（systematized nomenclature of medicine-clinical terms，SNOMED CT）、国际疾病伤害及死因分类标准（the International Statistical Classification of Diseases and Related Health Problems 11th Revision，ICD-11）、医学主题词表（medical subject headings，MeSH）等。最后，知识融合将结构化的知识或者第三方知识库中的知识整合到知识图谱中进行分类汇总。

医学知识加工是指将已经过提取和融合的知识再进一步加工提纯为高质量的知识，包括医学本体构建、医学质量评估和知识推理 3 部分。知识推理是在已有知识库基础上结合相关算法，以实现对知识图谱的探索和挖掘。在医学领域中，知识推理虽具有收集数据、分析数据、诊断疾病、提供诊疗方案的功能，但患者病情往往因人而异，并变化无常，对于疾病的诊断仍依赖于医生的专业知识和从医经验。因此，医学知识推理的构建难度巨大。随着医疗大数据的发展，尤其是快速推理及对增量知识、规则的快速加载发展，目前基于人工智能技术的知识推理模型如人工神经网络模型（artificial neural network model）、遗传算法（genetic algorithm）和反向传播（back propagation）网络模型等，均已广泛使用。

（三）医学知识应用

医学知识应用指医学人工智能在医学各个领域的广泛应用，主要涉及临床诊疗、精准医疗、慢性病管理、药物研发、医疗管理、医学教育等领域。随着社会发展，人们日益增加的医疗健康需求，以及丰富且大量的医疗数据积累与科技发展，医学人工智能的应用已成为人工智能发展的重要分支。目前，医学人工智能应用较成熟领域主要包括基于专家系统的医学辅助诊断、基于机器学习的智能影像及基于机器人的智慧医疗。

医学专家系统（medical expert system，MES）是利用人工智能技术，在集大量医学专家知识和经验数据的基础上，结合医学知识库和专家思维进行仿真的计算机系统。通过智能推理程序的相关算法，模拟医务人员的思维模式和工作流程，以达到诊疗疾病的目的，进而解决此前依赖专家分析决策的复杂医学难题。临床上，医学专家系统的主要应用为临床决策支持系统，目的是为医务人员或患者提供计算机生成的临床知识及患者相关信息，提高对患者的诊疗效果。

目前医疗数据中来源于医学影像的数据超过 90%，因此在医学影像辅助诊断中人工智能技术的应用举重若轻，尤其在智能影像识别、智能辅助个性化诊断、人机交互辅助诊断、精准治疗辅助决策等方面起到核心支撑作用。目前，医学人工智能已经能完全胜任胸部影像资料的判读并达到影像科医生水平，有效加快了影像科判读工作流程，节省了医疗资源。

机器人辅助医疗目前主要为外科手术机器人研发，1983 年由詹姆斯·麦克温、布莱恩·戴、杰力弗·奥辛莱克共同推出的 Arthrobot 系统，实现了根据医生的声音定位而操纵患者肢体，辅助完成骨科手术的相关操作。目前，国内第一台自主研发的"天玑"骨科手术机器人已经成功应用于临床，并取得了良好的临床效果。

（刘跃洪）

第二节　人工智能在医学辅助诊断中的应用

自诺贝尔物理学奖得主、德国物理学家伦琴发现 X 射线以来，以 CT、MRI 和 PET 为代表的现代医学成像技术，给人类疾病的诊断带来了极大便利。然而，患者的个体差异以及医生个人在医学影像分析中的局限性（如知识、经验、工作状态等），难免会产生误判或漏诊的问题，可能导致患者的救治时机被耽误。为了避免因"人"的局限而引发的诊断错误问题，迫切需要一种利用计算机对病变的影像学特征进行量化分析并做出准确判断的技术。因此，计算机辅助诊断（computer-aided diagnosis，CADx）技术应运而生，它通过影像学和图像处理的手段，结合计算机的自动分析能力，辅助医生识别医学图像中可能的病变，从而提高诊断的准确率。

一、计算机辅助诊断发展简史

20 世纪 50 年代，CADx 技术就开始在临床诊断中进行应用。1959 年，莱德利（Ledley）和卢斯特（Lusted）分析了医学诊断的推理基础，将逻辑分析（logic analysis）引入医学诊断过程，并试图通过逻辑关系将医学诊断形式化（formalization），以表示医生关于症状与疾病之间关系的知识，从而开启了 CADx 技术的研究之路。1966 年，洛德威克（Lodwick）在其论文中首次提出了"计算机辅助诊断"概念，并认为在放射学中，计算机能帮助医生做几乎任何重复性的工作；此外，他还开发了一个从胸部检查中预测肺癌患者生存期的系统，引起了学术界的关注。

20 世纪 70 年代，第一代的 CADx 系统使用流程图、统计模式匹配（pattern-matching）、概率论或知识库（knowledge base）来驱动它们的决策过程，被称为医学"专家系统"（expert system）。研究人员对 CADx 系统能力的期望过于乐观和不切实际。然而，受各种算法（algorithm）在一些重要计算问题上的限制，这些 CADx 系统（如 MYCIN、Internist-I 等）的临床诊断效果不尽如人意，往往只能被用于教学中。从 20 世纪 80 年代中期开始，研究人员对已有 CADx 技术和系统的局限有了更清晰的认识，促使他们尝试使用先进的人工智能方法，如数据挖掘（data mining）、机器学习（machine learning）等，来开发新型的 CADx 系统。

进入 20 世纪 90 年代后，人工神经网络（ANN）作为一种机器学习算法，发展非常迅速。ANN 是模拟人类大脑神经元工作的一种数学方法，它从信息处理的角度对人脑的神经元进行抽象，通过改变神经元之间的连接方式构成不同的神经网络。在辅助诊断方面，ANN 凭借其出色的自学习、记忆、预测能力，展现出比传统概率统计方法和数学模型更优越的性能。1998 年，FDA

批准了全球第一款用于乳房 X 射线摄影（mammography）的 CADx 系统——ImageChecker M1000 系统，它包含带有内置 ANN 的个人电脑处理器单元。在随后的几年中，用于分析乳房 X 射线检查、乳房 MRI 及肺、结肠和心脏的医学影像的商业 CADx 系统也陆续获得了批准。

2016 年，AlphaGo 战胜围棋世界冠军李世石。这场里程碑式的胜利，让深度学习技术备受瞩目。深度学习（又称深度结构化学习）是一种具有表示学习能力的 ANN 算法，其中的卷积神经网络（convolutional neural network，CNN）已被广泛应用于医学影像的分析与处理中。古尔珊（Gulshan）等人在 2015 年提出了一种基于深度学习算法的视网膜眼底照片分类（classification）模型，在检测糖尿病性视网膜病变（diabetic retinopathy）时，具有高灵敏度（sensitivity）和高特异性（specificity），首次验证了基于深度学习的 CADx 系统在眼疾辅助诊断中的可行性。目前，眼、肺、心血管等领域的多款国产 CADx 系统陆续获得了国家 III 类医疗器械注册证，不仅能为医生提供更好的医疗决策支持，而且提高了医生的工作效率，被称为医生的"第三只眼"。

二、计算机辅助诊断流程及主要方法

（一）基本流程

基于医学影像学的 CADx 操作流程通常包含三个环节：

1. 图像预处理 其目的是使计算机易于识别人体组织或器官的医学图像中可能存在的病变。此过程通常先将图像数字化（经过模数转换），如果原始图像已为数字化图像（如超声、CT、MRI 等医学影像），那么可略过此步。然后，对数字化图像进行预处理，常用的方法包括图像裁剪、图像去噪（image denoising）、图像增强（image enhancement）、图像配准（image registration）等，便于计算机将可疑病变从医学图像的复杂背景中分离并识别出来。

2. 图像特征提取 又称病变的医学图像征象分析量化过程，其目的是进一步细化已提取的病变特征。为了使辅助诊断结果具有可解释性，大多数 CADx 系统提取的特征为对病变诊断具有价值的影像学表现，如病变的尺寸、密度、纹理、组织形态特征等。目前主流的 CNN 具有良好的表征学习能力，能从输入图像中自动提取语义特征，而无须额外的特征工程（feature engineering），但模型训练时需要大量人工标注的图像。

3. 图像类别（category）预测 将获得的医学图像特征输入 CADx 系统，通过运算和推理对病变的类别进行预测，进而实现疾病的辅助诊断和病灶定位（localization）。常用的分类算法包括决策树（decision tree）、支持向量机（support vector machine，SVM）、ANN、贝叶斯网络等。目前，CNN 已被证实在医学影像分析中能取得比上述传统分类算法更优的图像分类效果；此外，Transformer 作为一种在自然语言处理领域大获成功的网络架构，也开始在医学图像领域崭露头角。

（二）主要方法

目前，CADx 系统使用的 AI 技术主要包括图像/影像分类、对象检测（detection）与分割（segmentation）。

1. 分类 分类的主要目的是把输入数据映射为给定的类别，该过程由分类算法或分类器（classifier）来实现。分类是一个有监督学习过程，必须事先知道各个类别的信息，如果无法满足上述条件，就需要使用聚类（clustering）分析。CADx 系统常用的分类算法包括贝叶斯、决策树、k 近邻（k-nearest neighbor，KNN）、SVM 和 ANN 等。

（1）贝叶斯分类算法：是一类利用贝叶斯统计知识进行分类的经典算法，利用贝叶斯定理来预测一个新样本属于各个给定类别的概率，然后选择概率值最大的类别作为该样本的类别。但在现实中，贝叶斯定理的强条件独立性假设经常是不成立的，因而出现了一些降低条件独立性假设的贝叶斯分类算法，如在贝叶斯网络结构的基础上增加属性之间的关联关系。

（2）决策树分类算法：是根据数据的属性采用树形结构建立的一种决策模型，常用于解决分类和回归问题。一棵决策树由节点和有向边构成，其中内部节点表示属性的测试条件，叶子节点表示类别。针对决策树容易过拟合（over-fitting）的缺点，随机森林（random forest）集成多棵决策树（单个分类器）并采用投票机制来确定最终输出的类别，以提高分类准确率。

（3）KNN 分类算法：是一种利用近邻信息进行分类的经典算法。KNN 分类算法适用于样本规模比较大的分类场景，但存在计算量较大的问题，因为每一个新样本都需要计算它到其他已知样本的距离。

（4）SVM 分类算法：是一种对数据进行二分类（binary classification）的广义线性分类算法，其主要思想是建立一个最优决策超平面（hyperplane），使得位于该平面两侧且距离该平面最近的两类样本之间的距离最大化。目前，SVM 在人像识别、文本分类、生物信息学等领域得到了广泛应用。

（5）ANN 分类算法：是一种应用神经网络结构进行信息处理的数学模型。目前，CNN 是医学影像分析使用最广的 ANN 算法，它是一类包含卷积操作且具有深度结构的前馈（feed-forward）神经网络。作为深度学习技术的代表性算法，CNN 能按其阶层结构对输入图像进行平移不变分类（shift-invariant classification），而卷积核参数共享和层间连接的稀疏性使其能以较小的计算量获得良好的图像分类效果。

2. 对象检测　是利用图像处理与模式识别（pattern recognition）等领域的理论和方法，发现图像中的目标对象，确定其类别及在图像中的位置。在医学图像中，检测的目标可为器官、组织、骨骼、病灶、细胞等不同尺度的对象。与自然图像的对象检测不同，医学图像的对象检测一般是针对某一个特定的细粒度类别，如肿瘤、肺结节、血管等，其难点在于对象的尺寸、形状、外观、位置变化较大，而且很多时候目标对象的外观和非目标对象的外观差别较小，不易区分。

医学图形中对象检测的基本流程包括：区域（region）的分割、候选区域提取（粗粒度）、定位、特征提取、分类。其中，精准定位是检测成功的关键所在，即在目标部位搜索与对象外观最匹配的区域，常用的方法有滑动窗口、投票、基于分割的定位。

（1）滑动窗口：是在输入图像中搜寻所有可能包含目标对象的小窗口，通过比较和分析小窗口与训练得到的对象外观模型，得到该小窗口所定位区域的类别。

（2）投票：与滑动窗口不同，投票主要用于基于局部（部分）的对象外观模型（包含一组局部感兴趣的区域和它们之间的拓扑关系）。针对输入图像，该方法首先获得与对象外观模型中局部区域最匹配的区域，然后计算这些区域之间最佳的拓扑匹配。

（3）基于分割的定位：建立在图像自动分割的基础上，成功的图像分割本身就是很好的定位。但是，图像分割是一个复杂且耗时的过程，在医学图像中即使是专业的医生也很难将有些细粒度的目标对象完整地分割出来。

目前，深度学习技术也被应用于医学图像的对象检测中，常用的方法包括面向候选区域的 CNN 模型（region with CNN feature，R-CNN）和基于深度学习的回归方法。

（1）R-CNN 模型于 2014 年被提出，其基本流程为：首先，输入一张图片生成指定规模的候选区域。其次，将每个候选区域缩放成统一尺寸，输入 CNN 中进行特征提取，并将 CNN 的最后一个全连接层（fully connected layer）的输出作为特征；然后，将提取的特征输入分类器（如 SVM），判断是否属于指定类别。最后，使用回归器修正候选区域的位置，包括对已分好类的候选区域做边框回归（bounding box regression），用边框回归的值对原始的建议窗口进行校正，得到预测窗口的坐标。在此基础上，从加快对象检测效率出发，研究人员提出了 Fast R-CNN、Faster R-CNN、Mask R-CNN 等模型。

（2）基于深度学习的回归方法，将整张图片作为网络的输入，直接在图像的多个位置上回归出目标对象的边框及所属的类别，加快了检测的速度。而且，网络在预测对象边框时使用的是整张图片的信息，使得假阳率（false positive）大幅降低。YOLO（you only look once）系列算法和 SSD（single shot multi-box detector）算法是这类方法的典型代表。其中，YOLO 的训练与预测都是端到端的（end-to-end），不仅运行速度快，而且泛化能力强。针对 YOLO 存在的对象定位不精准问题，SSD 通过在预测某个位置时使用这个位置周围的特征而非全图的特征来提升预测的准确性。

3. 分割　图像分割是把输入图像分解成若干特定区域并提取感兴趣目标的过程。它是医学影像分析中的关键步骤，可用于肿瘤组织、肺结节、变异细胞等的识别和检测，从而为临床诊疗和病理学研究提供可靠的依据。医学图像通常较复杂且缺少简单的线性特征，导致从其中自动分割出目标对象并非易事。此外，分割效果还受部分容积效应、灰度不均匀性、伪影等因素的影响。

现有的图像分割方法主要包括基于阈值、区域、边缘的传统分割方法及基于深度学习的分割方法。目前，基于深度学习方法的分割准确率已超过了传统的分割方法，不断逼近人工标注的效果。针对原有基于 CNN 网络的分割方法存在存储开销大、计算效率低下、感知区域受限制的问题，研究人员提出了全卷积网络（fully convolutional network，FCN）、U-Net 等经典模型，取得了良好的分割效果。最近，ViT（vision transformer，视觉转换器）模型也被应用于医学图像分割中，在一些公开的数据集上取得了比 CNN 更好的分割效果，值得关注。

（1）FCN 接受任意尺寸的输入图像，能对图像进行像素级别的分类。FCN 使用反卷积对最后一个卷积层产生的特征图（feature map）进行上采样（up-sampling），使它恢复为与输入图像相同的尺寸，在为每个像素产生预测的同时，保留原始输入图像中的空间信息，最后在上采样的特征图中对像素逐一分类，完成组织、器官等目标对象的分割。在此基础上，形成了 3D FCN 等针对特性任务的扩展模型。

（2）U-Net 作为基于 FCN 的一种语义分割网络，是目前在医学图像分割中使用得最广的骨架网络之一。它包含下采样（down-sampling）层和上采样层，网络结构中只有卷积层和池化（pooling）层，没有全连接层。U-Net 网络中较浅的层用来解决像素定位的问题，较深的层用来解决像素分类的问题，并使用跳跃连接（skip connection）将下采样层与上采样层相连，有助于提高像素定位的准确性和分割的精确性。

三、人工智能在医学辅助诊断中的代表性应用

（一）皮肤癌的识别

皮肤癌（epidermal cancer）是人类最常见的恶性肿瘤之一，美国每年约有 540 万人患皮肤癌。皮肤癌的确诊一般需要经过临床筛查、皮肤镜（dermatoscope）分析、活检和组织病理学检查。现有的皮肤癌分类系统主要针对标准化的图像，如皮肤镜图像和组织病理图像。随着智能手机的普及，皮肤摄影图像的获取更加便捷，利用普通的摄影图像对皮肤病变进行自动分类成为一个具有挑战性的任务。

斯坦福大学的学者在 2016 年设计了一个基于 GoogLeNet 的 CNN 模型，用于对皮肤摄影图像进行病变自动分类。该模型先利用 2014 年 ImageNet 大规模视觉识别挑战赛中约 128 万张图片进行了预训练，再在收集的约 13 万张医学图像上进行微调（fine-tune）。在针对识别角质形成细胞癌（keratinocyte carcinomas）和良性脂溢性角化病（benign seborrheic keratosis）以及恶性黑色素瘤（malignant melanoma）和普通的痣（benign nevus）的两个二分类诊断任务中，该模型的表现媲美 21 位皮肤科医生的水平，AUC（area under the ROC curve，ROC 曲线下面积）指标的值超过 0.91。在不通过活检而仅利用手机图像特征进行皮肤癌初筛上，达到了医学专家的水平，验证了其临床应用的可行性，开启了皮肤癌的智能手机筛查新模式，因而登上了发表当期 *Nature* 的封面。

（二）视网膜疾病检测

年龄相关性黄斑变性（age-related macular degeneration，AMD）是一种致盲性眼病，美国有近 1000 万人患有 AMD。光学相干断层扫描（optical coherence tomography，OCT）使用近红外光捕获视网膜组织的高分辨率在体三维影像，已成为医生诊断 AMD 等致盲性眼病的一项标准技术。仅美国每年就有超过 3000 万次的 OCT 眼科检查，导致眼科医生的读片工作非常繁重，迫切需要研发高效的 CADx 系统。

加利福尼亚大学圣地亚哥分校的学者在 2017 年也设计了一个 CNN 模型，并开发了用于分析眼科 OCT 图像的 AI 辅助诊断工具。在此基础上，他们利用"迁移学习"（transfer learning）技术在儿童肺炎诊断方面探索了该模型的普适性。迁移学习是把已训练好模型的参数迁移到新的模型来帮助新模型训练，相当于运用已有的知识来帮助学习新知识，从而达到"举一反三"的目的。在鉴别脉络膜新生血管（choroidal neovascularization）、糖尿病黄斑水肿（diabetic macular edema）、玻璃疣（drusen）及正常视网膜的 OCT 图像时，该 AI 辅助诊断工具的准确率、敏感度、特异度均超过 95%，达到了 6 位临床经验丰富的医学专家水平，并能在 30 秒内决定患者是否需要治疗。此外，该 AI 辅助诊断工具不仅能鉴别肺炎和正常胸部 X 射线平片，还能区分肺炎的病原体为细菌还是病毒，准确率超过 90%。这项研究为"全科"CADx 系统的开发提供了新的思路，因而登上了发表当期 *Cell* 的封面。

（三）重症新型冠状病毒感染预测

钟南山院士团队与腾讯控股有限公司合作，在 2020 年通过机器学习选择变量算法确定了 10 项新冠感染患者的临床特征，设计了基于深度学习的生存 Cox 模型（survival Cox model）。在医护人员输入患者的临床特征后，重症早期分诊系统可以返回患者在 5、10 和 30 天内病情发展为危重的概率，帮助预测患者发展至危重病情的风险，有助于监测患者住院期间的风险趋势和更好地进行疾病管理。

四、面临的挑战

时至今日，CADx 系统在输入数据收集、预处理、处理和系统评估中使用的各种算法仍然存在局限。算法通常被设计用于产生一个针对特定疾病的诊断，这可能导致无法为患有多种并发疾病的患者提供最优的结果。此外，日益增长的患者数据，特别是多模态的医学影像数据，结构和内容复杂。智能分析此类数据的需求激增，也是 CADx 系统当前面临的挑战之一，迫切需要先进的方法在合理的时间内存储、检索和分析它们。尽管已投入大量精力来创新分割、特征提取、检测、分类等关键步骤的技术，但是仍然没有针对每个步骤的最佳算法。因此，为 CADx 系统的各个方面构建创新算法的持续研究至关重要。

当前报道的 CADx 系统大多都使用了深度学习技术。然而，深度学习常常被视为"黑盒"，虽然取得了良好的预测效果，但是算法本身在可解释性上难以尽如人意，大多数的结论确认都由经验而非理论来确定。对深度学习的主要批评在于许多方法缺乏理论支撑，如对比分歧算法，并没有得到充分研究，其收敛性等问题仍不明确。如何利用组织形态学、病理组织学等医学知识来为医生提供可解释、可信任的辅助诊断结果，对 CADx 系统来说仍然是一大挑战性问题，值得继续探索和进行临床试验。

（马于涛）

第三节 人工智能在早期肺癌诊疗中的应用

一、人工智能在肺癌诊断中的作用

肺癌是我国发病率和死亡率最高的恶性肿瘤，其早期检测并实施临床干预可将患者 5 年存活率提高至 60%～70%，因此，能否在肺癌早期做出精准判诊，成为提升患者生存率的关键。近年来，AI 发展迅速，其在肺癌的诊疗中也有了广泛的应用，包括肺结节检出、肺结节精准分割、肺癌风险预测、组织病理学辅助诊断等。AI 辅助诊疗使医生工作效率更高，有助于减轻医生负担，为患者提供更加有效的临床诊疗方案。

（一）肺结节检出

在我国，肺癌是最常见的恶性肿瘤，致死率极高，及早地检出患者的恶性结节对于提高患者生存率意义重大。早期肺癌在 CT 上常表现为具有或不具有恶性征象的肺结节，通过肺小结节的分析、评估，进一步判断哪些肺小结节有可能是早期肺癌，恶性肺结节的检出是肺癌早诊第一步，但是由于 CT 断层较多，仅凭影像科医生阅片查找肺结节耗时耗力，且往往带有一定的主观性，常常导致检出准确率不稳定。AI 作为新兴的技术手段的出现，在肺结节的高效检出中有非常大的优势。AI 模型基于医疗大数据不断迭代、学习、优化，能够比较客观地检出肺结节，很大程度上能够避免漏诊的发生。AI 辅助医生阅片，快速高效，极大地释放了医生的阅片压力。AI 赋能阅片，极大地提高了肺结节检出准确度，也大大提升了阅片效率，因此，AI 在肺结节检出中发挥着重要作用。2017 年深睿医疗发布肺结节 AI 辅助筛查系统，实现了肺结节自动检出、结节自动位置标记、结节自动轮廓勾画、结节解剖位置自动定位、结节影像诊断参数自动测量、结节自动分类（实性、钙化、磨玻璃、肿块）等以及自动进行肺结节特征分析。2018 年，上海联影医疗科技股份有限公司发布 AI 平台 uAI，以及肺结节智能筛查系统等智能应用。2019 年，深睿医疗推出基于胸部 CT 影像的全肺 AI 医学辅助诊疗系统，实现全肺的多病种检测。AI 辅助肺结节检出可以提高医生工作效率、缓解工作压力，使得影像医生的整体工作流程更为便捷，从而服务更多的患者。

（二）肺结节精准分割

肺结节被视为肺癌监测的关键指标，肺结节的准确分割是提升肺癌监测可靠性极其重要的一步。准确分割肺结节不仅能提取结节的边界特征，还能计算其质量及体积倍增率等，为肺结节的良恶性判别提供重要依据。传统医学图像分析往往以资深医生的手动勾画轮廓为标准，人工勾画效果低，且为了尽可能多地包含特征，手动勾画的感兴趣区的面积一般超过实际病灶范围，这会导致后期结果分析不准确。另外，由于肺结节本身体积小且不同病患呈现的肺结节病灶形式各异，基于传统的图像分割方法难以获得准确的肺结节分割结果。AI 的发展为这一难题提供了新的启发——基于庞大体量训练集，构建具有很多隐层的机器学习模型，通过模型对隐藏的图像特征的不断学习和有用特征的挖掘，从而最终实现影像的高效准确分割。德国学者提出的 U-Net 网络结构被作为各种影像分割任务的参照，后续还衍生出各种 U-Net 变种以优化和提升分割稳定性和准确度。

随着深度学习技术的发展和计算机性能的提升，3D 分割网络因其空间特征挖掘能力在医学图像分割领域日渐流行。有学者将 3D U-Net 与 3D 条件随机场（conditional random field，CRF）相连，训练过程中 CRF 用于优化网络偏置和权重，并将结果反馈到 3D U-Net 中实现网络参数优化，结节分割结果显示该网络的性能很好。

（三）肺癌风险预测

低剂量螺旋 CT 是肺癌筛查的重要手段。临床上对肺癌高危人群进行大规模低剂量螺旋 CT 筛查，并根据肺部结节大小、密度和生长状况等因素综合评估患癌风险，由医生及时给予患者相应的干预建议，可以显著降低患者死亡率。然而，低剂量 CT 的肺癌筛查法存在诸多不足，如不同医生的主观性、较高的假阳性及较低的评估效率等。所以开发和广泛利用自动化的早期肺癌风险预测流程十分必要。有研究者设计了一种复合型卷积神经网络，通过对超大数据集的运用、对胸部 CT 图像的全局和局部特征的同时识别与提取，以及对不同时间点的 CT 图像的综合分析，实现了人工智能预测肺癌风险的较高精度，且被证明显著优于医生表现。此外，有关于肺癌的研究报道，在放射学中用人工智能的方法确定用于临床决策的新的预测和预后生物标志物，辅助临床医生对肺癌做出更高效和客观的风险评估。

■ （四）组织病理学辅助诊断

组织病理学诊断是肺癌诊断的"金标准"。然而，传统肺癌的病理诊断主要由临床病理学家承担。由于有许多机械性的重复性任务，所以阅片既费时又低效，图像信息具有很强的主观性，难以量化。随着人工智能的发展，使图像信息转变为数据进行量化和客观分析测量成为可能，基于深度学习的肺癌病理学图像分析能够定性或定量分析病理切片的细胞形态、组织学纹理特征、分布特征和特异分子的免疫组化染色强度等肿瘤信息，人工智能有潜力快速分析大量图像数据，对人类病理学专家诊断困难的病例进行分类，大大提升肺癌的诊断效率。

不同的肺癌类型或是不同的发现阶段均有不同的治疗策略，因此首先要有精准的病理类型判断，才有精准的治疗策略，准确划分肺癌的病理类型在临床工作中非常重要，深度学习也可以帮助病理学家检测肺癌的类型。有研究报道了用深度卷积神经网络（deep convolutional neural network，DCNN）开发了肺癌细胞病理自动分类模型，自动进行模型学习优化，最终 AI 模型判断的小细胞癌、腺癌、鳞状细胞癌的分类诊断准确度与病理学家相当。目前，也有研究基于癌症基因组图谱训练深层卷积神经网络实现了较准确地将正常肺组织和不同类型的肺癌患者区分开来，AI 分类结果与病理学家一致，且模型也在独立数据集上进行了验证。

总而言之，AI 可以协助临床病理学家实现高效准确地判断肺癌病理类型，提高肺癌患者的判诊效率，大大减轻了病理工作者的负担。AI 对于肺癌组织病理学图像分析，具有非常大的应用潜力，是通往精准病理学的桥梁，更多有价值的研究有待挖掘。

二、展 望

AI 赋能医疗实践，有着广阔的发展前景。AI 不仅仅在肺癌早期筛查、风险预测、组织病理学辅助诊断等各个环节有相应的应用价值，在远程会诊、疾病预后评估、医疗数据管理等方面也有巨大潜力。AI 有望成为未来数十年医疗健康领域转型的重要载体。我国对 AI 技术的发展也给予了前所未有的支持力度。AI 已被纳入中国国家发展战略之中，《新一代人工智能发展规划》写道：2020 年人工智能总体技术和应用与达到世界先进水平同步；2025 年，人工智能基础理论实现重大突破，部分技术与应用达到世界领先水平；2030 年，人工智能理论、技术与应用总体达到世界领先水平，成为世界主要人工智能创新中心。

AI 的发展也面临着一些挑战。首先，AI 是基于深度学习实现的，其过程中尚存在"黑匣子"——部分结果的可解释性不强，可能会影响疾病诊断的准确性。其次，AI 是基于大数据分析的，但各家医疗中心的数据结构不一致，大数据标准化欠缺，数据共享性差，从而影响 AI 模型的迭代优化。此外，医疗数据牵涉到病患隐私，数据安全问题不仅仅是医疗中心与患者之间、不同医疗中心之间，更是医疗中心与第三方算法研究团队都应该面对的，在 AI 发展的同时，也需要推进数据安全建设。

尽管 AI 的发展不是一马平川，但是结合当前医疗行业的发展趋势，AI 的快速发展势不可挡，加强 AI 技术在肺癌诊疗领域中的应用，是促进肺癌精准诊疗的助推剂，必将发挥出更大的应用价值。

（支修益）

第四节　人工智能的医学临床应用

AI可以辅助医生更加便捷、科学地开展临床诊疗工作和研究，目前主要应用于辅助诊断、治疗方案设计、病情评估和技术操作等。国内外已有许多AI辅助诊疗系统，但由于机器学习仍处于"黑匣子"阶段，加上临床医生的信任程度和疾病诊疗的复杂性等因素，限制了AI的广泛应用。本节阐述了AI技术在人体不同系统疾病的临床应用，并且介绍了AI在急诊预检分诊以及辅助外科手术、麻醉、护理和康复方面的应用。

一、AI在各系统疾病诊疗方面的应用

（一）AI在心血管系统疾病的临床应用

AI技术在心血管疾病领域的应用，包括辅助诊疗、危险因素识别与防控、心电监测等。

心电图是心血管疾病的最常用检查手段，AI技术可以通过临床大数据建立模拟人脑的智能读图软件，辅助心电图诊断。单导联心电贴片是一种基于端到端深度神经网络（deep neural network，DNN）的可穿戴心电监测设备，在心房颤动、房室传导阻滞等心律失常的诊断中，准确性不亚于临床专家。通过手机连接可穿戴设备可以进行简易的单导联心电图检测，采集到的电信号由手机内置的AI程序解读可输出相应的结果，用于心房颤动的诊断和高危人群的筛查非常有效，当然最后诊断结果仍需与标准12导联心电图数据进行比对校准。

AI技术还可以对患者进行疾病风险分层，降低患者的整体死亡率和心血管不良事件发生率。有研究者基于人工神经网络（ANN），建立了用于心搏骤停患者早期结果预测和风险分类的模型并证明基于ANN的机器学习（machine learning，ML）模型预测结果优于传统的逻辑回归模型。另有研究者也建立了一种ML的风险评分模型，比冠状动脉CT血管成像（computed tomography angiography，CTA）对患者预后的评价更加准确，而且可以充分利用CTA发现的斑块特征，改善疾病的风险分层。

（二）AI在呼吸系统疾病的临床应用

AI技术，特别是以卷积神经网络（CNN）为代表的深度学习技术，在呼吸系统疾病的流行预测、协助诊断、指导治疗、慢性病管理等方面的应用取得一定成效。2017年，斯坦福大学的学者研发了用于辅助肺炎诊断的基于CNN的CheXNet模型，其诊断性能超过了放射科医生的平均水平。然而这种深度学习算法需要用大量标注好的医学图像来训练，往往费时费力。"迁移学习"通过改善算法，把已经训练好的模型参数迁移到新的模型帮助新模型训练，可以利用极少的训练图像，快速高效地辨认图像的特定结构，减少工作量。有学者将一种用于眼部疾病诊断的AI系统通过"迁移学习"算法，用于肺炎的诊断，结果显示准确度、敏感度和特异度均高于90%。

（三）AI在消化系统疾病的临床应用

消化内镜在对消化道肿瘤的早期筛查、诊断、监测中发挥着重要作用，但限于医生主观诊断水平的差异，传统内镜检查模式存在漏诊和误诊的风险。AI技术可以自动读取、学习、分析复杂的临床大数据，从而减少主观判读，提高诊断效率和准确率。

2019年，中山大学肿瘤防治中心联合11家单位研发了用于上消化道肿瘤诊断的智能诊断系统GRAIDS，并证明GRAIDS对上消化道肿瘤的诊断达到专家级的精度和灵敏度。2019年，侯晓华等开发了基于CNN算法辅助评估小肠胶囊内镜（small bowel capsule endoscope，SB-CE）图像的智能系统，能在较短的时间内，以更高的灵敏度发现异常部位；于洪刚等开发了计算机辅助实时检测结直肠腺瘤的ENDOANGEL AI系统，明显提高了息肉和腺瘤的检出率。

（四）AI在泌尿系统疾病的临床应用

以 ML 和 ANN 为主的 AI 技术在泌尿系统的应用主要集中于肿瘤诊疗，有望改善患者整体疗效。AI 技术对于前列腺癌的活检结果分析可以辅助诊断膀胱癌并预测肿瘤复发概率；对于肾癌和睾丸癌可以辅助进行肿瘤分期和复发预测；也可应用于结石、功能性泌尿系统疾病的诊断。

1994 年，美国学者构建了一种基于 ANN 的模型，用于前列腺特异性抗原（prostate specific antigen，PSA）检测和根治性前列腺切除术后疗效的预测。之后，奥地利学者基于欧洲多中心临床诊断数据，开发了两种不同的 AI 系统，分析多种变量参数，对早期前列腺癌预测的准确性均优于传统的血清 PSA 参数，减少了不必要的活检。2019 年，日本学者使用多层 DNN 模型评估前列腺活检，其预测检出前列腺癌的准确率提高了 5%～10%。

基于 DNN 的 AI 模型可以分析膀胱镜图像资料，预测诊断并调整诊断结果，如果 AI 集成到膀胱镜成像诊断工具中，可以区分良恶性病变，从而避免不必要的活检。

体外冲击波碎石术（extracorporeal shock wave lithotripsy，ESWL）是泌尿系统结石最常用的非侵入性治疗方法。埃及学者比较了 AI 与逻辑回归模型判断 ESWL 治疗输尿管结石后肾功能的准确性，发现前者准确性更高。土耳其学者的 AI 模型通过收集患者结石特征（数量、性质、位置、大小）和临床数据（肾积水、肌酐水平），对术后无结石状态预测的准确率达到 85.5%。经皮肾镜取石术（percutaneous nephrolithotomy，PCNL）是泌尿系统结石最常用的侵入性治疗方法，AI 技术预测 PCNL 结石清除率、术中输血需求及辅助手术的准确性高达 81%～98%。

AI 在预测肾移植风险因素方面也具有潜在用途，伊朗学者构建了一种预测移植后肾小球滤过率的 AI 模型，用于判断肾功能下降情况。有学者开发了一种预测尿路感染的 AI 模型，只需要分析尿液红细胞值，就能预测耻骨上疼痛、尿频患者是否合并尿路感染，准确率高达 98.3%。

（五）AI在生殖系统疾病的临床应用

胎儿宫内缺氧是产科的重要问题，胎心监测有助于判断胎儿宫内安危，包括基线胎心率、变异、加速、减速、子宫收缩强度和胎心率模式变化等监测指标。同一状况不同医生的处理方案有差异，难以标准化。印度学者引入了 AI 系统，能精准识别胎心基线的变异，减少不同产科医生对检测图形的理解偏差，减少不必要的干预，最终减少围生期胎儿与孕产妇并发症的发病率，改善母胎结局。在早产风险预测方面，美国学者利用 DL 识别宫颈长度较短的无症状人群，降低孕产妇和婴儿发病率及死亡率。此外，AI 还能预测评估妊娠期高血压、产后出血等严重产科并发症，并为治疗提供帮助。在辅助生殖系统肿瘤的诊断、分期和治疗方面 AI 发挥了明确的作用，将 DL 多种算法引入妇科影像检查、内镜检查以及细胞学图像的分析，可以指导疾病的预测和诊疗。美国科学家纳入放射组谱、分子谱和基因表达，建立原发性上皮性卵巢癌风险表型的数学模型，能判断预后、预测化疗耐药和手术不良结局。AI 技术在辅助生殖领域中尤其是胚胎的选择方面也取得一定成效。

（六）AI在内分泌系统疾病的临床应用

AI 可以智能化集成慢性病管理，在糖尿病诊断、治疗、血糖监测等多领域取得了进展。专家系统（expert system，ES）可以通过图像解读、诊断推理等方式，帮助医生决策解决临床问题。ES 主要包括：①知识获取系统；②知识库；③推理机。

基于规则推理、基于案例推理和模糊系统是糖尿病管理领域最常用的专家系统。

有学者开发了基于案例推理的胰岛素剂量决策支持系统，为 1 型糖尿病患者提供个性化和适宜的胰岛素推注建议，并能在智能手机的应用程序中显示出来。以色列学者展示了基于机器学习（ML）算法的模型，可以根据 6 岁以下儿童的身高数据，预测他们成人后的身高，不仅在准确性方面表现出卓越性能，而且可以预测影响身高的因素。

（七）AI在神经系统疾病的临床应用

帕金森病（Parkinson's disease，PD）主要症状为静止性震颤、运动迟缓、肌强直和姿势步态障碍等，严重影响患者的生活质量。早期诊断和正确评估对疾病的治疗影响很大。巴西学者提出了一种帕金森病早期检测方法，收集患者用智能笔绘制的图形，在绘制过程中通过麦克风、握力传感器、轴向压力传感器等输出信号，然后使用 CNN 对图像进行处理，判断受试者是否患有PD。也有研究者开发了可穿戴式检测系统，实时收集患者的运动数据，使用 SVM 分类器模型进行分类，帮助医生对 PD 的早期诊断。除了通过运动外，语音和超声图像也可用于 PD 的智能诊断，需要注意数据收集过程中的混杂因素影响测试的准确性。

阿尔茨海默病（Alzheimer's disease，AD）主要表现为记忆障碍、语言障碍及认知障碍。使用 AI 技术早期识别 AD 尤为重要。中国学者利用 CNN 对脑部 CT 图像进行分类，从而将收集到的脑部 CT 数据分为 AD、正常衰老、其他损伤等类别，平均准确度达到 86.8%。也可以利用 CNN 的脑电图分析，区分轻度认知障碍和健康样本，实现 AD 的诊断。

AI 技术还可用于疾病危险因素研究，预测 PD 和 AD 等疾病的患病风险。

（八）AI在骨关节系统疾病的临床应用

X 射线、CT、MRI 和超声等影像学检查是诊断骨关节疾病的重要手段，但一些微小病变往往不够典型可能导致漏诊和误诊。AI 基于大数据优势，通过数据挖掘、机器学习和深度学习等技术，能够准确识别并量化病灶，为骨关节疾病的智能、精准诊断提供了可能。

骨龄是评价儿童生长发育的重要指标，临床上主要通过对左手放射检查来评估。意大利学者研发了一种 AI 模型用于骨龄评估，与传统方法的平均误差仅为 0.8 岁。骨质疏松症患者的骨折风险评估至关重要。美国科学家描述了一种骨质疏松症预测模型，具有自动图像分割和骨折风险预测的功能，显示出较高的临床应用价值。此外，AI 技术在骨折、脊柱侧弯、骨肿瘤、骨关节炎、运动系统损伤等多种疾病的快速诊断中也有初步应用成效。

在骨关节疾病的外科手术方面，AI 技术也有广泛应用，特别是手术机器人。手术机器人在传统"外科机械臂"的基础上增加了 AI 算法对患者资料的智能分析、智能识别病灶、设计手术方案、术中导航、术中快速病理报告等，成为外科医生的得力助手。

二、人工智能在其他方面的临床应用

（一）AI辅助急诊预检分诊、病情评估

急诊科普遍存在就诊患者多、病情复杂且病种繁多、医生诊疗水平不一等现状，接诊医生短时间内难以对患者进行全面、准确的病情评估及预检分流，使得诊疗效率下降，可能导致发病率、死亡率和医疗成本增加。随着 AI 技术的发展，利用机器学习模型能够在短时间内准确分诊，实现急诊医疗资源优化利用、缩短患者候诊时间、提高工作效率。

美国学者研发了一种电子分诊系统（E-triage），由随机森林模型组成，可同时预测重症监护、急诊程序和住院治疗的需求，并能将不同疾病风险级别转化为分诊指令，更准确地对急诊危重度指数（emergency severity index，ESI）3 级的患者进行分类，辅助预测分诊决策。2020 年，韩国学者应用 AI 模型预测紧急救援系统（emergency medical service，EMS）对重症监护的需求，准确性优于传统的分诊工具和早期预警评分。韩国学者在一项回顾性研究中评估了急诊早期预警评分智能系统（TREWS）的效果，结果显示 TREWS 成功对患者入院后各时间节点的死亡率风险作出预测，比韩国国家早期预警评分系统（national early warning score，NEWS）、改进早期预警评分系统（modified early warning score，MEWS）和快速急诊医学评分系统（rapid emergency medicine score，REMS）更精确。美国学者开发了用于急诊分诊时识别危重患者的深度学习算法，能够自动识别危重患者并预警，辅助急诊科医生合理安排就诊顺序，提高诊疗效率。

（二）AI辅助临床治疗方案决策

AI可以基于多中心的循证医疗大数据，构建智能诊疗模型，辅助医生准确、迅速地判断和优化治疗方案。

美国科学家开发了一种AI模型，可纠正或减少医生判断脊柱畸形患者是否需要手术的主观影响，预测精度达到86%，为治疗决策提供参考。杨俭等学者建立了一种肝癌人工智能临床决策支持系统，用于原发性肝细胞癌治疗方案推荐和预后判断，结果显示与多学科会诊（multi-disciplinary treatment，MDT）治疗方案的匹配准确率达到95.10%。在椎弓根螺钉置入术中，伊朗学者开发了一种基于多层感知器神经网络的自适应脉冲耦合神经网络系统，能够智能识别多个椎弓根标志点，为术中精准定位提供帮助。

（三）AI辅助外科手术治疗

自20世纪80年代外科手术机器人PUMA-200问世以来，AI辅助外科手术的应用越来越广泛。达·芬奇是目前应用最广泛的外科手术机器人，由医生控制台、床旁机械臂系统、成像系统三部分组成，具有微创、精细、操作灵活等优势，在泌尿外科、普通外科、妇产科、胸外科等领域取得很大成功。我国自主研发的天玑骨科手术机器人，创新配准特征自动识别与呼吸运动补偿随动控制技术，突破了1mm定位精度瓶颈，领先于国际同类产品；我国自主研发的Orthobot脊柱手术机器人融入了肌骨压力智能反馈的保护机制，安全性进一步提高，而且能在规划钉道的同时自动打钉子，填补了国内脊柱手术机器人空白。

（四）AI辅助临床麻醉、护理和康复

术中麻醉的安全和术后并发症的早期识别及治疗是围手术期的重要环节。AI技术在麻醉中的应用主要体现在6个方面：①麻醉深度监测；②麻醉控制；③风险预测；④超声引导；⑤疼痛管理；⑥手术室管理等。经过训练后的ML算法已成功实现对麻醉患儿气管插管的管理评估、诊断及预测，对麻醉期间气道安全的监测和预警有很大帮助。基于AI技术的无线传感器能收集监护仪的数据并进行分析，实时监测重症患者生命体征变化并早期预警，保障了患者的生命安全，也减轻了护士的工作负荷。

AI技术还可以辅助患者康复治疗。比利时学者基于ML算法研发的可穿戴式智能设备，能够实时收集患者的生命体征参数并且可以即时进行危急预警，监管心脏康复患者治疗期间的情况。中国学者制备了基于神经网络模型的可穿戴式AI装置，通过拟合弱视患者的视觉功能、康复需求和生活质量得分，产生个体化的视觉辅助效果。另有中国学者集合人体工学、虚拟现实、信息融合、大数据分析、深度学习等多种理论和技术，构建了协同、高效、智能的远程康复系统——上肢康复训练机器人，具有轻便、准确、灵活的优点，可以帮助优化康复治疗方案和管理，提高了患者康复训练中的舒适度和安全性。

三、展　望

AI在临床医学中发挥了确定作用。在辅助诊断方面，对影像学、病理学和内镜检查等基于图像分析诊断的领域具有明显优势，对检验学指标的变化趋势和动态规律分析能够提供较大帮助，在复杂患者的病情总体风险评估和肿瘤患者的预后判断方面取得了一定的成效。在治疗决策方面，能够依托临床辅助决策系统提供快速有效的帮助，能够通过多种虚拟技术精准三维显示手术方案的设计和完善。在技术操作方面，通过机器人辅助手术达到了精准、微创的效果。然而，AI临床应用仍处于探索阶段，尚不能完全代替医生诊断，对于大多数医疗操作也不能代替医生。

随着AI技术高速发展，加之"互联网+""医疗大数据"和5G等新一代信息技术的推动，人们将越来越多地接受智能医学的应用，智能医学专家系统也有望突破瓶颈，真正实现实时辅助诊

断和治疗决策,并进一步实现远程医疗的广泛应用,为临床医学的发展带来更大的帮助。

(杨毅军 向 杨)

第五节 人工智能与精准医疗

一、概 述

进入新世纪,分子生物学技术的进步促进了精准医疗(precision medicine)的发展。同时以人工智能为技术基础的精准医疗将深度参与到医学的各个领域,促进医学的全面进步和发展。"人工智能+"作为现代科技的热点在医学研究中具有良好的应用前景。人工智能高度集成、智能化的特性可以实现对疾病的精准探测、诊断、治疗和管理,为患者个体化、精准治疗提供强有力的技术保证。精准医疗是根据个人基因、生活方式和环境的差异而量身定制的疾病预防与治疗的医疗新方法。

临床检测技术,特别是二代基因测序技术、传代检测遗传学的进步以及健康数据检测的日益普及,促进了患者个性化精确治疗。精准医疗短期、首要的目标是癌症治疗。癌症作为全世界病死率最高的疾病,发病率随年龄的增加而上升。同时,癌症的高致死性、治疗毒性等临床特性对患者身心有着严重的负面影响。癌症的发病分子机制与基因组的变化有关,不同的癌症有着不同的遗传特点。通过对癌症的基因组进行个体化的分析,实现对癌症的精准评估、诊断和治疗。精准医疗的长期目标是实现遗传性疾病和非感染性疾病的治疗与预防。通过开发基因测序、分子诊断手段,综合分析分子学、基因组学、细胞学、临床、行为、生理和环境参数等生物医学信息,实现对疾病风险和发生机制全面的认识,开发出最佳的疾病预防和治疗方法。

二、精准医疗

精准医疗的本质是个体化医学。为实现疾病的精准预防与诊治,精准医疗主要通过对大样本人群与特定疾病的生物标志物在基因组和蛋白质组学层次上进行分析、鉴定和验证,从而明确疾病病因和治疗靶点,最终实现特定疾病和患者的个性化治疗。近年,随着以人类基因组测序为代表的生物信息数据库的建立,以蛋白质组学、代谢组学和基因组学为代表的个性化检测技术以及大数据分析技术的快速发展,精准医疗的理念得到更加广泛的应用。与传统医学理念相比,精准医疗是建立在疾病机制认识与生物大数据和信息科学交叉学科的基础上,对疾病进行精准分类及诊断,为患者提供更具针对性和有效性的治疗措施。精准医疗既有生物大数据的整合性,也有个体化疾病诊治的针对性和实时检测的先进性。精准医疗的应用范畴涵盖了临床诊治的全过程,主要包括疾病的诊断、预防和治疗等。

（一）精准医疗与疾病诊断、筛查和治疗

1. 产前诊断 随着分子细胞遗传学的快速发展,新的产前检测诊断方法不断出现。近年,染色体微阵列分析(chromosomal microarray analysis,CMA)作为一种高分辨、全基因组检测技术发展迅速,能够在全基因组水平进行扫描,从而发现大量的基因拷贝数变异(copy number variation,CNV)。CMA 的技术特点使得其在 5~10Mb 染色体微小缺失、重复异常诊断方面具有突出的优势。

二代测序(next-generation sequencing,NGS)又称高通量测序(high-throughput sequencing),是基于聚合酶链反应(polymerase chain reaction,PCR)和基因芯片的通用 DNA 测序技术。作为新一代遗传学诊断工具,NGS 有两个重要的特点:①高通量;②读长短。因而,NGS 能够避免测序过程因读长增长,基因簇复制协同性降低,导致的测序质量下降,这使其在产前精准诊断领域具有非常突出的应用前景。

胚胎植入前遗传学诊断(preimplantation genetic diagnosis,PGD)常用于夫妻一方或双方父母

都已知是遗传性疾病（血友病、囊性纤维化等）的携带者在进行胚胎移植前确定胚胎的基因是否正常。在胚胎植入前，进行全面的染色体筛查-胚胎植入前遗传学筛查能够显著增加临床和后续胚胎种植率，并进一步提高胚胎质量的选择。

2. 癌症筛查与治疗　癌症治疗是精准医疗计划的近期目标。根据个体进行特异化的预防和治疗成为实现癌症最优治疗效果的最具前景的治疗途径。开展癌症分子学框架研究并对其进行干预成为发现和引入癌症诊治新方法的重要途径。对癌症和患者的遗传特点和分子标志物进行检测分析已经应用于乳腺癌、肺癌、白血病等恶性肿瘤的精准筛查和治疗中。

分子生物学前沿检测技术（遗传学、蛋白质组学和转录组学）的进步和成本的降低，促进了精准医疗的发展和应用。在肿瘤诊断过程中，识别患者肿瘤的个体化分子学驱动，即可操作的重要突变（actionable mutation of interest，aMOI），并找出针对这些 aMOI 的治疗，促使实体肿瘤或血液学恶变中高频率 aMOI 相关的治疗的出现。

■（二）精准医疗与药物开发

在药物开发领域，精准医疗通过药物基因组学和药物遗传学实现药物的高安全性、有效性开发。

药物基因组学从基因组角度探讨基因的遗传变异对药物治疗效果的影响，是研究基因组信息与药物反应关系的学科，旨在解决个体化的药物安全性和有效性问题。药物基因组学在精准医疗领域中的临床意义主要是辅助精准选择药物及其临床使用剂量、靶向治疗、预测药物安全性和预防药物毒副作用三个方面。

药物遗传学是研究遗传因素对体内药物代谢影响的学科，可用于研究遗传因素发生异常药物反应中的作用。以二代测序为代表的基因测序技术的开发，有利于对人群个体化基因组数据进行大规模的测序，为研究基因遗传水平上的药物治疗、药物代谢和不良反应奠定基础，促进安全、最有效的药物开发。

1. 精准医疗与药物结构设计　精准医疗与药物密切相关，药物作为疾病治疗的重要手段和物质保障，在精准医疗的框架下体现在两个方面：一是药物设计；二是药物的临床应用。

精准医疗辅助药物设计的核心是通过基因组学和蛋白质组学等前沿分子生物检测技术，对大样本人群与特定疾病类型从基因和蛋白质分子水平上进行分析与鉴定、验证与应用，从而精准明确病因和有效治疗的靶标，最终实现对疾病和特定患者进行个体化的治疗。创制安全有效乃至特效的药物是实现精确治疗的前提与保障；按精准原则治疗的结果以及发现的线索或问题又反馈于深化新药研究，二者相互依存和促进。

2. 精准医疗辅助药物设计应用　治疗慢性粒细胞白血病（chronic myelocytic leukemia，CML）的药物伊马替尼是基于染色体基因变异，"量体裁衣"研制出来的。伊马替尼是通过基于结构的药物设计（structure based drug design，SBDD）与药物化学构效关系（structure-activity relationship，SAR）而实现结构优化的。细胞和分子生物学研究发现 22 号染色体与 9 号染色体的相互易位，导致 22 号染色体变短，称作费城短染色体，它携带有 *Bcr-Abl* 癌基因，表达的 Bcr-Abl 融合蛋白含有功能高度激活的酪氨酸激酶，导致细胞内信号转导的失控，引起 CML 的发生。CML 具有 Abl 激酶高表达的遗传特征，作为分子靶标，诺华成功研制口服治疗 CML 的药物伊马替尼，经概念验证和临床研究，成为首个治疗 CML 的有效药物，开创了分子靶向药物治疗的新领域。

伊马替尼作为治疗 CML 的有效药物，长期应用产生耐药性。癌细胞为了逃逸伊马替尼的作用，将门户氨基酸残基发生突变，Thr315 变异为 Ile315，这样，在结构上氨基酸侧链由 —CH(CH$_3$)OH 变成—CH(CH$_3$)CH$_2$CH$_3$，不仅体积变大，空间上阻碍了伊马替尼的进入，而且侧链的羟基缺失，失去与伊马替尼形成氢键的能力，导致疗效减退。研发者针对 AblT315I 结构变异，关键的设计有两点：首先，变换了伊马替尼苯环 A 与嘧啶环相连的—NH—基，既然 AblT315I 的门户残基无氢键形成能力，而且扩大了空间障碍，就没有必要保留—NH—片段，而是用乙炔基连接苯环 A 与杂环。其次，将 A 环的 4-氨酰基变为 3-酰胺基，位置的变迁和氨酰基的逆向，增强了氢键的结合力，并且有利于将苯环 B 输送入疏水腔中。

三、人工智能在精准医疗中应用

随着现代医学科技的发展，各种新技术逐步渗透进入医疗领域，人工智能应用在医疗领域可以解决很多医疗上的问题，比如快速进行疾病筛查，辅助医生对疾病进行诊断，提高医院和医生的工作效率。未来，人工智能将在精准医疗快速发展中有着重要的角色。当前，人工智能在精准医疗里的应用主要有疾病精准诊断、精准治疗、疾病风险精准管理。

■（一）人工智能与疾病精准诊疗

随着医疗诊断设备和人类疾病机制的不断研究，疾病的诊断逐步趋向于精准。借助人工智能技术，精准医疗能够为患者提供更准确的预测性结论和个性化治疗方案。在人工智能辅助下的精准医疗，不仅能够预测疾病治疗效果，甚至有望预测患者未来患病的可能性。在临床上，人工智能能够引导医护人员发现发病前迹象实现疾病预判，使其更透彻地理解为何发生疾病以及在哪些环境之下更可能产生疾病，这种提前评估疾病风险的能力对于医疗的发展具有革命性的里程碑意义。人工智能在疾病精准诊疗方面的内容主要包括基因组诊断、病理诊断和影像诊断。

1. 基因组诊断　临床基因组学主要研究基因组信息在临床中的应用，包括诊断、治疗决策、预测。随着以二代测序为代表的基因测序技术的广泛应用，基因组学数据复杂且庞大，传统算法和技术已经无法满足对基因组数据的快速处理。人工智能是一种基于计算机系统的模拟非生命体的智能形式。计算机软件和硬件的进步，特别是用于训练的深度学习算法和图形处理单元的进步，让人工智能处理大量复杂数据成为可能。目前，人工智能已参与到临床基因组学的多种任务中，如识别变异、变异分类、影像-遗传诊断、电子病历-基因诊断、药物作用及不良反应预测等。下文主要综述临床基因组中不同方面的人工智能应用。

（1）识别变异：变异包括基因突变和基因重组。基因突变可以产生新基因，是生物变异的根本来源，参与了大量疾病的发生发展及转归。因此，变异的准确识别在临床上发挥着举足轻重的作用，这也是基因组学研究中一项重要而又具有挑战性的任务。近年研究表明，深度学习将彻底改变基于纳米孔测序技术的碱基识别以及变异识别，从而发生质的飞跃。

DeepVariant 是一种基于卷积神经网络的算法，通过读取大量碱基序列识别单核苷酸变异和碱基的插入与缺失。在一些识别变异任务中，DeepVariant 的准确性优于现有的标准工具，推测该准确性的提高是由于 CNN 能够识别测序数据中复杂的依赖关系。为进一步提高家系测序中 DeepVariant 识别变异的准确性，研究者们又开发了另一个识别变异途径 dv-trio，dv-trio 能够将孟德尔遗传模型的 trio 信息整合到现有结构。有学者开发了 Clairvoyante 这个多任务的 5 层 CNN 模型，Clairvoyante 可以从序列中预测变异类型，如单核苷酸多态性、碱基置换、碱基插入/缺失。

（2）编码区变异分类：编码区是指能够转录为 mRNA，进而编码蛋白质的区段。编码区的变异可以直接影响蛋白质的结构和功能，导致疾病发生。编码区变异的准确识别，一直是遗传学家竭力攻克的难题。因此，利用人工智能技术对编码区变异进行准确识别和分类是临床基因组学中的一大重任。基于现有方法计算的 6 个功能效应得分（SIFT、PolyPhen2、LRT、MutationTaster、GERP、PhyloP）和来自各种基因组数据源的 5 个关联得分（基因本体、蛋白质-蛋白质相互作用、蛋白质序列、蛋白质域注释、基因通路注释），SPRING（Snv prioritization via the integration of genomic data，通过整合基因组数据进行优先排序）这一生物信息学方法，可用于识别致病的非同义单核苷酸变异（single nucleotide variant，SNV）。通过一系列实验进行验证，最终证明 SPRING 可有效检测部分已知或完全未知的遗传性疾病的编码区变异。真实的全外显子测序数据分析突显出 SPRING 在检测孤独症、癫痫性脑病和智力残疾等疾病的新发突变的能力。经过多次更新和完善，数据库 dbNSFP v3.0 可以为人类非同义和剪接位点 SNV 提供功能预测和注释，dbNSFP v3.0

共包括 82 832 027 个 SNV。

人类基因组测序发展迅猛，但是检测出的变异很难分辨是致病变异还是良性基因变异，使得其在临床及科研中的应用受限。有学者对 6 类灵长类动物（黑猩猩、倭黑猩猩、大猩猩、猩猩、恒河、绒猴）进行测序后发现数十万个常见基因变异，再利用这些变异数据训练了一个深度神经网络模型，该模型可以识别罕见疾病患者的致病性突变，准确率达 88%。而且该模型还发现 14 个新的智力障碍候选基因。该深度神经网络对其他灵长类物种的常见基因变异进行分类，极大推进了人类基因组测序的临床应用。ClinVar 是由美国国家生物技术信息中心保存、隶属于美国国家医学图书馆的公共数据库，该数据库收集了与疾病相关的遗传变异及临床注释。ClinVar 根据变异-疾病和变异（或变异集）来整合数据，其提供的变异注释由临床检测实验室、研究实验室和专家小组共同提供。ClinVar 更新后，视图和布局均有所调整，更便于查找提交的数据和对数据的注释。新版本的 ClinVar 也能更好地处理复杂的数据，如单倍型和基因型，以及单倍型或基因型中的一部分变异。

（3）非编码区变异分类：非编码区是指能够转录为 RNA，但不能编码蛋白质的区段。虽然不能编码蛋白质，但非编码区能够调控遗传信息的表达，同样具有遗传效应。近年来，人们逐渐意识到非编码区的重要性。非编码区的突变可影响多个基因的转录、翻译，导致疾病发生。计算机识别和预测非编码变异是人类基因组学的又一项重大任务，有助于明确疾病的发病机制和诊断。

大规模并行剪接分析是一种使用随机森林的算法，被用来筛选人类基因突变数据库中报道的 4964 个外显子疾病突变，建立人工智能筛选非编码基因变异的新模型，该模型极大提高了识别变异的能力。结果表明，该模型检测到的剪接与患者组织中实际剪接的一致率为 81%，并且通过该模型发现基因的剪接缺陷可造成至少 10% 的罕见致病遗传变异。MMSplice（modular modeling of splicing，剪接的模块化建模）是经过多个大规模基因组数据集训练，对外显子、内含子和剪接位点进行评分的神经网络，最终可以预测变异对外显子跳跃、剪接位点选择、剪接效率和致病性的影响。另外，也有专家指出，基因剪接的过程复杂，受多种因素影响，如内含子和外显子剪接增强子、沉默子、绝缘子等，因此剪接很难被识别。

前信使 RNA（pre-mRNA）经剪接成为成熟转录本是一个相当精确的过程。超深度测序的结果表明，pre-mRNA 剪接是一个序列驱动的高保真过程，但调节该过程的具体机制尚不完全清楚。Splice AI 是一个具有 32 层卷积的深度神经网络，可以精确地预测 pre-mRNA 转录序列的剪接，从而能够精确地预测引起隐蔽剪接的非编码变异。预测结果中影响可变剪接的同义突变和内含子突变，可使用 RNA 测序数据进行验证，top-k 精度是 0.95。

可变剪接，即去除内含子、连接外显子，是单个基因编码的关键过程。而剪接支点是可变剪接的标志，内含子中可能有多个支点。LaBranchoR 是一个基于深度学习的 RNA 剪接支点预测模型，能够预测至少 75% 的 3′ 端剪接位点的正确支点，并给出相应注释。

（4）影像-遗传诊断：许多遗传综合征具有可识别的面部特征，这一点引起遗传学家的重视，开始致力于此方面的研究。新型面部畸形分析软件的图像分析技术基于将数学函数半自动放置在相关面部结构上的节点网格，经过训练，可识别外胚层发育不良患者的面部特征而进行诊断。研究表明该软件对男性 X 连锁少汗性外胚层发育不良的诊断具有较高的敏感性和特异性。另外，新型面部畸形分析软件也提高了乙醇相关神经发育障碍的诊断准确率。DeepGestalt 是一种新的面部图像分析模型，该模型使用计算机视觉和深度学习算法，量化数百种综合征的相似性。该模型识别综合征的准确率达 91%。DeepGestalt 的表现显著优于人类遗传学家，而且能够精确地区分同一临床诊断的分子亚型。同时，研究验证表明 DeepGestalt 模型对综合征的诊断灵敏度高达 91%。PEDIA（prioritization of exome data by image analysis，基于图像分析的外显子数据排序）是在 DeepGestalt 模型基础上整合了基因组数据而形成的，能够提取面部图像的表型特征。PEDIA 对 679 个个体中的 105 种单基因疾病的候选致病变异进行精确的优先排序，准确率显著提高。

在某些肿瘤中，人工智能可以弥补图像特征和遗传变异之间的差距。生存卷积神经网络，即

CNN 与 Cox 回归分析的结合，创建了一个统一的框架来整合组织学和基因组学标记，能够充分了解与生存和体细胞突变相关的组织学特征。

（5）电子病历-基因诊断：随着医院信息化的发展，电子健康档案（electronic health record，EHR）成为临床诊疗中不可或缺的一部分。从 EHR 中，医生可以基本了解患者的全部就诊过程，了解疾病进展，从而获取大量有效信息。

近年来，研究者们设计了一个基于机器学习的人工智能系统，该系统从 EHR 中提取相关临床特征，再模仿人类医生的临床推理，最终给出临床诊断。自然语言处理系统能够区分 55 个常见的儿科疾病，并给出诊断，准确率达 92%。在另一项研究中发现，当电子健康病历与基因组数据结合时，研究者们可以设计出一个临床自然语言处理系统，该系统可以快速给出基因诊断，特别是病情危重的住院患儿，基因诊断后可以尽快给予相应治疗措施，从而提高患儿存活率，改善预后。

人工智能辅助诊断系统不仅在西医中研究甚多，目前在中医方面也取得了进展。研究者们采用自然语言处理技术对非结构化自由式电子病历进行处理后提取患者症状、体征等临床信息，将提取后的信息用于模型训练，得到了一种新的预测模型，即综合学习模型，该模型能够预测 187 种中医疾病的类型，并且具有较高的诊断准确率。随着算法的不断改进和电子病历的不断增多，运用模型能够诊断的疾病类型有望增多，诊断准确率也有望提高。

（6）基因型-表型预测：遗传学的临床目的是提供诊断和预测疾病风险。常见疾病中，使用相对简单的统计方法来预测多基因风险可以获得对个人和临床有用的风险分级。一些研究尝试使用人工智能算法对人类特征进行基因组预测，通过大样本的训练和测试，结果表明模型在身高基因组预测方面能够提供相对准确的预测，并且，这些结果已经通过全基因组关联研究中的其他数据集和单核苷酸多态性进行样本外验证。通过综合分析非遗传风险因素和遗传数据，BOADICEA（breast and ovarian analysis of disease incidence and carrier estimation algorithm，乳腺和卵巢疾病发病率分析及携带者估算）模型得到不断的优化，乳腺癌和卵巢癌风险预测的准确性也得到显著提高，使得一般人群和有家族史的女性的风险分层水平变高，该结果有助于促进危险人群的预防性治疗和筛查个性化。

2. 病理诊断 病理学是临床医学与基础医学的桥梁学科，通过探究疾病的病因、发病机制及患病机体在疾病发生、发展过程中的形态、结构及功能改变，以阐明疾病本质。在临床上，病理学可为患者个体化诊疗提供关键信息，能够左右最终治疗方案的制定和选择，是疾病诊断的"金标准"或最终诊断。

（1）病理学的发展：病理学发展到现代，大致经历了五个阶段。

第一阶段，为器官病理学时期，18～19 世纪初病理学者通过尸检，总结分析肉眼所见与临床症状之间的联系，探究不同疾病的器官改变，以期探寻疾病发生、发展的机制，进而为相似疾病的后续诊治提供客观依据。

第二阶段，即组织病理学时期，19 世纪中叶显微镜和染色技术的进步极大地促进了组织病理学的发展。

第三阶段，病理学之父鲁道夫·魏尔啸于 19 世纪中叶首创细胞病理学，他强调所有的疾病都是细胞的疾病，这一论断极大地推进了病理学的发展。

第四阶段，即 20 世纪以来，随着电镜与超微病理学、免疫组织化学染色技术、分子生物与分子病理学技术等新兴科技和高新技术的发展，极大地促进了病理学的进步，使病理学从组织、细胞水平逐渐深入到亚细胞、蛋白质及基因水平。

第五阶段，即进入 21 世纪，精准医疗概念的提出进一步催生了分子病理学的兴起与发展，现已成为病理学的重点发展方向。分子病理学的发展使病理学由传统病理学阶段迈入了肿瘤靶向治疗、个体化医疗及精准医疗的全新时代。

（2）人工智能辅助精准病理诊断：精准医疗核心是运用图像、可观测的生物标记等为患者提供更有效、成本更低的疾病诊疗与预防方案。随着临床诊治的发展，根据循证医学原则，病理诊断不仅要定性、定量，同时诊断结果要具有可重复性、客观性和可比性。同时，外科有创手术获取的样本向少量甚至微量标本转变，定性诊断转变为更精细的定量评估，单维度分析组织来源、定性诊断变为组织、基因、分子等多维度综合诊断。依托人工智能技术，病理诊断学正从经验学科向可重复性高、客观性强、可比对的方向转化，即病理诊断已迈入基于人工智能的精准病理诊断新时代。

全切片数字扫描（whole slide imaging，WSI）技术将病理图像信息形成数字切片，奠定了人工智能辅助病理诊断的基础。人工智能技术可以分别从细胞和组织切片层面读取并分析切片信息。在细胞层面，通过人工智能方法评估整个细胞并同时对细胞核进行分割、检测和分类等，进一步定量评估细胞形态学改变、细胞分布情况及浸润程度等。在病理诊断的过程中，人工智能在细胞学层面的筛查上具有全面、快速响应的特点。在组织切片层面，计算机技术能够对组织形态和含量进行定量分析和评估。病理诊断需要综合分析整张甚至多张病理切片的信息。因此后续研究中，有学者使用弱监督模型对多个病种的切片进行多层次的诊断，进而克服了前述的劣势；且人工智能在乳腺癌前哨淋巴结转移评估方面亦显示了精准的应用前景和优势：Camelyon 竞赛中，人工智能可以综合分析患者多张切片的转移区域，进而准确评估患者的临床分期。目前认为人工智能在某些疾病诊断中的表现已能达到与病理医生诊断不相上下的水平，甚至在一些方面已经超越了病理诊断医生。且人工智能具有更高的客观性、可重复性，更具标准化和均质化，在工作效率和速度上也有明显的优势。人工智能"赋能"病理诊断，进入精准病理诊断新时代，主要体现在以下几个方面。

1）提高病理诊断的准确性：人工智能技术在结直肠癌、乳腺癌、前列腺癌等肿瘤的辅助诊断中均有理想的研究结果。有研究实现了对乳腺癌的细胞核自动分割，进一步提取其纹理特征、深度特征和空间结构特征，最终建模并对乳腺癌进行分级评估。人工智能在淋巴结癌转移评估中亦显示了更精准的应用前景。同时人工智能在非肿瘤性疾病的辅助诊断中亦可发挥相当重要的作用，包括使用心内膜组织 HE 染色切片评估患者的心力衰竭，以及在肠活检切片上辨别非特异性十二指肠炎和乳糜泻。人工智能在辅助量化评估 Ki67 增殖指数等方面具有客观性、可重复性、可比性的优势。2021 国际乳腺癌 Ki67 工作组共识就明确指出人工智能辅助评估 Ki67 指数的方案切实可行，并可以有效提高相关病理诊断的准确性。

2）预测患者生存和预后：利用人工智能不仅可以辅助病理学的常规诊断工作，还可以拓展我们对疾病的认识。基于 HE 染色图像，可直接预测患者的生存和预后。一项大数据多中心研究结果表明，利用 HE 染色图像结合卷积神经网络可以直接预测直肠癌患者的预后。另一项研究提示，人工智能可以根据早期黑色素瘤的 HE 染色图像预测患者的预后。同时，有学者研究发布了一种名为"局部细胞聚类"的图形新定义，并从中提取有效特征，进而精准预测非小细胞肺癌患者的 5 年生存情况。亦有学者利用人工智能通过肿瘤浸润淋巴细胞的空间结构和排列预测肿瘤的复发风险。

3）预测分子病理特征：近年来，越来越多的研究者利用人工智能有机联系分子病理改变与病理组织学改变，即基于 HE 染色图片来预测病变的分子病理学改变。一方面，通过对分子检测结果和图像相关性进行大数据分析；另一方面，则通过分子原位分析技术实现。王荃等的研究结果表明，非小细胞肺癌的病理 HE 染色图像与其 EGFR 基因突变显著相关。有研究结果则提示，非小细胞肺癌患者 5 年复发风险与患者的组织病理形态、CT 影像和基因检测结果均有关联。亦有学者采用深度学习模型通过结肠癌和胃癌患者的 HE 染色图像直接预测微卫星不稳定。人工智能更精准和高效的数据处理能力，使其在面对基因组学、蛋白质组学、代谢组学以及生物信息学等海量的生物信息数据进行分析、辅助临床病理诊断上具有非常可观的应用价值。

4）人工智能辅助多层次融合的精准诊断：病理诊断需要整合多层次信息进行综合评估和分析，包括但不局限于组织学形态、临床信息、影像学检查结果、病史、家族史等。人工智能助力多层次信息融合，可以同时高效获取各类信息、分析多种检查数据，是病理精准诊断的有力助手。

研究发现，将病理组织学信息与基因信息有机结合后，可以在肿瘤分级和患者的生存预测中获得更好的效果。人工智能可以有效辅助病理医生更方便地获取多层次的诊断信息，还有可能辅助我们综合分析，吸纳每一种检测的优势和长处，获得更深层次的精准诊断。

3. 影像诊断　医学诊断涉及影像学（如 B 超、CT）、病理学等专业。目前，内镜诊断已经在临床诊治上有着广泛的应用。医学影像作为疾病诊断的重要手段之一，通过机器读取医学影像数据并对其进行分析诊断成为人工智能在临床诊断中研究的热点，成为临床影像诊断的重要研究方向。

近年人工智能在影像诊断应用领域取得了一些具有代表性的临床研究进展。2016 年美国学者采用人工智能技术和 54 位临床医生对 10 万余幅视网膜眼底照片进行分析分别对糖尿病视网膜病变进行诊断。与临床医生人工诊断相比，人工智能技术表现出更高的敏感性及特异性。2017 年有研究者在 *JAMA* 杂志发表了人工智能通过深度学习快速读取病理照片，并对乳腺癌的淋巴结转移情况进行分析诊断。此外，曼彻斯特大学的研究人员对 668 例卵巢癌患者的预后情况及影响预后的因子进行分析，结果表明人工智能优于常规的统计方法及人工神经网络计算的方法。当前，尽管人工智能还不能完全代替病理学家，但新技术大大提高了临床诊断速度，减轻了病理学家的负担，提高了临床诊治效果。

此外，由于 CT 扫描影像数量多，医生诊断存在时间长、工作量大、易于疲劳的特点，导致在临床实践中不可避免地出现人工误差。目前，人工智能已经在肺结节、乳腺癌、冠状动脉斑块、皮肤癌、眼底病、病理等领域取得了诸多成果。

（二）人工智能与疾病风险精准管理

疾病风险管理是针对人群中各个疾病的风险因素，尤其是对发病率高，危害性大且医疗费用较高的一些慢性非传染性疾病进行分享评估及干预，以降低这些疾病的发病率、进展率及并发症的发生率，合理控制人群的医疗费用，将其维持在适度范围。我国慢性病报告显示，癌症、心血管疾病等慢性病已经成为我国居民的主要死因，比例高达 80.9%。既往的疾病风险管理偏向于疾病发生后的管理，更关注的是疾病本身，以及如何减少相关并发症。

然而，此管理模式的不足逐渐凸显，一方面该模式忽视对疾病的预防；另一方面常着眼于某一类疾病，而忽视了与其他疾病的关系，因此需要从综合的角度看待其健康的管理。近年来，疾病风险管理逐渐转变为以预测医学为手段，利用科学评估，指导个人和群体不断改进不良的生活方式，增强生理功能和心理素质，促进生存环境的优化，合理利用医疗资源，使人群的健康状况得到整体的提高。由于疾病风险管理是一个数据密集、知识密集、脑力劳动密集的工作，通过对获取的人群健康信息的智能分析，医学人工智能可以预测疾病的发生风险并提供降低风险的措施。

1. 人工智能与癌症预测　最理想的癌症预测是在癌症发生前预测癌症的发生，医生即可以对癌症进行极早期的干预甚至阻止其发生，但目前该项目技术尚不成熟。目前较为可靠的癌症预测方式主要有预测导致癌症发生的基因突变、预测癌症的发展方向、预测癌症治疗措施的效果。

（1）预测导致癌症发生的基因突变：传统检测癌症的基因突变均需要从患者体内取到癌组织或序列中找到相应的分子进行检测，耗时较长。纽约大学医学院利用人工智能实现了对非小细胞肺癌患者的肿瘤图像进行分析，进而对癌症类型进行分类，甚至可在无需分子检测的情况下预测导致癌症发生的基因突变，其鉴别肺鳞癌和肺腺癌的准确率达 97%。同时，该程序还能帮助预测与肺癌相关的 6 种基因突变，包括 *EGFR*、*KRAS*、*TP53*、*STK11*、*FAT1* 及 *SETBP1*，其准确率为 73%～86%。该技术可以快速进行癌症的分型并预测基因突变，从而使医生较快地制定治疗方案，患者可能更快地接受准确的靶向治疗。

（2）预测癌症的发展方向：癌症的特点为不断的自我复制、扩散并对治疗措施逐渐耐受，这也是其致命的原因。如能预测癌症的发展方向，就有可能提前采取治疗措施并阻止其发展。英国癌症研究所研制的 Revolver 人工智能系统通过同时分析 178 名患者 768 个肿瘤样本，包括四种类型的癌症（肠癌、肺癌、乳腺癌和肾癌），建立了一个基因的"谱系图"，帮助其团队揭秘癌症的关键演化步骤，并识别最常引发癌症的突变。同时，该系统打破了此前创建癌症"谱系图"依赖单个患者样本的弊端，从而避免重要的变异被无害的背景变异所掩盖而被研究人员漏掉。该项人工智能的发展，为医生提供了癌症的发展方向，可以提前进行干预。

（3）预测癌症治疗措施的效果：癌症对不同的治疗措施可能敏感，也可能存在抵抗。既往的癌症治疗，很大程度上依靠经验性治疗，如肿瘤对某种药物不敏感，则更换药物，这样可能导致癌症在治疗过程中的继续进展。如能通过技术手段对癌症治疗的敏感性进行提前预测，可大幅提高患者的治疗效果以及长期生存率。免疫疗法是利用人体自身免疫系统对抗癌症的疗法，是癌症治疗领域的一项重大突破。然而，目前并没有任何标志物能够准确识别对抗 PD-1/PD-L1 免疫疗法产生反应的患者，仅有 15%～30% 的患者能够对此类疗法产生反应。利用成像技术识别位于身体任何部位的肿瘤中存在的生物现象，无须进行活检。为验证基于人工智能技术的图像处理技术在辅助免疫治疗中的作用，法国研究人员首次利用人工智能技术处理医学图像来提取生物和临床信息，并对患者使用免疫疗法的效果进行预测评分，辅助免疫治疗，提高治疗的成功率。在该项研究中，利用机器学习技术使用 CT 图像数据训练算法，进而对肿瘤免疫浸润相关基因组进行预测。对肿瘤中是否存在细胞毒性 T 细胞（CD8$^+$ 细胞）进行分析，并在图像中建立免疫细胞的放射标记，同时将放射标记与免疫疗法的疗效相关联，以确定放射标记的适用性。为验证人工智能算法辅助肿瘤免疫治疗效果，研究人员将开发出的人工智能算法在参与 5 个抗 PD-1/PD-L1 免疫疗法 1 期临床试验的患者中进行验证。结果发现，在免疫疗法分别于 3 个月和 6 个月内起效的患者中，机器学习算法给出的放射学评分较高，同时这些患者的总生存率也较好。研究人员表示，这项研究的下一步将使用更多的患者数据，并根据癌症类型进行数据分层，从而完善标记。同时，研究人员将会对成像、分子生物学及组织分析的相关数据进行整合，并采用更加复杂的人工智能算法，以确定最有可能对免疫疗法产生反应的患者。

2. 人工智能与重大疾病　当前人工智能在白血病预测、诊断及治疗方面的研究已经取得一定的进展。沃森（Watson）是由美国 IBM 公司研发的人工智能系统，曾于 2011 年在美国智力竞赛节目中打败人类冠军，此后 IBM 公司不断开发其在医疗方面的能力。2016 年，东京大学医学研究院应用沃森系统，10 分钟即诊断出一位女性罕见的白血病。该患者为一名 60 岁的女性，最初东京大学医学研究院根据诊断结果，诊断其为髓细胞性白血病，但给予相关治疗后效果不佳。利用沃森系统进行诊断，该系统通过对比 2000 万份癌症研究论文，迅速给出诊断结果：患者患有一种罕见的白血病，并向研究所提出了适合的研究方案。

3. 人工智能与慢性病管理　高血压、糖尿病、帕金森病、阿尔茨海默病等慢性病已逐渐成为影响国家社会发展的重大公共卫生问题。由于公众医疗卫生知识的普及率低下，慢性病的管理及早期诊断进展缓慢，人工智能的应用打破了这一局面。

高血压是引发心脑血管和肾脏等病变的重要因素。眼底视网膜血管能够较容易直接观察，可用于反映全身血管的状态。通过观察眼底视网膜血管可了解高血压的状况，对高血压及其并发症的控制有很高的参考价值。既往的观察依靠医生经验的积累，而人工智能可以在短时间内学习专家的经验并加以利用。目前已有公司在人工智能识别视网膜的研究上取得进展，其开发的人工智能通过分析人类视网膜照片，运用深度学习方法，对人的血压、年龄以及吸烟状况进行预测。该系统可以预测心脏病的发生，并提供有效的预防措施。

腾讯天衍研究中心推出了基于运动视频分析的帕金森病人工智能辅助诊断技术。针对帕金森病患者的运动视频自动实现国际普遍采用的帕金森病评分量表（universal Parkinson's disease rating scale，UPDRS）评分，在人工智能技术的辅助下，通过普通智能手机摄像头拍摄便可实现对帕金森病患者运动功能的日常评估，医生可在 3 分钟内完成诊断过程，诊断速度提升 10 倍。

在慢性病管理领域，研究人员将医生临床实践和医学知识分别转化为经验模型和知识模型。采用基于人工智能的眼底病变和尿蛋白筛查技术，在计算机深度学习基础上建立糖尿病及并发症筛查软件，实现对糖尿病患者从预防、诊断、治疗到并发症管理的"人工智能化"。在神经退行性疾病管理领域，韩国研究人员通过收集世界不同地区健康人群和阿尔茨海默病患者脑图像数据库进行去卷积神经网络训练，并识别疾病患者和健康人群的不同。该系统对轻度认知障碍患者转化成为阿尔茨海默病的预测准确率高达 84.2%。深度学习技术使用脑图像预测疾病预后具有较高的可行性。

目前，人工智能在慢性病的管理中主要起辅助作用，仍以医生诊治为主。人工智能只能辅助医生，而不能完全代替医生。在临床上，人工智能能够实现病变的测定及性质鉴定，而确诊后的治疗方案，不同患者的用药情况和护理措施，还是需要医生根据实际情况进行判断。

家庭化、日常化、移动化将是人工智能在慢性病管理领域未来的发展方向。Next IT 开发的慢性病患者虚拟助理（alme health coach）是专为不同患者的特定疾病、用药和治疗方案进行个体化设计的智能服务机器人。该人工智能主要服务于慢性病患者，其基于可穿戴设备、智能手机、电子病历等多渠道数据的整合，综合评估患者的病情，提供个性化健康管理方案。美国国立卫生研究院（National Institutes of Health，NIH）资助开发了一款名为 AiCure 的智能软件系统，该系统可将手机摄像头和人工智能结合，对患者的服药情况进行自动监控。

4. 人工智能与预防医学　预防医学是一门以促进人群健康、预防伤残和疾病为目标的科学。在预防医学实践过程中，以预防为主要指导思想，采用"环境-人群-健康"模式，以人群为研究对象，运用现代医学知识和方法研究环境对人群健康影响的规律，进而制定相关措施预防人类疾病的发生。预防医学研究的对象包含参与预防工作的个体和普通群体，开发出不仅具有积极预防作用，更具人群健康效益的对策与措施，重点对健康和无症状患者进行管理。人工智能在预防医学研究中应用时，在研究方法上更注重微观和宏观相结合。由于人群的生活方式、环境、心理状态、疾病千差万别，所以疾病预防工作集中在事中和事后的紧急处理上。呼吸道感染是由流感病毒引起的急性感染，传染性强、传播速度快。有数据表明，80% 以上老人的死亡原因与流感有关。与有限的治疗措施相比，积极的防控更为重要。互联网公司曾经尝试通过收集互联网数据，预测传染病的暴发趋势。但因为搜集的都是互联网数据或应用传统的模型，稳定性、精度都较差。2017 年，国内科技公司开发了首个"人工智能+大数据"智能疾病预测与筛查两大模型，在传染病预测和慢性病危险因素筛查方面已取得阶段性成果。他们提出"宏观+微观"的疾病预测模型，宏观是指在地区层面，通过整合全国上百个城市的环境气象因子、人口信息、产业结构、经济教育发展等一系列宏观因子，对历史数据进行尝试挖掘，分析时间序列。微观指在个人层面，通过结合全方位、多维度的预测因子和信息来预测疾病发生风险。通过精准评估各类风险，从而提升预测精度。监测数据显示，应用流感、手足口病预测模型，可以提前 1 周预测传染病发生情况，流感和手足口病预测模型的准确率均达到 86% 以上，高发季预测准确率可达到 90% 以上；应用慢性阻塞性肺疾病智能筛查模型，能够大幅减少筛查成本，提高筛查效率，该模型的准确率达到 92%。

对于个体来说，将疾病控制在未病阶段，或者将大病控制在小病阶段，是极为理想的。人体的免疫系统强大复杂，除了能帮我们抵御致病的病毒或细菌之外，还可以作为精密灵敏的疾病"指示计"。如果在身体层面上还没有感知到任何疾病症状前，读懂免疫系统里早已出现的一系列生物信号，那就能抢在胰腺癌等重大疾病进入晚期之前及时治疗。微软与一家生物科技公司合作，共同研发一种筛查工具，通过血液检查可以及早确诊多种重大疾病。其基本原理是通过获取大量的血液样本，提取其中的免疫蛋白，对免疫蛋白上的受体进行测序；但测序后得到的数据量太庞大，通过运用人工智能技术强大的学习能力，梳理免疫系统的测序数据里的对应关系，构建免疫系统图谱，从而用于临床诊断和及早治疗。

（董为人　刘　坤）

第六节 人工智能与慢性病管理

一、慢性病与慢性病管理的目标

（一）定义

1. 慢性病（noninfectious chronic disease，NCD） 慢性非传染性疾病（简称慢性病）是相对于急性疾病和传染病性疾病而提出的一组疾病总名称，指以心血管疾病、恶性肿瘤、慢性阻塞性肺疾病、糖尿病为代表的一组疾病，也包括一切由生活方式和环境因素造成的，以及可以通过良好的生活方式和环境因素改善进行外因调控的慢性非传染性疾病。具有病程长、病因复杂、缺乏确切的传染性生物病因证据、健康损害和社会危害严重等特点。

WHO 统计数据显示，心脏病、肺疾病、糖尿病和癌症等慢性病造成患者死亡的比例占死亡总数的 44%，是所有急性传染病的两倍；而吸烟、酗酒、工作长期静坐、缺乏体育锻炼以及心理压力大等不良饮食习惯和生活方式，都导致了慢性病的产生。随着经济的发展，人民生活水平的提高，我国逐步进入老龄化社会，老年人口比例增加，老年人慢性病问题尤为突出，慢性病日益上升的发病率及其带来的经济负担，形成对我国医疗保障和社会保障体系的挑战，影响劳动人口的数量、质量和经济可持续发展。

2. 慢性病管理（chronic disease management，CDM） 是指组织慢性病专业医生、药师及护理人员，为慢性病患者提供全面、连续、主动的管理，以达到促进健康、延缓慢性病进程、减少并发症、降低伤残率、延长寿命、提高生活质量并降低医药费用的一种科学管理模式。

（二）目标

慢性病是严重威胁我国居民健康的一类疾病，已成为影响国家经济社会发展的重大公共卫生问题。慢性病影响因素的综合性、复杂性决定了防治任务的长期性和艰巨性。

《中国防治慢性病中长期规划（2017—2025 年）》中提出，慢性病防控核心指标是"降低重大慢性病过早死亡率"，到 2025 年降低 20%。2020 年国家示范区覆盖率达到 15%。2025 年居民重点慢性病的核心知晓率希望达到 70%。到 2025 年，高血压、糖尿病患者规范管理率全国目标值达到 70% 以上，40 岁及以上居民肺功能检测率达到 70% 以上，高发地区重点癌种早诊率达到 60%。

二、智能医学在慢性病管理中的作用

（一）信息化技术的新发展促进慢性病管理

生物医学和信息技术的飞速发展，使得基因检测技术、分子影像技术、生物信息技术的融合成为可能，互联网、物联网、大数据、人工智能等为慢性病防控提供了新的手段。

1. 政府主导，部门协作，动员社会，全民参与 构建完善的信息化系统。基于个人电子病历（electronic medical record，EMR）、电子健康档案（electronic health record，EHR）、电子疾病档案（electronic disease record，EDR），构建包括个人基本信息、慢性病诊疗信息、随访筛查信息、行为危险因素信息等的慢性病全过程、全时段的动态监测管理新系统。重点涵盖心脑血管疾病、癌症、慢性呼吸系统疾病、糖尿病等，在完善系统应用后适时更新和扩大其他系统疾病。

创新数据汇总流程，实现数据的自动抓取实时共享，提高数据质量的可信度，通过大数据技术应用挖掘数据效能。由各级各类医疗机构（诊断单位）、疾控机构、公共卫生机构等，通过医院的信息系统，通过 EMR，把患者的基本信息、检验检测结果、诊疗的病史，及时交换到全民健康信息平台。全民健康信息平台主要由 EHR 构成，共享到国家疾病预防控制中心的个人 EDR。监测数据汇总交换在 24 小时以内完成，并通过全员人口信息进行校对比对，由此掌握全国各省、地市慢性病患病和危险因素的实时状况。

2. 依托信息平台，促进慢性病、健康管理、信息化融合发展 在"健康中国""互联网+医疗健康""互联网+公共卫生"政策引领下，依托全民健康信息平台，实现电子病历库、健康档案库、健康知识库、基础资源库、卫生计生服务资源库和全员人口库互联互通，资源共享，推动慢性病管理和信息化技术深度融合。并根据后续出台的慢性病的健康管理指导意见，以及后续制定的系列标准、规范、评价指标体系，评估健康管理的效果，发挥慢性病管理的示范作用，实现融合发展。

3. 效果

（1）建立有效的基层慢性病防控和干预技术体系方案，实现慢性病防控各类干预措施合理评价，患者干预效果实时监测，打造闭环式管理平台。

（2）慢性病主管部门实现数据为基础的慢性病人群管理精准监测、监管，建立慢性病防控数据集，为政策制定提供有效依据。

（3）建立慢性病防控费用与效果评价量表，为国家社保和商业保险提供连续性、实操性数据，促进保险体系对慢性病防控的支持，实现慢性病防控保险费用合理化收支。

（4）保障多样化的慢性病干预措施有效实施，形成以互联互通慢性病科技管理工具为手段的，患者自主干预与专业人员管理相结合的互动式慢性病防控模式，实现全过程数据的收集、存储、整理和应用，不断更新完善慢性病防控体系。

（二）构建慢性病管理防控三级体系新网络

1. 建立慢性病管理三级体系新网络 为理顺疾病预防控制和卫生监督体系，适应疾病谱改变和医学模式转变，各级政府已建立了以省、市和县疾病预防控制中心为主干的疾病预防控制三级网络体系，或以市疾病预防控制中心为核心骨干，市医疗机构为依托，社区卫生服务中心（乡镇卫生院）、街道（村卫生室）为基础的疾病预防控制三级防控网络，疾病预防控制和卫生监督体系基本形成。

但在实际运行过程中，由于缺少对居民自身的具体要求，以及对医疗专业的忽视，使得"三级防控网络"没有很好地发挥作用。因此不同于政府主导的、以疾病防控和卫生监督为主要职责的网络体系，构建新的"慢性病管理防控三级体系"也是应有之举。"慢性病管理防控三级体系"是以医院专业团队为骨干、社区卫生服务为依托、个人居家自理为核心、"互联网慢性病管理模式"为信息化技术支撑的纵贯全程的网络体系。

2. 慢性病管理防控三级体系的作用

（1）医院专业团队：贯彻"预防为主"的方针，积极践行"人民至上"理念，转变服务观念，理顺各层面、各要素的关系，科学制定正确的战略和路径；立足于更精准更有效地防控，改革慢性病防控管理体制，强化慢性病防控和健康管理的组织实施、技术指导、监测评估、专业培训等职能；加强复合型专业人员培养和配置，加大硬件投入和提升内涵建设，科学规划阶段性目标，建成设施、技术和综合实力一流的慢性病防控和健康管理网络。

（2）社区卫生服务：建立完善的社区卫生服务中心慢性病防控管理体制，建立适应慢性病防控的人才培养使用机制，整合工作职能，使其成为社区卫生服务的重要工作。依托信息化平台，围绕慢性病防控重点，实现各类信息的实时监督、动态管理和综合分析，加强对慢性病防控系统使用人员的专业培训和指导，使其能够熟练操作系统，良好应对过程中的紧急情况，并且能给患者科学的指导。

（3）个人居家自理：积极践行正确的慢性病防控知识和健康管理理念，转变重"治"轻"防"思维，改变不良生活习惯；加强对居民使用慢性病防控系统设备的培训和指导，发挥主观能动性，提升自主意识，使其能够熟练操作系统，良好应对过程中的紧急情况，并及时上传实时数据。

医院专业团队在完成自身工作的同时，对基层医疗机构慢性病管理行使主导和指导作用，同步发挥社区卫生在慢性病防控中的主力军作用；对系统运行过程中出现的问题，给予更新和解决；及时解答居民提出的相关咨询，让居民真正成为慢性病和健康的自主管理者。

（三）利用人工智能提升体征监测设备的便携性和集成度

利用体征监测设备可以把多媒体、传感器及无线通信等技术嵌入人们的衣着和配件中，它不仅是一种硬件设备，更通过软件支持以及数据交互、云端交互实现强大功能，可支持手势和眼动操作等多种交互方式，是一种介于消费电子品和医疗器械之间、具有健康监护功能的健康辅具。随着互联网和人工智能硬件的兴起和发展，可穿戴技术及设备成为实验研究和产品开发的热点。

体征监测设备在慢性病管理中主要应用在监测方面，如通过运动手表、运动手环、运动背心、心率带、运动眼镜、运动鞋等载体进行呼吸、心律、血压、脉搏、体温、血氧饱和度、血糖、步态等体征监测；在特定范围内监测，如呼吸监测、睡眠监测、行为监测等；损伤与运动行为监测、异常情形应急处理等。

由于慢性病体征指标之间存在复杂的深层次关联，如血压和血糖指标之间存在关联，许多糖尿病患者伴有高血压症状。当血液中血糖浓度较高时，会导致血液黏稠度过高，血液在血管中的流速减慢，而心脏为了给全身供血而加快搏动，就会导致血压升高；再如心率与血氧饱和度的关系，如果血氧饱和度低，就会导致心率代偿性增快。

血压和血糖指标之间、心率和血氧指标之间的密切关系，尚不存在公式化的关联，但我们可以借助大数据和人工智能的技术手段，分析血压和血糖之间、心率和血氧之间的规律。在未来，我们将尝试通过一款设备同时监测多种慢性病指标。以血压和血糖为例，监测的具体实现方法如下：首先，收集居民血压和血糖指标。用大数据方法建模，展现血压和血糖的数值变化，探寻两个指标之间的变化关系，形成准确的算法；然后，用人工智能方法，实现对血压和血糖之间变化规律的机器学习。当物联网设备监测到患者的血压或血糖指标数值时，算法将自动转换出对应的血糖或血压指标数值。

目前已有多家厂商推出了基于以上原理的体征监测设备，如智能手表可通过传感器集成和算法融合，可同时监测血氧、心率等信息，实现多参数综合判断用户的慢性病风险。

（四）基于人工智能的慢性病数据网络融合与一体化服务平台

1. 基于人工智能的慢性病数据网络融合　居家是慢性病管理的重要业务场景。近年来智能家居行业迅猛发展，多厂商在该领域开展了积极探索，以居家物联网终端为核心，接入智能家居设备。居家物联网终端也可应用于慢性病管理，提供边缘计算能力。

首先，借助居家物联网终端实现慢性病管理设备接入和统一的智能化控制。传统的以智能手机或健康手环为采集终端的模式，设备需要紧随采集终端，对慢性病患者的活动范围产生限制。居家物联网终端提供统一的网关接入，将提供更大范围的信号采集，只要是在居家物联网终端覆盖范围内的设备，均可实现稳定连续的信号采集。在居家场景中，物联网慢性病设备通过居家物联网终端操控，可实现同屏操控或语音等交互方式。

其次，提供多维度智能化慢性病管理。基于采集到的慢性病患者的多种体征数据，结合大数据和人工智能技术实现多指标综合考量，建立慢性病患者健康干预模型。通过机器学习，构建慢性病健康干预引擎，从历史数据中对慢性病的患者特征、时间特征、空间特征和事件特征进行萃取，描绘"正常基线"；对基线的动态变化进行跟踪，一旦偏离正常范围，随即触发慢性病干预方案，提高慢性病干预能力。

2. 基于人工智能的慢性病一体化服务平台　慢性病管理流程覆盖了居家、基层医疗机构、医院三个层级的业务场景，场景之间具有延续性，患者需要连贯的慢性病全流程管理。因此，慢性病管理新模式下，需要用一体化服务平台将医院、社区、公共卫生串联融合，为其提供一体化的协同服务。一体化服务平台融入大数据、AI、画像技术，精准评估慢性病患者健康状况，并推送最适合患者个体的慢性病干预方案。

基于画像技术，对慢性病患者的体征数据、行为属性、疾病诊疗、日常健康指标等多维数据进行标签定义，构建慢性病患者画像模型，实现完整、连续、关联的慢性病健康全数据信息，便于开展重点观测人群分组、健康指导精准推送及干预方案匹配。

在居家场景中，基于健康知识库和评估模型，为慢性病重点人群提供针对性的健康指导服务，从运动处方、饮食推荐、养生保健、心理舒缓等多维度，结合画像技术进行精准的慢性病健康知识宣教，指导慢性病风险人群采取行动、纠正不良的生活方式和习惯，加强居民的自我管理意识。

在基层医疗机构场景中，根据慢性病健康全数据，利用多源异构、高噪稀疏数据环境下的患者表征深度学习、健康信息语义分析、健康行为计算和知识图谱构建等人工智能技术，针对糖尿病、高血压、冠心病、脑血管病等慢性病，开展针对慢性病的疾病风险因素识别、疾病演变趋势分析、疾病风险预测预警、疾病高危人群筛查和识别、个体健康评估，以早期筛查、预防前置帮助居民及时关注和了解自身健康状况。

在医院场景中，基于健康医疗大数据，运用慢性病患者健康管理方案分类、效果评估和推荐模型，面向医生提供慢性病患者个性化健康管理干预模型，加强临床辅助决策能力，提升医生诊疗效率。基于干预方案和慢性病患者健康关键指标数据进行标签化处理，形成标签数据动态画像分析，智能匹配及推送个性化慢性病干预方案，实施干预效果分析，以完善提升防控方案。

智能评估用来跟踪慢性病管理对象的干预效果。基于大数据和人工智能技术，对慢性病管理资源匹配和统筹能力、慢性病管理能力与效果，以及慢性病管理模型正确性开展评估。

（五）人工智能在慢性病管理和康复中的应用

基于"人工智能智能健康管理辅助系统"采集的人体多参数数据，智能生成实时结果风险评估、智能定位人群健康状态，从而生成个体精准化的非药物干预内容，并根据用户每日的测量数据结合用户的干预执行情况进行干预效果的对比分析，并根据用户干预效果实时智能调整干预方案，从而帮助用户控制病情，预防并发症，为用户提供全生命周期的智能健康管理服务。

目前慢性病康复评估主要针对高血压、冠心病、糖尿病、慢性阻塞性肺疾病等经典慢性病，评估包括血压计、动态血压计、心电图、动态心电图、血糖仪、24 小时血糖仪、肺功能检测仪、运动平板测试仪等，这类评估是以单一疾病为目标进行的相应检测，以及心肺运动平板为代表的多功能评估等。

1. 运动心肺评估系统 包括运动心肺、踏车、运动血压仪及配套软件系统，可应用于心电图、肺功能、运动医学和大规模筛选，也可用于康复医学，是一个完美的多任务系统。一套心肺评估系统每次可为 1 位受试者进行评估，完成一次标准的运动心肺评估流程需 30～40 分钟，一套心肺评估设施每天可进行 12～15 次心肺评估试验。评估流程主要包括医护人员了解受试者的基本情况，机器、环境、容量、气体的标定，软件的运行及受试者完整的测试（包括热身阶段、测试阶段及恢复阶段）。

2. 三维步态分析系统 步态分析是评价运动功能的一个重要手段，三维步态分析系统是一组通过网络将运动分析系统，动态体表肌电图和压力板连接起来，提供实时的力学等数据，并对步态进行运动学和动力学分析的系统。系统主要由三维动作捕捉系统、三维测力台、无线表面肌电仪、足底压力仪组成。三维步态分析系统采集人体在步行过程中各个关节点的精确三维坐标，足底与支撑面之间的压力（垂直、左右、前后三个方向的力），并结合表面肌电系统采集的肌电图（electromyography，EMG）信号，通过专业的步态分析软件进行三维重建与模型分析，从而得到人体运动时的步态参数。

相较于临床测量和视觉步态分析，由于年龄和性别差异都会造成获得的步态数据存在不同，该系统有更好的可靠性，能准确鉴别并分析异常运动，及时发现异常运动并通过运动学、动力学及动态肌电图分析找出异常运动的原因，是一种新兴的运动监测、评估技术，可用于诊断、运动功能评价，并指导治疗，对于科研和临床功能评价均是一种可靠的评价工具。

3. 人体成分分析仪　是一种采用微弱恒定交流电流，通过人体手、足与电极连接测量人体各部分生物电阻抗的仪器。人体内脂肪为非导电体，肌肉水分含量较多，为易导电体。脂肪含量多，肌肉少，电流通过时生化电阻值相对较高；反之相对较低，是一种快速无创测定人体状况并进行评估的仪器，通过以上信息，根据中国人不同年龄、性别的数字模型定量分析人体成分。

人体成分分析仪测得的人体成分有细胞内液、细胞外液、体内总水分、体脂肪、体蛋白、肌肉、矿物质等成分，并推算出 11 项指标，即脂肪百分比、肥胖度、体重指数、基础代谢率、标准肌肉、标准体重、体重控制、脂肪控制、肌肉控制、目标体重及水肿系数等。仪器可向测试者提出营养措施和运动建议。可用于以下用途：肥胖的诊断、营养状况的评估；水肿、骨质疏松、身体平衡、透析后体内水分改变、激素治疗后身体成分的改变；通过身体脂肪比例和脂肪分布的测定，进行健康检查及老年病诊断，如高血压、糖尿病、动脉硬化和高血脂等；为体重控制、减脂、肌肉训练、营养平衡和诊断疾病等提供科学有效的依据；监测癌症等消耗性疾病患者的人体细胞总量。

调整膳食与平衡营养；通过人体成分分析仪等装备进行检测，制定营养处方，制定合理的膳食结构，定期检查与检测；控制体重，体重管理；通过心肺运动测试仪，根据检测结果及包括运动频率、运动强度、运动时间、运动类型及运动进度五个维度在内的弗特原则（frequency，intensity，time，type，progression，FITTP）制定合理的运动处方，定期进行体重检测与监测，及时调整运动处方、运动方案；合理运动，包括爆发力训练、有氧运动、平衡与协调能力训练等；通过 FMS（functional movement screen）功能性运动测试，以及肌力、肌耐力、平衡能力等测试，制定合理的运动方式。

4. 运动康复系统　该系统主要由控制主机、台车（同运动心肺评估）、软件构成，一套系统最多可控制 16 台设备同时运行，可进行运动踏车训练、运动平板训练、自由训练等，运动设备既可采用有线连接，也可采用无线控制，可进行血压、血氧实时监护。

一套运动康复系统每次最多可为 16 位受试者进行评估，同时监测 16 个患者的运动参数。运动时间根据个人情况在 30~60 分钟，一套 SANA 运动康复系统每天最多可为 200 人次进行康复运动训练。

5. 康复机器人　包括：①感觉功能相关，如人工视网膜、人工耳蜗等；②运动功能相关，如步态分析、心肺功能评估等；③感知语言功能恢复相关，如语言恢复系统等。康复机器人能够帮助患者进行科学有效的康复治疗，有效促进神经系统的功能重组、代偿和再生，有效延缓肌肉萎缩和关节挛缩，提高患者的肢体运动能力，使残障患者不需借助轮椅就能行走等。它同时也解放了康复治疗师的部分体力，优化了医护资源，让治疗师更加专注于患者，能够更好地利用他们的临床技能来为患者提供更优质的医护。

以上肢康复机器人及下肢康复机器人为例。上肢康复机器人主要针对上肢运动功能障碍的患者，通过机器人的机械本体和控制系统，帮助患者进行科学有效的康复治疗，有效促进神经系统的功能重组、代偿和再生，有效延缓肌肉萎缩和关节挛缩，同时提高患者的上肢运动能力。下肢康复机器人能够实现人体下肢在矢平面的康复训练。运动控制模式可实现单关节和多关节的被动运动、助力运动、阻抗运动、主从运动等训练模式。通过设定相应的运动速度、幅度、运动周期、运动轨迹等参数后，机械臂的各关节进行运动，从而完成患者下肢各关节的康复训练和治疗。同时，可通过采集患者康复治疗期间力量最大运动幅度等参数，对康复治疗的效果进行定量评估并给出相应的治疗建议。

目前的康复医疗模式主要是以康复医生或治疗师的手法操作并辅之以简单设备为主，训练过程单调枯燥、效率低、效果差、耗时长、费用高，且康复过程必须在专业的医疗场所进行，康复医生或治疗师的主观意识及体力因素占据支配地位，患者只能被动跟随，不能充分发挥患者参与康复治疗的主观能动性。与传统康复治疗相比，可穿戴技术在主观性、有效性和便捷性等方面相对具有优势，它不仅可以减轻康复医生和治疗师的工作强度，提高患者自主性，从而提升康复效果，记录的过程数据还可为康复评定、实时调整康复治疗方案以及康复工程的深入研究提供客观依据。人工智能在康复医学中的应用领域涉及早期诊断、功能康复、康复评定以及远程监测等，从发病早期到稳定期、从医院到社区、从社区到家庭、从家庭再到医院形成闭环应用，人工智能与康复工程结合是近年来研究热点之一。

智能医学的弊端仍然存在，比如设备的精确度有待提高，人与智能的配合度仍需进一步磨合与设计，但其前景依然广阔，智慧康复的时代已经到来，医学革命的大门已经开启，顺应大势，迎接潮流，高瞻远瞩，砥砺前行。

（六）展望

随着健康中国战略的推进及我国人口老龄化向纵深发展，构建医疗机构、社区卫生服务机构、居民个人"三位一体"的"全人生、全过程、全数据"的全生命周期健康服务体系应当成为"医学诊疗+慢性病防控+健康养老"三者融合的新路径。这意味着不仅是要在居民生病时能够有效救治，也要提供覆盖从婴幼儿期到老年期等不同阶段的预防、治疗、康复、健康促进等服务。通过政策导向和人工智能的结合，将人一生中面临的健康和疾病问题、针对性的卫生服务活动（或干预措施）以及所记录的相关信息有机关联起来，以人工智能技术为支撑，通过智能终端对所有疾病与健康生理指标的海量信息进行多维度的数据采集、管控、分类和描述，使之系统化、条理化和结构化，对居民身体状况实时监测和动态评估，并对未来可能出现的风险做出精准预测，从而为科学的个性化诊治、康复和健康指导提供依据。

（陈卫平）

第七节　人工智能与药物研发

一、智能药物研发概述

（一）智能药物研发现状

随着疾病多样性和药物耐药问题频出，药物需求日益增加，但新药研发存在研发周期长、成本高和成功率低等风险。新药从研发到最后上市，需要耗费超过 10 年的时间和数十亿美元，并且其研发成功率仅为 10% 左右。为提高药物研发的成功率、缩短研发的时间、减少研发成本，计算机辅助药物设计（computer-aided drug design，CADD）越来越多地融入到药物研发的流程中。CADD 结合了计算机科学、计算化学、药学等学科，通过模拟计算靶标蛋白质结构，蛋白质与配体药物的结合过程，预测和评估药物分子活性、毒性和代谢等性质及其相互关系，辅助进行药物分子的发现与优化。

近年来，由于计算机计算能力的提升、数字化组学数据的积累及机器学习理论的发展，在传统的 CADD 基础之上，人工智能技术在药物设计与发现、临床研究等领域有着显著的进展和广泛的应用。在药物研发的各个环节，人工智能辅助建模和分析国内外已有许多成功的案例。中国药科大学陆涛等对类 FMS 酪氨酸激酶（FMS-like tyrosine kinase，Flt3）的小分子抑制剂从先导化合物的发现到后续的优化评价均是在 CADD 的指导下完成的，其中融入了大量的人工智能算法和模型。加州大学科学家利用人工智能技术构建了基于结构的药物设计方法，发现了一类新型的具有止痛作用的阿片受体激动剂。有研究人员开发了一种基于人工智能算法的 GENTRL 模型，并利用该模型对盘状结构域受体 1（discoidin domain receptor 1，DDR1）激酶抑制剂的潜在分子进行了仿真计算和结构设计，仅耗时 21 天，而整个生物学验证过程被控制在 46 天内，极大节省了药物研发的时间，同时减少了资金成本。2021 年，由约书亚·本希奥（Yoshua Bengio，深度学习三巨头之一）领导，加拿大蒙特利尔大学机器学习算法研究所 Mila 实验室基于 PyTorch 推出了用于人工智能药物研发的开源平台——TorchDrug，为相关研究人员提供了与药物研发相关的人工智能算法、模型、库、软件等工具，可完成成药属性预测、预训练分子表征、分子设计与生成、逆合成等任务。

虽然人工智能辅助药物研发的研究和应用越来越深入和广泛，但最终是否能够正确有效地辅助新药发现和制造，需要一定的基础和技术条件。人工智能辅助药物研发的相关技术储备和要求主要有三个方面：①数据，是人工智能的基础。人工智能需要数据驱动，具有一定质量和数量的数据是能否构建人工智能药物研发辅助模型的保障。②算法，是人工智能的核心。理论可行、优化合理的数学模型和方法是能否实现药物研发中机器的学习、推导和预测的前提。③任务，是人工智能的目标。问题清晰、目标明确的药物研发切入点，是决定人工智能辅助药物研发是否有效的关键。

（二）药物研发中的人工智能方法

由前述可知，算法是人工智能辅助药物研发的核心，智能模型通过算法对积累数据进行解析、分解、映射、转换等操作，并从中学习共性特征和模式状态，进而实现未知数据的状态估计或分布预测。

有监督学习模型是基于有精确标注数据建立的算法模型，主要可用于处理回归和分类问题，通过在已知的具有标注信息的数据构建输入数据与输出标签之间的映射关系来进行训练和学习，并基于学习完成后的映射模型对未知输入数据进行标签预测。在药物研发过程中，有监督学习方法可对靶点发现、蛋白质与靶点作用预测、药代动力学分析、化合物优化等任务提供优化、预测和划分等辅助。

无监督学习模型是当输入数据没有明确对应的标注信息（标签）时，通过统计计算、数据分解、数据编码等算法提取其中的潜在的共性信息和结构，并根据这些潜在结构的相似性对输入数据进行处理。无监督学习方法更多在药物研发的化合物筛选、新分子生成、生物标记筛选、蛋白质序列成药性等任务中进行应用。

随着机器计算能力的提升，以前很难优化的网络结构变得可计算，使得以深度学习为代表的多层网络结构学习模型成为目前人工智能技术的主流算法。在药物研发中，深度学习也越来越多地应用在多个环节，例如，CNN 和 AE 可有效辅助新药靶点的发现；递归神经网络（recurrent neural network，RNN）、长短期记忆网络等大量应用在化合物性质预测、药代动力学分析等场景；在化合物筛选过程中，已有不少应用通过生成对抗网络（GAN）、双向转换编码表达（bidirectional encoder representation from transformer，BERT）等方法获得了高效且优异的结果。药物研发各个环节中的人工智能技术应用具体如图 5-7-1 所示。

二、药物研发流程及人工智能切入点

（一）药物研发流程

药物研发的全流程大致可分为 4 个阶段，分别是新药发现（drug discovery）阶段、临床前研究（pre-clinic toxicology study）阶段、临床试验（clinical study）阶段和新药申请（new drug application）阶段。

1. 新药发现阶段　①药物作用靶点及生物标记发现与确认；②先导化合物确定；③化合物优化。

2. 临床前研究阶段　①药学研究；②药效学研究；③药代动力学研究；④安全性研究。

3. 临床试验阶段　①Ⅰ期临床试验（即初步临床药理学及人体安全性试验）；②Ⅱ期临床试验（即通过随机盲法对照试验，对新药的有效性和安全性进行评估）；③Ⅲ期临床试验（即进行较大范围的临床试验，深入评估药物的有效性和安全性）。

4. 新药申请阶段　①上市审批；②临床监测。

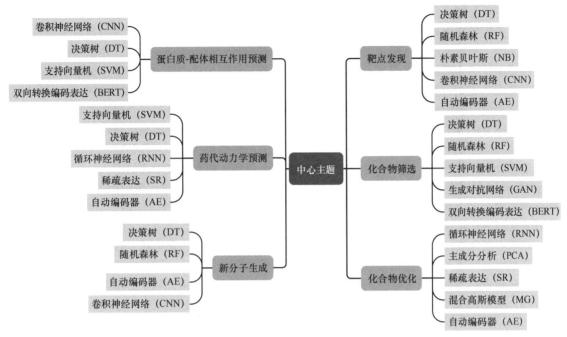

图 5-7-1　药物研发各个环节中的人工智能技术应用

（二）人工智能切入点

人工智能在药物研发中的切入点主要在靶点及生物标记发现、新分子设计和生成、化合物高通量筛选、化合物优化和药代动力学预测几个环节。

针对靶点及生物标记发现问题，采用自然语言处理挖掘文献、专利上的相关信息，基于多组学数据，融合知识图谱、深度学习等方法高效准确地提取分子结构和性质之间的关系，从而确定疾病靶点及生物标记。

对于先导化合物设计和筛选的相关问题，人工智能有两条切入路径和解决方案建模方式。若存在前期可重用分子结构，在此基础之上，采用决策树、自动编码器、卷积神经网络等方法辅助设计和生成大量新分子，在局部分子空间富集；若前期没有合适的化合物分子，在人工智能技术的辅助下，对 10 亿级别的化合物库进行人工智能虚拟高通量筛选，获取能够对靶点产生作用的分子结构。传统的高通量筛选中用于筛选的化合物数量大致为数十到数百的量级，而基于人工智能的虚拟高通量筛选模型则能够处理超大量级的化合物库（至少达到数千，甚至可以到数万、数十万量级），并且具有更加高效的性能。

除此之外，人工智能技术能够从化合物优化和药代动力学预测两个环节切入，通过人工智能技术对大量累积数据进行分析和挖掘，能够快速筛选出符合成药性条件的最优化合物分子，能够对新药的药代动力学进行预测，缩短新药研发的时间和成本。

三、人工智能在药物研发中的应用

（一）靶点发现

药物靶点是新药研发的基础，在药物研发的早期能够快速发现和确认药物靶点对整个研发项目是否成功具有重要意义。靶点发现是一项基于大数据分析的任务，通过在大型生物信息数据集上针对疾病机制的相关信息进行复合优化，提取具有典型作用的生物标记点。这是非常适用于人工智能技术应用的场景，在大型数据集上利用人工智能技术提取潜在相关性特征，构建以知识驱动的疾病相关预测模型，可以帮助研究者充分理解疾病机制，缩短靶点发现周期。

最先应用于靶点发现任务的人工智能技术是决策树和随机森林，两种方法都可用于预测药物靶点。最典型的应用是，在多组学数据集上构建了一个决策树分类器，通过该分类器预测与疾病相关的基因，最后展示多种转录因子在代谢通路和细胞外定位中的调控作用。在此基础之上，将决策树模型改进为随机森林模型，通过自助法采样提升算法的稳定性，并利用计算信息熵获取各个潜在靶点的置信评价，从而筛选出最具可信性，也是最有可能在临床应用中获得成功的靶点。此外，高斯混合模型和隐马尔可夫模型同样可用于靶点发现任务。高斯混合模型和隐马尔可夫模型都是生成式的分类模型，可以通过在超大多组学数据集上假设数据的整体分布，利用最大似然估计算法对高斯混合模型或隐马尔可夫模型进行最大后验概率优化和参数估计，实现疾病靶点筛选，进而分析相关基因、蛋白质等能够产生的作用。近年，随着深度学习的引入，有学者开发了deepDTnet 深度网络决策树模型，在嵌入的 15 种不同组学（包括化学、基因组、表型和细胞等）深度网络模型之上构建了基于网络的决策树方法，能够将最大的生物医学网络数据集成在一起，通过异构网络优化学习算法对已知药物进行靶点发现。

在靶点发现中，除了从多组学数据库中寻找疾病相关的基因、蛋白质、转录因子外，从海量公共文献中筛选相关已明确研究成果也是靶点发现的实现途径之一。通过自然语言处理技术对海量公共文献进行分析，既可以得到潜在的药物靶点，同时又可对相关靶点的知识产权保护状态进行查询，从而避免不必要的知识产权纠纷。生物医学自然语言处理（biomedical natural language processing，BioNLP）是基于文字信息的靶点发现最典型应用。随着学术出版物和临床记录的文字资料的快速积累，BioNLP 可以从文献中提取蛋白质-蛋白质相互作用、药物-药物相互作用等关系，并根据多个任务方向构建了实用工具。近年来，LSTM、Transformer、BERT 等算法的提出，大大提升了 NLP 技术的性能，极大地推动了 BioNLP 相关处理技术的发展。

（二）蛋白质结构及相互作用预测

在疾病的发展过程中，各种不同蛋白质的结构和相互作用机制是关键因素之一。此外，在药物分子的设计中需要评估蛋白质的空腔化学环境，能否明确蛋白质的微观结构是评估的重要基础。传统的蛋白质结构分析和预测是一项非常耗时且十分困难的任务，但随着人工智能技术的深入应用，对未知蛋白质三维结构预测的难度和用时大大降低。以深度神经网络为核心基础的人工智能工具 AlphaFold2 是目前蛋白质结构预测的代表性成果。AlphaFold2 通过分析相邻氨基酸之间的距离和相应的肽键角度，预测三维目标蛋白质结构，并在 43 个结构中正确预测了 25 个，预测结果已接近实验数据的水平，且预测的准确度可与冷冻电子显微镜（cryo-electron microscopy）、磁共振或 X 射线晶体学等实验技术媲美。在氨基酸残基水平上，AlphaFold2 对人类蛋白质组中 36% 残基的预测位置具有"高置信度"，对另外 22% 残基的位置具有"置信度"。在每个蛋白质水平上，它对 44% 的人类蛋白质组预测至少 75% 的蛋白质的序列。

从模型方法上看，AlphaFold2 的主要特点包括：①通过深度神经网络的多层网络优化训练对每个目标的回归损失进行逐步迭代并精确化。②其中广泛运用了注意力（attention）结构，分别从横向和纵向构建了多尺度 attention 结构模型，并对嵌入结构不断精化。③在训练策略上，采用了Google Brain 的 noise-student 训练方案。即首先用带标签数据（氨基酸序列与三维坐标的对应）进行初次训练，然后将训练完成后的网络在无标签数据（仅有氨基酸序列）上预测一遍，生成新的预测数据集，并且只保留准确预测部分，最后将两类数据输入网络进行混合训练，获得最佳效果。④针对各种输入数据进行了类似 BERT 中的掩模处理，在实际输入网络之前，均增加了随机噪声，提高了模型的鲁棒性和泛化性。

AlphaFold2 还可以对蛋白质-配体之间的相互作用进行预测，通过从主序列中预测蛋白质的性质，构建氨基酸对之间的距离和相邻肽键之间的 φ-ψ 角，探索蛋白质结构的微观状态，寻找与预测结构的匹配性，从而评价蛋白质-配体之间的相互作用情况。除 AlphaFold2 外，还有许多以深度学习为基础的预测模型应用在不同的蛋白质相互作用的评估任务中。刘桂霞等人通过深度神经网络预测框架可对酿酒酵母蛋白质数据进行预测，其准确率可达 95.67%，不但可以整合蛋白质的相关特征信息，还一定程度上优化了假阳性率和假阴性率较高的问题。针对蛋白质-配体相互作用预测任务中的精准标注数据不平衡问题，张丽娜等人通过集成学习方法对多个弱分类器模型进行了融合，其蛋白质-配体相互作用预测的敏感性和 Youden 指数均优于基于单分类器的预测模型。

（三）虚拟高通量筛选

化合物筛选是指通过规范化的实验手段，从大量化合物中选择对某一特定靶点具有较高活性的化合物的过程，该过程需要较长的时间和较高的成本。不管是传统的高通量筛选还是基于人工智能的虚拟筛选技术其目的都是加快化合物筛选过程，降低时间消耗，减少成本支出。相对于传统的高通量筛选，结合人工智能技术的虚拟筛选具有这样几个优势：①更加经济高效；②Hit 发现的周期缩短；③筛选成功率大幅提高。目前，在人工智能虚拟高通量筛选任务中，主要以循环神经网络、变分自动编码器、生成对抗网络和流生成模型四种方法为主。

基于循环神经网络（RNN）的模型在生成特定性质的化合物库等方面有广泛应用。首先应用大量的类药活性化合物去训练 RNN 网络，使其学习到生成合理有效小分子的能力，然后通过迁移学习方法，收集超大化合物库中与目标任务相关的化合物数据作为微调训练集去微调完成预训练的 RNN 模型，同时建立目标集中分子库，并根据预测活性量化评估的排序表挑选出排名靠前的分子进行化学合成。由于 RNN 存在生成分子库的多样性、新颖性较差等问题，近期有相关研究将强化学习、长短时记忆网络等新方法融入 RNN 虚拟筛选模型中，使虚拟筛选模型在分子化学的特征空间中能够学习到更具化学多样性的表征信息，对待筛选分子具有更精准的表达，不同性质之间的分子更具可识别性。

变分自动编码器（variational auto-encoder，VAE）是一种基于全连接结构的人工神经网络模型，可以通过无监督方式对输入数据进行有效的表征学习和特征编码。VAE 模型包含编码器、预测器和解码器三个结构。在化合物虚拟筛选任务中，编码器将分子的离散表示转换为实值连续向量，解码器将这些连续向量转换回离散分子表示，预测器则从分子的潜在连续向量表征中估计化学性质。VAE 生成模型可以使分子的连续向量能够通过在潜在空间中执行简单操作自动生成新的化学结构。相比基于 RNN 的虚拟筛选模型，在分子生成工作中，VAE 模型的分子生成有效性更高。

生成对抗网络（GAN）的基本结构包含一个判别器和一个生成器，在对抗性训练过程中，对判别器和生成器进行迭代训练，判别器的作用是发现输入数据背后隐藏的模式，并从生成器生成的数据中准确识别出真实的数据。生成器则是生成非常类似真数据的假新数据，目的是让判别器无法辨别。训练过程是生成器和判别器互相博弈的过程，直到达到纳什平衡。基于 GAN 的虚拟筛选生成模型首先由生成器生成 SMILES 字符串、分子图等分子表达，与真实化合物互相混合，正确标记后送入判别器。判别器用来甄别是生成器构造的分子，当判别器和生成器达到平衡时，生成器生成的分子就是潜在符合预期的化合物。与 VAE 的模型相比：① GAN 具有更强的约束条件，最大限度地减少了生成器和判别器的损耗；② GAN 没有先验分布要求。

流生成模型的核心是通过大量采样数据学习一个带参的可逆变换函数，通过该函数可以将高维的原始数据映射到变换后的低维隐性特征空间中，对原始数据与生成数据之间的相似性概率进行评估。其基本框架如图 5-7-2 所示。相比于其他几类生成模型，流生成模型具有更好的基础灵活性，流生成模型可以很方便与其他方法进行融合，可以构建更符合分子结构的生成筛选模型。因为化合物分子可抽象为数学拓扑图结构，所以可融入图卷积结构，构建成基于流的分子图生成模型。该模型首先将一个分子图转化为节点特征矩阵和邻接矩阵向量，并在仿射耦合层中对上述两个矩阵进行 Masking 处理，接着将处理后的张量矩阵输入逆向仿射耦合层进行分子图的生成。GraphNVP 能够在潜在空间搜索给定分子的类似结构，同时可以在生成的类似结构上进行一定的改造。

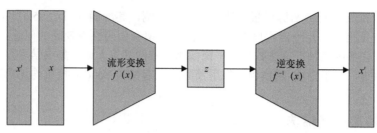

图 5-7-2　流生成模型框架

（四）药代动力学预测

药代动力学研究包括分析药物的吸收、分布、代谢、排泄和毒性（absorption，distribution，metabolism，excretion，toxicity，ADMET）等。若不在药物研发早期对药代动力学性质进行评估，很容易在临床研究阶段因为药代动力学性质不佳导致整个药物研发的失败。因此在早期对化合物成药性和安全性进行评估，是提高药物研发成功率、降低研发成本的关键过程之一，具有十分重要的意义。过去，药物 ADMET 性质研究主要是通过结合体外研究与计算机模拟的方法预测药物在机体内的动力学表现。为提升 ADMET 性质研究的效率和准确性，通过人工智能技术建立药代动力学性质的预测模型已得到了越来越广泛的应用。

传统的机器学习方法是率先应用在 ADMET 性质研究中的人工智能技术，如决策树、朴素贝叶斯、随机森林（random forest，RF）等。其基本框架是在 ADMET 数据集上，根据任务目标和相关约束条件建立有监督机器学习模型，通过迭代训练对药物目标性质和表征性质之间的作用建立映射关系。例如，英国学者针对药物溶解性问题，可通过构建决策树模型对化合物渗透性和溶解性在药物口服吸收过程中的作用进行预测，预测结果正确显示了渗透性、溶解性与吸收率之间的关系，低渗透性、高溶解性的化合物其吸收率低，相反低溶解性、高渗透性的化合物吸收率高。普林斯顿大学化学系的学者，利用 RF 算法对氨基化反应条件进行优化，准确预测具有多维变量的布赫瓦尔德-哈特维希（Buchwald-Hartwig）偶联反应收率，结果表明，RF 算法可以利用高通量实验获得的数据来预测多维化学空间中合成反应的性能和化学反应收率，该机器学习算法模型在药物发现领域被广泛应用。

传统机器学习方法因其非线性表达的深度受模型本身限制，针对高维、超大量数据的处理性能不如以深度学习为基础的方法。在 ADMET 数据库越来越完善，数据量越来越大的情况下，越来越多的深度学习方法被应用在 ADMET 预测任务中。相比于传统机器学习方法的模型框架，基于深度学习的方法可以在超大数据集上构建 ADMET 的多层网络结构预测模型，通过优秀的多层特征提取和融合与非线性拟合性能，对药物的目标性质进行更加准确预测。例如，毒性是新药研发的一项重要指标，在药物发现阶段排除毒性大的化合物对于新药研发相当有利。有学者构建了 CNN 毒性评估模型，将其用于预测分子的各种性质如毒性、活性和溶解性等，与决策树模型相比，发现 CNN 在活性与溶解度的预测方面表现更优异。另有学者使用蛋白配体复合物结合位点的三维格点作为输入，设计了基于结构的深度 CNN 的 AtomNet 模型，用于预测小分子的生物活性。AtomNet 可以在没有活性化合物对照的情况下预测新的活性分子，并在 DUDE 基准库测试中，其受试者操作特征（ROC）曲线下面积（AUC）达到了 0.9，远超先前的对接方法。

（五）临床试验设计

临床试验的目的是确定一种药物对特定疾病的安全性和有效性，需要 6～7 年时间，并需要大量的资金注入。然而，仅 10% 的成功率。高失败率可能与患者选择不当、缺乏技术和基础设施差等原因有关，而人工智能可依托大量的数字医疗数据，降低失败率。运用随机森林、支持向量机、梯度迭代增强、k 近邻算法等机器学习方法，对临床试验、动物模型、基因关联分析、通路分析、文本分析等数据进行挖掘，预测治疗靶点，有望提高后期临床试验的成功率。

人工智能可使用患者特异性基因组暴露谱帮助选择特定的患病人群进入Ⅱ期和Ⅲ期临床试验，这有助于早期预测所选患者的可用药物靶点。在临床试验开始前人工智能还可通过机器学习等推理技术预测先导化合物，有助于在考虑选定的患者群体的情况下，预测将通过临床试验的先导分子。

临床试验的合格性标准取决于多种因素，从非结构化的数据库中提取有意义的信息对于临床的合格性也很重要，通过自然语言处理可以帮助有效地对医疗记录进行初步分类，然后对其进行进一步分类，以确定正确的疾病表型。

在试验过程中，受试者使用可穿戴设备和持续的视频监控。并且通过机器学习、深度学习进行分析，以识别任何药物诱导毒性的迹象，保证在出现任何毒性迹象之前的早期阶段让患者退出临床试验，将保证患者在试验期间的安全性。

四、智能药物研发的机遇与挑战

■（一）机遇

减少药物研发的时间和降低研发成本是人工智能辅助药物研发的驱动核心。相关研究显示人工智能在化合物合成和筛选方面相比传统方法可节约40%的时间，每年可为医药企业减少260亿美元成本，各大制药公司也都在迫切寻找能够缩短新药研发周期、有效提高研发成功率、开发有竞争力的创新药物的解决方案。随着人工智能在药物研发中的深入研究和广泛应用，智能辅助药物研发将迎来快速发展机遇。

■（二）挑战

人工智能技术的应用虽然在缩短研发周期、缩减新药研发成本上表现卓越，但与此同时也有许多局限性。

1. 数据质量带来挑战 目前以深度学习为主要基础的人工智能技术需要大量数据，高质量、多维度的大数据集，是驱动人工智能在药物研发中成功应用的基础。新药研发的过程中虽然会生产巨量的数据，但因为规则不统一、结构化差、质控困难等问题，导致药物研发数据存在质量不足、准确性难判断等情况，给人工智能技术的正确建模和成功应用带来了巨大的挑战。

2. 数据学习导致结果不确定性 不管是传统的机器学习还是如今性能优秀的深度学习，其本质都是基于数据统计和变换的模型，其输入和输出缺乏因果相关性。人工智能模型的性能可能因为训练数据的微小偏差导致预测/分析/回归结果的巨大差异。由于药物研发本身就存在高度不确定性、试错成本高、周期长等特性，所以这种模型输出的不确定性可能会进一步增加新药研发各个环节的不稳定性。因此，如何从高度不确定性的药物研发各个环节，构建稳定的人工智能辅助模型，是智能药物研发的另一个挑战。

3. 数据信噪比不定 数据的信噪比决定了人工智能模型是否能够从大数据中挖掘到有用知识。在药物研发的过程中因为存在大量的不确定性，所以生成和沉淀的数据中存在大量的噪声，导致数据的信噪比参差不齐。这使得基于药物研发数据构建的人工智能模型可能无法提取有用知识的风险不定，是药物研发的人工智能模型设计、算法构建、应用实施的巨大挑战。

4. 缺乏优质数据库资源 数据是人工智能建模和应用的基础，药物研发的辅助人工智能模型构建需要健康医疗、生物信息和药物化合物等大量优质数据支持，没有数据支持的人工智能就如巧妇难为无米之炊一般，空有技术和前景，但却无法真正地实现应用。目前，在药物研发行业中，国内缺乏相关的大型数据集，特别是针对少见病、罕见病的数据收集和整理尚未成形。此外，针对药物分子结构的统一数据集或数据库也需进一步完善和建设。

总体来说，在药物研发领域，人工智能技术的应用虽然尚存在许多困难和挑战，但其前景仍然是光明的，人工智能技术仍然是提高药物研发效率，降低研发成本最有效的工具，是未来药物研发各个环节研究和产业化的重要方向之一。

（徐　波）

第八节　智能病案建设与应用

一、简　　介

我国现代医学对患者的诊疗记录，通常称之为病历、病案。这两种医学术语严格地说是指诊疗记录的两种存在形式。人们通常将诊疗过程中的诊疗记录称之为病历，将已经完成医疗活动的诊疗记录称之为病案。

病案是患者在医疗机构诊疗过程的全记录，是门诊、急诊（含留观）和住院的全部医疗资料的总称，包括但不限于病情描述、病情分析、检验检查、诊疗护理、治疗转归等。此外，它是最具有法律效力的医疗文书，更是医疗、教育、科研和管理的重要医学信息资源。

随着大数据、云计算等信息化技术的不断深入发展，在以数字化技术与医疗技术相结合为代表的现代医学诊疗手段，以信息共享与"智能+"为代表的现代信息技术，以循证医学、转化医学和精准医疗等为代表的现代医疗模式，以及"人工智能+医学"的新形势下，以纸质病案为医疗信息存储和载体的病案管理模式已与现代医院管理和医疗信息技术发展的需要不相适应，研发和应用信息化、智能化的电子病案是现代医院管理中病案管理的必然趋势。

二、电子病历的发展趋势

电子病历最早的应用可追溯到20世纪70年代，英国等一些欧洲国家的社区医疗系统引进电子病历，它在记录患者救治情况，支持诊断、治疗，提高疾病的统计质量等方面起到了积极的作用，而后很快在欧洲其他国家、美国得到了推广使用。到了20世纪80年代末，欧美的综合性医疗中心和专科医院，大量引入电子病历，促使人们对电子病历的认识和研发也越来越深入。直至现今，其系统架构已是较为成熟完善的信息化系统。

相对于国外，我国起步较晚，最早出现电子病历概念是在1980年。于2004年初，国家正式成立了电子病历系统相关工作组，协调研究、开发电子病历系统。2010年9月，卫生部启动以建立和完善电子病历为核心的医院信息化系统建设试点工作，推动电子病历的推广和使用。自2018年以来，国家卫生健康委员会相继发布《关于进一步推进以电子病历为核心的医疗机构信息化建设工作的通知》《关于印发电子病历系统应用水平分级评价管理办法（试行）及评价标准（试行）的通知》《关于进一步完善预约诊疗制度加强智慧医院建设的通知》等政策规范性文件及要求，促使以电子病历为核心的医院信息化建设进入高速发展的黄金时期，电子病历系统功能与性能也在不断被研发和创新，也更加趋向人性化、智能化。

三、电子病历现状

电子病历是指医护人员基于特定计算机系统记录的患者（含保健对象）诊疗信息，包括但不限于文字、图表、影像和符号等数字化医疗信息，且该数字化医疗信息能实现数据存储、传输、管理和统计分析。随着信息技术不断提升，电子病历已突破以往的静态信息，正朝着能够提供医疗服务，能够主动对患者信息进行采集、加工和存储等信息化方向发展。此外，它还具有主动性、知识关联性、及时获取性、结构完整和规范等特征。

在电子病历发展的初期，即电子文档期，普遍做法是让医生使用Word或类似的文本处理程序直接记录诊疗信息，替代医生手工书写病案，实现书面病历的电子化，进而实现病历由纸质到电子的转变，目的是提高书写时效、便于数据保存，但未进行结构化设计规划，不能实现区域共享。《病历书写基本规范》对病历书写有着明确的要求和规定，但由于每位临床医生的表达方式、书写习惯等因素，导致难以做到对同一病情有完全相同的描述，以致在数据挖掘、统计分析和数据应用等方面带来困难。

近年来，以电子病历为核心的医院信息化建设工作不断推进，我国各地医疗机构尤其是三级医院不断加强医院电子病历系统的研发与应用，经过信息发展期，逐步转向结构化电子病历系统建设推进期，取得了较大的进步。但电子病历的法律效力、发展不平衡、缺乏统一的标准，数据录入质量较差，病历结构化元素欠缺，统计分析技术落后等因素相对制约了电子病历系统的使用，也一定程度上影响了现代医院高质量发展。

四、智慧病案建设

2021年6月，国务院办公厅印发《关于推动公立医院高质量发展的意见》（国办发〔2021〕18号）。国家卫生健康委员会提出公立医院要实现"三个转变、三个提高"和进一步改善医疗服务行动计划。同时《关于进一步完善预约诊疗制度加强智慧医院建设的通知》《关于印发医院智慧服务分级评估标准体系（试行）的通知》相继发布，越来越多的医院开始探索运用智能化的信息手段提升医疗质量效率，提高医疗服务体验，加速智慧医院的建设进程。与之相呼应，智慧病案建设被提上日程。

智慧病案，是以结构化电子病历系统为基础，以国家病历书写基本规范、病历质量评分与首页填报规范为纲要，基于行业领先的人工智能技术与医学知识图谱结合，通过对病历进行深入的"阅读理解"，提供跨文书、多系统、面向复杂异构数据的智能化病历书写和服务辅助工具，主要包括病案内涵深度质控、病案首页智能服务和数据质量深度治理。同时，基于自然语言处理（natural language processing，NLP）和医学知识图谱技术，保障实现电子病历多层级结构化，全面支持临床诊疗、医学科研、医疗管理等场景下的数据利用和一套完整的健康医疗大数据解决方案。

新形势下，以电子病历系统为核心的智慧医疗建设，是医疗全息文档集成服务的过程，以信息安全体系、信息标准体系为支柱，硬件网络基础设施为基础，实现病历智能化、智慧化，助力智慧医院建设。建设架构如图5-8-1所示。

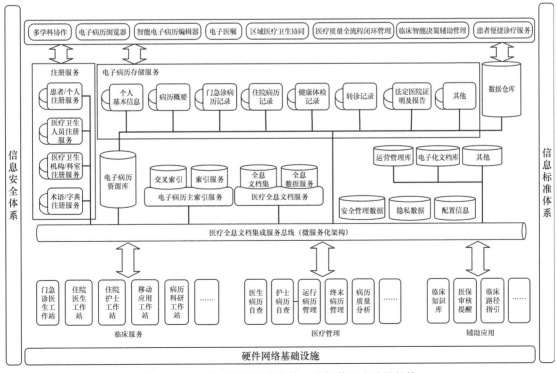

图 5-8-1　以电子病历系统为核心的智慧医疗建设架构

（一）智能化

电子病历系统的应用覆盖了医疗机构所有与诊疗相关的部门，并对医疗信息进行汇总统计与传递，经过辅助和智能化处理后被利用。

电子病历的智能化及高效性主要得益于具备人机交互能力，能详细记录患者所有的信息，同时根据这些信息的分析、知识库的运用，能为临床决策提供支持，为医务人员提供建议。曾有学者研发出基于 AdaBoost-SVM 算法的一种反馈机制，分析图像检索时上层语义、底层特征之间的矛盾，增强机器的自主学习能力，可解析患者的症状特点，最终确诊疾病类型。

就电子病历系统的整体架构而言，通常分为表现层、数据交互层、业务逻辑层、数据存储层和基础平台等五个模块。在表现层，主要桌面应用为 C/S 架构，同时应支持 DELPHI 等计算机开发语言；在数据交互层，主要有 MQ/JMS、Socket、CXF（WebService），同时支持多种类型的数据接口和各种集成组件；在业务逻辑层，紧紧围绕业务逻辑模块、数据持久化模块；在数据存储层，涵盖 SQL 语句、触发器、存储过程等，同时支持 SqlServer 等数据库；基础平台是基于 Window 底层平台。总而言之，该架构能实现医嘱、病历书写、临床路径、单病种管理、危急值管理和护理管理等功能数据互联互通、无缝传递。

（二）标准化

目前，全国三级医院多已完成医院基础信息系统搭建工作，如 HIS、LIMS 和 PACS，有些三级医院建立了远程会诊医疗系统、区域影像系统等。国家卫生健康委员会高度重视健康医疗大数据应用与服务，逐步在全国范围内建立统一、规范且标准化的电子健康档案、电子病历、医疗服务、医疗保障等信息体系，打破信息孤岛，在数据安全的基础上实现数据互联互通、医疗信息共享和诊疗业务协同。

在医疗机构内部，要以各临床专科常见病种的规范化分类为基础框架、以标准化规范化临床医学名词术语为前提和以《病历书写基本规范》为基础，构建门诊、急诊和住院结构化电子病历基础模板，促使病历书写达到标准要求。

从以下四个方面入手：

1. 构建规范化的病历模板 依据专科常见病种定制专用、规范的模板供临床医生使用，同时保留非常见病的范式模板。实现对病案数据的分层管理和存储数据粒度管理、对病案服务的扁平化管理。

2. 及时高效的数据调入模式 制定病历文书和检验检查等项目数据的规范和标准，结构化数据存储模式进行数据存储，兼容和支持数据的自由采集和转换整理，实现电子病历规范化、电子病历语义标准化和专病深度结构化。此外，调入数据高效且带有结构化保护功能，支持常用文本编辑，保障在录入结构化数据的同时生成符合医疗习惯用语的语言文本。门急诊结构化电子病历与住院结构化电子病历要保持数据的统一性、关联性和主动获取性，有助于实现和便于院内数据共享。

3. 数据互联互通 电子病历系统，需与医生工作站（含门急诊、住院）、HIS、LIMS、PACS、收费系统、手术与麻醉系统等院内信息系统密切联系，实现数据互联互通。对于可共用的数据，采用数据交互共享模式，突破信息孤岛和多次数据导入录入，实现数据的智能输入及自动调取。

4. 标准化临床术语库 基于结构化电子病历系统，参考医学系统命名法、临床术语（systemized nomenclature of medicine，clinical term，SNOMED CT），将规范化临床疾病名词术语和手术操作名词术语、ICD-11 疾病分类编码库和 ICD-9-CM-3 手术操作分类编码库、收费项目代码库、医保病种点数（或分值）等进行归类合一，进而达到规范化、标准化。

从促进区域医疗信息共享角度看，电子病历要从以下两个方面开展标准化工作：一是电子病历系统的框架结构和技术标准化，国家应制定统一的规范，有利于电子病历资源的统筹和整合；

二是医生使用规范化的标准临床术语，全面记录患者的诊疗过程，实现患者信息记录标准化。将电子病历、远程医疗、PACS 等相融合，实现电子病历的集成化，应用区块链等技术，有利于医疗信息安全管理工作的开展。

（三）专业化

以电子病历为核心的医院信息化建设，对医疗信息管理人才的要求较高。而国内有医学背景且懂计算机信息技术的医院管理综合型人才比较匮乏，因此要建立专业化、优质的信息化人员队伍。将医院信息化建设与发展同医学院校的学生培养结合起来，构建培养复合型人才体系，为电子病历的普及和发展提供人力资源保障。近年来，涉及大数据和人工智能的商业公司层出不穷，其中有相当一部分瞄准了医疗市场，这将更加加剧医院信息中心人才建设与集团化商业公司的差距。医疗机构应建立科学、合理的人才职称评定和待遇机制，确保队伍的稳定性和专业化。

（四）安全性

随着医疗信息实现区域共享，信息安全问题需高度重视。若安全措施不到位，容易导致患者医疗信息的泄露，从而侵害患者的利益。因此，要想实现互联互通和信息共享，首先要做好相关信息的安全管理和患者的隐私保护。

国家卫生健康委员会高度重视电子病历信息安全，出台了多个相关的法律法规，逐步完善了信息安全保障体系。主要体现在以下几个方面：①各医疗机构及软件技术公司，应严格落实《中华人民共和国网络安全法》《中华人民共和国数据安全法》《中华人民共和国个人信息保护法》等法律法规，强化自身意识和完善数据安全保障措施，不断强化数据安全管理和患者隐私保护，切实维护健康档案信息安全；②强化信息设备等基础设施安全，做好包括但不限于防火防水、断电等应急预案，确保信息完整、安全、高质量；③通过数字化加密等手段，保障病历信息安全，防止病历信息泄露和被盗用；④加强对电子病历数据传输、保管存储、共享应用等方面的监督和安全监管，建立健全诊疗信息安全评估制度，保障医疗信息安全。

（五）共享性

电子病历要实现以标准化为基础的信息共享，以区域化为例，不同医疗机构之间，可以实现患者信息共享，通过网络技术，获得权限就能够了解各相关医疗信息。目前，电子病历的共享性，大部分仅局限在医疗机构或医疗集团、紧密型医联体的内部，能方便不同部门、不同科室之间的相互交流，提高医疗资源的利用效率，提升医疗服务水平。区域性的信息共享正在逐步推进中。

积极构建区域化的电子病历系统，实现区域内医疗机构与医疗机构之间、医疗机构与患者之间的信息共享，有助于信息使用者能全面、详细了解患者相关的诊疗信息，从而对其做出更精确的诊断。同时，积极推进区域化乃至国家级的电子病历系统，有利于进一步统合医疗资源、加强医疗效果评估、跟踪公民健康状态，从而达成完善国家医保统筹的目的。

五、智慧病案应用

推进以电子病历为核心的医疗机构信息化建设进程中，实现病历的智能化、智慧化，在临床实践中应用广泛且发挥着重要的作用。

（一）智能化病历书写

以结构化电子病历系统为平台，规范化、模块化模板为基础，详细记录每一位患者整个诊疗过程中每一流程和细节，记录每一步操作信息，系统会准确、及时地将信息推送至指定医护人员，便于医护人员在查阅诊疗过程时能及时发现是否存在诊疗差错。此外，系统还会及时提醒，甚至纠正诊疗过程中的潜在医疗失误，强化医疗安全，提高医疗服务质量和医护人员工作效率。例如，"患者术后第一天发热 38℃"这一现象，首先由护士在体温表上记录下来，电子病历系统立刻启动"警报机制"，根据数据库给出诊断和救治建议并推送给管床医生与护士，医生确认点击后，即可在医嘱上自动添加救治措施如物理降温等医嘱，护士复核后只需再次点击确认，即可同时在护理记录单上记录使用物理降温耗材及相关护理事项，无须多次反复地人工点击输入。同系统会将发热信息及救治措施推送给管床医生进行病程记录，如果选择了事先编写好的模板，则可自动添加详细记录病程，管床医生只要修改完善即可，并在后面几天进行回访反馈。同时，在电子病历软件中引入智能语音技术，可为病历录入、报告单书写等提供高效的新方法，医护人员仅需修改确认。

（二）智能化医疗质控

利用现代医学领域规范化、结构化数据集合形式组成的知识库，以医学指南、医学专家共识、临床用药和检查检验知识构成的医学本体，构建标准化临床医学名词术语本体和医学知识图谱，通过 NLP、后结构化等人工智能技术，形成一套较完整的智能化医疗质量控制管理引擎体系，进而实现临床电子病历质量控制管理全周期性的智能化管理，覆盖全量病历、全过程的实时质量监测平台，即从首页到全病案，从形式到病历内涵质控。在病案首页质控方面，从规范性、正确性、完整性、逻辑性四个方面进行医学自然语言理解、病历信息"阅读理解"等智能化质控；在病历内涵质控方面，进行以完整性、时效性、有效性、一致性、合理性、规范性为一体的全病历（案）计算机质控。

（三）智能化分类编码

一键生成上报场景需要的病案首页（包括但不限于国家公立医院绩效考核、医保基金结算清单），开启智慧病案服务引擎，进行医学自然语言理解、医学知识图谱、循证推理策略、数据标准化治理、医学名词术语表达至标准、疾病诊断和手术操作排序、ICD 智能匹配，同时运行规范性、一致性、合理性诊断、手术操作漏填补充审核机制，支持主流编码版本映射和地方适配，提示按病种付费/按病种分值付费（diagnosis related group/diagnosis-intervention packet，DRG/DIP）预分组（含医保支用比、盈亏预测、未入组智能推荐），实现绩效考核指标测算、定制的病种数据统计分析，辅助专病科研数据库建立，实现数据自动抓取、上报。

（四）融合临床决策支持系统

临床决策支持系统（clinical decision support system，CDSS）是以循证医学知识库为基石、以人工智能技术为支撑、基于深度学习的智能化临床辅助决策系统，是现代医院信息系统建设的重要内容之一，是国家电子病历评审的重要模块，对提高诊疗能力和医院管理水平、规范诊疗程序、保障服务质量、降低医疗费用等具有重要的意义。

详细记录患者诊疗活动全过程的电子病历，是精准医疗研究、临床决策支持系统和疾病预防监控等工作的重要数据来源。然而，提高电子病历质量，解决电子病历生成过程中存在的行为不规范、书写不规范等数据输入端问题是核心。基于 EMR 进一步完善 CDSS，将二者深度集成、融合，通过智能化数据处理，可实现实时人机交互，进而提高电子病历数据的质量和综合利用的价值，可为广大医护人员在临床诊疗、护理的过程中提供全面、详尽医学知识和技能辅助，从而帮助医护人员做出更精准、更有效、更有利患者恢复健康的临床决策，为进一步完善临床决策支持、智能化管理等工作提供基础保障。同时 CDSS 嵌入电子病历系统后，可对 XML、HTML 等多种源数据进行解析、后结构化、标准化，将病历信息与质控规则建立对应关系，对关键点进行预警提醒和事中干预。

（五）构建临床风险预测模型

通过对电子病历中医疗信息数据的深层次挖掘、分析，构建基于电子病历数据的风险预测模型（risk predict model，RPM），将能更好地帮助医护人员评估、预测诊疗护理过程中存在的风险，提前做出规避决策，改善患者的愈后与不良转归。

目前临床风险预测模型主要应用在医疗不良事件风险预测、医疗并发症预测、静脉血栓栓塞（venous thromboembolism，VTE）预测、深静脉血栓形成（deep venous thrombosis，DVT）风险评估、经外周静脉穿刺的中心静脉导管（peripherally inserted central catheter，PICC）相关风险预测、临床决策支持系统等医疗问题上。据研究，在风险预测模型性能方面，人工智能技术明显优于传统的统计技术。随着人工智能技术的发展，相信在不远的未来，智慧病案将能够节省一线医生的日常工作时间，提高工作效率。同时，为医生提供最前沿的医疗技术支持及大数据反馈。"棋手向人工智能学习围棋"的时代已经到来。

（六）病案无纸化管理

在新的形势下对病案管理工作的要求越来越高，然而目前大多数医疗机构仍采用纸质管理模式，给病案的储存和利用带来很多麻烦与不便，也给患者复诊、跨地区就诊带来诸多不便，更不能满足现代医院管理的需求。无纸化电子病历作为信息化和智能化发展的重要产物，能有效提高病案管理的规范性及工作效率，且具有广泛的应用价值。例如，节能减排，节省存储空间，提升工作效率；避免病案的丢失，提高病案管理质量；便于共享病历信息，提高服务水平。

为提高人民群众就医体验，提高医疗服务工作水平，在 5G、物联网、大数据、云计算等技术不断发展和支撑下，我国医疗服务正从"信息化"迈向"智能化"，智慧医院建设是一场科技推进医疗进程的变革，更是公立医院高质量发展的重要引擎。病案管理工作始终贯穿于智慧医院的智慧服务、智慧医疗、智慧护理和智慧管理的各部分，促使智慧病案建设成为智慧医疗、智慧医院建设架构中不可或缺的重要组成部分。

当前，将智慧病案建设与二/三级公立医院绩效考核、医保 DRG/DIP 支付方式改革、单病种管理和精准规范临床路径等工作有机结合，发挥协同作用，对促进医院管理精细化，提升智能化水平和核心竞争力，提高患者满意度，打造数字化医疗的"新生态"起到积极的推动作用。

（季国忠 季 劼）

第九节 人工智能在医学教育中的应用

过去一百年，我国经历了 3 次医学教育改革。第 1 次出现在 20 世纪初，其标志是以科学为基础的课程设置；第 2 次是 20 世纪中期出现的以问题为基础的教学创新；第 3 次是 2010 年左右提出的以岗位胜任力培养为核心的教育改革，更加侧重临床实践能力的培养。第 3 次医学教育改革的兴起，伴随着住院医师规范化培训制度的正式启动，更高标准且大规模的医学实践教育拉开序幕。

一、医学教育离不开人工智能

第 3 次医学教育改革发展了 10 年有余，但阻碍医学教育行业快速发展的几个痛点问题依然存在：①相对于其他专业，医学教育更依赖"师带徒"，而我国医学人才需求量大，各地区教育水平参差不齐，优秀的师资力量更是极度匮乏，这极大阻碍了医学人才培养的速度与质量；②医学待掌握的知识、技能、经验非常多，同一病种在不同患者身上的症状与治疗方法均可能存在差异，但大量基层医生缺乏足够多的临床机会，能力难以提升，导致老百姓更加不信任基层医生，不愿意去基层就诊，造成恶性循环；③临床实践过程风险大、周期长，需要耗费大量人力和物力。过去20 年，信息化技术已经在医学教育领域大规模应用，但依旧无法缓解以上三个问题带来的困扰。

随着人工智能第三次浪潮的到来，教育工作者对于人工智能与医学教育的结合充满期待，开展了许多研究探讨。国家层面也发布了一系列支持人工智能赋能教育的政策与科技项目，如国务院 2017 年印发的《新一代人工智能发展规划》中明确指出人工智能对于推进未来教育快速发展至关重要；国家科技创新 2030——"新一代人工智能"重大项目 2020 年指南支持虚实结合的沉浸式人机混合增强智能技术应用于在线教育，2021 年指南支持将高度还原临床的虚拟患者应用于医生能力培养与测评。尽管当下人工智能辅助医学教育还处于起步阶段，但在可以预见的未来，"人工智能老师"可能成为现实，医学教育领域存在的三大问题必然将有效缓解，从而极大提高我国医学人才培养的质量与效率。

二、人工智能赋能医学教育典型应用场景

（一）人工智能为医学生开发部分课程

基于人工智能的教学课程开发已经在 K12 领域得以应用，例如，英语流利说会通过测评学习者的单词量、发音、语法等实际情况，自动生成相应的学习计划与课程包。在医学教育领域，目前还没有类似的商业化应用，首要原因是医学教育内容的数字化与知识化还不完善，不过学术界却一直保持着一定的研究热度，例如，加拿大和英国等国家和地区的很多医学院正在开展课程数字化建设，试图构建智能化的课程地图，这依赖大量基础数据来充分支持人工智能系统模型的开发；国内鹏城实验室也发布了医学知识图谱的早期版本，将主流的疾病、症状等医学概念实体与关系进行知识的图谱化；此外，还有学者将智能软件开发领域的 Web 服务组合技术应用到课程学习计划中，通过将每个课程类比成一个 Web 服务，学习该课程前必须掌握的知识点作为该课程的 input，学习完该课程后新掌握的知识点作为 output，最后通过服务组合算法实现课程学习计划的生成。

（二）人工智能提供及时且个性化的学习反馈

医学教育过程中的反馈至关重要，能够根据学生学习进展情况动态优化，明确学习目标和拓展知识宽度，有效提升学习的效率与效果。但是，学习反馈也非常考验老师的水平，同时耗费老师大量时间和精力，这与优秀师资力量极度匮乏的现状相矛盾，大部分学生接受学习反馈的频率和质量难以保障。有学者研究显示，80% 被调查者表示从来没有或基本没有收到关于他们学习情况的修正性反馈。

人工智能技术的应用将大大提高学习的实时反馈。好的反馈应该有助于学生对基本概念知识或技能操作技巧的识别、纠错，并足够系统化，从而帮助学生实现他们的学习目标，这有赖于基于人工智能的基础知识库和系统模型来实现。目前，医学教育领域提供反馈功能的商业化产品很多，例如，美国挪度医疗、加拿大航空电子设备（CAE）的医学模拟人，敏行科技有限公司、北京贝德思达科技发展有限公司的各类手术模拟训练系统，中国医科大学娄岩教授团队研发的各类 VR 培训系统，华中科技大学同济医学院附属协和医院叶哲伟教授团队研发的 MR 培训系统等（图 5-9-1）。此外，还有一些高校或公司正在研发基于骨骼识别、手势识别的技能操作智能反馈技术，试图通过人工智能实现技能训练过程中的智能纠错提醒。

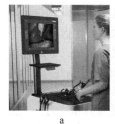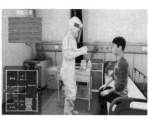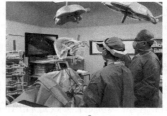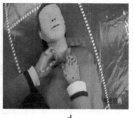

a   b   c   d

图 5-9-1　各类学习反馈应用系统

a. 模拟手术训练；b. VR 培训；c. MR 培训；d. 技能训练人工智能反馈

（三）人工智能实现智能学习评估

医学相关考核评估的形式很多，如笔试和目标结构化临床检查（objective structured clinical examination，OSCE）等。此外，医学教育从终结性评价到形成性评价的改革思想，被很多医学教

育机构所采纳，评估的频次和应用场景均大幅提升，这造就了各类考核评估信息化系统的发展，尤其是移动 APP 的普及化，动辄数万人同时在线考试的场景屡见不鲜，并实现了客观题自动评分，以及基于各项成绩的数据挖掘分析，这降低了考试组织的成本，大幅提升了考核评估的效率，但同时也对通信安全及作弊问题提出了挑战。

以上医教评估领域产品的人工智能属性并不强，而正在探索中的应用主要包括：基于自然语言理解的主观题自动评分；通过在线学习 APP 的行为数据分析，实现学生学习兴趣与学习态度的评估；基于视频人工智能分析的技能操作能力评估等。不过，由于考试的敏感性，故障或不正确的人工智能系统均可能导致结果不正确，从而对相关学生造成严重后果，这限制了人工智能在考核评估领域的应用范围或程度。

（四）虚拟患者与元宇宙

虚拟标准化患者（virtual standard patient，VSP，简称虚拟患者）是一个培养医学生临床综合思维能力的工具，通过模拟问诊、查体、辅检、诊断、治疗、康复等临床诊疗全流程，满足智能化的训练、考核、评估、反馈等教学目的。虚拟患者底层拥有庞大的医学知识库，并拥有一个复杂的数学模型，能够通过人机交互，动态展示患者治疗之后的生理反馈，因此在学习效果上明显优于传统基于题库或视频的学习方式。虚拟患者的早期叫法是计算机模拟病例（computer-based case simulation，CCS），国际上最早的 CCS 是 1988 年启动研发的美国 DXR 系统，它已经被欧美许多医学院校应用于教学或考核，并于 2000 年应用于美国执业医师考试中，但其不足是仅能在个人计算机（PC）端使用，且病例仅有上百例；荷兰威科集团的 Vsim 系统是基于 3D 引擎开发的更为逼真的虚拟患者，也获得了市场的青睐，不过它仅能模拟护理场景，同样案例仅有 150 多例；国内最早开展虚拟患者研究的是中国医科大学孙宝志教授团队，而最早商业化且应用最广泛的国产虚拟患者是治趣。

近两年出现的"元宇宙"概念，是包括人工智能在内的多种新兴技术的统摄性想象，虚拟数字人是元宇宙的核心元素，而虚拟患者则是虚拟数字人在医学领域的代表。当然，在元宇宙背景下，虚拟患者的临床还原度、音视觉逼真性将有更高要求，2021 年科技部项目指南明确要求新一代虚拟患者临床还原度不低于 90%，甚至能够通过模拟诊疗客观评价学员的临床水平。可以想象，在不久的将来，虚拟医院/医学院，不同疾病的虚拟患者将进入医学教育的课堂，通过高度逼真的实景、实例教学，对我国医学教育产生一次颠覆性的革命。

（曾　承）

第十节　医学人工智能的监管科学

在全球居民生活水平日益提高和医疗保健意识逐渐增强的背景下，人们对人工智能医疗器械产品的需求正在持续增长。随着大数据和人工智能的快速发展，在疾病预测、医学影像识别、慢性病监测与管理领域，人工智能医疗器械提供了一种更加高效的技术手段，而如何评价和监管此类创新产品是监管部门以及行业发展面临的重大挑战。

在欧洲药品管理局（European Medicines Agency，EMA）发布的《2025 监管科学战略》中，监管科学被定义为"适用于医疗产品质量、安全性和有效性评估的科学，为其全生命周期的监管决策提供信息，既包括基础和应用生物医学科学，也包括社会科学，并有助于制定监管标准和工具"。与传统医疗器械不同，人工智能医疗器械具有自适应演进改变、迭代速度快、数据安全隐患、算法可解释性差等新特点，产品审批包括产品分类、算法评估、数据处理、临床评价、上市后监管评价等多方面内容，难度较大，亟须创新、完善监管新工具、新标准、新方法，加快产品上市速度，保障产品使用安全，从而促进人工智能医疗产业健康发展。本章节内容将对美国和中国人工智能医疗器械监管现状进行分析，并对监管科学研究的未来发展进行展望。

一、美国人工智能医疗器械监管分析

（一）上市前风险分类管理

美国食品药品监督管理局（Food and Drug Administration，FDA）将医疗器械按风险程度分为3类（Ⅰ～Ⅲ）。对于Ⅰ类医疗器械（低风险），实行一般控制，一般仅需备案管理。对于Ⅱ类医疗器械（中等风险），常规进行特殊控制，需要在上市前进行审批，即将拟申报产品在功能、性能、技术等方面与已上市的参照医疗器械进行对比，通过实质性等同对比说明该申报产品的安全性和有效性，从而获准上市。对于Ⅲ类医疗器械产品（高风险），要求产品制造商进行更为严格的上市前审批。

从头开始（De Novo）通道是FDA提供的另一种审批通道，主要针对中、低风险医疗器械新品种。对于没有实质性等同对比的医疗器械，制造商可以提交De Novo申请，在FDA对产品进行风险评估并分类之后，再根据实际风险程度的要求进行审批。如果De Novo申请获批通过，该产品将被允许在美国市场上市，同时产生一个医疗器械新类型，便于后续属于此新类型的产品以传统510（k）途径进行上市前申请和审批。

（二）软件预认证试点项目

2017年，FDA启动了软件预认证试点项目，尝试建立基于制造商质量与组织卓越文化（culture of quality and organizational excellence，CQOE）的审批模式，用来应对人工智能软件带来的监管挑战，主要针对软件自我学习、不断迭代进化等特性。该试点项目分别从企业资源、用户使用、学习与成长和管理过程4个角度，对制造商在患者安全、产品质量、临床责任、网络安全责任和前瞻性文化5个方面的表现和管理水平进行评价，判断制造商是否已经建立良好的CQOE，便于评估全生命周期内的软件安全性和有效性能否得到保障。经评估认可的制造商一般被分为两级，其中具有良好CQOE和丰富软件监管经验的制造商被评为二级，FDA对该制造商的低风险和中等风险产品将不再进行上市审批；而具有良好CQOE但缺乏软件监管经验的制造商被评为一级，FDA仅不再对该制造商的低风险产品进行上市审批。以上经认可的制造商仍需要上市审批的其他软件产品，将严格按照流程化程序进行上市审批。总之，较早介入与制造商的互动，是FDA在流程化审批中希望看到的，此举便于提高软件审批效率，缩短上市所需时间，旨在鼓励人工智能产品的创新和发展。

在产品上市后真实世界的表现和受管理情况是预认证试点项目的另一重要特点。在产品上市后，制造商需要持续关注产品真实世界表现，收集用户体验、产品性能、临床资料等数据，并持续保障产品的有效性和安全性，FDA也将进一步核实制造商在CQOE申请中所承诺和声明的内容。

（三）人工智能医疗器械预修正框架

在FDA监管层面，数字医疗器械软件主要被分为医疗器械独立软件、移动医疗应用程序、临床决策支持软件和医疗器械数据系统四类。前三类软件是目前人工智能医学应用的主要软件类型，需要参考国际医疗器械监管机构论坛标准，依据软件用途和目标疾病严重程度进行产品风险程度分类。

医疗器械独立软件在使用过程中会根据真实世界数据持续自我学习与进化，针对这一特点，FDA希望在不影响产品上市后安全性和有效性的基础上，根据软件的特性创新管理框架和监管范式，允许其在一定程度内通过学习和进化提高软件性能，且无须重新审批。在2019年，《人工智能医疗器械独立软件修正监管框架（讨论稿）》提出了医疗器械独立软件的全生命周期管理方法。针对人工智能医疗器械独立软件的迭代更新，该讨论稿提出了以下基本原则：①制造商需建立明确质量管理体系和机器学习规范；②制造商需明确产品自学习过程中的期望变化，并提供产品发生预期变化后仍保持安全性和有效性的方法，以在全生命周期中管理患者风险；③制造商需监控上市后产品，当产品发生预期外变化时则需与FDA沟通，必要时依据相关协议提交新的预期变化申请；④基于产品真实世界监测资料，加强面向FDA和使用人群的透明度，持续保持产品的安全性和有效性。

二、中国人工智能医疗器械监管现状分析

（一）人工智能医疗器械监管思路

国家药品监督管理局将人工智能医疗器械归属于医疗器械软件的子集，属于数字医疗范畴。因此，其对人工智能医疗器械的监管思路仍遵循数字医疗监管的框架和原则，同样建议采用基于风险的全生命周期管理方法，同时兼顾国际监管经验和技术发展趋势。

其中，基于风险是指人工智能医疗器械的监管要求取决于其风险水平，风险水平越高监管要求越严。全生命周期管理是指在医疗器械质量管理体系框架下，明确人工智能医疗器械生存周期过程质控要求，涵盖上市前和上市后监管要求。兼顾国际监管经验是指，在充分借鉴国际监管经验的基础上，结合中国国情，综合制定中国人工智能医疗器械监管原则，既要保证国内用械安全，又要参与国际流通。兼顾技术发展趋势是指结合人工智能技术发展趋势，稳妥考虑人工智能医疗器械监管要求。随着人工智能技术的深度发展，涌现出新的技术和算法，这在一定程度上要求监管应与时俱进，适应新的发展常态，同时对使用传统人工智能技术上市的产品，不能置之不理，需考虑监管的连续性。

（二）人工智能医疗器械监管框架

1. 分类界定 依据风险程度，我国同样将医疗器械分为3类（Ⅰ、Ⅱ、Ⅲ）。Ⅰ类医疗器械属于低风险产品，实行常规管理措施，需要向市级的药品监督管理部门提交备案资料；Ⅱ类医疗器械具有中度风险，实行严格控制管理措施，需要向省级的药品监督管理部门提交注册申请资料；Ⅲ类医疗器械风险程度最高，针对其安全性和有效性采取严格控制特殊管理措施，需要向国务院药品监督管理部门提交注册申请资料。

在我国，人工智能医疗器械被分为人工智能独立软件（软件本身即为医疗器械，software as medical device，SaMD）和人工智能软件组件（医疗器械内含的软件，software that is in a medical device，SiMD），二者监管要求基本一致。医疗器械数据是指医疗器械产生的用于医疗用途的客观数据，特殊情形下可包含通用设备产生的用于医疗用途的客观数据。根据2021年国家药品监督管理局发布的《人工智能医用软件产品分类界定指导原则》，依据管理属性和管理类别，人工智能软件被详细界定。其中，以管理属性为依据，如果产品的处理对象为医疗器械数据，其核心功能是对医疗器械数据的处理、测量、模型计算、分析等，并用于医疗用途的，且符合《医疗器械监督管理条例》有关医疗器械的定义，应作为医疗器械管理。若软件产品的处理对象为非医疗器械数据，或者不用于医疗用途的，不作为医疗器械管理。以管理分类为依据，对于算法在医疗应用中成熟度低（即未上市或安全有效性尚未得到充分证实）的人工智能医用软件，如果用于辅助决策，如提供病灶特征识别、病变性质判定、用药指导、治疗计划制订等临床诊疗建议，按照Ⅲ类医疗器械管理；如果用于非辅助决策，如提供临床参考信息，按照Ⅱ类医疗器械管理。而对于算法成熟度高（即其安全有效性已被证实）的人工智能医用软件，其管理类别按照现行的《医疗器械分类目录》和分类界定文件等执行，即功能程序化软件和高标准诊断图像处理软件按照Ⅲ类管理，诊断数据处理软件、影像档案传输及处理系统软件按照Ⅱ类医疗器械管理（图5-10-1）。

2. 技术审评 人工智能医疗器械的技术审评需参照人工智能医疗器械指导原则和数字医疗相关指导原则，包括但不限于医疗器械软件、医疗器械临床评价、医疗器械网络安全等指导原则。

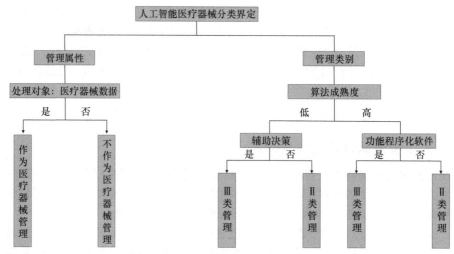

图 5-10-1　人工智能医疗器械分类界定

技术审评主要结合人工智能产品算法特征和产品特性，综合权衡风险和受益，系统评价产品安全性和有效性。第一，对不同算法特征，应采取不同侧重点的评价和监管。第二，在算法更新控制方面，更新方式或类型不同，监管要求亦有不同。第三，在算法保障能力方面，需从源头保障算法数据的充分性和多样性，保障算法的泛化能力。而且，算法的验证数据集和临床评价数据集应区别于训练数据集。第四，在算法可解释性方面，需充分提升算法透明度和算法可解释性，并明确产品使用限制。第五，在人工智能新技术方面，针对尚无产品注册的人工智能新技术，监管层面考虑仅做原则性要求，要求制造商提供算法基本信息、算法选用依据和算法验证与确认资料，并预留监管空间。此举有助于加快创新产品上市速度，促进产业发展。

3. 体系核查　人工智能医疗器械的体系核查需充分参照《医疗器械生产质量管理规范》、独立软件附录和《人工智能医疗器械注册审查指导原则》。体系筛查主要包括数据质控、算法更新质控和算法可追溯性分析等。

（三）中国药品监管科学行动计划

在以国内大循环为主体、国内国际双循环相互促进的新发展格局下，国家药品监督管理局立足我国药品监管工作实际，围绕药品审评审批制度改革创新，密切跟踪国际监管发展前沿，通过创新监管工具、标准、方法，不断推进监管体系和监管能力现代化建设。目前，我国已在人工智能医疗器械产品的检验检测和审评审批环节做了全面布局和大量研究探索，包括：①人工智能医疗器械安全有效性评价研究；②真实世界数据用于医疗器械临床评价的方法学研究；③药械组合产品技术评价研究；④医疗器械新材料监管科学研究。近年来，通过上述监管科学研究计划，已经开发了一系列新标准、新工具和新方法，产出了一系列关键性成果：《深度学习辅助决策医疗器械软件审评要点》，《肺炎 CT 影像辅助分诊与评估软件审评要点（试行）》，《人工智能医疗器械质量要求和评价》标准序列，《真实世界数据用于医疗器械临床评价技术指导原则（试行）》和《人工智能医疗器械注册审查指导原则》等。

截至 2021 年 9 月，我国基于当前监管标准和方法，已有 18 个人工智能医疗软件获得我国Ⅲ类医疗器械证。同时，国家药品监督管理局自 2019 年 4 月启动"中国药品监管科学行动计划"以来，通过共建、战略合作及认定等方式，以国内知名高校和科研机构为依托，已先后建立了 12 个监管科学研究基地，分布在辽宁、北京、广东、海南、山东、江苏、四川等省市，覆盖华北、华南、华东、华西地区，涵盖药品、医疗器械、化妆品领域。国家药品监督管理局先后成立 2 个医疗器械技术审评检查分中心、2 个医疗器械创新合作平台，布局 2 批次共 29 家医疗器械重点实验室。这些研究基地、中心及重点实验室结合自身优势和特点，积极推进医疗器械监管科学研究工作和学科建设。

三、展　望

以我国医疗器械的重大需求为牵引，密切跟踪国际人工智能医疗器械监管发展前沿，统筹协调各方力量，深入开展监管科学研究，在质量管理、标准制定、临床评价、检测检验、人才培养与国际交流等方面形成指导原则、审评指南、标准体系，构建符合我国国情的人工智能医疗器械监管科学体系。持续推进医疗器械监管科学研究，持续加强医疗器械全生命周期质量监管，持续加强医疗器械监管能力建设，持续深化医疗器械审评审批制度改革，持续扩大医疗器械国际交流与合作，加快推进中国从制械大国向制械强国的转变。

（一）质量管理

在产品质量管理方面，主要强调可追溯性、风险与缺陷管理和更新控制 3 个角度。

1. 可追溯性　包括数据、算法以及软件的可追溯性。

2. 风险与缺陷管理　包括自身设计、外部组件、硬件、真实世界数据等对软件有效性和安全性的影响。

3. 更新控制　针对算法或软件的迭代更新，需要加强对人工智能医疗器械的更新控制。

（二）标准制定

人工智能医疗器械标准体系可分为四大版块，分别是基础标准、管理标准、方法标准和产品标准。各版块又可以展开多个不同角度。

1. 基础标准　术语分类、数据质量与标注、软件与网络特性、编码溯源要求、安全与可信要求等。

2. 管理标准　算法设计开发、生命周期、风险管理、基础设施与环境、临床部署与质控等。

3. 方法标准　数据集开发、模型训练与验证、性能测试、安全测试、真实世界监测等。

4. 产品标准　辅助决策软件、智能硬件产品、临床决策支持系统、过程优化软件、数据集专用要求等。

（三）临床评价

建立涵盖研究设计、疗效和安全性评价及临床试验质量管理的医疗器械临床研究评价体系，完善医疗器械临床质量评价的规范化新技术、新标准、新方法，保障医疗器械临床评价的一致性和可靠性。同时，开展真实世界研究的数据收集模式、适用性评价及治理路径研究，完善真实世界数据用于医疗器械临床评价的质量管理体系。

（四）检测检验

开展人工智能医疗器械关键共性检测检验技术研究和个性检测检验技术研究，建立产品全生命周期的检测检验流程和体系。

（五）人才培养与国际交流

依托大中院校、科研院所，为人工智能医疗器械科学监管培养本-硕-博后备人才梯队，建立监管科学教学与科研人才的引进、培养、管理、使用的制度体系与组织机制，提升监管科学的科研队伍创新能力和竞争实力，更好地服务于监管行动。同时，积极推动监管科学国内、国际交流，借鉴国外先进经验，并参与推动国际原则、指南及标准制定，更好促进国内外医疗器械监管科学发展，推动全球医疗器械领域健康发展。

（万　军）

第十一节 医疗人工智能的伦理考量

一、医疗人工智能的伦理原则

自 1956 年的达特茅斯会议提出人工智能概念以来，人工智能技术研发开始逐步升温并被誉为未来科技皇冠上的明珠。人工智能作为引领未来科技发展的战略性技术，成为各国政府、科研机构、产业界以及消费市场竞相追逐的对象。由于人工智能颠覆了许多传统认知，解构了原有的生产关系，技术的发展也由提高效率到优化流程，进而向改变人们的思维方向发展。但是，人工智能技术在迅猛发展的浪潮中带来的各类技术与伦理风险亦不容忽视，如果技术对伦理发起挑战，不被人类所接受，哪怕不被部分人群所接受，也必将影响人工智能成果的实际应用。人工智能的设计、开发、推广及应用，促使社会各相关方开始广泛关注人工智能带来的伦理挑战。伦理学关注的问题是"社会让人工智能应该做什么、不应该做什么，哪些行为是对的，哪些行为是善的，哪些行为是不能接受的"，全球相关领域学者正在积极致力于制定能够被广泛接受的人工智能伦理共识与准则，确保在开发、推广或应用人工智能的过程中，研发者能尊重伦理要求的基本权益、原则及价值。国际上影响较为广泛的人工智能伦理共识，包括"阿西洛马人工智能原则"（Asilomar AI Principles）、电气与电子工程师协会组织倡议的人工智能伦理标准和欧盟发布的《可信赖的人工智能伦理准则》。科学技术部 2019 年发布了新一代人工智能治理八项原则："和谐友好、公平公正、包容共享、尊重隐私、安全可控、共担责任、开放协作、敏捷治理"。

人工智能伦理是人类道德的反映，发展人工智能过程中应当遵循两个最基本的原则：

1. 以实现人类根本利益为终极目标

（1）在对社会的影响方面，人工智能的研发与应用以促进人类向善为目的，这也包括和平利用人工智能及相关技术，避免致命性人工智能武器的军备竞赛。

（2）在人工智能算法方面，人工智能的研发与应用应符合人的尊严，保障人的基本权利与自由；确保算法决策的透明性，确保算法设定避免歧视；推动人工智能的效益在世界范围内能够得到公平分配，缩小数字鸿沟。

（3）在数据使用方面，人工智能的研发与应用要关注隐私保护，加强个人数据的控制，防止数据滥用。人类根本利益原则体现对人权的尊重、对人类和自然环境利益最大化及降低技术风险和对社会的负面影响。

2. 责任原则　指在人工智能相关的技术开发和应用两方面都建立明确的责任体系。在责任原则下，人工智能技术开发方面应遵循透明原则，人工智能技术应用方面则应当遵循权责一致原则。

当前人工智能技术应用快速、深入且广泛，使得医疗领域会不断加深与人工智能的主动结合，其在医疗领域未来的发展中，必将扮演着越来越重要的角色。人工智能越来越多地参与人类活动，人机共存甚至人机冲突，已经屡见不鲜，治理需要与技术的应用几乎同步进行。医疗人工智能通过运用人工智能技术赋能于临床诊疗多个环节，改进和优化疾病预防、诊断、治疗、康复等工作流程，以保证医疗安全，提高医疗服务质量与效率。人工智能应用场景已经涵盖智能临床决策支持、临床辅助诊疗、医用机器人、智能公共卫生、智能医院管理、药物研发、智能医学教育以及健康管理等多个方面。因此，医疗人工智能研发同样必须遵循伦理公认的尊重、有利、不伤害以及公平的医学伦理基本原则。世界卫生组织 2021 年出台《医疗卫生中人工智能的伦理治理》指南，提出以下基本伦理原则作为人工智能监管和治理的基础，以努力确保人工智能在医疗保健和公共卫生方面的全部潜力被用于造福人类。包括：保护人类自主权（protecting human autonomy），促进人类福祉和安全及公共利益，确保透明度、可解释性和可理解性，培养责任感和问责制，确保包容性和公平性，以及促进可持续性的人工智能。

二、医疗人工智能的伦理风险

医疗人工智能的伦理风险具有独特性、技术属性和社会属性高度融合特点。人工智能研发与应用过程中可能会对个体、机构、社会等各个方面产生各类伦理风险。直接、短期的伦理风险与数据的选择、算法的制定和对结果的解读有关，同时也可能会冲击现有的伦理与社会秩序，引发一系列相对间接的长期伦理风险。在医疗应用场景下人工智能主要在诊断、治疗和研究等领域，可能带来一系列问题，包括：

（1）人工智能在进行疾病诊断和治疗过程中，出现的算法安全和准确性等问题，可能损害患者的身体健康。当前，针对人工智能相关的医疗应用设备与系统的研究、评价与审批制度尚不完善，目前很少有完善的随机对照试验证据，存在人工智能优于医生的夸大说法。如果出现误用或滥用可能导致医疗安全事故发生，触发社会舆情及对人工智能不信任等风险危机。

（2）在数据的收集、利用、共享方面，存在数据质量不高、数据偏见、数字鸿沟扩大、数据殖民主义等伦理问题。联合国围绕人工智能在推动或阻碍联合国可持续发展目标中的作用，进行评估认为：人工智能的出现，对可持续发展有积极影响，也有消极影响。世界卫生组织认为如果要支持人工智能技术，实现全民医疗覆盖，尤其使用人工智能扩大边缘化社区的医疗覆盖范围和服务，可能会引发类似的道德问题，包括持续的数字鸿沟、缺乏高质量数据、收集包含临床偏见的数据（以及不适当的数据收集做法）和诊断后缺乏治疗选择。

（3）医疗人工智能产学研转化链，具有跨行业、跨机构、多学科交叉合作的特点。在技术、法律、伦理、社会等方面暴露出诸多盲点，相应涉及的安全、责任以及风险等有关伦理问题也日益凸显，包括监管不足、责任不清等。

（4）长远来看，医疗人工智能技术的开发和应用，不可避免地会冲击现有的诊疗秩序，对医疗行业的研发者、使用者、管理者，以及社会各个方面均会产生广泛、深刻、长期的影响，可能对社会生产方式产生远期发展的风险，如对既有的就业模式、行医模式、就诊方式等产生根本变革，社会人才结构进行什么样的调整才能适应新技术的迭代和产业结构的跃升，这些我们将其归入长期和间接的伦理风险之中。

（5）在商业应用中，拥有数据和技术的机构对服务资源的垄断，会引发医疗资源分配不公现象，公众权益容易受到侵害。

（6）人工智能日益向高智能、精准化方向发展，在健康生命科学领域的研究与应用中发挥着越来越重要的作用，随之而来的问题是人工智能的设计者、制造者、使用者、监督者分别对这个智能系统工作过程和工作结果应该承担什么样的社会责任，现在其已经成为我们必须考量的伦理难题。

三、医疗人工智能伦理风险应对

全球针对人工智能风险已达成基本共识。首先，应根据风险发生的可能性及其对利益相关者的影响水平来衡量或评估风险，制定相应的风险管理措施；由政府管理机构、研究机构、医疗卫生机构、科技企业和科技工作者作为重要参与方，基于各自面对的风险，各负其责共同实施有效的管理。英国纳菲尔德生命伦理委员会明确提出健康人工智能开发和使用中要关注：技术安全可靠、数据和算法可靠、确保潜在敏感数据得到保护并能赢得公众信任、对医生和患者诊疗过程的影响等。美国医学会倡导对人工智能系统的临床应用进行验证和评估时，必须基于人工智能系统潜在损害的风险和利益评估，包括预期的应用、方法的安全性、有效性和公平性的证据等。医疗人工智能产学研转化链可划分为：①提供计算硬件、软件以及数据和算力支撑的基础层，由芯片、传感器、数据资源、云计算平台等组成；②利用底层数据，进行算法、开发平台和应用技术的技术层；③支撑医疗领域的人工智能应用的应用层。处于产业链不同环节的机构，面临的风险及应对方式不同。

（1）控制专业技术风险，首先需要确保算法的科学性、可靠性、可解释性以及评估数据来源及质量是否可靠，尽可能避免技术的误用或滥用等，要充分认知、理解人工智能技术本质，加强管理，建立人工智能伦理体系。

（2）应对个人信息保护风险，在开展人工智能研发全流程中，必须遵循"合法、正当、必要的开发利用"原则，关注数据来源是否合法可靠？是否维护信息安全、采取数据安全和隐私保护措施？无论是数据使用方还是提供机构，均应建立"全程预测、控制、监察和审查数据的使用"治理系统。应关注数据收集的类型、是否有可识别信息，如何符合知情同意原则，脱敏的规则、程序和方法，数据使用及转移的相关要求等，在合作合同中特别重视保密条款是否恰当合理，能否妥善解决合作中的产权保护与成果分配等问题。

（3）对于探索性人工智能干预技术或设备研发的临床试验，关注新干预技术操作或设备测试，是否符合相关法律法规及行业技术规范等，是否有科学依据和前期研究基础，研究团队是否有资质并能胜任，前期是否先开展小样本的探索性设计研究，受试者可能有哪些安全性风险，受试者可能遭受的风险程度与研究预期的受益相比是否在合理范围之内，是否采取了有效的风险控制措施，如制定安全性事件应对和报告流程等。此外，应当建立研究保险机制为受试者权利受到侵害时的救济途径，制定完善的受试者损害赔偿的快速处理流程，明确责任人、处理时限和流程，当受试者因参与试验造成损害时，可以由保险公司进行赔偿。在合作合同中，应特别重视明确技术风险责任的承担者。

所谓人工智能即"智能为用，学习为魂，机器为体"，是基于大数据和过去长期海量经验的深度学习而产生的智能体，帮助人类开拓视野，甚至改变思维方式，进而增强认识世界的能力。人工智能的价值在于更好地为人类服务，而非人类受制于它。医疗人工智能作为新兴技术和产品，不断面临新的应用场景及各种挑战。从开发者、管理者到伦理审查委员等相关各方，都必须具有伦理风险防控意识，基于不同人工智能研究类别的特点与规律，关注相关研究的科学性、技术与设计的创新性、安全性、信息保护、责任归属、伦理审查、结果报告可靠性等各个方面的风险，主动、负责任地协同开展研究与应用，尽量做到"防患于未然"，确保医疗人工智能能够安全、可靠、可控、可持续地发展。

（肖　平　祝丹娜）

第十二节　现阶段人工智能医学应用面临的瓶颈与挑战

智能医学随着医疗大数据、图像识别、深度学习、神经网络等关键技术突破，加大了与数据、知识、医疗健康产业的深度融合，已成为医学创新和改革的强大动力，给传统医院、药企、诊断和治疗方法等带来了全方位颠覆性改变，重塑医疗产业结构，也必将对医学教育及医学生的职业规划产生重大影响。

人工智能医学的进步给人类社会带来了更美好的生活前景，但由于技术理论、法律法规、伦理等方面未能同步跟随智能医学的发展步伐，现阶段人工智能医学应用领域仍面临着瓶颈与挑战。

一、技术发展层面

（一）数据基础有待加强

人工智能的三大基础为大数据、算法和计算能力，而大数据是人工智能赖以实现的基础，大数据质量对提升人工智能的算法和计算能力起决定性作用。对深度学习而言，模型越复杂越需要数量庞大的高质量数据积累和技术创新。由于人工智能相关法律、法规制定滞后，健康医疗数据的权属至今未明确界定，尤其是医疗数据所有权模糊，造成医疗数据难以高效共享、数据标准不统一、质量参差不齐。具体表现为，各医疗机构数据普遍缺乏标准化、结构化、采集量不够、数据质量较差，距离理想状态的高质量数据存在较大差距。而缺乏作为基础战略资源的高质量大数据就无法保障人工智能在智能医学领域的深度学习和进一步深入研究，制约了人工智能医学的快速发展。

因此，尽早建立人工智能在医疗健康领域数据标准、数据收集、数据应用等相关法律法规、行业标准，构建人工智能医学领域研发应用评价机制，从法律层面规范医疗大数据的权属，规范医疗数据的标准，建立合理便捷的数据共享和流通机制，加强数据隐私保护和强化数据安全，确保高质量大数据成为人工智能医学基础战略资源。

（二）人工智能理论亟待突破

国际上人工智能理论研究已有较大进步，但在一些关键领域尚未达到真正突破。例如，人工智能理论在认知智能、脑机接口、无监督学习等方面尚处于早期应用阶段，可提升空间较大。深度学习技术面临基础理论和数据瓶颈，技术理论突破和获得高质量医疗数据的时间和经济成本较高，沟通学习、逻辑推理、复杂情景决策等高级基础理论亟待突破。

因此，必须从关键基础理论、核心技术研发、基础平台建设等方面开展前瞻性基础研究，促进人工智能理论突破，倡导开源和数据共享，统筹建设人工智能创新转化平台，强化对人工智能基础理论和人工研发应用转化的基础支撑，形成成熟、稳定、开放、兼容的核心技术支撑体系，为持续创新奠定坚实的技术基础。

（三）人才缺口成发展短板

人工智能医学的快速发展使得该领域人才需求激增，但国内外复合人才培养体系尚未建立，专业人才队伍建设落后，核心工程与技术人才梯队尚未形成；人工智能医学成果转化效率偏低，尤其是具备大规模商业化潜力的成果较少，产品市场价值认可度不高，已严重制约人工智能在健康医疗领域快速发展。

因此，必须尽早构建高校、科研院所、企业等多位一体的复合型人才培养模式，构建多元化人才培养体系，加强人工智能基础理论教育研究，强化智能医学成果转化，重视培养贯通"医学和理工科结合"的纵向人才和掌握"医学、经济、法律"的横向人才。

（四）人类思想保护成为难题

随着科技进一步发展，以人类为载体，基因技术和人工智能的结合，通过全脑仿真、人机交互、生物认知等途径研究，人类将发明出非常强大的可能会超越人类大脑的智能化机器大脑，带来人工智能的革命性爆发，"人的智能"将面临"超级人工智能"的挑战和取代风险。在这种情况下，如何保护独立的人类思想可能会成为一个重要议题。应当提前考虑和采取预防措施来避免人类独立思想面临挑战甚至干涉的可能，并确保独立的人类思想不受侵犯。

二、管理规范层面

管理规范层面的瓶颈主要是智能医学的安全、伦理和法律监管问题。人工智能医学的相关法律法规制定和监管缺失、伦理原则不清、数据质量和技术缺陷等带来隐含算法偏见、公众接受程度不足等导致医疗安全、伦理问题、公平受益、责任划分、患者隐私、法律监管等一系列问题。

（一）智能医学的安全问题

人工智能医学面临技术安全和信息安全问题。

1. 技术安全　是指在人工智能医学系统开发、设计、应用过程中的技术问题，无法保证设备实际运行过程中可能出现的危害人类的行为，包括智能问诊系统推荐错误诊疗建议、远程手术操控的精准度问题等均需深入探究其可能存在的安全问题。

2. 信息安全　信息安全关系到患者的个人和医疗单位隐私，人工智能与医学融合意味着各种医疗相关数据的开源开放，存在患者隐私信息和医疗单位信息泄露的风险。人工智能医学设备对信息的处理、保存、传输等只是执行指令，密码泄露可能导致患者或医疗单位信息泄露。智能医学设备生产商和运营商拥有海量医疗数据，必须采取严格法律、法规进行约束，防止利用隐私数据外泄牟取暴利的行为。事实上，约束医疗信息的拥有者比起约束具体的人工智能医疗设备更重要。

（二）智能医学的伦理问题

人工智能医学面临医生的主体性地位受到挑战、算法偏见、公平受益、责任划分和隐私安全这五个方面的伦理问题。

1. 医生的主体性地位受到挑战 随着人工智能医学应用逐渐丰富，人类医生在诊疗过程中的主导地位将被削弱。然而，人工智能不能完全代替人类医生，而应作为人类医生的辅助工具。人工智能在发展应用的过程中还需确保医生在医疗过程中的主体地位。

2. 算法偏见 人工智能医疗系统设计和应用时所需的训练数据数量和质量决定了系统具体应用时的水准。当设计和生产者存在性别、种族等偏见或特定偏好时，个人的经验和判断可能融入其中，导致算法偏见。算法偏见会随着智能医疗系统持续运行复制并放大这种偏见和歧视，甚至沦为权力的暗箱和知识的黑洞。

3. 公平受益问题 人工智能医疗系统应用过程中，由于社会贫富差距导致优质医疗资源分配不均。不同社会阶层在人工智能医学时代的受益不均，可能会导致社会对人工智能医学产生抵触。如何确保人工智能医疗系统应用过程公平而不带任何偏见，是社会和政府应当审慎思考的问题，必须确保人工智能医学成果让更多民众公平地享受社会进步带来的福利，这既是一个经济学问题，也是一个伦理学问题。

4. 责任划分问题 人工智能医疗系统目前定义为医生诊断辅助医疗器械，并不具备产生民事法律关系的主体资格。人工智能医疗系统目前尚未形成统一的安全和技术标准，致使人工智能医疗系统缺陷鉴定远未成熟，给当前的医患关系带来了新的挑战。如何划分人工智能在医疗活动中的责任，是当前难以回避的法律和伦理问题，设计者、开发者、生产者对医疗过程产生的问题需承担何种责任等至今未达成共识。

5. 隐私安全问题 人工智能医疗系统对患者的隐私保护不如人类医生周全和人性化。人工智能医疗系统会对患者信息进行自动储存、分析等，即使手动删除仍然有找回可能。人工智能医疗系统"保密性"存在较多隐患。此外，医疗数据信息涉及国家和社会安全，必须重点关注患者隐私保护与国家安全、商业利益之间的平衡关系。

（三）智能医学的法律监管问题

人工智能医学的技术创新需要法律法规保护，但技术创新的发展也需遵守社会和法律价值底线。智能机器人、3D 打印、神经网络、大数据等人工智能技术应用于医疗领域发展需要有效的监管机制，包括行业工会、政府医疗主管部门，以及社会公众的监管。人工智能医学系统的应用不仅需要伦理学会、医学行业组织等确立的行业道德规范，同时也需要国家出台更多的相关法律法规，共同处理人工智能医学带来的伦理难题。

1. 人工智能医疗的法律地位问题 人工智能正快速应用于医疗体系，诸如智能辅助诊断系统、手术机器人、术后随访体系及居家看护机器人等已成为现代医疗不可或缺的重要组成部分。从社会受益和技术进步角度，法律法规应鼓励和规范人工智能在医疗体系的发展，但随着新技术在医疗领域的应用和推广，相关法律责任问题也日益增多。从法律层面，人工智能医疗系统是人还是物，这是探究医疗行为中人工智能是否承担和承担何种法律责任最根本也是最重要的问题。只有在法律层面上界定其是否具有法律身份，其在医疗领域应用过程中所产生的各种问题才能迎刃而解，但国内外目前对人工智能医学系统的法律身份尚在探讨和研究阶段。

2. 健康医疗大数据的法律问题　智能医学促进了健康医疗大数据的快速增长并深刻影响了医疗模式变革，激发了医药卫生体制改革的动力和活力，提升了健康医疗的效率和质量，扩大了资源供给和受益面，不断满足人民群众多样化、多层次的健康需求，促进新业态和经济增长点的产生。

健康医疗大数据是国家重要的基础性战略资源。2016 年 6 月国务院印发的《国务院办公厅关于促进和规范健康医疗大数据应用发展的指导意见》指出，要建立健全健康医疗大数据开放、保护等法规制度，强化标准和安全体系建设，强化安全管理责任，妥善处理应用发展与保障安全的关系，增强安全技术支撑能力，有效保护个人隐私和信息安全。通过相关法律法规的制定和完善，规范健康信息服务，明确信息使用权限，保护各方合法权益。继续完善健康大数据开放共享支撑服务体系，建立"分级授权、分类应用、权责一致"的管理制度，规范大数据应用领域的准入标准，建立应用诚信和退出机制，规范开发、挖掘和应用行为。建立统一的疾病诊断编码、临床医学术语、检查检验规范、药品应用编码、信息数据接口和传输协议等相关标准，促进健康医疗大数据产品、服务流程标准化。

3. 加快人工智能医疗系统法律建设　人工智能医疗系统法律、法规建设严重滞后并影响到智能医学的快速发展，加快建设相关法律法规已成为共识。2017 年 7 月，国务院印发的《新一代人工智能发展规划》明确提出建设有关人工智能的保障措施，要求加快制定促进人工智能发展的法律法规和伦理规范。尽早建立保障人工智能健康发展的法律法规和伦理道德框架。开展与人工智能应用相关的民事与刑事责任确认、隐私和产权保护、信息安全利用等法律问题研究，建立追溯和问责制度，明确人工智能法律主体以及相关权利、义务和责任等，加快研究制定相关安全管理法规，为新技术的快速应用奠定法律基础。制定人工智能医学系统复杂场景下突发事件的解决方案。积极参与人工智能全球治理，加强机器人异化和安全监督等人工智能重大国际共性问题研究，深化在人工智能法律法规、国际规则等方面的国际合作，共同应对全球性挑战。

人工智能医疗系统发展迅速，但仍然面临大数据安全及质量、医疗安全及公平受益、法律主体及责任划分等伦理和法律监管等瓶颈与挑战。针对这些情况，应当积极面对，从法律、法规、伦理和技术领域以"为人类利益服务，绝不伤害人类"为原则，提高医疗活动效率和质量，提供充足的医疗资源，提升医疗服务质量，让社会和民众受益。

（戚继荣）

第六章 扩展现实的医学应用

第一节 扩展现实的发展历程

随着数字技术的迅猛发展，扩展现实也在不断挑战虚拟和现实之间的界限，延展着人类的感官，创造着人类的新体验。

一、扩展现实的概述

（一）扩展现实的定义

扩展现实（XR）是包含了虚拟现实（VR）、增强现实（AR）、混合现实（MR）等相关技术的统称。

（二）虚拟现实、增强现实、混合现实的定义

虚拟现实技术是一门综合了计算机图形技术、仿真技术、人机接口技术、传感器技术和显示技术等跨学科的信息技术。用户必须借助特定的硬件设备，通过对视觉、听觉、触觉等多种人体感官通道的实时模拟和实时交互，为用户提供身临其境的交互体验。增强现实技术是在虚拟现实技术的基础上发展起来的新技术。不同于虚拟现实技术，增强现实技术通过将计算机生成的虚拟画面叠加到真实世界中，使得用户借助设备能同时看到虚拟画面和现实中的真实场景。随着虚拟现实、增强现实等相关技术的进步，出现了名为混合现实的新技术。此技术通过在现实场景呈现虚拟场景的信息，在现实世界、虚拟世界和参与者之间建立起一个实时互动的机制，以增强用户体验的真实感。

二、扩展现实的发展历程

扩展现实作为综合性技术，其发展受到多种相关技术的影响。为了便于理解扩展现实的发展历程，我们将扩展现实的发展过程进行了梳理，并按照时间划分为如下几个时期。

（一）1960年以前，扩展现实思想的"启蒙期"

人类进步的重要方式就是模拟和仿制现实世界中的对象，并应用到生活和生产中。随着高性能计算、图形图像处理、人机交互等技术的发展，"虚拟现实"是人类模拟现实世界的重要方式。

虚拟现实的概念、思想和研究目标的形成与多种科学技术尤其是仿真技术的发展息息相关。1929年，埃德温·林克（Edwin Link）发明了一种可以带给乘坐者飞行模拟体验的驾驶模拟器。随着相关科技的发展，不同类型的仿真模拟器不断出现。莫顿·海利希（Morton Heilig）于1956年开发了多通道摩托车仿真体验装置，该装置包含显示器、风扇、立体声系统、气味发射器和运动椅，以此给用户打造多感官模拟的骑车体验。

（二）1960～1979年，扩展现实发展的"酝酿期"

20世纪60～70年代相关计算机技术发展较为缓慢，这个阶段属于虚拟现实思想、概念和技术的酝酿期。

基于前期的摩托车仿真体验装置研究，莫顿·海利希在1962年的相关专利就体现出一定的虚拟现实技术思想。1965年，伊万·萨瑟兰（Ivan Sutherland）在发表的论文中提出了他的设想：用户可以在特定设备的支持下，沉浸在计算机模拟的虚拟环境中，并能够用自然的方式与虚拟环

境进行互动。3 年以后，他发明了名为"达摩克利斯之剑"的头盔式立体显示设备，整套系统的外观近似于现代基于个人计算机的头显设备。1973 年，虚拟现实早期创新的关键人物迈隆·克鲁格（Myron Krueger）提出"人工现实"（artificial reality）一词，这是最早期出现的虚拟现实相关词语。这个阶段虚拟现实的理论及相关技术的发展也为后期增强现实技术的研究奠定了一定的基础。

（三）1980～1989 年，扩展现实技术发展的"萌芽期"

随着个人计算机和计算机网络技术等相关科技的较快发展及航天、军事等领域的应用需求，虚拟现实技术在此阶段取得了较大的进步，增强现实、混合现实技术也得到了进一步的发展。

1983 年，美国陆军与国防部高级研究计划局，开创了分布式交互仿真技术的研究和应用，这对分布式虚拟现实技术的进步有着重大意义。不仅如此，为了用三维虚拟环境模拟火星表面，美国宇航局虚拟行星探测实验室开发了虚拟环境视觉显示器，它可以利用火星探测器收集到的数据，在计算机中建立基于真实火星表面数据的三维模型。这些系统的开发和相关研究对虚拟现实技术的发展有着深远的影响。随后，VPL Research 公司于 1984 年成立，其公司创始人雅龙·拉尼耶（Jaron Lanier）提出"virtual reality"（虚拟现实）一词，这一术语很快被学术界和产业界所接受。与此同时，多伦多大学教授史蒂夫·曼（Steve Mann）提出了介导现实概念，并研发了初代可穿戴设备。该设备能作为摄像机来记录用户眼睛看到的场景，同时能把计算机生成的图像呈现在用户眼前的显示器上。此研究为后来增强现实与混合现实硬件设备的发展奠定了基础。1987 年，詹姆斯·福利（James Foley）在发表的论文中提出了虚拟现实的 3 个关键元素，想象（imagination）、交互（interaction）和行为（behavior），简称为 2IB。

（四）1990～1999 年，扩展现实技术发展的"成长期"

20 世纪 90 年代，计算机技术、高性能计算、人机交互技术、网络通信等技术发展迅速。与此同时，军事与航天等重要应用领域对虚拟现实技术的需求旺盛，从而推进了虚拟现实技术的快速升级。

理论发展方面，1990 年，在美国达拉斯市召开的国际会议中提出虚拟现实技术研究的主要内容是多通道交互技术、实时三维生成技术以及高分辨率显示技术等。1994 年，格里戈雷·布尔代亚（Grigore Burdea）等在著作《虚拟现实技术》中概括了虚拟现实的 3 个基本特征，想象（imagination）、交互（interaction）和沉浸（immersion），简称 3I。除了理论的发展，与虚拟现实相关的软件系统以及建模语言也开始出现。在 1994 年召开的第一届国际万维网大会上，首次提出虚拟现实建模语言（VRML）的概念，并制定了相关国际标准，而后逐步形成了可扩展三维语言（X3D）和基于第五代超文本标记语言（HTML5）的三维绘图协议（WEBGL）。在这个阶段，虚拟现实技术真正开始兴起，增强现实、混合现实技术也开始迅猛发展。

20 世纪 90 年代初期，波音公司的汤姆·考德尔（Tom Caudell）团队为了帮助机械师降低操作失误率，在设计辅助布线系统时将文字提示信息和布线路径图通过与现实场景的叠加实时呈现在机械工程师的眼前。而后，其团队在论文中提出了"augmented reality"（增强现实）这个名词。1997 年，罗纳德·阿祖马（Ronald Azuma）等总结了增强现实的 3 个基本特征：虚实融合、实时交互和三维注册，并受到相关领域专家的广泛认可。应用方面，在 1998 年的一场实况橄榄球比赛中，增强现实技术首次被使用于电视直播。通过电视屏幕，观众在直播中能看到球队进攻的黄色线与球场实时场景叠加的画面。1999 年，首个面向移动应用程序的增强现实开源框架 ARToolKit 问世。

混合现实相关理论在此时期也得到了一定的发展，保罗·米尔格朗（Paul Milgram）和岸野文郎（Fumio Kishino）在发表的论文中首次用"mixed reality"一词作为术语，文中表示"混合式现实是虚拟现实相关技术的一个特殊子类，该技术涉及真实世界和虚拟世界的融合"。

（五）2000～2016年，扩展现实产业进入"发展期"

21世纪以来，计算机、互联网、移动终端等技术的发展改变了人类的生产和生活，这个阶段也是扩展现实技术走向产业化的重要时期。

虚拟现实方面，其相关显示设备、跟踪定位设备、触力觉交互设备、建模软件、绘制工具等软硬件技术在这个阶段得到了较快的发展。多项技术的发展综合提升了虚拟现实产品的用户体验，新的虚拟现实相关产品层出不穷，逐步打开了大众的消费市场。在这个阶段，大量巨头公司开始布局虚拟现实业务，并展开产品创新和收购的激烈竞争。2012年以来国内外已有多家公司开始布局虚拟现实相关产品和研发，先后发布了自研头戴式显示设备。虚拟现实头戴式显示器Oculus Rift在2012年发展成为消费级产品，而后入选麻省理工学院技术评论2014年度十大突破性技术。2016年，首款以消费者为主导的个人计算机专用虚拟现实头戴式显示设备Oculus Rift正式发行。同年，个人电脑虚拟现实眼镜产品HTC Vive发行，并在此后不断升级、优化和推出新的版本。

2000年以来，随着增强现实开发工具的升级和相关技术的进步，增强现实相关的软件和硬件新产品层出不穷。首款手机室外增强现实游戏AR Quake于2000年问世。首个增强现实浏览器于2001年发布。2005年，AR Toolkit首次运行在塞班操作系统。随着智能移动终端的快速发展，智能手机等手持设备通常都配备了大量的传感器，如高清摄像头、全球定位系统、加速度传感器以及高分辨率显示屏等，这些配备为移动增强现实应用的发展提供了良好的基础。2010年，有公司发布了名为Vuforia的移动端增强现实软件开发工具包（software development kit，SDK），开发者可以通过此SDK创作增强现实应用程序。至今，Vuforia依然是全球主流的增强现实SDK。这个阶段，各个公司的增强现实相关技术均取得了不同程度的进步，持续推出新的软件与硬件产品。硬件方面，2012年有公司发布了穿戴式增强现实眼镜，该眼镜可在用户眼前展示实时信息并支持用户通过自然语言语音指令进行交互。软件方面，增强现实游戏Pokémon Go于2016年正式发行，这款游戏迅速成为最受欢迎的智能手机应用程序之一，并反过来推动了增强现实游戏的流行。

在此时期，世界级巨头企业在扩展现实领域竞争激烈，多个公司对混合现实相关产品的研究进行了战略布局。Hololens设备是2015年推出的混合现实眼镜产品，借助其先进的传感器、显示器等硬件，使用者可以通过眼动、语音、手势和用户界面进行交互。

（六）2017年至今，扩展现实产业进入"高速发展期"

虚拟现实行业在2016年经历了快速发展期，但受限于相关软硬件技术的发展，从2017年开始虚拟现实产业发展速度减缓。而后，近年来随着第五代移动通信技术（5G）、大数据、云计算、超高清视频等技术的快速发展，虚拟现实产品也在逐步升级，从而提升了消费者的虚拟现实体验，再度开启了新的消费市场。

以5G技术为例，5G云虚拟现实一体机借助5G的特性可以拥有强大的运算性能和超大的云存储空间。因此，利用5G技术可以减小虚拟现实设备的体积和重量，为用户提供更高性能的视觉显示和使用自由度。除5G为虚拟现实技术发展带来的新动力外，各大公司的虚拟现实硬件产品一直在更新迭代，并在显示技术和成本控制上不断突破。2020年，Oculus Quest 2发布，新产品有着更清晰的屏幕、更低的价格和更高的性能。在激烈的行业竞争下，其他巨头企业也不断升级自己的相关产品，2021年Vive Pro 2发布，头显单眼分辨率可达2448×2448，具有120Hz刷新率以及120°视角。

增强现实方面，2017年，增强现实技术开发平台ARCore与ARKit分别发布，技术开发平台的出现能够帮助开发者将增强现实体验带给更多的消费者。除巨头公司外，新型科技公司也在寻找技术突破口。2021年，某科技公司宣布正在开发一款智能增强现实角膜接触镜，该眼镜能够方便地戴入眼睛，并在不影响用户正常生活的基础上提供虚拟显示信息，这一方向也是未来技术发展的新趋势。与此同时，中国的增强现实技术也在快速发展。2018年，AR Engine被推出，为开发者提供场景化、组件化的极简增强现实解决方案。中国 5G 的发展也为增强现实的体验升级提供了新的机遇，5G 网络的高精定位基础能让增强现实信息和真实世界更好地匹配，云信息处理能提高增强现实信息和场景的融合效果、云端渲染引擎能实现更高质量和更具有真实感的增强现实画面。2020 年，增强现实地图实景体验产品河图数字平台发布，该产品实现了增强现实实景导航及空间与数据、虚拟与真实的无缝连接。

自 2000 年首款增强现实游戏的发布到 2021 年增强现实角膜接触镜的研发，21 世纪以来，增强现实技术在相关硬件、开发工具、软件与应用上都得到了较大的发展与突破。

混合现实方面，第二代 HoloLens 混合现实数据头盔于 2020 年发布，该设备增强了眼动交互能力、云计算支持功能、增大了显示模组的视场角。与一代设备相比，其二代硬件设备在产品佩戴性、信息处理性能、显示硬件和交互形式这四个方面有了明显的提升。随着世界各地的公司开始布局数字化转型，一些公司利用混合现实技术解决方案来改变企业的运营方式。混合现实技术为企业提供新的数字化解决方案，目前应用行业主要为制造业、零售业、工程与施工业、医疗保健业、教育行业等。除商业巨头公司外，多个新型科技公司在混合现实领域也在不断探索。

扩展现实从早期的技术探索到形成产业经历了漫长的过程。如今，扩展现实技术也正在逐渐从各个领域改变着我们的生活。2021 年，我国"十四五"规划纲要正式发布，虚拟现实和增强现实被列为数字经济重点产业。相信在未来扩展现实这项综合性的技术能在我国蓬勃发展，并赋能多个行业。

（陈　琦）

第二节　虚拟现实的医学应用

虚拟现实是一种由计算机技术辅助生成的模拟系统，又称灵境技术或人工环境，它由计算机图形技术、仿真技术、人工智能、传感技术、显示技术、网络并行处理等技术集合而成。其内涵是运用现实中的各项数据，使用计算机生成并创造一个仿真的三维虚拟环境，再将其产生的电子信号传导给各种输出设备使其转化为能够让使用者通过视、听、触觉等感官感受到的技术，以给人身临其境的体验。虚拟现实最早使用于军队的作战模拟系统，随着虚拟现实技术的不断发展，其应用领域不断增加，在医学领域的应用涉及医学教育、远程医疗、手术模拟和康复治疗等。

一、虚拟现实的概述

◤（一）虚拟现实的发展历史

20 世纪 30 年代，斯坦利·温鲍姆（Stanley Weinbaum）首次提到并描述了具有 VR 功能的眼镜。20 世纪 50 年代初，VR 的发展进入了"萌芽期"。1956 年，莫顿·海利希（Morton Heilig）发明了一种模拟器，可以通过气味发生器和振动椅等特定组件调动使用者的感官，从而实现多感官的体验。1968 年，伊万·萨瑟兰（Ivan Sutherland）研发了视觉沉浸的头盔式立体显示器及头部位置跟踪系统，随后在 1969 年开发了首套头戴式显示器，使用户能够与 VR 进行实时的交互。1989 年，雅龙·拉尼耶（Jaron Lanier）创造了"virtual reality"一词，VR 的概念正式形成，这标志着虚拟现实的发展进入"形成期"，他也被称为"虚拟现实之父"。2016 年，VR 迎来了产业发展的"生长期"，互联网巨头公司纷纷开始进军虚拟现实产业，2016 年也被称为 VR 元年，这段时期有力地推动了虚拟现实技术的普及和发展。

◤（二）虚拟现实的特点

虚拟现实技术具有三大特点，即沉浸性、交互性和构想性。①沉浸性是指计算机通过产生虚拟场景让使用者投入其中的能力，即使用者在虚拟环境中感知的真实程度，包括视觉、听觉、嗅觉、触觉是否与真实环境中一致，这是 VR 技术的核心。②交互性是指使用者在虚拟环境中与不同的事物相互影响的能力，包含目标的可操作程度、作用于使用者的反馈的自然程度、基于物理定律运动的事物在环境中的活动程度等。③构想性是指虚拟现实技术有着广泛的想象空间，它可以扩大人们的认知，也就是用户通过沉浸其中，可以与其发生不同的交互作用，从而得到感性的、理性的理解，从而获得新的认知。

（三）虚拟现实的关键技术

为了增加用户体验的真实性，虚拟现实需要创造一个三维的、可交互的、具有沉浸感的虚拟世界，除模型、声音等必需元素之外，还需要实现一定的人机交互功能。为实现这些功能，虚拟现实需要有关键技术支持。

1. 显示技术　目前虚拟现实产品的主流显示方式为头盔式显示系统，其中基于双目视觉和基于光场的显示技术是该系统最主要的显示技术。双目视觉技术利用两眼接收不同的图像，将图像传输至大脑并进行分析，从而产生立体感。基于光场的显示技术一般在显示器前一定位置放置微透镜阵列，每个微透镜会形成像，然后在显示器上合成待显示的图像。随着技术的进步和产品的更新，VR 显示技术将会向高分辨、低延迟、低耗、广视、可变景深、小型化等方向发展。

2. 渲染技术　虚拟现实内容的呈现主要依赖于计算机图形学。开发人员需要将各类三维的数据拼接融合成自然的三维场景，包括对虚拟环境中的模型、材质和贴图的整合及渲染，其中虚拟场景的逼真程度及性能是由渲染的分辨率和帧率决定的。目前该技术的研究专注于提高硬件的使用效率，在未来，高画质、低时延、低功耗是渲染处理技术发展的主流方向。

3. 跟踪技术　是使用者在 VR 中获得沉浸感的保障，也是 VR 用作医学导航的前提。一般使用即时定位与地图构建（simultaneous localization and mapping，SLAM）技术来进行定位。该技术能快速识别地图坐标，实现对设备和特定目标长时间、高精度的定位。实时构建场景地图，可以让机器感知现实场景，实现自主规划路径。

4. 人机交互技术　可让用户摆脱鼠标、键盘等传统的机器式输入设备，直接用肢体或语音等方式与虚拟场景进行互动，以体验人机结合的效果。目前除手势和语音以外，还可通过数据手套、手柄等设备在虚拟环境中进行人机交互。通过对虚拟环境进行移动、旋转、缩放或其他功能性指令，用户能得到相应的实时反馈，从而增强在虚拟世界中的体验感。

（四）虚拟现实的系统分类

1. 桌面式 VR 系统　又称视窗中的虚拟现实，也就是电脑屏幕是用户观察虚拟环境的窗口，可以通过鼠标、追踪球、力矩球等外部设备来控制操作虚拟境界。

2. 沉浸式 VR 系统　一般是通过佩戴头盔式显示器或其他设备来封闭使用者的视觉、听觉等感受，在虚拟空间中提供给使用者各种感受，并通过位置式跟踪定位装置、资料手套、其他手控输入装置、声音等，让参与者产生一种身临其境的体验，能够全身心地沉浸其中，提高真实感。

3. 分布式 VR 系统　即通过网络连接分布在不同地方的用户，同时参与到虚拟空间中来。

沉浸式 VR 技术和桌面式 VR 技术的区别在于：

（1）多感知：后者仅能为使用者提供视觉的感觉，而前者实则是通过头盔、耳机、手套、手柄等来提供视觉、听觉、触觉、力觉等不同的感觉。

（2）沉浸感：沉浸式 VR 营造出一个与真实世界完全隔离的虚拟空间，并借由多种感知让用户感觉像是在现实环境中。

（3）交互性：沉浸式 VR 可以让使用者通过佩戴手套等装置与虚拟对象进行互动，能感觉到虚拟对象的温度、质地等。而桌面 VR 系统仅能在虚拟对象的外界运用鼠标操作，除视觉、听觉体验外，不能带来其他的体验。

二、虚拟现实的医学应用

（一）医学教学

为加快医学教学的深化改革，不断提倡学生在教学中的主体地位，确保我国高等教育的持续发展，全面推行"健康中国"战略。VR 技术为医学院学生营造一个逼真的虚拟环境，它能让学生全程参与其中，提高学生在教学中的地位，是有效推动医学改革的一个重要体现。另外，还可以运用 VR 技术对患者解剖结构、临床操作内容进行仿真，使学生在开放、自主、互动的虚拟环境中进行高效、安全的学习实践，并通过各种感官进行自我探索和体验。虚拟现实教学能够有效地运用科技来模拟现实医学教学的环境，突破空间限制，夯实学生的理论基础，增强学生的动手能力，有效解决了传统医学教学中存在的内容抽象、实践机会少且危险性大、实验资源紧缺等问题，达到了提高教育水平的目的。

1. 解剖学的应用　20 世纪 80 年代，美国医学研究人员最早对人体虚拟图像进行研究，并建立了世界上第一个"数字人"。传统的解剖学教学方式主要是通过板书、幻灯片、视频等二维形式呈现给学生，由于这些授课方式缺乏立体感和交互功能，学生们难以真正地掌握组织的空间毗邻关系和解剖关系。而且由于标本来源少，解剖课上学生较少有实践机会，且器官模型、器官标本与其在活体中的形态存在较大差别，这导致医学生毕业后还需接受较长时间的历练，从而拉长了医生的培养周期，而 VR 的出现带来了一种医学教育的新手段。虚拟现实的三维人体模型，学生可以根据需求随意放大、缩小、旋转或单独或部分展示人体结构，只需运用简单的指令对模型进行操作，如手势、语音等指令。同时学生可以从多个角度进行观察与操作，反复练习，能更清晰立体地观测容易忽视和不容易理解的解剖细节。相比传统的教学方式，虚拟现实技术突破了时间、场地等限制，同时增加了课堂的趣味性。

2. 临床技能培训　有效增加实践环节，提升医学生的实操能力，提高其"岗位胜任力"，是临床医生培养过程中的重要内容。但由于场地、资源等因素，制约了动物实验、模拟人训练、手术观摩等临床技能训练在教学中的应用。然而，VR 技术能够使医学生轻松地进行技能训练，例如，模拟操作、模拟手术等，而且能够获得真实客观的信息反馈。此外，在临床情景模拟训练中，VR 技术还可以模拟出逼真、生动的虚拟环境，使学生和住院医生参与其中，扮演其中的角色。受训者通过佩戴特殊的设备融入模拟的医疗情景中，通过对不同场景的训练，可以锻炼学生及住院医生的临场应变能力、心理承受能力、医患沟通能力及人文关怀能力。

在急救技能培训方面，临床实践机会少、教学资源不足等问题尤为突出。VR 技术的应用能够有效模拟真实的临床环境和虚拟患者，使医学生通过练习后熟练地掌握各种急诊有创技能操作，教学资源不足的问题得到了有效克服。同时，急救教学侧重于非技术技能的培养，如临床思维能力、情景意识、领导力及医学生的团队协作能力等方面。VR 技术可以对各种紧急救援场景进行模拟，学生有在现场处理紧急情况的体验感，可以多人合作，培养团队协作能力、情景意识和决策能力等。

3. 虚拟课堂　VR 技术可以创造一个虚拟的三维课堂，将所需的课程内容经过计算机处理，加入必要的讲解，渲染之后发布到 VR 设备中。课堂上的虚拟现实会使抽象的内容更加具体、专业知识更加有条理，能全方位地展示教学内容，VR 教学的使用与课堂上讲义的使用相比，在学习性能和效率方面具有更好的效果。沉浸式 VR 在提高学生参与度、交互性和积极性方面具有巨大潜力，帮助学生有效掌握疾病细节，增强学生在可视化环境中的空间理解能力。

4. 基础医学实验教学　是高等医学教育的必修课程。实验周期长，花费高，学生经验不足，存在一定风险等问题，是目前本科基础实验教学所存在的问题。VR 技术可以对现实的实验条件、过程和现象进行模拟，形成一个接近真实的实验环境，使学生在逼真的环境下进行一系列的操作，如实验设计、操作和结果分析。利用虚拟医学实验室，对提高教学质量、引导学生思考、激发创造力、想象力等起到了积极的促进作用，可以很好地解决基础实验所涉及的仪器设备高精尖、耗材昂贵、实验过程危险、耗时长等缺点。

5. 中医学教学的应用 虚拟现实技术在中医学教学的应用主要在针灸和脉诊两个方面。

（1）虚拟针灸的操作对象是基于现实人体的虚拟模型。以前，提高针灸水平依赖于长期的针灸训练，而利用 VR 技术，可在不同的虚拟患者身上进行重复的针灸练习。另外，在练习针灸时，学生可以接受完整的诊疗体验，从望闻问切、诊断到制订治疗方案并实施，最后提交正确、规范的处方内容。这有助于培养学生的临床思维及诊疗能力，大大提高了教学效率，降低了医疗事故发生的可能性。

（2）作为中医特色诊病方法之一，脉诊提供的患者信息特别重要。以 VR 技术为核心的中医三指脉象仪，是现代脉诊中重要的仪器设备，它结合了现代的高端计算机技术，解决了早先的脉象仪在仿真、传输、显示等方面的不足，使脉象仪的功能和准确性得到了提升。

（二）辅助医疗

1. 心理精神疾病的治疗 虚拟现实技术具有高度沉浸感和可交互的特点，研究表明，在心理精神疾病的治疗中，基于虚拟现实技术的辅助疗法可以有效减轻焦虑和抑郁症状的发生。一些心理疾病，如恐惧症、焦虑症、孤独症等，大部分是由环境因素导致的，医务人员将虚拟现实与暴露疗法相结合，在虚拟平台中加入特定的场景用以缓解患者的症状。虚拟环境可以调整视觉和听觉刺激、调动患者的触觉和振动感、添加相关气味，引导参与者在暴露期间参与多种感官活动，逐渐调节患者的心理问题。随着 VR 应用成本的降低，VR 在精神疾病治疗中的应用将越来越广泛，不仅能为特定的恐惧症和创伤后应激障碍提供高质量的治疗选择，还可以为实验研究提供机会。

2. 电子病历系统 随着信息化的加快，未来的病历系统应该是一个可视化、具有可交互功能的系统。利用 VR 技术，可将每位用户的器官三维模型上传至病历系统服务器，与用户的身份、病情等其他信息相匹配，并与相关的 VR 设备连接，便可建立基于虚拟现实的电子病历系统。由于该系统具有便捷、直观的特点，故不仅可以使患者全方位了解自己的健康状况，有利于患者的情绪稳定，还能促进医患之间的交流，尽可能减少医患纠纷。

3. 手术模拟 手术操作练习针对的目标一般为尸体、动物和模拟人，这种方式的成本高昂、针对性差、重用度低。如果构建数字化人体，将其作为虚拟手术平台，这种方式不仅可以替代那些成本较高的练习素材，也能大大提高练习效果。虚拟现实的训练平台可以提供高度仿真的触觉反馈，使得训练素材甚至优于尸体和动物。此外，虚拟现实手术平台可以创建自主学习管理、自主模拟练习、自主测评功能。其可以从术前准备、术中操作、术后注意事项等多个环节来规范学生的操作，并可根据操作的过程，在手术完成后对学生表现进行全面评估。虚拟手术系统提供了一个逼真的 3D 仿真环境及可交互平台，具有可重复性、多元性等特点，学员可以短时间内提高手术水平，还可以对各项操作数据进行测评，对学员进行精准的考核，在此基础上学员可以充分认识自己的不足并加以改正。

VR 技术还可以针对不同个体进行个性化的医学诊断和治疗，模拟出不同治疗方式针对某种疾病的治疗结果。比如，虚拟外科仿真系统能够针对不同图像的信息和数据，构建虚拟外科环境，并在虚拟环境中建立了 3D 模式，设计了外科手术的切口位置、角度等，并预演了手术流程，预演了可能发生的问题，以预测手术方式和补救措施，以提高手术的成功率。在此基础上，医生能够更好地挑选外科手术的方法，降低手术带给患者的各类伤害。对于各种复杂的内科、外科手术，可以准确判断病灶位置、辅助判断效果，大大提高准确度。

4. 远程医疗 指通过互联网进行远距离的诊疗和咨询的一种新的医疗方式。通过远程医疗技术，患者无论何时何地都能得到最便捷、最快速的治疗体验，患者可以直接与虚拟医生进行面对面地交流，医生可以快捷地了解患者病情，直观地评估各项生理特征，并提出诊治建议，并且可以进行多处、多人会诊，使医院的远程保健工作开展更加顺利。

由于时间和空间的原因，当有人出现危重症急需手术时，专业医生可能无法及时到达，很可能耽误最佳手术时机，而远程医疗打破了这种局限，在 VR 技术的帮助下，远程医疗的质量得以进一步提升。在远程诊疗时，医生可以远程操控机器人进行手术，或者指挥现场的医生进行手术，其中虚拟显示技术起到了重要作用。在手术前，医生可以通过虚拟的患者模型制订手术方案，之后通过网络对手术机器人进行远程操作，通过 VR 眼镜等设备将手术过程实时呈现给医生，让医生对手术过程进行及时的监控和指导，同时还能直播与教学有关的内容。

（三）药物研究的应用

VR 技术能宏观化药物研究中的微观世界，通过等比例放大微观世界中的化学分子到我们肉眼所能观察到的大小，使得科研技术人员能够在不同的条件下真实清晰地看到 3D 模型的各种分子结构，以及化学反应的全过程。对化合物微观结构的宏观化展示，能够加深研究者对化合物结构的认识，帮助找到合成的最佳路径；模拟各种生物大分子和药物小分子的结合，有利于探索药理特性，可以找出药物分子和生物大分子的最佳结合点；对活性分子在特定条件下发生化学反应的全过程进行观察，有助于对其生物特性的探索。这些便利将帮助药物研发人员在缩短研发周期、降低研发成本的同时，更有针对性地进行提取、设计和合成药物。

（四）康复医学的应用

VR 技术也被广泛应用于康复治疗，尤其在注意力缺陷、空间感知障碍、记忆障碍等领域的应用已经比较成熟。VR 技术通过模拟出所需要的治疗场景，根据治疗方案给予患者不同的刺激，让患者在安全的治疗环境中进行有效的恢复治疗。

（1）针对帕金森病冻结步态康复，患者在常规行走、跨越障碍、行走速度等方面进行针对性训练的同时，使用 VR 技术模拟出更复杂的环境，提供更高级的训练场景。这种训练方式可以在恢复患者功能的同时，调动患者的积极性，避免摔伤等风险。然而，由于尚未明确帕金森病本身的病理生理机制，VR 在这方面的应用还处于探索阶段。

（2）烧伤康复中，传统的康复训练多是强制性的牵伸或持续性的被动式训练，会引起患者疼痛，弊端很多。一些研究人员利用虚拟现实技术设计出一种仿真钢琴，这种钢琴能使偏瘫患者的手和手臂功能得到明显改善。该训练使用了能有效提高患者运动能力的 VR 数据手套。

（3）老年患者的康复主要有对抗跌倒的平衡能力和步行能力的训练以及对认知功能的训练。VR 训练是对实际的日常活动进行模拟，通过模拟日常生活行为，使老年人的行动和思想得到提高，从而提高老年人的自理能力。

（4）在运动障碍的康复领域，主要用于康复性训练患者的运动功能，它包括上下肢平衡的配合、步态的协调、肌力的恢复等康复培训。

（5）在认知康复中应用 VR 技术，可以为患者在模拟环境中开展刺激疗法，并对各种重要指标进行监测，传统的方法很难达到这些要求。

总而言之，我国目前的 VR 及其相关技术的研究水平在总体上还处于一个相对较低的应用阶段，在诸多方面还存在缺陷：

（1）应用系统的研究不够成熟，在治疗和评估方面没有完善的评价标准。

（2）VR 系统设备大多比较昂贵，目前难以实现广泛使用。

（3）VR 环境的智能化程度相对较低，很多现实世界中物体的性质都无法还原，只能模拟部分场景。使用者能互动和操作的功能是有限的，大多数情况下使用者只能透过视觉观察，且在虚拟环境中通过其他感官来交互的方式很难完成。

（4）图像识别技术尚不成熟，信息筛选和识别的正确率和精确率在复杂图形和动态图像中偏低，在医学领域应用上难以达到要求。

（5）缺乏实时三维建模技术，虚拟环境呈现的整体沉浸感会受到存储、处理巨大信息量及数据能力不足的影响。

VR 技术是多个学科知识交叉融合的产物，其研究内容涵盖了多个学科领域，有着广泛的应用和强有力的技术潜力，随着科技的迅速发展，虚拟现实技术将在医学领域中做出更大的贡献。

（石　磊　邓忠良）

第三节　增强现实的医学应用

增强现实是在虚拟现实基础上发展起来的一项新型多媒体技术。虚拟现实主要致力于让使用者沉浸于一个完全由计算机生成的虚拟世界中；而不同于虚拟现实，增强现实则是把计算机生成的虚拟信息进一步通过实时计算、分析叠加至现实场景中，使用户看到的世界为虚拟与真实世界融合后的画面，并可与之进行交互，从而增强其对现实世界的感知。

尽管增强现实技术早有起源，但是在当时，"增强现实"的概念并未提出，直到 20 世纪 90 年代初，波音公司在设计布线系统时使用增强现实技术辅助员工进行工作时，首先提出了 "augmented reality" 这个词组。随着计算机图形学、数字图像处理、通信技术、计算机视觉、人机交互等技术的发展，增强现实逐步由"技术萌芽期"阶段过渡到与具体应用领域相结合的发展趋势。

医学是增强现实技术最早的实际应用领域之一。借助增强现实，可将人体三维虚拟模型与患者匹配融合，使医生具有"透视"功能，即透过组织器官表面看到其内部病变区域的具体情况，实现手术过程中对病灶的快速准确定位，并实时指导术者调整手术操作，极大地提高了手术效率。早在 1997 年，奥地利外科医生阿恩·瓦格纳（Arne Wagner）等即在增强现实技术的辅助下，顺利完成正颌外科手术，这是增强现实技术在医疗应用领域中的突破式发展。此后，增强现实技术在医疗领域的应用更是成为一个热门的研究方向，全世界众多机构和科研团队对此进行了众多的研究工作，目前已涵盖了大多数的医学学科。2014 年，英国国家卫生院伦敦皇家医院的外科医生内奥米·李（Naomi Lee）等通过专业的增强现实眼镜（Google Glasses），对一场结肠癌手术进行直播，给手术参观者带来了身临其境的感觉。2015 年，美国学者将增强现实技术与乳房手术相结合，为医务人员提供术前规划及术中导航，以增强其对乳房外形的感官，增加了手术安全性和精确性。2018 年，英国帝国理工学院的科学家通过增强现实技术将由 CT 扫描获取的腿部骨骼与重要血管进行三维虚拟重建后的图像覆盖到患者腿部，从而使医生在术中可透过皮肤获取组织深部信息，有效降低了手术难度。

国内关于增强现实的研究起步较晚，但也已取得了一定成果，主要集中在各大院校和研究所。如 2013 年，复旦大学宋志坚教授团队建立的增强现实神经导航系统，可对原始二维影像中的肿瘤病灶进行精确分割，然后对其进行三维重建后，将形成的虚拟图像与真实手术场景融合，形成相应的导航信息通过 iPad 显示，以辅助医生进行手术操作。中国科学技术大学徐晓嵘教授团队提出将移动增强现实技术应用于乳腺癌手术中，并分别开发出基于谷歌眼镜的双模态超声与荧光影像导航系统，以及基于 HoloLens 的乳房重建导航系统，分别用于辅助医生切除前哨淋巴结，以及指导进行乳房重塑整形手术。2017 年，华中科技大学同济医学院附属协和医院叶哲伟教授团队在增强现实技术引导下顺利完成了髋部复杂型骨折手术，并在 2018 年成功实施了全球首例基于移动增强现实技术的"中国武汉-中国新疆-美国弗吉尼亚"三地远程会诊手术。

一、增强现实在医学应用中的特点

通常情况下，医生可在术前通过 CT、MRI 等医学成像技术获取病灶解剖信息。即便如此，医生也只能根据自己经验、记忆对其进行定位与分析，存在准确性与直观性不足、手术视野与医学影像分离等缺陷。增强现实技术可将计算机生成的手术区域的虚拟信息融合至医生所在的真实手术场景中,从而实现医生透过皮肤表面查看深部病灶及周边真实情况;同时,通过借助导航系统进一步跟踪手术器械,实时反映其三维位置,实现对病灶的快速、准确定位,以避开重要的血管、神经组织,有效减小了手术创伤及缩短手术时间。不仅如此,在增强现实技术的辅助下,医生还可在术中将方案信息实时共享给其他成员进行交流,以随时应对各种意外情况的发生。可见,增强现实具有以下特点:①可在三维空间中精准添加使用者所需虚拟物体信息;②实现真实世界与虚拟图像融合并进行显示;③能够实现人机实时交互。

二、增强现实医学应用的步骤及关键技术

目前,构建增强现实系统一般包括四个基本步骤:①计算机构建所需虚拟物体图像;②利用摄像机获取真实场景信息;③建立不同坐标系之间关系,对真实场景与摄像机相关位置信息进行数据分析;④将真实场景及虚拟物体图像信息进行融合并显示。

增强现实主要包括以下关键支撑技术。

(一)医学图像分割与三维重建

医学图像分割目的是将病灶或具有特殊意义的区域分割出来,其精度对于病情分析、制订手术规划及辅助定位具有至关重要的作用,是增强现实中较为复杂且关键的环节。目前,尚没有一种通用的医学图像分割方法,广泛应用的各种分割方法根据其特点主要分为基于阈值、边缘检测、区域生长、拓扑理论、模式识别等。基于上述方法也产生了两种分割的方式,即人工分割与自动分割。

1. 人工分割 即人工事先参与划分标定,然后再通过计算机运算完成图像分割。该方式分割精度比较高,但比较依赖操作者的临床知识,分割速度较慢,且结果缺乏一致性。

2. 自动分割 是目前医学图像分割领域的重点研究方向,主要借助于高性能计算机自身对医学图像的理解及大量运算来完成。自动分割具有人为主观干预较少,分割速度快,重复差异性较小等优势。

三维重建又称三维可视化,是指利用计算机图形学技术将分割后的二维影像转换为立体三维模型。目前,按其重建原理的不同主要分为面绘制与体绘制两大类。

(二)跟踪注册

增强现实是通过向真实场景中添加虚拟物体来增强对真实世界的感知,要实现该目标,就必须将虚拟物体精确地融合至真实的三维世界中,并能跟踪标记的移动,随之改变虚拟物体的位置,这个过程叫作跟踪注册。当跟踪注册发生错误时,会使虚拟物体与现实环境的相应位置产生漂移,从而影响视觉感官。跟踪注册是增强现实的基本必要条件,也是研究中的热点、难点问题。根据其实现的方式,目前主要分为基于计算机视觉、传感器和两者混合的跟踪注册技术。

1. 基于计算机视觉的跟踪注册技术 目前作为发展较为成熟的一类技术,其主要原理为光学,大致可分为两类:基于人工标记及基于自然特征的跟踪注册。基于人工标记的跟踪注册方法需要在真实的场景中设置人工标志物,通过对包含标志物场景的视频或图像分析处理,以及坐标变换计算等过程,从而获得注册所需信息。目前,已有一些完整的基于人工标记跟踪系统的开发包,如 ARToolkit、ARTag 等。基于自然特征的跟踪注册方法即通过图像中的点、线、边缘、角点和纹理等自然特征的匹配,并结合相机位姿计算,实现虚拟物体的注册。其中以 SLAM 技术为主,具有精度高、速度快等优势。基于计算机视觉的增强现实跟踪注册系统所需硬件设备简单,但易受到遮挡导致注册失败并无法跟踪目标。

2. 基于传感器的跟踪注册技术 该方式根据传感系统种类的不同,主要有电磁跟踪、超声跟踪、红外跟踪、机械式跟踪、惯性跟踪等。电磁跟踪传感器技术较成熟,目前在医学领域已得到较为广泛的应用,具有不受视线和障碍物的限制、精度高、速度快的优势,更重要的是,其能够

记录六维信息，不仅可得到空间位置坐标，还能得到方向角度信息，但存在设备昂贵、易受到外部环境及噪声干扰的缺点。

3. 混合跟踪注册技术　是将不同类型跟踪装置的输出姿态数据进行合并，或融合的跟踪技术，采用混合跟踪技术的姿态跟踪装置被称为混合跟踪装置。该技术能够相互弥补各种传感器的缺陷，不足的是，存在数据格式异构等问题，导致信息融合困难。

（三）虚实融合

虚实融合指增强现实系统通过分析数据获取场景位置信息，将计算机生成的虚拟图像以合适的姿态精确地叠加至真实场景中的特定位置，形成虚拟物体与真实世界的匹配融合。

（四）人机实时交互

人机实时交互技术作为增强现实的一项关键技术，涵盖了计算机视觉、心理学、人工智能和人类工效学等多学科内容。交互方式的效果可直接影响使用者的感官，是增强现实的一个研究热点。传统的交互方式主要为基于硬件的交互方式，如鼠标、键盘、麦克风及其他触控设备等，此类方式虽然简单、容易操作，但远不能提供自然的交互体验，同时也降低了增强现实系统带来的沉浸感。目前，随着各技术的不断提高，更加方便、直接的交互方式，如手势、语音、凝视等逐渐得到了充分的实现和应用。该部分将主要介绍基于手势及语音的交互技术。

手势交互主要利用动作识别组件捕获人手的关键部位位置完成计算，转化为输入命令以实现与计算机的交互。通常分为基于传感器和视觉两类。

1. 基于传感器的手势识别　通常借助数据手套，通过其内置的传感器、计算模块获取人手的位置和速度等信息，进行定位、跟踪和特征提取等实现手势识别。基于传感器的手势识别具有识别精度高的优势，但设备较为笨重，且价格昂贵。

2. 基于视觉的手势识别　是利用摄像头捕获裸手的彩色或深度图像，通过分割、特征提取、手势建模、定位跟踪和分类识别等一系列处理后实现手势识别。该识别方式计算难度相对较高，识别的手势种类、识别率和实时性不如基于传感器的手势识别系统，但其成本相对较低、交互体验自然，更符合人机交互的发展趋势，目前广泛应用于医学应用场景中。

基于语音识别的交互技术是指通过语音识别的方式获取指令，并根据使用者发出的意图返回最匹配的结果，具有交互体验更自然、同时交互效率更高等优势。

（五）三维显示

增强现实三维显示是把虚拟图像与现实场景融合后的信息呈现的过程，除计算机技术、通信技术、传感器、人机界面、分布式计算、移动计算、信息可视化等技术之外，还对人机工程学、心理学等有较高要求。目前，增强现实显示装置主要可分为三大类：可穿戴设备、移动手持显示设备、空间增强设备。

1. 可穿戴设备　通常佩戴在头部，在各类显示设备中视觉沉浸感最强，但往往具有体积大、影响头部运动等缺点。随着技术的发展，可穿戴显示装置正朝着轻量化发展。该设备根据其具体实现的原理又可分为基于光学原理的光学透视式和基于视频合成技术的视频透视式。

（1）光学透视式显示：是将计算机生成的虚拟图像通过光学组合元件反射或衍射至视网膜，呈现出视觉上的虚拟图像与真实场景的融合。其优点在于分辨率高、无视觉偏差，使用者可以在不丢失真实场景信息的前提下，获取虚拟信息并与之交互，真实感更加强烈；但同时也具有定位精度要求高、价格昂贵且显示效果容易受到现实环境中光照条件的影响等不足。

（2）视频透视式显示：是利用移动设备中的摄像头对真实世界进行同步拍摄，将采集到的视频信息输入自带的计算机中与虚拟图像进行融合后显示输出。该技术由于事先通过计算机整合，所以虚实匹配更加准确，同步程度更高，还能根据用户需求进一步处理虚实融合视觉效果，但其缺点在于使用者只能看到摄像机拍摄的场景，真实感不强。

值得说明的是，部分显示设备除具有显示作用外，以 HoloLens 为例，由于其内部集成 CPU、GPU、HPU（hologram progress unit）及 Windows10 软件系统，还辅助进行场景采集、跟踪注册及提供人机实时交互功能，是一种集显示、计算为一体的增强现实终端设备，被广泛使用于医学移动增强现实系统的开发、研究应用中。

2. 移动手持显示设备　该类设备通常为配有摄像机并具有一定计算能力的移动终端，通过摄像机获取现实世界的目标，将虚拟模型与其融合。现如今，随着移动终端设备大规模普及，对于此类设备的增强现实开发与应用也越来越多。如 2012 年，德国学者使用 iPad（基于人工标识的增强现实跟踪技术）辅助完成了经皮穿刺进入肾脏取石手术的初步临床试验，并证明了此移动增强现实系统的经济有效性。

3. 空间增强设备　该技术利用投影设备将虚拟图像信息投射至现实空间中，使用者不需要借助其他设备就能体验到虚实融合的视觉效果，又称投影式显示。由于该方式对于移动场景的适配性不高，目前应用相对较为局限。

三、增强现实手术导航系统的设计与应用

手术导航是指在术前利用医学影像和计算机图形学等方法，对病灶图像数据建立虚拟模型，从而制订理想的手术规划；在手术过程中，通过三维定位技术，将病灶虚拟模型、患者实际位置以及手术器械的实时位置统一到同一坐标系中，形成手术器械与体内病灶间相对位置关系的手术导航图像信息，以指引医生实时调整手术器械的位置和姿态。然而，在实际操作过程中，医生需要在手术场景与导航系统屏幕之间反复切换视线，容易出现手眼协调不当，影响手术精度及手术效率。为了解决上述问题，以增强现实技术为代表的基于图像的外科手术导航技术逐渐进入了科学家的研究视野。

基于增强现实技术的手术导航系统，医生除可以在术前根据患病部位的三维图像制定理想、安全的手术计划，以避免伤及周围重要的血管、神经等功能区外，还能通过位姿跟踪、图像融合和信息化显示技术将手术导航信息图像叠加在手术区域，使医生在术中能够获取无法用肉眼观察到的体内病灶的同时，在不需要在显示设备和手术区域间反复转换视角的情况下，实时获取手术器械和病灶的位姿及图像信息。

增强现实手术导航技术对提升医疗水平无疑具有巨大的价值，德国学者通过人工标记的跟踪注册方法，探索开发了使用增强现实外科的导航技术辅助医生开展微创脊柱外科手术的可行性和临床准确性，并将其与标准透视引导的微创手术进行比较。结果表明，医生在基于增强现实技术的手术导航系统的辅助下不仅可高精度地完成手术操作；并且，由于在整个手术过程中不需要使用任何术中 X 射线成像，极大地减少了外科医生暴露于辐射的风险。

增强现实手术导航系统，改变了传统的手术方式，允许医生同时对手术操作和导航图像进行观察，以判断手术结果是否达到预期目标，满足了其对真实环境、病灶信息进行细致观察和通过导航图像引导手术的需求。该系统在提高手术准确性和效率的同时，也极大地降低了医务人员临床操作的学习曲线。

（王旭东）

第四节　混合现实的医学应用

混合现实是继虚拟现实和增强现实之后的介导现实的技术。它是一种基于人类自然感知的新型数字全息图像技术，通过计算机可视化图形技术生成虚拟模型，叠加在用户看到的真实环境上，带来一种不可思议的混合现实和虚拟的场景，本质上是现实、虚拟和用户之间的信息交互及反馈。混合现实的核心特征是打破了数字虚拟世界和物理现实世界的壁垒，从而实现了数字技术多年来

不曾有的突破，量变积累为质变。混合现实技术一经出现，就受到了医学界的强烈关注，一些医学殿堂级机构如哈佛医学院、妙佑医疗国际等也积极地预测，未来混合现实技术将给医学界带来难以想象的变革。

本节旨在通过介绍混合现实技术在医学领域中的数个应用场景，展现混合现实技术的独特优势及鲜明特征。

一、混合现实在医学研究领域中的应用

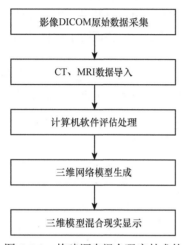

图 6-4-1　构建源自混合现实技术的
医学研究模型研究流程

医学模型的原始数据主要来自于 CT 和 MRI 的 DICOM 格式数据。根据所获取的原始数据，混合现实技术可先使用三维可视化精准渲染技术来构造三维模型，并利用相关软件实施定位、渲染和高维态三个方面的处理，再调整物理参数和设置功能，最后将三维模型加载到混合现实设备中，以构建源自混合现实技术的医学研究模型。具体研究流程如图 6-4-1 所示。

由于研究对象的各组织结构被对比强烈的不同颜色指定渲染，整个三维模型不仅可以从任何角度浏览、缩放、调节对比度和亮度、透明化或隐藏选中的各种组织，还可以对病灶测量计算病灶大小，从而使影像判读变得简单明了。

二、混合现实在医学教学领域中的应用

目前，解剖教学广泛使用的解剖教学图谱都是平面图像，视觉效果不佳，难以激发学生兴趣。此外，由于大体标本成本高昂、医疗环境、法规限制等原因导致解剖学的教学成本居高不下。而解剖学作为医学教育的重要组成部分，由于教学工具的缺乏导致教学效果欠佳无疑令人扼腕叹息。

混合现实技术的应用为教学领域提供了一种立体、高效的教学模式。其根据现有的影像数据和断层扫描构建全息数字化三维解剖影像，借助特制的 MR 眼镜，真实、立体地呈现出相应的解剖部位。这样一来，学生能够更加直观、立体、简单有效地学习复杂的人体标本。而在教学过程中，教师也可以通过对虚拟的人体标本进行反复的解剖分析及虚拟实践演示，大大提高医学教育的效率。

三、混合现实在外科手术培训中的应用

目前，混合现实技术已经在医学实践操作中得到初步应用，尤其在外科医生的专科化培训方面体现出巨大的优势。手术培训是提高外科医生能力的基础。但是，由于模拟设备，手术操作风险以及对手术室条件的限制，其教学和实践已落入"瓶颈"中。新的混合现实技术基于与现实世界的互动和信息获取的及时性，可以提供理想的无风险手术操作培训平台。通过混合现实模拟器，医生可以在三维视觉世界中反复以更加从容的方式与现实进行互动和体验，直到他们能熟练地掌握操作技术为止。

四、混合现实在术前医患沟通中的应用

医患矛盾的关键点在于医患双方信息不对称性，手术期望值的分歧及有效沟通的缺乏，混合现实技术也为医患沟通提供了全新的方法和途径。基于三维可视的全息影像，使患者及其家属能清楚直观地观看病变的位置形态以及结构状况，使原本低效的"鸡同鸭讲"式沟通变成立体开放的问题探讨，一方面医生在告知病情时更高效、直观，另一方面患者对病情也能有更深刻的理解和接受；此外，该技术也为病情解决方案和手术过程的演示创造了良好条件，大大提升了患者对病情的接受度和术后的依从性。

五、混合现实应用于术前手术方案的讨论和制订

对于高难度、高风险的外科手术而言，周密的术前准备及详尽的手术方案有赖于多学科的密切合作和高效沟通。往往各个学科的医护人员会基于术前影像学，在各自的脑海中重建出病变组织的空间构想以及解剖毗邻关系，然而由于各专科人员解剖基础、临床经验、认知理解等认识偏差，会极大影响沟通的效率值，降低手术的精准度。术前获取信息的不完整或主刀医生理解的偏差会使得手术存在一定安全隐患。混合现实技术则完美解决了这一难题，通过术前构建组织器官模型，不仅可以让不同专科医生、不同认识水平的年轻医生/主治医生/资深教授能便捷直观地沟通，也可以通过对手术关键步骤/手术难点等进行及时信息共享，为手术方案的最优化提供可靠保障。

六、混合现实技术应用于术中引导

随着现代外科技术的不断进步，外科手术越来越趋近微创化、智能化、个体化，对手术操作精度提出了越来越高的要求。在诸如心脏外科、神经外科或涉及脊柱、骨盆等解剖结构异常复杂的部位，术中稍有不慎可能会导致灾难性后果，混合现实技术同样可以帮助克服诸如此类难题。基于术前常规磁共振成像或者 CT 三维重建，建立虚拟模型集成至病患体内，在外科手术中可为术者提供实时的，可交互沟通的三维可视化匹配位置，使术者仿佛拥有"透视眼"，以最小的组织损伤代价，最优化的手术方案切除修复病损组织，提前规避危险区域，最大程度提高手术的精确度和安全性，从而使患者利益最大化。

七、混合现实技术应用于远程会诊

目前我国医疗健康领域面临的现状及亟待解决的瓶颈问题在于如何合理、优化分配优质医疗资源，提高经济落后或地理偏远地区的医疗保障能力，远程医疗的开展有望能解决这一顽疾。基于信息网络下的混合现实远程会诊系统建立后，通过疾病第一现场影像学设备完成患者的信息采集后，将患者的影像数据或在此基础上重建的三维影像模型上传至云端，由本地医生和远程会诊专家同时佩戴混合现实眼镜观看患者影像，所有参与者均可对实时影像进行切割、标注文字、调整颜色、改变透明度、标注手术路径，以及测量和标注体积、长度、角度等场景编辑操作，实施高效的实时互动和共享。通过此类混合现实远程会诊，可以将远程专家直接请至第一现场，点对点、手把手地指导现场医生，使外科技术真正突破时空限制，做到千里会诊成真。

八、混合现实技术应用于手术导航

如前所述，随着现代外科学的发展，手术操作的精细度要求不断提高，手术导航系统能有效减少术者操作时间，减轻手术创伤，提高手术精度，改善患者预后，基于各类影像技术的术中导航成为未来外科导航技术的重要发展方向。

现有的手术导航系统大多数以二维信息的方式呈现给手术医生，无法将患者的手术区域以立体直观的三维形式展示给手术团队。以混合现实技术为核心的术中导航系统不仅可以发挥个体化术前方案制订方面的优势，而且可以为术者团队提供实时立体的导航信息，真正能让外科手术刀对病灶实施精准、微创、高效的定点清除。

九、混合现实在康复领域的应用

传统的康复需要在特定的康复场地内，由专业康复医生指导，借助各类技术手段、康复器械进行肢体平衡协调、肌力耐性、神经控制、肢体灵活性、关节活动度等康复训练。这类术后康复模式尽管有助于最大程度上将手术获益最大化，但也同时存在时空限制，训练过程枯燥，患者较难坚持，康复效果难以保持等缺点。

混合现实技术能将虚拟影像与现实器械相融合，在传统的运动康复理念指导下，通过运动捕

捉和感知技术、智能识别技术、交互式计算机图形学和声控设计技术，将康复训练中的标准动作、目标任务值与周围环境的互动转化为富有激励性的虚拟反馈信息，使患者在康复过程中全程得到指导和监护，及时纠正不良动作模式，在构建的康复训练计划的基础上追踪个体的进度，并根据每个训练的难度、持续时间和反馈进行调整，以达到最佳康复效果。

十、医学混合现实云的建立

混合现实技术通过全息成像的方式，突破虚拟世界和真实世界的边界，将虚拟的三维影像融合至使用者所处的物理真实世界中，这就为混合现实云的医学应用提供了无限广阔的可能。在混合现实云平台上，每个医生都是一个独立用户，可以通过上传病例影像资料并由系统生成相应混合现实疾病模型，并在此基础上进行手术方案设计、实践演练、解剖观察等操作，通过数据储存或线上分享，建立海量的真实数据库。如此，可能会让晦涩难懂的医学知识被广大同行或跨行从业者广泛讨论，建言献策，从而突破思维局限，让疑难重症疾病获得意想不到的突破之道，也可让目标患者在求医过程中快速锁定适配医生群体。

2018 年 5 月 25 日，国内首个混合现实云医学交流平台正式启动，突破了空间的限制，打开了医学交流的"任意门"，用户通过佩戴混合现实眼镜便可浏览自己的或者被分享的立体病例。自此，医生无须使用高端配置的工作站便可实现云端的影像重建，在星云的云平台上，医生可以实现全息的手术导航指导，远程的全息手术协作，未来更可以实现手术机器人的全息远程操作。通过该平台，混合现实云技术将可能使得同一时间不同地区的人们实现跨越时空式的医学交流。

总的来说，混合现实技术所具备的虚实结合、实时交互与精准匹配等特征对于医学各应用场景而言均弥足珍贵。与虚拟和增强现实相比，混合现实是一种更加实用的技术，它在不关闭原来的真实世界的同时又打开了一个新的视野，不仅有一个相互校正的作用，还使手术的安全性和精确性进一步提高。与医学 3D 打印技术相比，混合现实在时效性上也具有很大的优势，获取数据后，3D 打印模型至少需要 10 多个小时，而混合现实图像仅需要 5～10 分钟，并能对图像进行各种渲染、放大、切割、选择性虚化，使医生对疾病的观察可以更加精准细致，手术方案的制订和医患沟通也变得更加精准与高效。

尽管混合现实技术在医学领域的应用才崭露头角，但已展现出广阔的前景。混合现实技术的应用，可能为医学教育、医学研究、临床应用等带来颠覆性的变化，极大地推进变革时代的医学创新。

（高　飞　叶哲伟）

第七章 计算机辅助手术导航

第一节 计算机辅助手术导航概况

导航技术最早可追溯到中国古代的四大发明——指南针。随着当今技术的发展，尤其是计算机技术的突飞猛进，外科手术导航已成为当今先进技术应用于医学最突出的代表之一。在外科手术中，导航促进了医疗技术进步，使得手术干预更安全，侵袭性更小，并释放了新的协同效应，逐渐发展成外科手术的核心技术之一。计算机辅助手术导航（computer assisted surgical navigation）是基于 MRI、CT、DSA、PET/CT 和超声影像等医学图像引导下的计算机辅助治疗技术，它应用患者的医学影像及由其重构生成的三维模型，并在术中对手术器械位置的实时跟踪显示，来实现病灶的精准定位，以提高手术的安全性及成功率。

20 世纪 80 年代，神经外科首先将计算机辅助手术导航技术逐步应用于临床。因而，神经外科、立体定向和医学成像成为推动外科导航技术不断发展的 3 个关键因素。

一、手术导航技术的发展简史

1907 年霍斯利（Horsley）和克拉克（Clarke）最早在动物实验研究中应用了手术导航技术。1947 年施皮格尔（Spiegel）和怀西斯（Wycis）应用"气脑造影术"开展了空间定位技术。20 世纪 80 年代随着 CT 技术的不断进步，可以将二维影像转化为三维影像。因此，1986 年基于 CT 图像的交互式神经外科手术导航系统几乎同时被罗伯茨（Roberts）与渡边（Watanabe）各自率领的团队研发成功，从而将手术导航技术首次应用于临床医学。1992 年美国率先将光学定位跟踪技术作为手术导航系统应用到临床中，随后手术导航技术被广泛用于神经外科及骨科等手术中。

我国计算机辅助手术导航技术起步较晚，1999 年第一台国产计算机辅助手术导航系统在深圳安科高技术股份有限公司研发成功。2006 年高精度神经外科计算机辅助手术导航系统由上海复旦大学研制，并在复旦大学附属华山医院临床应用。此后，国内清华大学、北京航空航天大学等多家单位分别研发了基于虚拟现实的计算机辅助立体定向神经外科手术计划系统和机器人辅助微损伤神经外科系统。近几年，我国的计算机辅助手术导航技术进步明显，北京、苏州、上海等地研发了神经外科手术机器人、口腔种植计算机辅助手术导航系统、磁共振导航系统等。

随着计算机视觉技术的发展，研究者将增强现实（AR）及混合现实（MR）等技术融入到计算机辅助手术导航系统中，解决了传统手术导航过程中需要医生的视线在患者病灶部位和屏幕之间来回切换的问题。2017 年，斯坦福大学的斯蒂芬妮·珀金斯（Stephanie Perkins）等与微软合作开发了一套混合现实系统，实现了在手术规划期间，将术前 MRI 图像和肿瘤的 3D 全息图像实时投影到患者器官的表面及内部。我国在 MR 技术上已紧跟世界潮流，部分技术在世界上处于领先地位，2017 年 6 月全球首例 MR 引导下的髋臼骨折手术在华中科技大学同济医院附属协和医院成功实施。2018 年，中国科学院设计了一个全息导航平台，也将逐步应用于临床。

二、计算机辅助手术导航的原理和流程

（一）计算机辅助手术导航的工作原理

计算机辅助手术导航是将患者术前通过数字化扫描技术获得的影像数据，输入到运算处理能力强大的计算机工作站中，重建出患者的三维可视影像模型。外科医生应用此模型进行精准的术前计划并开展模拟手术，以评估手术风险。术中通过实时跟踪手术器械，将手术器械的位置在患

者影像上以虚拟探针的形式同步更新显示，并将术前影像模型和术中影像数据与患者解剖结构准确对应。手术医生可以在显示屏上从各个方向（轴位、矢状位、冠状位、前方透视功能等）观察手术入路，最大限度地避开患者重要组织结构，以最佳的手术入路和最短的手术时间到达病灶，使手术更加便捷、安全和精准，降低手术危险，提高手术成功率和减少并发症。

（二）计算机辅助手术导航系统的工作流程

（1）术前患者医学影像数据的采集。

（2）应用计算机对患者影像数据进行分割、重建和融合等处理，形成三维影像模型。

（3）在计算机辅助下，制订手术计划。

（4）配准和定位：应用配准技术、空间定位和空间变换技术实现患者实体与三维影像模型的配准和精确定位。

（5）手术导航：术中实时获取数据并追踪显示，辅助外科医生（机器人）执行手术计划和进行手术干预。

三、计算机辅助手术导航系统基本配置和应用

（一）基本配置

基本配置有：①计算机图像工作站和图像处理软件；②位置探测装置：形成一个数字化坐标定位系统；③专用手术器械和配套工具。

（二）应用范围

随着计算机辅助手术导航系统水平的不断提高，系统研发水平的不断提升，其应用范围和前景日益广阔，目前较常应用的有：①计算机辅助神经外科手术；②计算机辅助骨科手术；③计算机辅助颌面外科手术；④计算机辅助内脏手术；⑤计算机辅助耳鼻喉科手术。

另外，计算机辅助手术导航系统也在心脏疾病干预、放射治疗和介入治疗中应用。

四、计算机辅助手术导航系统的分类

计算机辅助手术导航系统的常见分类如下。

（一）按交互方式分类

1. 主动式导航系统　主要指手术机器人系统，机器人在手术中不需要手术医生的干预，按计划进行精准的操作。

2. 被动式导航系统　目前在临床上应用最广。手术操作由外科医生完成，按导航系统指示控制手术器械的运行轨迹，辅助医生精确操作。

3. 半主动式导航系统　结合了主动式和被动式导航系统的优点，既可以让机器人按计划自主进行操作，又可以让手术医生根据术中情况，在可控制的安全范围内干预机器人的手术操作。目前该技术还在日臻完善之中。

（二）按导航定位系统分类

空间定位的作用就是实时检测手术器械的空间位置和姿态，是计算机辅助手术导航系统的关键。根据不同的定位传感器可将计算机辅助手术导航系统分为以下4种。

1. 机械定位系统　机械臂定位是最经典的系统，其将手术器械固定在机械臂上，根据机械臂上传感器输出的数据计算出手术器械的位置和旋转角度。

2. 超声定位系统　是将超声波发射器和接收器分别安装在手术器械和操作台架上，利用声速计算出发射器和接收器之间的距离来定位。

3. 电磁定位系统 需要安装一个可覆盖整个手术区域的磁场发生器，通过检测到不同的磁场强度和相位实现术中空间定位。

4. 光学定位系统 目前大部分导航系统采用该系统，一般使用两个摄像机捕捉手术器械上的标志物，并基于双目立体视觉原理，通过两幅图像中同一标志物的二维坐标计算出标志物的三维坐标。

（三）按影像技术分类

按影像技术，计算机辅助手术导航系统可分为：①超声影像导航系统；②X射线影像导航系统（包括O型臂、3D导航系统）；③CT影像导航系统；④MRI影像导航系统；⑤内镜影像导航系统。

五、计算机辅助手术导航发展趋势

随着配准技术、空间定位技术、图像处理与可视化技术和术中定位技术等关键技术的发展，计算机辅助手术导航技术得到了快速提升。多影像模态融合将成为导航技术研究和应用的新的领域。新材料的应用也将使导航系统变得更加便携，人工智能及5G远程技术与导航系统的结合将使远程手术等医疗技术获得较大发展。

同时，计算机辅助手术导航将进一步提升机器人手术的安全性与精准性，成为机器人手术发展的重要因素。随着AR、MR和数字孪生等技术的发展，计算机辅助手术导航技术将迎来广阔的发展前景。

（施 辉）

第二节 计算机辅助手术导航系统的关键技术

计算机辅助手术导航系统（computer assisted surgical navigation system，CANS）被称为计算机辅助外科手术系统，是指将现代影像技术、电子计算机技术、立体定向技术及人工智能技术与手术医生有机地结合，同时充分利用信息使患者可以获得精确、安全及微创的外科治疗。计算机辅助手术导航系统涉及影像学信息的获取以及处理，参与术前计划和模拟手术、配准、术中导航等方面。与传统的外科手术流程不同，手术导航系统通过将患者的影像资料与病灶的准确位置通过高性能的计算机运算，准确地显示患者病灶在三维空间中的具体位置及其周围重要的组织及器官。手术医生通过相关的计算机模拟处理软件在高性能电脑上规划最佳的手术路径并制订最佳的手术方案。计算机辅助手术导航系统同时可以追踪手术器械的三维空间位置，将其在导航影像上予以实时更新显示，手术医生依据实时导航系统能够在手术中避开重要的组织结构或器官，精确到达病灶位置，并在切除病灶手术过程中依据计算机辅助手术导航系统的实时三维空间位置信息有效地规避病灶周围重要组织结构及器官的不必要损伤。

计算机辅助手术导航系统是基于X射线、超声、CT及MRI等医学影像学资料，借助高性能计算机、配套精密仪器及图像处理软件系统而开发的可视化精准图像引导的手术技术，该技术可通过医学影像数据具体数字化患者的病灶组织及器官，通过构建手术导航图像环境，实时监测手术器械的具体三维空间位置，以实现手术过程的自动化及可视化，从而辅助外科医生或手术机器人更快捷、精确、安全、有效地完成手术。计算机辅助手术导航系统的关键技术可以包括以下4个方面：①图像信息采集及处理技术；②图像的空间配准技术；③人机交互技术；④位置跟踪技术。

一、计算机辅助手术导航系统的基本结构组成

根据计算机辅助手术导航系统功能的实现方式，手术导航系统一般由以下几部分组成：①导航图像信息采集系统；②病灶识别及三维空间位置信息的采集系统；③人机交互系统；④手术规划系统；⑤三维空间配准系统（图7-2-1）。

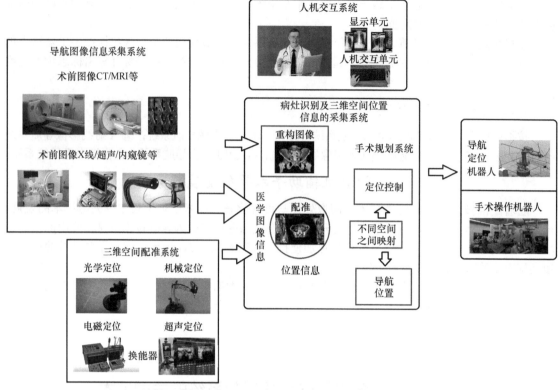

图 7-2-1 计算机辅助手术导航各系统之间的关系

现有的计算机辅助手术导航系统可以分为光学及电磁导航两类。有些计算机辅助手术导航系统带有三维空间机械臂，可以更加精准地实施已经生成的手术规划方案，辅助手术医生精准完成手术计划，其外科手术导航的智能化程度更高。因此，带有机械臂的计算机辅助手术导航系统为微创手术安全有效的开展提供有力支撑。跟踪定位装置是计算机辅助手术导航系统的重要组成部分，其发射用于跟踪手术所需工具的红外光及可见光，予以检测单个标识点的三维空间位置，依据该数据计算手术工具的三维空间位移变化（图 7-2-2）。

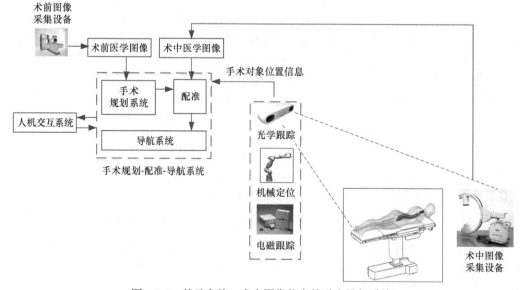

图 7-2-2 基于术前、术中图像信息的手术导航系统

二、计算机辅助手术导航系统主要技术参数

1. 位置精度 位置跟踪装置识别并获取标记点的位置与标记点实际位置的距离差。

2. 姿态精度 位置跟踪装置识别并获取由一组标记点描述的矢量姿态与矢量实际姿态的角度差。

3. 位姿精度 位置和姿态的合称。通常指标记点描述的矢量的位置和姿态。

4. 最大空间 位置跟踪装置识别并获取标记点所在空间的大小。

5. 有效空间 位置跟踪装置正确识别并获取标记点所在空间的大小。

6. 最大更新速率 跟踪定位装置识别并获取标记点的频率。

7. 最大工具数 跟踪定位装置同时识别并获取标记点组的数量。

三、计算机辅助手术导航图像信息采集系统

计算机辅助手术导航图像信息采集系统是指为了实现手术导航，术前对患者的某些组织结构或器官，以非侵入性方式获取这些组织结构或器官影像学资料的技术及装置。它包含两个相对独立的系统：①医学成像系统（medical imaging system，MIS）；②医学图像处理系统（medical image processing system，MIPS）。医学成像系统是指形成影像学图像的装置及过程，包括成像原理、成像设备及成像分析系统。医学图像处理系统是指对已获取的影像学图像进行进一步处理的系统，通过处理可以将不够清晰的影像学图像予以复原，还能够突出图像中某些重要的组织结构特征信息，并能对影像学图像做模式分类。

计算机辅助手术导航系统（CANS）的人体组织结构图像采集主要来源于临床中常见的检查方法：计算机断层扫描成像、磁共振成像、超声波成像及 X 射线成像等。

计算机辅助手术导航图像处理系统硬件需使用高性能三维图形工作站，要求其运算速度快、图形处理能力强、可靠性高。软件采用 Windows NT 或 Unix 操作系统，两者均可以完成较大数据量的影像学图像处理。Unix 操作系统具有更好的稳定性及安全性。Windows NT 系统被社会及公司广泛运用，尽管其计算机兼容性高，但其安全性比 Unix 系统要差。

软件处理系统可包括三维图像得到建模及三维重建、图像及三维模型的任意旋转、CT 及 MRI 影像学资料的融合显示，患者病灶在单一影像学上存在漏诊可能，结合 CT 及 MRI 对于病灶的手术及处理，可以对病灶更准确地显示及规划。计算机辅助手术导航图像处理系统同时需要具有三维模型叠视、切割、重组模式，甚至需要对于前方影像有预知功能，使手术医生可以对病灶及手术器械所处当前三维空间位置前方远处一定距离的三个等间距（5mm、10mm、15mm）的平面影像有非常具体的认识，有效及精准的术前设计及手术路径规划可以帮助手术医生避免损伤患者重要组织及器官。

影像学数据处理中注册的目的是将实际的解剖结构和重建三维图像融合，包含点及面的融合两种。点融合中注册点数越多，其精确度越高。在点融合基础上，可在目标三维解剖结构的表面选取 30～40 个点进行面融合注册，该过程可以使患者的解剖结构信息与重建的解剖面构成更好的对应关系，从而可以精确地重建三维图像，两者的误差会通过具体数字和图像显示的方式呈现，手术医生在对病灶周围重要血管神经或器官操作时，可做到更精确地处理。图像工作站具有多种数据输入接口和外围设备接口，常用的包括 DICOM 接口、超声影像接口、显微镜导航接口、内窥镜接口及一般视频接口，可将影像学资料和计算机辅助手术导航系统融为一体，用于术前及术中导航规划。

四、对象识别与位置信息采集系统

位置信息是 CANS 的关键，可辅助手术医生确定手术部位与手术器械的相对位置关系，实现手术过程中手术目标的位置测量、空间映射、手术干涉及精度定位等问题。手术操作空间包括手术器械空间、手术对象空间、图像空间、手术设备空间等。手术导航位置信息系统根据位置信息

采集所用方法不同，可分为机械定位、电磁定位、光学定位及超声定位等方法。

（一）机械定位装置

机械定位装置是最早用于计算机辅助手术导航的定位方式，该方式需通过特定机械结构实现定位。手术患者在麻醉成功后，医生将轻质立体定向框架固定装置固定于患处，然后进行 X 射线、CT 等影像学扫描，依据影像学资料确定病灶位置并规划手术所需轨迹。然而机器人的制造和安装过程存在误差可能，仅仅依靠机器人自身操作无法确保手术所需器械三维位置的准确性，术中需要同时依靠外部测量设备予以校准。

（二）电磁定位装置

基于电磁的空间定位系统包括传感器、放大器、磁场发生器以及控制器四部分。当传感器进入磁场发生器产生可控变磁场后，传感器的线圈会产生电势差。电势差由放大器采集并放大后，输入控制器计算传感器在磁场中的位置和姿态，该定位装置的测量精度高于1mm。电磁定位装置测量所使用的传感器最小外径可达 0.03mm，可安装至穿刺针、工作导管、粒子放疗针等手术器械内，使手术医生在器械进入患者体内后仍可以通过屏幕观察到定位针与病灶的相对位置，从而提高操作的准确性。但若定位磁场附近有铁磁性物体存在干扰时，会对计算机辅助手术导航系统测量的精度产生较大的影响。

（三）光学位置跟踪装置

光学位置跟踪装置指利用可见光或红外光，识别目标并计算目标的空间位置，包括基于红外线的激光位置跟踪装置和基于可见光的摄像头位置跟踪装置。红外线激光位置跟踪装置主要由光源、反射靶标、位置传感器和计算机系统构成。光源通常与位置传感器集成在一起，发出近红外光，光接触到反射靶标后进行回归式反射，由位置传感器捕捉并发送给计算机系统，识别并获取靶标的空间三维坐标，最佳测量精度为 0.2～0.3mm。反射靶标通常有主动式和被动式靶标两种，前者自身发射红外光，无须光源，可直接由位置传感器捕捉并发送给计算机系统，识别并获取靶标的空间三维坐标；后者采用回归式反光材料，可沿相同光路对红外光进行反射，之后由位置传感器捕获定位。摄像头位置跟踪装置包含两个摄像头、特征标记和计算机系统。特征标记和目标对象一起让两个摄像头同时获得该标记影像，再发送给计算机系统，计算机通过图像处理，识别并计算特征标记的空间位置。

（四）超声定位装置

超声波位置追踪系统是利用不同波长的超声波到达某一特定位置的相位差或时间差来进行目标物体的定位和跟踪。该系统由发射器、接收器和计算机系统三大部分组成。计算机控制并记录发射器发出/接收的超声波，根据超声波传播时间计算发射器和接收器之间的距离。由于超声波的反射、辐射或空气的流动会影响超声波传输误差，况且它的更新频率较低，同时要求超声发射器和超声接收传感器之间没有阻挡，这些影响因素常常会干扰超声定位的精度和速度，限制了它的应用范围。

五、人机交互系统

人机交互（human-computer interaction，HCI）致力于人与计算机的协调，旨在消除这两个智能系统间的通信和对话障碍与界限，使得人与机器的信息交流便捷而通畅。根据人机交互的主题不同，人机交互技术包括以下几个方面。

（一）以机器为中心的交互技术

该方式强调把计算机的信息处理需求有效地呈现给用户，为用户提供一个形式化、半双工、串行的低维度信息操作界面。它主要包括三大类。

1. 命令语言交互（command HCI）　该方式人机交互始于联机终端的出现，是用户与计算机间借助一种双方都能理解的语言进行对话。

2. 图形交互（graphic HCI）　图形用户界面（graphics UI，GUI）是当前人机交互的主流方式，目前成熟的商品化系统有 Apple 的 Macintosh、Microsoft 的 Windows、IBM 的 PM（presentation manager）和运行于 Unix 环境的 X-Window、OSF/Motif 和 OpenLook 等。

3. 直接操纵交互（direct-manipulation HCI）　该方式主要是借助物理的、空间的或形象的表示，而不是单纯的文字或数字表示。前者已被心理学证明有助于"问题解决"和"学习"。视觉的、形象的（艺术的、右脑的、直觉的、整体的）人机交互对于直接性的、面向文本的、强迫性的、左脑的、逻辑的、推理的人机交互是一个挑战。这种方式的人机交互的操纵模式采用"宾语+动词"结构，Windows 95 设计者称之为"以文档为中心"，用户最终关注的是其想控制和操作的对象，即指只关注任务语义，而不会过多地为计算机语义和句法而分心。对于大量物理的、几何空间的及形象的任务，直接操纵具有巨大的优越性，然而它在抽象而复杂的应用中也有局限性。对于用户界面设计者来说，图形的设计是比较困难的，需要做大量测试和实验；复杂和抽象语义的表示也是比较困难的，要实现交互与应用程序的独立设计是不容易的。

（二）以用户为中心的交互技术

这种方式要求将人类自然能力（尤其交流、运动和感知能力）与计算设备及其感知和推理结合起来，采用多种模态（modality）感知人类的自然行为，以容易理解的多媒体（multimedia）形式实现多通道（multichannel）通信，创建"以人为中心"的感知用户界面（perceptive user interface，PUI）。这种用户界面能够模拟多种智能和真实环境的虚拟空间，人们能够在任何时间、任何地点与任何需要的环境（包括人）以最自然或"身临其境"的方式来完成所需要做的工作；是一种体现"无形而又无处不在，有形而又自然和谐"的普适交互（ubiquitous/pervasive HCI）模式，例如，包括语音交互（speech-based HCI）模式、笔迹交互（pen-based/calligraphic HCI）模式、视觉交互（vision-based HCI）模式、情感交互（affective-based HCI）模式、可穿戴交互（wearable HCI）模式、虚拟交互（VR HCI）模式和支持人脑交互模式。

六、手术导航系统的信息处理

（一）图像处理

图像处理就是利用计算机对数字图像进行各种目的的处理，改善和提高图像的质量。图像处理是以人为对象，是以改善人的视觉效果为目的。常用的图像处理方法有图像复原、增强和编码、压缩等，以计算机或机器自动识别（图像识别）目标为目的，其处理过程包括图像变换、图像编码和压缩、图像增强和复原、图像分割和图像分类等。

1. 图像变换　因为图像阵列很大，若直接在空间域中进行图像处理，涉及计算量很大，因而常常采用各种图像变换的方法，如傅里叶变换、沃尔什变换、离散余弦变换等处理技术，将空间域的处理转变为变换域处理。这不仅可以大大减少计算量，而且可以提高图像处理效率。

2. 图像编码和压缩　该技术可显著减少描述图像的数据量，节省图像传输、处理时间和节约存储器容量。当然，图像压缩可以在不失真的前提下进行，也可以在允许失真的前提下进行。

3. 图像增强和复原　其目的是提高图像质量，如去除噪声、提高图像的清晰度等。图像增强常常不考虑图像降质的因素，主要突出图像中所感兴趣的部分。例如，强化图像高频分量，使图像中物体轮廓清晰和细节更明显；再如，强化低频分量，减少图像中噪声影像。图像复原首先要求对图像降质的因素有一定了解，依据降质过程建立相应的"降质模型"，再采用逆向滤波方法恢复或重建原来的图像。

4. 图像分割 是图像处理中的关键技术之一。图像分割就是将图像中有意义的特征部分提取出来，所谓有意义的特征就是图像中物体的边缘、区域等。这是全面进行图像识别、分析和理解的基础。

5. 图像分类 属于模式识别的范畴。图像经过某些预处理（增强、复原、压缩）后，再进行图像的分割和特征提取，进而对图像进行判别分类。图像分类通常采用经典的模式识别方法，如统计模式分类和句法（结构）模式分类。

（二）手术规划与仿真系统

医生根据患者病灶处的影像，结合病理学、解剖学知识和手术所要达到的目的进行手术规划，包括手术切口、到达病灶显露的最佳路径和手术步骤等，形成一套全面完整的术前手术方案。若计算机采用的是二维断层图像，则需要依赖医生丰富的手术经验来判断病灶位置并制订手术方案，但往往会影响手术的准确性和安全性。计算机采用三维模型重建图像，为医生提供的图像更直观、更精准，可以三维显示病灶位置、空间解剖结构、形态等信息，医生可以在三维模型上对图形进行任意旋转、剖切和测量，任意获得手术规划所需要的更多信息，为精准手术规划提供重要参考，从而保证了手术的准确性和安全性。

手术规划完成后，首先要将手术规划方案输入计算机，通过计算机建立虚拟手术环境，可以预先模拟手术过程，通过模拟手术来验证这套手术规划方案的准确性，同时可以对手术规划方案中的切除范围、手术路径、切口位置等进行更精确的修正。将修正后手术规划方案输入人机交互的虚拟现实系统，医生就能够通过操作杆控制虚拟环境中的手术器械来实现手术探查、手术切除和缝合等手术操作。

（三）空间配准

临床手术中，涉及图像、位置跟踪平台、患者解剖结构、手术器械等空间，CANS需要通过空间配准建立这些空间之间的映射关系，才可以精准完成手术导航。空间配准的核心方法，就是利用同一组特征在临床环境的不同空间的位置表达，建立各个空间之间的对应关系。

依据配准的特征信息不同，一般将配准分为基于特征的配准方法（主要包括显著的图像元素，如角、点、面、边界、轮廓、脊线和其他一些特征描述）和基于密度的配准方法（主要是直接利用图像像素或体素的信息进行配准，这类方法通常被称作基于密度的医学图像配准技术，由于这类方法不需要特征的提取和预分割操作，多用于医学图像控件的配准）。

1. 基于密度的配准方法-基于图像灰度的配准方法 基于图像灰度信息的配准方法是目前研究较多的一种建立不同图像空间之间映射的配准方法，它是直接利用图像灰度值来确定配准的空间变换，充分采用图像中所包含的信息，也称为基于图像整体内容的配准方法。基于图像灰度配准方法的操作过程：首先对配准图像做几何变换，再依据灰度信息的统计特性定义各目标函数，作为参考图像与变换图像之间的相似性度量。配准参数在目标函数的极值处取得，并以此作为配准的判决准则和配准参数最优化的目标函数，从而将配准问题转化为多元函数的极值问题，最后通过一定的优化方法，求得几何变换参数。常用的基于灰度的配准方法有互相关法、投影法、傅里叶变换法、互信息法等。

2. 基于特征的配准方法的操作过程 基于特征的配准是依据不同空间的重要特征（角、点、面、边界、轮廓、脊线和其他一些特征描述）之间的变化关系来计算配准参数。配准精度取决于特征的提取精度。一般分为基于特征点的配准方法、基于线的配准方法、基于面的配准方法、基于矩和主轴的配准方法、图谱法配准方法等。

配准方法的评价：由于待配准的空间特征都是在不同时间、地点、条件下获取的，因此，空间配准评价没有绝对的配准精度评价标准，只有相对的配准精度评价标准。常用的配准精度评价方法如下：

1. 体模方法 体模就是人体模型。体模法就是采用已知的人体模型信息来验证新配准算法信息的精度。体模比较简单易得，但与实际临床数据差异较大，因此一般只是对配准方法做初步评价。

2. 标准方法 使用精密的人工标记（如立体定位框架、探针、机械导向机构）作为特征，评估其他配准算法的精度。

3. 图谱方法 采用随机向量场变换构造一个可形变的概率图谱，包括从多个受试者到单一解剖模板功能的血管、组织等多方面的映射和三维图谱到新受试者的扫描图谱的映射。这种方法具有清晰的解剖结构和高分辨率，因此，被用于新配准方法精度的评估。

4. 目测方法 就是将空间配准的结果交给邀请的相关专家用目测方法进行检测，这种方法具有很大的主观性。

（四）图像可视化

图像可视化是把原来不能直接呈现在人们视觉中的事物或现象转变成直观可见的过程。依据侧重点不同，图像可视化技术分为科学可视化、数据可视化和信息可视化。①科学可视化侧重于科学和工程领域中数据的可视化问题；②数据可视化包括经济商业、工程技术、金融等领域中的数据可视化；③信息可视化包括互联网上超文本、文件、目录等抽象信息的可视化。

医学图像可视化是科学可视化的一个分支，就是将医学图像可视化。它主要依据成像设备上采集的截片集合，经计算机合成后形成三维体视图像数据，呈现出人体组织内在的物理属性和空间关系。图像可视化技术是在图像处理、计算机视觉和计算机图形学等学科基础上发展起来的。医学图像可视化主要任务是实现三维可视化显示、操作及分析。①三维可视化显示就是在现实设备上绘制出具有真实感的人体组织结构。②三维可视化操作就是完成交互式显示人体组织结构的变化，如计算机辅助手术导航系统等。③三维可视化分析就是对人体组织结构进行形态或功能上的定量处理。基本流程为图像的获取、图像格式转换、二维图像滤波、图像的插值、三维图像滤波、分割及归类、体绘制、绘制后的再处理等。

（李开南）

第三节 常见计算机辅助手术导航系统

一、国内外常见的计算机辅助手术导航系统

计算机辅助手术导航系统的技术优势以及在医学领域的巨大潜力受到广泛重视，国内外专家开展了系列研究和开发工作，各种导航系统相继问世并不断革新。

目前，国际上常用的计算机辅助手术导航系统主要包括 CurveTM 系统、Kick® 系统、VoXim® 系统、蛇牌术中主动红外导航系统、Stealth StationTM 系统、pineMap3D 系统、trykerNAV3i® 系统、InstaTrak® 系统、基于荧光透镜的导航医学可视（Medvision）系统及变形（BoneMorphing）骨重建系统。这些导航系统在临床外科手术领域中的应用，在很大程度上提高了手术精度、成功率和可靠性，减少了手术创伤。

我国在计算机辅助手术导航领域也取得快速发展，尤其是在神经外科、骨科、口腔种植等领域，例如，基于虚拟现实技术的计算机辅助定向神经外科手术计划系统、ASA-630V 系统（用于脊柱外科）、Angelplan-CAS1000 系统（用于神经外科）、IGS-MF 系统（用于穿刺活检、冷冻消融、粒子植入治疗）、机械人辅助损伤神经外科手术定位系统、高精度神经外科计算机辅助手术导航系统 Excelim-04 及 BJ38-ASA-620 立体定向手术计划系统。

二、计算机辅助手术导航系统的分类

计算机辅助手术导航系统有不同的分类方法，如按照与人的交互性和自动化程度，可以分

为被动导航、交互式导航、全自动导航。按照医学图像成像方法的不同，可以分为 CT 导航、X 射线透视导航（2D、3D 导航）、无图像导航、超声导航、电磁导航等，这种分类方法应用更为广泛。

（一）CT的导航

CT 导航是利用 CT 扫描技术及空间配准技术对患者及手术器械进行实时定位并显示两者相对位置的导航技术。早期 CT 手术导航系统主要应用于神经外科以及骨科椎弓根螺钉植入术，利用患者术前影像资料，依靠计算机三维重建技术显示术区组织解剖结构，实时显示手术器械以及螺钉的空间位置和方向。目前 CT 导航可以用来辅助关节置换、骨折固定及脊柱椎弓根钉植入等手术。CT 导航包括术前 CT 导航和术中 CT 导航。

1. 术前 CT 导航　主要设备包括三部分：摄像设备、定位系统和计算机图像工作站。术前 CT 导航的主要优点包括：图像清晰，具有三维成像能力，利于术前设计；定位较为精确，可减少手术创伤。但是术前 CT 扫描数据用作术中参照点时需要进行注册，由于患者体位的不同可能造成手术部位的移位或变形，容易产生注册误差。

2. 术中 CT 导航　最具有代表性的术中 CT 导航系统为 O 型臂导航系统，其相对于术前 CT 导航具有很大的优势。首先，术中可实时追踪手术器械，显示其与解剖结构的位置对应关系，从而避免由于术中患者体位的变化而相对于术前 CT 数据产生的注册误差；此外，O 型臂获得的图像质量可以与目前最为先进的多探测器螺旋 CT 相媲美。其次，它无须点对点配对，获取数据时间短，这有利于在最短时间内完成更为精确的手术操作。随着 O 型臂导航技术的应用，低年资医生在它的保驾护航下有了主刀复杂手术的操作机会。再次，应用 O 型臂系统扫描时，手术医生只要离开手术室就不会受到辐射的影响。但 O 型臂也有自身的缺陷：①设备费用较高，占地面积较大，国内医院较少配备；②O 型臂导航技术显著减少了术者所受的辐射，但该技术对于患者而言辐射剂量仍然很大，有报道称两次 O 型臂扫描的辐射量可以达到 40mGy。

总之，O 型臂导航系统作为计算机辅助手术导航系统应用最为广泛的技术之一，为各类微创、精准手术提供了安全有效的保障。在实际操作中，除熟练掌握 O 型臂操作系统外，同时还需要熟悉解剖位置、外科操作熟练、理论功底扎实，才能借助 O 型臂导航"如虎添翼"地开展手术。

（二）X射线透视导航

X 射线导航技术的原理是术中对患者进行多角度 X 射线摄影，随后通过计算机软件将图像与手术区域进行空间融合，进一步确定手术器械与患者手术部位解剖结构的相对位置，指导器械或内固定应该放置的位置。该导航技术的优势在于术中实时透视，可以在术中根据需要进行透视以选择最佳的放置位置，而不受患者术中体位改变的影响。

X 射线导航系统分为 2D 导航系统和 3D 导航系统。代表性的 2D 导航系统为移动式 C 型臂，目前其几乎成为骨科手术室的标配。由于 CT 导航的种种限制，将 2D 透视图像用于导航的技术研发不断推进，其优势在于同时获得两个平面的图像；但是其缺点在于术中获得影像资料后需要实时规划，延长了手术时间。

1999 年第一台移动式 C 型臂三维透视装置（Iso-C3D）问世，这是世界上第一台可进行 3D 重建的移动式 X 射线机，而后改进为阿卡迪斯·奥巴比-三维（Arcadis Orbic 3D）透视系统。术中 C 型臂可自动旋转 190° 采集 100 幅二维图像并自动搭建出三维图像，不需要人工进行面照合和点照合，引导器械或内置物到达理想的部位，实现精确、微创的治疗。其缺点同样也是需要术中进行规划。目前三维 C 型臂导航系统广泛应用于脊柱外科、创伤外科及关节外科等领域，在复杂手术中实现了基于导航的可视、精确、微创的手术理念。

（三）无图像导航

随着骨科领域中计算机辅助手术导航系统的应用与发展，无图像导航技术也应运而生。无图像导航系统是指在手术中通过三维光学定位装置、示踪系统作用于手术区域骨组织、手术器械及导航探笔，实时获取相关三维信息数据，经过计算机处理分析，将患者手术区域骨组织以图形和数据的方式实时显示在界面上，辅助手术进行。该系统由计算机主机、红外线光学定位系统、脚踏控制板和导航软件组成。早在 1997 年 Orthopilot 系统在法国首次成功应用于临床，现如今广泛应用于各种关节置换，以及膝前交叉韧带重建和膝关节周围截骨等手术。我国北京积水潭医院田伟团队研发的天玑机械人系统也属于此类，由 6 自由度机械臂系统、光学跟踪系统、手术规划及导航系统组成。此外，主动红外系统（Orthopilot）、萤火虫（Firefly）系统和交互式机械臂手术系统（MAKO）均属于此种类型。

无图像导航系统的优势在于不需要额外的 CT 或 MRI 扫描，从而减少辐射带来的危险和高昂的手术费用。该导航系统相比于传统手术提高了精确度，且操作界面简单，不受手术室内其他设备的干扰，显著改善了手术效果。但是，其缺点在于放置探测器指针时，主要依赖于主刀医生的操作技术以及经验，术中需置入反射球固定装置以及术中完成注册，会延长手术时间，增加额外创伤。

无图像导航技术对于外科医生而言是一种实用的辅助工具，操作过程简单、费用合理，而且不会导致严重并发症，也不需要额外的 CT 或 MRI 扫描。未来我们可以将无图像导航技术与其他导航技术相结合，进一步提高计算机辅助手术导航的精度。

（四）超声导航

超声波手术导航系统主要由超声波发生装置、接收装置、计算机处理分析中心以及手术器械组成。将超声波的发生装置固定于标志架，接收装置固定于手术器械，持续记录发生和接收同一超声波所间隔的时间，然后通过超声波测距原理计算出两装置间的距离，从而实现定位手术器械空间位置及术中导航的目的。

随着超声图像质量迅速提高，国内外已开发出多套 3D 超声导航系统。如林德塞特（Lindseth）等开发出一种可直接用超声进行导航的系统——SonoWand 3D 超声系统。实验研究结果表明，其精确度可达到（1.40±0.45）mm。

超声波手术导航系统成本较低，定位精度为 2～5mm。相较于 CT 和 MRI，其对人体无辐射损伤，且可以实时成像；术中 MRI 与 CT 一般需要 20～60 分钟，增加了手术时长和手术风险，限制了术中扫描次数。但超声波手术导航系统易受超声波物理特性的限制，成像分辨率不高，定位精度容易受到环境噪声（空气湿度、温度、噪声、气流和发射器尺寸等因素）的干扰，易出现伪影，对深部组织显示欠佳。另外，超声波手术导航系统容易受到患者自身条件、机器性能及操作者熟练程度的影响，致使穿刺针显像不佳，导致穿刺误差，造成严重的创伤和并发症。

（五）电磁导航

电磁导航系统是基于电磁感应原理在手术区域内应用三个定向的电磁感应线圈实时追踪安装于手术器械末端的感受器并确定其空间位置的坐标，将手术器械与术区解剖结构的相对位置及方向关系呈现给术者的三维导航系统。临床中常用的电磁导航外科手术系统通常是在计算机控制的二维磁场作用下，在立体定向系统、成像系统的引导下，使预先植入人体的铁磁小珠按照规定的路径运动，直接作用于患处，或者引导各种手术器件（如介入式导管、放射性物质等）在人体内进行各类复杂、微创、精准的操作。

目前最常用的电磁导航系统为 Aurora 系统，该系统由磁场发生器、系统控制器、工具联结器和定位线圈组成，并可同时在一个磁场测量范围内定位多达 16 个 5 自由度或 8 个 6 自由度的工具。Aurora 系统采用微小传感器线圈跟踪测量医用级别金属器件的技术，实现了在遮挡的情况下进行精准实时的空间三维测量。Aurora 电磁定位系统具有无视线遮挡、精度高、抗金属干扰和易于集成等特点，目前已成功应用于介入治疗、内镜诊断以及骨科手术的计算机辅助手术和治疗中。Aurora 系统具有超小型的定位线圈可以与多种介入工具相结合，在体内为术者提供引导和实时定位，但手术室的金属手术器械对电磁场干扰较大，会干扰电磁定位的准确度。

三、小　　结

计算机辅助手术导航系统具有重要的临床价值。在复杂的外科手术中，尤其是患者存在解剖变异、标志点不明确、病情复杂等情况时，计算机辅助手术导航系统有助于医生理解、计划和模拟手术，引导外科医生避免危险区域，找到特定的解剖目标，在没有解剖标志的情况下提供术中定位，使手术更加精准化和微创化，并且计算机辅助手术导航系统减少了术中医生及患者的放射剂量，提高了手术安全性。目前，计算机辅助手术导航系统尚未在各级医院广泛应用，除设备昂贵、使用成本高外，术中目标部位微动、变形、成像不准确等因素有可能造成手术误差，甚至导致严重的医源性次生损伤，限制了该技术的推广。随着计算机技术和相关技术产品的快速发展，相信计算机辅助手术导航系统应用中的难题会逐步获得有效的解决，在临床中的应用也会更加广泛。

（陈　伟）

第四节　计算机辅助手术导航的临床应用

计算机辅助手术导航的临床应用日趋广泛。从临床角度，选择计算机辅助手术导航时需要考虑三个方面的因素。首先，使用导航的必要性：传统方法能够很好完成的手术，没必要一定用导航方法。其次，结合手术适应证，选择恰当的影像来源和引导模式（CT、MRI、X 射线透视、超声等）。最后，根据手术医生的操作习惯和经验，选择恰当的导航系统来开展手术。当前，计算机辅助手术导航技术已被广泛应用于骨科（创伤、脊柱、运动医学）、神经外科、耳鼻喉科及其他诸多临床领域。本节在介绍计算机辅助手术导航应用要求的基础上，重点分析骨科和神经外科的计算机辅助手术导航应用。

一、开展计算机辅助手术导航应用的基本要求与注意事项

（一）基本要求

1. 对手术医生的基本要求　开展计算机辅助手术导航的医生应具有传统手术的操作经验，能够在术中根据相关解剖知识来实时判定手术导航系统是否正常工作，并能够在导航系统出现突发软硬件故障而无法继续使用时及时安全地转为传统术式。

2. 应定期维护计算机辅助手术导航系统　定期检查导航工作站和导航仪是否能正常启动；定期检查所有数据线接口和电缆线接口是否存在松动或脱落，及时更换出现老化的缆线；定期检查导航工具是否存在结构变形或金属疲劳，以防工具在术中出现跟踪失效或结构折断；定期检查电池电量是否充足，以确保其工作正常。

3. 系统自身精度　需利用校准工具来定期复核并校准系统精度，以确保导航系统性能稳定。

（二）注意事项

1. 使用前，需检查导航系统是否存在影像漂移现象　产生影像漂移的主要原因：①导航仪摆放不恰当，使得红外光传输距离过远或过近，造成跟踪精度降低而出现影像位置与实际不符的变动；②患者的术中摆位不恰当，使得患者手术部位解剖结构与影像采集时有偏差，造成影像位置和实际不符的变动等。手术医生应具备术中即时判定导航影像是否存在影像漂移现象的能力。

（1）影像漂移的检查办法：选择明显解剖标志点来验证是否存在影像漂移；解剖标志点的选

择，依赖于具体的导航手术适应证。若导航准确，则可继续使用；若存在漂移且不可纠正，则应重新扫描定位。

（2）影像漂移的产生原因：主要有以下三种常见原因：①手术部位相对患者示踪器出现了相对位移。②患者示踪器的安装位置出现松动移位。③通用示踪器的安装位置出现松动移位。

2. 使用中，应及时检查手术场景是否存在光线遮挡等现象 导航过程中，需保持红外光有通畅稳定的发射、反射和接收的通路。如果示踪器超出了导航仪的良好接收范围、示踪器和导航仪之间存在外物遮挡、示踪器相对导航仪的运动速度过快等，都可能造成导航失准。此时，应调整导航仪的位置，将手术视野重新置于导航仪的探测范围中央。

导航过程中，医生应避免接触示踪器。一旦接触，需及时检查示踪器是否松动、反射球是否有污染等。如有，应及时清理；必要情况下，可选择明显解剖标志点对导航系统进行重新校准。此外，应避免强光照射导航仪和示踪器。

3. 及时处理术中突发的导航系统软硬件故障 出现故障时，应及时联系专业支持人员，并在其指导下排查故障。若一时无法解决，须终止导航操作，转为传统术式来完成手术。

常见的故障原因是：数据通信不畅导致影像界面卡顿甚至停滞，应检查数据线接口的连接是否牢固；术中成像扫描出现失败，应检查术中成像设备在整个扫描过程内是否都能够被导航仪探测到；系统无法再次成像扫描，应检查术中成像设备的主机内存或硬盘是否已满，并及时清理。

二、骨科手术导航的临床应用

规范化的手术导航操作程序有助于提升骨科导航手术的精确性、安全性和一致性。但骨科导航手术类型众多，涉及髋、膝人工关节置换术；膝关节前、后交叉韧带重建术；脊柱椎弓根螺钉内固定术；骨折的带锁髓内针固定术；骨盆髋臼骨折的经皮空心钉内固定术；髋关节骨折的内固定术；骨盆及长骨的截骨矫形手术等。不同适应证的导航手术操作均有其独特性，很难统一为标准操作流程。从操作流程泛化描述的角度，本节首先以术中 C 型臂 X 射线机透视引导下的骨科手术光电导航为例，阐述骨科手术导航的一般流程；然后以导航辅助下的经皮螺钉内固定治疗不稳定骨盆骨折和胸腰椎骨折椎弓根螺钉内固定术为案例进行典型分析。

（一）骨科手术导航的一般流程

1. 布局手术导航环境 结合患者摆位和手术适应证的特点，合理布局导航仪、导航工作站、C 型臂 X 射线机及手术区域的位置。导航仪的有效跟踪范围是有限的，导航工具的工作长度也是维持在一定范围内。合理的手术空间布局，既有利于术中操作，又能够最小化光线遮挡的影响。一般情况下，导航仪被置于患者足端，C 型臂 X 射线机被置于术者对侧；术区导航工具应尽量正对导航仪，中间不应有任何遮挡；导航系统需与麻醉设备及输液通道相隔离，确保无菌铺单时能够有效分隔上述各类设备。

2. 连接计算机辅助手术导航系统 导航仪置于患者足端，正对操作区域，距离约 1.5m。在 C 型臂 X 射线机上安装并激活透视示踪器，连接上视频电缆。调整导航监视器的位置，以便手术医生直观查看。

3. 安装患者示踪器 在患者的手术部位安装患者示踪器，其目的是让导航仪能够在术中实时追踪患者的活动情况。患者示踪器必须稳固地安装在手术部位骨骼上，或者与该骨骼近乎刚性连接的其邻近骨块上。安装好后，激活患者示踪器。

4. 组装导航工具并完成注册和校准 在工具示踪器上放入电池并完成激活。注册并校准手持式导航工具，使之能够被导航系统识别到。

5. 采集并预处理术中影像 操作 C 型臂 X 射线机绕手术部位进行扫描，获取手术区域的影像，并自动上传至导航工作站，完成影像的灰度均衡化和几何失真校正。医生可根据手术所需的解剖学视角，对影像进行旋转、裁剪、缩放以及其他所需的影像处理操作。商业化导航系统所附软件一般都能提供丰富的影像处理功能和交互界面。

6. 导航辅助下进行手术操作 在完成所有示踪器激活、导航器调整到位的情况下,医生就可以面对导航显示界面,操作导航工具进行内固定物的置入动作。此时的操作步骤与常规手术基本相同,区别在于常规手术是在 C 型臂 X 射线机透视影像监视器引导下进行的,而导航手术则是在导航显示界面引导下进行的。需注意的是,导航仪的位置一定要摆放合理,确保所有待跟踪设备都位于导航仪的有效工作范围内。

（二）应用案例：透视影像导航经皮螺钉内固定治疗不稳定骨盆骨折

不稳定骨盆骨折属于高能量创伤,具有病亡率高、术后并发症多的特点。不稳定骨盆骨折的早期精确复位和即刻固定,能够大幅减少关联并发症,有效改善预后。传统的骨盆切开复位内固定方式需要较大的外科暴露,虽然可以直接观察局部的损伤区域,但急诊切开干扰了骨盆血肿,破坏了早期的填塞效应和凝血块的形成。要想等待血肿成熟,则需要延迟手术操作,并有可能导致较多的严重出血、血管神经副损伤、异位骨化、术后感染等相关并发症。基于透视影像的导航方法,能够在导航工作站上精确规划手术路径,在导航辅助下精确植入手术器械及内固定物,并能够提供多幅术中实时观察影像,特别适用于骨盆骨折这种解剖结构复杂的复位手术操作。

1. 操作过程 主要使用主动型红外光电导航手术系统、可透光骨科手术床、C 型臂 X 射线机等设备以及配套手术辅助器具、植入物。在连接好导航系统后,可开展以下操作。

（1）骨盆前环损伤中耻骨支骨折的导航经皮固定治疗。

操作过程：采用耻骨上支髓腔螺钉来稳定骨盆前环各种类型的耻骨支骨折。在经皮撬拨或切开复位后,沿着经皮逆行（从邻近的耻骨联合到髋臼）或者顺行（从髋臼上方到耻骨联合）的方向置入螺钉。患者取仰卧位,腰骶部位略垫高；此体位可以使髋部轻度外展,便于逆螺钉的置入。临床上,常规采用逆行螺钉置入。如果采用顺行螺钉方向,患侧的上肢需要经胸口放置到身体对侧,以便置入螺钉；但肌肉组织袖较厚,顺行螺钉的置入相对较困难。

骨折复位和螺钉置入均需要三个位置（半侧骨盆正位、入口位和闭孔出口斜位）的术中影像进行导航。获得满意的复位后,即可在对侧的耻骨结节水平进行皮肤切口,导针经切口向外插入耻骨联合,再置于损伤侧的耻骨结节外下方,钻袖和震荡钻孔技术可以保护软组织,导航监控防止螺钉误置。当耻骨联合损伤和耻骨支骨折同时存在时,也可采用骨盆前侧入路,使用逆行螺钉简单获得复位和固定,进而使用钢板复位和固定耻骨联合损伤。

（2）骨盆前环损伤中耻骨联合损伤的导航经皮固定治疗。

操作过程：对于耻骨联合分离大于 2.5cm 或者交锁的病例,利用安放在两侧髂前下棘附近的前环外固定架 schanzer 针进行闭合复位或有限切开复位。复位满意后,装配外固定架,暂时维持耻骨联合的复位；在以耻骨联合为中心的骨盆入口位及出口位两幅导航影像的监测下,自耻骨结节外下方作经皮切口,经导针横向对侧置入空心钉固定耻骨联合。也可以在髂骨斜位及骨盆正位两幅导航影像的监测下,以髂前下棘为中心作纵切口,在髂前下棘上下方各拧入 1 枚 schanzer 针,连接安装外固定架,以外固定架稳定耻骨联合 4～6 周。

（3）骨盆后环损伤中的经皮骶髂关节螺钉及骶骨螺钉置入。

操作过程：患侧股骨的大负荷牵引,有益于骶髂关节良好的对线对位,植入螺钉前一定要获得精确的骨盆后环复位；若闭合复位失败,应实行有限切开或者切开复位。螺钉入点切口位于以髂前上棘作垂线和以股骨干纵轴为横线相交所成的坐标系的后上象限内。

导航影像使用术中透视获得的骨盆的出口、入口和骶骨侧位片。以导航仪依据这三幅导航影像在此象限内作入点经皮切口。对于骶髂关节脱位的患者,螺钉方向应垂直于骶髂关节,而不要经过关节表面。置入第一枚螺钉时,要为第二枚螺钉预留位置；通常情况下,用两枚螺钉更为稳定可靠。治疗骶骨骨折时,经皮螺钉经髂骨外侧置入骶骨上方椎体或者到达对侧骶骨翼。与骶髂关节损伤相比,骶骨螺钉的置入与骶髂关节螺钉的入点、方向、长度略有不同,骶骨骨折线是矢状位的，更靠近内侧，因此骶骨螺钉入点更偏向髂骨外侧的前方，而导针方向需要更水平、更向头侧倾斜。为获得稳定的内固定，通常使用更长的螺钉。

2. 注意事项 不同于传统手术，导航手术是在同一个显示屏上实时叠加显示手术部位的解剖影像和手术工具的空间姿态，从而能够直观地指导手术操作。操作过程中应注意以下事项：

（1）光电导航是临床上使用最广泛的导航方法，但易出现光线遮挡现象。一旦出现，导航仪就无法识别手术部位及工具，难以继续导航操作，尤其在髋臼骨折影像采集过程中，C型臂需要采集多幅透视影像，移动范围大，极易产生遮挡。为此，在安装注册患者和工具示踪器时，应提前计划好示踪器的朝向，使之始终能够被导航系统发现和识别，从而防止手术操作过程中出现上述问题。

（2）术中采集到满意的导航影像是手术的关键。但是C型臂术中采集影像的清晰程度是有限的；对于有明显肠道积气的患者，应在术前彻底灌肠，减少肠道积气对影像采集的干扰。对于因过度肥胖而术中无法采集到满意影像的患者，建议放弃经皮导航手术治疗。

（3）如果导针在术中发生形变，有可能造成器械位置偏差，使得导航影像所显示的结果与实际结果存在一定的差别。因此，在置入导针和螺钉之前，必须使用透视进行结果验证，以确保手术操作的安全可靠。

（三）应用案例：术中三维C型臂影像导航下的胸腰椎骨折椎弓根螺钉内固定术

椎弓根螺钉内固定以其稳定可靠的力学特性，成为胸腰椎骨折等脊柱疾病治疗的主流式式。但由于胸腰椎弓螺根的直径较小，与之相邻的解剖结构复杂且重要组织脏器多，普通C型臂透视下辅助置钉存在较高的误置率，经常需要术中反复透视来确认椎弓根螺钉的位置，大大增加了手术医生及患者的射线辐射机会。因此，导航辅助下的椎弓根螺钉内固定术得以广泛应用。

1. 操作过程 使用基于术中三维C型臂导航系统及配套手术辅助器具、置入物。术中取俯卧位，在连接好导航系统后，可以开展以下操作。

（1）手术前完成各项检查，了解椎弓根的形态及其与脊髓和神经结构的关系，预估椎弓根螺钉置入的入点位置和置入角度以及螺钉的直径和长度。

（2）在选定的棘突上安装带有红外光反射球的示踪器。定位三维C型臂设备，进行190°扫描，收集术区三维资料，并传输到导航工作站。注册示踪器及校准工具。

（3）制订手术方案，在内固定椎体影像上选择最佳的螺钉入点和方向。调节虚拟探针的直径与长度，使其接近于实际探针，便于准确选择螺钉的长度。

（4）确定置钉长度并置钉。如有神经压迫症状，应先行椎板减压并植骨融合，用磨钻打磨椎板后植骨。

2. 注意事项 除前一应用案例的注意事项之外，这里还应注意：

（1）影像扫描可能存在一定的缺陷。上胸椎被肩部遮挡、患者体位设计、肥胖、胀气等因素均可能影响影像的质量。椎体间相对移动造成的误差也是影响脊柱导航精确性的关键因素之一。误差主要来自于患者的呼吸运动以及术者的操作偏差。

（2）患者示踪器应牢固固定。术中一旦启动了导航仪，患者示踪器绝对不能出现移动。

（3）导航操作应认真、轻柔。避免粗暴动作引起患者示踪器移动或损坏导航器械。

（4）术中应选择几个临床易判断的点（如关节突或棘突等）来核实导航系统的指示是否准确。

三、神经外科手术导航的临床应用

神经外科是最早引入导航技术的临床手术领域，多见于颅内各部位的肿瘤切除术。早期多依赖术前CT或磁共振扫描影像进行手术规划和操作引导，在流程上类似于骨科手术导航流程，在此不再赘述。随着新型术中成像技术的快速发展，基于术中成像技术的神经外科手术导航技术开始进入临床应用，并展现了良好的发展前景。

（一）神经外科手术导航与术中超声的联合应用

传统的神经外科手术导航方法具有精准、微创等特点，主要用于脑深部病变和小病灶开颅术，以提高肿瘤定位准确性和肿瘤全切率，但也注意到：开颅手术释放脑脊液过多、器械牵拉导致脑组织漂移，在一定程度上影响了定位准确性。超声技术能够实时反映术中状况，因此，联合应用手术导航和术中超声，可有效提升脑深部肿瘤切除的全切率，而不会增加神经功能的额外损伤，且术后并发症并未显著增加。已有研究表明了这种方法的临床有效性和安全性。

（二）神经外科手术导航与神经内镜的联合应用

对于脑室内囊肿患者，常采用脑室镜辅助下的囊肿切除术或者囊肿壁造瘘术。将脑室镜与手术导航系统相结合，能够显著提升侧脑室囊肿造瘘术、囊肿切除术等神经外科手术治疗效果。导航系统能够为脑室镜规划出到达病变的最佳路径，手术医生可从最佳视角来观察囊肿与周围结构的关系，顺利开展囊肿切除或囊肿壁造瘘术，术后并发症发生率较低。这种组合方式也被用于第三脑室前部造瘘、经鼻-蝶窦入路垂体瘤切除、松果体区肿瘤活检等神经外科手术适应证，均取得了显著治疗效果。

（三）神经外科手术导航与皮层电刺激的联合应用

对于脑功能区胶质病变的患者，需要在全切病变的同时，保护神经功能。神经外科手术导航有助于精确定位病变位置，为手术规划最佳手术路径，但是，肿瘤对脑组织的推移，可能导致神经纤维传导束及大脑皮质功能区移位。皮层电刺激测绘是目前的金标准功能测绘技术，能够准确反映大脑皮质功能区的位置。将皮层电刺激器用于神经外科导航手术，能够实时反映脑功能区与病变关系。因此，联合应用神经外科手术导航和皮层电刺激来实施皮层功能区精确定位，能够保护大脑皮质功能区及其传导束，有效避免了术后神经功能障碍。

（四）神经外科手术导航用于神经外科穿刺术

对于脑室系统出血的患者，及时有效的脑室外引流可迅速降低颅内压，缓解或预防血凝块引起的急性脑积水，降低死亡率，改善患者预后。导航下的脑室穿刺外引流手术，具有精准、创伤小、术后并发症低等优点。对于梗阻性脑积水导致脑室系统变形或畸形的患者，顺利的脑室穿刺是手术成功的关键。手术导航的应用可使引流管脑室端置于良好的位置及深度，确保术后引流效果，加速脓肿消退，改善患者的预后，减少并发症。

四、小　　结

计算机辅助手术导航技术的应用极为广泛，并呈现了一些新趋势。首先，"导航+机器人"的组合应用，正在成为临床的主流应用模式。其次，人工智能技术开始进入计算机辅助手术导航领域，并在解剖组织识别和手术路径规划等方面进入了临床应用，有效提升了手术导航治疗效果。最后，计算机辅助手术导航正在集成应用一些新型医学传感技术（术中新模态成像、生理感知传感器等），以提升计算机辅助手术导航的操作准确性、安全性和临床有效性。

（王军强）

第八章 3D 打印技术的医学应用

第一节 医学 3D 打印技术概论

一、医学 3D 打印技术的沿革

3D 打印（three-dimensional printing，3DP）技术的概念开始形成于 20 世纪 80 年代，其起源可追溯至喷墨打印机的出现。随着 3D 打印技术的快速发展，打印材料也逐渐由最初的墨水扩展为光敏树脂、陶瓷、金属等材料。时至今日，3D 打印技术在航天、运输、医疗等行业中得到了广泛应用，已经成为全球最热门的技术之一。

1986 年，研究人员首次发明了光固化成型技术（stereo lithography appearance，SLA），这是一种将数字化资料转化为三维立体模型的打印技术，该技术为 3D 打印机的问世奠定了基础。1988 年，第一台工业级立体光固化机器问世，研究人员通过逐层叠加经紫外激光照射后固化的光敏树脂材料制备了三维立体实物，证明了高度精密的复杂结构模型可以在短期内制造完成，使用户能够在大规模生产前快速生产原型机并进行测试。在医疗领域中，SLA 技术被广泛应用于打印术中定位模型、手术内置物模型、医学教学辅具及组织工程细胞支架，在医学临床实践中起到前所未有的积极作用，产生了巨大的经济效益和社会效益。同年，研究者发明了熔丝沉积成型（fused deposition modeling，FDM）技术，这种技术通过逐层打印熔化材料并迅速固化直接铸造模型，制造简单的同时也降低了成本，常用来打印手术规划模板和手术导板。1989 年，研究者针对高分子材料发明了激光选区烧结（selective laser sintering，SLS）技术，该技术利用高强度激光将粉末材料烧结后层层堆积直至成型，可快速打印高强度的精密结构，为大规模定制、定位导航模板的制造、康复类支具及假肢定制开启了一扇大门。1993 年，3D 打印（three-dimensional printing，3DP）技术问世，该技术通过液态连接体将粉末材料粘在一起后逐层打印三维模型，成型速度快，不需要支撑结构还可以制作全彩色外观模型。1995 年，基于 3DP 技术的 3D 打印机面世并被广泛应用于制作医学教学模型、病例病灶模型、术前规划模型等各种医用模型，"3D 打印"这一名词由此而来。1999 年，研究者使用载有患者自体细胞的 3D 打印支架为年轻患者进行了膀胱扩大手术，从此器官打印成为人工组织器官研发的新途径并进一步促进了药物的研发。2000 年，细胞打印概念被首次提出，随后研究者于 2003 年首次成功打印活细胞，至此，3D 打印技术实现了从打印无生命物质到有生命物质的飞跃。2008 年，患者首次穿戴 3D 打印的假肢行走，复杂的假肢结构一次打印成型，无任何组装环节。2009 年，研究者使用生物 3D 打印技术首次成功打印出血管。随后，3D 打印解剖模型、外科手术辅助模板和个性化植入物等被广泛应用于临床。

2012 年，3D 打印技术得到全球性的关注，被视作"第三次工业革命"的重要标志。同年，全球首例 3D 打印人体器官移植手术取得成功，医务人员利用 3D 打印机，采用生物可吸收材料打印出了病变部位的一块夹板及一段气管，成功挽救了一名气管塌陷的婴儿。此外，研究人员还利用人体细胞制作出了世界上第一个 3D 打印人造肝脏组织，未来可以取代动物实验用于制药公司的新药测试，提供更快的结果反馈的同时显著降低临床试验的成本。2013 年，研究者首次用 3D 打印机打印出人体胚胎干细胞，未来可用于打印器官进行器官移植甚至直接在人体内打印细胞。2019 年，首个 3D 打印人造心脏诞生，研究者通过使用人类的脂肪组织成功打印出一颗具有细胞、血管、心室和心房的"人造心脏"，并证明了人造心脏用于器官移植的可行性。时至今日，3D 打印技术因其精准化及个体化的优点在医学领域得到了广泛应用，随着国内外多个数字医学研究平台相继成立，医学 3D 打印技术仍将继续蓬勃发展。

二、医学 3D 打印概念与基本内涵

3D 打印又称快速增材制造（additive manufacturing，AM），是以叠层制造为基本原理的一系列快速成型技术的统称。它是利用计算机辅助设计（CAD）构建数字模型，用设计软件将其分解为逐层的截面，由打印机读取截面信息后使用光固化成型、熔丝沉积成型、激光选区烧结及电子束熔融等技术将液状、粉末状、丝状或片状的材料逐层打印并叠加成型从而制造出实体模型的技术。

随着计算机技术和材料科学的飞速发展，3D 打印技术与数字化制造和个性化设计的结合，不仅改变了传统制造业的生产模式，同时渗透并重构多领域，我国已将其列为《中国制造 2025》战略任务书中的重要支撑技术。随着 3D 打印技术在医疗领域的应用迅速扩展，医学 3D 打印技术的概念也逐步形成。

医学 3D 打印技术是指以符合医学标准的生物材料、医用金属、高分子材料等为原料，通过三维设计、软件工作流程、材料控制、打印及后处理等步骤制作出适用于医学领域的具有高精度的个性化医疗产品，主要包括手术辅助器械、个性化辅具、内植入物、医学解剖模型、可控释药物及人工组织器官等。

该技术显著提升了医疗卫生事业的发展速度，为临床诊断、治疗、教学和研究带来了巨大帮助。

3D 打印技术在医学领域得到了广泛应用，主要是因为它相比于普通制造方式优势明显，它能够节省材料成本，提供高精度的打印效果，生产周期短，并且能够满足个性化需求。这些是传统制造方式难以比拟的（表 8-1-1）。

表 8-1-1　普通制造方式与 3D 打印技术的比较

普通制造方式	3D 打印技术
减材制造，产生边角料，材料利用率低，成本高	增材制造，节省材料，材料利用率高，成本低
常用于相对简单的部件的大批量制造	常用于高复杂度的部件的小批量制造
需要设计对应模具，依赖大规模生产线及生产工艺，限制了创新模型的制作	直接根据计算机图形数据打印任意形状的零件，满足个性化需求
通常需要数天完成制造，模型越复杂耗时越长	制造时间仅数小时，生产周期短，与打印机性能有关

三、医学 3D 打印的技术类型

随着 3D 打印技术的不断发展，目前应用于医学领域的 3D 打印技术主要有以下几种。

（一）光固化成型（SLA）技术

SLA 技术是根据零件分层截面信息利用紫外激光逐点扫描液态光敏树脂使其固化后逐层叠加而成型的技术。其优势在于固化速度快，原型精度高，模型表面光滑，适用于制作精度要求高的复杂模型，而且可实现自动化操作及固化，进而提高了生产效率和经济效益。但 SLA 技术也存在缺陷：光固化成型模型的强度低于制成品，需要二次固化；模型尺寸稳定性差，树脂吸收空气中水分后会显著影响模型的整体尺寸精度，需要防潮处理等工序；光敏树脂会污染环境使皮肤过敏；打印过程中需要设计支撑结构以确保每部分都得到支撑，打印之后去除支撑结构容易破坏模型等。光敏打印材料是 SLA 技术的核心，当 SLA 技术应用于医学领域，适合的光敏打印材料更凸显其重要性，其原因在于应用于医学上的光敏打印材料不仅要求材料本身具备光固化打印材料的基本性能，如材料黏度、固化速度、固化收缩率等，还要求其具有与人体器官功能相匹配的特殊性能，如生物相容性、降解性能、孔隙率和血管化相关性能等。

（二）熔丝沉积成型（FDM）技术

FDM 技术是将丝状的热熔型材料加热熔化后，利用三维喷头在电脑程序控制下根据截面轮廓

信息将材料选择性地涂在工作台上，快速冷却后形成一层截面并逐层打印成型。该技术具有制造简单、成本低廉、原料利用率高、成型材料范围广、后处理相对简单等优势，但成型时间较长导致此项技术不适用于制造大型部件，此外，FDM的成型效果易受温度影响，导致成型效果不稳定及难以出料等问题。为保证由FDM技术打印出来的成品质量，学者们提出优化成型方向、扫描速度、分层厚度等参数来进行提高成品的质量。目前，FDM技术已广泛应用于医学相关领域，展示了其在该领域的重要应用潜力。

（三）激光选区烧结（SLS）技术

SLS技术是将粉末材料平铺在工作台上，利用电脑控制激光束按照该层的截面轮廓对粉末进行烧结形成实体片层后逐层堆积成型。SLS技术具有无须支撑结构、材料利用率高、样品强度高、生产周期短等优点。然而其也存在缺陷，一方面因其需要预热材料导致材料损耗大成本高；另一方面打印产品烧结后易发生三维收缩且表面粗糙常需进行二次处理。与FDM技术类似，SLS技术同样可以通过调节工艺参数来改善其成品的打印质量，并且通过后处理的方法可以灵活控制成型品的微观组织结构和力学性能，最终制造出生物相容性和力学性能优良的生物医用材料。

（四）电子束熔融技术

电子束熔融（electron beam melting，EBM）技术是将零件的三维实体模型数据导入EBM设备，然后在EBM设备的工作舱内平铺一层微细金属粉末薄层，利用高能电子束经偏转聚焦后在焦点所产生的高密度能量使被扫描到的金属粉末层在局部微小区域产生高温，导致金属微粒熔融，电子束连续扫描将使一个个微小的金属熔池相互融合并凝固，连接形成线状和面状金属层。EBM技术因具有直接加工复杂几何形状的能力，所以非常适用于小批量复杂零件的直接量产。该工艺使零件定制化成为可能，可以获得用其他制造技术无法形成的几何形状。然而此项技术的缺陷在于成型设备需另配备抽真空系统，导致成本较高并且打印过程中会产生X射线，对操作人员的身体健康是一种潜在的威胁。鉴于EBM技术打印的高精度，因此其在骨科领域的应用较为广泛，如利用EBM技术打印出来的钛合金椎间融合器已被证实有良好的生物相容性、骨诱导性，以及与骨骼相近的弹性模量，应用前景优良。

尽管每一种技术具体原理不同，但是其核心都是根据电脑数据先制作出一层材料，然后在此基础上进行逐层打印，直至打印出整个立体模型。对上述3D打印技术的优缺点进行的比较见表8-1-2。

表 8-1-2　医学领域 3D 打印技术比较

工艺	优点	缺点
光固化成型技术	速度快，精度高，表面光滑	强度较差，需支撑结构
熔丝沉积成型技术	强度高，成本低	成型缓慢，需支撑材料
激光选区烧结技术	强度高，材料利用率高	成本高，表面粗糙
电子束熔融技术	精度高，零件定制化成为可能	成本高，安全问题

四、医学 3D 打印技术的临床应用

近年来医学领域中3D打印技术的临床应用研究取得了飞速的发展，主要包括以下几个方面。

（一）构建体外医学模型

构建医学模型是3D打印技术在医学方面的一大应用。随着影像学和数字化医学的快速发展，利用3D打印技术可以根据多排螺旋CT、MRI和PET等高质量的影像资料打印出病变局部的3D实体模型，相较于传统影像学资料，3D打印医学模型能够更加清晰、直观、立体地显示病灶内

部结构。目前3D打印医学模型主要用于辅助诊断、手术方案规划、手术模拟、医患沟通和医学教学中。

（二）个性化手术辅具与康复支具

传统医疗器械的研发效率低下，周期长，且需要临床医生和工程师的共同协作。随着3D打印设备精度的不断提升及技术的飞速发展，外科医生只需掌握简单的3D制图工具就可以通过结合计算机辅助设计和逆向工程技术自行打印出手术导航模板、个性化手术器械等个性化手术辅具，提高效率的同时也降低了成本。根据计算机测量的个体化数据进行3D打印的手术导航模板具有可以减少术中出血，缩短手术时长，减少医务人员和患者辐射的暴露，降低患者并发症的发生率、应用简单方便等优势。随着3D打印技术的高速发展及材料的多样化，一些机构已经成功打印并测试了基础的手术设备，包括拉钩、针持、镊子和止血器。3D打印手术器械将会在未来的手术室中变成非常普遍的设备，并且其功能会持续地改进。

3D打印技术为支具领域也带来了一场"变革"，相较于传统支具，3D打印支具具有制作速度快、精准度高、舒适度好、外观多变等优点。随着计算机建模和材料学的发展，目前3D打印支具已在临床广泛使用，3D打印假肢成为该领域的流行趋势，与传统假肢相比，3D打印假肢成本低廉、制作快速并可个性化定制，能满足不同患者的需求。

（三）定制医学植入物

在医学植入物定制方面，尽管标准化的植入物能满足大多数患者的需求，但在特殊情况下，由于个体解剖差异或者发育畸形等，患者所需内植物尺寸常因太大、太小或不规则等因素导致其难以找到合适的产品。3D打印技术能根据解剖结构特殊或疾病特异患者的数据制备个性化和特殊需求的内植物，通过提高植入物与受区的匹配度，使其符合解剖学及生物力学需要，进而满足不同人群、性别、职业的个体化需求。在提高手术质量的同时减少了患者的等待时间（图8-1-1）。

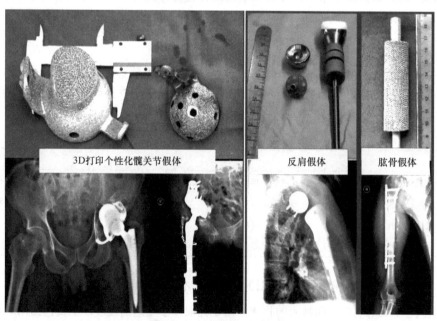

图8-1-1　3D打印医用假体

（四）新药及可控缓释药物研制

新药研发需要生物化学、有机化学、计算机化学、分子生物学、临床医学和药物毒理学等多学科的共同合作，是一项耗时长、耗资大、高风险的系统工程。传统的新药研制需要动物实验和临床试验对药理作用进行验证，然而动物实验难以准确反映新药对人体的药理作用且临床试验又受到道德伦理等因素的限制。随着 3D 打印技术在医学领域的应用，通过 3D 打印技术打印的人体肾脏、肝脏及特定细胞组织已用于新药测试，不仅通过模拟人体环境得到了较准确的药理作用从而避免了临床试验对人体的潜在危害，而且加快了药物的研发速度，降低了新药的研发成本。

可控释药物是利用生物可降解的聚合物控释骨架或聚合物膜密封药物，或直接将聚合物与药物混合，药物随着聚合物在体内的分解逐渐释放以维持体内的药物浓度，从而实现在满足治疗需求的同时减少药量和药品的副作用进而优化患者的诊疗。3D 打印技术突破了传统制药的技术壁垒，采用叠层制造制备了具有复杂孔隙结构的可控释药物，具有重要的临床意义。如利用 3D 打印技术生产的阿司匹林缓释双层片已被证实与普通阿司匹林缓释片相比具有不同的释放曲线，并且具有更高的阿司匹林释放量。

（五）组织工程及再生医学

组织工程学起源于 20 世纪 80 年代末，是一门结合了细胞生物学、生物材料学、分子生物学、临床医学及生物工程学等学科的新兴学科，其目标主要是在体外或体内构建组织或器官，而如何构建符合不同组织及器官结构特点的个性化三维支架一直是其研究难点。3D 打印技术可根据患者缺损部位的影像学数据，快速精确地打印出个性化三维支架。该技术不仅能够实现支架与患者缺损部位的完美匹配，还能够在形态上模仿天然组织的微观结构，最重要的是它具备良好的生物相容性，有利于细胞组织的长入，能够为缺损的修复供应良好的条件。作为 3D 打印技术研究中最前沿的领域，生物 3D 打印技术通过将材料和细胞有机组合可直接构建出高精度的复杂器官，并且已取得一些重要成果，如 3D 打印人造肝脏组织、人造心脏等。

（刘蓬然 张加尧 谢 毅）

第二节 个性化 3D 打印金属植入物的临床应用

结构性骨缺损多由肿瘤、创伤等因素引起，目前修复骨缺损的方法种类很多，如灭活再植、自体骨移植、异体骨移植以及人工金属假体等，但在临床应用中，采用较为普遍的仍是 3D 打印假体重建。由于骨缺损范围及骨缺损部位因人而异，设计个体化金属假体植入理论上可获得与邻近骨性结构的匹配，从而达到精确还原重建，以提高临床疗效。但这种重建方式依赖于传统的机械加工，在手术前规划、设计、加工制造等方面程序上十分繁杂，且耗时较长，难以在临床推广应用。近年来，随着 3D 打印技术的蓬勃兴起以及计算机辅助设计技术的迅速发展，使得个性化设计结合 3D 打印制造的金属植入物在临床普及成为可能。

一、个性化金属 3D 打印植入物的临床优势

个性化金属 3D 打印植入物与传统个体化假体相比，不仅在生产工艺上有了长足进步，还具有以下明显优势。

（1）可以根据临床实际需求设计外形、内部结构，摆脱了传统机械加工对于假体设计的种种限制，可以 3D 打印加工生产个性化形状、结构，可与组织缺损达到完美的匹配。

（2）可以自由地设计表面、内部多孔结构，并可以指定多孔的孔隙度，通过改变体积分率和多孔结构的尺寸、形状分布来调节多孔设计，提高组织长入率，以提高假体的远期疗效。

（3）可以通过调整整体结构设计，在确保强度不变的前提下，降低金属弹性模量，减少应力遮挡，与多孔结构有机结合，共同作用延长假体使用寿命。

（4）目前金属 3D 打印加工多采用电子束熔融或选择性激光熔化技术，一般在惰性气体中完成加工，或者加工后在真空环境下热处理，温度也是高达 1000℃以上，这比传统常温、开放式的

加工，细菌污染的概率要小很多。

（5）为减少患者等待时间，个性化金属3D打印植入物的时限性要求较高，设计、生产的高效率才能推进其在临床上的广泛应用，3D打印技术可明显缩短个性化假体的制备周期，提高效率，实现组织缺损的精准重建，将假体复杂的术前设计、生产制备、手术植入达成有机统一，提高手术成功率，缩短围手术期时间。不仅可以减少假体制作上的时间成本，作为增材制造方法，3D打印技术还能降低原材料的损耗。

（6）利用计算机辅助设计及3D打印技术，在个性化3D打印植入物设计阶段，可以直接规划匹配部位，可以配合螺钉、钢板等植入物，以达到更好的临床效果。

（7）3D打印金属可以作为支架，根据需要设计孔隙率、交联，辅以纳米技术，添加生长因子和细胞，实现骨的远期生物学重建。

通过3D打印技术个性化加工，医生可自由选择合适的金属材料，不局限于标准的植入物。有些金属材料如钢、镁等合金，生物力学方面具有一定的强度，但在生物稳定性方面，远期在体内环境中可能出现化学不稳定现象，因此一般不作为金属植入材料。钛合金，特别是Ti-6Al-4V，因具有良好的生物强度以及生物相容性，在医疗界广泛应用，从而成为所有金属材料中最为理想的骨替代材料之一。同时钛合金可以被加工成粉末，方便通过3D打印技术成型加工。除此之外，还有一种金属也作为金属植入假体备受青睐，这就是钽金属。钽金属经过3D打印后，可以制成多孔钽植入体，其特性是具有接近人体骨组织的弹性模量，所以具有更好的生物力学适配性，与多孔钛合金植入物相比，钽金属在植入远期稳定性方面具备更大优势。

二、个性化3D打印植入物的设计

个性化金属植入物应用成功的关键，取决于3D打印技术的前设计。假体是使用在手术过程中的，用于修复骨组织的缺损，使用传统加工技术的假体多为标准结构，医生需要根据假体的尺寸、型号来规划手术，对于手术设计的自由度不高。这样的背景下，带来的问题是，以骨肿瘤患者为例，不一样的骨肿瘤患者，因为假体的限制，只能做同一种类型的手术，但是对于某些患者，可能手术切除范围过大，给患者的预后带来不良影响。

应用3D打印技术以后，通过使用个性化3D打印技术金属假体，解决了以上问题。不同于以往的根据假体设计手术，现在医生在手术前，可以根据患者的实际病情设计合理的切除手术计划，再根据骨组织缺损的范围设计所需要的假体，而不必拘泥于标准假体所要求的必须切除范围。这样就使假体设计变成了手术设计的一部分，让假体以手术为中心，而不是以前的手术以假体为中心。

但是这样的转变又带来了新的挑战，那就是临床开始应用3D打印个体化定制假体以后，手术医生需要将"根据假体选择术式"的以假体为中心模式，转变为"根据术式设计假体"的以患者为中心模式，以患者实际病情为出发点，合理地设计手术，根据手术需要设计假体，这样才能适应新的技术进步，进而取得更好的临床疗效。同时，医生们应该更主动地去了解3D打印个体化定制假体的特点、优势、弊端，可以结合自己手术的要求，提出假体的实际临床需求，结合3D打印技术加工的特点，最大程度地发挥先进技术的优势，根据患者具体病情以及手术设计而提出假体的实际设计方案，让3D打印个体化定制假体的设计能更好地配合医生手术使用，解决患者病痛，让每位患者都因3D打印技术而获益。

目前主流的情况，先将患者的CT、MR、骨扫描等数据以Dicom3.0格式输入计算机，使用相关软件进行设计，一般以CT为主要的设计数据源，对于有涉及病变的患者，还需要将MR、骨扫描等数据与其融合，以判断手术后组织缺损的范围，并在软件中标示，进行手术规划，模拟设计组织缺损的立体范围。同时根据缺损区域周围骨性组织表面特征，使用逆向工程方法设计手术引导计划，作为手术中精确还原术前设计的手段，既可以用3D打印骨科手术导板，也可以使用计算机辅助手术导航或者手术机器人等在术中进行定位。

凭借当前的数字化技术和先进 3D 打印加工技术，以往对于个性假体"所得即所想"的愿望得以实现，医务工作人员可以根据手术的实际需求，选择合适的金属材质，设计形状、结构更优化的个性化假体，并最终得以顺利制造，使其更适合人体的解剖学、生物力学需求，并获得良好的远期效果。目前，根据 3D 打印技术的临床工作基础，结合多例钛合金个性化 3D 打印假体设计与应用的临床经验，总结出以下几点设计理念。

1. 形状 对于个性化 3D 打印金属假体，接触端需要与手术切除的截骨端相接触，形状需要与断端骨骼形态完全匹配。中间的过渡形状不一定需要解剖还原，在考虑了强度、植骨、安装方式等方面因素后，可以对中间的过渡结构进行简化，一方面减低整体重量，另一方面有利于软组织覆盖。

2. 强度 假体在体内需要承受一定的生物应力，设计时可考虑结合标准内固定材料一同使用，以增加强度，但设计时还需要根据假体的具体形状考虑强度设计。强度设计既包括了即时强度同时也包括了疲劳强度，使用有限元模拟力学分析可以得到假体的 3D 应力分布图，再通过改良假体的形状，可以大力提高即时强度和疲劳强度。

3. 牢固性 对于某些特殊部位，比如四肢长骨，需要设计管状假体，设计时还需要考虑手术时假体骨组织的连接方式，强烈建议配合使用标准接骨板联合固定，这样可以大力增强假体与骨骼间的短期牢固性。

4. 表面 不同于以往的传统机械加工，全新的 3D 打印技术，可以随意地设计外部和内部结构。同时，还可以结合使用部位，在假体 3D 打印加工完成后，对假体进行后处理，调整表面形态，比如促进成骨区、不必要的减重区、组织滑动摩擦区等不同表面形态，一方面方便满足骨组织长入，还可以更好地适应假体周围软组织环境，减少积液形成，提高假体的远期生物稳定性。

5. 成骨活性 作为金属假体，毕竟还是生物惰性材料，为了增强个性化 3D 打印金属假体与骨组织的结合，提高远期固定效果，可以在假体设计阶段增加功能区，比如通过改善假体内部血运的方式来提高假体成骨活性，即可使无生物活性的金属假体变成一种"体内生物反应器"，更好地促进成骨，从而增加假体使用寿命，达到良好的远期临床疗效。

6. 重量 一般发生的假体周围骨吸收、假体排异等情况，往往是由于体内的假体体积、质量过大，应力过于集中所致。因此，在个性化 3D 打印假体设计阶段，在保证必要的形状匹配、强度等条件下，再通过优化形状、适当增加多孔结构等方式来减轻假体重量，尽量分散假体的应力集中部位。

三、个体化 3D 打印定制假体的应用与医工交互

所谓医工交互，也就是两种不同领域的从业人员进行的技术沟通。这就需要双方进行不断地磨合与交流，从交流的经验体会中，总结出相关的规律、流程。

个体化 3D 打印假体从规划设计、模拟验证、制作加工、手术安装，一直到术后疗效评估，全过程都需要医生与工程师共同参与，其中的每一个环节都影响到整个 3D 打印技术临床应用总体前景，需要医工之间高度有效地沟通与配合，也就是医工交互。

根据以往工作所积累的经验，个体化 3D 打印假体以临床需求为导向，提出设计需求，由医生向设计工程师转达，再由设计工程师进行前期初步设计。设计反馈后，医生提出更改建议，改进后，设计工程师以工程质量标准进行评价，医生根据医疗需求进行评价，双方均需进行确认，以完成假体设计的医工交互环节。

3D 打印技术作为方兴未艾的新技术，目前暂时缺乏相关标准及技术规范，在个体化 3D 打印假体临床应用的各个环节都需要负责任地把关。具体来说，对于假体的设计及应力分析至少须由一名工程人员审核，假体的设计方案须由两名高级职称医生审核，并且其中至少一人需要参与手术，按照上述标准共同鉴定，确认合格后，方可以在临床使用。

四、案　　例

以右胫骨中段普通型骨肉瘤患者为例，简要介绍一下 3D 打印金属个性化植入物的设计、加工、手术环节。

首先，根据患者 CT 影像，规划右胫骨肿瘤的手术切除范围（图 8-2-1），进行三维重建，将截骨平面进行形象化展示（图 8-2-2）。再对患者的骨骼三维模型进行模拟切割，模拟肿瘤切除以后的骨缺损效果（图 8-2-3），并根据骨缺损部位、接骨面形状、应力需求等因素，设计胫骨假体（图 8-2-4）。因为术中需要转移带血管腓骨瓣，故在胫骨假体一侧，设计了开槽（图 8-2-5）。为了精确地植入 3D 打印个性化假体，根据手术计划，设计了个性化的手术导板，可以在手术中精准地按照手术前设计进行截骨（图 8-2-6）。如图 8-2-7、图 8-2-8 所示，可见 3D 打印技术加工完成的假体实物。最后，手术过程中，使用 3D 打印导板，可以精准地对肿瘤部位进行切除（图 8-2-9），根据导板的引导，可以精准地进行截骨，截骨后，残留的骨面可以与假体完美契合，同时，假体的预留开槽可以方便腓骨瓣的放入（图 8-2-10）。图 8-2-11 可见植入体内的 3D 打印个性化假体。图 8-2-12 展示了完成了植骨和辅助固定的胫骨 3D 打印个性化假体。

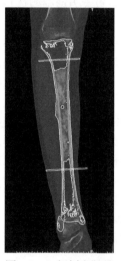

图 8-2-1　规划右胫骨
肿瘤的手术切除范围

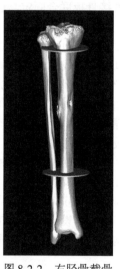

图 8-2-2　右胫骨截骨
平面

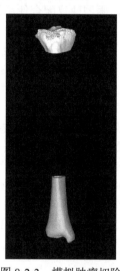

图 8-2-3　模拟肿瘤切除
以后的骨缺损效果

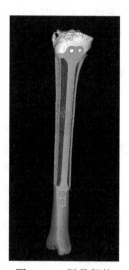

图 8-2-4　胫骨假体

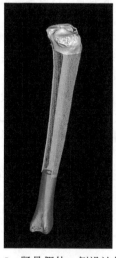

图 8-2-5　胫骨假体一侧设计的开槽

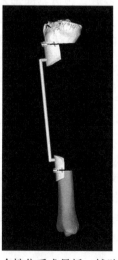

图 8-2-6　个性化手术导板，辅助术中截骨

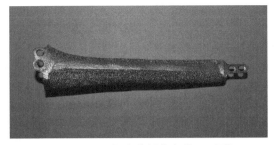

图 8-2-7　3D 打印的假物实体（正面）

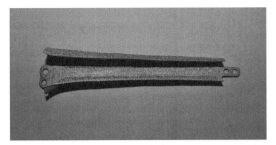

图 8-2-8　3D 打印的假物实体（背面）

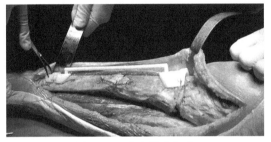

图 8-2-9　术中肿瘤切除

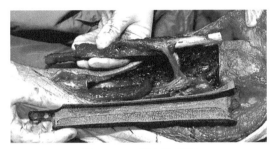

图 8-2-10　置入腓骨瓣

术后，右侧胫骨正位片（图 8-2-13）、侧位片（图 8-2-14），可见胫骨 3D 打印个性化假体匹配良好。

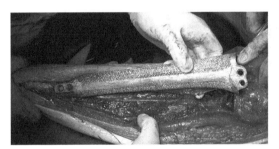

图 8-2-11　植入体内的 3D 打印个性化假体

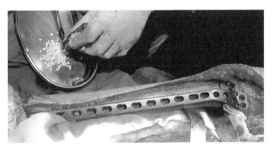

图 8-2-12　植骨完成及辅助固定的胫骨 3D 打印
个性化假体

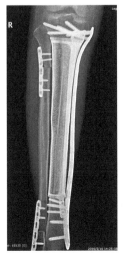

图 8-2-13　术后右侧胫骨正位片

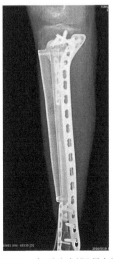

图 8-2-14　术后右侧胫骨侧位片

五、总　结

区别于普遍的传统制造模式，3D打印技术作为新兴的制造技术，不但成为满足个性化需求的先进途径，而且灵活的增材制造属性使其可制作出具有诱导骨长入能力的多孔金属结构。为骨科领域高质量的骨替代材料的开发提供了宝贵的技术支撑，在骨科植入物方面有着独特优势，具有广阔的应用前景。但3D打印个性化假体的应用离不开临床医生的规划、设计和操作，特别在设计阶段，尤其需要医生的积极参与，甚至主导。但是，一般来说，医生对于数字化软件的操作不熟悉，这就需要通过医工合作来加强。

（付　军　杨　磊）

第三节　3D打印模型在医学领域的应用

3D打印技术是近年来发展迅猛的新技术，随着3D打印技术的发展和医学领域对个性化、精准化的要求日益增高，3D打印模型被越来越广泛地应用于医学领域。它是以数字化模型为基础的一种快速成型技术，运用粉末性金属或塑料等可黏合材料，通过逐层打印的方式构造出三维立体模型，被认为是新一轮科技革命的重要生产工具。

一、3D打印医学模型的设计制作

3D打印医学模型设计制作的基本流程（图8-3-1）可以分为以下四步：①数据采集；②三维重建；③3D打印；④模型后处理。

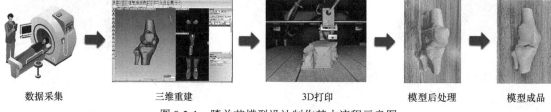

数据采集　　　　三维重建　　　　　　3D打印　　　　模型后处理　　　模型成品

图8-3-1　膝关节模型设计制作基本流程示意图

（一）3D打印医学模型的数字化设计

数字化模型的设计是3D打印模型设计制作的核心部分，在医学领域中，数字化技术使传统医学进入另一个快速发展的时代，在原有的断层解剖知识为依据的情况下，真实地还原病情的三维状态，使二维的断层影像更加立体，从通过二维去联想三维的情况过渡到从三维直观地展现，通过医学图像进行三维模型重建是数字化医学的关键技术，是临床解剖、医学影像、计算机技术的多学科交叉的共同结果。

3D打印模型的三维重建数据主要来源于医学影像，医学影像是指为了医疗或医学研究，对人体或人体某部分，以非侵入方式取得内部组织影像的技术与处理过程。医学影像三维重建是通过电子计算机体层扫描（CT）、磁共振成像（MRI）、超声（US）等医学成像设备获取的一系列二维切片数据图像，利用Mimics、3D slicer、E3D数字建模与设计系统等3D数字化建模软件将二维图像重建为三维模型数据。常用的医学数字化设计软件见表8-3-1。

表8-3-1　常用的医学数字化设计软件

名称	开发国家	简介
Mimics	比利时	是高度整合且易用的3D图像生成与编辑处理的结构模块化软件，可根据用户的不同需求提供不同的软件模块搭配

名称	开发国家	简介
3-matic	比利时	是针对 3D 打印模型设计而开发的数字化医学设计软件，现已并入 Mimics 创新软件套件，与 Mimics 无缝衔接
3D slicer	美国	是开源的跨平台医学影像视觉化和三维重建软件，在美国国家卫生研究院和全球开发者社群的支援下开发，被广泛用于多种医疗用途
SimpleWare	英国	是一套三维图像数字建模与有限元分析前处理软件，包括 ScanIP、+FE、+NURBS、+CAD、+PHYSICS 五大模块
E3D 数字建模与设计系统	中国	由中南大学 E3D 数字医疗与虚拟现实研究中心开发，获得首批"十三五"国家重点研发计划子任务项目资助，成为首家三维数字医疗专用的建模、设计与分析的全功能集成平台

3D 打印医学模型数字化设计的简要过程如下，以肺部建模为例。

1. 导入数据　导入患者 CT、MRI 影像数据（图 8-3-2）。

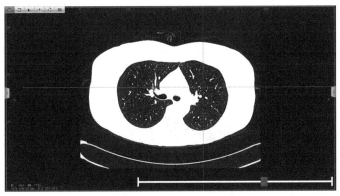

图 8-3-2　肺部影像数据

2. 重建双侧肺　根据不同组织在断层影像图片中的灰度值不同，通过软件灰度阈值分割、局部选择等工具将肺部感兴趣的区域在二维断层影像中逐层提取出来，利用软件编辑工具进一步进行去除周围杂质、填充空洞等操作，再通过三维重建功能将被选择的区域构建成双侧肺的三维模型（图 8-3-3）。

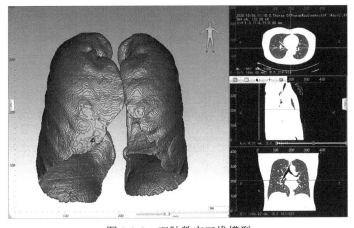

图 8-3-3　双肺数字三维模型

3. 重建结节　在二维图像中对结节区域的影像进行逐层标记，通过三维重构获得结节数字模型（图 8-3-4）。

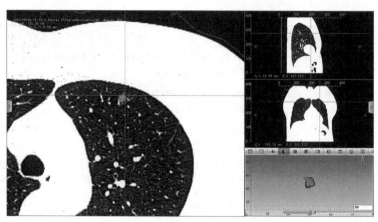

图 8-3-4　结节数字三维模型

4.重建气管　通过阈值分割选择气管感兴趣的区域，同样利用编辑工具进行杂质去除、空洞填充等操作，并在二维图像中检查和标记细小气管，最终获得高质量的气管模型（图 8-3-5）。

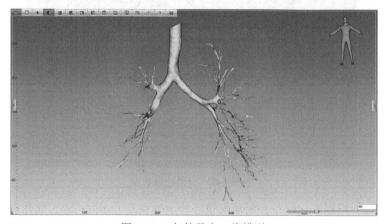

图 8-3-5　气管数字三维模型

5.重建血管　通过阈值分割动脉及静脉感兴趣的区域，利用编辑工具去除杂质，使用分割工具将动脉和静脉划分为两个蒙版，通过三维重建获得动脉及静脉的三维模型（图 8-3-6）。

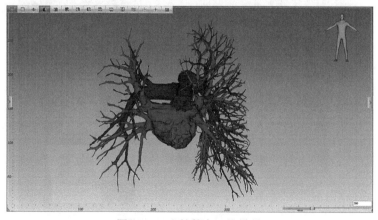

图 8-3-6　血管数字三维模型

通过以上操作最终重建出肺部的模型（图 8-3-7）。

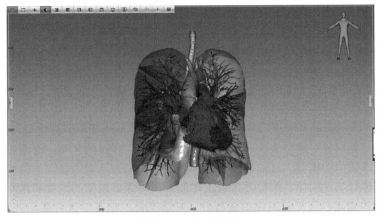

图 8-3-7　肺部模型

由此可见，3D 打印医学模型的三维重建技术，主要是利用计算机的图像处理技术通过医学影像 CT 数据等进行三维图像的构建。构建的步骤和软件工具根据实际的需求虽然会有所不同，但是基本的应用方法和原理较为相近。

（二）3D 打印医学模型的加工制备

3D 打印医学模型的加工制备根据临床应用的不同需求，需要使用不同的技术制备模型，医疗领域中常用的 3D 打印技术类型分类如表 8-3-2 所示。

表 8-3-2　医疗领域 3D 打印技术类型分类

技术类型	技术	使用材料	优点	缺点
挤出式打印	FDM 技术	工程塑料（聚乳酸、丙烯腈-丁二烯-苯乙烯共聚物）	成本较低、工艺简单	精度较低、速度较慢、表面粗糙
喷墨式打印	PJ（poly jet，聚合物喷射）技术	光敏树脂、水凝胶	精度高、速度快、用途广	成本较高、强度较低
光固化打印	SLA 技术/DLP（digital light processing，数字化光照加工）技术	光固化材料	精度高、速度快、表面光滑	成本较高、强度及耐热性较差
激光熔融烧结打印	SLS 技术	尼龙、金属粉末、陶瓷粉末	材料种类多、不易变形	成本较高、表面粗糙

3D 打印医学模型的加工制备可分为以下几步：①前处理；②打印机设置；③完成打印；④后处理。

1. 前处理　主要包括对需要打印的数字模型进行位置摆放及尺寸调整、施加支撑和打印路径规划操作。

经过数字化设计好的 3D 打印模型文件发送至 3D 打印机进行打印前，首先需要对模型进行摆放方位和大小的调整，在 3D 打印机的打印平台上，根据模型的形状调整合适打印位置和方向，并根据平台的大小调整模型的打印大小，以便适应 3D 打印机的打印范围和尺寸。除此之外，我们还要对模型进行支撑的添加，通常是在 3D 打印机自带的支撑软件中进行设置，也可在 Magics 等第三方支撑软件中进行设置，因为 3D 打印技术通过逐层制造的方式，支撑的生成是为了保证模型在打印的过程中不会塌陷变形或者移位，确保模型的精度和质量。

2. 打印机设置　主要包括对 3D 打印机各项参数进行设置。

将经过前处理后的模型数据导出成 3D 打印机所需要的格式，传输到 3D 打印机中进行打印，打印之前在 3D 打印机的内置设置软件中对打印的状态进行检测并设置，包括打印机的平台参数、材料用量、温度状态、打印速率等工艺参数，使3D打印机做好打印准备就可以进行模型逐层打印了。

3. 完成打印 打印机按照设定好的参数执行打印过程直至完成打印，呈现出完整的3D打印模型实物。

4. 后处理 指根据对模型使用的要求对打印成型的模型进行去除支撑、表面清理和光滑处理，以及喷漆上色等操作，最终完成模型的加工制备。

使用钳子等工具拆除模型支撑，并根据不同材料的特性，选择不同的模型表面光滑处理方法，如用砂轮、砂纸、毛刷等对模型表面进行打磨和清理以去除表面的毛刺，而通过光固化打印机将液态树脂材料打印成型的模型，还需要使用超声波清洗机来去除模型缝隙里的填充物，可配合使用固化箱对模型进行加速固化，缩短后处理的时间，同时保证模型的硬度和精度。除此之外，根据模型观看使用的需求，还可以对模型进行分区喷漆上色，如需要区分展示肿瘤和正常组织时。最终经过后处理的一系列操作后即可完成3D打印模型的加工制备。

二、3D打印模型在医学教学中的应用

（一）3D打印模型在解剖教学中的应用

医学是实践性很强的学科，目前，医学生学习解剖学仍然主要依靠尸体标本。而随着现代医学的发展，尸体标本资源越来越紧缺且来源困难，处理工序复杂，存储不当还会造成器官变形影响教学，若处理不当也容易传播疾病。3D打印技术的出现，颠覆了传统的医学教学模式，3D打印模型用于解剖教学具有以下优点：①快速制出细节十足的器官模型；②易运送和储存，不受环境的限制和影响，减低健康和安全风险；③降低道德伦理及文化风险；④减少经济负担。

由于3D打印技术是通过逐层构建的方法制造模型，因此可以在制造过程中加入不同的材质和颜色，使得最终完成的模型从质地和颜色上都与真实器官十分接近，更加形象真实地展示人体解剖结构，如腹部模型等，可以使医学生更好地理解解剖概念和结构，提高学生的学习兴趣和求知欲，提高教学质量和效率。

使用动物和尸体模型存在伦理问题，在逼真度和可重复性方面，也无法与拥有高度精度和具备患者特异性的3D打印医学模型相媲美。除用于解剖学教学之外，3D打印模型还能用于病理学和放射学教学。通过对比器官模型和CT图像，能让学生更好地了解病变器官与CT图像之间的关系。随着3D打印机价格的下降、打印精度的提高，3D打印技术在医学教学中的应用变得越来越广泛。

（二）3D打印模型在外科手术教学中的应用

近年来，3D打印模型被广泛地应用于外科手术教学中。相较于传统的二维影像，通过对患者的CT、MRI等获取的数据打印出来的三维立体的实体模型更能真实地反映患者病灶部位的形态、大小及与周围组织的关系等，可以帮助外科手术教学指导医生在实体模型上进行手术方案及操作过程讲解，使医学生对手术过程进行360°观察分析，更好地理解病情的严重程度和损伤情况，学习和掌握手术器械的运用，模拟手术过程，培养创新思维能力，提升实际操作动手能力。

在脊柱椎弓根螺钉内固定术中，采用3D打印模型进行椎弓根置钉操作，演练手术过程（图8-3-8），帮助医学生掌握手术原理和操作技能，降低手术风险。

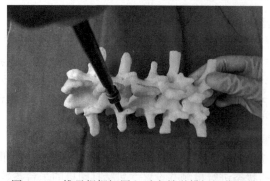

图 8-3-8 椎弓根螺钉置入手术教学模拟操作训练

对于复杂且罕见的病例，可以单独创建罕见案例模型库，供临床医学生学习，在未来的工作中遇到相同或类似的案例，便于提前模拟演练和参考学习。

三、3D 打印模型在临床中的应用

（一）3D打印模型在医患沟通中的应用

对于 CT、MRI 这类检查结果，非专业的人士是无法辨识的。对于患者和家属来说，要做手术内心是很忐忑不安的。根据患者原始影像数据，利用计算机三维重建技术，使用 3D 打印机和特定材料打印出形态结构完全相同的立体模型，手术医生用该模型向患者讲解病情，更直观明了地帮助患者和家属快速理解治疗方案，和医生之间建立更多的信任，有助于配合医生更快更好地治疗疾病。由此可见，3D 打印模型大大节省了沟通成本，缩短了医患沟通之间的专业差距，减少了因沟通不畅带来的矛盾，使患者安心，也使医患之间可以相互理解，从而起到改善医患之间关系的作用。

（二）3D打印模型在术前规划中的应用

3D 打印模型与传统的医学影像资料相比，更加直观、清晰、立体地显示内部结构。将人体组织器官及病灶的相对空间、位置、大小、形态特点等复杂的毗邻关系和内部结构直观地展示给医生，有助于临床手术医生在尽量不破坏正常器官和组织的情况下制订最佳手术方案，尤其针对复杂手术，有助于降低手术风险，提高手术的成功率。

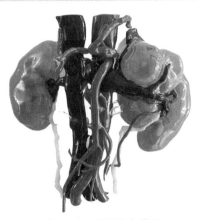

图 8-3-9　肾脏肿瘤模型

在肾脏肿瘤切除手术前，根据患者的 CT 重建打印出患者的肾脏、肿瘤、周围血管及脏器模型（图 8-3-9），帮助医生判断肿瘤的位置、大小以及与周围脏器之间的间隙和关系；在神经外科手术中涉及颅底肿瘤和供血的复杂关系时，3D 打印颅底肿瘤模型可以清晰直观地展示肿瘤的相对位置以及血供。这些模型可以辅助医生进行术前最优手术方案的制订。

3D 打印模型可以帮助外科医生在术前更好地了解患者的病情和严重程度，以便规划合理的手术方案，提高手术的安全性。如胫骨平台骨折患者的膝关节模型、骨盆骨折患者的模型可以帮助医生在术前观察骨折的情况，进行术前手术规划；重度脊柱畸形患者的模型可以帮助医生 360° 观察和测量畸形的位置及角度，对病情有更直观的了解；下颌骨骨折患者的模型可以帮助医生在术前观察骨折损伤程度，制订良好的手术方案。

采用医生和工程师相配合的方式，使数字化设计工程师共同参与手术方案的数字设计，协助医生进行个性化 3D 打印模型的设计，辅助术前进行演练和验证。在主动脉腔内修复手术中，工程师通过患者的 CT 影像数据，重建患者的主动脉病变数字模型，通过数字模型进行数据的测量和窗口的定位，利用柔性材料打印出来的中空主动脉模型进行手术模拟，通过计算机辅助 3D 模型的设计和生成（图 8-3-10），使手术中的开窗和对位精准，提高手术质量，缩短手术时间。

针对一些复杂的外科手术，为了提高手术的精准性，降低手术风险，有时需要在术前进行数字化手术设计和个性化手术导航模板的设计，并在模型上进行手术实体操作（图 8-3-11），验证和调整手术步骤的准确性，反复多次演练比较，模拟手术过程，以帮助制订出最佳手术方案，保证真实手术的可操作性、精准性和安全性，因可无限制地对 3D 打印模型进行重复多次手术操作，可极大提高真实手术的成功率。

3D 打印模型可以辅助医生进行术前钢板塑形。为提高手术治疗效果，术中钢板与骨性结构需做到尽量服帖，根据患者病灶部位打印的 3D 模型，可以在术前利用模型进行手术钢板的塑形，保证术中钢板的贴合度，缩短手术时间。

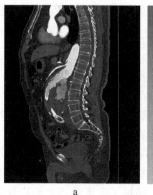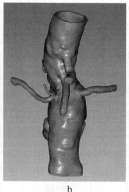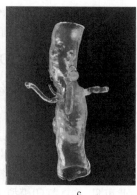

图 8-3-10　计算机辅助 3D 模型

a. 患者的 CT 影像数据；b. 患者的数字模型；c. 个性化 3D 打印模型

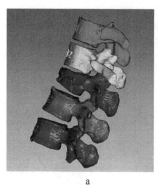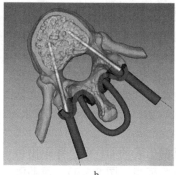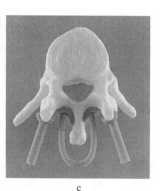

图 8-3-11　3D 打印模型配合导航模板进行手术模拟

a. 三维重建；b. 置钉设计；c. 3D 打印模型

　　除此之外，3D 打印模型还可以辅助进行个性化假体的设计（图 8-3-12），进行假体的选择与匹配、角度的调整等，提高假体的适配度。

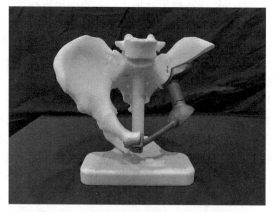

图 8-3-12　3D 打印模型辅助个性化假体设计

（金群华）

第四节　个体化 3D 打印手术导板在临床中的应用

随着数字化技术和临床医学的联系日益紧密，临床医疗行为模式也随之发生了深刻的变革，从经验化、大体化、轮廓化等各个环节逐渐走向标准化、精准化、个性化及数字化。使用数字设计的手术方案，由 3D 打印成手术导板，将手术的规划集中到导板，在使用时，只要将导板接触术前的规划位置，就可以根据术前规划，引导术者在术中顺利进行定位、定点等，从而精确地引导钉道方向和深度，确定截面、距离和相互成角关系等，这样可以极大地提高手术操作的准确性和安全性，缩短手术时间，减少术中出血和副损伤；使某些术中操作相对复杂的传统手术变得更加轻松；降低了术中对 C 型臂、CT 等器械的依赖和手术室射线的污染，使得临床治疗水平得到了极大的改善和提高。

一、3D 打印手术导板的定义和分类

（一）3D打印手术导板定义

3D 打印手术导板是根据术中需要，通过对术前获取的影像学数据进行三维重建，采用计算机辅助设计（CAD）、3D 打印制备的一种个性化手术器械，用于术中准确定位点、线的位置、方向和深度，辅助术中精确建立孔道、截面、空间距离、相互成角关系及其他复杂空间结构等。

（二）3D打印骨科手术导板分类

按照 3D 打印手术导板的用途，可将导板分为钉道导板、截骨导板及其他系列导板三类。

1. 钉道导板　主要指应用于手术中针对置钉通道的定位、定向、定深问题，实施精准打孔导向的 3D 打印导板。

2. 截骨导板　主要指用于引导骨科手术截骨部位的空间位置、角度控制，提高假体或植入物与受区吻合程度，恢复生理力线、精确截除病灶、确定病变部位开窗、截断范围、截骨后引导复位的 3D 打印导板。

3. 其他系列导板　包括钉道导板和截骨导板未包含的各类 3D 打印的术中辅助定位装置，如钉道与截骨导板组合、安装定位导板、个性化引导矫形导板、个性化骨折复位塑形导板、个性化骨缺损修复体制作导板、内固定物塑形导板等。

二、3D 打印手术导板设计、制备、应用基本流程

尽管 3D 打印钉道导板、截骨导板及其他系列引导板在应用环境上稍有差别，但基本流程上基本吻合，如设计、制备、应用环节；可以分为五个环节：了解临床需求、数据采集、设计导板、打印导板、应用导板。

（一）了解临床需求

3D 打印手术导板的应用应根据临床需求决定。临床需求主要有以下几个方面：手术方法的优化、手术路线的优化、手术部位的解剖结构量化、准确定位、确定方向和角度、传统辅助设备的取代或减少、透视次数的减少或避免、手术时间的缩短、准确度的增加等。

（二）数据采集

3D 打印模型原始数据的获取主要依靠电子计算机体层扫描和磁共振成像两种非接触式的获取方法。在使用 CT 和磁共振数据时，要对扫描方法和参数进行合理的选择，以达到不同的组织和目标的要求。

（三）设计导板

导板需要有两个模块，一个是利用人体固定解剖部位确定位置的模块；一个是引导术者进行操作的模块。设计方法是选择导板合适地贴附骨面或者贴附皮肤区域，增厚成为实体后进行外形改良以避开重要解剖结构、方便贴附和观察、减轻重量等，然后补充设计各种引导管道、截面等

完成导板 CAD 设计过程，最后根据手术操作需要选择合适的 3D 打印工艺制作、消毒包装，用于术中引导精准手术操作。

（四）打印导板

将设计完成的三维导板数据转换成 3D 打印机可识别的文件格式，根据临床需求选择合适的 3D 打印方式、材料及参数，完成导板制备。

（五）应用导板

3D 打印手术导板的设计、尺寸、材质等偏差，要求临床医生在手术应用之前进行仔细检验，以了解导板的正确性，提前准备与导板配合使用的磨钻、摆锯、丝锥、钻头等手术器械工具。导板只是一个辅助工具，术中应用需由具备一定手术操作经验的医生进行。

三、3D 打印导板在临床中的应用

计算机辅助骨科手术导板的概念最早由德国教授克劳斯·雷德马赫（Klaus Radermacher）在 20 世纪 90 年代提出，但受限于当时的设备、材料、电脑操作能力和软件，实际使用价值并不大。随着电脑技术和 3D 打印技术设备的发展，手术导板已经从单纯的导向式置钉，发展到了截骨、定位、畸形矫正、辅助骨折复位等功能，手术效率和手术精度都有了很大的提高。

（一）3D打印手术导板在脊柱外科手术中的应用

脊柱及骨盆区域毗邻重要血管神经，骨性解剖结构复杂，如螺钉置入位置、角度产生明显的偏差，则会对相邻的脊髓、神经产生影响，且导致固定强度明显降低，严重情况下还会导致椎动脉损伤，引发明显的出血问题。患者同时存在脊柱畸形问题的情况下，由于解剖形态改变及椎体空间位置旋转，不同患者之间也存在一定的个体差异性，运用传统的术前规划技术进行处理，术者很难获取直观而精准的三维解剖信息，存在明显的局限性，常规的解剖标志进针点难以辨认，精确地进行椎弓根置钉的难度进一步增加。国内一批学者已经建立用于脊柱椎弓根螺钉置钉、椎板螺钉置钉、经 S_2 骶髂螺钉置钉、脊柱后弯畸形截骨矫正等相关的一系列导板。

脊柱截骨术被广泛应用于脊柱畸形矫形并取得良好的临床疗效，规范的术中操作以及精确截骨、良好截骨面对合是手术成功的关键。截骨线在规划过程中，应该综合考虑脊柱矢状位和冠状位的平衡、脊髓神经的松弛程度有无过度牵拉、心肺功能状态和椎前血管顺应性等因素，此外还需要明确肌肉的牵拉程度，这样才可以确定出合适的截骨区域。截骨减压范围小，则无法有效地改善外观畸形、充分减压和实现脊柱平衡，相反，如果对应的截骨范围过大，则脊柱结构稳定性受到影响，且容易造成神经功能的损伤。因此为了有效地提高手术效果，很有必要对截骨范围进行精确的术前规划与设计。基于患者个体化设计的 3D 打印脊柱截骨导板，可以对手术进行精确导引，从而显著提高手术效果，使得脊柱截骨摆脱经验的制约，而转向数字化阶段，同时也简化了手术步骤。

（二）3D打印手术导板在关节置换手术中的应用

在常规关节置换术中，医生在确定截骨量和范围时，主要是依据术前图像和术中截骨导向仪来确定的，术前规划很难在术前通过量化的形式体现在手术当中，因此术中的精确截骨是非常困难的，对手术效果也产生了很不利的影响。根据统计结果表明超过半数的初次关节置换和二期翻修失败病例都是因为术中截骨不合理引发的。而个体化 3D 打印膝关节定制截骨导板可在术前进行精确的规划，显著地降低术中截骨操作难度，缩短反复截骨时间，减少人为因素影响，力线定位出错的可能性也显著降低。由此而导致的手术风险也相应减少，有极高的临床和科研应用价值。3D 打印导板的应用显著提高了全膝关节置换手术的准确性和可重复性，在改善手术效果、提高下肢力线精确度、软组织平衡调节以及改善手术后关节活动度方面有重要的临床意义。

（三）3D打印手术导板在创伤骨科手术中的应用

骨折是创伤骨科常见的损伤，骨折复位不良容易出现骨不连、关节畸形等，严重影响肢体的功能。传统的切开复位内固定依赖于术者的经验积累和术中多次透视，存在复位困难、手术时间长、创伤大等风险，而3D打印手术导板的应用可以在保证精准复位的同时简化手术步骤、降低手术难度。

骨折畸形愈合造成的肢体畸形也是创伤科常见的疾病，精准地截骨、矫形对患肢功能恢复有重要影响，3D打印手术导板的应用不仅提高了截骨的精准度，更实现了个性化的肢体矫形。Hu等对比了3D打印手术导板辅助和传统手术治疗肘内翻畸形的结果，发现3D打印手术导板可以减少手术时间及出血，提高矫形的准确性。

（四）3D打印手术导板在骨肿瘤手术中的应用

对于骨肿瘤来说，肿瘤切除范围过大或过小都对会患者机体造成严重的损伤，如何准确切除骨肿瘤对于临床医生来说是一个巨大的考验。有国外学者报道指出肿瘤病灶内切除的复发率高达92%，切除边缘无肿瘤细胞时复发率为5%～17%。3D打印导板技术作为一种临床应用的新技术，与传统术式相比，具有其独特的优越性。它可以根据患者自身的实际情况设计出复杂形状和大小的导板，术中可以不借助导航实施快速精准地截骨。

（五）3D打印手术导板在口腔种植手术中的应用

种植义齿已成为牙列缺损患者的口腔修复中的一个重要措施，由于其固位支撑效果良好，造型舒适，对邻近牙齿没有损伤。但是，由于手术视野、骨内重要神经血管解剖结构、颌骨生理或病理性吸收等因素，导致了种植体种植部位和术前预期的位置有很大的偏差，当植入时，其位置很难进行矫正。所以，常规种植牙手术种植体的视野和位置通常要在手术过程中切开全厚瓣后，按照局部骨组织来确定，所以，出现了许多手术并发症。近年来，以修复为导向的牙种植理念的提出，要求种植体的方向、位置、深度应具有一定准确度从而符合最佳修复要求，并获得种植体长期稳定性。种植手术导板是将种植窝预备到术中，是种植体位置、方向、角度等信息的载体，是连接术前设计与实际操作的桥梁，是采用电脑技术进行种植术前设计的辅助工具。传统的种植手术导板多采用在石膏模型上的热压膜技术，虽能兼顾上部修复效果，但却无法精准控制种植体位置，很大程度上依赖医生的临床经验，偏差也较大。基于口腔锥形线束CT（cone beam CT, CBCT）的3D打印种植手术导板，则可将包括精准种植体三维位置、最终修复体轮廓、重要颌骨内解剖结构等信息转移到术中，从而减少手术并发症，获得理想的种植修复效果。

3D打印种植外科导板按支持形式可分3种类型：①牙支持式导板，手术导板直接固定于缺牙区邻牙上，用于单个或少量牙齿缺失患者，可进行微创不翻瓣种植手术，适合于初学者和小间隙种植。②黏膜支持式导板，在充分了解骨量和黏膜情况的前提下，将导板直接固定于缺牙区牙槽嵴顶黏膜上，适用于连续多牙缺失的患者，通过导板的引导经黏膜钻孔，用以确定种植体的精确位置，环切牙龈后逐级备洞，最终植入种植体，可减少手术时间和术后反应，适用于无牙患者或不翻瓣种植手术。③骨支持式导板，导板组织面直接固定于缺牙区颌骨骨面上，适用于缺牙多、有骨缺损或不确定的病例。需要常规翻瓣，采用此类手术导板可减少误差，并及时进行骨增量手术，且常需侧方皮质骨钉进行辅助固位。此外，为增加手术导板稳定性，除精密要求外，还需跨度长，且金属管长度及黏膜厚度应预知，以确定扩孔钻钻骨深度。

（六）3D打印手术导板在颌面部缺损修复手术中的应用

3D打印技术具有精确性，使用围绕患者骨骼解剖结构的负空间来打印患者特定的模板，而该模板仅在术中适用于某些骨段，以指导精确切割钻孔或定位。通过使用3D导板，缩短了手术时间，且获得了改善颅面外科手术的效果，这主要归功于术前3D手术模拟和使用手术导向器辅助手术的精确进行。对于下颌骨和移植物的切除及在肿瘤切除和重建期间重建缺失的部分，通常使用 3D 打印技术指导手术，其中一个重要的用途是指导骨瓣的制备。有研究指出，3D 打印技术结合 CAD/CAM 技术制作出的腓骨切割导板能够帮助外科医生精确地分割骨瓣，而且通过 3D 模拟 CAD/CAM 技术制备的骨瓣，可以预先模拟血供情况，对于颌骨重建有着至关重要的指导作用。颌面部异物，特别是较深部位的异物，若定位不准确，会给患者造成不必要的痛苦。3D 计算机辅助手术导航通过计算机处理模型交互，在虚拟环境中排除重要解剖结构，动态定位，确定实际位置与目标位置的偏差，提高了手术的准确性和成功率，确保了手术准确完成。

四、3D 打印导板的优势与不足

在手术过程中，3D 打印导板技术成为一种补充技术。3D 打印导板生产相对于其他方式而言，不依靠大规模的产业基础，成本也更低。在临床操作中，3D 打印导板能够在操作过程中缩短操作时间，减少出血和辐射，使操作效率更高。医生参与研发设计手术导板，在不断优化手术方案的同时，提高患者对解剖形态三维空间的理解，缩短学习曲线。3D 打印的实物模型能直观地将病情及治疗过程向患者说明，增加医患双方的相互信任。

导板的前期设计会增加骨科医生的工作量及手术成本，同时也不能满足急诊手术的需求。导板稳定性常与可能增加患者医源性创伤的剥离范围呈正相关。钛合金 3D 导板的应用能够提供更好的强度和精度，但昂贵的价格和对打印设备的要求制约了其广泛应用，现有导板多采用树脂等非金属材料，存在打印精度误差、易损坏变形等问题。3D 导板与传统手术方式相比尚缺乏大样本量的长期病例研究。

3D 打印导板在临床领域快速发展的同时也出现了一些问题。如手术导板使用适应范围，影像数据的精度要求、数据格式的传输和存档的规范化，3D 材料及加工方式的选择，以及导板消毒灭菌方法及材料生物相容性等诸多方面亟待解决及规范。随着 3D 打印技术行业相关指南和法规的出台，将规范导板从设计到生产使用各个环节，促进其良性发展。2017 年为儿童规划的 3D 打印手术截骨导板获得美国 FDA 的生产许可，使患有先天性骨疾病或骨骼受损的儿童可以得到更好的治疗。但我国目前尚未颁布相关的政策法规来支持手术导板的合法性。目前众多国内学者都在积极推动手术导板的法规和标准的制定，2019 年我国第一个 3D 打印骨科手术导板专家共识已在《中华创伤骨科杂志》发表，同时对于 3D 打印骨科手术导板的国家团体标准也已经顺利发布，希望在不久的将来，随着各种法规的建立，可以规范对 3D 打印手术导板的使用，从而更健康地推进 3D 打印手术导板的发展。

五、展　　望

随着技术日益飞速发展，外科导板的发展也越来越快。更精确、快速、可靠的手术导板将在 5G、云操作、大数据的后台分析和支撑下探索及开发，兼顾个性化与共性的通用导板也在探索和开发中。未来通过混合现实技术的虚拟化导板将应用于临床工作，会极大提高工作效率，节省医疗资源。4D 打印的概念，使之成为一个新的探索空间，3D 打印成型的形状、性能和功能随时间的不同，在外部环境的刺激下，随个体的需要进行调整。随着材料科学、机械工业及 3D 打印技术相关软件的发展，以及导板相关行业标准的制定，未来将有越来越多充满智慧的医务人员加入，将迸发出更多的创造性的思维，3D 打印导板将在临床应用中进一步升华，更优质地服务于广大患者。

（邓　扬　薛明迪　周　弘）

第五节　可降解材料的 3D 打印

一、可降解材料定义

可降解材料，指的是具有生物相容性在人体一段时间内，受到外界因素如光、电、化学、生物等的影响，能够逐渐从大分子降为小分子的材料。近年来由于环境保护、可持续发展等理念，人们对材料的可降解特性的呼声越来越高，促使可降解材料快速发展，相应的可降解要求也在不断改变，不仅是简单的可降解，还诞生了更加精细的可控降解、可开可停的响应降解及降解再生等，光解、磁热降解、电解等。由于聚合物结构可设计，聚合物在可降解领域发挥着重要的作用，同时促进可降解材料向药物控释、组织工程、一次性耗材、食品、医用缝合线等诸多领域的发展。

可降解材料种类众多，但目前可用于 3D 打印技术的相对较少。

二、可降解材料分类

可降解高分子材料分为以下三大类：天然可降解高分子材料、合成可降解高分子材料及可降解金属材料。

（一）天然可降解高分子材料

天然可降解高分子一般是指存在于自然界动物、植物及微生物中的生物大分子。广泛应用的主要有两类：多糖类和蛋白质类。多糖类包括甲壳素、壳聚糖、藻酸盐、植物类纤维素、淀粉、微生物类葡聚糖、黄原胶等；蛋白质类包括动物类干酪素、血清蛋白及植物类大豆蛋白、玉米醇溶蛋白等。其中，甲壳素、壳聚糖主要应用于手术缝合线、纳米微球和骨组织工程支架等复合材料方面的研究；胶原主要用于临床防粘连和骨缺损填充材料方面的研究。

（二）合成可降解高分子材料

1. 聚酯 是指以酯键作为主链骨架连接部分的聚合物。与大多可降解材料不同，聚酯的可降解过程分为两类：块状侵蚀和表面侵蚀。块状侵蚀的原因是聚酯表面的酯键水解之后会产生能电离出氢离子的羧基，浓度越大催化效果越好。降解过程使得材料表面先形成空洞，后向材料内部发展，最终导致材料内部开始降解甚至快于材料表面。

常见的聚酯有聚乳酸（PLA）、聚谷氨酸（PGA）、聚羟基脂肪酸（polyhydroxyalkanoate）、聚己内酯（PCL）、聚富马丙烯酯（PPF）、聚酸酐等。以聚乳酸等为代表的可吸收材料已有很长的临床应用历史，其生物安全性已经临床验证。可吸收材料经数月至数年的时间可在体内完全降解，免去患者二次手术之苦。但其强度仍然是其一大弱点，目前只能应用于非承重部位，如上肢骨及颅颌面等，可取得良好效果。

2. 含硫聚合物

（1）聚硫酸酯：是主链骨架含有硫酸酯成分的聚合，这种结构可被水解，也可以被热解，热解过程只需保持温度大于 90℃ 即可。它的水解过程需要控制在碱性条件下，比如说三乙胺。

（2）聚环二硫代碳酸酯：是指一个碳上同时连有两个在主链上的硫和羟基的聚合物，可在加入少量三乙胺或叔丁酸钾等碱性条件下降解成它的同分异构体（DTC'）。

（3）含二硫键的聚合物：二硫键是由两个硫原子构成的单键，经还原剂还原降解。二硫键可以通过有氧加热将巯基氧化得到，也可以通过原子转移自由基聚合反应制得，在还原剂存在的情况下被降解，反应前后无酸无碱产生。另外这一过程所需的还原剂（维生素 C 和谷胱甘肽）人体内就能供应，因此这一结构具有很好的应用前景，被人们所重视并被广泛应用于生物工程领域、药物控释、组织工程、癌症治疗等诸多领域。

3. 含氨基甲酸酯的聚合物 氨基甲酸酯基材料是指主链或交联部分含有氨基甲酸酯结构的聚合物，这种材料往往在具有良好的亲水性的同时也具有良好的耐水性，形成的聚合物也具有良好的弹性和柔韧性，还能提供良好的机械强度和抗氧化稳定性等优势。在碱性条件下氨基甲酸酯键具有良好的可降解性。也有文献表明氨基甲酸酯可以被生物降解。

（三）可降解金属材料

1. 可降解镁合金 医用金属材料以其高强度、良好的韧性和弯曲疲劳强度以及优异的加工成型性能等优点在临床上广泛应用。但传统的医用金属材料也有应力遮挡效应，不能自行降解需通过二次手术取出，长期留存体内易产生疲劳断裂、感染等弊端。

以生物可降解镁合金（biodegradable magnesium alloy）为主要代表的具有生物可降解特性的新一代医用金属材料巧妙地利用镁基金属材料（纯镁及镁合金）在人体环境中易发生腐蚀（降解）的特性，来实现金属植入物在体内逐渐降解直至最终消失的医学临床目的。此外，由于镁合金所具有的金属材料特性，其强塑性、刚度、加工性能等都要远优于其他类型可降解生物材料（如聚乳酸等可降解高分子），因而更适合在骨等硬组织修复和介入支架方面的临床应用。

2. 可降解锌合金　镁合金在体内降解会产生大量氢气，而锌在机体内的降解环境中降解不产生氢气。锌合金具有良好的降解性能，降解速率快于铁合金，但是慢于镁合金，从而可保证在骨折愈合的前 6 个月内不至于丧失其完整性。锌具有良好的成骨作用和抑菌性能，体外研究其可促进成骨细胞和破骨细胞增殖分化，植入体内后可促进新骨生成，有报道指出含有锌的生物材料可以有效抑制需氧菌如金黄色葡萄球菌和大肠杆菌生长，并且通过增加涂层中的锌含量可以改善抑制细菌的能力。目前，作为一种新型的可降解合金，对于锌合金的研究多集中于对心血管支架的研究，对于内固定方面的研究很少。

3. 钽材料　钽与其他金属材料相比具有两个方面明显优势：优异的耐蚀性能和极佳的生物相容性。钽金属可以制作成各种形状和尺寸的钽片，根据人体各部位的需要进行植入，例如，修补、封闭人体破碎头盖骨和四肢骨折的裂缝及缺损。

（四）羟基磷灰石类

1. 煅烧骨（calcined bone calcium，CBC）　是将动物骨脱脂、脱蛋白后经高温煅烧而成，目前多用牛松质骨煅烧，产品化学成分主要为羟基磷灰石（hydroxyapatite，HA）。煅烧骨具有天然骨的高密度孔隙网架结构，其孔隙率较高，除含有大孔结构外，还含有小于 5μm 微孔结构，与自然松质骨的结构类似。松质骨的结构对骨质的再生和血管化非常重要。

2. 多孔生物陶瓷　主要包括硫酸钙、磷酸钙、硅酸钙、碳酸钙和羟基磷灰石等，通常作为骨传导支架使用。与异体骨和异种骨相比，其优势在于制备方法可控、降解和力学特性可控、可塑性强，且无抗原性和潜在疾病传播风险，临床应用和开发潜力巨大。

3. 复合型人工骨材料　煅烧骨和多孔生物陶瓷是充当支架材料来修复骨缺损的，它们只有骨传导的作用，其本身不具有骨诱导和成骨作用。将煅烧骨、多孔生物陶瓷等无机生物材料与具有骨诱导特性的物质相结合，形成复合型人工骨材料，如煅烧骨+锌离子，使植入材料同时具有骨传导性和骨诱导性。

（五）可吸收性骨水泥

1. 磷酸钙骨水泥（calcium phosphate cement，CPC）　是新型人工骨替代材料之一，CPC 由固相与液相两部分组成。固相包括磷酸四钙、磷酸三钙、二水磷酸氢钙、无水磷酸氢钙及磷酸二氢钙等磷酸钙盐，液相一般为稀的磷酸或磷酸盐溶液、蒸馏水、血清、血液、去离子水等，将二者混合后，在室温或体内环境下逐渐固化，最终形成羟基磷灰石（hydroxyapatite，HA）。因具有良好的生物相容性、骨诱导性、骨传导性及可吸收性，已广泛应用于骨缺损的修复。

2. 硫酸钙骨水泥（calcium sulfate cement，CSC）　是一种人工合成的骨填充剂，具有良好的生物相容性、生物力学性能、骨诱导性、骨传导性、可吸收性及生物载药性，呈现了良好的应用前景。

三、可降解材料的 3D 打印技术

3D 打印技术的材料，又称为 3D 打印耗材，是 3D 打印技术发展的重要材料，不同于传统的材料，理想的 3D 打印材料对性能和适用性提出了更高要求。最基本的要求是 3D 打印的增材加工模式需要材料具有合适的固-液-固加工窗口，即在加工时具有流动性，成型后又能快速通过凝固、聚合和固化等方式黏接为具有良好机械强度和设定功能的材料。其中用量最大、应用最广、成型方式最多的材料为聚合物材料，单一的材料很难满足理想生物材料的全部要求，而复合材料可互相弥补缺点，使得材料整体的抗压强度、降解性、生物相容性等不断得到改善，可以满足应用需要，目前也越来越受到青睐。

（一）聚乳酸

聚乳酸（PLA）是目前使用最多的可降解材料，PLA是一种环境友好的可生物降解型塑料，其最终降解产物是二氧化碳和水。因PLA具有优良的力学性能、热塑性、成纤性、透明性、可降解性和生物相容性，而被广泛用作FDM打印耗材，尤其应用于生物材料领域。但其韧性差、制品脆，需要增韧改性才能满足3D打印的各种需求。PLA普遍用来打印生物工程支架，如心脏支架、骨支架等。

（二）高分子凝胶

高分子凝胶是高分子通过化学交联或物理交联形成的充满溶剂（一般为水）的网状聚合物，如海藻酸钠、纤维素、动植物胶、蛋白胨和聚丙烯酸等。高分子凝胶材料可用于3D打印技术。对于凝胶体系，通过改变离子强度、温度、电场和引入化学物质时，凝胶溶胀或收缩发生体积变化，可用于形状记忆材料、传感材料和智能药物释放材料等。高分子凝胶可广泛用于构建组织工程支架，如耳朵、肾脏、血管、皮肤和骨头在内的人体器官都已经可以利用高分子凝胶进行3D打印制造，用于生物工程支架时，能促进细胞黏附和生长，生物降解性好，可用于药物的可控释放。

（三）生物活性陶瓷

生物活性陶瓷具有骨传导性，它作为一个支架，在其表面进行成骨；它还可作为多种物质的外壳或填充骨缺损。生物活性陶瓷包括磷酸钙陶瓷、羟基磷灰石陶瓷等。生物活性陶瓷是指在植入时发生一个随时间变化的动力学表面修饰，表面形成一具有生物活性的羟基磷灰石（HA）层，它提供与组织的结合界面。在生物活性植入物上形成的HCA相在化学性质和结构上等同于在骨的矿物相，提供界面结合。在生物活性陶瓷的表面上在体内形成的磷灰石层，可以在无蛋白和无细胞的模拟体液（SBF）中被复制，这个SBF是一种被制备的离子浓度几乎与人血浆离子浓度相等的液体。因此，生物活性陶瓷可以用于3D打印骨组织。

（四）含镁合金的3D打印

金属镁具有与天然骨相似的机械性能，其植入体内可以释放镁离子，促进成骨反应，同时也可以完全降解成无毒物质排出体外，并已被证明是一种有潜力的骨替代材料。当前镁金属的研究侧重于制备镁合金材料或构建其他保护涂层以增强镁金属的抗腐蚀性能。镁合金主要通过添加不同含量的钙、铝、锶、锌等元素进行冶炼而得到，可以通过调节镁合金的相分布、晶粒尺寸和微观结构，在短期内保持良好的力学性能，而且在一定程度上可以控制生物降解，提高了镁合金的抗腐蚀性能、力学性能和生物相容性。激光金属熔融3D打印技术可以用来制备3D镁及镁合金支架材料，然而由于制备过程中需要特定的高温条件，因而很难同步细胞混合打印和涂层生物活性因子。

3D打印含镁复合材料体系通常将含镁材料与高分子聚合物材料进行复合。在3D打印含镁复合材料体系中加入高分子聚合物材料，如聚乳酸、聚乳酸-羟基乙酸共聚物，通常作为含镁材料的黏结剂和基体材料。通过3D打印技术的方法将含镁粉末材料制备成3D支架形状，有利于作为医疗器械材料进行骨缺损修复。同时，复合高分子材料可以提高含镁材料的机械强度和抗腐蚀性能，也可以控制降解速率达到对镁离子的可控释放。

四、可降解材料的 3D 打印技术应用方向及前景

可降解材料的 3D 打印主要适用于医学 3D 打印技术的第三层次，应用前景巨大，是当前研究的热点，目前主要应用集中于以下几个方面。

（一）组织工程支架

组织工程（tissue engineering）是一种将种子细胞离体培养，再接种在可降解的、生物相容性良好的支架材料上，将该支架-细胞复合物植入体内缺损组织，支架材料逐渐降解，种子细胞增殖、分化、成熟，最终填补组织缺损的技术。该技术使用自体细胞培养组织并修复自身组织缺损成为可能，该技术的成熟将解决异体移植排斥反应及自体移植组织来源不足的问题。

1. 骨缺损支架　由高能量创伤、骨肿瘤切除、骨髓炎清创等原因造成的大段骨缺损，如何修复一直是临床医生面临的巨大难题。传统治疗技术存在诸多弊端：自体骨移植被视为修复骨缺损的"金标准"，但其取材有限，需进行额外手术取骨而造成取骨区出血、疼痛、感染等并发症；同种异体骨移植存在传播疾病、诱发免疫反应、骨愈合不良等缺陷。传统制备工艺加工的多孔支架材料内部孔隙结构不可控、外形与宿主骨缺损不完全匹配，很难满足实际需求。用 3D 打印技术制备的多孔支架材料不仅可以构建与缺损骨组织相匹配的复杂外形，还可以精确调控内部孔隙结构，同时可携带生物活性因子及细胞进行骨缺损部位的原位打印，从而获得理想的骨修复效果。

2. 管支架　随着人口老龄化的加速，血管移植患者数量骤增，但现有的以不同聚合物制造的人造血管仅能制成管腔直径较大的血管，且保型性差、强度低，或易老化降解和钙化，远期效果均不理想。目前生物 3D 打印人工血管的研究已取得较大的突破，有先以胶原或其他生物聚合材料为原料打印出血管网状结构支架，而后再利用细胞培养技术，让细胞以此为支架，最后生长成完整的管状血管的二步成形法。当然，也有直接以活细胞为原料，通过喷墨成型或其他合适的 3D 打印技术叠加成型，而获得完整管状血管的一步成型法，也就是所谓的 4D 打印。

3. 神经支架　硬脑膜是环绕大脑和脊髓的三层脑膜中的最外层，因外伤、手术、肿瘤等原因造成的硬脑膜缺损需要妥善修补，以防止脑脊液漏、感染等手术并发症的发生。传统硬脑膜补片、异体硬脑膜等修补材料存在着免疫反应、病毒传播等风险。以聚乳酸为原材料，利用生物 3D 打印技术数控成型逐层增叠制作而成的人工硬脑膜则具有高度的三维仿生结构，柔软、可降解，有利于新生脑膜的修复生长，不仅能对缺损部位起到隔离封闭和加固作用，有效防止头皮下组织与脑组织的粘连，防止脑脊液渗漏，还可促进自体硬脑膜的再生与修复。目前，这种产品已获得国家药品监督管理局的医疗器械注册证，成为国内首个获准临床应用的生物 3D 打印软组织修复产品。

4. 软骨缺损支架　是广泛存在于体内的结缔组织，与许多其他组织相比，其细胞密度相对较低、无血管和无硬膜结构的特点，限制了软骨自发修复缺损的能力，软骨损坏目前只能通过软骨移植手术修复。但这种相对简单的结构恰恰适合应用生物 3D 打印技术来构建仿真软骨，并成为生物 3D 打印技术取得临床应用的突破口之一。生物 3D 打印技术可采用各种生物墨水的设计，打印出形状和内部结构仿真的包裹有软骨细胞的受体软骨，并通过组织工程技术促进植入细胞的软骨再生。我国已率先成功将生物 3D 打印的人工耳植入人体，且近期疗效满意。

5. 气管支架　气管是连接肺和外界大气的唯一通道，对维持生命具有至关重要的作用。目前手术切除重建是治疗长段气管损伤、肿瘤、狭窄等疾病最主要的方式之一。然而由于气管的活动度较小，切除的长度过长会因吻合口张力过大导致手术失败，临床极限切除长度为 6cm，对于超过 6cm 气管的切除重建是临床上一个具有挑战性的难题，将 3D 打印技术与组织工程技术相结合，通过打造与原生气管生物性能更加接近的组织工程气管取得了较大进展。

6. 皮肤支架　3D 打印技术不仅能满足打印部位的外形、韧度、强度、弹性等性能要求，还能满足生物相容性和可降解性等特殊要求。目前，以人体皮肤创面为打印床的生物 3D 打印机样机已经研究成功，利用生物 3D 打印机将预先准备好的具有生物活性的皮肤组织，直接打印在人体

创面，实现创面快速修复的设想已近在咫尺。

7. 角膜打印 感觉器官修复与再生角膜移植是许多盲人复明的必由之路，然而巨大的供体缺口扼杀了多数盲人的希望。生物3D打印技术的诞生又使人们重新燃起了希望。目前已可利用生物3D打印机打印出人角膜上皮细胞-胶原蛋白-明胶-海藻酸盐水凝胶聚合物，且此类复合物中人角膜上皮细胞具有较高的细胞繁殖速率和较高的细胞角蛋白表达。利用此类聚合物，打印出具有生物活性的人工角膜用于角膜移植指日可待。也有学者通过3D打印技术，将含有角膜细胞的胶原蛋白凝胶打印于培养基或人体眼部，暴露于特定的外部环境中，刺激其发生形变，来实现角膜组织的再生。

随着3D打印技术的发展，打印的支架材料在组织工程中已有较多研究及初步应用，但是还是存在一些较难解决的问题。如材料的力学性能上，如果加大了材料的硬度，则其韧性就会下降，尚没有理想的材料打印出的软骨能完全替代天然的软骨组织。打印支架即时固化和成型也是一个较难解决的问题，如海藻酸钠在打印时滴加氯化钙溶液虽然能使其即时固化，但却影响后续打印的材料没法继续叠加黏附在其上面，使材料脱节；如果打完后再加氯化钙溶液，则打印的支架就会出现流动塌陷现象，破坏了预期设计的结构。另外就是打印过程的无菌问题，材料和细胞同时打印复合物时必须保证无菌的工作环境，这样打印好的组织就能继续在体外培养，使细胞充分扩增并与支架材料基本融合后再植入体内，提高移植成功率。目前各种支架报道较多，但关于不同材料的支架的对比研究较少，同时材料学迅速发展，各种新型材料也层出不穷，何种材料最适用于支架的制造还需要进一步研究。

（二）打印暂时性植入物，用于重建人体的结构与功能

人们希望植入体内的材料只是起到暂时的作用，并随着组织或器官的再生而逐渐降解吸收，以最大限度地减少外界异物对机体的长期影响。对于接骨板等植入物，希望随着功能的逐渐完成，植入物相应地降解消失，免去患者二次手术取出的痛苦。随着材料的降解，钉孔的位置将会出现一个空洞，影响骨的强度，易导致二次骨折，有研究将磷酸钙或羟基磷灰石等骨诱导材料加入到螺钉中将诱导钉孔处的骨生长也取得了一定的成效。镁合金作为目前内固定系统研究领域的热点材料，大量的研究专注于提高其生物安全性、力学性能和降解性能。经过改性的镁合金材料力学性能更佳，降解时间也可延长至1年以上，相信不久的将来，可以得到理想的镁合金内固定材料应用于临床。

（三）药物研发和制造中的应用

将药物与可降解材料混合，制作成微球，植入病灶部位，通过材料的降解，将药物缓慢释放，发挥药物长期的治疗功能，如抗感染、抗结核等药物。

利用具有生物相容性且可降解的材料进行3D打印，其独特的逐步降解方式解决了很多以往难以解决的困惑，拓展了人们的思维空间，在医学领域有远大的使用前景。打印的技术、设备、材料的不断更新换代，促进了医学的发展，前沿的研究成果在实验室不断地涌现，正在逐步解决临床中的实际需求，也是当前研究的难点和热点，我们期待这些颠覆性的试验成果能够更多地应用于临床。我们相信在不久的将来，可降解材料的3D打印技术必将是推动组织工程学、再生医学、修复医学、精准医疗进步的强有力武器。

（赵 猛 聂 克）

第六节 生物3D打印技术

生物3D打印技术是一种新型的生物制造技术，是传统3D打印行业与生物医学结合的新兴领域，在解决器官短缺和组织工程修复方面具有广阔的应用前景，可以通过使用医学成像数据为植

入物设计提供信息，可以根据缺损部位量身定制植入物。目前生物3D打印主要的打印方式分别有喷墨式生物打印、挤压式生物打印、激光辅助式生物打印以及光固化式生物打印。在生物3D打印过程中，研究者需根据需要打印的模型，选择对应的生物打印方式以及生物打印材料。目前生物3D打印技术已运用于构造体外病理模型，如肿瘤模型、血管模型等；同时也用于制造体外组织与器官，如皮肤、骨关节、心脏、肝单元等。生物3D打印的过程一般可分为以下三个步骤：生物打印前、生物打印中及生物打印后。生物打印前主要需要设计打印支架的结构，选取合适的细胞并进行打印前生物墨水的制备；生物打印中主要需检测打印过程中的相关参数，确保打印支架过程中的支架的无菌性以及支架内的细胞活性；生物打印后主要需选取合适的培养环境，培养生物打印的支架并形成真正的组织。

一、生物3D打印材料

（一）生物3D打印水凝胶材料

1. 天然水凝胶　天然水凝胶制备主要来源于细胞外基质中的成分，包括蛋白质和多糖等。其具有与细胞外基质相似的特性——生物相容性、生物降解性、低细胞毒性、低免疫原性等，可促进细胞生长、繁殖、分化、黏附等，因此可广泛用于组织工程研究。目前，主要有蛋白质基类（如胶原、明胶、弹性蛋白等）、多糖基类（如壳聚糖、海藻酸盐等）、脱细胞水凝胶等。

2. 合成水凝胶　与天然生物材料相比，合成生物材料由于其较强的可控性和机械性能，使得其备受研究者的青睐。迄今为止，已有一些可降解的合成聚合物被用于开发软骨组织工程水凝胶；这些聚合物包括聚乳酸-羟基乙酸共聚物、聚乙烯醇（PVA），聚 ε-己内酯（PCL）等。

（二）生物3D打印聚合物材料

1. 聚乳酸-羟基乙酸共聚物（PLGA）　是由乳酸和羟基乙酸随机聚合而成的一种功能高分子有机化合物，具有良好的生物相容性，降解成的寡聚物或单体等产物亦无毒副作用，美国FDA和欧洲EMA已批准PLGA用于骨科固定、医用外科缝合和肠外缓释给药系统，是目前应用最广泛的生物降解材料之一。

2. 聚乙烯醇（PVA）　是由聚乙酸乙烯酯醇水解得到的水溶性聚合物。PVA水凝胶对人体无毒，且具有良好的生物相容性和一定的生物降解性，有着较好的力学性能，可以作为人工合成生物材料来修复组织再生。国内有学者采用挤出3D打印技术制备了具有仿生梯度结构的PVA水凝胶人工软骨替代物。这种仿生梯度样品具有良好的力学性能，还可与骨基质形成较强的生物活性连接，在人工软骨的精确定制修复中具有广阔的应用前景。

3. 聚丙交酯（PLA）及其共聚物　是用于生物医学应用的疏水性聚酯。水凝胶药用植入物已被用作组织工程，组织增强等的药物输送载体和支架。由于丙交酯是非官能的，它们与亲水单体共聚或与亲水部分缀合以形成水凝胶。

4. 聚 ε-己内酯（PCL）　是一种以二元醇为引发剂，由己内酯开环聚合而得到的热塑性结晶聚酯。PCL具有良好的生物降解性和无毒性，而被广泛用作医用生物降解材料。由于PCL印刷温度较低，机械性能较好，因此克里奇利（Critchley）等利用PCL的上述优点，与生物相容性良好的海藻酸盐水凝胶组合，研制出了一种新型的3D打印自组装双相结构。由体内外实验结果可见，它有助于体内组织再生。由此可见，3D生物打印制成的PCL水凝胶在治疗组织损伤方面有着独特的优势，为组织再生提供了新的思路。

二、生物3D打印工艺

（一）宏观生物3D打印工艺

3D打印又称逐层堆叠、增材制造方法，与细胞打印相关的打印技术被称为3D生物打印。根据成型原理和打印材料的不同，现有的宏观生物打印方法主要包括挤出生物打印（气动、活塞和螺旋）、喷墨式生物打印（温度控制和压电）、激光辅助生物打印和光固化生物打印。生物 3D 打印技术使用生物材料、细胞和（或）细胞因子作为生物墨水来构建人体组织和器官。然而，迄今为止，宏观的生物打印应用最广的是喷墨式生物打印和挤出生物打印。

1. 喷墨式生物打印　基于喷墨的生物打印方法是第一种用于打印细胞的生物打印方法。它是一种基于传统喷墨打印技术的非接触式打印工艺，利用压电或热驱动喷嘴，按照预定的生物墨水（水凝胶和细胞的混合物）3D 结构形成一系列液滴。基于喷墨的生物打印具有细胞活性高、打印速度快、分辨率高、成本低等优点。此外，基于喷墨的生物打印可以同时使用多个喷嘴，从而能够同时打印不同的生物活性材料、细胞或细胞因子。使用基于喷墨的生物打印技术，科学家们在绘制分子、细胞和器官的图案方面取得了重大进展。

2. 挤出生物打印　是目前使用最广泛的生物打印策略之一，它使用气压或机械应力来控制生物墨水通过喷嘴的挤出。它可以打印高黏度的生物材料和高密度的细胞悬液。它的最大优势在于它具有广泛的可印刷生物相容性材料，涵盖黏度从 $30\sim6\times10^{7}\mathrm{mPa\cdot s}$ 的生物材料，特别是具有剪切减少和快速交联特性的水凝胶。生物材料或细胞悬浮液通过连续挤压压力挤压形成原纤丝的不间断沉积物，而不仅仅是单个液滴，从而对生物材料和细胞产生更大的机械压力和剪切应力。因此，使用这种技术可以降低打印细胞的存活率，这在打印细胞密度高的生物墨水时更为明显。挤出生物打印是目前构建类器官的常用方法，在传统挤出生物打印方法的基础上出现了新的生物打印方法。

（二）微观生物3D打印工艺

1. 静电纺丝/湿纺生物 3D 打印技术　静电纺丝技术在人造血管领域构建纤维支架方面显示出了巨大的潜力。利用该技术可以制备出无缝的纤维直径可控的纤维管，纤维直径可以是纳米级或微米级。静电纺丝的原理是在外加电场下通过毛细血管尖端将聚合物溶液喷出，引导至目标接收装置以进行沉积。其基本装置包括注射器及注射泵、针头喷嘴、收集装置及高压电源。这种技术具有高比表面积、效率高、操作简单、成本低等优点，可以短时间内制备由纳米尺度纤维组成的高比表面积纤维布。由于其制备微纳米纤维过程便捷、高效，制备的纤维经过溶剂的挥发之后表现出良好的生物相容性，静电纺丝技术的研究日益成熟，该技术也被广泛应用于生物医学工程领域。

2. 电流体动力学生物 3D 打印技术　电流体动力学技术是利用静电场力的作用，将带有电荷的有机高分子溶液拉伸形成泰勒锥射流，经过一定距离的鞭动路径之后形成微纳米粒子或纤维。电流体动力学 3D 打印技术来源于静电纺丝，在喷头处的电荷突破液体表面张力的限制形成的微小射流和在喷射初期的运动轨迹为一条直线，将收集距离缩短至这条直线的形成范围内，就形成了电流体 3D 打印技术，因此电流体 3D 打印技术也称为 3D 直写技术。电流体动力学 3D 打印技术通过缩短收集距离，便可调控打印喷头或收集板的运动路径，从而得到设计好的图案和形状，实现纤维的有序堆叠和排列。通过这种方法可以打印黏度从 $1\sim10\,000\mathrm{mPa\cdot s}$ 的各种聚合物，可以通过电场力的作用打印出微纳米级的射流，从而达到超高分辨率。施加的电压、拖曳力、工作原理和溶液性质等控制参数可以影响纤维的形成和沉积精度。电流体动力学 3D 打印技术在生物医学工程中的应用主要体现在药物传递、创伤敷料、组织工程等领域。

3. 光固化生物 3D 打印技术　光固化打印技术是一种通过选择性光交联生物墨水使其固化的方式进行打印，一般根据照射光源的不同分为光固化成型技术和数字光处理技术（digital light processing，DLP）。数字光处理技术是将影像信号经过数字处理后，经过数字微镜元件（DMD）光投影出来，完成数字信息显示的技术。基于这种技术开发出了数字光处理技术生物 3D 打印技术，紫外线透过数字微镜装置形成二维图案，照射向光交联的生物墨水，具有特点图案的紫外线与溶解的自由基生成光引发剂相互作用，将生物墨水固化成特定的图案，然后移动打印平台，在下一层重复这个过程。这种打印技术利用面光源对可见光交联生物墨水进行固化，单次照射即可成型一个面，而且仅需要一个轴移动，结构简单，易于控制，打印速度快，成型精度高。在口腔、软骨再生、药物控释、皮肤修复等领域具有广泛的应用前景。

三、生物3D打印技术应用

（一）体外病理模型

1. 肿瘤模型 癌症的特征是高死亡率，复杂的分子机制和昂贵的疗法。肿瘤的微环境由多种生化线索组成，肿瘤细胞、基质细胞和细胞外基质之间的相互作用在肿瘤的发生、发展、血管生成、侵袭和转移中起着关键作用。为了更好地了解肿瘤的生物学特征并揭示针对癌症的治疗方法的关键因素，建立体外肿瘤模型可以重现肿瘤发展的各个阶段，并模拟体内肿瘤行为，对实现高效且针对患者特异性的药物筛选和生物学研究具有重要意义。由于缺乏构建复杂结构和血管生成的潜力，构建肿瘤模型的传统组织工程方法通常无法模拟肿瘤发展的后期阶段。在过去的几十年中，3D生物打印技术已逐渐在肿瘤微环境构建中得到应用，可精确控制肿瘤相关细胞和细胞外基质成分的组成并组织良好的空间分布。3D生物打印技术可以高分辨率和高通量建立具有多尺度、复杂结构、多种生物材料和血管网络的肿瘤模型，成为生物制造和医学研究中的多功能平台。

虽然3D生物打印技术在体外肿瘤模型的构建中展现出了不可替代的优势，但仍存在一些挑战。比如，打印过程中及打印前后需要控制多种打印参数和环境因素的影响，维持细胞的活性、表型和功能，对外部环境刺激的准确反应和打印组织/器官的体内行为的再现对于模型的有效性至关重要。随着肿瘤类型和实验要求的变化，生物墨水的最佳配方也会发生变化，从而带来对生物打印技术和打印条件的不同需求。因此，需要开发多种打印策略和多材料复合生物打印技术，实现多种细胞类型和个性化肿瘤模型微环境成分的复制。此外，简化的体外肿瘤模型的有效性和可靠性的评价标准体系有待明确。尽管仍有一些障碍需要克服，但我们相信，随着3D生物打印技术和生物材料的不断发展及改进，未来人们有望建立与实际体内情况非常接近的体外肿瘤模型，实现个性化肿瘤研究和药物开发。

2. 血管模型 常规的生物性人工血管模型制造工程包括管状模具法和薄板轧制法，管状模具法使生物材料注入，并使环形模具内部的生物材料交联固化。在薄板轧制法中，将一片细胞或无细胞生物材料轧制在预定的轴上，然后将其卷成稳定且均匀的管状结构。这些制造方法都对血管结构、大小尺度缺乏适当的控制。生物3D打印技术因其个性化制造能力强的特点，已经成为血管模型的重要制造新途径，其主要方法包括牺牲模版打印和同轴打印两种制造方法。

（1）牺牲模版打印：利用可逆转交联机制的水凝胶材料，如朗尼克F127、琼脂糖和明胶等，打印人造组织中的血管通道，完成后通过变化温度或使用适当的溶剂将该材料清除，留下可灌注的管状通道，随后通过灌注等方法在通道内壁接种内皮细胞，形成致密的内皮细胞层，该通道可在组织中起到输送营养和物质交换的作用。该方法已经可以用于打印具有完整组织形状和一定功能性的3D血管化组织，虽然受到材料可逆交联机制的制约，但仍可作为较成熟的手段广泛应用于血管模型构建中。

（2）同轴打印：利用具有内外两层甚至多层流道的特殊同轴喷头进行打印，作为支架的水凝胶材料，如海藻酸盐水凝胶和甲基丙烯酸酐化明胶等，从环形流道中流出并迅速交联固化，直接形成中空的管状结构。该方法直接快速且不要求水凝胶材料的可逆交联机制，同时具备可形成多层管道的能力在结构上更贴近人体血管，但是另一方面其打印的管状结构具有相对独立性，在打印多分支结构或与其他构建方式结合使用时会遇到困难。

3. 细胞行为模型 3D细胞培养是一种模拟体内组织细胞立体生长的体外细胞培养技术。细胞在体内的三维立体生长方式不仅为其提供了物理支持，更重要的是在其生物化学信号传递以及遗传信息交流等方面起着不可替代的作用。3D细胞培养广泛应用于肿瘤发生机制、肿瘤治疗等相关的研究中。皮肤、肌肉、血管等都是人体重要的组织器官，其组织大都是有序的结构，利用有序的三维支架可以引导骨骼肌细胞的增殖与分化，最终达到肌肉组织创伤修复的目的。近年来，许多研究者致力于研究制备力学性能良好、生物相容性佳的三维多孔材料，并构建细胞的三维培养系统，从而用于细胞行为机制的研究及验证，生物3D打印技术的发展为其提供了技术支持。

3D培养模型可模拟体内组织细胞生长时细胞外基质的复杂结构和三维微环境，为细胞的生长提供支持。用于制备三维培养模型的材料应具备良好的机械性能、无毒且具有良好的生物相容性。常用的材料主要分为两大类：一类是来源于组织或细胞的天然材料，如胶原蛋白、纤维蛋白、海藻酸等；另一类是通过化学合成的生物相容性高且可生物降解的合成高分子材料。

常用的3D培养结构之一是天然的脱细胞支架。体内组织的细胞是紧密连接并且与细胞外基质是持续接触的，细胞外基质对于细胞存活的物理与功能支持及组织的完整性具有重要意义。研究者们通常采用脱细胞的方法得到细胞外基质类似物的三维材料。采用这种天然生物材料用于三维细胞培养体系研究的优势在于：组织相容性良好，接近于体内细胞生长真实的组成成分，并且具有细胞在体内组织中生存的空间条件即3D结构。其用于3D细胞培养体系研究的劣势在于支架制作方法较难，不易于保存，形状不可控，在对癌细胞侵袭和迁移的机制进行研究时，发现癌细胞迁移时易于形成集群而局限于圆形肿瘤区域内。

（二）体外组织/器官

1. 皮肤　传统组织工程皮肤的构建方法分为自上而下和自下而上两种基本方法。①自上而下的方法是将种子细胞在多孔支架中培养、生长、增殖和迁移，并在支架降解过程中产生细胞外基质及调节因子，最终获得成熟的细胞组织；②自下而上的方法则是采用细胞团、细胞片或含细胞水凝胶等方式来构建微观组织模块，然后通过特定的三维排布自组装形成细胞组织。以上方法对细胞和细胞外基质进行分离，或者依靠手工和模具制造，存在着制备周期长和无法精确控制细胞、材料定位的问题，难以得到结构复杂的功能性人工皮肤。而生物3D打印的技术优势，可以有效解决上述方法所存在的问题，在皮肤打印方面具有巨大的应用潜力。生物打印技术可通过多喷头打印（multi-nozzle printing）的方式，逐层打印细胞外基质（如胶原、海藻酸盐、甲基丙烯酸酐化明胶等）、成纤维细胞（fibroblast）、血管内皮细胞（endothelial cell）、角质形成细胞（keratinocyte）等，形成具有多层皮肤结构和附属器官的皮肤组织，并具有一定的皮肤功能。

2. 骨关节　骨组织是人体重要的组成部分，具有良好的组织再生能力，但在先天性畸形、创伤、疾病或手术切除等造成的临界缺损下，需要在缺损处植入骨支架来辅助骨组织再生。骨支架要求具有可降解性以实现新骨对支架的取代，一定的力学性能以起到暂时的支撑作用，良好的生物相容性以便于细胞黏附生长，贯通的多孔结构以利于血管化与新骨长入。使用生物3D打印方法制备的骨支架降解速度可调节，生物相容性好，且承载细胞的支架可加快血管化与新骨形成速度，因此在骨修复应用中十分具有应用价值。

墨菲等研究了载细胞骨支架的挤出打印工艺。如图8-6-1所示，他们以聚ε-己内酯（PCL）/生物活性玻璃（BG）作为支架骨架材料提供力学支撑作用，基质胶为载细胞材料，使用双注射器挤出打印系统将两种材料分别逐层挤出打印，制备出具有良好力学性能的载细胞骨支架。该复合支架的生物活性玻璃成分在两周内可控释放，支架总重量减轻约23%，说明其具有良好的降解能力；在培养基中浸泡2周后，支架表面形成羟基磷灰石样晶体，表明其具有很强的生物活性与骨修复潜力。

有国外学者研究了生物3D打印支架的血管化与成骨能力，提出了一种可以提高支架血管化与成骨能力的制备策略。如图8-6-2所示，他们首先通过挤出打印的方式打印载细胞纤维蛋白基水凝胶支架，之后将复合支架包埋于小鼠背部进行预血管化，使用PCL打印圆柱薄壁套筒作为纤维蛋白基水凝胶支架的支撑骨骼，将其移植到大鼠的股骨缺损中。研究结果表明，骨支架移植前的预血管化可以提高植入后的血管化水平，进而增强骨修复效果，临界缺损得到了良好修复。

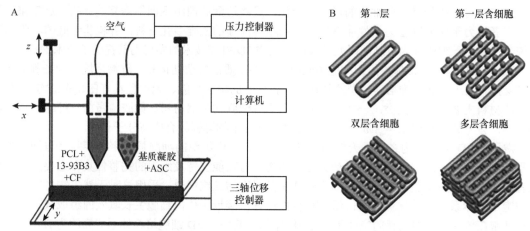

图 8-6-1　挤出生物 3D 打印装置原理图与支架制造示意图

A. 挤出式生物 3D 打印装置原理图；B. 支架打印过程

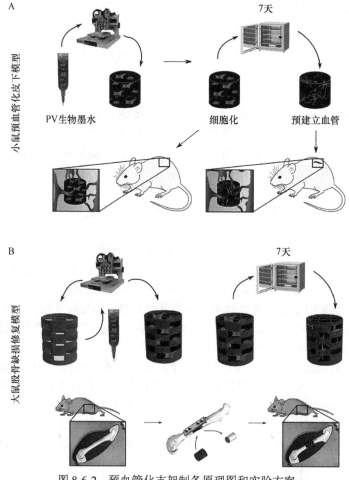

图 8-6-2　预血管化支架制备原理图和实验方案

3. 肺　肺三维重建联合 3D 打印建立的模型可提高术者在术中对于病灶定位的效率，三维重建联合 3D 打印技术相比于传统的 CT 影像中的二维及三维定位具有显著优势，借助于肺 3D 打印模型，容易直观判断病灶所在区域，应用坐标定位法，再选择肺边界、肺尖、肺底和叶裂等重要解剖标志作为参照点，可以从多个角度测量病灶与各个解剖标志的相应距离，能较准确地确定病灶所在的位置。在 3D 打印模型中，手术医生可以较为直观地计算结节与肺叶上边界的距离及肺叶上下界的长度，减少不必要的误差。复旦大学附属中山医院胸外科对查出肺磨玻璃影（groundglass opacity，GGO）患者进行了解剖性肺段切除术前 3D 模拟，该团队得出 3D 术前模拟相对于单纯依靠 CT 扫描进行术前模拟，在精确度上更具有优势，可显著缩短手术时间。相对于难度系数较高的胸外科手术，运用 3D 技术进行术前规划、术前模拟能够有效地降低手术风险。

四、生物 3D 打印技术标准

增材制造技术已经在医药领域有了广泛应用，近年来，生物打印技术也逐步涌现，如由"生物墨水"作为原材料打印的人工血管、仿生关节等。与传统医疗器械相比，生物打印医疗器械的生产质量控制的关键点在于其所用的原材料及过程工艺，以保证产品的安全性和有效性。但生物技术在医疗器械领域的运用目前仍然缺乏相关法律法规的约束，目前国内的管理依据基本处于空白状态，这就给相关行业的发展和监管带来很大障碍。

由国内专家团队编制的《生物打印医疗器械生产质量体系特殊要求》汇集了监管部门、医疗机构、高校和企业的广泛调研和研讨，是现行的规范性文件《医疗器械生产质量管理规范》及附录的补充，为相关规范性文件的制定奠定了基础，规范了生物打印技术在医疗器械中的生产管理，契合医疗器械全生命周期管理的规定，指导整个行业优态发展，为医疗器械监管部门提供技术参考。本标准的制定也进一步推进了增材制造技术的国产化和国家医疗器械产业的蓬勃发展，同时还能为增材制造领域的科学监管提供重要支撑，极大地推动了我国增材制造产业的进程，提高了我国增材制造领域在国际竞争中的地位。

（王金武）

第七节　3D 打印技术的前景及展望

3D 打印技术在复杂结构设计与制造方面的优势促进了其在个性化医疗应用的逐步扩展和深入，包括骨植入物与骨缺损修复、肿瘤/器官模型、畸形矫正、颌面整形等。事实上，世界各国尤其是发达国家都已将 3D 打印技术作为了未来发展的新增长点加以培育，制定了发展 3D 打印技术的国家战略和具体推动策略，力争抢占未来科技和产业的制高点。我国也将医用 3D 打印技术列入《中国制造 2025》战略性发展规划重点发展的第十部分。然而，作为一项新兴技术，3D 打印技术在医学相关领域的应用研究仍处于初期发展阶段，在医用多材料 3D 打印技术、区域性能可控 3D 打印技术、医工交叉教学、医用 3D 打印技术标准与认证等方面还存在不足。下面，本节就 3D 打印技术在医学前沿领域中的前景进行论述，以更好地促进医用 3D 打印技术的发展和完善。

一、医用多材料 3D 打印技术

生物 3D 打印技术是一项很有前途的具有仿生复杂性的生物制造技术，可以控制细胞、生物材料和生物化合物（如生物墨水）的三维定向沉积，以构建复杂的三维生物模型、生物生命系统和医疗产品。生物 3D 打印技术已经从打印生物相容性材料发展到打印用于组织再生和个性化医疗的活细胞和有机生物墨水。在过去的十年中，对结构复杂、高分辨率和生物相容性的打印需求使得新型生物材料和生物打印策略得以快速发展。以天然生物材料为代表的，如海藻酸盐、琼脂糖、壳聚糖、纤维素、透明质酸、胶原蛋白、明胶、纤维蛋白等，由于易获得性和良好的生物相容性，已被广泛应用于生物医学 3D 打印领域。合成聚合物、金属，以及陶瓷材料，如聚己内酯、聚乳酸、聚醚酮、钛合金、镁合金、羟基磷灰石、生物玻璃等，表现出优异的可打印性，能够克服天然生物材料力学性能不足的问题，在硬组织 3D 打印如骨植入体制造方面发挥了明显优势。然而，现阶段器官及软组织的 3D 打印仍面临巨大挑战，医用多材料 3D 打印技术方面仍存在技术壁垒。尽管已有科学家利用人体细胞或组织与特制的打印材料混合在一起制出了仿真 3D 打印器官，取得了阶段性成果，但只做到了形似而非神似，距离实际应用还有很长的一段路要走。

人体组织本质上是复杂的组成，由多种类型的细胞、各种细胞外基质成分组成，并且在一个分层组织中存在血管浸润。从传统生物打印机的单喷头沉积单一生物材料配方或逐层涂布后处理，都无法达到原生组织的异质复杂结构。在这方面，多材料生物打印技术逐渐成为研究热点，应用在功能性、机械稳定、解剖正确的生物构造的成型，使多种材料和细胞类型以高精度顺序打印。

多材料生物打印方法通过采用不同的策略，将空间异质性、多细胞和多材料组成以及分层微结构融入这些结构中。多喷头多材料生物打印方法将多相材料从多个喷头中挤出打印。这种多材料生物打印方法增加了制造组织替代品的复杂性，打印头的排列影响生物材料的精准打印，增加了制造时间。同轴多材料生物打印和微流控多材料生物打印方法被开发作为替代方法。虽然同轴的多材料生物打印在管状血管结构的生物制造方面受到了极大的欢迎，但将该技术引入到多材料生物打印中，增强了对沉积流的控制，具有微米级的分辨率。此外，微流控多材料生物打印可以沉积无限数量的生物墨水，切换快速、平稳，没有任何时间延迟。基于激光的多材料生物打印方法也具有高分辨率沉积的能力，但该过程的规模化和生物相容性问题需要解决，以有效地应用于组织器官工程。

多材料生物打印的产品已接近带状分层、异细胞和分层血管组织的性质。在这些方法中，同轴多材料生物打印广泛应用于具有不同内膜、内侧和外膜层的管状结构，但在分支血管组织再现方面存在局限性。微流控多材料生物打印方法，特别是与同轴喷嘴相结合的生物打印方法，具有与天然血管组织相似的能力。该方法与嵌入式生物打印技术的集成也将支持自由形状、多尺度血管构建的创建。构建功能性血管网络对于维持人工组织和器官工程的巨大的生命力具有重要作用，因为血管网络为细胞提供营养和氧气。在这方面，各种组织工程技术已经被应用，但生成全功能血管化组织仍然是一个巨大的挑战。多材料多尺度生物打印的结合带来了一个不同的维度，但在组织器官中重建全功能、多层和多尺度的血管网络尚未得到证实，需要进行广泛深入的研究。医用多材料 3D 打印技术应该扩大到现有的多种组织类型和多功能材料的研发，也应该发展先进的多材料生物打印策略来应对这些挑战，这将是未来医工交叉学科重要的发展方向。

二、区域性能可控 3D 打印技术

由于人体不同器官、组织以及不同部位的生理功能和力学性能不同，要求植入物需根据植入部位的性能进行匹配性制造，才可满足实际的临床应用需求。在生理功能方面，通过仿生植入物负载种子细胞和生长因子，植入到病灶部位后可直接诱导干细胞定向分化，恢复相关组织的功能特性。在力学性能方面，根据组织不同部位对 3D 打印植入物的局域性能调控存在一定的困难。

以关节为例，由意外创伤或长期关节炎引发的关节骨-软骨缺损通常是大面积的非规则性缺损，可直接导致人体运动功能障碍或残疾，其整体性修复一直是临床领域公认的难题。3D 打印技术在制造此类复杂结构关节植入物方面具有显著优势。但关节软骨与软骨下骨力学性能差异巨大。关节软骨为弹性结缔组织，在关节运动中具有润滑、缓冲和分散应力的作用，而软骨下骨起到主承力作用，软骨与软骨下骨的弹性模量差异达百倍。传统 3D 打印技术主要成型单一均质材料，难以实现多组元多级宏微观结构植入体的性能区域可调控成型。因此无法在骨植入支架内同时匹配骨与软骨的力学性能，达不到实际应用需求。在结构功能方面，现有技术构建的仿生支架在力学水平、匹配程度以及长期使用性方面无法与人体骨-软骨相比，植入后存在应力冗余区和欠缺区，造成支架的畸变、塌陷和界面失效，无法满足实际临床的应用需求。尤其对于骨质疏松症患者，较低的骨密度和支架-骨环境匹配度使植入物失效的发生率更高。

典型膝关节骨-软骨结构与区域性能可控 3D 打印技术的原理如图 8-7-1 所示。由于上下关节在接触部位的应力值最大，随着软骨向下骨的应力传递以及距离的增大，应力值逐渐减小（右图中颜色越深代表受到的应力越大）。根据关节不同部位骨与软骨的受力状态，通过匹配性地调控 3D 打印具体工艺参数，如激光功率、扫描策略等，实现局部组织和微观结构的调控，达到不同区域具有微区力学性能匹配的效果，从而更加符合人体组织不同部位的性能需求。通过微区工艺参数的调控实现植入体的区域性能可控将是 3D 打印技术未来的重要发展趋势，这也是构建与人体其他组织部位相匹配的仿生植入体的有效途径。

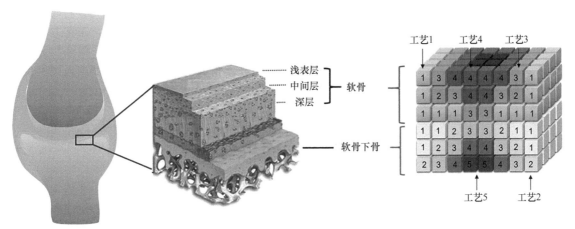

图 8-7-1　典型膝关节骨-软骨结构与不同区域工艺参数调控示意图

右图中颜色越深代表受到的应力越大，对应更高工艺参数和能量输入

三、医工交叉教学

随着手术机器人在临床中的应用越来越多，疾病越发复杂和多样，实际临床手术对学生理解复杂解剖结构与处理多变临床情况的能力要求也越来越高。因此，不断革新医学教学方法，与时俱进并适应不断变化的临床需求，才能培养出新时代优秀医生。目前，医学教学主要采用课堂授课模式和以观摩为主的手术学习模式，这种传统的教学模式不易使学生理解复杂手术和人体结构特点。与传统方法比较，3D 打印技术有利于开发学生的创造力和自我思考能力，有助于提高学生的实践和查阅文献的能力，做到以学生为中心，以疾病为导向，切实解决临床问题。基于 3D 打印技术的新式教学方法可以从不同角度提高学生的临床技能，使得学生在接触临床实际工作时能够满足外科的临床要求。以肝胆外科为例，3D 打印技术可以将患者的肝脏模型在体外打印出来，显示出精细的病灶几何形状和尺寸，有助于术前熟悉患者病变部位的三维立体结构。利用血管分支工具对肝内脉管系统进行标记，以区分不同的肝段，有助于学生理解不同肝段的解剖位置和血管分布情况。利用 3D 打印病灶模型，可反复用于之后的教学，在理论和实践层面不断强化学习，为以后临床工作打下基础。同时，将 3D 打印技术与高分辨计算机断层扫描结合教学，建立二维影像和三维结构的联系，有助于提高医生的阅片能力，建立起对病灶的立体解剖概念，切实帮助临床工作。相信 3D 打印+医疗新型教学模式的发展将会培养出越来越多高综合素质的医生。

四、医用 3D 打印技术标准与认证

3D 打印技术在过去的十年里产生了巨大的技术变革，已广泛应用于医疗器械制造、植入物和药品制造等关键医疗领域，产生了良好的社会效益。然而，3D 打印相关产品的质量、技术标准和资格认证方面还处于起步状态，缺乏质量和技术标准。同时，医疗器械公司尚缺乏 3D 打印产品的研发、检测以及生产运营等基础。3D 打印医疗器械注册许可问题与传统的医疗器械注册许可的审批途径不同。在医疗器械领域，3D 打印技术及产品本身过于特殊，因此在注册许可程序问题中的核查要求相对较高，审批程序更加审慎。

实际上，我国的 3D 打印医疗器械注册许可现状不容乐观，医用 3D 打印标准与认证方面仍处于起步阶段。对比之下，美国早在 2015 年 7 月就开始在医用 3D 打印标准与认证方面发力，3D 打印 SpineFab VBR 系统植入物（聚醚酮材质）已获得了美国 FDA 准入许可。在我国，2021 年 6 月起实行的《医疗器械监督管理条例》在第七条规定：“医疗器械产品应当符合医疗器械强制性国

家标准，尚无强制性国家标准的，应当符合医疗器械强制性行业标准。"《医疗器械监督管理条例》中未提出 3D 打印技术的标准化规章制度，以及解决 3D 打印医疗器械注册许可的相关问题。我国针对 3D 打印医疗器械也仅发布了为数不多的行业标准，这种现状已经严重阻碍了 3D 打印医疗许可和认证的推进以及质量控制与监督。实际上，我国 3D 打印技术在材料、设备、工艺方面均已实现了技术突破，如何建立医用 3D 打印标准包括设备、材料、工艺、医疗产品，健全相关医疗器械质量评估和认证规范是推动我国医用 3D 打印技术进步的关键，也是贯彻"面向人民生命健康"国家战略导向的重要举措。

（史玉升）

第八节　4D 打印技术的医学应用

近年来，3D 打印技术的发展推动了世界制造产业的进步。然而，大多数 3D 打印的生物医学材料及结构是静态的、无生命的，无法根据人体内部环境的动态变化做出响应。为了适配人体组织的动态愈合和再生过程，在 3D 打印的基础上发展了 4D 打印技术，将"时间"作为第四维度引入到传统的 3D 打印技术概念中。通过对智能聚合物及其复合材料进行预编程，4D 打印结构能够在外界激励下自主变形，实现特定功能。医学上利用 4D 的声音实现细胞、药物装载和组织支撑等功能的技术被称为 4D 生物打印，近年来，该项技术引起了有关学者的广泛关注，具有较好的生物医学应用前景。

一、4D 打印技术概述

智能材料是一类能感知外界刺激，并通过相变或某些性能的急剧变化做出自发响应的新型材料，具有自感知、自诊断、自驱动、自修复等能力。4D 打印技术是指基于智能材料的 3D 打印，通过材料和结构设计实现在外界激励下的形状/功能改变，在 3D 打印中引入时间维度，实现了智能结构的一体化成型，简化了产品设计、制造和装配的复杂流程。

智能材料主要包括形状记忆聚合物（shape memory polymer，SMP）、自修复高分子、磁流变液（MRF）、水凝胶、光响应聚合物等。其中，SMP 具有形状记忆性能优秀、驱动方式可设计、转变温度可调节等特性，其中一些种类还具有良好的生物相容性，在生物医学领域拥有巨大的潜在应用价值。目前已有多种 SMP 材料被报道可用于 4D 生物打印，包括聚乳酸、聚氨酯、聚醚酮、聚乙烯醇等。近年来 FDM、SLA、DIW、聚合物喷射、SLM、SLS 等打印技术也均被证实可用于 4D 打印。此外，一些科研人员通过巧妙的材料设计实现了打印构件的多重形状记忆效应，进一步拓宽了 4D 生物打印的适用场景。

随着材料科学的进步，以及打印工艺的成熟和对生物系统的更深刻理解，研究人员对 4D 生物打印制品的应用场景进行了深入的探索，组织和细胞工程、介入治疗、药物输送和医疗诊断等领域均已有过相关报道。组织和细胞工程强调人体中组织动态愈合和再生，4D 打印构件能够为组织和细胞提供理想的支撑及生长平台，可有效地实现组织自我修复。在介入治疗领域中，4D 打印制品在植入前保持收束状态，植入到位后自发扩展至预设形状，完成部署，极大地减少了手术创伤以及术中和术后并发症的发病率。在靶向药物输送中，4D 打印载药支架将治疗剂精准运载到分离隔室中，在预设刺激下（pH、温度、液体和酶等）完成释放。在医学诊断中，运用 4D 打印技术可实现智能材料在电路板上的高精度部署，以用于智能传感器的制备。4D 打印技术具有成型精度高、可定制、加工速度快、材料兼容性高等独特优势，在生物支架、骨科修复、药物释放、心脑血管疾病治疗等领域取得了实质性突破并在其他生物医学领域得以推广与应用。

二、4D 打印形状记忆聚合物

目前，临床中广泛应用的植入医疗器械主要是由不锈钢、钛及钛合金、镁合金等金属制成，其具有较高的抗疲劳强度和良好的力学性能，多用于骨科、血管支架及外科手术器械等方面。但是，医用金属材料存在变形量小、韧性差、刚度大且在使用中易出现被腐蚀、患处反复炎症等缺点，导致临床效果并不理想。形状记忆聚合物作为一种新型智能高分子材料，可以根据预先设置的形变途径响应特定的刺激来改变形状。相比于形状记忆合金和形状记忆陶瓷，形状记忆聚合物具有密度低、质量轻、成本低、易加工且生物相容性良好等优点。目前，生物医学领域的应用研究是形状记忆聚合物领域的研究热点之一。

在过去的十年中，聚合物是生物医学材料中发展最快的材料类别，与金属相比，这种显著的增长与聚合物的生物相容性及它们的弹性和生物稳定性有关。在此基础上，种类繁多的形状记忆聚合物材料通过 4D 打印定制结构，个性化定制的独特性增加了其在生物医学方面应用的可能。据此，目前正在开发与人类健康相关的多项 4D 打印研究，涵盖各个领域，从医疗设备、植入物、假肢到药物制造、组织工程和再生医学等。兼具生物相容性和生物降解性的 SMP 在外科微创手术、血管支架、骨组织固定、药物控释、血栓移除等治疗中具有广泛的应用前景。其中，聚乳酸、聚 ε-己内酯和聚氨酯是几种比较常见的生物降解形状记忆聚合物。

三、4D 打印可植入生物支架

4D 生物打印为实现结构复杂和超高精度的组织结构提供了可能性，为组织工程、微创手术和植入式医疗设备带来显著优势。传统的组织支架通常需要通过注塑、纺丝，或是制备成泡沫的形式，存在难以精准控制微小尺寸大小或者外观形貌的缺点。基于 3D 打印技术的 4D 打印技术成为克服这些加工限制的最有潜力的方法之一，可通过精确设计制造出具有微米级分辨率的可重现的、互联的孔隙特征结构。而 SMP 为微创手术带来新的机遇，将预变形后的医疗器械植入人体内的预定位置，在体温附近的温度范围内发生形状恢复，从而达到治疗目的。这种技术创伤小、疼痛轻、术后愈合快、感染概率低，正逐渐应用于临床实践中。SMP 具有稳定的力学性能、良好的生物相容性及可降解性，在 4D 生物打印领域成为备受关注的材料。

血管内支架是一种管状结构装置，用于支撑狭窄或闭塞的血管，主要由不锈钢丝和镍钛诺制成，在临床应用中使用广泛。形状记忆血管支架可有效降低血管支架在临床应用时发生血管再狭窄的概率。基于直书写打印的 PLA 螺旋状支架结构可以在磁场的作用下自主展开，并在几秒内完成整个展开过程。通过应用设计的自膨胀支架来保持血液正常流动，可以重新扩大由血栓引起的狭窄血管的直径。形状记忆血管支架可以在非接触的情况下进行远程驱动，并为患者设计了一个完全适合自己的个性化血管支架模型。Fe_3O_4 纳米颗粒的添加成功地将 4D 打印结构与快速远程驱动相结合，使其在体内的驱动更加智能便捷。4D 打印 SMP 及其复合材料为设计制造具有多功能特性的 4D 主动变形结构提供了基础，同时为软机器人、柔性电子、微创医学等领域的进一步发展铺平道路。通过使用自膨胀支架能够保持血液的正常流动，可以重新扩充由血栓引起的血管狭窄。DIW 打印方法为自膨胀支架提供了设计自由度，这对于进一步开发个性化血管内支架在生物医学领域的应用具有重要意义。目前，血管支架的打印大多采用 SLA 和 FDM 打印方法。梅尔（Meyer）等人通过立体光刻法对聚四氢呋喃-二丙烯酸酯（PTHF-DA）树脂进行多光子聚合，以获得具有形状记忆效应及生物相容性良好的低聚合物，这种材料可用于血管支撑结构及自整缝纫线。

气管可以保持呼吸道畅通，但其非常脆弱，容易感染各种疾病。气道狭窄作为一种常见的危重疾病，主要是由气道阻塞引起的，可造成呼吸困难，甚至危及患者生命。到目前为止，气管插管支架干预是治疗气管狭窄最常见和最有效的方法，支架植入狭窄的气管以重塑气管的直径，迅速缓解因气道狭窄而造成的呼吸困难症状。形状记忆气管支架作为一种智能化的医疗器械具有良好的应用前景。在磁场作用下，形状恢复过程在 40 秒内完成，还可通过红外灯的照射触发远程控制回复。对 4D 打印气管支架结构设计和驱动方法的研究，拓展了形状记忆聚合物复合材料在生物医学领域的应用范围，为个性化植入式医疗器械和微创手术提供了新途径，对精准医疗的发展具有重要意义。气管、支气管软化症（TBM）是呼吸气道过度塌陷的一种疾病，可导致心肺骤停，危及生命安全。莫里森（Morrison）等人研究了 3D 打印气管支架，用于治疗 TBM，其作用是适应气道生长，同时，防止呼吸段内外部的压缩。在 3 名患有严重 TBM 的婴儿体内植入匹配患者的定制 3D 打印气道外夹板，婴儿不再表现出危及生命的气道疾病，并且已经证明其由 TBM 引起的肺部和肺部外并发症均已消退。针对患者的个性化 3D 打印医疗器件对治疗此类疾病具有良好的应用前景。

四、4D 打印技术在骨科方面的应用

尽管骨骼具有自愈能力，但大规模骨缺损的愈合仍然具有挑战性，尤其是在没有医疗干预的情况下。在临床中，实现植入骨和自体骨紧密结合解决骨缺损修复成为有待突破的难题。组织工程是替代缺陷或患病组织的有效方法，其通过工程材料、细胞和生长因子（GF）恢复受影响的骨骼。具有多孔结构的 4D 打印生物支架在骨组织工程中发挥着重要作用，因为它们能够为细胞提供机械支撑和新组织再生的模板，从而实现个性化定制的骨缺损修复。4D 打印技术有望推动骨组织工程领域个性化的发展，通过利用具有多种细胞类型和生物相容性基质的 4D 生物打印结构，将细胞和生物活性分子封装在基质中来促进植入后骨组织的形成。使用计算机辅助设计（CAD）和 4D 打印技术制造针对患者的骨移植替代品。许多热塑性聚合物已在临床中使用了数十年，包括 PCL、聚乙烯醇（PVA）、聚丙烯（PP）和聚二噁烷酮（PDO）等。这些材料已被开发用于人体的多种应用，从提供物理支撑的人造物体（如膝关节置入物和合成血管）到改善人体器官功能等应用。

聚合物已广泛用于骨再生，通过适当的修饰可以实现高生物相容性和骨再生效率。仿生骨微环境可以改善 4D 打印支架的生物学功能，并在生物打印后阶段驱动干细胞的成骨。骨虽然表面上是一种刚性材料，但它是一种动态组织，处于不断沉积和再吸收的状态。目的是为细胞生长和防止侵袭提供有利条件，同时提供机械支持，直到达到预期的愈合阶段以尝试模拟骨骼的功能。

莲藕的多通道结构符合骨组织支架低密度、高孔隙率、低流动阻力的需求，其多孔结构显著扩大了接触面积，维持了较低的流动阻力，减轻了莲藕的重量，是一种理想的骨组织支架模型。松质骨是骨组织的一部分，由相互交织的棒状或板状骨小梁组成，小梁的排列方向、间距、形状、厚度等分布随机，相互连接形成多孔网络结构。有研究者在观察和分析莲藕及松质骨的显微结构的基础上，设计并制备了 4 种类型支架。支架植入缺损部位后，营养物质和细胞可沿通道渗入支架内部，大孔径加快营养物质的运输，小孔径利于细胞黏附。支架的孔隙率和机械强度可以通过调整单元堆叠方式和通道数量来调节。支架可在压实的状态下以微创手术的形式植入到骨缺损处，并利用磁场等远程非接触式的驱动方式使其回复，展开至工作状态。国内有学者制备了 PLA 打印线和 PLA/Fe$_3$O$_4$ 打印线，并采用 FDM 打印技术制备了 3D 多孔结构用于骨缺损的修复。且 4D 打印了脊柱骨骼形状的形状记忆复合材料结构，展示了它们在磁场下的展开过程。该结构的驱动温度接近体温，在磁场驱动下可由临时形状变为初始形状，实现远程无接触式驱动。在形状恢复过程中，打印结构的表面温度分布均匀，在 40℃ 左右。4D 打印技术的复杂结构在生物医学应用中具有巨大的潜在价值，包括但不限于骨组织修复。

患有创伤或骨骼疾病的人需要重建骨缺损，修复复杂骨缺损最常规的方法涉及不同固定器或金属植入物的同种异体移植。如今，由于良好的生物相容性和生物降解性，用于再生受损或缺失骨骼的聚合物基支架越来越受欢迎。谢纳托夫（Senatov）等通过 FDM 进行 4D 打印技术获得了具有预建模结构的 PLA/羟基磷灰石（HA）多孔复合材料支架用于自拟合植入物。该支架具有更好的抗裂性和用作小梁骨缺陷替代自拟合植入物的潜力，并容易刺激细胞的活性增殖。这种 SMP 支架可被用作骨替代的自拟植入物，也可能有益于复杂的组织工程设计，支架定制有利于植入物处血管的形成，这对于骨假体的成功至关重要。

五、4D 打印技术在药物/生物分子载体方面的应用

目前，药物控制递送系统引起人们广泛的关注，它们具有精确控制药物浓度、提高药物利用率、延长停留时间、副作用小、保护药物以及减少给药频率等优点。4D 生物打印材料及结构可以精确控制携带及输送药物、生物分子和细胞等，并通过自我折叠及自我展开将其传送到特定位置并持续释放。此外，如果将此应用于临床，患有炎症性肠病（IBD）和胃肠道（GI）癌症的患者可能会从这项研究中受益，因为其将避免痛苦的给药方法及化疗药物的全身性使用。迄今为止，形状记忆聚合物、水凝胶和其他可提取的生物材料是用于 4D 打印的主要活性材料。

可膨胀的胃留置药物递送装置的原始尺寸较小，可通过折叠进入胃部（如胶囊形式），给药后，载体在胃中溶解或打开，并且输送的单元由于膨胀或展开而恢复至更大的空间负载，从而延长其在胃部的保留时间。迄今为止，已报道的留置药物递送系统的成功率较低，因为它们的耐受性差，主要与相对较大的尺寸、高于尿液的密度及在治疗结束时需要去除有关。加扎尼加（Gazzaniga）等提出使用在体温下表现出良好水诱导形状记忆性能的医药级 PVA 制成形状记忆聚合物用于膀胱内药物递送的留置装置。用导管将呈合适临时形状的装置导入膀胱，形状恢复后使其在膀胱内保留一段时间，并在溶解/糜烂后经尿液排出。由于其与水性流体的缓慢相互作用和溶解作用，该装置具有作为留置药物输送系统的潜力，可实现长时间释放药物，并且其将随着时间的推移而被侵蚀/溶解，因此不需要被移除。通过表征样品的热机械性能、水诱导形状记忆性能、流体吸收性能、质量损失及释放行为，对其进行初步评估。可膨胀的胃留置装置通过折叠螺旋结构进行使用。对于在上消化道中吸收程度较高或用于治疗局部疾病的药物，胃留置装置意义重大。此外，给药频率的降低会减轻患者的痛苦并提高患者的配合度，从而提高治疗效果。

六、4D 打印技术在心脏方面的应用

心血管疾病由于风险大、死亡率高是危害人类身体健康的最重要疾病之一。心肌梗死（MI）俗称"心脏病发作"，代表对心肌的不可逆损伤，可进一步导致心力衰竭或心源性猝死。为了解决全球心脏移植供体心脏组织短缺的问题，已经研究了多种工程方法，通过制造可植入的治疗性心脏补片/结构来再生心脏组织。4D 生物打印在心脏组织工程应用中发挥着极大的作用，因其多功能性和独特性可以生成能够在表面拓扑结构和内部结构中模拟天然心肌组织的构造，在治疗心肌梗死的心脏支架方面取得了卓越的进展。然而，使用传统的生物工程方法复制心脏组织的结构特异性和可变性仍然具有挑战性，打印方法和打印材料的发展推动了 4D 生物打印的发展。近年来，学者一直致力于在体外模拟各种心脏组织特征，例如，成肌细胞排列、肌纤维形成和心脏组织跳动率，以制造高度仿生的心脏组织结构。

心脏由具有高度特异性结构和功能特征的动态多细胞组织组成，成人的心肌在经心肌梗死后缺乏自我修复和再生的能力。传统的心脏贴片能够起到临时机械支撑的作用，以防止梗死后心室的再次梗死。由于器官供体的短缺和细胞疗法程度有限，心脏工程领域已经出现通过制造功能性心脏组织来修复受损心脏组织的治疗方法。心脏支架是心脏介入手术中常用的医疗设备，具有疏通动脉血管的作用。瓣膜性心脏病是发病率和死亡率较高的一种心脏病，经导管植入生物瓣膜或机械瓣膜已逐渐成为治疗心脏瓣膜病的主要方法。同时，研究人员创造了多种具有生长能力的替代品以解决这些问题，如同源组织工程心脏瓣膜和聚合物支架。

目前大多数商业临床的心脏封堵器都是由不可降解的金属制成的，这可能导致穿孔、过敏和侵蚀等并发症。通过将可定制、可生物降解、可远程控制的形状记忆材料与 3D 打印技术相结合，设计并制备出形状记忆心脏封堵器，其优异的细胞相容性和组织相容性有利于细胞黏附及肉芽组织向内生长，从而促进组织快速内皮化。此外，个性化的形状记忆封堵器可确保理想的贴合性并为缺陷处提供足够的支持。因此，4D 打印形状记忆封堵器可以作为金属封堵器的潜在替代品。卡布雷拉（Cabrera）等通过微创植入程序的开发和去细胞化组织工程心脏瓣膜的体内重塑，制备了

具有膨胀功能的支架，以使其可用于儿科患者。通过计算工具和 3D 打印技术，该研究成功设计并制造出基于计算的 3D 打印自膨胀和可生物降解聚合物支架，其具有合理的塑性变形程度和与镍钛诺支架类似的机械性能。此外，该项研究中使用的共聚酯材料已被证明具有通过水解导致生物降解的潜力。

七、前景与展望

4D 打印技术将材料学与医学更紧密地结合在一起，是医学科学与工程结合在现代科学研究中的完美体现，将在生物医学领域的未来发展中发挥更重要的作用。目前，SMP 种类繁多，但真正适合生物医学应用的种类较少。首先，生物体无法承受 SMP 的高转变温度。其次，部分 SMP 的机械强度不符合医疗器械的强度要求。最后，植入医疗设备中使用的 SMP 要求具有生物降解性和生物相容性。因此，开发具有低玻璃化转变温度、良好生物降解性和生物相容性的新材料，与 4D 打印技术相匹配，无疑是生物医学领域未来的发展方向之一。

简单和快速响应的驱动方法在生物医学应用中非常重要。SMP 可由热、电、光、磁和溶液驱动，而大多数生物医学应用的 SMP 驱动方法仅限于热刺激。因此，开发多刺激响应 SMP 复合材料具有重要的研究意义。未来，SMP 的驱动方法可以在 4D 打印磁驱动和溶液驱动形状记忆结构的应用上找到更多突破，以实现远程驱动控制，从而达到生物医学应用要求。

4D 打印 SMP 在生物医学领域的应用打破了传统医疗设备的技术瓶颈，为临床微创手术、减少手术次数、药物缓释、组织器官置换带来了更多的可能性。4D 打印可以根据患者的个人情况快速准确地提供医疗服务，为患者提供个性化定制的治疗方案，减少患者痛苦，提高生活质量。4D 打印 SMP 为生物医学领域的未来发展提供了一个新的研究方向。随着越来越多用于生物领域的新型形状记忆材料及 4D 打印设备的成功开发，更多个性化的智能医疗设备将应用于未来的生物医学领域，4D 打印 SMP 与生物医学应用的结合是未来生物医学领域的一个新趋势。

（冷劲松　张凤华）

第九章 医学机器人

第一节 手术机器人

一、手术机器人简介及分类

1973年出土于河北藁城台西村商代第14号墓的"砭镰"，现收藏于河北省博物馆，经专家考证，是世界上最早的手术刀，距今3400多年。该砭镰为石质，长度为20cm，最宽处约5.4cm。其外缘弯曲钝圆，可用于刮；内缘锐利，可用于切；头尖部位可用于扎（图9-1-1）。在古代医书中，关于砭镰的记载屡见不鲜。宋代官修的《圣济总录》中对砭镰的应用做了说明："血实蓄结肿热者，治以砭石。"又说："治法用镰割，明不可缓故也。"同时记载了用砭镰能治八种眼科疾病。类似用砭镰治疗疮疡方面的记载，从元、明一些医书中也可以找到。《山海经》中也有关于砭镰的记载："高氏之山，其上多玉，有石可以为砭针，堪以破痈肿者也。"《素问·异法方宜论》中也提到："东方之城……其病皆为痈疡，其治宜砭石。"这表明了砭石是古代用来治病的一种工具。砭石包括石针、石砮、石镰，它们的大小没有一定的标准，是依据病的具体情况和要求而定；体积不宜过大，以单手使用为原则。

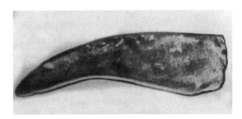

图 9-1-1　世界上最早的手术刀——砭镰

1985年机器人第一次被用于临床。叶胜国借助CT影像，用一台量产的工业机器人PUMA 560机械臂实现了立体定向操作，将一根探针精准插入大脑，完成采样任务，成为全球第一次用机器人成功辅助完成大脑穿刺采样手术流程。

1988年，帝国理工的医学机电组首次尝试在手术中使用工业机械臂PUMA 560，进行了经尿道前列腺切除术（TURP）的软组织手术（图9-1-2）。1991年帝国理工的团队开发了PROBOT，用于医学影像指导下的全自动经尿道前列腺切除手术，手术完全由机器人完成。医生坐在旁边手握开关监视。

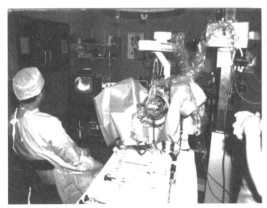
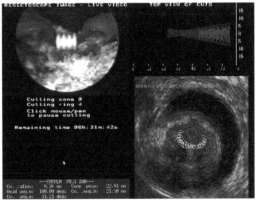

图 9-1-2　帝国理工医学机电组使用工业机械臂PUMA 560进行了经尿道前列腺切除术

1992年，被称为手术机器人之父的拉塞尔·泰勒（Russel Taylor）教授在IBM研究院做出了世界上第一台专用骨科手术机器人原型机，这是一款专门设计用来做髋关节置换的手术机器人原型机（图 9-1-3a），后来改进为 ROBODOC 系统的早期原型机（图 9-1-3b）。ROBODOC 是主动型骨科手术机器人，需要将患者的腿与机器人刚性固定，由机器人像车床加工工件一般对骨头进行切削磨钻（图 9-1-3c）。21 世纪初期的 ROBODOC 见图 9-1-3d。现在的 ROBODOC 更名为 T Solution One（图 9-1-3e）；下一代 T Solution One 的样机已经制作完成（图 9-1-3f）。

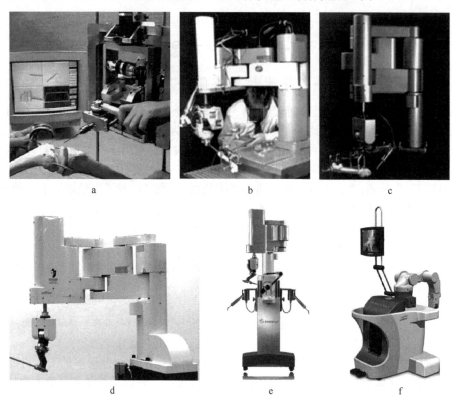

图 9-1-3　从 ROBODOC 概念原型机到下一代 T Solution One 的主动型骨科手术机器人

从此以后，医疗手术机器人开始了在医疗领域的广泛应用。医疗手术机器人所涉及的领域涵盖生物、医学、机械、材料、信息、视觉、控制、计算机、人工智能等领域，是一种可以辅助甚至代替医生完成定位、穿刺、切除、磨钻、止血、缝合等手术操作的新型医疗器械。

就医学角度而言，手术机器人可以分为腔镜手术机器人、骨科手术机器人、神经外科手术机器人和介入/穿刺治疗类机器人等。①腔镜手术机器人是体内诊疗的重要工具，能够通过微小的创口或者自然腔道牵引内镜进入人体。内镜将腔道内图像传输到外部设备上以供参考，医生可以通过摇杆控制机械臂完成细微手术操作。②骨科手术机器人用于协助医生完成骨骼定位、切除、置换、植入等功能。在手术中可以优化医生的操作，将手术精准化的同时提高手术的可靠性。③神经外科手术机器人具有高度灵活和稳定的结构，可以实现精准定位和保持姿态，辅助医生固定医疗器械，以消除人手操作的震颤，提高手术的精准度。④介入/穿刺治疗类机器人使用导管、穿刺针等器械经血管移动至指定位置进行诊断与治疗操作，可以工作在对医生健康不利的环境下，如X射线的照射环境等。

二、骨科手术机器人简介

在传统骨科手术中，一直存在视觉偏差及人手动作控制及传统手术工具精准性欠佳的技术瓶颈，骨科机器人主要为了解决这些问题而发展至今。骨科手术机器人作用于具有刚性特点的骨骼，与腔镜手术机器人存在明显的差异（表 9-1-1）。

表 9-1-1　腔镜手术机器人与骨科手术机器人的对比

	腔镜手术机器人	骨科手术机器人
手术适应证	非骨科手术（普通外科、心外科、泌尿外科、妇科、胸外科）	关节、创伤、脊柱、骨肿瘤
工作模式	胰岛素"手"的增强（被动式操作）	胰岛"眼"的增强（半自动、全自动操作）
作用目标	（软组织）器官	（硬质，形态固定）骨骼
手中导航	不适用	自动导航
手中切口	微创小切口	根据具体术式决定
术中操作	由主刀根据手术需要操作机械臂	根据手术规划由程序指导机械臂
特点	立体视觉、操作灵活	标准化、数字化、可视化

总体而言，骨科手术机器人由导航系统、中控台和机械臂结合。操作流程大致可总结为：①通过术前影像或术中注册获得数字图像用于规划路径；②术中需安装与目标骨骼刚性固定的定位架，用于指示操作目标、追踪骨骼运动；③通过配准（registration）的方式使中央计算机获得目标骨骼的空间信息；④控制机械臂根据规划的路径进行操作。

根据骨骼数字图像的获取方式，骨科手术机器人分为：①影像依赖型，影像方式包括术前或术中的 CT、X 射线及 MRI 等；②非影像依赖型，主要依赖术中骨性标志注册及肢体位置感知，来模拟手术部位解剖特点。

根据人机交互机制及自动化程度不同，骨科手术机器人分为：①被动式机器人，即传统意义上的导航，仅起定位、导航等辅助作用，术者在手术过程中完全徒手操作；②半自动式机器人，即交互式机器人，术中机械臂可以根据指令在安全边界内进行切割、磨削等操作，但受术者实时操控；③全自动式机器人，即主动机器人，在体位及骨性结构固定后，机械臂可以按照手术计划自行完成骨性结构操作。

根据应用场景和任务不同，骨科手术机器人可分为：①关节置换机器人，可以辅助完成全髋关节置换术（total hip arthroplasty，THA）、全膝关节置换术（total knee arthroplasty，TKA）、膝单髁置换术（unicompartmental knee arthroplasty，UKA）等；②脊柱手术机器人，可以辅助完成脊柱穿刺活检、椎体成形术、椎弓根螺钉置入等手术；③创伤手术机器人，可以辅助完成骨盆、四肢长骨等多部位骨折复位内固定手术。

根据机械臂搭载的末端效应器（end effector）不同，骨科手术机器人又可以分为：①通道定位类（套筒、导板），主要发挥导航定位的功能，需配合器械徒手操作；②操作工具类（摆锯、磨钻、铣刀等），可直接操作机械臂进行切割、磨削等操作。

（一）通道定位类

以脊柱手术为例，椎弓根螺钉置入偏差可能导致周围的神经、血管损伤，甚至残疾。传统徒手操作需要一定的经验，术中结合 C 型臂透视引导会增加术中辐射。因此，通道定位手术机器人应运而生。这种机器人通过手术规划、术中配准、自动定位的步骤，瞄准目标轴线，术者通过这一通道使用导丝、探针、丝锥、螺钉、摆锯等工具进行操作。除上述适应证外，这类机器人还适用于各种神经阻滞、穿刺活检、椎体成形术、椎体后凸成形术、（脊柱或创伤）微创手术的定位及通道建立、骨盆骨折等创伤闭合螺钉的置入、关节置换术中截骨等需影像定位的导航类手术操作。无论是并联平台还是串联式机械臂，其工作本质均为基于影像导航的通道定位。主要理念及操作流程基本相同，而区别主要在于通过该通道使用的不同手术工具。

（二）协同操作类

与通道定位手术机器人不同，协调操作类手术机器人兼具导航定位及直接操作的功能。目前，这类机器人系统末端搭载电动摆锯、磨钻、铣刀、超声骨刀等骨科动力系统，主要应用于关节置换术。计算机中央控制系统可以根据其所在的位置决定是否允许开启骨科动力，当接近血管、神经等危险解剖结构时可自动停止工作，因此具有保护软组织、提高手术安全性的作用。同时，机械臂把持操作工具可有效减少疲劳、抖动等不利因素，降低对助手的要求，提高手术的流畅程度及舒适性。这类机器人主要分为全自动式机器人及半自动式机器人。全自动式机器人术者主要起到监督的作用，但因担心其突发故障及对周围组织损伤等潜在并发症的担忧，半自动式机器人仍然是当今的主流机器人类型，即末端效应器被限制在一定的空间，术者可以在该空间内根据手术的需要与机械臂协作完成操作。

（三）骨科手术机器人的技术要点

1. 手术规划　需根据患者的骨骼特征创建一个三维图像用于设计手术方案。在通道定位类机器人中，手术规划主要基于数字化图像设计操作通道的目标路径，而在操作工具类机器人中则可能是设计一个被限制的操作空间和平面。其骨骼特征获取的方式包括术前三维 CT 扫描、术中 C/G 型臂透视、术中关节解剖点注册等。

术前 CT 扫描既可观察到骨骼的全貌又可以显示细微的解剖结构，因此比较适合骨科手术。在某些类型的关节机器人系统中，会采用非影像依赖型模式，即通过导航探针在骨骼表面采集关键点从而绘制出虚拟的立体图形，但这具有一定的主观性，同时对于假体的尺寸及位置选择可能会出现一定的偏差。由于脊柱的椎体间存在一定程度的活动性并受体位的影响，因此脊柱手术需在术中体位摆放完成后再进行三维扫描。而在创伤手术中，多数置钉路径较为直接且容错率相对较高，因此基于多张 C/G 型臂的透视图像组合设计即可达到手术路径规划的目的。

2. 术中配准　配准是手术机器人系统的关键步骤，因为配准是建立真实骨骼与虚拟数字图像

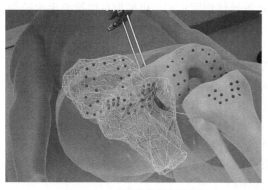

图 9-1-4　表面采集配准法

间关系的桥梁，错误的配准会导致机器人识别错误影响手术精准性，甚至可能带来医源性损伤。如配准失败或定位架与骨骼的刚性关系发生改变，则需要重新配准，这样会延长手术时间。配准方法主要分为两种：一种是基于基准点（fiducial point）结合术中透视的方法，主要用于脊柱及创伤的微创手术；另一种配准方法则是基于导航探针采集骨骼表面信息并与术前三维图像进行配准的方法，这种方式更常见于关节置换手术（图 9-1-4）。在部分关节置换机器人系统中，也有结合上述两种配准特点的融合配准方式。

3. 执行操作　主要分为全自动式、半自动式及被动式三种。半自动式及被动式均依赖医生的操作参与，但后者更接近于导航。综合当前临床应用特点，半自动式的操作模式应用最为广泛。由于多数机械臂为悬臂结构，因此无法完全克服其在一定范围内的操作波动，因此，术者在操作时应结合图像导航信息，予以及时微调修正，保证操作精确性。

（四）骨科手术机器人临床实践面临的问题

现有机器人属于一个执行力强、不会思考的好助手，具有可重复性、稳定性、精度高、耐疲劳的优点，其触觉交互和主动约束系统能够确保外科医生在安全范围内进行手术，并且可以辅助医生追求个性化手术方案。但普遍存在手术时间延长、智能化不足的问题：①高度依赖医生的术前规划，术中反馈信息不足；②基于影像学模式的术前计划高度依赖术前 CT 等影像，手工分割标注效率低、准备时间长，且存在生物信息泄露的风险；③基于非影像模式的机器人高度依赖术者在术中的关键解剖点注册，存在学习曲线，准确性存疑；④机器人价格昂贵，设备相对复杂，

对手术室要求高,机械臂相对笨重;⑤仅在手术过程的某一阶段中使用,只能感知、操作骨骼硬组织,而无法评估、操作韧带及肌肉等软组织。因此,现有骨科手术机器人的智能性和自主性仍无法满足临床需求,需要发挥医生的手术思维、术中判断及临床经验,充分发挥机器人优势,弥补其不足。

另外,骨科手术机器人虽然已在临床应用,但尚缺乏长期随访结果,尤其在关节置换手术中,究竟是否能进一步改善关节功能、延长假体寿命仍需临床观察。

三、腔镜手术机器人简介

目前外科手术正从开放式手术经由传统微创手术向机器人辅助微创手术的方向发展。相对于传统的开放式手术,微创手术通过腹部位置单个或多个小切口放置手术器械和内窥设备,从而使得医生在体外操作并完成手术,具有创口小、痛苦少、恢复快以及感染率低等优点。传统微创手术由于工作空间限制使得手术器械在创口处产生杠杆效应,降低了医生的手眼协调性。将机器人技术融入微创外科手术之中,可有效解决传统微创手术所面临的手部抖动、视野受限、操作疲劳等问题。

腹腔镜手术机器人一般采用主从控制方式,由主操作台、手术执行系统、成像系统三部分组成。外科医生在高清三维成像系统的引导下,通过操作台控制手术执行系统完成手术。腹腔镜手术机器人系统的研究涉及医学、机器人学、计算机技术等众多学科领域,其关键核心技术涉及机器人结构设计、机械臂运动控制、医学图像处理和虚拟手术仿真等方面。

腹腔镜手术机器人凭借其准确性、可靠性、精确性等优势得到广泛应用。目前腹腔镜手术机器人已从多孔逐渐发展为单孔,未来,设计出结构更紧凑,操控更灵活的腹腔镜手术机器人系统是发展方向之一。另外,随着医学成像、人工智能、虚拟现实、增强现实、柔性末端执行机构、可变刚度操控等技术的发展,必会为腹腔镜手术机器人在自主化、智能化及标准化方面带来更大的发展。

四、神经外科手术机器人简介

神经外科手术机器人可消除诸多人为误差因素的影响,能够通过提高靶区定位精度而极大提高手术准确性、手术效率、操作稳定性和安全性。其主要用于治疗脑和脊髓的中枢神经系统疾病,可执行活检、抽吸、损毁、植入、放疗等多类术式。神经外科手术机器人主要由机器人本体、定位系统和软件系统三部分组成,其中机器人本体主要用于辅助医生进行定位及操作,定位系统则相当于手术过程中的"GPS",用于精确定位病灶位置和方向,而软件系统则用于术前规划、图像注册、机器人控制等。

神经外科手术机器人根据控制方式可分为三类:程序控制式、主从控制式及共享控制式。①程序控制式神经外科手术机器人可按照医生预设坐标及轨迹自主执行预编程动作。②主从控制式神经外科手术机器人允许医生实时远程控制,CT 和 MRI 兼容的神经外科手术机器人多采用此种控制方式。③共享控制式神经外科手术机器人是程序控制式与主从控制式的混合体,医生和机器人共享所需操作的控制,从而在操作灵活度和操作精度上相互增强。

自 1985 年首次将机器人用于 CT 图像引导的脑部立体定向活检以来,神经外科手术机器人发展迅速。NeuroMate 作为首个 FDA 批准的神经外科手术机器人,标志着机器人辅助神经外科手术走向成熟,随后有多款神经外科手术机器人获产品 FDA 批准进入市场。国内方面有北京柏惠维康睿米(Remebot)神经外科手术机器人,RM-100 获批用于神经外科手术,如北京华科精准的 Sino Robot 及北京华志微创的 CAS-R-2。

神经外科手术机器人的发展仍然集中在工作流程、准确性及安全性的不断改进和提升。高质量的解剖学 3D 成像、精准的手术规划及导航、灵巧的手术执行机构均将有利于机器人在神经外科手术的应用。

五、介入/穿刺治疗类机器人简介

介入/穿刺治疗是微创外科手术（minimally invasive surgery，MIS）的重要组成部分，能够实现定向、定量治疗，对周围组织和器官损伤小，术后恢复快，广泛用于麻醉、活组织检查、消融手术、粒子植入等场景。

机器人辅助手术（robot-assisted surgery，RAS）是临床医学发展的重要里程碑。介入/穿刺治疗类机器人作为医疗外科机器人的分支之一，是手术机器人与介入/穿刺治疗技术的结合。在医学图像的引导下，机器人能够快速、准确地通过复杂轨迹，并精准定位目标位置，以没有震颤的持续动作来执行介入诊疗的复杂操作。通常，介入机器人系统包括了远程控制台和远端的导管机械臂（remote catheter manipulator，RCM），控制台包括了透视图像显示器和导管导丝的控制面板。现已报道的介入/穿刺治疗类机器人广泛覆盖了脑外科、心脏外科、泌尿科、妇科、整形外科等领域。

传统的介入/穿刺手术受到医生经验不足等因素限制，难以保证手术精度、治疗效率及效果。与人工操作相比，介入/穿刺治疗类机器人标准化和数字化的工作模式，可在手术过程中保持稳定、精确的操作，能够以"毫米级"的精度精准定位并放置穿刺器械，达到良好的治疗效果，减少术后并发症，同时缩短医生的手术培训时间（通常是几年乃至十几年），有效避免医生因经验判断、疲劳或失误造成的医疗事故。此外，介入/穿刺治疗类机器人将医生从手术床旁解放出来，同时能够工作在电离辐射及医患双方存在术中交叉感染等不利环境下，对传染病或感染性疾病患者的治疗极为有利。

从技术层面来看，介入/穿刺治疗类机器人系统依赖于准确的术前规划、术中精度控制，主要包含四个关键技术。

1. 多模态影像数据融合 研究多种传感数据及医学图像数据之间的多源异构融合，实现快速精准、全面的运动状态感知与预测。

2. 定位导航技术 采用术前医学影像重建及机器人手术运动规划，利用术中机器人高精度 3D 跟踪定位、术前术中影像实时标定配准融合，以及增强或虚拟现实可视化技术。

3. 反馈系统 结合机器人建模的复杂特征，通过力/位置控制，探索机器人自主控制操作模式。

4. 系统集成 强调"医生操作者-机器人执行器-患者"三者的共融。

人工智能、5G 技术、自主学习与介入机器人技术将共同加速介入/穿刺治疗类机器人的自动化发展及临床应用。相信在不远的将来，医生有望在手术室外，甚至在千里之外，身临其境地操作介入/穿刺治疗类机器人去完成手术。

（孟庆虎　林　进）

第二节　康复机器人

康复机器人（rehabilitation robot）是机器人技术和康复医学两者之间的交互融合，属于医学机器人的一个重要分支，主要利用智能仿生技术辅助患者来消除功能障碍，重建肢体活动，达到康复治疗、恢复运动技能、助残行走、生活自理等目的。关于它的研究涵盖了包括康复医学、人工智能学、神经工程学、运动医学、生物力学、机械工程学、计算机科学、电子产品学、材料学以及机器人学等多学科在内的内容。近些年来已经成为国际上人工智能研发方面的一个聚焦点，正逐渐在康复治疗、运动训练、康复护理等临床应用中开展起来。

一、康复机器人国外发展现状

国外欧美等发达国家关于康复机器人方面的研究起步较早，最初可追溯至 20 世纪 60 年代，但是当时由于科技水平、设计和资金等各方面问题，发展相对较为缓慢。1980～1987 年这一时期为康复机器人发展的起步阶段，当时全球的 56 个研究中心大多散布于美国、英国、加拿大、欧盟以及日本的 5 个工业园区内。1987 年，康复机器人 Handy1 面世。从此之后康复机器人的研究迎来了它的全面发展阶段，相继研制出了许多具有标志性的产品，如 NUSTEP 运动康复训练仪、Fisiotek 下肢被动运动训练仪、THERA-Vital 智能康复训练仪、APT 系列智能康复训练仪等。近十年来，康复机器人的研发也步入了蓬勃发展阶段，并将重点聚焦在康复机械手、医院手术机器人系列、智能电子轮椅、假肢和康复治疗及护理机器人等方面。目前，2011 年在世界康复机器人技术的研发中居于领先地位的比萨市圣安娜高等学校仿生机器人研究所与意法半导体建立了战略合作实验室，着重研究仿生机器人、智能信息系统整合、生物新型材料研究及微电子领域技术和创新等方面；麻省理工学院作为较早进入辅助型康复机器人研究的机构，也研发出了多种适用于各类损伤类型的康复机器人，在国际上享有较高的盛名和权威。2020 年西北大学的科研人员研发出世界首个类似于生命的材料，能够作为软机器人，以人的步伐行进，可以拾取物体并将其运输到新的工作地点，引起国际学术界的轰动。

二、康复机器人国内发展现状

根据统计，2013 年我国康复医疗产业发展规模约在 200 亿元人民币，但远远不及美国的 1000 亿美元。2016 年，我国康复医疗产业发展规模已突破 300 亿元。截至 2017 年，我国康复医疗产业发展规模约为 380 亿元。随着中国国内中产阶级的不断扩大，越来越多受教育程度较高人群将认识到康复治疗及护理的重要意义，市场潜力巨大。按中国国内 2 亿多中等收入人群所能满足美国康复消费水平推算，未来的市场规模有望达到千亿以上。

当前我国康复机器人的研发技术水平仍处在发展的初期，且大部分尚处在实验研发阶段，仅有极少部分机器人运用于临床中，普及率及市场集中度仍较低，而高端市场则大部分仍由部分海外知名公司把控。在我国的《中华人民共和国国民经济和社会发展第十三个五年规划纲要》中已明确提出，应当重点发展医用机器人等高性能的诊疗装备，并积极引导国内外医疗器械技术创新，以全面提高医疗器械工业化水平。故国内各知名高校、研究院所及高端企业也在努力加大康复机器人研究布局，主要以初创类型为主。在北京、上海等经济发达地区的某些知名公司已逐步开发研制出一些新兴产品，并已应用于临床，在中低端市场打开了良好的局面。目前为止，我国康复机器人研发与制造水平较前已有显著提高。

三、康复机器人研发的临床意义

由于科技发展的不断进步和全球医疗水平的提升，人类平均寿命不断增长，但同时也面临着日益严峻的人口老龄化问题。自 21 世纪以来，我国迈入人口老龄化时代。2017 年我国 60 岁以上人口已达 2.4 亿人，预计 2025 年将达到 3 亿人，2035 年即进入人口超高龄时代。人口老龄化会逐步导致生理机能的衰退，进而出现四肢运动力和灵活性下降，甚至失去行走能力，引起功能障碍；另外也会大大增加心脑血管等疾病的发生率。据统计，目前中国每年的新发缺血性脑卒中人数已超过 300 万，并且在逐年增加，致残率可高达 70%～80%，尤以偏瘫最为常见。此外，脊髓损伤、脑损伤和脑肿瘤等疾病或事故引起的功能障碍患者更是数量巨大，这些都在给患者及其家庭乃至社会带来越来越无法承受的负担。因此，无论是在康复护理及治疗方面还是在养老助残方面，康复机器人都将会在未来面临着巨大的社会需求及发展潜力。

2019 年国际电工委员会认为康复机器人的作用主要表现在四个领域：①康复诊疗，用以改善由于患者损伤导致功能障碍的治疗方法；②评估，用以定量或帮助量化判断患者损伤严重程度的程序；③代偿，是指利用机体组织或机能的支撑或替代来减轻患者损伤的能力；④缓解，用以减轻患者损伤而产生的疼痛、功能障碍等情况。

康复机器人的核心目标是构建机器人、患者、治疗师三者之间新型的协作关系，以实现更为合理有效且个体化的康复效果，涵盖功能运动、日常生活、社交活动、环境控制、听觉、视觉、语言表达等应用领域。传统的康复治疗方法一般是由康复治疗师通过对患者采用一对一的方式，根据自身所学专业操作技术水平及个人经验进行康复训练。故而面临着治疗质量较差、行为指导不精准、康复疗效判断难及患者个体差异等多个问题。利用康复机器人可以帮助伤残患者完成康复训练并重新恢复他们的运动能力，将为他们带来新的希望。

康复机器人的出现极大地减少了康复治疗师的工作量及工作强度，大大提高了治疗效率，并且由于具有较高的精准性，能够客观评价康复训练的强度、时间和效果，根据个体化提供更加具有针对性的训练，刺激患者的意识，促进患者的主动参与。为使患者掌握并储存适当的锻炼模式，康复机器人利用机器带动肢体完成一定的重复性练习。这类正确、有效的方法有助于促进患者大脑皮质的修复或代偿，控制及重新建立肢体与中枢神经的联系。并且通过康复训练机器人所搭载的各种感应器精准检测相关数据，可以精确跟踪多种形式的康复训练轨迹和精准预测患者运动意图，并进行相对应的训练模式及治疗强度，实时记录真实、有效的数据用于功能评估。然后利用这些对患者运动功能的客观量化评估，并在大数据分析临床康复诊疗知识库与智能推理机的基础上自主地提供个体化康复训练处方，以及时调整患者的锻炼策略和规划。此外，除对传统常规康复治疗及护理方法的智能重现以外，外骨骼机器人也可以利用结合了各种功能电刺激和肌肉电信号控制的方法，增强中枢神经系统对骨骼肌肉系统的支配与控制，从而消除控制功能和运动障碍，以实现康复治疗和机能重建，从而大大提高患者生存和恢复肢体功能的概率。

四、康复机器人的分类

我们可以从不同角度及方向对康复机器人进行细致分类，临床应用较多的一般为根据使用功能的不同进行分类，将康复机器人分为功能康复治疗类与生活辅助类，然后再根据具体应用的不同进一步将康复治疗类康复机器人分为功能恢复类与功能增强类，将生活辅助类康复训练机器人分为功能替代类与功能辅助类。

（一）康复治疗类康复机器人

康复治疗类康复机器人又可称为康复训练机器人，主要是通过主动或被动的训练方式协助患者逐渐恢复受限关节的各个运动功能。还有一些治疗类康复机器人能够模拟出实际生活中具体环境，即虚拟现实技术，并能即时反馈信息协助诊断与评估，对颅脑损伤、脊髓损伤、脑卒中、帕金森病等患者具有明确的有效性。

1. 功能恢复类康复机器人　主要特点是采用一定的机械构造和工作方法，协助功能障碍的患者开展恢复训练。一般这类机器人尺寸较大、结构复杂，多为固定平台式，需在特定场合应用，所以通常不能发挥功能锻炼和日常生活辅助的功能。但根据应用区域不同，可分为固定平台式上肢康复训练机器人和固定平台式下肢康复训练机器人。

（1）固定平台式上肢康复训练机器人：是专门针对上肢各个关节活动机制所设计的，用以辅助患者上肢开展康复训练活动的机械装置，它又可分为末端驱动式、悬挂式和外骨骼式。具有代表性的有 MIT-Manus、Armeo Boom（图 9-2-1）及 Armeo Power 等。

（2）固定平台式下肢康复训练机器人：是通过模拟步态和下肢各关节活动机理而设计的，用以辅助患者下肢开展康复训练活动的机械装置，它又可分为末端驱动式和外骨骼式。具有代表性的有 Gait Trainer（图 9-2-2）、Lokomat 及 Erigo 等。

2. 功能增强类康复机器人　是复合型的康复机械设

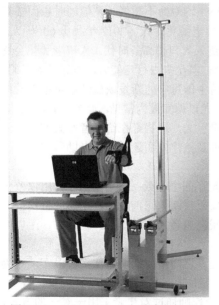

图 9-2-1　Armeo Boom 上肢康复机器人

备，通常采用运动穿戴模式，不但能够帮助患者进行康复训练，而且具备各种功能辅助作用。此类机器人一般重量和体积较为轻便，有利于活动。它还分为移动式助行机器人、穿戴式上肢外骨骼康复机器人和辅助行走下肢外骨骼康复机器人（图9-2-3）。

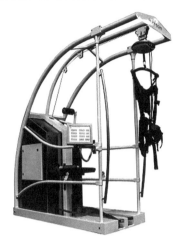
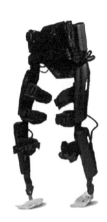
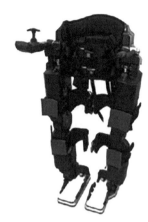

图 9-2-2 Gait Trainer 下肢康复机器人　　　　图 9-2-3 辅助行走下肢外骨骼康复机器人

（二）生活辅助类康复机器人

生活辅助类康复机器人主要是利用各种各样的机器人为伤残患者及行动不便的老年人提供各项服务以进行各类日常活动，提高他们的生活质量。而一些辅助类康复机器人自身还具有独特的传感器，可以准确进行人体数据测量及信息反馈，也可以实现特定范围的意念操控，从而给使用者带来更为全面、安全的生活保障。

1. 功能替代类机器人 是作为部分肢体的替代品，替换由于肢体缺失造成部分功能下降的部分肢体，从而使患者尽可能地恢复因肢体残缺而丧失的功能。常用的产品有智能假肢、智能辅助机器人手臂、智能电子轮椅等。

（1）智能假肢：又称神经义肢，是一类生物电子设备，它通过现代生物电子学技术手段以直接嵌入或听从人脑指令的形式，帮助患者将身体神经系统与语言神经系统、图像处理系统等功能连接起来，替代其部分缺失或损坏的身体功能和生理功能的智能机器人设备。可根据部位分为上肢智能假肢和下肢智能假肢。有代表性的产品是智能仿生肌电手 Michelangelo 和 Power Knee 等。由于仿生学技术和生物学方法的不断发展，假肢将会在形状、性能乃至组织构造等方面都更加贴近于人的身体与器官，未来为截肢患者提供个体化"智能假体克隆"服务。

（2）智能辅助机器人手臂：主要是通过机器人手臂对上肢功能不完整的老年人以及残疾人进行必要的生活帮助，其构造类似于一般工业用机械臂。有代表性的产品是辅助机器臂 Rapuda 等。

（3）智能电子轮椅：又称智能轮椅型移动式机器人，是指将智能及自动化机器人技术运用到电动轮椅上，用以改善下肢功能障碍的老年人或残疾人行走能力的医疗设备。一般具备口令辨识、数据融合、定位、动态随机监测避障、多传感器信息整合、实时自适应导航监控等能力。具有代表性的有法国的 VAHM 项目研制的智能电子轮椅等。

2. 功能辅助类康复机器人 是指利用部分补偿机体功能或提升老年人及残障者弱化的肢体功能来辅助工作完成饮食、穿衣、沐浴、行动、个人卫生等日常生活辅助与照护的康复设备。包括导盲机器人、智能护理床、喂食机器人、陪护自动化机器人等。

另外，还可从以下各个方面对康复机器人加以分类：①从控制目标来看，康复机器人的锻炼方式可分为患者自主练习、被动锻炼和抗阻练习等；②从功能方面来看，康复机器人又能够分为牵引式和外骨骼式；③根据人机组合的形式，可划分为外骨骼式和嵌合式；④从自由度考虑，康复机器人分以低、中、高三类；⑤从康复机器人与身体之间的相容性来看，可以把康复机器人细分为三类：刚性机器人、软体机器人和刚柔耦合机器人；⑥按照对其智能训练的程度不同，康复训练机器人包括运动障碍康复训练机器人和认知障碍康复训练机器人；⑦根据其针对的身体部位，可分为上肢机器人、下肢机器人和手臂机器人；⑧按照其运动方式，可分为固定式和移动式。

五、总结与展望

据统计分析发现近些年关于康复机器人领域的研究主要集中在康复机器人的智能控制、任务分析与学习、虚拟现实、性能和可靠性、柔性可穿戴式、智能人机交互技术等方面。目前，个性化动态适应的机器学习、智能人工交互、自主导航等关键技术已越来越广泛地运用于人类康复领域，而新型仿生学设计、刚柔耦合机器人及高自由度的繁琐复杂系统智能控制技术也取得了重大突破，并将提高康复机器人的人工智能化和仿人化程度，代表着未来的研究发展趋势，是今后研究可以参考的方向。未来在康复机器人及其相关应用领域的研究，我们将着重关注如下方面：一是注重患者功能需要，不断提升临床康复诊疗知识，并进行具有针对性的个性化智能测评和培训，提高患者生活质量。二是加强多学科间的交流合作，构建区域国家合作网络，为未来康复机器人的发展贡献力量。

（谢　卯　阎　亮）

第三节　服务机器人

一、概　　述

目前，服务机器人在国际上并没有普遍认同的定义，其与工业用操纵机器人划定界限也存有争议。根据国际机器人联合会（International Federation of Robotics，IFR）的初步定义，服务机器人是指通过半自主或完全自主运作，为人类健康或设备良好状态提供有帮助的服务，但不包含工业性操作的这样一类机器人。服务机器人根据功能需要可以安装机械手臂。医学上的服务机器人是指运用人工智能、语音交互、物联网、5G、计算机视觉和认知计算等技术，在医疗机构内提供非治疗性辅助服务，能减轻医护人员工作量或部分代替（特殊环境下）医护人员工作等的医疗机器人。其共性技术主要包含移动平台技术、机械机构与驱动、智能感知技术、人机交互技术、室内定位和导航技术及网络通讯技术。

1985年，由"机器人之父"恩格尔伯格创建的公司生产出了全球首个服务机器人"护士助手"，它由行走部分、行驶控制器及大量的传感器组成，可运送医疗器材和设备，也可为患者送饭、送报告、送药品等。"护士助手"机器人安装有结构光视觉传感器及全方位超声波传感器和医院的建筑物地图，在确定目的地后，它可利用航线推算法自主地沿走廊导航行走，并通过探测静止或运动的物体，对航线进行修正，保证机器人不会与人和物相碰。通过"护士助手"上的菜单可以选择多个目的地，它设置有较大的荧光屏及用户友好的音响装置，让用户使用起来迅捷方便。此后，多公司先后研发生产出医院消毒机器人、陪伴机器人等。国内起步较晚，但随着我国人口老龄化的加速和医院人力资源成本的不断提高，特别是随着智慧医院建设的推进和应对新冠感染等传染性疾病对医院管理带来的挑战，医学服务机器人的研发和应用迎来了巨大的机遇，近年来发展十分迅速。目前，国内多个企业在研发和生产用于预约医生、体征监测、医患互动、陪伴、物资运送、环境消杀等的机器人。

二、服务机器人的分类与应用

随着现代医院智能化、信息化建设水平的不断提高，医院后勤管理和服务品质管理正在发生深刻的变革。面对医院后勤管理涉及面广、复杂度高、管理成本高、医护人员工作负荷高、交叉感染风险高等难题，亟须通过智能化的工具和手段进行改善与优化，以降低医院运营综合成本、降低交叉感染风险、提升医护患满意度和医院运营效率。特别是近年来，中东呼吸综合征、埃博拉出血热等新发传染病在世界各地不断暴发，医院内传染病防控压力陡增。在疫情防控过程中，有效地保障医务人员的安全和健康是不容忽视的重要命题，非接触性无人作业是保护医务人员的有效途径。如通过医院物流机器人和消毒杀菌机器人代替人工来完成智能配送和环境感控消杀等作业任务，已成为推进智慧医院建设的首选。医学服务机器人主要分为通用服务机器人、医用物流机器人、消毒机器人和照护机器人等。

（一）通用服务机器人

目前，医院通用服务机器人的应用场景主要是代替人工在门急诊人流密集区域的导医服务和疫情防控背景下各区域入口智能测温服务，常用的有智能导诊机器人和测温服务机器人等。

1. 智能导诊机器人 集合人工智能、大数据、算法、物联网等技术于一身，通过语音识别、语音合成和自然语言理解等技术，支持语音、触控、图像等多种交互方式，依托加载的疾病知识库、医院科室楼层分布图、学科及专家介绍等，可以有效解决患者疾病咨询、问诊、导诊、位置引领、挂号、支付等问题，降低导医工作人员的压力，改善患者就医体验。

智能导诊机器人具有自主行走转动、智能实时避障、不间断漫游巡航和低电预警、自动回充等功能。业务功能大致可以分为智能导航、智能分诊、智能教育等。①在智能导航方面，通过语音交互为患者提供准确的服务位置，并在高精度地图显示上为患者推荐最佳路线，提升使用体验。②在智能分诊方面，可根据患者的年龄、性别、病患部位、临床表现等信息，通过医疗知识库匹配相关病情信息，引导患者到相应专科门诊就诊。③在智能教育方面，可通过关键字搜索提供医院和健康信息的动态宣传，也可动态广播相关的健康信息，以普及公共卫生和健康知识。其他的医院业务运营信息也可融入智能服务系统，包括门急诊挂号、入出院流程、报销结算等。智能导诊机器人的应用，可为患者带来更加便捷高效的医疗服务，提升医院服务质量和患者就医感受。

2. 测温服务机器人 在人员密集的公共场所，如车站、商场、医院、学校，体温测量是疫情防控工作中必不可少的一个环节。如果手持体温计对过往人员进行手动测温，势必产生巨大的工作量，迫切需要无人自动化设备来辅助。测温服务机器人具有安全、快速、高效的特点，现有的测温服务机器人主要是利用图像识别加红外测温原理实现对人群的非接触式快速体温筛查。其主要由红外测温模块、人脸识别模块、报警模块及大数据分析模块四大模块组成，关键技术涉及运动捕捉、口罩识别检测算法、数据比对等。测温服务机器人在一定距离内能同时检测多人，发现异常会及时报警，测温速度快、精度高、通行效率高，特别是凭借其可移动、自动巡航和自动避障的优势，能在固定区域内实现巡逻测温，及时发现体温异常人员，有效降低病毒交叉感染的风险。

（二）医用物流机器人

广义的医院物流是指所有在医院发生的、为保证完成对患者的治疗和护理所需的医用及生活用物品的供给及配备，以及对不再需要的物品及垃圾的处理。主要包括医院内部的药品、耗材等物资的采购、存储、分发供应以及各类医疗废弃物转运等环节。传统医院的物流基本由人工完成，成本高、效率低、易出错，且存在严重的人流、物流交叉情况，经常导致人物流混乱，具有交叉感染的潜在可能和物品受污染、受损、丢失的风险。自21世纪初开始，国内医院建设普遍重视对物流系统的规划，医院物流模式也从传统的人工加推车模式逐渐转变为在多种物流传输系统下的智能化运送，主要有气动物流传输系统、轨道小车物流传输系统、中型箱式物流传输系统、智能机器人传输系统等。近年来，大型医院物流规划建设中医用物流机器人（hospital transmission robot，HTR）的应用逐渐增多。

医用物流机器人是指专门为医院内物资的转运、传送而设计的，运用机电一体化、多维传感、人工智能、数字通讯及仿生学等高新技术，以电池为动力，能通过中央控制系统指令自动执行传送、调度、装卸任务的智能物流机器人系统，一般由执行机构、行走装置、感知元件、远程控制网络和控制系统等组成。医用物流机器人可以装载包括医疗器械、耗材、药品、标本、办公用品、生活物资和医疗废弃物等的医院常用物品，在中央控制系统的调度下，高效执行各项配送转运任务，具有能自动执行传送、调度、装卸任务，智能实现障碍制动、防撞避让、断电恢复、定时自检、简单故障自动修复，电量不足时可自动回到充电站充电，实现无轨柔性传输、全过程可视可控和全天候不停歇工作等特点。根据功能要求，不同功率的机器人可承载数十公斤到数百公斤重量的物品，不同物品配备不同规格的专用载物子箱。目前，在医院物流传输系统中主要包括以下两种类型。

1. 智能移动机器人（automated mobile robot，AMR） 通过自动控制模块，由 Wi-Fi 或者网络进行通讯，可通过提前导入的建筑物地图实现院内导航，保证在医院各个环境中全自动运行，实现各类重型物资，如静配中心输液包、中心药房大量药品、中心供应室洁净物品、手术器械包、辅料耗材及清洁被服、医疗废弃物等的传输转运。根据应用场景不同，智能移动机器人可以分为一体箱式、抽屉式、冷链式、平板式等样式。无论是在新建医院还是既有医院内，智能移动机器人都能完美契合各类应用场景，及时、准确、安全地到达目的地。

2. 自动导引车（automated guided vehicle，AGV） 是指装备有电磁或光学等自动导引装置，以电池为动力，运用智能定位、自动避障、身份识别、自动充电等物联网传感器技术和信息技术，能够沿规定的导引路径自动行驶，且具有安全保护以及各种移载功能的无人驾驶运输车。AGV 属于轮式移动机器人（wheeled mobile robot，WMR）的范畴，可以实现前进、后退、转弯、平移、自旋等多种方式操作，较之步行、爬行或其他非轮式移动机器人具有速度快、效率高、结构简单、可控性强、安全性好等优势，广泛应用于工业生产和物流行业。在医疗领域，德国、丹麦、新加坡、日本等发达国家引入较早、使用较多，主要用于楼宇间和楼层间患者餐食、被服、医院垃圾、供应室消毒物品、静配中心输液包等的运送。AGV 运送物品的过程中通常要穿过防火门，为确保安全，通过之前它会给防火门发出信号，医院的无线网络将信号发送至控制中心，控制中心确认该防火门没有火警后，给防火门下达指令允许其通过；若该防火门处有火警报告，控制中心就会发出指令，让其运行至特定区域。AGV 应用场景主要有消毒供应中心、静脉药物配置中心、手术室、库房、护士站等。

（三）消毒机器人

医院传统的消毒方式主要靠人工消毒，随意性强、效率不高、效果不佳，存在消毒者自身感染的风险。随着科学技术的发展，消毒机器人凭着多种优点开始崭露头角，从机器人行业中脱颖而出，充当了公共卫生安全守护者的形象。

医用消毒机器人是集自主定位导航、多种模式消毒（雾化或紫外线消毒）、友好人机交互、智能调度管理等功能于一体的智能型消毒设备。它可通过自主导航、避障和移动的方式抵达消毒区域，靠其搭载的高效雾化发生装置将消毒剂雾化成微米级粒子，再通过高气流式气体散发装置保证消毒剂快速地在空气中扩散，从而增加消毒剂的覆盖面和均匀性，结合多角度紫外灯阵列消毒，实现对病原微生物的全方位无死角杀灭。只要机器内消毒液充足，机器人可在无人操控的情况下，按照设定时间，自行规划路径，避障行走，进行智能消毒，并且在电量不足时，自行回桩充电。主要适用场景有手术室、洁净病房、各类型 ICU 病房、隔离病房、消毒供应中心、发热门诊、门诊大厅等。

医用消毒机器人既可减少医护人员职业暴露风险，又可避免感染传播；其不分昼夜，可随时消毒清洁，相比人工而言效率更高。在抗疫前线，消毒机器人的使用更是极大减少了防护物资的消耗。从长远来看，医用消毒机器人不仅能提高工作效率，更能减少人工成本，保障医护人员的安全。

（四）照护机器人

1. 护理机器人　简单来说就是协助护士护理患者，是一种功能多且智能化的机器，是一种新的医疗领域机器人。护理机器人主要是用来分担护理人员繁重琐碎的护理工作，降低护理人员的工作压力，其可帮助医护人员进行患者身份确认、开展健康宣教、检查体温、清理病房，并能分发药品，也可帮助患者康复训练，甚至通过视频传输帮助医生及时了解患者病情。护理机器人在临床推广使用，还可降低护士职业暴露风险，保障护士的职业安全。特别是在核医学病房，护理机器人的应用可显著减少放射性核素对护理人员的照射剂量，降低辐射伤害。

目前国内应用较为广泛的核医学服务人工智能机器人是一种带有语音视频系统且可以独立运动的移动监测机器人平台，主要包括患者端和医护端。通过激光雷达和深度传感器扫描病房环境的同时利用 SLAM（同步定位与地图构建）算法和机器人控制软件，实现 AI 机器人创建病房环境地图、定位自身位置和姿态，完成机器人的定位导航、行进路径规划和行进过程中的障碍物规避。AI 机器人上搭载有摄像头、血压计、测温仪、γ 射线计数仪、储物箱和显示器，通过医护控制端可对机器人进行任务控制，任务数据由机器人软件记录并传输至医护控制端。医护控制端和机器人通过无线网络进行通讯。核医学 AI 机器人搭建了多个数据模块，可以实现个体化宣教、环境监测、生命体征采集、电子语音病历、远程查房、远程探视及消毒等多项功能。

2. 陪伴型机器人　是人工智能技术信息化的产物，因其能以机器人"伴侣"的身份执行各种任务，协助人类在家庭、社区和其他环境中的日常活动，并能够以社会可接受的方式与人交往，在发达国家的老年护理领域已被广泛应用。相比较而言，国内关于陪伴型机器人在老年护理中的研究和应用尚处于初级阶段。在老年护理应用中常用的陪伴型机器人主要有动物陪伴机器人、家庭陪伴机器人和远程陪伴机器人，这三种机器人各有独特的形态和功能。陪伴型机器人的使用，一方面可协助老年人的日常生活、监测和管理老年人的健康，同时也能有效增进老年人的心理健康，维护老年人的社会交往能力；但另一方面在使用过程中也可能会带来伦理及护患关系转变等问题。随着我国人口老龄化的加剧，陪伴型机器人的推广应用必将极大地减轻家庭的照护压力和医务人员的工作负担，机器人与其他新兴辅助技术相结合将是未来老年护理的一个新发展趋势。

三、服务机器人未来趋势

医疗机器人的高速发展依赖于需求与技术的共同促进。一方面，随着我国进入老龄化社会和人民群众生活水平的普遍提高，对医疗、护理和康复等服务的高品质需求不断增加，而医护人力资源相对缺乏的现状短期内难以改变，并且医院人力成本支出逐渐增高对医院运营造成了较大的压力，因此，医疗服务机器人的发展具有巨大的市场潜力；另一方面，随着医学、计算机、自动化技术和先进制造业等的发展和高度融合，将催生出大量革新技术，医疗机器人创新技术和系统的不断涌现，必将持续地改变临床诊疗过程，并逐渐形成具有巨大前景的新兴产业。未来，随着医疗机器人与人工智能、脑机交互、5G 网络、AR/VR、大数据等前沿技术的深度融合，将进一步提升与医患之间的交互水平，并对数据、物体和环境等有更精准的感知；同时，相较于目前的医疗机器人产品基本都比较庞大和笨重，主要应用于一些比较宏观的场景，未来医疗机器人将向小型化、柔性化方向发展，从而进一步丰富医疗机器人的应用范围，为一些微观场景的医疗诊治提供帮助。医疗服务机器人的推广使用，在保障患者健康安全的前提下，将有效减少医护人员与患者接触的时间，减少或避免医护人员交叉感染，确保医护人员安全，并降低医院运营成本，提升服务质量和效率。

（葛孟华）

第四节　外骨骼机器人

一、概　　述

伴随着辅助器具的不断发展，外骨骼机器人在我们的生活中有着越来越重要的作用，尤其是对于一些需要持续增强运动能力的人群。外骨骼机器人能够有效帮助人们实现行走、跑步、负重、上下楼梯、坐姿站姿转换等步行功能。外骨骼机器人的技术领域涉及计算机、传感器、机械电子、控制等学科，是一众高新技术的结合。随着科技的不断发展创新，外骨骼机器人的微型化、模块化和智能化程度也越来越高，功能也更加强大。经过几十年的发展，在世界范围内，外骨骼机器人已经有了丰富的研究成果，由研究层面逐渐向应用层面发展。

"外骨骼"一词在 1847 年首次被用来描述生物。柯林斯词典中外骨骼的定义为覆盖许多动物体外的保护性或支撑性结构，如软体动物的介壳蜗牛、螃蟹等的甲壳。学者对外骨骼机器人的探索源于生物学"外骨骼"，但外骨骼机器人并没有统一规范的定义。2008 年何塞·庞斯教授在其专著 *Wearable Robots: Biomechatronic Exoskeletons* 中对电动外骨骼机器人（empowering robotic exoskeleton）做出了定义：被人操控，通过结构匹配到人体活动骨骼而形成的具有强大能力的扩展器，增强人体肢体力量使其超过自然力量的一类机器人。美国 FDA 在 2018 年 10 月也给出对于动力外骨骼的定义：以治疗为目的，放置在瘫痪或弱化肢体上，包含外部电机等多个矫形组件的一种处方装置。最新外骨骼机器人文献综述将其定义为一种附加于动物和人的身上，包含多个传动装置用以传递机械力来辅助生物体活动的电动设备。

根据不同的用途，外骨骼机器人可以分为两大类：肢体运动增强外骨骼机器人与康复训练外骨骼机器人。康复训练外骨骼机器人用于医疗领域，分为上肢康复和下肢康复两种，主要作用是带动上肢或下肢进行正确的运动模式训练。肢体运动增强外骨骼机器人分为军用助力外骨骼机器人和截瘫助行外骨骼机器人，主要作用是能够帮助行动不便的人们行走，增强运动能力从而减少体力消耗。

二、康复训练外骨骼机器人

面对我国目前医疗资源短缺、医疗人员专业能力较为落后、残疾人不断增加的现状，外骨骼机器人在康复医疗领域具有很好的应用前景。外骨骼机器人可以替代康复理疗师对脑卒中患者开展预定的康复治疗训练，并且康复训练患者也能通过外骨骼机器人的工作数据了解自己的康复情况。与传统的人工康复训练相比较，康复训练外骨骼机器人有诸多优点：①机器人能够维持较长时间简单重复的训练动作，降低治疗师的体力消耗；②多台康复机器人可以同时被一个治疗师操控，为多个患者进行康复训练，提高康复效率；③机器人能够进行精准康复训练和柔性训练，并实时调整运动参数，相比人工更加灵活和准确；④利用机器人训练可以实时监测参数变化及患者生理信号变化，有利于医生定量分析，也能够方便患者对自己的康复效果进行观察与比较；⑤机器人能够在家里使用，方便患者出院后的后期康复；⑥机器人融合了游戏模式与虚拟现实模式，使患者在康复治疗的过程中充满乐趣，增强他们的治疗主动性。

（一）上肢康复外骨骼机器人

上肢康复外骨骼机器人是一种可穿戴于上肢外部的康复设备，通过持续引导患侧上肢进行周期运动，从而达到促进患肢关节及周围肌肉韧带重建修复的目的，同时在日常生活中也可以进行功能增强，从而实现上肢康复训练。其能够配合或代替治疗师进行上肢康复治疗，主要服务对象是脑卒中患者。早期的康复机器人主要应用末端牵引式，但它只与整个手臂的康复运动相匹配，当仅有一部分肢体患病时，会无法实现需要的康复运动或在实现要求的训练功能的同时引入不需要的康复运动，所以上肢康复外骨骼机器人成为这个研究方向的焦点问题。现在我国脑卒中患者累计超过 1700 万，经过康复训练后，他们中的许多人可以恢复部分行动能力，上肢康复外骨骼机器人能够提高康复训练效率，在降低服务成本的同时增加锻炼量，因此上肢康复外骨骼机器人拥有很有前景的应用市场。

（二）下肢康复外骨骼机器人

下肢康复外骨骼机器人是一种可以辅助脑卒中导致运动功能障碍患者肢体运动和康复训练的机器人，它完美地连接了人体的下肢和外骨骼，由外骨骼驱动或协助人类下肢运动，以拟人化设计实现恢复功能。患者通过使用一定的辅助医疗器械进行恢复锻炼，某种程度上能够提升并恢复肢体运动能力，实现痊愈。下肢外骨骼康复机器人是一类能够使康复训练定量化、长效化、规范化的新型康复设备，这种设备可以提供一定的功能辅助，即下肢运动功能，促进患者受损神经功能重塑，量化评估康复过程并反馈康复进度。相比较传统治疗手段，下肢外骨骼康复机器人康复训练具有可长时间往复运动、力度灵活可控、控制精度高等特点，可促使康复训练模式由治疗师—患者单向灌输式转变为人机双向交互式。因此，外骨骼机器人非常适合用于康复训练，受到了市场及众多研究人员的关注。

三、肢体运动增强外骨骼机器人

肢体运动增强外骨骼机器人分为军用助力外骨骼机器人和截瘫助行外骨骼机器人。军用助力外骨骼机器人可以协助使用者负重，增强身体力量，提高运动能力，多应用于军事领域，如在战场上帮助士兵携带更多装备、增强他们的运动能力，从而减少他们的体力消耗，降低士兵的伤亡率。截瘫助行外骨骼机器人能够独立实现人类肢体的部分能力，协助使用者完成必需的生活行动，如代替轮椅帮助截瘫患者行走，使他们能够回归到正常的工作生活中。

（一）军用助力外骨骼机器人

我国在有源外骨骼领域的研究属于后来居上，目前已有部分研究团队开发出了功能完善的样机。我国设计制造的国产单兵外骨骼于 2015 年首次展现在大众面前；2019 年举行的"超能勇士-单兵外骨骼系统挑战赛"陈列展示了多家研究团队独立研发的外骨骼机器人。中国兵器工业集团第二〇二研究所等军工研究院进行了单兵外骨骼系统的研发，该机械外骨骼具有优良的辅助能力，能够背负 35kg 或搬运 50kg 的物体，且能在平地上以 4.5km/h 的额定速度行进 250 分钟，适用于侦察、巡逻等行动任务。

21 世纪初，美国筹备开设"增强人体机能的外骨骼"（EHPA）项目，推进军用助力外骨骼机器人研发和迭代。2013 年，美国哈佛大学设计研发的机器护甲（Exosuit），创新使用了柔性材料，使得外骨骼摆脱了刚性材料的约束，穿戴者能够更加自然地弯曲自己的下肢进行运动，这种管型材料护甲，总质量仅有 7.5kg，却能够使得穿戴者承受质量更大的载荷。美国特战司令部推动研制的战术突击轻甲（TALOS）则于 2018 年底组织完成，有 35 家厂商、实验室及学院参与研发，是全球首套钢铁人装原型，将人类"包入机器"中，使用钛合金制造。

除美国外，可穿戴军用外骨骼也是澳大利亚、法国、意大利、英国和荷兰等国的研发重点。澳大利亚研发的被动可穿戴式军用外骨骼配有两条从背包上的机械装置绕至身体两侧，并通过机械腿连至作战靴底部的简易鲍登线，它的作用是将人体承载的 2/3 的载荷直接转移至地面。法国"大力士"可穿戴式军用外骨骼装置是由一双机械腿、一对机械臂和背部支撑组织组成，它可以增加士兵的负重能力，其能携带 100kg 的物品，同时还可以 4km/h 的速度负重前行 20 千米。意大利研发了名为"V-盾"的人体脊柱外骨骼，该装置还配有电动调节的执行器，是可将士兵的肩部载荷转移到下肢的装置，以减少人体所受压力并增强潜在承载力。

（二）截瘫助行外骨骼机器人

经过数百万年的进化，人类形成了适于双足直立运动方式的肌肉骨骼结构和神经控制系统，以适应环境。然而，由种种意外造成的下肢运动功能障碍却让这些患者降低甚至失去了运动和生活的自理能力。如今如何帮助这些患者站起来是社会的一大问题，而在众多的工程技术方案中，助行外骨骼机器人是辅助截瘫患者重获运动能力的一种重要康复装备。

截瘫助行外骨骼机器人，如 Ekso、ReWalk 和 Indego 等，为可穿戴外骨骼机器人，用于日常生活辅助截瘫患者的日常行走。ReWalk 于 2015 年获得 FDA 认证，是最早获得 FDA 认证的个人版下肢助行外骨骼机器人，它能够辅助截瘫患者完成家庭或社区环境中的日常行动。ReWalk 在每个关节都有电机来驱动。此外，在下肢的机械装置上还配备了传感器来采集人体的相关信息，并将信息传输至位于后置背包中的计算机控制器里；这个装置采用外部支撑来维持身体平衡，并通过配备在上肢的控制器来控制其完成指定的动作。

2016 年已有公司发布了已通过 FDA 认证的下肢助行外骨骼机器人凤凰 X（Phoeni X），其是目前自重最轻的外骨骼机器人，其重量仅有 12.25kg。该机器人的下肢底部没有配备传感器，关节处没有配备制动装置。Phoeni X 采用模块化设计，主要分为五个可联动也可单独工作的部分，包括一个髋部模块、两个膝关节模块和两个足模块，可以单独使用，也可以连接在一起。电子科技大学自主研发的艾德（AIDER）外骨骼机器人有 10 个自由度，而且旋转副结构出现在每个自由度的设计里，所有自由度都加入轴承，用来减小载荷摩擦系数和支撑；AIDER 已经获得了国内首批市场监督管理局认证，能够帮助脊髓损伤截面在 $T_6 \sim L_1$、年龄为 15~75 岁的患者行走。

截瘫助行外骨骼机器人对于帮助数千万截瘫的残疾人重现运动的梦想具有深远的意义。虽然现有外骨骼的研究成果斐然，但助行外骨骼机器人仍然无法自如地辅助截瘫患者，在稳定性、功能性和舒适性等方面仍然具有局限性。为了突破截瘫助行外骨骼机器人的性能局限，外骨骼机器人的研究者应当从人体下肢的运动与平衡机理的研究成果中探寻拟人设计的依据，通过工程技术复现人体下肢的生物特性，这对于提升助行外骨骼机器人的性能具有重要的研究意义。

四、外骨骼机器人中的人机交互问题

（一）基于非脑电信号的人机交互

在外骨骼机器人的应用场景里，机器人与使用者构成一个人机交互系统，其中机械部件的磨损、传动，算法的时间复杂度，机械结构的设计，力的传动效率，都会影响到和力学传感器与控制器的速度和准确度，进而影响使用者与外骨骼机器人的交互体验。所以基于力的人机交互问题是外骨骼机器人研究过程中，不可规避的硬骨头。

目前，基于运动意图的人机交互主要应用于医疗领域，目的是帮助残障人士恢复行动能力，康复机器人与患者的信息交互主要集中于两个层面，一个是物理交互层面，另一个是认知交互层面。基于物理交互层面的意图识别主要采集患者与机器人交互过程的生物力学信息，并加以分析，最终判断患者意图。生物力学信息主要包含动力学信息和运动学信息两个方面，动力学信息指的是各关节的角度、关节力矩以及足底压力等来分析相关信息；运动学信息是指各关节的速度、加速度以及轨迹等运动过程相关信息。目前，一方面生物力学信号传感技术成熟稳定；另一方面力学传感器具有体积小、集成性强等优点，所以采集生物力学信号是在运动意图识别中应用较为广泛的方式。

戈德法布（Goldfarb）团队采用的信号源来自关节角度角速度、假肢与假肢接受腔之间的交互力和地面交互力，虽然该团队的算法实现了 100% 运动意图识别准确率，但是存在 500ms 的延时这一缺陷。而在实际控制过程中延时过长可能会造成患肢与机器人运动不匹配，导致患肢二次损伤。随后，哈格罗夫（Hargrove）团队基于 Goldfarb 团队的大腿动力假肢和集成在假肢上的生物力学传感器，首次研究了残疾人穿戴智能动力假肢的运动模态，依靠生物力学传感器和模式分类算法这两大工具，其意图识别达到了 93.9% 的平均识别率。生物力学信号具有稳定性好、重复度高等优点，但同时它相较于其他信号也有着明显的劣势。首先，生物力学信号存在一定的滞后性。在实际假肢使用中，机械间隙、穿戴不对称、机械结构设计等问题都可能成为生物力学信号的滞后性增加的因素，进而降低识别效果。其次，单纯基于生物力学信息不能获取直接的下肢行走意图，集成在系统上的生物力学信号反映了系统的运动信息，并不是直接分析解释了穿戴者本身的运动意图，因此，生物力学信号的应用在意图识别中存在着不可忽视的局限性。

（二）基于脑电肌电的人机交互

随着社会的进步和医疗水平的提高，我国的康复医学受到了前所未有的重视。并且康复医学的核心逐渐由"结构康复"转化为"功能康复"，即由原来的侧重提高健康水平、生存质量变为侧重运动功能的重建与恢复。康复的形式也渐渐用智能化的人机交互形式替代了以往的肢体重复训练方式，而通过对脑电和肌电的检测来进行对外骨骼的控制是一个很热门的研究方向。

表面肌电信号（suface EMG，sEMG）因为所蕴含的信息丰富，并且采集方法无创且比较成熟，已经广泛地应用在了外骨骼机器人的人机交互等领域。用表面肌电信号实现人机交互最重要的点是能否精准地识别人的运动意图。通过表面肌电信号对人体运动意图的识别，可以分为以下几个步骤：首先通过对动作模态的分析，选取人体下肢相关肌肉，利用贴在肌肉表面的电极贴片采集表面肌电信号并对其进行预处理；然后运用时域、频域或者时域与频域相结合的信号处理的方法提取已经采集到的表面肌电信号的特征；再利用提取出来的表面肌电信号的样本特征，建立相关的动作分类模型；最后，利用已建立的模型对新样本进行分类识别，识别后的结果单独或与其他信号融合后作为决策输入，控制外骨骼完成预期的动作。

脑机接口（brain-computer interface，BCI）是区别于传统、常规的信息输出通路的新型人机交互模式。脑电可分为自发脑电和诱发脑电两种。在人做出动作前后，大脑皮质上会产生一些与所做运动相关联的电位，这些电位被称为运动关联电位。运动关联电位的存在说明利用自发脑电作为信息源控制外骨骼机器人是可行的。而在与自发脑电相对的诱发脑电领域，清华大学等学校的研究团队已经实现了用 SSVEP 范式控制光标系统，甚至在假肢的控制上也取得了一定的成果。相关的成果也说明了利用诱发脑电作为信息源控制外骨骼机器人也是可行的。

2020 年，由休斯敦大学的尼昆杰·巴加特（Nikunj Bhagat）等牵头，联合得克萨斯州一些医学研究机构的研究人员开发出了一套结合了脑机接口和机械手臂的控制系统，该系统能够识别并对使用者的运动意图做出反应。该系统可以帮助采用传统脑卒中治疗方法已经没明显效果的患者进行脑卒中的治疗。参与研究的志愿者都因为脑卒中而活动受限，在试验中他们通过佩戴能够采集脑电信号的帽子来采集信号源，系统通过对信号源的分析来检测用户的意图。若能检测到用户的意图，则系统控制外骨骼辅助受试者的动作；若没有检测到意图，则外骨骼不会产生任何动作。

2021 年圣路易斯华盛顿大学医学院的研究团队设计了一种可以帮助因脑卒中而残疾的人通过使用自己的大脑来重新获得对手臂和手部功能的重要控制的设备。这款上肢康复系统被命名为 IpsiHand，这也是首款获得美国 FDA 批准的脑机接口设备。IpsiHand 系统包括一个可穿戴的机器人外骨骼，该外骨骼可套在患者的手和腕上，并根据患者的意念协助打开和闭合手。借助 BCI 技术对 IpsiHand 外骨骼进行意念控制，可以改善患者上肢运动功能，使患者的手腕、手臂更有目的性和有效地运动。

（陶　波）

第五节　医学机器人的机遇与挑战并存

医学机器人的应用可以帮助医学更快地完成教学、诊疗、康复及护理工作，系统性地减少临床并发症，甚至实现一些原本无法实现的治疗方案。医学机器人的机遇包括：①人工智能、临床大数据及微型传感器等新技术的发展，促进了机器人在医学健康领域的应用；②高性能计算硬件的升级和成本降低，促进了医学机器人的普及速度；③国家政策对医学工程新技术的支持，促进了医学机器人的底层技术突破；④人们对现代医学理念认知的进步，使医学机器人在临床得以广泛接受。目前，医学机器人迎来了巨大的机遇，即将发挥越来越大的作用。医学机器人产品能缓解因老龄化、人口增长、医疗成本上升而给医护人员带来的压力。

然而，医学机器人的发展也带来了诸多挑战：①与机器人配套的医学伦理、医学法规、医疗教育不成熟；②药监系统的审核过程和质量检测方案面临了诸多挑战；③医学机器人技术不成熟，机器人的操作时间长、自动化程度低、精准度差、可重复性差、成本价格贵等缺点依然存在。在保证医学机器人安全、有效的同时，医学机器人在临床的快速推广存在局限，也受到了影响。

因此，目前医学机器人的机遇与挑战并存。本节将详细阐述四种医学机器人所面临的机遇和挑战。

一、医学机器人的机遇

医学机器人的技术突破为现代医学的数字化升级奠定了基础。手术机器人、康复机器人、医疗服务机器人与外骨骼机器人是四个最重要的应用类别，下面将系统阐述医学机器人所面临的时代机遇。

（一）手术机器人的机遇

智能化、微创化、精准化是手术技术发展的必然趋势，手术机器人随着技术和医疗环境的发展迎来了机遇。目前的手术机器人可以分为手术教学机器人和手术操作机器人。

随着虚拟现实、混合现实技术的发展，手术教学机器人可以分析人体解剖结构和力学特性，根据图像建模、智能控制和传感应用，在手术培训的过程中进行模拟仿真。针对复杂的微创手术，可以在手术机器人上进行模拟仿真练习。手术教学机器人的发展将大大加速手术效果的整体提升和诊疗标准化落地。

人工智能技术和生物力学模拟也为手术操作机器人带来了机遇，能够智能仿真手术效果，通过临床大数据进行自动手术规划，实现手术操作机器人的智能化升级。自动手术规划有望为众多的基层医院进行专家经验的普及，整体提升手术设计的质量。力学感知技术的发展，也为模拟医生手感带来了突破。

狭窄空间操作机械臂技术的提升，使得微创手术或在可能的情况下转变为无创手术，这将给患者带来诸多好处，如减少术后疼痛和加快恢复等。在自然孔和单孔手术的机器人领域，胶囊和磁力驱动的机器人以及微机器人技术有了显著的突破，可以使用胶囊机器人和微型机器人进行磁驱动、传感和定位的工作。腹腔镜的机器人手臂有八轴，使它们能够执行与人类手臂相同的动作。

5G网络和虚拟现实技术的出现，正在扩大使用手术机器人进行远程治疗的可能性。5G网络能够即时传输海量超高分辨率医疗图像数据，而不影响控制信号，这使得远程手术更容易实现。人工智能技术的出现，可根据经验丰富的外科医生的技术数据模拟手术。同时，模式识别和自适应算法将得到改善，使医疗机器人具备更高水平的自主性。

除新技术外，政策环境、医疗意识和监管系统的提升，为手术机器人带来了结构性的应用机遇。随着达·芬奇机器人在全球的广泛应用，人们对手术机器人不再感到陌生，对机器人手术的临床疗效有了更加清晰的认知。针对手术机器人的操作和数据管理政策也越来越成熟。医疗保险、医疗收费的政策落地也对机器人的普及起到了决定性的作用。

（二）康复机器人的机遇

随着机器人技术、神经科学、康复科学的进步，康复机器人的临床应用迎来了发展的机遇。由于医生及患者对康复的意识逐渐加强，康复机器人在临床和康复环境中变得越发重要与普及。康复机器人可以通过学习患者病史，经过人工智能算法进行个体化康复方案的设计，能够针对患者病情，有效地延长患者康复训练时间、增加动作的重复次数、减少治疗师的工作强度，最终改善治疗效果。

新的辅助技术，如智能可穿戴设备，可以将患者的康复信息同步到康复机器人中，将治疗训练转移到家庭和工作环境中，协助患者进行日常的活动，康复机器人的发展可以缩短患者康复所必需的时间。研究表明，感知运动手臂治疗对脑卒中患者的康复进展有积极作用，康复机器人可以加快脑卒中康复的进度，帮助患者恢复手部的活动能力。

此外，随着人们文化水平和对生活质量要求的提高，患者越来越能接受康复机器人在临床的应用，康复机器人可以作为一种现代、有效和新颖的工具，提供可重复的运动学习经验，定量监测和适应患者的进展，并确保治疗计划的一致性。康复机器人在政策和法规逐渐规范的大背景下，有望为全世界残疾患者带来恢复健康的希望，也为卫生保健和社会支持系统节省开支。

（三）医疗服务机器人的机遇

随着人机交互技术、自然语言处理和语音识别技术的发展，医疗服务机器人的智能化升级简化了临床医护人员的日常工作，使得医学诊疗流程和服务更加流畅及标准化。医疗服务机器人可以跟踪库存并及时下单，帮助确保供应品、设备和药物被送到需要的地方。移动式清洁和消毒机器人使医院的房间能够快速消毒并为新入院的患者做好准备。医疗服务机器人通过在有病原体暴露风险的医院里运送物资，确保医疗工作者的安全。清洁和消毒机器人限制了病原体的暴露，同时有助于减少医院感染的发生，众多医疗机构已经在使用该类机器人。医疗服务机器人还可以帮助搬运重物，如移动病床或患者，从而减少医护人员的体力消耗。

随着患者文化程度和基础服务环境的提升，医疗服务机器人拥有更多可能的应用场景，涉及外科和假肢的复杂任务到检查血压的简单任务，以及涉及药物管理服务，或老年人和残疾人的家庭辅助生活的持续任务。医疗服务机器人的感知能力不断提高，更好地和患者进行交互，理解患者的诉求并及时帮忙解决。人们对医疗服务机器人的需求也逐渐增加，医疗服务机器人至少可以完成医院和长期老年护理中 20% 的护士工作，有望在医护中起到中流砥柱的作用。医疗服务机器人的加入可以帮助减缓不断上升的社会福利和医疗费用，并改善医疗保健专业人员的工作内容。此外，医疗服务机器人可以解除患者关于隐私的担忧，特别是在老年人中，医疗服务机器人的护理更加包容，可以提供更加标准化、重复性强的医疗服务。

（四）外骨骼机器人的机遇

人工智能、智能机器人和微型传感技术的出现，使得外骨骼机器人更轻、更便携。随着语音识别和自然语言处理技术的发展，外骨骼机器人的互动性明显更强。外骨骼机器人设计包含"按需协助"控制模式，机器人可以密切观察患者并决定何时提供纠正性输入。外骨骼机器人技术的发展，可以有效地整合生物信号，如肌电图或脑电图在外骨骼控制结构中的作用，为外骨骼机器人控制提供支持。沉浸式技术的新发展，如虚拟现实技术和增强现实技术，可以与康复外骨骼机器人一起使用，以实现多样化的训练可能性。

外骨骼机器人系统中连接真实和虚拟世界是一项具有挑战性的任务，但配备高保真虚拟或增强现实设备的外骨骼机器人可以为那些没有因脑卒中而出现视觉或认知障碍的患者提供独特的体验。此外，这种技术可以帮助减少许多脑卒中患者的社会隔离。在增强现实工具的帮助下，外骨骼机器人可以帮助患者运动及相互交流，就像在一个虚拟运动小组中一样。这种联系可以使康复成为患者日常生活中的愉快体验。硬件设备的普及，尤其是高性能处理器的普及，使得高昂成本不再是外骨骼机器人无法解决的问题。公共政策和商业保险业的发展，也促进了外骨骼医疗机器人市场的发展。

二、医学机器人面临的挑战

（一）手术机器人面临的挑战

手术机器人可以切实解决手术难题，缓解医疗资源紧缺、医患关系紧张等诸多问题，是未来临床医学应用发展的一个重要方向。但由于其涉及的应用场景具有危险性高、精度高等要求，目前的手术机器人技术发展所处阶段还远未达到真正的自动化机器人时代，在手术机器人技术成熟与进行大规模推广之前，众多挑战亟须解决。

微创操作、灵活度、三维影像成像、减少辐射等方面均是手术机器人的优势。微创手术需要确定相关的手术工具与耗材的精准定位，需要结合三维形态，未来通过CT、MRI等影像学检查的多模态混合影像来提供信息。但金属部件会对整体的成像产生伪影或加热效应的影像，因此解决相关问题使外科医生能够看到手术工具在体内的精确位置以及周围器官、血管和组织的形态，是一个重要的挑战。

手术机器人在临床应用中，存在较高的与医务工作者共同进行协作的要求，但目前临床使用的多种手术机器人的占地面积较大、机械臂伸展较长，会干扰相关的手术视野。同时，对于相关的机器人的消毒工作也是需要考虑的关键点。

伦理问题也是手术机器人未来需要解决的重要问题之一。由于机器人手术通过与医生合作完成，一旦发生医疗事故，相关的责任认定问题成为重点关注的临床问题。同时，相关的手术需要机器介入数据系统获取，数据泄露问题也成为重要的挑战。

同时，临床应用中机器人应当做到稳定，动作灵巧，动作精确。在某些关键位置，机器人变得难以控制，动作突然且不可预测。用于最佳路线规划的同心管机器人的仿真具有挑战性且计算成本很高。通过为同心管机器人提供实时路径规划来解决这个问题，使用现代高性能编程来确定机器人的最佳路径也是一大挑战。

随着人类监督的减少和机器人感知、决策和行动的增加，可能导致患者伤害的故障风险增加。网络安全和隐私也是需要考虑的主要问题。

（二）康复机器人面临的挑战

未来的康复机器人面临着许多严峻的挑战，其中最关键的是控制器的设计。需要确保整体设计使得机器人拥有流畅自然的运动模式，保证不会对使用者产生物理侵害而造成伦理影响。通过肌电图的信号模式到肌肉力量的转换，以及皮质控制等相关技术问题是未来的重要研究方向。除此之外，康复机器人还包含以下几个重要挑战需要解决。

（1）改善人机交互方式与体验，通过肢体动作、声音、语言等传递方式更加顺畅完成相关的交互过程，并应重点考虑老年人和残疾人的相关产品需求，激发患者的使用热情。

（2）康复机器人的学习能力、推理能力、解释能力、决策能力、场景分类能力、位置能力以及识别和区分个体的能力。

（3）情感计算包括机器人解读人类用户的情感和认知方面，使其行为适应用户和环境的特定状态，以及应该支持的理想的感官反馈机制。

（4）增加未来机器人的能力，包括灵活性、移动性、可运输性、处理能力、共情能力、代表用户执行某些任务的能力。

（5）研发新型康复机器人，如仿生学、远程康复机器人和纳米机器人，应专注于智能植入、神经接口和在线适应。

康复机器人在临床应用方面普遍存在人机界面设计并不能满足患者需求的问题。辅助和替代康复机器人的操作功能要求较高，需要考虑机器人与环境对接的问题。人机界面的设计决定了用户是否能够方便、有效地使用机器人，包括机器人是否能舒适地附着在人身上，是否轻便、便携、灵活，能否满足使用时间长度和活动范围，能否智能感知和理解用户的需求，调整至合适的工作模式等。

康复机器人的经济效益也是其开发和商业化过程中不可回避的问题。由于康复机器人的使用有限，从经济分析来看，机器人辅助训练比传统的训练方法具有明显的经济效益。康复机器人的运动训练不仅要考虑到运动处方的安全性，还要考虑到机器人自身的安全性。在现有康复机器人的临床研究中，有关安全性的评价很少。然而，大多数康复机器人都有强大的动力系统，当机器人失控时，后果不堪设想。对于临床工作者来说，如何评估机器人安全性无疑是一个巨大的挑战。

（三）医疗服务机器人面临的挑战

医疗服务机器人的主要功能是辅助各类医疗从业人员在特定的医疗场景中进行服务型工作，包括但不限于消杀、配药、样本采集、运输、导诊、健康监测、陪护。医疗服务机器人的优势在于可替代传统人力在特定场景下长时间重复工作，并支持追踪溯源，从而提升整体工作效率，例如，污染区的服务、消杀工作，高人群密度环境中的导诊工作，以及长距离的药品、耗材管理和运输工作等。尽管如此，当前医疗服务机器人在各大医院的普及率仍然相对较低，整体接受程度不高，该领域的发展仍面临诸多挑战。本节列举了医疗服务机器人在常见医疗应用场景中面临的挑战，从技术、成本等多个角度进行分析。

消毒杀菌是医疗服务机器人的应用之一。利用导航和传感器技术，消杀型医疗服务机器人能够在消杀规划区域内实现自动巡航，能减少该区域内的人力分配需求，降低污染传播概率。然而，消杀型医疗服务机器人的发展仍面临诸多挑战：消杀规划区域中可能存在机器人难以到达的盲区；常见的紫外线消杀机器人涉及安全问题，使用不当会对人体造成额外损害。

运输型医疗服务机器人的应用场景通常为具有复杂地形和人群密度分布的大型医院内部，因此，技术上面临的挑战在于适应复杂环境和提升运输效率。同时，为满足避障和导航需求所集成的各类传感器会极大地增加机器人的成本，有时甚至需要投入额外的人力成本对复杂环境中的医疗服务机器人进行监管。

交互型医疗服务机器人可应用于导诊、远程诊疗、陪护等场景，具有一定的社交属性。因此，此类型机器人需要具备较强的感知能力，能够高效地整合分析来自不同传感器的输入信号，并根据上下文信息为用户提供最合理的反馈。常见的传感器输入信号包括但不限于语音、文字、图像、视频、生理指标序列等。交互型医疗服务机器人对多模态信息的解析准确度和解析效率将直接影响用户体验和产品价值。

数据安全也是医疗服务机器人面临的挑战之一。几乎所有类型的医疗服务机器人都有可能对用户数据进行采集和存储。这些数据包括但不限于人脸图像、医学影像、声音、文字、地理信息、交互过程等。在缺少有效监管的情况下将面临用户数据泄露的风险。

（四）外骨骼机器人面临的挑战

近年来，外骨骼机器人行业进入了高速发展期，产品渗透到包括医疗、工业、消费、军事等多个领域。从功能角度进行分类，外骨骼机器人可分为康复型外骨骼机器人和增强型外骨骼机器人，其中增强型外骨骼机器人可帮助用户提升肌肉力量、减轻身体负荷，多用于工业及军事领域。康复型外骨骼机器人则主要面向医疗行业，用于辅助肢体行动障碍患者进行康复治疗和恢复训练，通过传感、动力输出、控制等技术可实现辅助行走，帮助用户提升肌肉功能、预防关节肌肉萎缩。然而，当前的康复型外骨骼机器人产品在技术、设计、应用等方面仍面临一系列挑战，需要在未来的产品迭代中进行改善和提升。

1. 设备轻量化的挑战 轻便的设备有助于使用者更好地控制平衡和携带，从而带来更好的用户体验。然而，减重往往会带来性能的损失和成本的提升，产品设计者需要找到相应的平衡点。

2. 设备个体化的挑战 造成肢体行动障碍的原因有很多，而不同用户之间的生理功能也存在较大差异。如何提升产品对不同应用场景和不同使用者的适应能力，将是康复型外骨骼机器人面临的巨大挑战。

3. 设备成本的挑战 目前，康复型外骨骼机器人的价格依然较高，很难广泛应用于预算较低的医院、康复中心和个体用户。

综上所述，医学机器人的机遇与挑战并存，人工智能技术、机器人技术与医疗相结合需要更加完善的质量监管体系和临床培训，但人工智能技术会逐渐成为影响医疗行业发展，提升医疗服务水平的重要因素。

（吕维加）

第十章 可穿戴医疗设备

第一节 可穿戴医疗设备概述

20 世纪 60 年代，美国麻省理工学院数学教授爱德华·索普（Edward Thorp）首次提出了可穿戴技术（wearable technology，WT）的概念，从此可穿戴设备（wearable device）逐渐走进人们的视野中。近年来，随着互联网、智能硬件的发展和大数据时代的到来，可穿戴技术在医疗保健、教育文化、社交网络和军事等领域得到快速发展。其中一些技术正以智能手表、智能手环、臂章和眼镜等配件的形式成为我们生活的一部分。可穿戴医疗设备是指能够直接佩戴于身上的便携式医疗或健康电子设备，在各类识别、传感、连接和云服务等交互和储存技术及软件的支持下可感知、记录、分析、调控、管理及维护健康状态，甚至治疗疾病。通过将机械功能与微电子学、计算能力在某种程度上智能集成在一起，可以很好地完成对患者症状与化验指标的即时监测、运动辅助、给药提醒等，从而实现人体生理病理信息多参数、实时、在线、精准、智能化检测与分析，有助于用户进行疾病自我诊断与自我监护。可穿戴医疗设备的应用遵循了以预防性（preventive）、预测性（predictive）、个体化（personalized）、参与性（participatory）为特征的"4P 医学模式"。

一、可穿戴医疗设备的主要特点与分类

1. 可穿戴医疗设备的主要特点　①可移动性、无线化；②交互性、智能化；③持续性、耐用性；④简单操作性、小型化；⑤可穿戴性、可植入化。

2. 可穿戴医疗设备的分类　按穿戴形式可分类如下：

（1）头部穿戴类：主要包括眼镜、头盔、头带、助听器、耳环、耳机和贴片类。其中谷歌眼镜是智能眼镜的代表产品，该眼镜具备了拍照、视频通话及全球定位系统（GPS）定位等功能，而虚拟现实、增强现实、混合现实技术的应用，使其在远程医疗、医学教育、计算机辅助手术导航等中得到很好的运用。

（2）四肢穿戴类：主要包括佩戴在手臂、腿和脚上的可穿戴医疗设备。上肢大多是智能手表、手环等配件，可以监控生理参数，如体温和心率，以及紫外线照射水平和日常活动。下肢大多是以鞋和袜子等形式出现，监测运动相关的参数，主要用于康复领域。

（3）躯干穿戴类：主要包括西装、腰带和内衣类医疗可穿戴设备。近年来材料技术及传感技术的快速发展使得电子产品的制造嵌入织物或布料中成为可能，产生各种生物医学应用。2009年，美国麻省理工学院媒体实验室研制的可接入互联网系统的服装标志着电子纺织新时代的到来。

二、可穿戴医疗设备相关核心技术

可穿戴技术为人体健康监测提供了许多安全有效的设备，而这些设备的运行与实现离不开各种可穿戴技术的应用，包括传感器技术、医疗芯片技术、无线通信技术、电池管理技术、显示技术及交互技术等。

（一）传感器技术

可穿戴设备正常工作的前提是对人体数据的有效感知，这些都依赖于各种类型的传感器。目前使用的传感器主要分为三类，包括运动感知类传感器、环境感知类传感器和生物感知类传感器。

1. 运动感知类传感器 主要用于感知用户的姿势、位置、运动等信息，被广泛应用于运动检测、导航及人机交互等方面。目前，可穿戴设备使用的运动感知类传感器主要包括加速度传感器、陀螺仪、电子罗盘传感器、大气压传感器等。

2. 环境感知类传感器 作用是收集和监测周围环境中的某些数据，并以此为用户的出行和活动提供指导，包括环境光传感器、氢离子浓度指数传感器、颗粒物传感器、气体传感器、气压传感器、温/湿度传感器等。基于此类传感器，完成环境监测、天气预报、健康提醒等功能。

3. 生物感知类传感器 主要用于检测人体各项体征数据，比如血糖、体温、心率、血压等，是其提供各类健康监测服务的基础，其主要应用场景是健康监测、病情预警等。

以下为医疗领域中最常用的几种传感器：①皮肤表面电极传感器，可用于监测贴于皮肤电极片表面的生物电信号，常见的有心电图、脑电图和肌电图。②温度传感器，可用于检测皮肤表面温度。③光电容积脉搏波描记传感器，可用于检测选定皮肤区域的血容量变化，其基本原理为皮肤在接受传感器发射的红外光波过程中，皮肤深部血流量的差异引起红外线被不同程度吸收。这种差异与光波的吸收具有特定的数学关系，因此其可被用来间接反映皮肤血流量的变化规律，常用的设备有指尖脉搏氧浓度测量仪等。④皮肤电流测量传感器，通常用于反映皮肤表面湿度。

可穿戴医疗传感器作为可穿戴医疗设备的核心技术之一，其在特定使用情景具有一定要求。可穿戴医疗设备的传感器应尽可能是无创的，且具有无痛测量、一定程度的持久耐磨及良好的佩戴舒适度等优点。与此同时，其一定程度的抗感染能力、易清洁程度也是重要考量点。近年来科研工作者也在设备柔性、检测灵敏度等各方面取得了较好的研究成果。科研工作者正努力将传感器从传统完全固定的中大型医疗设备中转移至便携式系统，再向可穿戴设备转移。近年来，传感材料正由半导体材料向纳米材料、柔性材料及智能材料过渡，传感技术也逐步向微型化和高度智能化的微机电系统技术发展。其为人体内外环境监测与预警，高度便利的人机交互操作等领域提供良好的技术支持。

（二）医疗芯片技术

芯片是计算机的心脏，也是可穿戴设备的核心器件。可穿戴设备使用的芯片主要包括中央处理器（CPU）和数字信号处理（DSP）芯片两类。CPU 是相对通用的业务处理芯片，兼容性好。而 DSP 芯片是能够实现数字信号处理技术的芯片，强大的数据处理能力和高运行速度是 DSP 芯片的两大特色。可穿戴医疗芯片主要用于采集及处理关键生理信号，以此获得相应的生理信息，实时监控使用者的健康状况，实现对突发病症进行及时救治、预防重大疾病，从而降低病死率。可穿戴医疗芯片需要满足低功耗、小体积、低截止频率、高抗干扰能力的要求。越来越多的功能单元将集成于一块芯片之上，共同实现生理信号的采集、处理，以及疾病的预防、救治。

（三）无线通信技术

可穿戴医疗设备通信组件需为传感器与设备之间、设备与远程医疗服务器之间提供交互连接。因此，其不但需具备可穿戴医疗设备的自由性和灵活性，且需满足组网方便、功耗低、辐射低、抗干扰能力强、安全性高等要求。目前可穿戴设备使用比较多的无线通信技术有蓝牙技术、近场通信（near field communication，NFC）技术、无线保真（wireless fidelity，Wi-Fi）技术、ZigBee（蜂舞协议）技术等。不同穿戴医疗设备上可能同时配备上述多种无线传输技术，设备会根据环境自动识别、选择最佳的无线传输方案进行工作。

1. 蓝牙技术 蓝牙标准采用跳频和扩频技术，能够很好地抑制码间干扰，提高通信质量，保持通话的安全性。蓝牙标准可分别支持 1m、10m 和 100m 共 3 种不同距离的通信能力，提供高达 1 兆/秒的通信速率。其优点是可进行点对点串行通信方式，适合低功耗私有局域网的组件。目前已被广泛用于智能手表、手环、医疗保健、健身等可穿戴设备中。

2. NFC 技术 是一种可实现与兼容设备之间自动且快速通信和数据交换的高频无线通信技

术。与蓝牙技术相比，NFC 技术可提供更高的连接速率，高度的加密方式，NFC 技术目前已应用于移动支付、门禁等诸多领域功能。

3. Wi-Fi 技术　是基于 IEEE 802.11 协议的无线网络传输方式。Wi-Fi 具有覆盖面广、传输速率快、传输带宽高等优点，相对于蓝牙及 NFC 技术，Wi-Fi 技术的功耗相对较高。

4. ZigBee 技术　是一种短距离，低能耗的近距离无线通信技术，由多个无线数据传输模块构成。对比 Wi-Fi 及蓝牙技术，ZigBee 技术的传输速率较慢，但其可靠性更高且成本更低。此外，ZigBee 技术最大的优点在于组网很方便，且能形成较大的网络规模，便于多个网络节点的管理，是目前应用于人体生理参数监测的医疗保健领域的主流技术。

（四）电源管理技术

随着可穿戴设备功能增加、数据交互增多，加之需要长期追踪用户数据的特性，设备的功耗也必然增大，对电池性能的要求也会更高。受体积和电池续航能力的限制，电池技术是制约可穿戴式医疗设备发展的关键技术，当前主流的可穿戴设备电池有两种：一种是高密度、高容量的一次性锂电池；另一种是可充电电池。新型电池技术包括无线充电方式、太阳能能量采集充电等多种混合电池技术，可为可穿戴医疗设备提供更加优异的电池续航能力。

（五）显示技术

可穿戴医疗设备显示屏需要具有可弯曲、透明、轻薄等特性，因此，柔性显示技术、透明显示技术及虚拟现实及混合现实技术逐渐成为可穿戴设备研究的关键技术。①柔性显示技术主要包括电子纸技术和有机发光二极管技术。②透明显示技术能让用户看到电子屏幕后方的事物，支持三维显示，已经在一些可穿戴设备中得到应用，如谷歌眼镜的镜片。③虚拟现实及混合现实技术是一种可以创建和体验虚拟世界的计算机仿真系统，它利用计算机生成一种模拟环境，是一种多源信息融合的、交互式的三维动态视景和实体行为的系统仿真，使用户沉浸到该环境中。其最突出的特点是仿真图像不再局限于传统的显示屏幕中。

（六）交互技术

通过触摸显示屏进行人机交互是当前大部分智能硬件采用的交互方式。除此之外，还有语音、姿势、眼动等新的交互技术。语音交互的实现主要依赖于语音识别技术，随着语音识别技术的日趋成熟，其在可穿戴设备及其他智能硬件中的使用也会越来越广泛。姿势交互是通过采集人体不同部位的姿势，利用计算机图形学相关技术，转化为计算机指令，以达到交互的目的，目前使用的主要是手势交互。

眼动交互则是依靠计算机识别、红外检测或者无线传感器等方式，实现设备的控制和交互。不同于手机、平板，可穿戴设备能够提供的屏幕面积有限。因此，语音交互、姿势交互和眼动交互等不局限于屏幕的交互方式将会在可穿戴设备中有更多的应用。

三、可穿戴设备的现有问题与展望

（一）可穿戴设备的现有问题

可穿戴医疗设备的发展，增加了医疗保健的普及性，提高了护理质量，从一定程度上缓解了我国医疗资源紧张、家庭医生短缺的现状，促进了我国医疗事业的发展。但目前可穿戴医疗设备产业的发展仍然处于"热度有余，深度不够"的阶段。主要集中在以下五个方面。

1. 数据的精准性　目前可穿戴设备的监测指标仍处于初级阶段，数据的精准性较差，需收集超出体温、呼吸、心率和心律等的更复杂且与临床相关的健康数据。

2. 个人隐私安全保护　可穿戴设备可以通过传感技术收集用户的各类信息，如健康信息、地理位置、生活习惯等，这些数据信息格式多样、规模巨大、流动环节较多且监管方面不足均导致发生泄露及篡改的风险。如何保证其测量的数据安全性及提高公众的信任度是亟待解决的问题。

3. 功能较单一　目前可穿戴设备的兼容性较差，功能主要集中在健康监测层面，临床治疗方面进展仍较慢，且有效融合多功能的可穿戴医疗设备较少。

4. 缺乏行业标准　各种医用软件借用软件行业的标准，缺乏针对性的新标准来加以规范。

5. 技术需改进　从关键技术来说，传感器敏感性不高、电池续航能力较差、数据采集处理效率较低、人机交互界面不稳定及大数据健康云端构建不完善等需要进一步改进。

（二）可穿戴设备的展望

尽管目前可穿戴设备在应用中存在很多问题，但是随着我国人口老龄化趋势不断加剧，人们对健康生活的向往与当代医疗资源的紧缺之间的矛盾加剧，可穿戴设备无疑会迎来新的发展时代。笔者认为，未来发展趋势主要集中在以下几点。

（1）加强对可穿戴设备产业的监管，制定具体的安全法则，保护用户的个人隐私数据信息安全。

（2）以医疗为主体，制定统一的数据分类、评价体系、行业标准和国际标准。

（3）研发低耗高集成的传感器技术、高性能高续航的电池技术、高处理效率的医用芯片技术和人机交互技术，提高信息的精准性、信息的处理速度、延长电池的续航时间及改善用户体验。

（4）结合大数据、云计算、物联网构建健康云端，发展完整的医疗生态系统，充分发展、分析、利用医疗健康大数据，扩大可穿戴设备在远程医疗、预防医学、流行病学等领域的运用。

（5）与养老服务结合构建智能养老社区，提供高质量、高效率的医疗养老服务。

随着科学技术的发展及人们健康意识的提高，可穿戴设备必然能够在医疗健康领域发挥其更大的作用，并更好地融入到人们的日常生活中。

（赵文志）

第二节　可穿戴设备在健康监测方面的应用

《"健康中国2030"规划纲要》中提到健康是促进人全面发展的必然要求，是经济社会发展的基础条件，是民族昌盛和国家富强的重要标志，也是人民群众的共同追求。但目前存在医疗资源相对紧缺、监测等待时间长且费用高、监测连续性较差等问题，导致个人健康状况管理难度加大，人民群众不断增长的医疗资源需求和有限的医院医疗资源矛盾突出，社会经济负担增加。

随着"互联网+"、人工智能等概念及技术的普及，高效的个人健康管理即将实现。目前医疗终端设备正朝着可穿戴化的方向发展，可穿戴设备以其便捷性、无感体验、不用进入医院等特点，成为健康监测方面的主流技术。所以，实现《"健康中国2030"规划纲要》，不仅需要提升医疗水平，更需实现个人健康的数据化管理，以充分调动及利用医疗资源。应用大数据技术，开发出统计全面、简易操作、符合需求、便携智能、可穿戴的健康监测设备，是目前我们面临的机遇和挑战。

一、应 用 分 类

目前国内外应用于健康监测的可穿戴设备，按穿戴形式主要分为六类：手机健康软件类、智能手环或手表类、智能头盔类、智能眼镜类、智能服饰类和智能饰品类。按应用现状又可将其分为两大类型：主流健康监测可穿戴设备和非主流健康监测可穿戴设备。主流健康监测可穿戴设备涵盖手机健康软件类、智能手环或手表类；非主流健康监测可穿戴设备涵盖智能头盔类、智能眼镜类、智能服饰类和智能饰品类。

国内外常见健康监测可穿戴设备，在健康监测指标方面无较大区别，对健康指标的监测多数具有针对性而缺少全面性。国外健康监测可穿戴设备多数具有数据分析功能，而国内相应数据分析功能较少，在实际应用中缺少专业的健康指导。在穿戴形式上国内受限于技术、价格、使用习惯等多方面因素，手环（表）占据了绝大部分市场份额，其他类型产品的市场规模较小。对此，有业内人士表示，相关企业应在丰富现有可穿戴健康监测设备功能的同时，依托第五代无线网络技术（5G）、大数据、物联网等不断突破创新、拓宽"赛道"，推动智能服饰、辅助医疗器具等可穿戴健康监测设备的研发，为其发展创造更多的机遇和更大的空间。相比而言，国外穿戴形式较国内更加多样化。

二、应用现状

目前，健康监测可穿戴设备的应用，旨在预防疾病和维护健康。将来可穿戴设备会进一步丰富人们的生活体验、拓展感官感知、强化与环境的交互能力。

1. 身体活动监测 使用可穿戴设备跟踪身体活动，已成为帮助人们评估活动强度的流行方法。长时间的久坐行为与许多不利的健康结果有关。比如，为了调查可穿戴设备是否可以改变学生的姿势，并对他们的健康产生积极影响，弗兰克（Frank）等在 2017 年设计了基于可穿戴设备的系统来监测学生的活动。坐下 20 分钟后，振动提醒会通过可穿戴设备发送。结果表明，该策略在改变学生行为方面是有效的，尽管这种改变对健康的影响尚无定论。

2. 体重控制监测 健康消费者越来越有兴趣使用可穿戴设备，尤其是用可穿戴设备来跟踪体重控制活动和结果。如杜利（Dooley）等在 2017 年的一项研究比较并验证了用于测量运动强度的三种主要消费设备，该项目招募了 62 名年龄在 18～38 岁的参与者，并使用三种设备测量了他们的心率和能量消耗。该研究表明，与黄金标准相比，所有设备都存在大量错误。这项研究表明，这些设备可能有助于刺激人们增加活动，但它们作为跟踪和结果测量方法存在局限性。

3. 运动健康监测 可穿戴设备可以帮助运动员或教练系统地管理运动训练和比赛。斯坦尼斯瓦夫（Skazalski）等在 2018 年使用市售的可穿戴设备作为一种有效且可靠的方法，来监测精英排球运动员的跳跃负荷。这项研究的结果表明，可穿戴设备显示出色的跳跃高度监测能力。可穿戴设备可以监测功能性运动、工作负荷、心率等，因此它们可能会更广泛地应用于运动医学，以最大限度地提高性能并最大限度地减少运动伤害。

4. 精神状态监测 开发可穿戴设备的算法来监测精神状态是一个相对较新的领域。压力监测是此类系统最常见的应用。如为了监测儿童的压力模式，韩国学者在 2017 年提出了一个使用可穿戴设备和基于机器学习的技术的框架。可穿戴设备收集音频和心率信号以进行压力监测。该框架有可能用于通过压力模式远程监控儿童安全。

5. 跌倒监测和预防 可穿戴设备可用于解决与监测老龄化人口不利健康状况相关的一些挑战，应用可穿戴设备进行跌倒监测已经取得了相当不错的效果。每年有 30%～60% 的老年人跌倒，其中 10%～20% 的老年人导致受伤、住院或死亡。对于美国的老年人来说，每次跌倒需要住院 4～12 天。冈萨雷斯（González）等在 2015 年的研究开发了一种识别步行和活动的解决方案。该研究应用遗传算法和两个三轴加速度计手环，来监测可能导致破坏性事件（如跌倒和癫痫发作）的步行模式。有学者在 2017 年提出了一种使用无线加速度计和分类算法监测不同阶段跌倒的方法。他们的评估结果显示，跌倒前和撞击后监测的准确率分别为 86% 和 91%。

6. 睡眠监测 准确地监测睡眠，对于更好地理解和评价睡眠在健康及疾病中的作用至关重要。如扎姆博蒂（Zambotti）在 2019 年的研究显示，睡眠脑电图是评估睡眠的金标准方法。作为多导睡眠监测（polysomnography, PSG）评估的一部分，一些额外的生理信号（如心电图、呼吸、腿部运动、鼻压、氧饱和度降低和体位）被常规评估，并帮助描述睡眠的复杂性和潜在存在的睡眠障碍。活动记录仪设备（主要是腕带设备）依靠加速计来测量活动模式（运动），并估计睡眠/清醒状态，设置一个简单的假设，即运动意味着清醒，无运动意味着睡眠。由于其尺寸小、舒适和防水性能，活动记录仪被设计为可佩戴设备，同时适合在非实验室设置下长时间使用。由于数据存储的局限性，大多数使用活动记录仪的文献都是基于 1 分钟分辨率的数据收集。

三、应用前景

（一）趋势

1. 医疗行业　根据当前的市场需求及行业发展，对于可穿戴设备的研发公司与科研人员来说，找准"医疗"这一突破口至关重要。在找准突破口后才能对产品与人们群体进行精准定位，进而提高采集数据的精准性。应从智能纺织、传感器、芯片、电池、语音交互技术、虚拟现实技术、算法、云服务等整个产业链来考虑，主攻某个关键环节，以获得技术优势。可穿戴设备会朝着微型化、便捷化、智能化的方向继续发展，与云计算、大数据、物联网等前沿科技相结合。同时会成为采集、整合、分析健康数据的重要载体，从而实现健康医疗信息私人定制模式，通过对人们健康指标的长期动态监测，起到防范相关疾病的目的。未来的可穿戴健康监测设备可从目前"一个系统对应一个结果"的模式升级为"一个系统对应多个结果"的模式。这样，通过一个结果便可实现对多个指标的监测，如血压、温度、心率等，更方便人们对健康的管理。

2. 康复机器人　可穿戴技术与机器人技术实现有机结合的"康复机器人"，将成为健康监测可穿戴设备应用发展的方向与必然趋势。

（1）"康复机器人"是基于仿生学和人体工程学的设计，是一种辅助人体完成肢体动作，实现助残行走、康复治疗、负重行走、减轻劳动强度等功能的医用机器人，主要用于老年群体、残疾群体和术后康复群体。在康复治疗过程中引入机器人能够提升康复训练效率、减轻治疗师工作负担，有助于实现康复治疗过程标准化，促进患者持续完成既定康复训练计划，有效解决康复服务资源严重不足的问题。

（2）康复机器人作为以人体，尤其是以病患个体为作用对象，辅助或替代医生执行患肢康复训练为目的的机器人系统，不同于传统工业机器人，在实现基本功能的条件下，其设计和控制须充分考虑人体安全性、临床操作的可行性、系统功效性、患者可接受性及患者主动参与性等因素。

（3）它包括外骨骼机器人、上下肢康复机器人和移动式机器人。其中，外骨骼机器人是康复机器人的发展趋势，也是国内的创新研发热门领域。据测算，未来这一市场将达到千亿级容量。

（二）优势

1. 降低疾病发生率　大多数的人由于长期久坐不动、缺乏运动、生活作息不规律，处于亚健康状态。现有可穿戴健康监测设备，可以监测多项数据并与互联网连接，将监测数据导入移动手机等电子设备，从而进行个人健康管理，早发现、早干预，从而降低疾病发生率。

2. 使用便捷，价格低廉　与社区医疗机构或体检中心、大型医院等所配备的大型健康监测设备相比，可穿戴健康监测设备的功能集成度更高、体积更小、费用更低且使用更便捷，便于被人们所接受，将广泛应用于各项健康指标监测，以预防疾病和科学指导体育锻炼。

3. 节省医疗资源　慢性病患者、孕妇等需要长期监测和管理大量数据指标，我国医疗资源短缺，无法完全满足其医疗需求。因此应用可穿戴健康监测设备，进行相关健康指标的实时监测，可以获取更加全面的个人健康信息，同时减少医疗资源浪费以及降低健康体检时间和成本。

四、应用挑战

（一）交互性

在交互操作性方面还需要进一步的工作。例如，5G 使我们能够同时将多部医院设备连接到网络，并在家中实现远程访问。如澳大利亚联邦科学与工业研究组织开发了一个名为"无墙医院"的项目，旨在为某些诊断类别的患者提供持续监测。使用的关键技术是微型、可穿戴、低功率无线电，可以将生命体征和活动信息传输到家用计算机，数据通过电话线和互联网发送给适当的医疗专业人员。

（二）大数据

集成来自可穿戴传感器的多模态和多尺度大健康数据是一个巨大的挑战，因为需要处理异构数据以生成用于临床诊断和治疗的统一且有意义的结论。伴随着大量嘈杂、无关和冗余信息的健康数据，也会在临床决策支持系统中给出虚假信号。可穿戴设备可能会收集非常大量的个人数据，因为它们能够以高频率连续记录数据，并且可能会大量使用。采集到的数据满足大数据的四"V"特征（容量、多样性、真实性、速度），适合大数据领域。由于可穿戴设备可以在大量人群中收集高度个性化的数据，所收集的信息不仅可以用于改进个性化干预，还可以用于人群模式发现。

（三）人工智能

未来更多人工智能技术将应用这些数据，这对于研究人员来说既是挑战也是机遇。智能手机和可穿戴传感器技术的可用性，正在导致受试者数据的快速积累，而机器学习正在成为一种将这些数据映射到临床预测的技术。例如，癫痫发作预测可以增加独立性并允许对癫痫患者进行预防性治疗。科尔·克米科（Kiral Kornek）及其同事在2018年提出了癫痫预测系统的概念验证，该系统将准确地、全自动地针对特定患者，并可根据患者需求进行调整，并训练了一个深度学习分类器来区分发作前和发作间信号。这项研究表明，深度学习与神经形态硬件相结合，可以为可穿戴癫痫发作警告设备提供基础，该设备具有低功耗和可靠的长期性能。

（四）物联网

随着物联网技术的发展，万物互联的概念深入人心，可穿戴设备在日常生活中的应用场景也不断扩宽，成为人们融入智慧生活的重要入口和应用终端。如过去一套自动化流程的起点需要人们主动触发，而在可穿戴设备和物联网技术的支持下，人们可通过"意念"来完成。通过对人们睡眠情况、动作感应、位置以及时间等进行综合分析，可穿戴设备就能准确判断人们是否已经起床，进而依托物联网对家中一系列设备发出指令，实现无感操作。随着互联网、移动设备和云计算的显著增长，可穿戴物联网已成为研究和应用的新兴主题。

（五）存在问题

1. 隐私道德　尽管可穿戴设备技术的进步，为测量和模拟个人在自然环境中的体验提供了令人兴奋的机会，但它们也带来了新的伦理问题。如可穿戴技术被动收集参与者的运动、身体活动、睡眠和生理反应的客观测量值；具有全球定位系统（global positioning system，GPS）功能可穿戴设备，收集有关参与者花费时间的精确信息等。一项研究讨论了该问题：以使用居住在芝加哥地区的低收入、主要是种族/少数民族青年的样本来衡量情绪、陪伴和健康风险行为。虽然罗伊鼓励研究人员接受技术创新，但也强调了在此过程中需要充分考虑道德问题。

2. 数据监测　可穿戴健康监测设备在监测身体活动量方面，多数仅能记录部分健康数据，尚未实现对脉象、舌诊等反映个人整体健康情况的中医学监测指标的有效测量，无法全面准确分析个人健康情况。多数可穿戴健康监测设备不能整合特定周期内数据，无法对所监测数据进行分析，从而提供身体健康报告及建议。此外，尚存在监测数据不准确、不充分及缺乏信息安全保障、部分功能被夸大等问题。如智能手环（表）监测步数、睡眠时长、睡眠效率等仍存在误差。

3. 用户体验　可穿戴健康监测设备大多采用的材料为橡胶，样式较单一、价格较昂贵、美观欠缺。由于设备中测定数据名称过于专业化，人们只能获取监测数据而不能将监测数据与具体身体情况相联系；缺乏健康报告、家庭医生一对一数据分析等服务功能，无法实现准确健康状态评估，更无法保障用户隐私数据安全。

（江　燕）

第三节 可穿戴医疗设备在疾病治疗方面的应用

近年来，可穿戴设备技术随着科学技术的进步和创新，得到了有效的发展和提升。同时，伴随着移动互联网和大数据的高速发展，医疗行业也飞速发展，促进了可穿戴医疗设备的发展及应用。该类设备在健康监测、疾病治疗方案调整、生活方式管理、辅助理疗等方面都发挥着重要的作用。

一、在糖尿病治疗方面的应用

糖尿病是常见的慢性病，根据国际糖尿病联合会的数据，2019年全球有9%的人群罹患糖尿病，到2030年全球糖尿病患病人数将增至5.52亿，而到2040年将增至6.42亿，糖尿病影响着全球人民的生活。

目前临床上糖尿病的经典治疗方法为口服降糖药物和胰岛素注射，单独皮下注射胰岛素或将胰岛素与口服降糖药物联合使用是常用的降糖治疗方案。但传统的皮下注射胰岛素的方法需要患者长期在不同的皮下部位注射药物，且需要反复采手指末梢血或静脉血监测血糖水平，根据血糖水平调整胰岛素用量，在一定程度上给患者带来不便，也影响患者使用胰岛素降糖治疗的效果和依从性。近年来，胰岛素泵因其便携、创伤小、能根据自动感知血糖水平调整胰岛素使用剂量等独特优点，在糖尿病管理中的应用备受关注。

较早出现的胰岛素泵是通过内部集成传感器，根据身体的需求持续向患者皮下输注胰岛素，可有效控制体内葡萄糖水平，但其给药过程会对身体造成创伤，甚至引起细菌感染。微针贴片是一种可穿戴设备，与传统胰岛素泵效果相当，但其尺寸更小，对患者的皮肤几乎不会产生创伤，其通过内部集成传感器监测糖尿病患者体内的葡萄糖水平，并通过反馈系统自动调节药物的释放量，可以进行精准的给药治疗。微针贴片附着在皮肤上，通过直接接触进行胰岛素输送，克服了传统胰岛素泵长输液管的不适，并避免了随后的扭结和管断开风险。胰岛素贴片每次输注可提供高达200U的剂量，持续时间长达数天。

二、在脑卒中患者康复治疗方面的应用

运动康复训练对脑卒中后运动恢复至关重要，传统的运动方式缺乏监测和评级体系，不便于对患者进行管理。可穿戴设备可以收集和记录脑卒中患者肢体活动位置，监测患者的日常生活并进行步态分析，甚至可以识别到脑卒中后偏瘫患者的代偿性运动，可以更加直观快速地掌握患者的运动以及生理变化的情况，有助于为患者制订和实施更具安全性的和针对性的康复训练，有助于促进患者预后的改善。

基于可穿戴设备的脑卒中相关生理参数实时监测技术，结合集成到物联网中并结合电子健康记录和机器学习算法建立脑卒中风险预测系统的趋势，还可以防止脑卒中造成的死亡和残疾。便于对脑卒中风险进行分层和管理，以减少由此造成的社会负担和经济负担。

（一）手功能康复训练

手部动作比较精细，对传感器的精准度要求更高。可穿戴设备能够使手功能的康复治疗方法丰富化和精准化，从而显著提升患者自主康复的可能性。如为实现手掌伸展设计的外骨骼机器人可以辅助手指伸展，张开手掌，模拟康复效果；使用可穿戴手套设备可以精确评估患者手部关节的活动度，使患者完整手部姿势得到重建，并及时记录和反馈其康复效果。如通过每个动作连接加速度传感器、角速度通道和磁传感器等不同类型的设备到生物反馈系统，可以感知前臂的前后运动、手腕的折叠/展开和左右移动以及手指的弯曲和伸直，手指弯曲传感器还可以读取手指弯曲的程度等。所有传感器的数据由微控制器收集和传输。为了能产生足够的扭矩完成各项活动，给患者提供舒适的佩戴效果，有研究者还考虑到了人手掌和手指大小区别，设计出了可因个体情况

调节大小的可穿戴外骨骼，更提高了患者的依从性。

（二）上肢康复训练

脑卒中患者可能出现上肢功能障碍，因此可导致其在独立进行日常生活活动方面遇到困难。此类患者的康复需要患者基于兴趣和注意力调动其积极参与。鼓励上肢使用和加强康复训练是优化脑卒中后上肢康复的两个重要目标。基于无线传感器网络惯性测量单元的可穿戴设备在脑卒中康复的实时运动监测和功能结果评估等方面有着广泛的应用。来自可穿戴传感器的反馈可能会促进实现这些目标的实践行为。可穿戴设备能够准确记录患者患侧上肢的使用情况，同时对比患侧与健侧使用情况为患者提供实时反馈，根据不同动作频率，为患者日常训练和生活活动提供更为合适的指导建议。

（三）下肢康复训练

脑卒中患者可能出现下肢功能障碍，甚至偏瘫，可穿戴设备（如机器人装置、功能性电刺激装置等）应用于髋关节、膝关节及小腿、踝关节等下肢运动的评估和训练当中，结合治疗师建议，使用者自主选择训练项目，根据功能恢复情况及时调整训练的强度及训练的持续时间。步态校正是下肢康复训练的重要组成部分，脑卒中后偏瘫会影响脑卒中患者的步态和平衡。穿戴式足底压力测试技术能够连续记录患者运动状态下的足底压力，提示患者步行节奏和步态的对称性，有助于改善患者步行速度、步行时间和步态。

（四）日常生活活动

客观、准确地识别日常生活中的体力活动是评估各种脑卒中后康复治疗和干预效果的一个重要方面。对患者的日常生活活动能力进行监测目前主要有两种办法：一种是将不同功能的传感器放置于智能环境中，根据患者的日常生活环境，对其日常生活的活动能力进行监测。另一种是在患者身上放置可穿戴设备并根据患者的肢体活动情况监测其日常生活活动能力，可穿戴式身体活动监视器提供了监测自由生活中活动的手段，三个应用较为广泛的穿戴位置是手腕、腰部和脚踝，可穿戴设备用于识别患者的相关活动（坐、站和走），这可能有助于客观了解日常活动的结构和模式，对患者制订具有针对性的运动指导方案。

三、在骨科方面的应用

（一）在骨科退行性病变的预防与治疗中的应用

可穿戴设备在骨科退行性疾病治疗中也有一定作用。退行性疾病是一种慢性病，随着年龄的增长，如果不注意保护，容易反复发作，容易出现骨赘、椎间盘突出等症状。如果早期通过各种手段帮助改善不良的姿势，增加活动度，可以有效缓解病情，防止病情加重。传统的运动疗法虽已证实有效，但许多患者由于身体原因依从性可能较差。可穿戴设备可以通过人机交互而对患者进行监测并鼓励，有利于提高患者的依从性和主观能动性。

可穿戴设备通过姿势监测来提示患者，如在颈椎部位放置的颈环，可以捕捉佩戴者的位置和角度，确定颈椎的姿势和活动。然后可以通过数据模型等对姿势进行分析，出现异常及时反馈到佩戴者的手机终端并通过震动、响铃等方式提示佩戴者修正姿势并适当进行颈部运动。同时，其捕捉的信息还可以为颈椎疾病的预防和治疗提供技术基础。身体其他活动功能较强的关节如膝关节、髋关节等的康复训练设备也大多是依据相同或相似原理而设计的。

（二）在骨科手术中的应用

骨科手术术后除需要常规监测生命体征外，还往往要求患者进行关节活动训练，以防关节粘连导致功能受限。传统的术后监护大多应用心电监护装置，但其使用的空间局限性和繁多的导线等不利于患者早期的下床活动，同时可能影响患者的术后情绪。骨科手术方式的改善和技术的提高缩短了住院周期，但也增加了患者的院外康复时间。目前可穿戴设备的传感器体积小，便于携带和操作，可以为患者的术后康复提供活动条件。可穿戴设备可以测量并记录多关节、多方向、多角度的关节活动，并且在系统上可以直观地观察到各个测量部位的运动情况和精确数据，便于监测训练情况，对锻炼程度及有效性同时实现整体把握和细节监测。

（三）在脊髓损伤后康复中的应用

脊髓损伤可使患者丧失站立、行走等基本生活能力，也会对其产生心理影响，因此脊髓损伤患者早期损伤后的康复尤其重要。传统康复治疗设备体积庞大，且功能固定，不便于实时针对患者个体情况进行训练。

可穿戴机器人步行训练设备可以通过髋关节制动器支持髋关节屈伸交替运动来辅助行走，内置在髋部执行器中的角度和扭矩传感器可监控髋部角度并协助产生扭矩。由执行器施加的髋关节辅助扭矩通过调整到接近正常行走的算法实时计算反馈信息，可对行走过程中的左右对称性和髋关节运动进行监测和校正。其结构简单且重量较轻，可由单个物理治疗师处理。

与包括刚性机构在内的传统机器人相比，具有顺应特性的机器人可以在被动弹性元件中储存和释放能量，同时最大限度地减少冲击引起的反作用力，从而提高人机交互的安全性。机器人辅助步态训练对脊髓损伤患者的康复训练可有效改善其身体功能，使站立、行走等日常活动成为可能。

除此之外，可穿戴机器人还可向终端传递步态信息，便于修正患者步态和改善其功能障碍。脊髓损伤更严重者四肢均无法进行正常活动，可穿戴设备可以通过识别此类患者肌电图信号和监测到的神经-肌肉传导信号，从而判断动作产生、实施和结束过程并反馈给控制区，使四肢瘫痪的患者也能早期锻炼，延缓失用性萎缩进程。

（四）运动疗法中的应用

非特异性腰痛是最常见的健康状况之一，尽管有各种方法，但治疗方案通常只能提供短期缓解。瑞士医疗科技公司设计了一款将传感器技术和背部治疗方法相结合的可穿戴交互式背部治疗仪，它是一套附着在胸部和骨盆上的运动传感器，并与配套软件相连，在软件中，患者通过动作控制屏幕上的角色进行行走、飞行和游泳等游戏场景，通过激励性治疗练习缓解疼痛、增强背部力量的锻炼。

某公司基于可穿戴技术与计算机视觉动作捕捉技术相结合的方式，研发了针对肌肉骨骼疼痛康复的数字治疗方案。该方案通过计算机视觉技术捕捉肢体运动轨迹，再经移动终端进行智能化比对分析，提高患者的运动动作准确性和有效性。除此之外，在患者身上穿戴低频脉冲设备进行非侵入性的电刺激以此方法治疗慢性或长期的肌肉骨骼疼痛问题。

（五）智能假肢的应用

肢体截肢及其造成的身体残疾对患者的生活质量产生了诸多不利的影响。根据世界卫生组织发表的一份报告，全世界约有 4000 万名截肢者。传统的假肢对于截肢患者来说只是起到了支撑身体的作用，而智能假肢的最终目标是使佩戴者能够做到他们可以用有机肢体做到的所有事情，将佩戴者的想法转化为肢体的行动。随着机器人技术、人工智能技术的飞速发展，大多数开发人员依靠机器学习来实现大脑和假体之间的这种沟通。因为截肢者的大脑仍然认为缺失的肢体是完整的，它仍然向肌肉发送相同的信号。通过反复做一个动作，患者可以"教"他们的假肢识别肌肉活动的模式并做出相应的反应。

四、在帕金森病治疗中的应用

帕金森病是常见的神经退行性疾病，帕金森病患者经常出现的突然性行走迈步障碍称为冻结步态（freezing of gait，FOG），会影响患者行动能力，增加跌倒、致残、住院风险。传统药物在对帕金森病的治疗过程中可能会出现波动反应、药物成瘾等问题，而频繁改变治疗的剂量又可能导致更糟糕的结果。目前针对帕金森病的步态异常，临床上尚无系统的康复方法，因此，相关领域一直致力于寻找新兴的替代技术取代传统的药物治疗。

可穿戴设备作为一种便携仪器，可连接到智能设备并获取大量数据，可监测患者步行速度、步幅、节奏和冻结步态发作次数等信息。除此之外，可穿戴设备还可通过视觉、声学、体感等实现对帕金森病患者的干预，例如，声学和视觉引导器通过使用冻结步态自主实时传感算法来启动刺激，对受试者的运动技能产生积极影响。

目前很多学者研究出了具备高精度监测技能的新型可穿戴设备用于帕金森病的监测和干预。类似于手套的上肢震颤检测系统是基于磁测量开发的以无线方式传输数据的新型设备，不仅能够实时监测病程，还可以提供一个基本信息数据库，定义正确的干预方法，以克服与帕金森病相关的运动困难。此外，评估治疗的有效性也可通过该系统的数据分析得出科学的结论。如装置通过脚踝上加速度传感器可以自动检测到冻结步态并通过蓝牙传送收集，手机接收到状态信息后可播放特定声音提示帕金森病患者迈出步伐，克服冻结步态。

五、在心脏病防猝死中的应用

心脏病的发作大多是突发性，随机性的，患者容易错过最佳抢救时间而使病情恶化甚至死亡。临床上对预防心脏病猝死常规的方法是除颤器。可穿戴式心律转复除颤器于2001年被引入临床实践，目前其使用的适应证正在扩大。由某公司研发的可穿戴除颤器是由一件胸衣和两个沿背部垂直放置的除颤器垫组成，正面绑带包括一个水平放置的除颤器垫，该除颤器垫带有检测心律的电极，以及一个记录心律并装有电池的小监控盒。一旦激活，救生衣可以为患者提供三种可能的警报：①提示需要注意监控盒的锣声警报；②表明已检测到致命性心律失常，并且可穿戴除颤器治疗序列正在激活的振动警报；③还有可提示电击即将发生的警报，电击开始前，三个除颤垫上的蓝色凝胶被释放到患者身上，用以改善导电接触。

六、可穿戴医疗设备对物理治疗的应用

对于患有慢性疼痛或急性损伤者来说，物理治疗可以有效缓解病情，但其有效性在很大程度上取决于患者的后续治疗和物理康复训练情况，遵照医嘱的锻炼进度及正确的锻炼方法尤为重要。但是有些患者在家里锻炼特别容易懈怠，或者是锻炼方法不得当最终导致治疗效果不佳。国外有学者提出了可穿戴医疗设备与物理治疗相结合的方案，即患者在医院初次学习康复锻炼动作时将戴着一个小型传感器，该传感器记录正确运动的"形态"数据。患者在家锻炼时只需戴上传感器，打开配套的应用程序，在患者处于运动状态时，传感器会记录并在屏幕上显示当前患者的肢体运动轨迹数据，将轨迹数据与标准运动轨迹进行对比，从而及时校正患者锻炼动作。

七、展　望

目前可穿戴设备在医疗领域中的研究与使用较为广泛，前景较为广阔，许多研究发现这些设备和相关技术的生理参数能够有效指导治疗。然而，由于其稳定性、敏感性、隐私性、供电续航能力以及对心理疾病的应用有限等局限性，这些硬件设备仍有优化提升的空间。

可穿戴设备采集和治疗患者的过程中，应当优先考虑对患者信息和隐私保护的问题。由于可穿戴医疗设备或相关系统中包含患者的健康信息，为了提高患者隐私的保密性，硬件设备中的安全通信协议至关重要。可穿戴设备在动作捕捉、姿势识别方面的数据较为准确，但是许多可穿戴设备在使用前需要准备的时间较长，在可穿戴设备的使用便捷性、数据采集技术的标准性和准确性等方面还有许多待提升技术的空间。在供电续航方面，由于可穿戴医疗设备的外形都相对小巧，因此使用的电池空间有限，这对于设备的功耗管理优化以及电池的材料有相对较高的要求。

在可穿戴设备向医疗设备转化的过程中，由于对医疗设备的监管研究严格，认证周期非常严格，也是在开发和推广可穿戴设备过程中需要重视的问题。在可穿戴设备的技术发展层面，在未来会出现可穿戴技术与非穿戴技术的融合使用，如监测心率、血压等方面会应用可穿戴技术，在动作与姿势识别方面使用如计算机视觉这类非穿戴技术，在技术运用上做到"取长补短、相辅相成"，这些都需要跨学科领域的专家合作，使可穿戴设备技术能更好、更快地为临床患者服务。

（胡亦新）

第十一章 医学云平台

第一节 医学云平台概述

云计算是新一代信息技术的典型代表，它将各类计算资源服务化，通过互联网按需提供给用户。与传统计算相比，云计算模式具有虚拟化、服务化、大规模、高可靠、可扩展、按需服务等特点。随着云计算技术的不断发展，云计算正在给医学信息化建设带来前所未有的发展机遇。在这一趋势下，医学云平台作为云计算在医学领域的落地产物，为医学及相关的商业、管理、思维方式等带来了新的变革。医学云平台基于"医疗即服务"（health as a service，HaaS）的理念，既可用于向患者提供医疗服务，也用于为医疗机构分析、诊断、通信服务等。医学云平台以人为中心，根据不同人的不同医疗卫生需求，通过不同层次医疗卫生服务，来实现医疗资源和医疗能力的全面共享和按需使用，从而高效利用医疗资源，提高医疗服务水平。

医学云平台应用导致了医疗行业许多方面的变化。医学云平台将世界各地的卫生专业人员和专家联系起来，他们可以远程诊断患者和接受患者咨询。医学云平台可减少运营开支，在医疗利益相关各方之间进行更好的协调，优化运营流程。同时医学云平台还有助于提高对患者的治疗和护理水平，提高医疗决策效率。另外，医学云平台还可推动医疗领域基础设施的共享，减少重复建设并降低能源消耗。

医学云平台按照应用范围和开放程度，可分为面向医疗机构内部的私有云、面向公众的公有云和兼具私有云与公有云特性的混合云。

一、医学云平台系统架构

医学云平台包含5个层次：资源层、感知及接入层、虚拟资源层、核心功能层以及应用层。

1. 资源层

（1）计算资源：包括云基础设施、网络通信设施、信息感知采集等。

（2）医疗数据资源：包括结构化数据（电子病历、资源库健康病历）和非结构化数据（临床检验结果文档库），以及半结构化数据（医疗记录文档库等）。

（3）医院资源：包括硬资源（医疗设备、医疗器械、药品储备），软资源（护理能力、人文关怀、管理能力、医疗水平）等。

2. 感知及接入层

（1）资源及能力感知与接入：主要是提供对于各类医疗资源及能力的感知和接入支持，包括采用识别、适配器、传感等技术对医疗资源及能力的状态信息进行感知、采集和监控等。

（2）传输网络：主要提供对于各类医疗资源及能力的网络互联与通信的支持，包括互联网、移动网等。

（3）信息融合与处理：主要实现对于医疗资源及能力感知获得的信息的分析、融合、处理等功能。

3. 虚拟资源层 包含医疗资源及医疗能力虚拟化封装与管理以及虚拟资源及能力池。医疗资源虚拟化封装将各类软、硬医疗资源采用资源虚拟化技术映射为虚拟医疗资源，形成虚拟化医疗资源池；医疗能力虚拟化封装将各类医疗能力根据描述规范映射为虚拟医疗能力模板，形成虚拟化医疗能力池；虚拟资源及能力管理实现虚拟资源和能力模板的存储、查询、修改、删除、调度、变更、容错、迁移等管理功能。

4. 核心功能层　核心功能层构建医学云平台服务池以及支撑服务的核心功能工具集，通过对虚拟资源及能力的服务化封装并发布到平台，形成医学云平台服务核心功能集，而对众多的云服务集成化存储与管理，则形成医学云平台服务池。

医学云平台服务生命周期管理实现对医学云平台服务从形成到退役的全过程管理，包括服务发布与删除、服务存储、服务查询、服务配置、服务执行、服务维护等。

医疗应用支撑工具包括数据工具集和应用工具集。

（1）数据工具集包括数据挖掘系统、元数据管理系统和医疗数据的整合共享服务工具，如整合 HIS、EMR、PACS 等。

（2）应用工具集包括电子病历挖掘、智能疾病预测、知识图谱构建、医疗影像分析、协同医疗系统、数字可视化工具等。

5. 应用层　分为面向患者、面向医生和面向第三方系统的应用。

（1）面向患者的应用主要包括个人药品管理、智能导诊服务、个人健康管理、检测结果查询等。

（2）面向医生的应用主要包括患者病历检索、数据辅助科研、疾病智能分析、医疗质量监测等。

（3）面向第三方系统的应用主要包括一些开放的应用程序接口（application programming interface，API），用于与第三方系统或平台对接等。

二、医学云平台关键技术

上述体系架构中的每一层的各个功能模块，都需要相应的技术作为支撑，下面列举其中几类较为典型的关键技术。

（一）医疗资源和能力的智能感知和接入技术

实现各类物理医疗资源（包括软硬资源）的状态、性能参数的智能感知和在线实时接入，是医学云平台所需解决的关键问题之一。具体关键技术包括以下几种。

（1）支持医疗资源和医疗能力感知与接入的新型传感器及适配装置。

（2）海量医疗资源和医疗能力感知数据的动态采集、分析与处理技术。

（3）医疗云平台系统架构的可扩展性技术。

（二）医疗资源和医疗能力虚拟化与服务化技术

实现对各类医疗资源（包括软硬资源）和医疗能力的状态、性能参数、状态的智能感知和在线实时接入，获取得到相关数据后，关键问题是如何实现感知接入的医疗资源与医疗能力的虚拟化和服务化。具体研究内容包括：①医疗资源和医疗能力虚拟化技术；②医疗资源和医疗能力服务化建模与描述技术；③医疗资源和医疗能力的智能封装与发布技术；④医学云平台服务综合管理技术等。

（三）知识、模型、数据管理技术

在医学云平台的构建、运行、经营、维护、评估、安全保证等每个环节中，以知识为核心的智能化技术发挥着至关重要的作用。对知识发现、使用、积累和管理是医学云平台的关键核心技术之一，具体研究内容包括：①医疗领域知识获取与描述；②医学数据挖掘与知识发现；③本体融合与跨领域知识集成；④知识库构建与管理；⑤基于医疗大数据的仿真、预测与评估等。

（四）医学云平台服务技术

云服务是指云模型和提供商提供满足用户需求服务的能力。由于具有不同用户和医疗卫生机构的多样性，可定制性功能有助于满足用户的需求。医学云平台同时可以提供面向用户和第三方的各类医疗服务。具体内容包括：①个人健康信息分析管理；②智能导诊、问诊推荐；③智能影像分析；④智能疾病预测；⑤远程疾病诊断等。

（五）医疗数据处理技术

医学云平台面临的一个重大挑战是数据的来源、格式和属性的异构性。可穿戴设备和传感器收集的数据具有复杂性、多样性的特点。同时数据的容量正在呈指数级增长，需要适当的解决方案来存储越来越多的数据信息。医疗数据处理技术的具体内容包括：①医疗数据分析处理技术；②医疗数据异构性处理技术；③医疗数据分级保护技术；④医疗数据多节点分布式计算技术等。

三、医学云平台典型应用场景

医学云平台的应用可以分为以下几个大类。

（一）监控生理和病理信号

在移动通信技术、可穿戴传感器设备、云/雾计算和大数据技术的加持下，医学云平台已经能够构建起一个有价值的框架来支持普遍的生理病理信号监控。医学云平台能够支持健康记录的收集，并提供与健康状况相关的统计信息的生成，在一定程度上能够补充现有的医院信息系统。

（二）自我管理、健康监测和预防

医学云平台的使用使得实现从治疗到预防的转变成为可能。研究人员研究了如何设计智能服务，如测量数据和临时存储数据，并能够向个人提供有效的反馈。医学云平台可以利用算法，通过识别风险因素和设计干预措施来帮助预防疾病。除此之外，健康管理还可用于慢性病的预防。

（三）药物服用管理

老年人和慢性病患者在认知障碍的情况下容易出现不遵医嘱服药的现象。监测药物摄入量可用于解决相关问题。此外，药物服用管理系统还可由临床医生用于疾病管理，这提供了一种定量的方法来评估治疗效果。目前此方向已经有移动应用程序，根据给药时间和药物实现疗效最大效用时间，结合日程安排、处方提醒、药物摄入跟踪等多个功能来为患者提供相应的药物服用管理服务。

（四）个性化医疗保健

个性化医疗保健旨在以用户为中心，从多个角度收集数据，并利用相关数据分析进行健康和社会护理决策。典型的数据源是可穿戴信号传感器，可用于全面了解每个个体的生理参数，从而影响体质、筛查、诊断、预后、药物基因组学和监测等信息管理。因此，大数据分析对于实现个性化医疗保健至关重要。

（五）远程医疗

远程医疗的历史可以追溯至 20 世纪 80 年代，当时就已有利用机器显微镜、视频呈现、数据库集成及宽带远程通信等方法来进行支持远程医疗的服务设施，及至目前，可用的研究可以分为两类：一类是通用框架，适用于绝大多数病例；另一类则专注于特定的疾病，例如，骨科手术、癌症预防、心血管疾病、糖尿病、帕金森病和阿尔茨海默病等。虚拟现实、高速通信、网络控制等技术将发挥重要的作用。

（六）器械及废料管理

医学云平台还可以面向医疗器械和医疗废弃物的生产运输管理人员。以医疗废弃物管理为例，此前的管理模式下，医疗废弃物的数量较难准确核对监督。另外，转运过程中也很容易出现医疗垃圾散落丢失，造成环境污染、交叉感染等严重问题。由于医疗机构庞大、管理繁杂等问题，因此，可以采用医学云平台对这些数据进行监测和控制。这也是医疗全生命周期中不可或缺的一个重要环节。

四、小　　结

在医疗需求牵引和信息化不断深化的双重推动之下，医学云平台已然成为一种带动医疗行业数字化、智能化的强大引擎。基于医学云平台的医疗流程较于常规医疗流程有着如下优势：精确提供服务的能力、强大的资源聚集能力、强大的知识汇聚创新能力、支持个性化及社会化医疗的能力、支持远程医疗的能力。医学云平台通过上述特征和能力，可以提升患者幸福感、医疗资源利用率，以及医学研究和应用的创新能力。医学云平台作为一种新的医疗模式和手段，代表了医疗行业的发展趋势，是医疗行业实现信息化发展的必经之路。

虽然医疗云平台发展迅速，并在应用上取得了显著的成就，但仍存在许多问题和挑战。今后，需要充分利用最新的信息技术，如5G、虚拟/增强现实、区块链、建模仿真、系统工程等，在以下几个方面开展更加深入的研究和开发工作。

（一）标准化和互操作性

近年来，随着医疗设备数量的激增，标准化问题开始出现。由于严格的医疗法规，医学云平台的实施变得更具挑战性。应用程序标准的缺乏和互操作性问题使得用户很难从一个平台迁移到另一个平台。另外，医疗机构如何通过标准化和互操作技术将现有信息系统与云服务平台进行集成，也是一项具有挑战性的工作。

（二）数据和安全

医学云平台中会积累越来越多的各类数据，并且有越来越多的传感器及智能设备接入，如何有效地管理、利用离线或在线数据并从中发现有效的知识是一项艰巨的工作，对医疗数据的处理和利用尤其如此。对于医学云平台而言，数据的来源更加复杂，包括医疗机构、医疗设备、医生、患者等的静态数据，也包括来自传感器及可穿戴设备的动态数据，数据的多样化和非结构化程度更加显著。另外，与其他领域相比，医疗数据具有特殊的敏感性和私密性，而且云服务过程中一旦发生错误，导致的后果将非常严重。因此，医疗云平台需要更高的数据安全等级和更加强大的数据安全技术。

（三）高可用性

医疗服务涉及患者生命，因此对云平台的可用性也提出了很高的要求，特别是应对大规模或紧急医疗健康事件时，往往需要云平台提供高通量、高实时、高可靠、不间断的网络服务。这些都需要大量新技术的支持和保障。

（四）运营模式及生态

要保证医学云平台长期稳定的发展，还需要探索合理的可持续的管理机制和运营模式，通过政府、医疗机构、高校及科研院所、平台运营企业、医疗相关的软硬件企业等多方协作，形成可良性发展的自主可控的生态系统。

（张　霖　杨　源）

第二节　数字可视化医疗医学云平台在临床应用中的初步实践

随着社会信息化时代的飞速发展，医学与信息科学也在逐步地交叉渗透和融合进步。技术创新和医技检查量的飞速增长使得医疗数据呈现爆炸式扩张并具有数量庞大、种类繁多、更替速度快、应用范围广和潜在价值大等特点。其中，对医疗数据的收集、存储和处理成为医学界普遍关注的问题之一。相较于仅限医疗机构内部的本地局域网，云平台的建立能够节省医疗机构在数据处理方面的投入成本，便于院方管理及维护医疗数据，是智能大数据时代下做到数据互联互通、信息共享的重要基础。此外，基于我国庞大的诊疗人群以及随着政策体系和数据技术架构体系的不断完善等优势，建立数据资源的条件也充分具备，愈发凸显出医疗大数据库在 21 世纪健康中国基础性发展战略的重要角色。

临床医疗可视化是新兴的多学科交叉技术在医疗领域的灵活运用，一般指利用计算机图形学和图像处理技术，还可以通过增设虚拟现实、计算机辅助设计等高新技术，以图表的形式展现病患的一系列数据，给临床工作带来很高的指导意义。从一维信息的可视化，如心电图、脑电图；到二维信息的 CT 和 MRI；进而发展到三维层面，进一步动态展示立体可视信息，利用这种信息可以大大提高临床检查精确度，使医疗技术步入崭新的可视化信息时代。基于这种"数据可视化"的方式，使呈现出的数据更加直观，便于理解和记忆。随着云技术的发展，通过建设医疗卫生大数据云平台，并运用人工智能对医疗数据进行分析、应用，能够解决传统方法和技术的局限性难题，并提升医疗服务质量和促进医学科学研究。

一、远程可视化医疗

远程医疗最先兴起于欧美发达国家，近年来逐步进入我国，并结合本土化特色，应运而生一系列本地化智能服务产品。远程医疗的主要优势在于，可以通过计算机多媒体技术打破时空界限，充分发挥及利用大型医学中心的医疗技术、人才储备优势和其所拥有的高端先进医疗设备，从而向医疗条件较差的地区及其他有特定应用需求的场景提供远距离医学信息服务及专业医学经验指导。远程医疗在 5G 时代也突破了带宽的束缚，远程可视化医疗技术已经发展到可以利用高速网络进行数字、图像、语音的综合传输，并且实现了实时的语音和高清晰图像的交流，为远程影像学、远程诊断及会诊、远程护理等医疗活动和其他现代医学应用提供了更广阔的发展空间。

（一）远程影像学与医学影像云服务平台

医学影像云服务是云计算、大数据分析、物联网、人工智能，以及医院协作、远程医学服务等各种科技理念在医学影像服务领域中的结合运用。通过云计算技术与网络技术，人们可以即时收集医院图像信息并实现对远程信息的保存、后处理、阅片、诊断，从而实现全国各地的数据在影像设备端对称，并以此打通了医疗机构间的信息隔阂。

1. 影像云存储 分为影像数据级灾备和影像应用级灾备两种。院方将本院庞杂的医疗影像数据上传至影像云服务平台，云平台对影像数据进行保存，并在院方申请使用数据时做出实时应答。云存储技术的优点在于，安全性及保密性高、自动异地冗余和异地存储，极大节省了医院的本地存储空间，以较小的管理成本实现了极高效率的运营。

2. 影像云应用 基于医疗影像云系统，进行影像云端阅片，图像辅助处理，还可提供多项应用功能，如智能定位病灶、AI 分析、三维立体重建等，极大提高了影像数据的诊断效率及准确性。对于临床医生来说，可以通过该系统随时随地多终端阅片，做出影像诊断报告，在面对紧急特殊情况时也能够进行远程急救指导。

3. 医疗协同 在某一区域或地区内搭建影像中心，对范围内的所有医疗机构的全部影像资料进行整合调配，实现区域内部多医疗单位共享影像信息，使区域内的优质医疗资源得到合理分配。

4. 医疗教育 以医学影像数据平台为基础，给各地医务工作者及学生进行培训教学，实现医疗教育资源共享，有效解决了现场观摩伴随的时空限制问题，医务工作者都可在各种类型的终端上登录影像云教学系统进行实时的点播学习，有助于提升医务工作者的医学水平。

5. 健康管理 建立面向个人的专属影像档案，为患者提供影像诊断结果的在线咨询和远程指导。

（二）远程会诊与临床数据云平台

远程会诊是指在通信工程、计算机工程和网络工程的技术支撑下，将原本需要医患双方现场完成的医疗诊断、医嘱开立、医学服务等过程数字化，是远程医疗最重要的体现形式。医生可事先通过各种通信方式来了解病患的病史、他院检查结果和诊疗过程，综合信息来对病患进行分析。远程会诊系统在远程技术平台的支持下迅速兴起、广泛普及，具有十分重大的意义，能降低医疗成本，减少患者在家庭和医院之间的奔波，同时优化医疗资源配置，缓解边远地区"看病难、看病贵"的问题。但传统的远程会诊方式也伴随着许多问题，例如，远程会诊系统建设缺乏统一的规范和标准，在信息传输中存在失误和资料不全，以及医患双方认识不足等，影响了远程会诊的使用体验及医疗服务质量。

随着电子病历的广泛应用和持续发展，其包含了患者所有重要的临床数据和个人基本信息，能够以数字化方式保存患者所有在医院进行的检查与就诊记录，实现包含病历、检验、检查、医嘱、手术及病理等所有临床诊疗数据的汇总与整体展现。因为临床数据具有数量大、增长快、关联复杂等特点，可以通过临床数据云平台进行数据模型的梳理，进行相关整合分析，在云平台高效算法的帮助下，实现医疗数据的高效存储和快速检索。临床数据云平台在一定程度上弥补了传统远程会诊的缺陷，可以快速地为临床医生和医学生、医学科研人员等提供准确翔实的可视化临床信息，为临床分析、医疗决策、科学研究等提供有力的数据支持。

（三）远程护理与心电云监护平台

远程护理是在护理实践过程中通过电子通信技术的传输、协调和管理，为人提供的保健和护理服务。其服务对象的范围包括肢体不健全者、术后康复患者、慢性重症患者、心脑血管疾病及精神病患者，孕妇甚至婴幼儿等。远程护理形式多样，可根据不同实际情况灵活变通，其中远程监护是最主要的应用形式，病患通过远程监护仪传达生理信息至服务器，医务人员可以通过多终端连接上服务器并实时观察病患生理数据，在大数据平台算法的帮助下进行分析，并及时采取相应的干预措施，以保证服务对象的各项指标稳定在正常生理范围内。

基于可视化云平台的心电远程监护系统，将心电模块从大平台中脱离出来，形成专注于心电远程监护服务的专业领域，满足了院内、院外、区域医疗等多种场景。心电采集器通过无线传输方式将传感装置实时采集到的心电信号传送至患者的手机上，手机实时上传心电数据到心电云监护平台。心电云监护平台运用其高算力的设备，快速完成对心电信号的储存、加工和初步的判断工作，将心电数据以更加直观的可视化形式推送给医务人员进行监护诊断。此外，医生也可以通过心电云监护平台实时上传心电诊断，再由心电云监护平台把医生的诊疗结果发送至患者手机端，完成对患者的心电情况进行远程实时监护的任务。可视化医疗云平台在远程护理中的应用场景持续扩大，包括心电云监护平台，医院连续体温云监护系统，化疗患者持续云监护和高血压云管理等。通过云平台建设，建立动态共享的患者可视化信息数据，推动医疗模式向全程健康管理和疾病预防方向进行转变（图11-2-1）。

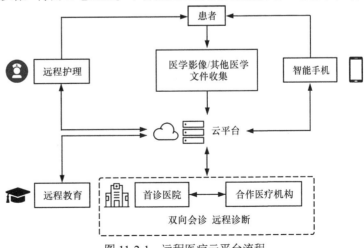

图 11-2-1 远程医疗云平台流程

二、数字化可视人体云平台

数字化可视人体是由人体解剖学作为知识框架，信息科学实现三维构建，从而结合形成的新技术。针对人体解剖结构的研究已经有了很多的资料积累，却一直缺乏高还原度的展现形式，在计算机信息技术的帮助下，数字化可视人体将原本局限于二维的人体结构图谱转变为三维的人体结构计算机模型。

（一）可视化人体计划

"可视化人体计划"的构想最先由美国于 1989 年提出，我国于 21 世纪初完成具有性别差异的数字化可视人体的数据采集。随着数字人体的迅速发展，基于网络的三维空间（three-dimension，3D）人体模型也构建了第一个人体数字化医学平台。通过将人体结构的数据及资料进行存储重建，化平面为立体，化静止为动态，可以清晰直观地多方位展示人体结构的三维形态。"可视人"里程碑式地突破了传统解剖学的研究局限，具有划时代的重要意义，但随着现代医学对数字人体极高的需求，可视人所存在一些不足也日益突显。可视人单纯地从几何角度定量描绘人体结构，却没有任何的功能性反应，因此我们需要在可视人的基础上逐层加入人体组织力学和各种其他的物理特征，加入新陈代谢、细胞信号转导等生理特征以及前沿的脑科学研究成果，以期实现数字化的物理人、生理人和智能人。

（二）数字化可视人体云平台在教学中的应用

传统的解剖学教学模式主要通过图谱和解剖尸体来给医学生人体内部结构的认知体验，但由于复杂的解剖结构会在平面图谱上形成重叠，用于教学的解剖尸体数量不足等多种原因，传统解剖学教学模式效果不佳。在新型数字化可视人体的教学过程中，教授可以通过展示三维技术建立的 3D 虚拟解剖模型来增强视觉效果，学生也可以对虚拟解剖模型进行任意角度、任意部位的观察和虚拟解剖操作。伴随数字化人体精准度不断提高，处理海量数据成为关键性技术问题。通过与数字化可视人体云平台合作，将虚拟人的数据存储转移至云端，为各大医学院校提供"数字解剖教研室"，学生可以多终端随时随地进行虚拟解剖，以达到协助学生自主学习，提高教师教学效率的效果。

三、疾病诊断治疗的可视化

（一）虚拟内镜检查

虚拟内镜作为一种新兴的内脏结构的成像和检测手段，可运用于管状腔体（如结肠）内部或非管状腔体（如鼻咽腔）内，通过人体数据重建器官结构的病变区域并提供病变表面的轮廓细节，将影像数据转换为直观可视的虚拟环境，从而使医生可交互地对内部器官结构进行三维观察。目前，虚拟内镜已被普遍运用于消化系统疾病的评价中，该技术正发展为结直肠病变的筛查和诊断工具。虚拟内镜因其无创的检查方式和非侵入性的操作手法，能被广大患者所接受，其检查全程中与患者不产生直接接触，相较于需要插入探测器的传统检查方式，该方法确保了检查的安全性和简易性，同时给予了患者更好的就医体验。将原始扫描数据上传至虚拟内镜云平台，可以实现长期保存，患者也可以多终端查看自己的内镜数据，不受时空限制且能多次利用。此外，根据需要还可进行虚拟内镜检查信息的远距离传送，实现多医疗机构、多专家的线上会诊，达到医疗资源的合理分配。

（二）虚拟活检

活检是"活体组织检测"的简称，用于了解病变组织的细胞学特征，以及定性诊断病变类型，在临床工作中常常作为多种疾病诊断的"金标准"，具有十分重要的临床价值。但活检本质上属于有创性操作，且取样部位因器械尺寸限制、生理结构复杂等原因而存在一定的局限性，对于病变也缺乏整体的把控，所以在临床工作中偶会发生"假阴性"的情况。在虚拟内镜的技术基础上，通过借助先进的超高清分辨率成像，最大程度地获取病灶整体的形态功能信息，借助 AI 在大数据库中的搜寻对比和计算机分析，得出能与传统活体组织检查结果相媲美的虚拟活检报告。虚拟活检的大致流程是凭借虚拟内镜技术对病灶进行定位，并模拟提取病灶组织，最后分析所提取组织的形态功能信息，从而得到虚拟活检诊断结果。虚拟活检通过无创的虚拟影像检查就可以获得大致的病理信息，避免了传统活检可能伴随的相关并发症，在放射影像学和组织病理学之间建立了一个强有力的联系，其构建的虚拟模型可以高准确度地区分低侵袭性和高侵袭性肿瘤，虚拟活检在不断增加数据库样本、完善智能算法和提高诊断精度后，有望取代实体活检成为部分疾病的明确诊断的核心步骤。

（三）虚拟手术

医生在外科手术前对血管、神经等复杂解剖结构及其毗邻关系进行 3D 构建，重建出可以任意旋转展示的患者的病变器官及相邻组织结构，再利用虚拟内镜搜寻出微小肿瘤等病变，利用虚拟活检明确病变性质，达到病灶早期检出的目的。术者可以在术前对可视化仿真模型进行详细研究和手术模拟，并定制最佳的手术方案。虚拟手术还可以预演手术全过程，以便术者事先发现术中可能出现的问题，有效提高手术成功率。虚拟内镜检查、虚拟活检、虚拟手术均可以与医学云平台相结合，发挥云端庞大的数据库存储、分析功能，推动多医学中心、多医学学科、多医学专家的联合协作，加快医学研究现代化的进程，对推动医学的发展具有重要意义。

四、医学可视化技术的现况及展望

（一）数字可视化技术的医疗应用

21 世纪以来，手术技术的进步和数字可视化的广泛应用相互促进，在临床医学各个学科中都有了很多的应用。

1. 数字可视化技术在口腔外科中的应用 数字技术和口腔修复技术已经得到了较好的结合，为口腔修复带来了一种新的治疗模式，数字化平台通过计算和设计可以制作出更加理想和精准的修复体，提高了修复体的适配性，这种模式取代了传统的蜡型制作和铸造过程，减少了材料的消耗。

2. 数字可视化技术在骨外科中的应用 数字技术与脊柱外科、关节外科的紧密结合促进了骨外科诊疗技术的进步。可视化技术针对解剖结构，实现了人工骨个性化的设计与制造，打造出完全适配于个体的人造骨、人造关节，用于骨肿瘤、关节畸形的治疗以及人工关节置换。小儿骨科在影像数据基础上，利用 3D 打印技术建立了小儿骨骼畸形模型，并在计算机的帮助下模拟截骨，这显著减少了脊柱畸形手术造成的并发症，更加精确地矫正了畸形，有利于患儿恢复。

3. 数字可视化技术在神经外科中的应用 在导航下快速定位颅内肿瘤，实施颅内肿瘤活检术或颅内肿瘤切除术，有助于降低手术风险，减少并发症，最大限度地促进神经功能的恢复。小儿神经外科医生在计算机的辅助下，可以对颅缝早闭进行术前诊断、三维测量、手术治疗及术后评估。

4. 数字可视化技术在显微外科中的应用 数字化显微外科技术通过选择性动脉造影 CT 扫描后容积再现的方式可获得清晰的动脉分型，实现了术前测量出血管蒂长度、判断管径是否匹配，解决了传统手术因血管变异导致的手术方案临时改变或误伤血供造成的手术失败等问题。

（二）数字可视化医疗医学云平台面临的挑战和机遇

作为新技术和新平台，数字可视化医疗医学云平台目前还缺乏规范性的操作标准和完整有效的评价体系。数字云平台更需要注重保护患者的隐私，做好资料的保密工作，防止泄露临床数据。由于医疗概念本身的复杂性，统一学术语标准对医疗数据的整合和储存具有重大意义。此外，临床医生的计算机知识相对缺乏，而计算机技术人员的医学知识相对不足，这就使得医学和工学没有取得良好配合。

随着政策体系和数据技术架构体系的不断完善，医学云平台有望在蛋白质组、代谢组、基因组学和环境等方面积累大量的生物学数据，通过生物信息学分析对疾病做到精确分类、精准研究。同时，快速检索工具和智能数据挖掘工具也有助于个体医学诊断报告与治疗方案的确定，最终服务于医生的临床工作和患者的诊疗过程。

（杨爱荣　王志华）

第三节　基于人工智能医疗云平台的建立与前景

医疗云平台基于人工智能的新兴信息技术，对接各大医卫机构，打造了一个以整合医疗数据、集成医疗服务为核心的信息生态系统。医疗云平台围绕着三类角色展开服务：消费者、服务提供者以及服务开发商。医疗云服务消费者当中又有普通患者和医疗机构两种类型，普通患者通过医疗云平台获取医疗服务，而医疗机构通过云平台收集患者信息，以达到后续医疗数据挖掘、人工智能分析的目的。服务开发商依托医疗云平台的开放接口开发应用，服务提供者则可以通过开发商开发的各种应用便捷地提供医疗健康服务。人工智能加入市场后，大大推动了比如基因测序、辅助诊断、医学影像、药物研发等医疗云平台应用的研发进度，促使着用户健康大数据、医学知识库大数据等数据分析产业的加速发展，使传统医疗模式转向以患者为中心的智慧医疗模式。

通过实现这种数字化转型，医疗组织能够把被动、封闭的治疗流程，转变为持续、互联的协作模式。传统医疗中，患者从生病、看病到接受治疗和最终康复，这一过程往往是单向而且重复的，无谓增加了诊断时间和治疗人力。基于人工智能医疗云平台的建立，可以留存患者的个人数据，在医疗服务提供方、医疗支出承担方和患者之间共享，从而提供延续的、个性化的智能护理和诊疗服务。同时，云平台将不同的数据系统灵活整合互联，利用云计算、大数据和人工智能等技术，成立可迭代、可延伸、松耦合、独立运行的医疗解决方案，推动医疗行业智能化、数字化，并以患者为中心，建立起高效、智能、个性化的医疗服务模式。

现有的人工智能医疗云平台基于云计算基础服务，利用医疗科技领域的先进人工智能技术及丰富的医疗场景应用，集成众多医疗行业产品与医疗服务商，为政府卫生部门以及医疗机构提供了定制化、端到端的智能医疗服务。云平台在云端提供分析工具和数据集，持续积累医疗数据，不断优化人工智能认知模型，为医疗服务提供者、医疗领域研发者与人工智能技术专家打造了一个协作平台，建立了可观的应用创新前景。大部分现存云平台的智能医疗研究工具集支持医疗数据的分析，支持云端的数据处理和模型训练，构造了面向医疗人工智能的工具平台。完整的工具平台包括语义分析工具、智能模型训练工具、医疗语料标注工具、医疗数据服务工具。其中，语义分析工具指支持医学自然语言处理和专科领域相关的语义分析的工具模块，在云平台中提供非结构化数据的知识提取和基于知识的认知服务；智能模型训练工具指大数据统计与分析工具，以及用于机器学习模型构造与训练、深度学习模型构造与训练的算法工具及模型包，以及算法验证与模型部署工具；医疗语料标注工具是指用于非结构化医疗数据标注、检验检查报告标注、实体标注与知识图谱构建，以在平台中进行自定义语义分析模型训练；医疗数据服务工具则是指数据接入与共享接口工具，并提供开放域数据获取、数据检索、数据管理等功能。

其中，现在已依托云平台建立起的人工智能医疗云服务包括智能预问诊、辅助诊疗、医学影像、药物研发等几类应用，其中云平台发挥重大优势的应用有如下三类。

一、智能预问诊

对于医疗组织来说，万物互联的当下，优质的医疗服务不再局限于患者到院治疗的过程中，患者到院前预问诊也被纳入了医疗服务闭环。依托于云平台存储、管理、分析医疗数据的强大能力，通过相关的人工智能预问诊应用，医疗组织可以便捷地为患者提供更好的就医体验，节约医生问诊的时间，有效提升工作效率。

对于医疗组织和患者来说，云平台的互联性赋能了更多与患者保持联系的方法，医疗组织能够通过移动终端和便携医疗设备随时跟进并获取患者即时的健康信息，在患者未到院时就可以提前与患者取得联系，并为其提供医疗建议，通过比如在线交谈、自动问答、手机短信等方式进行沟通和提醒，使患者获得超出期望的优质医疗服务。其中，智能远程监护可穿戴技术实现了在线传输患者数据的功能，通过云平台院前智能分诊、导诊和筛查的应用，实现了自动数据采集、筛查数据分析、筛查报告生成、患者就诊建议等重要服务功能，大大提升了医疗组织对患者病情的预知和掌握能力。此外，借助整合的数据接口和统一的数据获取方式，医疗组织得以与其他区域医疗组织协作，共享患者信息和医疗记录，为患者出入院期间提供持续、个性化的护理。

现有的人工智能云平台利用智能疾病预测应用，通过指数建模、预测建模和特征工程，根据平台数据集和多种疾病预测模型，快速发现多种潜在病症，为患者精准推荐就医科室，解答就诊流程问题，优化患者就医流程，提高就医效率，提升诊疗品质，尤其在患者疾病就诊智能问答方面，人工智能云应用有效利用医疗自然语言处理，在文本抽取、自动问答、多轮会话等智能算法的基础上，依托平台自有的全病种覆盖医疗知识图谱，为患者提供全方位医疗知识支持，提高患者就医效率，减轻医生问诊负担，也提升了患者健康教育质量。同时，云平台在智能预问诊阶段，可以实现基层医院疾病初筛，或在基层无法解决问题时，智能分流患者至三级医院，助力实现分级诊疗，高效分配医疗资源。

二、辅　助　诊　疗

诊疗决策是医疗服务中的一个核心环节，医生给出诊断依赖于患者体征、患者描述和检查数据，而治疗过程中，医生需要根据患者基本信息、主诉、现病史等病历信息制订合理的检查检验、用药及手术治疗方案。在诊疗过程中，医生获取患者信息和解读信息的时间占比最高，并且在诊疗时无法完全避免误诊的可能性。人工智能发展的大环境下，智能疾病辅助诊疗解决方案主要面向上述业务场景，为基层医生和低年资医生在日常的临床诊疗过程中提供精准的个性化诊疗建议。人工智能云平台通过平台自有的教材库、临床指南、药典及三甲医院优质病历等全病种覆盖医疗知识图谱数据集，基于自然语言处理、知识图谱等人工智能技术，打造出一套遵循循证医学的临床辅助决策系统，用以优化医疗质量、降低医疗风险。

基于底层数据的类型，辅助诊疗模型分为文本诊疗类型和图像诊疗类型。文本诊疗类型的实现是根据平台集成的医学文献、病例、医疗信息中获取并生成的结构化数据，通过文本抽取和智能编码实现，而图像诊疗类型则是从多模态医疗影像资料库中获取并通过分割配准、图像理解、并行计算和可视化实现。医生通过输入诊断相关辅助信息，在云平台辅助诊断模型上加以计算，得到确诊所需的相关检查建议，在得到检查结果后，进一步推荐确诊结果，并生成智能诊断报告。而后续治疗过程中，智能辅助诊断模型在采集到相关治疗信息后，可以提出风险评估报告和推荐治疗方案，为医生开具处方提供建议和便利。

辅助诊疗模型依托云平台齐全完善的"平台即服务"（platform as a service，PaaS）服务，结合多病种人工智能模型和影像分析工具，建造了个性化精准治疗系统，通过规则推理、统计学习、精准分解、疗效分析，为医生提供疑似诊断推荐、检查检验推荐、用药推荐等辅助诊疗建议，减少漏诊、误诊、漏检，规范医生治疗流程，降低医生对临床指南的依赖度。智能辅助诊疗不局限于精准诊疗推荐，在预后风险提示、随访方案制订上依旧发挥了重大作用。

三、药　物　研　发

人工智能和机器学习技术在制药现代化进程中的作用已有了明确定义。机器学习和深度学习算法被应用于多肽合成、虚拟筛选、毒性预测、药物监测和释放、药效团建模、定量构效关系、药物重定位、多药理和生理活性等药物发现过程，日新月异的数据挖掘、管理和分析技术更是为创新的建模算法提供了支持。

现阶段，通过药物疗效吸引患者的新时代价值驱动型医疗服务要求医疗组织提供个性化、以患者为中心的治疗方法。患者需要真实的证据来证明治疗方法的有效性，这则要求制药机构注重实际治疗效果，并能快速反应，及时更新迭代药物开发试验过程。云平台的互联机制确保了制药机构可以有效跟踪治疗效果，通过连接到患者数据，监控患者的治疗依从性，以评估药物有效性并同步患者治疗计划的改进方案。同时，借助云平台的人工智能工具平台，制药机构可以通过使用人工智能和机器学习生成的数据分析，快速获取关键影响因素，使药物开发得以快速频繁迭代，缩短了试验期间反复改进的时间。云平台远程控制的优势也可以用来简化实验室操作流程，优化内部制药流程并打造出自动化实验室。

目前人工智能云平台多以公有云、私有云或混合云的形式，向医疗组织提供智能医疗的"基础设施即服务"（infrastructure as a service，IaaS）服务。医疗云平台的消费者，尤其是外部使用者可以通过互联网访问智慧医疗平台，医疗组织则只需通过内网直接访问 IaaS 环境和智慧医疗平台。医疗数据级或应用级灾备环境部署在容灾数据中心，以便在生产环境进行数据备份，并将数据同步容灾备份。人工智能云平台能够为医疗组织提供多套部署方案，安全性高，产品丰富，部署简单，在云计算架构的基础上进行医疗行业定制化，满足医疗行业客户需求的多样性。云平台可用性等级高，提供高等级、高规格的数据中心，确保医疗数据集，尤其是敏感数据的防泄密，高可用架构设计使得产品部署、系统整合、软件兼容变得简单，在计算、网络、存储、安全、监控等各类产品上提供了丰富的可能性，以满足不同医疗系统的特色需求。

未来几年，中国医疗云服务企业将面临洗牌，最终存活下来的企业多为创新型或者实力型企业。而人工智能云平台集成了行业领先计算技术，瞄准了医疗行业痛点，在互联网要求整个行业规模化发展、不断创新、转型升级的背景下，拥有天然优势。云平台服务的普及发展是医疗云服务行业的必然趋势，同时，随着医疗信息脱敏手段的提高，人工智能云平台可使用的医疗疾病模型和可采集的医疗数据将获得质的提升，使得更多智能应用服务成为可能。未来人工智能医疗云的形态将会呈现出多样化的趋势，满足不同等级、不同类型医疗机构的需求。

（殷国勇）

第四节　混合现实医疗云平台的建立与前景

混合现实是物理真实世界和数字虚拟世界的有机融合，打破了传统客观事物和创新主观想象的边界，将数字现实技术多年的量变积累突破到质变。在混合现实应用中，数字信息以全息图像的方式呈现到使用者周围的空间中，无论是数字、图片或 3D 模型都可以和现实世界实时交互，确保自然和直观的用户体验。混合现实可以随时随地将数据嵌入生活和工作，而医疗健康是混合现实发展飞快、前景广阔的领域之一。该技术一出现就得到了医学界的持续关注，尤其在医学影像领域被认为必然会带来巨大的变革。对比传统医学影像，混合现实的应用重新定义了病例可视化，通过生成高精度模型以呈现直观数据，方便展示交流，制订手术计划。传统医学模型的原始数据多来自 CT 及磁共振的医学数字成像和通信（digital imaging and communications in medicine，DICOM）格式数据，导入混合现实平台后，通过三维高精度渲染技术可以重构出病例的 3D 模型，再经过定位、渲染和物理参数调整等步骤，把模型载入到混合现实设备当中进行呈现，最后交由医疗组织进行下一步的应用和交互。这要求混合现实平台具备以下的功能及特性：支持超大数据量上传，DICOM 数据直接快速读取，基础材质库丰富，可量身定制平台和材质库，以及全图形化混合现实开发工具。

混合现实医疗云平台完全可以满足这些要求。根据对医疗卫生行业信息化的深入理解，医疗云平台可以为医疗行业用户提供具有高性能、高可靠、高安全的专业云计算资源和云计算互联网服务，构建了医疗混合现实所需要的基础算力服务。通过医疗云能力优化承载平台，实现对虚拟资源、业务资源、用户资源的集中管理和定制化开发，提供统一的接口兼容上层不同的应用，实现混合现实软件开发工具的整合和优化。

混合现实医疗云平台利用云计算资源以及多种混合现实应用和终端，为医疗组织在临床、教学和科研等多个方面提供了开放、互联的全息医疗影像平台。医生可以上传医学影像资料或患者可视化病例模型，通过三维渲染和各种混合现实应用，进行比如病灶标记、手术方案设计、模拟手术导航、术前病例预处理等操作，对立体模型进行编辑、处理、存储、分享。这些数据通过云平台的存储能力，可以构建起一个可视化病例数据库，提供给医疗组织和医生浏览，消除地理壁垒，使得医护人员能够围绕患者和临床空间访问前所未有的情景信息，大大提高远程医疗的能力。

混合现实平台支持的多部门异地协同工作让医护人员能够同时对同一套 3D 病例模型内容进行评审、讨论，三维可视化的异地协同互动将医学知识以全息影像的形式生动地呈现给任何拥有浏览权限的医疗组织，在我国医疗机构诊治水平参差不齐的背景之下，可以帮助提高中西部欠发达地区和一级及二级医院的诊疗水平，提高医疗质量，降低医疗风险，在此基础上逐步解决医疗资源分布不均的问题。

混合现实医疗云平台确保在强大的云计算资源下建模的高度精确，能够将直观数据存储再现，提供嵌入的数字化医疗工具，远程互联方便医护人员和医疗组织间的交流展示，显著减少了医疗培训成本。

传统医疗模式中，由专业临床医护和医疗服务者组成的多学科护理团队有时分布在多个医院或地点，患者辗转就医的过程增加了获得医疗护理的时间和成本，为患者顺利康复带来阻碍。混合现实医疗云平台使医疗组织能够利用实时渲染的混合现实模型，结合患者本身的空间信息开展远程医疗，与本地的医疗服务者协作，进行远程患者咨询问诊，从而加快诊断速度，缩短治疗前期准备时间。后期治疗方案，尤其是手术方案设计、术前沟通研讨和术中全息影像导航上，混合现实平台结合叠加其他医学影像（如 MRI 图像和 CT 扫描图），通过脏器混合现实透视解剖、医疗穿刺实施模拟、实施脏器切割模拟、脏器内窥模拟、实施脏器体积计算等实际应用，可以在手术前和手术过程中为临床专家和外科手术医生提供指引和帮助，从而提高诊疗质量。同时，混合现实平台借助混合现实显示设备和软件应用，可以为患者提供个性化治疗计划，改善治疗效果。患者利用混合现实设备，可以随时随地与主治医生快速共享病例成像结果，通过实际体验自身病灶的全息图像建模，医患对话变得简单高效，推动了医患之间的有效沟通，达成双方知情的治疗决策，使治疗透明化、真实化，提升了患者信任度，从而提高了医疗服务质量和患者体验。混合现实平台通过在术前、术中、术后部署混合现实应用，打造沉浸式的远程医疗解决方案，提升了区域医疗协同，实现了以更低的成本提供更快和更好的医疗服务。最后，混合现实医疗云平台利用混合现实，医护及医院工作人员可以借助模拟培训进行培训和实习，实现了医学继续教育和知识共享。

在医学教学中，由于医疗环境限制、标本短缺、成本昂贵等问题，以及教学布置高成本、病例还原程度有限、教学场景变换困难等，教学效果受到很大的限制和影响。混合现实的应用可以使学生对复杂人体的理解变得更加直观、立体、简单有效，而云平台巨大的可视化病例数据库丰富了医学教学的方式，通过可编辑、可分享的 3D 建模全息图像，学生可以轻松获取传统教学模式无法提供的生动的海量学习素材，从而更加有效地培训医学生的医学知识。

临床医学中，医学手术培训是一个重要的环节，学生除在校时要学会正确的手术器械使用方法，熟练地掌握外科基本操作，了解临床常见手术的操作步骤外，还要在经验丰富的带教老师的引导下度过漫长的临床实习阶段，才可以独立参加临床手术。而混合现实医疗可以提供虚拟的手术操作培训平台，在虚实融合的三维世界中，受训的实习医生可以在极低的医疗风险之下自由进行多次的体验，不需要实际病例就可以重复学习手术操作技术，直到能够熟练掌握手术技巧和临床知识。

　　混合现实医疗云平台不仅能够提供生动逼真的学习体验，避免对患者造成伤害和危险，还能共享培训课件，促进跨地域、跨机构的资源互通，实现优质医疗资源下沉，弱化优质医疗资源壁垒，提高医疗服务整体效率。让医疗发达的地区能够以远程培训的方式帮助欠发达地区，加强东西部之间联系，三级医院和一级、二级医院的医疗水平共进，促进医疗区域协作（图11-4-1）。

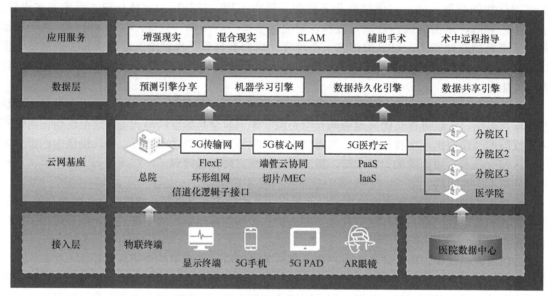

图 11-4-1　混合现实医疗云整体架构示例

SLAM，同步定位与建图；FlexE，灵活以太网技术；MEC，边缘计算技术；PaaS，平台即服务；IaaS，基础设施即服务

　　混合现实医疗云平台可以突破空间限制，大大提升混合现实应用的可用性和数据集的可及性，用户通过佩戴混合现实设备便可浏览平台上的立体病例，获取各个医疗组织和各类医疗服务者提供的知识库。通过混合现实医疗云平台，医疗组织不必建设高配置、高性能、高安全的物理设备来满足混合现实工作台的性能要求，医生可以轻松通过连接云端的应用进行影像重建和模型渲染。同时，混合现实医疗云平台内置全息临床手术规划、全息手术导航指导、远程全息手术协作等应用，医生可以直接使用现有的解决方案，无须担忧兼容性问题。未来，手术机器人全息远程操作、远程手术导航、混合现实虚拟手术、术前方案验证评估也将会成为混合现实医疗云平台技术工具中不可或缺的部分，使得跨地区的医护人员通过该平台实现跨越时空式的医学交流，提升医疗服务质量，为各地患者带来更优质的医疗体验。

　　目前，云端部署可以解决传统混合现实创新应用部署的障碍，包括医院工作繁忙，部署时机难找；应用架构复杂，难以与传统系统整合；现有解决方案无法与创新应用兼容，升级困难；数据安全监管严密，合规性要求严格；图像渲染复杂，计算资源要求高；使用频率高，维护需求紧急等问题。云平台通过整合接口、兼容上层应用，部署云端计算资源，升级定制云存储安全线路方案，实现应用24小时云端待命，自由调用，最大效率地满足医生高频临床需求。现阶段，作为新生事物的混合现实医疗云平台受限于混合现实设备的价格和普及性，混合现实医疗云平台在医疗机构的使用率有待提升。随着业内厂商纷纷推出自研的混合现实设备，并且相关技术不断成熟完善，设备价格将大幅度下降，混合现实医疗云平台在医疗行业各个领域的规模化、模式化应用是可以预见的未来。

（黄　虹　马　昕）

第十二章 远程医疗

第一节 远程医疗概述

一、远程医疗的定义

20 世纪 50 年代，美国电子工业发展迅猛，远程医疗的概念首次被提出。美国学者维特森（Wittson）双向电视系统首次被用于基础的放射学诊断，实现了利用监护器从一座楼上看到另一楼上出现的 X 射线片，电缆传输距离达到 3 英里（1 英里≈1.61 千米）。随后，远程放射医学创立，远程医疗（telemedicine）这一词汇应运而生。

远程医疗是利用无线通信设备（包括计算机、通信与设备）与医学技术相结合，将获取的医疗数据、语音、文字和图像实现跨地区的远距离传输，实现专家与患者、专家与医护人员实时或非实时的数据流传递，克服时间和空间的障碍，以实现将医疗资源跨地区调配。一般包括医生根据报告进行远程诊断、远程会诊及护理等医学活动。

目前远程医疗相关技术逐步发展成熟，随之远程医疗的定义也不断更新。1993 年，欧盟委员会提出远程医疗是指"患者利用远程通信及信息技术快速地获得远端医疗专家的共享通道，而无关患者或相关信息的具体位置"。1996 年，美国远程医疗协会提出远程医疗是"通过电子通信的手段，如双向视频技术、电子邮件、智能电话、无线工具等，在不同地点之间交换患者的医疗信息，从而改善对患者的医疗诊断水平的一种先进医疗诊断体系"。1998 年，世界卫生组织也给出了远程医疗的定义："所有使用信息和通信技术交换有效信息进行疾病和损伤的诊断、治疗和预防、研究和评估以及卫生保健服务提供者继续教育的卫生保健专业人员所提供的卫生保健服务，其中距离是一个重要因素，所有一切以推动个人及其社区的健康为目标。"远程医疗发展到 2008 年，欧洲远程健康信息协会提出"远程医疗服务可以改进高质量医疗健康服务的获得渠道，从而避免在患者所在地点发生所需健康医学专家的短缺"。2014 年，我国国家卫生计生委发布的《卫生计生委关于推进医疗机构远程医疗服务的意见》对远程医疗内涵进行了界定，一方医疗机构（简称邀请方）邀请其他医疗机构（简称受邀方），运用通信、计算机及网络技术（简称信息化技术），为本医疗机构诊疗患者提供技术支持的医疗活动。医疗机构运用信息化技术，向医疗机构外的患者直接提供的诊疗服务，属于远程医疗服务。

二、国外远程医疗发展阶段

根据所使用的通信手段国外远程医疗系统可以分为以下三个阶段。

（一）第一代远程医疗系统

这一时期主要集中在 20 世纪 60 年代初到 80 年代中期，由于这一阶段信息技术还不够发达，信息主要依靠电话、有线电视网络、微波技术及卫星系统进行传输，可远程传输的信息量极为有限，往往只能实现简单远程咨询和诊断等医疗服务。这个时期内，随着人类航天技术的发展，美国航空航天局（NASA）在远程医疗的发展中起到了重要的推动作用。NASA 利用卫星和微波技术，将美国宇航员在失重情况下的心电图和 X 射线等健康信息从空间站传回了地球。同时，美国阿拉斯加州利用卫星使其州内其他医疗资源分配极其不均匀的地区通过卫星地面接收装置直接获得州立医院的医疗服务。

（二）第二代远程医疗系统

这一时期主要集中在 20 世纪 80 年代后期，随着现代通信技术的发展，数字通信网络技术逐步成熟，医疗信息可借此实现视频的双向传输，同时在军事医学方面也有较大的进展。1991 年，世界上规模最大、覆盖面最广的美国乔治亚州医学院远程医疗中心成立。1993 年，美国远程医疗协会成立。

（三）第三代远程医疗系统

这一时期主要集中在 2000 年初期至后期，高速数字信息网络的发展使可传输的医疗信息量更大、速度更快。2001 年，法国的医疗小组采用远程医疗技术，操作在大西洋彼岸的远程手术机器人，完成胆囊切除术——林德伯格手术。

三、我国远程医疗发展阶段

较之国外研究，我国的远程医疗领域起步较晚。20 世纪 80 年代初，我国才逐步开始对远程医疗的探索。随着我国近些年工业及信息化技术的高速发展，我国远程医疗系统也随之迅速地经历了四个发展阶段。

1. 萌芽期　中国人民解放军总医院在 1988 年与德国的一所医院通过卫星通信技术进行了一项远程外科病例的讨论，是我国现代意义上第一次远程医疗活动，也开创了我国远程医疗的探索萌芽期。国家出台了《卫生部关于加强远程医疗会诊管理的通知》。

2. 建设期　20 世纪末，在针对萌芽期阶段总结试点经验的基础上，出台《卫生部关于加强远程医疗会诊管理的通知》，以进一步规范远程医疗的相关工作。是"远程医疗"在国家正式文件中的首次出现，并将远程医疗定位于促进优质医疗资源下沉进而推进分级诊疗的有效手段。同时，我国相继开展了全国性的和区域性的远程医学网络建设，信息传输手段也从卫星为主过渡到了以因特网网络为主。服务内容也由最初的远程会诊、远程心电诊断、远程监护、远程教学拓展到了远程影像诊断、远程病理诊断和远程手术等。2011 年，我国科技部联合多部委印发《医学科技发展"十二五"规划》中指出，"推动医学向预测、预防和个体化诊疗等新的方向加速发展；医学影像、分子诊断、基因治疗、细胞治疗、微创手术、组织工程、生物医用材料、靶向药物治疗、无创检测、实时监测、数字化医疗、远程医疗、移动医疗等新技术不断发展，疾病防治手段和医疗服务水平不断进步……要重视医疗服务模式的优化整合，加快推进数字化医疗、远程医疗、移动医疗等技术发展，优化建立不同层级医疗机构间协同医疗、整合服务的新模式，实现医疗服务资源的系统高效利用"。2012 年，国务院印发的《卫生事业发展"十二五"规划》中指出"建设三级医院与县级医院远程医疗系统，加强公立医院信息化建设"。

3. 推广期　2013 年开始，随着我国一系列文件的发布，远程医疗进入快速推广期。2013 年，印发《国务院关于促进健康服务业发展的若干意见》；2014 年，印发《卫生计生委关于推进医疗机构远程医疗服务的意见》；2015 年，国务院办公厅印发《全国医疗卫生服务体系规划纲要（2015—2020 年）》；2017 年国务院办公厅印发《国务院办公厅关于推进医疗联合体建设和发展的指导意见》。同时，这段时间我国网络传输速度和质量有了明显的提升，智能终端设备开始普及，社会居民对网络远程看病的接受度也有了明显的提高。

4. 落地期　2020 年，我国远程医疗加速发展。一方面，5G 通信技术在医疗领域得到了快速推广应用，远程通信网络也在疫情防控中也得到了考验。另一方面，医生和患者也逐步接受了在线诊断、远程监护等远程医疗模式，均促成了我国远程医疗的落地。《中华人民共和国国民经济和社会发展第十四个五年规划和 2035 年远景目标纲要》（简称"十四五"规划）中提到："全面推进健康中国建设。……支持社会办医，推广远程医疗。……"远程医疗对于政府来说是平衡医疗资源布局的解决方案，对于医院来说是一项服务患者的方式，国家已经通过医保支付、网络能力建设等政策，推动远程医疗服务。"十四五"期间要结合"互联网+医疗服务"，完善远程医疗项目、创新远程医疗模式。工业和信息化部、国家卫生健康委员会联合发布《工业和信息化部办公厅 国家卫生健康委办公厅关于进一步加强远程医疗网络能力建设的通知》，到 2022 年 98% 以上基层医疗机构将接入互联网。

四、远程医疗体系组成

从运行架构上来看，远程医疗主要由三个层次组成（图 12-1-1）。

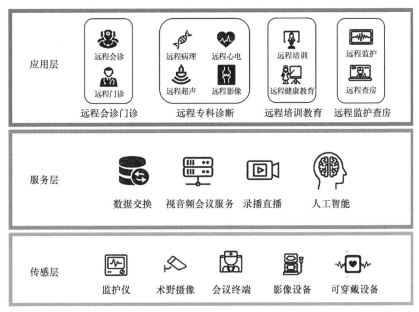

图 12-1-1　远程医疗体系组成

（一）传感层

传感层是医疗信息的来源层，也是直接与患者和医务人员接触的一层。传统的医学影像设备、监护设备以及各种摄像录像系统，均是获取医疗信息的重要传感终端。近些年高速发展的可穿戴医疗技术，日渐成为远程医疗重要的传感终端。例如，远程无线心电监护系统已广泛用于具有心血管风险人群的长时间监护，可实时将患者心电信号长距离传输至院内监护中心，且可在多智能终端进行随时查看和历史数据回顾，智能终端通过网络也可实现患者与医务人员的双向通话，为处方下达、病情咨询和健康预警等方面提供了高效的平台。远程医疗体系下的无线心电监护系统相对动态心电图而言，可为医务人员同时提供多名患者的心血管健康医疗信息，既有利于及时把握患者的病情发展程度，同时还可提高医务人员工作效率，降低工作量。高速发展的柔性传感器，如电子皮肤传感器、智能织物传感器等，是未来可穿戴医疗终端重要的发展方向。这类传感器不仅可实现对人体生理参数（如体温、脉搏、生理电等）的采集，同时以其轻薄、无感的设计特点和良好的生物兼容性，有望实现对人体健康指标更长时间的连续监测，可为智能医学的信号分析提供连续、同质化的优质数据。

同时，传感层可与医院 PACS、HIS、LIMS 和 RIS 联通，将这些医疗信息系统的数据通过服务层传递服务于远程医疗体系。

（二）服务层

服务层是将传感层获得的医疗信息进行存储、交换、分发和智能分析处理的环节。服务层通常依托远程服务器或云服务器进行，在远程医疗早期阶段，正因为无线传输方式和网络传输带宽等限制，仅能传递文字、静态图像和语音等信息；近些年云服务器的发展和5G通信技术发展，以及大量通信基础设施的建设，服务层的服务能力明显提高。例如，2019年，中国人民解放军总医院海南医院利用5G技术成功完成全国首例远程人体手术——帕金森病"脑起搏器"植入手术。患者在北京手术台，临床专家在三亚为其"手术"。手术分为北京和海南两个分会场，实现了手术台、会议室等多方实时高清视频和语音的交互。远程医疗实时操控类场景要求极高的低延时性和可靠性，但传统Wi-Fi、局域网存在组网复杂、无线干扰严重、传输速率低、可靠性差等一系列问题。如今5G的通信速率相比目前通用4G网络，其网速有数倍提高，大大降低传输的时延，能完全满足实时手术的要求。

（三）应用层

应用层是直接呈现给患者和医务人员的窗口层，也是远程医疗价值直接体现的一层。其中包括我们日常使用的远程挂号、远程会诊，以及各种基于"互联网+"的医学信息查看方式，如病房的远程监护。应用层具有明显的场景针对性，不同使用场景所需的应用层展现方式不同，例如，院内无线监护向中心护士站展现出的多终端生理信号监护软件，远程会诊门诊向医患双方展现的视频通话界面，可穿戴健康监护中向用户展现的智能显示终端界面。应用层相对于传感层和服务层具有更快的迭代速度，也是"医工结合"重要的交叉点。随着新的医疗服务需求的出现，创新的应用层产品也会随之出现，并为医患双方提供更高价值的服务体验。

远程医疗的出现，是医学需求与信息化技术发展结合的必然结果。然而，医疗新技术出现，也会伴随着风险和挑战，例如，信息安全问题、患者隐私问题、医学伦理问题和海量数据高效挖掘的挑战等。远程医疗作为可以跨时空的联合医生和患者的创新工具，伴随着管理体系的完善，定将对我国乃至世界的医疗水平有巨大的推动作用，对人类健康的发展起到关键性的变革作用。

（曹　丰）

第二节　远程医疗系统的构成与应用

一、远程医疗的定义

远程医疗（telemedicine）是一门以数据技术、信息技术、通信技术为基础，利用大型综合医院和专科医院的学科技术优势及先进设备资源，服务于远程诊疗、医疗咨询和医疗数据分享的综合学科。借助计算机和网络通信技术，实现对文字、语音、医学影像等医疗数据的远程传输、存储、查询、比较、显示及共享，从而完成远程医疗服务。从广义上讲，远程医疗是指远程提供的医学信息或服务，包括与医疗行为相关的远程诊断、远程会诊咨询及护理，同时也包含与信息相关的远程教育、远程医疗信息服务等；从狭义上讲，远程医疗是指远程诊疗行为，特指借助现代信息与通信技术实现的远程医疗服务，包括咨询、检测、诊断、治疗和监护等。

数据处理和网络协作是远程医疗的基础。早期受数据处理和共享能力，以及网络带宽的限制，远程医疗只能提供文字、音频和医学图像的传输，满足基本的健康和医疗咨询。随着大数据处理、云计算及其他新兴技术的不断发展，涌现出了如实时远程多学科会诊、远程手术指导、远程医疗教学等远程医疗服务模式。

二、远程医疗系统的构成

远程医疗服务是运用计算机、通信、医疗技术与设备，通过数据、文字、语音和图像资料的远距离传送，为患者提供远程诊疗支持的医疗活动。远程医疗系统不仅包含医疗技术本身，还包括通信网络、信息技术和诊疗相关技术等，是一个满足远程医疗服务的医疗相关技术综合体。

远程医疗系统的构成从医学功能上主要包含以下三部分：①医疗服务的提供方，即提供医疗信息或医疗服务的机构和专家，大多是具有丰富医学资源的医疗中心和其中富有诊疗经验的医学专家。②医疗服务的需求方，是当地不具备足够医疗能力或条件的医疗机构，近年来，随着互联网医疗、终端监测设备和急救设备的广泛普及应用，也可以是有医疗服务需求的患者本人。③联结医疗服务供需双方的通信网络和诊疗装置。通信网络包括有线网、无线通信网及通信卫星网等。诊疗装置包括与医疗行为相关的诊疗仪器设备、数字化医疗信息库，以及便携式终端监测设备等。

　　远程医疗系统作为双向传输图像和声音、资料与视频的系统，包含图像处理、声音、应用软件、通信等子系统。从技术结构角度看，远程医疗系统由客户端、支撑平台和网络系统、数据库服务端三部分组成。①系统的客户端是医疗服务需求的发起端，通过电脑、平板或者智能手机等便携移动终端设备接入网络，接受网络服务器的控制和管理，可发送请求和共享网络上的各种资源。②支撑平台和网络系统是用于连接客户端和数据库服务端的结构，网络系统作为远程医疗的基础架构，利用通信设备和线路将多个终端互联起来，通过实时高速传输，实现系统之间信息、软件和设备资源的共享以及协同，满足远程医疗需求。③数据库服务端通过数据存储和传递及控制访问内容和数据分析，完成远程医疗服务（图 12-2-1）。

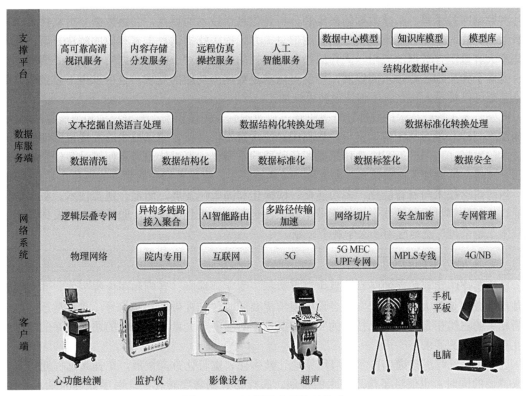

图 12-2-1　远程医疗系统的构成

三、远程医疗服务的方式

　　根据需求的时效性，远程医疗服务方式可分为实时（在线）方式和非实时（离线）方式两种。①实时方式是指通过即时医学支持和指导，实施远程医疗服务，使患者获得及时诊疗指导和救助。多用于急危重症患者的急救和需要即时指导的情况，如远程手术和诊疗操作指导。缺点是存在对通信技术要求高，系统建设成本高，普及周期长等问题。②非实时方式多指已经具备相对成熟的远程医疗服务网络和体系，被指导方将诊疗相关的数据资料传送给指导方，后者进行备案后，进行择期处理。非实时方式对通信网络带宽要求不高，因而，可以满足较大体量的远程医疗服务需求。目前广泛应用在医疗咨询、培训、教育等方面。

四、构建主要技术

（一）诊疗检测和检查技术

诊疗检测和检查技术主要是指临床用于诊断相关的技术，包括与疾病和生命体征相关的病理和生理指标，如血压、血氧、体温、心电图、肌电图、脑电图等参数的检测技术，以及医学影像技术，如 B 超、X 射线、CT、MRI、PET、三维影像、混合现实等。此外，还包括体液和标本（血、尿、体液、病理组织）的各种生化指标和形态的检测技术。在远程诊疗过程中，如何将这些信息进行数字化处理，并通过网络进行传输，对传统的医疗设备和技术提出了新的要求。近年来 5G 技术、混合现实和增强现实等新技术的出现，让远程诊疗中数据的传输和呈现变得更加直观，并在实时交互方面也能达到面对面交流的效果。

（二）信息学技术

与远程医疗相关的信息学技术主要包括医疗信息的采集、存储、显示、处理、查询、管理以及各种数据库技术等。医疗数据的采集和分析是信息学技术的重点，高级数据分析软件可在提高分析效率的同时，充分挖掘数据中的有用信息，为远程医疗提供更丰富有效的解决方案。随着多样化和大容量医疗数据的应用，大存储量和低能耗的数据库对于医疗数据的存储是必要的，微电子、光电子和生物芯片技术的发展，不仅可以满足数据库功能的需求，也可以用于复杂数据的处理，甚至可以模拟人脑完成传感认识和思维加工。

此外，人工智能技术的发展让计算机通过语言识别、图像识别、数据挖掘和智能算法等技术，快速深度阅读和学习临床病例资料，为临床诊疗决策提供支持。信息技术的发展也促使感测与识别技术的发展，应用于远程医疗传感器和传动器的小型化，可以让患者将便携设备传感器捕获的血压、脉搏、活动甚至睡眠模式等动态信息传递给医生，应用于慢性病患者的远程指导和管理。

当前信息技术向着智能化、多功能化、快捷化和高效化发展，而混合现实技术、数字孪生技术通过虚拟数字世界和现实世界的无缝串联，在远程诊疗规划、模拟、验证等方面发挥作用，信息技术正越来越广泛地应用于医学各个领域。

（三）远程通信技术

远程医疗中需要传送的医学信息主要有数据、文字、视频、音频和图像等形式。其中视频和音频信号数据量较大，在远程实时会诊中通常需要同时传送视频和音频信号，尤其是近些年远程诊断相关的三维影像等数字化技术的发展和应用，对服务于大量数据传输的通信网络的速度和稳定性有了更高的需求。

近年来，远程医疗通信技术向着网络化、数字化、宽带化方向发展，在提高远程通信安全性和快捷性的同时，也促进了信息技术的发展。医疗信息的数字转化，让医学数据的录入、存储、分析和修改等变得更加高效。光放大器在通信技术中的广泛应用及光纤技术的日益成熟，实现了通信的高速化和高效化，尤其是 5G 技术具有高速率、低延时和大连接特点，满足了远程医疗大量数据的快速、安全传输的需求，为实时远程共享图像信息、开展实时远程会诊及远程手术提供了技术保障。

五、远程医疗系统的应用

远程医学会诊

远程医学会诊主要是通过网络模式来达到医生远程诊断患者的目的。在诊断患者的过程中，医生不再受传统医疗服务模式时间和地点的限制，当患者诊断和治疗存疑需要远程指导时，可通过远程医疗系统发起并完成远程医疗会诊。发起方通过远程医疗系统将患者的病史、检验报告、检查及影像数据传输到指导方，双方通过讨论分析，实现对疾病诊疗意见的交互，并确认诊疗方案。愈趋成熟的 5G 技术、三维影像、混合现实和增强现实等数字化创新技术的出现，让远程会诊变得更加直观、高效，且互动性更强，犹如专家亲临现场会诊和指导。

1. 远程临床教学 通过远程医疗系统开展的临床教学，是线下传统临床教学模式的延伸，包括对临床诊疗中典型病例的示范教学，以及对疑难病例的分析或特殊医学操作的示范表演。依托远程医疗系统的支持，医生可以通过医生工作站和便携式终端显示器，随时随地进行临床案例的个性化调阅和学习，也可通过远程医疗系统，实现线上多人同步远程临床教学，医学专家通过音视频和云资料库的共享，实时指导和帮助基层医生进行病例学习和技能操作。

随着数字化医学数据库的建设和完善，医学教学的形式和内容也越来越丰富，而远程通信和云技术的不断发展，也突破了时间、空间和人数的限制，帮助广大年轻和基层医生快速学习成长，也带来了临床教学模式的发展和进步。

2. 远程急救和转运 是指因遇到交通不便或紧急情况，患者无法及时转运或医护人员难以到达现场为患者提供诊断和治疗时，通过远程通信网络及时把患病信息和医疗数据传送给异地的医护人员，从而获得专业的建议和指导。对于转运过程中的患者，可通过远程医疗系统获得异地医院专家的连续指导和帮助，为后续救治创造条件和机会。院前急救转运信息网络不畅、评价体系缺乏，以及区域转运体系不健全是当前院前急救转运系统的主要挑战。专科医联体、医疗急救网络、院前急救转运平台和车载移动设备等新模式和新技术的出现，正在逐步构建以优质医院为中心，实现急危重症患者的转运管理、过程监控、实时指导和数据共享的全流程院前急救转运新模式。

3. 远程医学咨询 主要适用于复诊和需要长期治疗或者康复指导的患者。由于互联网和远程技术的不断发展，互联网医疗进入了快速发展期，远程医学咨询目前已经涵盖了远程医学影像咨询、远程心理咨询、自助药物和疾病手册、急救助手、用药咨询和慢性病康复咨询等众多应用。

从服务模式上，目前远程医学咨询有以下几种类型：

一是医患交互型：通过线上医疗服务程序，让患者自行注册并上传诊疗相关数据，建立个人疾病数据库，根据具体诊疗需求发起咨询请求。同时，为医生端提供注册和接诊功能，从而实现远程咨询和问诊服务。

二是知识服务型：通过医院或者医疗专业医护人员的掌上信息查询和决策工具系统，满足医护人员临床诊疗过程中所需的医学信息支持，同时，也具有学习和教育功能。

三是综合服务型：是指医院或医疗服务平台借助智能终端服务于患者就诊的模式，医院通过建立线上服务平台将导诊、挂号、检查或检验查询等功能服务于患者，同时，帮助提高医院的运营效率。医疗服务平台通过整合区域医院和专家资源，实现患者线上专家选择和就诊挂号需求，并完成线上支付。

远程医学咨询在给医院带来更高就诊效率的同时，也给众多交通和复诊不便的老年人和康复患者提供了便利。随着互联网技术、医院信息化建设的发展，远程咨询将随着多级远程医疗服务体系的逐步完善而得到更广泛的应用。

4. 远程外科手术指导 当医生对患者实施手术时，通过远程医疗系统将手术现场音视频信号传输到远程会诊中心，在异地专家的实时指导下完成手术。其多用于学术会议交流中实时手术观摩、演示，以及医联体间疑难或典型病例手术指导和教学。近年来出现的增强现实技术，通过实时视频融合可以将指导方专家的意见通过手势、工具标注的方法，实时投射到被指导方的手术视野中，在精准性和交互性上都有了实质性的提高，真正实现了"手把手"的教学指导。

5. 远程医学监护 是基于对患者生命体征连续动态观察的需求，通过远程医疗平台将患者的血压、心率、呼吸、体温、血氧饱和度及心电图等生理信息和医学信号实时传送到远程会诊中心，会诊专家通过分析，给出诊疗指导意见。远程医学监护适用于慢性病居家、急救转运和处于隔离病区间的患者。

远程医疗是基于现代信息技术与通信技术的不断发展，是为了满足区域医疗资源不均衡、应急医疗场景等医疗需求。随着 5G 网络通信技术的广泛应用，混合现实、增强现实、可视化导航、人工智能等数字与智能化技术的不断发展，以及与急救和居家慢性病管理相关的多元化终端设备的普及应用，远程医疗也一定会从医学诊疗、医学教育、应急救援、慢性病管理和医学康复等各个方面，给传统医学模式带来重大的改变。

（胡国梁）

第三节　互联网医院

随着科技的快速发展和互联网时代的来临，互联网技术已进入井喷式发展阶段并逐渐交叉融入传统医疗行业之中，产生了新的医疗时代，即"互联网+医疗"。众多高新技术的推动为医学诊治及科学研究注入新的生机，改变了传统医疗的模式，不同形式"互联网+医疗"的交叉融合模式纷纷涌现，并逐渐向数字化、信息化转型。互联网医院则是"互联网+医疗"的必然产物之一，相近的概念包括互联网医院、智慧医院、信息化医院、数字医院等。

互联网医院是"互联网+医疗"在传统医疗卫生行业中的整体应用，是集移动互联网、云计算、大数据、物联网等新技术与医院的深度融合所产生的新兴医疗体系，其特点是将线下实体医院的医疗活动延伸到网络，转移部分患者或实现部分医疗资源共享，是实现优质医疗资源下沉、落实分级诊疗制度、提升优质医疗资源可及性和医院服务整体效率的重要路径。

随着高新信息技术的快速发展以及与医疗领域的融合，互联网医院的建设正逐步扩大规模并上升为国家战略，互联网医院模式也得到快速发展。本节主要对互联网医院的特点、发展历史、发展模式和存在不足进行概述。

一、互联网医院的特点和优势

互联网医院服务模式的共性特点：必须依托实体医疗机构，必须符合互联网医院的准入资质和监管条件，服务范围及服务病种类型与实体医疗机构相同。互联网医院之间可以成立医联体，通过医联体内线上线下的数据互联互通，医联体内外的医生均使用同一个互联网医院平台提供医疗服务，逐步形成"线上线下一体化，院内院外一体化，上级下级一体化"的医疗健康服务体系。互联网医院的优势主要体现在如下几个方面。

（一）提高医护人员诊疗效率和医院的管理效率

借助信息化的医疗技术和服务手段，一方面使医护人员的诊疗过程更加精准、便捷；另一方面可以提高医院的管理效率和服务质量。

（二）患者就医更为便捷高效

医院所具有的所有诊疗功能在互联网医院都应得到实现，如挂号预约、在线诊疗、慢性病患者管理、开药和药品配送等服务内容，还可以为患者提供科普知识、在线预约、检查指南等，甚至将实体医院的医疗服务延伸至患者家中，为患者提供足不出户的医疗体验。互联网医院的建成缩短了患者与医院之间的距离，拓宽了患者问诊及买药的渠道，减少了患者就诊的时间成本及费用开支。同时，医生可通过互联网医院很便捷地查阅和管理慢性病患者的随访记录、个人档案等，提高了诊疗活动的效率。

（三）助推我国医疗改革

分级诊疗是我国深化医疗改革的重要内容，致力于构建"基层首诊、双向转诊、急慢分诊、上下联动"的分级诊疗服务模式。互联网医院有效推动了优质医疗资源的城乡流动，有利于分级诊疗，实现区域内医疗信息的互联互通、数据共享。通过医疗机构间协同合作机制，有效实现远程联合会诊、远程手术、远程影像病理学诊断、远程健康管理等一系列远程医疗协作。互联网医疗将打破医疗机构边界，紧密联系医联体机构，实现优质医疗资源的下沉，更好地满足人民群众日益提升的健康需求。

（四）有效助力疫情防控

在疫情防控中，互联网医院在辅助疫情研判、创新诊疗模式、提升服务效率、最大限度利用医疗资源、减少人员聚集和交叉感染等方面发挥了巨大作用。互联网医院的快速落地为保障诊疗活动的有效开展发挥了巨大作用，主要体现在：①减少医患双方的直接接触，有效控制病毒传播，降低医患交叉感染概率，提高就医安全性；②积极扭转患者就医意愿下降的趋势；③通过就近采集患者信息，实现先诊断、后移动、再治疗的新医疗流程，能够减少患者出行，降低患者与健康人群的接触概率，减少患者因院内集聚造成交叉感染的概率，从而有效控制通过飞沫、接触等途径传播的疾病，提升疫情防控效能。

二、互联网医院的发展历史与现状

（一）互联网医院的发展历史

2015 年 7 月，国务院首次发布了《国务院关于积极推进"互联网+"行动的指导意见》和《国务院办公厅关于推进分级诊疗制度建设的指导意见》，鼓励国内医疗机构与医疗科技公司加强合作，着眼于延伸互联网诊断、线上电子处方、物联网药物配送等互联网医疗模式，探索建设互联网医疗体系。该政策的宗旨在于通过互联网医疗手段解决国内部分基层及偏远地区医疗资源匮乏和资源分布不均等问题，加强落实分级诊疗政策。这两项政策也标志着"互联网医院"概念正式列入医疗健康发展规划。

互联网医疗本质上仍然是一种医疗行为，必须确保医疗质量与安全。为此，自 2018 年以来，中国政府出台了一系列政策推动构建互联网医疗体系，明确了互联网诊疗活动的准入标准、流程、定价原则和质量保障等方面的内容。文件《国务院办公厅关于促进"互联网+医疗健康"发展的意见》强调"让群众在家门口即能享受优质医疗服务"，该文件明确设置了数项鼓励性措施，激励医疗机构与医疗科技公司合作并激发活力，同时允许依托医疗机构发展独立的互联网医院，并且该互联网医院可作为医院主题的第二名称使用，可用于线上开展常见病、慢性病复诊。

（二）互联网医院的发展现状

随着我国人口逐渐老龄化及疾病种类多样化，对老年病、慢性病的病情跟踪及连续性疾病管理的需求成为重中之重。大型三甲医疗机构逐步开始建立微信预约挂号、线上全流程就诊模式，通过线上服务降低线下就医压力、提高医疗服务效率，避免了医患间信息碎片化，解决患者"看病难"的问题。

在国内医疗市场对互联网医疗、医疗服务量需求激增的同时，患者对医疗服务质量的期望和需求也在日益增高。因此，互联网医院的建设体系也以患者需求为导向，着重开展了健康资讯、疾病咨询、预约挂号等诊前基础服务功能。并且将互联网医院的建设和运营服务分为疾病诊疗、健康管理、医生服务及护理服务等种类。

目前，已形成"家庭互联网医疗助手"服务，联合医生与家庭签约提供家庭专属医疗服务，当患者病情出现变化或存在其他健康隐患时，签约医生将通过个体化方式为患者提供专属医疗服务，直至指引至实体医疗机构就诊。

三、互联网医院与传统医院的联系与区别

互联网医院是顺应当代医疗需求的最新产物，从根本上改变了医疗服务的提供模式，以链接、数据、互联网技术等工具使医疗资源去中心化，打破传统医疗服务的时空距离，为患者提供无边界闭环医疗服务，提高资源流动效率和服务水平。同时，推进优质医疗资源下沉，降低医疗服务

的整体成本，打破了传统医疗服务的"铁三角困境"（通常医疗服务难以同时兼顾提高医疗服务水平、扩大医疗服务范围和降低医疗服务成本三个层面）。

互联网医院与传统医院密不可分，互联网医院的运转离不开传统医院提供的后台支撑与技术保障。基于实体医疗机构的互联网医院将具有以下优势：①可以更好地发挥优质医疗资源的作用；②有利于医院提供初诊、治疗、出院、复诊的连续性服务体系；③有利于提高一定区域内的医疗质量。同时，互联网医院也是分级诊疗和医联体有效落地、高效运转的基础保障之一。一所设施健全的互联网医院能够让患者、医生和传统医院三方都从中受益，患者看病更容易，医生行医更便捷，较传统医院的服务范围更广，经济收益更好，患者满意度更高。

但从法律角度来区别，互联网医院所提供的医疗服务还不具备明确法律概念，因此，互联网医院所提供的医疗服务如在线问诊、在线咨询等通常被认定为健康咨询服务，其所提供的医疗方案尚属非诊疗活动。从接触模式来区别，互联网医院与传统医院的差异在于医疗服务的实现过程不再拘泥于医患面对面接触的传统模式，通过互联网技术和信息化手段使得医患双方不再受限于地点（医院）、时间（门诊时段）等因素，脱离时空限制，以此开展医疗服务。

总体来说，互联网医院与传统医院的区别在于：①就诊过程中科技元素更丰富，即通过移动互联网、云计算、大数据、物联网等新技术帮助传统医院打破旧模式，开拓多元融合的新型医疗服务模式；②就诊模式更便捷，即通过互联网为载体开展线上问诊、看诊服务，并且诊后开具线上处方、采用电子支付及物联网药物配送的新型模式，让患者真正实现足不出户地享受就诊、开药、拿药的互联网全流程服务；③覆盖地区更广，即通过互联网技术突破院墙，拓宽医院服务规模，提升医院的服务半径和辐射范围，让更广阔地区的患者能够享受到优质医疗资源（图 12-3-1）。

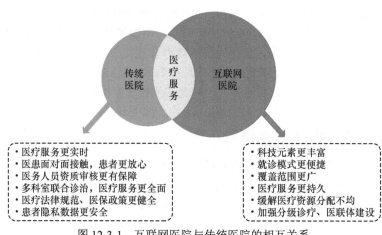

图 12-3-1　互联网医院与传统医院的相互关系

四、互联网医院的发展模式

在国家和政府大力扶持和市场的强烈刺激下，国内互联网医院目前主要形成了两种运营模式：一种是医院自主建设互联网平台，主动发起在线诊疗；另一种是互联网医疗公司与医院合作构建互联网医疗平台。

（一）医院自主建设互联网平台，主动发起在线诊疗

随着互联网医院建设发展相关政策法规的颁布，政策环境不断得以优化加强，国内各地实体医院也纷纷开始自主建设互联网医院，现阶段三级甲等医院是主要力量。实体医院通过建设互联网医疗模式，将线下问诊、看诊及疾病咨询等流程转移至互联网领域，并集成线上处方、电子支付及物联网药物配送等线上服务，最终通过多媒体技术、通信技术辅助实现了全面数字化的互联

网医疗流程。

医院自主建设互联网平台模式的主体是公立医院，互联网执业地点和执业模式与发起的实体医院保持一致，并且互联网医疗服务的提供者均为注册在该实体医院并具有相应资格的医疗工作人员。因此，这种模式为非营利运营模式，此互联网平台由政府政策资助或医院自筹资金进行建设，主要目的是拓宽医院现有诊疗规模，促进形成"线下就诊与线上就诊相结合、线上就诊拓展线下就诊"的格局，既为患者提供连续、全面的医疗服务和健康管理，同时也推动医院自身发展。然而，在这种模式中，互联网医院的管理方、运营方和医疗方均为医院自身。虽然实现了一体化管理，但由于医疗单位在互联网平台运营管理方面经验的不足，很多医院的互联网医疗体系构建和发展受到了一定限制。

（二）互联网医疗公司与医院合作构建互联网医疗平台

互联网医疗公司与医院合作构建互联网医疗平台是多元主体共同参与构建的互联网医疗平台。2015 年 12 月，全国第一家互联网医疗平台在乌镇正式成立，即乌镇互联网医院（桐乡）有限公司，开启了中国构建互联网医院的新篇章。以乌镇为代表的互联网医院以互联网企业为主体，依托线下医疗机构，集中各地医生到医疗平台，直接向患者提供线上服务，包括在线复诊、远程会诊、互联网电子处方等。基于此种模式，目前国内也已经实现了一批产业型应用，如微医、好大夫、平安好医生等企业，成为国内互联网医院的主要发展力量。

国外互联网医院的相关发展目前还主要集中在发展远程医疗与移动医疗等技术层面，较少有建设互联网医院这一说法。远程医疗和移动医疗、电子病历是国外互联网医疗的发展方向，并主要集中在眼科、心血管、脑外科的远程康复服务等领域，也有侧重于通过医疗大数据革新传统医疗模式，着眼于以促进全民健康为目的建立大规模健康数据库。国外利用远程医疗、移动医疗、大数据医疗的方法实现互联网医疗已取得初步成效，对我国全面建设互联网医院具有借鉴价值。

五、互联网医院发展面临的挑战

虽然目前国内互联网医院建设已经达到较高水平，实现了从无到有再到多的数次跨越，但互联网医院在发展过程中仍面临诸多挑战。

（一）互联网医疗法规、政策尚不够完善

国内各地建设的互联网医院大都处于起步阶段，发展状态各不相同，基础建设方面差距较大。为此，政府等有关部门正不断推进监管、标准、服务、技术等方面的政策法规，部分省市已建成互联网医疗服务监管系统并陆续出台了与互联网医疗发展相关的地方政策，但目前的法规体系建设仍不够完善，导致很多地区的互联网医院仍处在运营模式不清晰、运营体系不落地的状态。目前国家医疗保障局、国家卫生健康委员会已陆续印发相关文件，积极打通互联网医疗的医保支付通道，对线上、线下医疗服务实行公平的医保支付政策，2020 年 10 月，《国家医疗保障局关于积极推进"互联网+"医疗服务医保支付工作的指导意见》印发，进一步规范了互联网医疗的医保协议管理、总额预算方式、支付路径和分期发展。虽然目前互联网医疗医保支付的大范围推行和普及还存在较大困难，但随着相关互联网医疗法律法规和政策环境继续优化，一定会迎来新的可持续发展。

（二）各级医疗机构之间缺乏联动

互联网医院虽然可以起到整合医疗体系资源的作用，但互联网医院服务的整体构建普遍缺乏基层医疗机构参与，未能在各级医疗机构间建立联动关系。老年患者和慢性病患者互联网健康咨询使用率低，分级诊疗的作用未充分发挥。转诊患者往往需要携带自身纸质病历前往救治，而纸质病历存在画质不清、信息缺失等不足。由于互联网医院服务的局限性，患者在线下医院内做过的相关检查和检验结果仍然无法同步于互联网，使不同医院之间的检查、检验数据不能互通、互

认，给患者带来重复检查的经济负担。因此，需进一步完善互联网医院线上服务与线下各级实体医院之间的连续性和联动性，才能实现闭环管理，实现真正的互联网医院。并且，我国医疗机构的资金主要来源于医保基金，但医保类型多样且政策、标准不尽相同，保障范围、报销比例、技术接口差异较大，难以实现异地结算，因此也存在后续报销困难等问题。

▍（三）互联网执业医师资质审核难、激励不足

"互联网+医疗"对医生的资质审核只限于证书，医生个人的职业道德和技术水平是否达标，是否能够满足不同患者的基本诉求等，都没有严格的审核程序。推广互联网医院业务过程中，医患之间的信任关系需要重构，医生开展线上诊疗的动力不足。患者担心达不到预期治疗效果或医疗安全问题，不愿意接受线上诊疗新模式。研究发现，超过90%的医务人员愿意参与互联网医院工作，但是技术规范与行业标准滞后，激励机制不足，导致人才资源利用率不高，运营存在一定的困难。

▍（四）服务内容需要拓展

2021年起我国国内一些规模较大的医院积极筹建互联网健康服务体系，但服务内容不够多元化，对专业人士的依赖程度较高。

线上就诊仍然存在较多限制，主要体现在如下方面：不得对首诊患者进行互联网诊疗，医生只能在掌握患者病历资料后才可开展部分常见病、慢性病复诊；老年患者更习惯与医生进行面对面交流，操作环节烦琐的线上诊疗流程会导致患者对互联网医院产生逆反心理；将医疗资源从线下延伸到线上，但诊疗难以实现人群全覆盖；容易造成医患沟通不深入、不充分等问题，服务效率有待提升；部分医院积极性不高，仍持观望态度。因此，需要逐步拓展诊疗范围，改善就医体验，大力推进平台监管。

慢性病由于其病程时间长，并发症较多，需要长期有效的干预和管理。中医作为传统医学，注重人体的阴阳平衡，突出的是"治未病"的防治理念，符合慢性病管理的思路。探索"互联网+中医"是互联网医疗服务今后发展的重要领域之一。中国人口老龄化问题严重，推动中医与养老事业融合发展，鼓励中医资源进入养老机构、社区以及居民家庭，打造"互联网+中医医养"新模式，必将是大势所趋。

六、小　　结

无论是从国家政策导向还是从国内患者需求来看，互联网医院作为发展互联网医疗服务相关业务的载体和新基础设施势在必行。互联网医院在开拓发展线上医疗服务市场的过程中起到了关键的基础性作用，未来必将迎来更大的发展空间。但从国家政策来看，互联网医院依托实体医疗机构发展的方向在短期内不会发生太大变化，并且所面临的监管会更加全面、严格。在未来互联网医院的发展中，应该更加着眼于关注线上线下服务的衔接和融合，打破线上线下服务壁垒，发挥互联网诊疗和互联网医院所具有的高效、便捷、个性化等优势，从满足患者就医需求、提供更加方便服务的角度，开辟更加丰富多元的发展道路。互联网医院的发展需要融入"健康中国"战略，在确保医疗安全的基础上，进一步探索和发掘互联网诊疗活动的可能空间。

（刘国栋）

第四节　远程医疗的应用前景及展望

远程医疗类应用大多以远程会诊为核心，既有图文交互，也有基于视频会议系统的实时影音互动，在提高经济欠发达地区高水平医疗服务的可及性、有效帮扶基层医疗机构、调动各级医务人员积极性等方面的作用有目共睹。近年来，互联网医疗方式的推行和完善，受空间和设备的限制不断减少，使得远程医疗有了更加长足的发展。

一、远程医疗应用前景

（一）应用前景的驱动要素

驱动远程医疗发展的三个核心要素包括社会需求要素、政策扶持要素和技术进步要素。

1. 社会需求要素　随着物联网的普及和居民医疗服务利用需求的快速增加，社会对远程医疗的需求日趋旺盛。互联网的发展和智能手机终端的应用，不仅为民众使用远程会诊和互联网诊疗提供了便利条件，也推动了对在线服务的认可与习惯形成。与此同时，随着国民经济的快速发展和民众生活的持续改善，民众对医疗服务尤其是就医便利性、及时性及医疗服务质量的期望明显提高，统计显示，居民年均就诊次数已从 2010 年的 4.4 次提升至 2019 年的 6.2 次，这势必加大医疗服务供给的压力，对于优质医疗资源不足的经济欠发达地区和农村地区，压力更甚，而我国老龄化所致的慢性病治疗需求增长以及民众自我健康管理需求的增加，也进一步加大了对多机构间信息共享与业务协同的期望。

2. 政策扶持要素　前期受到远程诊疗只能在医疗机构之间开展的管理要求的限制，非机构间的医疗业务探索主要局限在预约、导诊、缴费等就医服务和线上咨询等轻问诊方面。近年来，国务院及所属部委多次发文，推动便民惠民服务，加强互联网诊疗管理，逐步破除物价、医保等多方面限制，促进产业数字化转型，支持新业态、新模式健康发展。

2018 年 4 月，《关于促进"互联网+医疗健康"发展的意见》的发布，推动了"互联网+"在医疗健康领域的落地应用，为落实这一要求，同年 9 月，国家卫生健康委员会和国家中医药管理局发布了《互联网诊疗管理办法（试行）》《互联网医院管理办法（试行）》《远程医疗服务管理规范（试行）》三个管理制度，首次明确了医疗机构可依据规范，开展互联网诊疗服务，开设互联网医院。这一政策的推出，大大促进了远程医疗的发展，在短短一年时间内，全国互联网医院建设就超过 600 家。

2019 年 8 月发布的《国家医疗保障局关于完善"互联网+"医疗服务价格和医保支付政策的指导意见》，首次将互联网医疗纳入医保支付的范围，意味着互联网医疗有望进入必需基础医疗行列，由医保方承担部分费用，对互联网医疗的发展无疑是重大利好。

2020 年初，国家卫生健康委员会发文鼓励开展互联网诊疗咨询服务，许多医院和互联网健康平台纷纷推出在线医疗服务。同年 2 月，《关于加强医疗机构药事管理 促进合理用药的意见》发布并明确指出，要规范"互联网+"药学服务。5 月，国家卫生健康委员会和国家中医药管理局发布《关于做好公立医疗机构"互联网+医疗服务"项目技术规范及财务管理工作的通知》，对互联网医疗服务收费项目做出进一步规范，一些地方也出台政策，把"互联网+"医疗服务纳入医保报销范围，进一步推动了互联网医疗服务的落地实施。7 月，国务院办公厅发布了《国务院办公厅关于进一步优化营商环境更好服务市场主体的实施意见》，其指出，在保证医疗安全和质量前提下，进一步放宽互联网诊疗范围，将符合条件的互联网医疗服务纳入医保报销范围，制定公布全国统一的互联网医疗审批标准。

随后，国家连续发布多个文件，多个部委发布的文件中侧重点有所差异，如国家发展改革委、工业和信息化部、中央网信办等部门所发文件侧重促进互联网医疗产业发展，而国家卫生健康委员会所发文件更关注医疗质量控制，但在便民惠民服务方面一致，均体现了进一步扩大互联网医疗服务，支持新业态、新模式健康发展的政策导向，在放与管之间，在推动产业发展与保障医疗安全之间进行平衡，利于推动"互联网+"医疗健康。

3. 技术进步要素　互联网技术的发展，特别是移动技术与互联网的融合，为医疗服务模式创新提供了动能。医疗机构和互联网企业积极探索各种形式与内容的"互联网+"医疗服务，与政府主管部门推动的改善医疗服务行动相契合，从原有的远程会诊衍生出远程门诊、移动会诊等诸多应用实践，促使多样化的互联网服务蓬勃发展。

一方面，作为互联网医疗关键技术支撑的互联网和移动通信技术发展迅猛，互联网普及率持续增长，而 5G 通信技术的面世促进了互联网的无线化和移动化，使互联网对民众生活的渗透进一步加深。另一方面，云计算、大数据、物联网、人工智能等新兴信息技术的涌现，改变了医学知识的积累和应用方式，而互联网的广域化特性，也使知识的共享利用更为便捷，显而易见，技术进步对互联网医疗的发展必将起到更大的推动作用。

（二）远程医疗的应用前景

1. 主体业务深度发展并与院内业务联动 远程会诊服务是远程医疗的重要服务内容，是医疗协同解决地区间医疗资源分布不均衡的主要手段，在很长一段时间内，仍将成为机构和机构之间协作的基础功能，随着需求的增长和移动会诊的实现，主体业务也将深度发展，拓展到更多的学科和病种，衍生出丰富多样的形式。同时，随着数据标准化和区域互联互通，更多的医疗档案可以在保障安全性的前提下进行共享，医院的 HIS、PACS、LIMS 与远程医疗进行数据交互，线上线下业务一体化融合，不仅专家协助合作医院医生对疑难病患者进行诊治支持、通过视频互动与申请医生和患者沟通交流，还实现远程会诊后的院内延续性治疗，归集成完整的医疗档案。

2. 远程医疗与互联网医疗的融合 互联网医疗属于我国特有的表述用语，其含义与国际上的远程医疗、移动健康等相近。通过互联网医院平台的应用，实现分级诊疗、跨区域联合会诊，可解决三甲医院和社区、乡镇基层医院间医疗资源分配不均的问题。近年来，互联网覆盖面的拓展，网速的提升，通信成本的下降以及移动互联网和智能手机终端的应用普及，提升了医疗服务可及性，使得医患服务场景制约得到破解，为远程医疗提供了更多的应用渠道，如网页、微信、小程序、应用程序等。

3. 应用领域向公共卫生、传染病防治和慢性病管理等拓宽 在互联网医疗、远程救治、危重症患者的会诊、科学排除疑似病例等方面，远程医疗开始发挥巨大的作用。相对于重症患者的救治，各地方和基层医疗单位更为困难的是疑似患者的诊断和排除，往往需要专家组给出指导性意见。为避免专家的舟车劳顿和疑似患者转运的风险，利用远程会诊平台将专家与一线人员对接、影像资料对接、病历资料对接、检验结果对接，快速实现远程专家组响应机制，有效解决基层医院的困难。

同时，远程教育和科普不断发展，开展医务人员知识讲座、做好人民群众科普工作对于传染病防控至关重要。利用远程平台进行疾病诊疗指南的解读和疫情时期防护科普，提升医务人员的救治能力，增强防护意识，缓解民众对传染病的恐慌情绪，科学宣传传染病防护知识。

利用线上平台开展互联网医疗活动，通过远程平台对异地基层医院收治的疑难病例患者开展会诊和指导，能够有效解决医疗资源不足的问题，降低交叉感染概率。

同样，通过远程医疗的方式，可广泛推进流行病学调查和各类筛查。如部分医院开展大肠癌筛查工作，社区医护人员负责疾病前期准备、检查等相关工作，在远程医疗平台登记，三甲专科医生负责诊断，使得医疗资源充分利用，不仅能高效分流大型医院就诊人群，还能提升社区医护筛查疾病的相关工作能力。

4. 远程医疗内容增加和服务场景的拓宽 2019～2020 年，医院开展远程医疗服务排名依次是远程视频会诊、远程影像诊断、远程心电诊断、远程教学、远程病理诊断、远程心电监护、远程手术、远程重症监护等，不论是按照医院级别还是按经济发达程度地区进行分层，排名前三位的均为远程视频会诊、远程影像和远程心电诊断，其余服务的占比依次降低。未来发展的趋势，则是服务的多元化和场景的拓宽。包括院前急救，防治养服务圈的建立，对卒中、胸痛、创伤、危重孕产妇和危重新生儿五大中心实现支撑，院前采集数据，远程诊断；院后通过互联网，完成远程随访和慢性病管理等（图 12-4-1）。

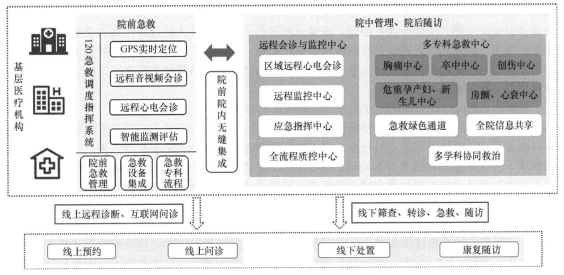

图 12-4-1 远程医疗服务场景拓宽

GPS：全球卫星定位系统

二、远程医疗发展展望

（一）目前面临的困境和存在的问题

1. 不同机构远程医疗平台的兼容性问题 随着信息技术的发展，远程医疗在我国得到了长足的发展，各大医疗机构纷纷建立了自己的远程医疗平台。而面对突如其来的传染病，打破不同远程平台之间的壁垒，实现快速对接就显得尤为重要。而不同的医疗机构之间，信息化水平和覆盖范围存在着差异，不同医疗机构使用的影像平台、病案管理系统不同，增加了专家浏览病例信息的难度；同时，不同的远程会诊平台，存在互相之间无法进行数据交换的问题，为会诊的开展增加了难度。

2. 未进行深度医疗协同，线上线下一体化程度不高 目前，大部分远程医疗，仅在基层卫生机构与上级医疗机构之间开展一次性的协同合作，并根据协同合作要求，一次性交换数据，这种业务协同是浅度医疗协同。

从服务平台来看，点对点链接与多点服务平台均有所建，多医疗机构的介入有利于专家资源的扩大和服务效率的提高，且易实现多学科会诊，因此多点服务平台更体现远程医疗的高效。在远程医疗过程中，医疗档案的获取，往往与实际的医院信息系统是脱节的，仅有少数实力较强的大医院实现了信息的联通和整合，但发起会诊的大部分却是基层医疗机构，通过导入或者拍照等方式提供会诊信息，无法达到全面性的要求，更不能实现数据共享。

3. 管理机制和监管不完善，政策支持不够 远程医疗的响应机制不完善。对于疾病的会诊、连续心电监测的诊断以及急会诊等，均有时限性要求，需要在远程服务中实行管理人员 24 小时排班制、专家组备班制，才能做到"有求必应"，但实际运行过程中，由于人员不足和线下医疗负担过重而难以达到。目前国内很多远程医疗机构正在积极探索更加科学的响应机制，比如制作与远程会诊系统一体化的提醒设备、智能化的远程医疗服务自动接收系统等，以提高工作效率，降低人力成本。

管理机制不健全。除以上几个方面外，面对突发公共卫生事件，如何既提高救治水平又保障患者权益，如隐私权、远程会诊中的伦理问题和医疗纠纷等，也同样值得进一步思考。因此，各医疗机构应加快成立伦理委员会对远程医疗中的伦理问题进行审查、备案。

同时，医疗机构应制定必要的知情同意文书和授权委托书，以保障远程医疗工作顺利开展。

此外，远程医疗的实现需要发起方和接收方，部分机构还与提供平台的第三方合作，这就存在价格及利益分配问题。传染病流行期间，多数远程机构本着治病救人的原则，为患者提供免费的远程医疗服务，但是这种方式还需要探索出长期、共赢、合理的利益分配机制。解决以上问题将更好地发挥远程医疗在突发公共卫生事件中的作用，为我国医疗信息技术在突发卫生公共事件中的应用提供可靠保障。

另外，远程医疗、互联网医疗服务的监管体系不够健全，均在逐步建立中。

4. 远程医疗服务项目中纳入价格管理的项目较少　互联网医疗服务、远程医疗服务的项目繁多，但目前纳入价格管理的项目较少。我国的互联网医疗服务项目主要有四大类，第一类为远程会诊类，主要包括远程的单学科会诊、多学科会诊、同步远程病理会诊、非同步远程病理会诊、切片数字转换及上传远程影像会诊、远程中医辨证论治会诊等项目；第二类为远程诊断类；第三类为远程监测类；第四类为互联网医院门诊及其他互联网医疗项目。这四类项目占整个医疗服务项目的比例较少，价格体系不完整。

5. 远程医疗的内容还较为单一　在远程会诊中，以影像类检查的远程诊断最为成熟，主要涉及心电图、放射、CT、MRI、病理学检查等，而超声等受到操作手法影响较大的检查，还处于探索性应用阶段。

目前互联网医疗中的轻问诊服务，从某种意义上可视作 ToC 版的远程会诊，本质上属于咨询性质，不允许下诊断、开处方，此种应用仅作为线上诊疗的入口服务，难以体现医疗服务价值，不易保持高增长态势。院前急救亦可归属于远程会诊范畴，但其应用场景狭窄，制约因素众多，实际效果不尽如人意，仅少数地区有所涉及，且基本处于应用探索阶段，鲜见有与业务相关业务系统深度融合的案例。

（二）发展方向展望

1. 应用范围的进一步扩大　从远程会诊、远程诊断为主，逐步扩充到远程监护、院前急救和院后管理等；线上线下相结合，与互联网医院融为一体，不断扩大应用范围和内容。

2. 新技术不断融入　随着 5G 时代的来临，以及将来 6G 技术的发展，远程医疗不仅仅停留在会诊层面，利用 5G 技术进行远程机器人手术、远程超声检查等已经实现，并将不断完善应用。随着人工智能的飞速发展，利用人工智能技术拓宽远程医疗服务领域，不久的将来可以实现远程呼吸机调控、智能查房和处置，这样就可以最大限度地避免医务人员感染。

3. 构建由多元主体形成的远程医疗服务应用体系　①构建由政府为主导的互联网医疗救助体系；②形成以医院为主导的互联网医疗诊断与护理体系；③推进以第三方机构为主导的互联网健康咨询服务体系。

随着政策支持的加强，远程医疗体系作为医疗体制改革的重要支撑，将与分级诊疗、职称晋升、绩效考核等深度融合，与线下医疗等同，真正发挥技术优势。

（吕金捍）

第十三章　5G 医疗

第一节　5G 技术的发展历程

5G 技术是新一代宽带移动通信技术，具有高速率、低延迟和高容量特性，是 5G 医疗的基础。5G 医疗以第五代移动通信技术为依托，通过充分利用医疗人力和设备资源，从而在疾病的诊断和治疗等方面提供了信息化、移动化和远程化的医疗服务，在此过程中促进了医疗资源的共享式下沉，提升了医疗效率和诊断及治疗水平，缓解了医疗资源的区域性不平衡的问题，节省了医院的运营成本的同时也缓解了患者看病难的问题。

一、移动通信技术发展

移动通信技术经过了几十年的不断发展，通信制式从 1G 的模拟通信时代进入了目前的 5G 数字通信时代，这一系列的变革也带动了医疗行业对于连接的再定义与产业升级。回顾移动通信技术的发展史，主要经历了以下五个重要的阶段：

1. 第一代移动通信技术（1G）　是模拟移动通信技术，采用模拟调频技术，实现了固定电话到移动电话的重大转变。应用场景主要是模拟语音。

2. 第二代移动通信技术（2G）　是数字蜂窝语音移动通信技术，实现了模拟技术到数字技术的转变，大大提升了系统用户数量。应用场景包括数字语音和短信。

3. 第三代移动通信技术（3G）　是窄带数据多媒体移动通信技术。1998 年 3GPP 组织成立，该组织制定了通用移动通信业务（universal mobile telecommunication service，UMTS）并逐渐形成了 TD-SCDMA、WCDMA 和 CDMA2000 三大技术标准。应用场景主要是移动互联网。

4. 第四代移动通信技术（4G）　是宽带数据移动互联网通信技术，属于真正的移动宽带互联网技术，2013 年 12 月正式向中国移动、中国联通和中国电信开放。相比 3G，4G 的网络速率由 10Mbps 提高到了 100Mbps，同时 4G 的网络共融性为 5G 的发展奠定了基础。应用场景主要是数据业务。

5. 第五代移动通信技术（5G）　是万物互联通信技术，具有高速率、低时延、高容量的特点，实现了人与人、人与物和物与物之间的通信问题，打破了信息传递的空间限制，实现了万物互联。相比 4G，5G 的网络速率提高了两个数量级，可达 10Gbit/s，网络延迟低于 1ms。5G 技术是 5G 医疗的基础。

二、5G 技术的发展

科学技术是第一生产力。5G 技术作为当今最重要的科学技术之一，其发展蕴含着世界各国在科技领域的激烈竞争，同时也提供了前所未有的发展机遇。现将 5G 技术的发展历程概述如下：

2012 年，国际电信联盟设立"2012 及之后的国际移动通信项目"，组织开展了 5G 标准化研究前期工作，初步确定 5G 研发框架。

2013 年 2 月，中国工业和信息化部、国家发展和改革委员会、科学技术部共同推动成立 IMT-2020(5G) 推进组，成员包括中国主要的运营商、制造商、高等院校及科研机构。该机构是中国 5G 技术研究和国际合作交流的主要平台。

2015 年 10 月，国际电联无线电通讯部门（ITU-R）正式确定 IMT-2020 为 5G 的法定名称，并规定了 5G 技术研究的基本工作流程和方法。

2016 年 1 月，中国工业和信息化部在北京召开 5G 技术研发试验启动会，按照规划我国 5G 技术研发试验将在 2016～2018 年进行，分为 5G 关键技术试验、5G 技术方案验证和 5G 系统验证三个阶段。

2016 年 9 月，IMT-2020(5G) 推进组在首届 5G 创新发展高峰论坛宣布 5G 第一阶段测试顺利结束。大规模天线、新型多址、新型多载波、高频段通信、网络切片、移动边缘计算等 11 项关键技获得验证。此次论坛是 5G 发展的一个重要里程碑，对全球 5G 技术产生深远影响。

2016 年 11 月，IMT-2020(5G) 推进组在北京发布 5G 技术研发试验第二阶段技术规范。

2016 年 12 月，ITU 发布 5G 网络标准草案。草案中提出，5G 将提供单个小区 20Gbps 下载速率，10Gbps 上传速率；网络延迟 4ms 等技术指标。

2017 年 11 月，中国工业和信息化部发布两个通知，确定了 5G 中频频谱和正式启动了 5G 技术研发试验第三阶段工作。

2017 年 12 月，国际电信标准组织 3GPP RAN 第 78 次全体会议上，5G NR 首发版本正式冻结并发布。

2018 年 2 月，发布的首款 3GPP 标准 5G 商用芯片巴龙 5G01 和 5G 商用终端，支持全球主流 5G 频段，理论上可实现最高 2.3Gbps 的数据下载速率。

2018 年 6 月，3GPP 5G NR 标准 SA（Standalone，独立组网）方案在 3GPP 第 80 次 TSG RAN 全会正式完成并发布，标志着首个真正完整意义上的国际 5G 标准诞生。

2018 年 12 月，中国工业和信息化部正式向中国电信、中国移动、中国联通发放了 5G 系统中低频段试验频率使用许可。

2019 年 6 月，中国工业和信息化部正式向中国电信、中国移动、中国联通、中国广电发放 5G 商用牌照，中国正式进入 5G 商用元年。

2019 年 10 月，5G 基站正式获批入网。中国工业和信息化部颁发了国内首个 5G 无线电通信设备进网许可证，标志着 5G 基站设备将正式接入公用电信商用网络。

2019 年 11 月，中国 5G 商用套餐正式上线。

2020 年 12 月，中国工业和信息化部向中国电信、中国移动、中国联通等电信运营企业颁发 5G 中低频段频率使用许可证。

2021 年 7 月，中国工业和信息化部、中央网络安全和信息化委员会办公室、国家发展和改革委员会等十部门联合印发《5G 应用"扬帆"行动计划（2021-2023 年）》，提出到 2023 年我国 5G 应用发展水平显著提升，综合实力持续增强。

中国工业和信息化部发布《2021 年通信业统计公报》，显示截至 2021 年底，我国累计建成并开通 5G 基站 142.5 万个，总量占全球 60% 以上，每万人拥有 5G 基站数达到 10.1 个。

三、5G 技术与医疗

在 5G 移动通信技术的支持下，大数据、云计算及人工智能技术在医疗领域发挥出了前所未有的巨大作用。对于医院而言，5G 医疗加速实现了院内外及医院之间的信息互联互通，打破了科室之间及院内外的信息壁垒，为医务工作人员提供了及时全面的患者信息。5G 医疗在远程导诊、院间会诊、实时远程手术、远程医学示教等方面的应用更是极大地提升了医院医疗工作的效率，降低了医院的运行成本。对于患者而言，我国医疗资源分布的地区不平衡性导致了获取优质医疗资源的需求无法被完全满足，在这种情况下通过 5G 移动通信技术支持的远程协作、远程决策支持和智慧医疗可以实现上、下级医院间的同质化医疗服务的优化配置与管理，让患者更为便捷地获取优质医疗服务。这种医疗服务打破了时间与空间的限制，患者通过网络可以随时随地获取包含健康教育、疾病预防与筛查、早期诊断、精准治疗及家庭护理等方面的优质医疗服务，5G 医疗的应用和推广大大增强了我国人民群众的健康获得感和幸福感。

（付　昆　贾丙申）

第二节 5G 技术原理

5G 作为智能医学重要的基础设施之一，将近年来最先进的通信理论工程化落地，让人们感受到了前所未有的移动通信体验，更为 AR/VR 等新技术应用于医疗领域扫平了带宽及时延的障碍。本节将通过五张图为读者介绍 5G 的基本技术原理，我们会尽量避免晦涩的术语和通信理论，用易于理解的方式让读者领会 5G 技术和工程的精妙。

如图 13-2-1 展示了高度简化的移动通信网络结构：终端通过无线信号接入基站，基站通过光纤等有线连接接入核心网，核心网通过光纤等有线连接接入互联网。常见的终端，如手机、VR 头显等。基站常常在楼顶或楼宇间的铁塔顶端出现，用于无线信号的覆盖。核心网是一个相对陌生的概念，它承担的主要职责有二：首先是管理基站及终端；其次是转发互联网及终端之间的流量。移动通信网络的这一结构在从 4G 到 5G 的演化中并没有发生本质的变化，但各个模块却发生了重大的升级，我们将以图 13-2-1 为出发点，不断放大各个模块，逐步深入介绍 5G 技术。

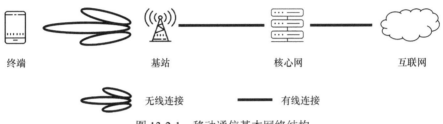

图 13-2-1 移动通信基本网络结构

如果我们把图 13-2-1 放大，首先得到的是如图 13-2-2。我们看到其中的终端、基站、核心网都是由控制面和用户面构成的。用户面的作用是转发用户实际发生的流量，比如文件传输、音视频会议、直播课堂等所消耗的流量。控制面的作用是通过不同模块间的消息交互以达到参数协商、功能管理等目的，比如终端准入、漫游、计费等，这些信息交互传递的并不是用户应用实际发生的流量，但却是用户正常用网所必须发生的流量。这里我们以终端为例，说明用户面及控制面的区别。当我们在终端中插入 SIM 卡时就会触发一系列控制面的消息交互：终端会首先扫描所有支持的频段以确认周围的信号覆盖情况，并根据 SIM 卡中预置的信息，决定向哪一家运营商发起接入请求；之后终端与基站及核心网的控制面之间会发生一系列的鉴权及准入交互以确认该终端有

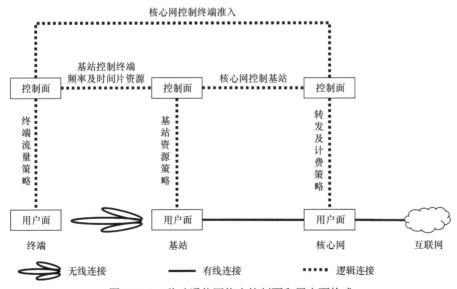

图 13-2-2 移动通信网络由控制面和用户面构成

资格并且有充足的资费接入该运营商网络；最后终端、基站、核心网的控制面会在三者之间分配物理资源并建立用户面通路。直到该用户面通路建立，终端才能够在该通路上下载和上传由用户应用所产生的流量。值得注意的是，即便在用户面通路建立之后，控制面仍然在持续工作，比如终端的控制面会持续检测并向基站汇报网络质量；基站的控制面会根据该基站的繁忙程度、终端优先级及信号质量，动态调整各个终端所分配到的物理资源；核心网的控制面会实时统计各个终端的流量及资费；基站及核心网的控制面还会协同判断何时触发终端在基站间切换或者漫游。

在 4G 向 5G 的演化过程中，变化最大的模块莫过于图 13-2-2 中的基站用户面，如图 13-2-3 展示了这一变化更多的细节。在 4G 中，天线、RRU、BBU 三者共同构成了一个基站。在 5G 中，RRU 与天线合并构成 AAU；BBU 被拆分成 CU 和 DU，其中 CU 负责实时性要求较低的协议处理，DU 负责实时性要求较高的协议处理；每个基站独享一套 AAU 与 DU，多个基站共享一个 CU。5G 的这一技术演进带来了两个最重要的优势：首先，CU 的集中化部署极大地简化了基站间信息共享及协同操作的复杂度。在 4G 时代，多个基站必须两两建立连接，才能实现基站间的信息共享，一般而言，n 个基站需要建立 n^2 数量级的连接。而采用 CU 集中部署的架构，n 个基站只需要和 CU 建立 n 数量级的连接即可实现基站间的信息共享。其次，CU 集中部署更有助于实现基站资源的分时复用，提高整个系统的利用率，降低 5G 的建设成本。比如商业区在白天数据流量大，而夜间相对空闲，住宅区则刚好相反，如果将相邻商业区和住宅区的基站按照 CU、DU 分离的架构来部署，则可以让基站资源在白天和晚上都得到充分的利用。

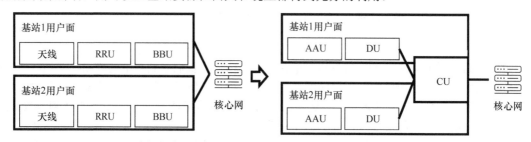

图 13-2-3　4G 基站用户面与 5G 基站用户面的对比

RRU：射频单元；AAU：天线处理单元；BBU：基带处理单元；DU：分部单元；CU：集中单元

在如图 13-2-3 中我们了解了 CU、DU 分离能够降低 5G 基站协作的复杂度以及提升基站物理资源的使用效率，5G 中另外一个重要的创新发生在 AAU，即天线处理单元，本节将重点介绍 AAU 如何通过空分复用实现并发大带宽。如图 13-2-4a 中给出了一个基站带宽的计算公式以及各个变量对应的量纲，从该公式中可以看出如果我们想让一个基站获得更大的带宽，一方面可以使用更大的频谱宽度，另一方面可以提升频谱效率，其中频谱宽度取决于频谱规划机构的划分与授权，可操作的空间有限，于是人们将研发的重心都投入在了如何提升频谱效率上来。5G 中提升频谱效率最重要的方式是通过空分复用增加终端并发接入的数量，让单位频谱在单位时间内传输的比特数上升了一个数量级。如图 13-2-4b 显示了空分复用的基本原理，如图 13-2-4b 左图中的基站没有采用波束赋形，全向天线会向空间中的所有方向无差别地进行信号覆盖，在覆盖范围内的 3 台终端将在基站的调度下通过共享频段及时间片完成通信，在覆盖范围外的两台终端将无法通过该基站进行通信。如图 13-2-4b 右图中的基站采用了波束赋形，即用更窄的波束定向跟踪并覆盖每一个终端，这种在空间上的分割被称作空分复用，该技术有两点明显的优势：首先，在相同基站功率下，波束赋形由于能量集中能够覆盖更远的距离，如图 13-2-4b 右中 5 个终端都能够被该基站覆盖；其次，被波束赋形覆盖的终端无须等待基站调度频段和时间片资源，而是能够使用相同的频段和时间片并发地进行信息传输，提升了系统整体的带宽。虽然波束赋形是一套理论成熟的技术，但是科学家和工程师们在 5G 中将该技术发挥到了一个前所未有的高度，采用 Massive MIMO（大规模多入多出）技术，将单基站的并发带宽提高了 10 倍以上。

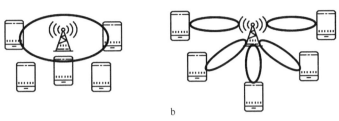

基站带宽＝频谱宽度×频谱效率

b/s　　　Hz　　　b/(Hz·s)

a

b

图 13-2-4　波束赋形实现空分复用，提高 5G 频谱效率

a. 基站带宽计算公式；b. 波束赋形相比于全向天线能够通过空分复用提高频谱效率

　　到此为止，我们已经将 5G 中基站相关的技术介绍完毕，本节剩下的部分中将着重介绍 5G 中核心网的创新技术。我们已经介绍过核心网主要承担两种功能：控制面管理基站及终端、数据面转发互联网及终端之间的流量。将如图 13-2-2 中的核心网用户面和控制面放大之后我们会得到如图 13-2-5，该图中最重要的是核心网用户面的 UPF 网元，以及核心网控制面的 AUSF、AMF、SMF、NEF、NRF、PCF、UDM 这 7 个网元，这些网元之间通过标准规范的接口进行通信，表 13-2-1 列举了各个网元的名称及其承担的主要职责。

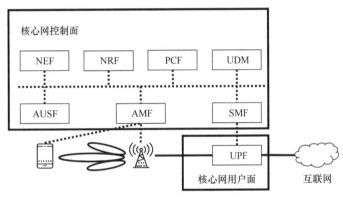

图 13-2-5　5G 核心网架构图

NEF：网络能力开放；PCF：策略控制；AUSF：鉴权服务；SMF：会话管理；NRF：服务发现；UDM：统一数据管理；AMF：接入和移动管理；UPF：用户面转发

表 13-2-1　各个网元的名称及其承担的主要职责

网元	全称	功能
UPF	user plane function	负责终端及互联网间流量转发
AUSF	authentication server function	负责与终端进行认证和鉴权
AMF	access & mobility management function	负责接入终端并管理终端移动性
SMF	session management function	负责会话管理
NEF	network exposure function	负责网络能力的对外开放
NRF	network function repository function	负责网元服务的注册和发现
PCF	policy control function	负责核心网的策略控制
UDM	unified data management	负责核心网统一数据管理

　　相比于之前几代移动通信中的核心网，5G 核心网由之前的一个网元承载多种功能演变为多个

网元泾渭分明承担各自的功能，网元之间通过规范化的接口通信。这种具有清晰功能划分及统一接口的架构，让 5G 核心网如同变形金刚一般，能够做到之前几代移动通信核心网所不能做到的两件事情。

首先，该架构能够使核心网网元根据工作负载动态扩充容量或缩减容量。当某个网元工作负载变大时，可以在系统中采用虚拟化技术给该网元分配新的资源即扩充容量，NRF 网元会自动更新扩充容量后该网元服务的入口，其他网元会通过查询 NRF 以获得该网元的新增入口。缩减容量与以上扩充容量的过程类似，当某个网元工作负载较轻时，该网元可以通过虚拟化技术释放相应的资源并在 NRF 更新该网元的服务入口，其他网元便会通过查询 NRF 获得该网元缩减容量后功能入口的更新。以上扩充容量和缩减容量可以通过极致的自动化做到上层应用无感知，成为提高核心网资源利用效率的利器。

其次，该架构能够支持灵活的部署形式，让 5G 赋能企业专网成为可能。在医疗领域，出于对数据保密性、网络稳定性及极致网络性能的要求，医院等医疗机构往往需要自建专网。5G 核心网灵活的架构，至少给我们提供了三种选择以满足不同的业务场景。第一种选择是医疗机构与公众网络完全共享，在这种选择下，运营商通过一种叫作"切片"的技术在公众网络中为医疗机构虚拟出一张专用网络，医疗机构并不真正拥有这张网络，但是却拥有该虚拟专网的使用权。第二种选择是医疗机构独享某些网元，如将 UPF 部署在医疗机构内部并直接与该机构的私有云连接，这种部署方式最吸引人的地方在于数据不出机构园区，满足数据保密性要求。第三种选择是医疗机构完全独享全部网元，在这种选择中，医疗机构将独自经营整张 5G 专网，做到端到端的自主可控。

至此我们将 5G 网络的技术原理进行了简单的梳理，这里做一个小结。5G 网络由终端、基站、核心网三部分组成，每个部分又可以进一步分解为转发用户流量的用户面及控制终端和基站的控制面。在基站方面 5G 最重要的创新有二：① CU、DU 分离降低了基站协同的复杂度并提升了资源利用的效率；② Massive MIMO 波束赋形技术通过空分复用提高了 5G 的频谱效率。在核心网方面 5G 通过合理划分网元功能及规范服务化接口使得核心网动态扩缩容和 5G 专网成为可能。

（吴　鑫）

第三节　5G 技术在医学教学中的应用

医学教育指按照社会需求有目的、有计划地培养医药卫生人才的教育活动，一般指大学水平的医学院校教育，按照其性质可分为三个阶段：医学院校教育、毕业后教育和继续医学教育。医学教学模式是为达到预期教学目标而采用的稳定的、系统的教学范式，医学教育技术则是在教学实践中采用的技术手段，两者的有机结合可以帮助医学生熟练掌握基础理论、临床技能并培养职业道德。随着科学技术的不断进步，医学教学模式和教育技术进行了一系列变革，但在医学信息爆炸式发展的需求面前，其仍有一些亟待解决的问题。近几年来，5G 技术在各领域的广泛应用使人们的生活发生了巨大变化，其对医学教学也正产生着积极且深远的影响。

一、现有医学教学模式

（一）线下单一教学

1. 讲授式教学（lecture-based learning，LBL）　是以教师为中心，通过纯讲授的方式向学生传授医学知识，是如今高等医学院校教学中应用最广泛的教学模式。

2. 问题学习（problem-based learning，PBL）　又称项目式教学，是以临床问题作为课堂起始与导向，学生通过自主学习、研究、讨论等形式来掌握学习内容。

3. 团队导向式教学（team-based learning，TBL） 是在团队协作的基础上，将教师讲授和学生讨论相结合的教学方法，经过"预习准备—预习检验—运用课程概念"的过程来掌握知识的运用。

4. 基于资源的学习（resource-based learning，RBL） 是在教师提出明确主题的前提下，学生利用互联网或其他工具展开一系列调查，在完成信息资料搜集的基础上进一步分析探究，从而解决问题、建构知识。

5. 案例导向式教学（case study based learning，CBL） 是对应临床医学实践课程提出的教学方法，通过完整的临床案例引导学生展开讨论，真实再现临床疾病的发生发展过程，使学生培养正确的临床思维能力和思维习惯。

（二）线上平台教学

线上平台是利用互联网技术搭建的互动交流平台，可实现互动教学、资源分享、教学管理评估等多项功能，如以网易公开课为主的慕课（massive open online course，MOOC）、微信旗下的微课、雨课堂及蓝墨云班课等。

（三）混合式教学

混合式教学是将上述两种或两种以上的教学模式进行优化组合，实现多种教学模式的优势互补，最大限度地激发学生的主观能动性和积极性，从而提高教学效果，可分为线下混合教学和线上混合教学。

二、现有医学教育技术

（一）多媒体技术与多媒体辅助教学

多媒体技术是将文本、图像、音频、视频等媒体信息通过计算机进行交互处理的技术。多媒体辅助教学是在多媒体技术的基础上，使用预先制备的教学软件和资源进行的教学活动。利用多媒体辅助教学可以增强学生的感官刺激，拓展学习体验，从而提升学习效果。

（二）网络技术

网络技术主要用于信息检索、交流及资源共享。在医学信息爆炸性发展的当前，如何在海量数据中高效获取指定信息显得至关重要，熟练掌握信息检索技能并应用好网络交流工具是医学生进行科研实践的重要基础。

（三）虚拟现实、增强现实及混合现实技术

虚拟现实是利用计算机模拟仿真技术建立虚拟世界并营造真实情景感受，学生佩戴专用眼镜后可沉浸在虚拟环境中完成对虚拟患者的检查、诊断和治疗操作。增强现实是通过计算实时拍摄图像的位置和角度，在图像特定位置添加图片或标注，以实现虚拟和现实图像的融合。混合现实则是在虚拟现实和增强现实基础上发展起来的一种全新数字全息影像技术，通过结合虚拟和现实界面形成新的视觉环境，大大提升学生对真实场景的体验感和可信度。

（四）云计算

云计算是一种基于共享架构的计算方法。将计算任务拆分并分派至网络连接中的海量计算机，可在短期内处理大量信息，实现超级计算的效能。在此条件下，教学活动可不受地点、时间及硬件设施的限制，仅凭借互联网终端即可使用相关服务。

（五）人工智能

人工智能（AI）是一门研究、开发用于模拟、延伸并扩展人类智能的理论、技术及应用系统

的交叉科学，最终目的是利用机器完成原来需要人类智能才能完成的工作。AI现已在医学领域实现了其巨大价值，比如医学影像处理、疾病辅助诊断及智能康复设备等。在医学教学活动中，AI可通过学习、分析学生的学习行为和学习习惯，针对性地帮助教师调整授课策略，提升教学效率。

（六）大数据

大数据又称巨量数据、海量数据，是指无法在一定时间内通过传统数据库工具完成获取、存储、管理和分析的数据集合，人们可以通过整合、交换、提取其中潜在的有用信息，将其应用于商业模式及趋势的发现和探究、疾病预测等领域。

三、现有医学教学的不足

（一）理论教学形式相对单一

现有医学理论课程仍以讲授式教学为主，教师作为教学活动的主体，根据课程目标及教学进度设置授课内容及评价标准。由于授课内容大多源自书本，比较抽象、枯燥，一旦教师缺乏授课经验或教学技巧，学生只能被动接受。同时，传统考核方式所促成的"死记硬背"，进一步减少了学生主动实践和探索的机会。这种单一的教学形式，一定程度上限制了师生双方的相互交流与促进，难以适应当前医学发展的新趋势。

（二）实践教学资源相对缺乏

实践教学是医学教育的重要组成部分，临床思维和工作能力需要通过反复的实践教学来培养和训练。一直以来，临床真实案例都是最佳的医学实践和学习对象，但随着社会进步和医学教学环境的改变，其作为重要的实践教学资源逐渐显露出不足。首先，随着医疗技术及民众生活水平的提升，部分临床疾病已经成为少见病甚至罕见病，加上院校扩招导致的医学生人数增加，无法保证教学医院有足够的典型病例满足教学需要。其次，大多数临床操作具有侵入性，存在一定风险，操作者完成相关操作需具备一定的临床技能基础。实习医生、轮转医生或进修医生如进行临床操作，需要有上级医生的现场指导，但即便符合临床操作规范，一旦出现操作并发症仍有可能导致医疗纠纷。当前，患者自身权益意识不断加强，在医患双方对医疗信息掌握不对称的前提下，极易导致患者对临床教学工作存在误解，难以配合实践教学工作的开展。

（三）理论与实践有待进一步结合

当前阶段，5年制本科仍是医学院校的主要培养模式，课程安排大多是先基础理论学习后临床实践。在临床见习或者实习阶段，学生需要将基础理论与临床所学相结合，以培养临床思维及工作能力。其中，部分临床学科学习难度较大，疾病的诊断、鉴别诊断及治疗涉及多个系统的解剖、病理、生理等基础理论。由于时间跨度大，相关内容与概念已逐渐模糊，加上复习手段单一，学生只能通过书本、笔记或幻灯片等资料进行回顾，导致知识点遗漏较多，一定程度上影响了临床学科的学习。

（四）教学资源配置欠均衡

为满足人民群众日益增长的健康需求，近年来国家相继出台多项政策以加快医疗人才培养，特别是本科阶段进行了医学相关专业的扩招。在此背景之下，入学人数和新设立的专业数量快速增加，但同时，配套教学设施及师资队伍建设未能及时跟上，无法完全满足现阶段专业教学条件，最终部分院校可能压缩课时甚至简化教学环节，严重影响医学生的培养质量。与此同时，受各地区经济发展情况影响，高水平医学院校更易获得资金扶持，在科研平台建设、人才引进等方面有更大优势，而经济欠发达地区的科研项目及高层次人才引进困难，极易造成各医学院校之间教学水平的差距。

四、5G 技术在医学教学中的使用

5G 技术借助其超高传输速率、低延时、海量连接的优势，现已成功应用于多个行业领域，加强 5G 技术在医学教学中的应用及挖掘，充分发挥其技术优势，可以更好地满足医学专业人才培养的需要。

（一）5G 与超高清视频技术

作为医疗操作演示的主要信息载体，视频是医学教育中重要的多媒体技术。随着视频编辑技术的发展，超高清（4K/8K）视频已逐步应用于医疗教育领域，像素升级意味着更大的信息载量，传统的 4G 技术已无法满足此类数据的实时传输要求，5G 的出现恰逢其时。如今，术中可利用高清图像采集设备对手术全程进行多角度拍摄，并通过 5G 技术进行直播，学生可在线上和线下同步观摩学习。高清晰度的画面可完美重现术中精细操作，多角度拍摄也避免了手术视野被操作者肢体遮挡，同时此类视频可无限次回放，极大地满足了操作类教学的需要。

（二）5G 与远程教学

5G 技术大大提升了云端资源的调用速度，实现了教育资源向云端服务模式的转变。学习过程不再受时间、空间的限制，学生可通过移动终端反复学习相关内容，还可以根据个人情况自行安排学习进度，学习模式更为高效。5G 条件下的远程教学在继续教育领域也发挥着重要作用，比如我国自主研发的磁控胶囊胃镜 5G 移动检查车，可实现专家异地阅片、远程会诊及远程控制等功能。凭借 5G 高带宽、低延迟和可移动式传输的技术优势，患者在检查车上完成胶囊胃镜检查后，操作者可将医疗数据实时上传，专家可随时在异地进行结果判读，指导疾病诊治。远程控制平台还可通过 5G 网络与检查车内的操作组件及网络摄像头相连接，完成磁控胶囊胃镜的远程操控，实现异地无接触式检查。

（三）5G 与 VR 技术

虚拟现实技术可以实现情景化学习，使医学教育尤其是实践教学增加趣味性，提高学生学习的主动性和学习效果。但该项技术对图像质量要求较高，相应的教学素材容量极大，在移动式教学情况下，传统 4G 技术难以满足实时传输的需要。5G 技术在显著提升数据传输速度的同时确保了传输稳定性，避免了因数据丢失带来的失真感，真正实现了身临其境的虚拟效果。同时，基于 5G 支撑下的虚拟现实技术还可以设置多种诊疗场景，通过反复虚拟实践，可以培养医学生分析、解决问题的综合能力，进而缩短见习、实习时间，大大缓解医学教学资源匮乏的现状。

（四）5G 与云计算

基于 5G 技术的移动云计算，可以实现高移动性、高数据速率、高集中化管理服务，为移动式学习提供更高效的技术支撑。5G 技术使得移动终端可获取的教育资源大幅度提升，解决了移动终端存储量小、分辨率低、计算能力有限的不足。同时，由于教学数据实现了高效收集和分析，可以及时更新云平台的信息资源，确保了实时性和前沿性。此外，教师可以将教育资源存储于云端服务器，统一进行管理与共享，学生通过移动终端可即刻获取教育资源，最大限度地实现教育资源的开放、共享。

（五）5G 与 AI

当前，AI 在医学课程综合分析、操作学习和教学效果评估方面进行了大量探索和尝试，这得益于其强大的学习及分析能力。通过对课程有效性、学习反馈情况以及测试结果的评估，可以帮助医学生实现定制化、个性化、精准化的自适应学习，全面提升教学质量，具有极高的成本效益和时间效率。在上述教学评估和分析过程中，目前大多选用移动终端作为数据载体，很多终端都采用了 AI 芯片，具备一定的终端处理功能，但与云端处理能力相比还远远不足。借助 5G 技术支持，智能终端可以与云端无缝对接，实现高效率的实时动态分析。

（六）5G 与大数据

大数据是有实际价值的数据集合，通过对有效信息的分析挖掘，可以进行智能化的教学评价，不断改进医学教学。但这种智能化教学评价的前提是可连续获得数据信息，由于数据体量巨大，传统 4G 技术难以支撑。5G 技术可为大数据分析提供重要的信息传输条件，可在真实场景下实时记录跟踪整个教学活动，教师可以全面准确地评估学生的学习情况和兴趣爱好，对其学习行为进行智能化分析，从而为学生量身定制最优的个性化学习方案。

（蔺　蓉）

第四节　5G 医疗应用的现状和展望

5G 作为当前最先进通信技术，重点体现在通信协议上，与上一代通信技术相比，集中体现在无线通信频段的改变上，提升了无线技术的信息携带能力，因此移动数据传输能力有了大幅提高。与之匹配，5G 的通信主干网也需要千兆级通信协议相适应。基于此，移动互联网的业务需求被极大程度地激发出来，并且在医疗中已经得到广泛应用。与此同时，医疗界对 5G 通信未来优势的认知也逐步清晰。

随着 5G 技术的发展，加之与人工智能、区块链、大数据等新技术的融合，5G 医疗健康应用对健康产业的推动作用也日益凸显。5G 在无线空口技术、承载网传输技术和核心网技术等方面产生了巨大突破和快速发展，人们逐渐认识到高通量低时延的移动医疗模式的优势，大型医疗机构针对远程医疗、互联网诊疗、医用物联网、应急救援、监督管理、健康管理等方面开展 5G 应用探索，一方面提升医疗供给能力，5G 移动医疗实现了对医疗资源配置利用的优化，使得医疗信息在患者、医疗设备、医院信息系统和医护人员间流动共享，保证医护人员能够第一时间获得相关信息，通过业务的移动化来提升工作效率，改善患者就医体验；另一方面医疗数据的价值被进一步挖掘，5G 技术应用到医疗领域，产生了种类繁多的新应用，5G 通信方式的移动性、大带宽、低延时等优势弥补了传统医疗模式的很多痛点和难点，以互联网+医疗健康应用为代表的医疗模式正在快速形成，将逐渐提升改善新业态。

一、远　程　医　疗

基于 5G 云边协同架构，建立全国远程医疗会诊系统，充分利用 5G 组网的能力优势发挥辐射作用。智能算法模型及计算资源作为核心计算能力部署在国家远程医疗中心云上；数据治理和标准化以及数据呈现和人机交互部分部署在各基层单位边缘云上。发挥 5G 云边协同能力可以迅速将智能体的计算能力部署到远程医疗的所有用户终端，智能体的计算能力下沉到基层医院，不仅能节约网络资源还能提高效率。

（一）远程会诊

5G 支持远程会诊，可以解决大宗数据实时传输的难题，在会诊中双方可以随时调取各类检查数据，并使用 AI 系统进行分析。多学科会诊是一种组织多学科协作诊治疾病的形式，即由来自医院临床科室、放射科、病理科、检验科等相关科室，甚至包括医联体内其他外部专家组成工作组，针对某一疾病，通过会诊方式提出适合患者的最佳治疗方案并多学科联合执行，主要针对肿瘤、疑难复杂疾病、多系统多器官疾病等。

通过 5G+视频交互系统，可以实现不同科室专家在任意时间、任意地点、任意方式（手机、Pad、会议）快速接入会诊，实现高清、大宽带、流畅的会诊体验，节省专家时间，提升会诊效率。

（二）5G病理远程诊断

5G 通信与病理显微镜上的电荷耦合器件（charge-coupled device，CCD）或者互补金属氧化物半导体（CMOS）影像对接，通过高清视频传输平台，例如，4K 传输技术，可以实现病理远程诊断，专家可以使用移动电脑或平板等终端实时会诊，尤其是对于术中快速冰冻切片会诊，能保证双方无时延，节约了数字扫描时间，可以实现在 30 分钟内术中快速诊断报告，实验测得的时延不超过 30ms，大大提升了基层的病理诊断水平。

（三）5G数字智能听诊

数字智能听诊器与 5G 结合在一起，可以在远程会诊或者远程门诊中实时获取患者的生理音（肺音、心脏音等）数据，经 5G 传输，可以实现远端专家同步会诊，数字听诊通过实时获取患者客观生理参数，提高会诊的准确性和效率。

（四）5G远程术中会诊：超声引导中医针刀超微创治疗疼痛

在超声引导下的中医针刀治疗手术是治疗疼痛的新兴技术，借助 5G 低时延、大带宽的特性，双路高清视频信号（超声数字影像、手术操作视频）在学员单位和专家单位之间同步共享，既可以专家在线示教培训，又可以给基层单位在开展治疗时，实现在线术中会诊，指导基层医生高质量完成手术，促进新技术下沉。

（五）5G动态监护

远程动态监护是将无线通信技术应用到临床监护中，通过对患者生命体征的连续监测，使医护人员能够实时获取患者生命体征数据和危急报警信息。利用 5G 低时延、大带宽及精准定位的特性，远端医护人员能够通过可穿戴监护设备持续获得患者位置信息以及生命体征数据，并根据患者实时状态对病情做出及时判断和处理。

（六）5G超声远程诊断

超声检查是疾病分诊的重要手段，提高基层超声初诊的质量成为促进分级诊疗的重要方法。在此背景下，远程超声成为医疗资源下沉的重要方式。然而超声作为实时动态的影像技术，对清晰度、稳定性、交互体验提出较高要求，成为远程医疗中技术门槛高、较难攻克的难题之一。利用 5G 大带宽、低时延的特点，基层医疗机构的医生遇到疑难病例时，可将其超声仪器的数字影像实时投射到远端专家的便携设备上，如手机、平板或者个人电脑等，专家可以随时随地对基层医生给予指导，快速给出诊断建议。在此机制下，患者避免了因初诊不明确而导致的反复就诊，发起会诊的医疗机构提高了诊疗水平，吸引了患者，上级医院实现了重点患者的定向转诊。最终促进社会资源的优化配置，实现三方获益。

（七）5G远程操控超声检查：抗疫防院感

医生在洁净区操控超声检查手柄，通过 5G 连接机械臂操控超声探头，可以完成对带病毒患者的超声检查。由于远程操控设备目前成本高昂，不适合基层医院使用，但有助于减少医务人员的感染概率。

（八）5G远程手术导航

通过建立移动远程手术导航工作站，包括三维导航软件系统、交互视讯系统、远程协作软件平台以及 5G 传输网络，搭建远程导航手术指导场景。术中，利用三维导航系统，专家在数字模型上的操作以毫米级的精确度实时同步到基层医院的手术现场，与患者真实术区三维坐标值精确重合，帮助基层主刀医生完成疑难手术操作。同时，专家在 5G 网络环境下实时进行手术监控和指导。

二、互联网诊疗

基于互联网医院的线上线下、院内院外业务协同一体化，互联网诊疗在逐步打破传统医疗生态圈，实现整个医疗全流程的打通和闭环管理，5G 技术提升了互联网医院有效管理及运营，对整个互联网医院的发展产生较大的推进作用。

（一）提高线上诊疗效率

利用 5G 移动通信技术，医生可以利用移动终端随时随地接诊患者，并可进行流畅视频通话，开具处方，减少患者等候时间，提高医生诊疗服务效率。

（二）方便患者

利用 5G 移动通信技术，患者可以随时随地通过手机 APP 申请复诊，上传病历资料，包括大宗数据的影像检查资料，使得线上就医可及性及质量大幅提高。5G 融合区块链技术，结合数据授权管理规则，建立多中心的区块链数据管理体系。借助区块链技术把医院信息查询平台和居民健康档案连接为数据互通体系，便于患者使用自主的个人医疗数据，借助智能体计算能力，获取互联网+医疗帮助。

（三）拓展功能

5G 融合智能可穿戴设备、人工智能、物联网等产品及技术，拓展优化互联网医院系统功能模块，例如，可穿戴设备使得对患者的实时监测、持续的健康管理成为可能，AI 在线上审方、智能导诊等领域应用越来越成熟。

三、智慧医院

5G 助力智慧医院建设，应用场景从智慧医疗（智慧护理、智慧病房、智慧诊断、智慧手术室、智慧医技等），到智慧服务（患者服务、医护服务、康养服务等），到智慧管理（智慧后勤、智慧安防、设备管理等），持续深入应用场景挖掘、孵化、应用、评估。

（一）智慧医疗

推动医护核心业务移动化，以实现方便医护人员，提升工作效能，提高管理质量。立足"线上线下一体化"，拓展线上诊疗服务，扩大医院的服务半径。

1. 三维重建　是指将患者的 CT、MRI 等高清原始二维影像数据导入三维重建软件，再进行三维建模，形成三维可视化模型，为医生提供更丰富、更直观的病灶信息，帮助医生诊断更精确。基于三维重建模型的手术操作模拟，让医生在术前清晰掌握手术过程，有利于医生提前进行手术风险的评估和手术设计方案的规划。通过对接院内 PACS 系统，医生和护士可在平板端通过 5G 网络在移动医护终端实现三维重建，从而实时通过骨骼、皮肤、组织等清晰度高、存储较大、立体化的三维重建影像，为医生做出科学的医疗辅助诊断，使医护人员无须返回医护工作站 PC 端进行三维重建操作，强化了移动医护能力。

2. CT、磁共振高清原图调阅功能　高清无损、无压缩调阅 CT、MRI 等高清医学影像原图，使医护人员无须频繁返回医护工作站调阅影像，显著提升了病房内移动医护的能力。

3. 皮肤影像 AI 系统　皮肤镜是低廉、可普及的检查技术，但是往往因为基层缺乏皮肤科医生，很多皮肤患者需要到大医院排队就医。5G 与皮肤影像智能分析系统结合起来，可以让基层医生借助便携式皮肤镜，完成对常见皮肤病的诊断和治疗，并尽早发现皮肤肿瘤等病变，结合远程会诊体系，请相关专家协同完成相关治疗。同时 MEC 的云边协同作用，可以把计算能力下沉，有助于技术推广到基层。

4. 5G 移动抢救车　可推到患者身旁，并能与药品管理信息系统实时连通，急救药品通过扫码，便可实时记录，与药品管理系统实时交互，并能实现自动盘点和补充药品。

5. 5G移动掌上电脑护理查房　利用5G大带宽、低时延、可移动的特性，护理人员可以运用掌上电脑实时采集患者体征数据，并可以完成高速传输，提高护理查房的质量和效率。不仅如此，5G移动掌上电脑还可以高效完成医嘱管理、药品管理、输液核对等其他工作。

（二）智慧服务

5G技术有效支持医院实现线上问诊、转诊、会诊、远程诊断和医技预约，支撑医疗服务模式的转变，医院到家庭、家庭到医院的无缝衔接，实现医院业务边界的延伸与扩展。强化"让信息多跑路，让患者少跑路"的服务模式，深入落实门诊全流程、住院全流程的优化与改造，为患者提供创新智慧服务。

1. 在线挂号　通过物联网和互联网技术的加持，将原始的现场挂号优化为线上挂号，利用5G技术，通过物联网+可穿戴设备对患者生命体征的监控，可自动识别并提醒患者存在的症状，并将体征信息和症状信息联动在患者移动手机端，患者在线上预约挂号时，可通过点击身体部位，关联并选择相应的症状，智能推荐适合的就诊科室。根据症状推荐的科室，可快速引导患者预约挂号。

2. 在线支付　通过物联网和互联网技术的加持，将原始的现场缴费优化为移动支付、无感支付。通过实时获取患者的缴费信息，在线完成处方、检查、检验、治疗门诊费用的支付。

3. 在线预约检查　通过对接院内统一预约平台，实时查询待预约的检查项目信息。查询指定检查项目的排班信息，自助完成检查时间的分时段预约。系统支持推荐预约时间，多项预约优先选定同一天。未执行的检查项目，支持在线更改预约时间。支持查询已预约的历史记录、预约详细明细、注意事项信息。

4. 在线查询报告　在线查阅患者门诊、住院的检验检查报告，支持数据、图片、PDF类型报告的展示。支持查看历史体检报告列表、报告结果及各项指标详细信息。

5. 院内导航　通过AI文字、语音互动为用户提供智能导诊、问病、问药等服务。患者可在移动端实时查询相关诊疗科室位置及患者排队诊疗情况。可获取患者院内或医联体内多个科室的诊疗活动安排，并为患者规划最佳的诊疗路径。可根据患者等候队列的实时变化，提示并引导患者就诊。利用5G的精准定位，患者可使用移动端对院内目标位置进行搜索后，系统自动分时段进行规划并可使用AR实景、2D/3D图导航。

6. 住院服务　当医生开具住院申请单后，患者自助完成入院登记、信息上传流程。需要基于院内入院流程定制。为患者提供移动端的实时查询服务，如预约、挂号、缴费等办理是否成功等，并且为患者提供移动端的诊疗活动情况告知，如手术通知、入院提示、出院提示，以及取药、报告、危急值信息等。患者家属能够在移动端实时查询手术进展情况。应患者要求，可通过移动端提供电子版病历及图像资料。患者可查看院外电子病历信息。患者可在线查看本人的病历资料及图像，互联网存储资料应加密。根据患者病情和诊疗阶段，自动为患者、患者家属推送注意事项及宣教内容。

7. 出院结算　通过对接医保开放平台，完成医保用户的在线登记、注册、鉴权流程。获取院内门诊处方明细，上报医保开放平台，完成医保支付预结算。创建医保支付订单，发起正式医保支付结算。引导用户完成个人账户、自费部分的在线支付。对接医保平台的退款申请接口，实现门诊支付的退费申请。调用医保平台支付、退款结果查询接口，实现支付、退款结果的实时查询。

8. 药品配送到家　患者缴费后，可选择药品的配送方式（自提：本人到院自提；物流配送：院内药房发药后，发送物流配送）。平台提供药品物流配送，根据用户自己的需求，在支付处方时，展示出所有满足该处方的药店列表，用户也可以根据智能推荐的药店进行选择，用户可以选择配送上门，取货时扫码确认该药品的真实性。

（三）智慧管理

医院管理中很重要的一条是精细化的成本核算，用于这些医院内部后勤的管理，管理者用手机就可以看到全院运转的状态，就是用于医院的精细化的信息化管理。

1. 医疗物联网 基于 5G 医疗院内专网，结合医疗接入网关，连接 RFID 标签、定位手环、体温贴等非 5G 传输的设备，实现院内的资产定位、人员定位、体征数据采集。通过医疗接入网关实现院内装备能连尽连，提升整体医疗服务数字化水平。同时将 5G 与区块链技术相融合，物联网不仅能精准记录药品及耗材的消耗信息，还能够做到实时双向追溯，通过智能物联网能够达到提升服务、提高效率、降低成本和优化库存的目的。

2. 5G 物流机器人 借助 5G 的精准定位和大带宽、低时延等优势，5G 物流机器人可以在医院环境下进行配送，不需要对建筑改造，安装简单快捷。但医院的特殊场景也存在多径效应，狭长的走廊下机器人不能挡路和堵路、不能撞也不能被撞，多机器人调度等问题，对系统提出了艰巨的考验。5G 技术与大数据云平台的结合，使系统得以实现。

四、健康促进

5G 融合区块链技术用于居民健康档案数据管理，是将区块链分布式存储和智能授权技术应用于个人健康数据账户系统，对每一例数据的存取，实现用户手机 APP 的授权。以非税电子化票据、县级医院病案首页、基层个人健康数据账户为基础输入信息开发基于数字身份的个人健康数据账户，实现医保数据的泛账户融合（医保、财政、医疗等账户融合于健康数据账户），在区县级居民健康档案平台开设个人健康数据账户的存储空间，并将三项数据源的个人信息归档至个人健康数据账户存储空间中，为居民提供个人的完整和连续的医疗健康数据服务。

个人健康数据账户为居民健康提供了全面的评价体系，有利于居民疾病防治与主动预防；为政府提供全面评价地区居民健康水平并制定疾控、医疗、保险、养老、社会劳保决策的依据；为其他行业提供权威的健康依据；为保险公司医疗健康服务类保险提供依据并可以对个人依从性进行详细管理。

（杨学来　卢清君　彭明强）

第十四章 医疗大数据

第一节 医疗大数据概述

随着互联网、移动互联网、物联网、云计算的兴起，以及移动智能终端的快速发展，各种数据呈指数级增长，不断渗透进人们的生活，对经济发展、国家治理、人民生活产生重大影响，受到社会各界广泛关注。

大数据具有四个显著特征，即数据量大（volume）、数据类型多样（variety）、数据更新频繁（velocity）和价值密度低（value），使得传统的数据库存储和处理软件无法应对，为数据挖掘与分析带来了新的机遇和挑战。从概念的提出到大规模应用，大数据发展经历了从概念、落地到成熟几个不同的阶段（图 14-1-1）。

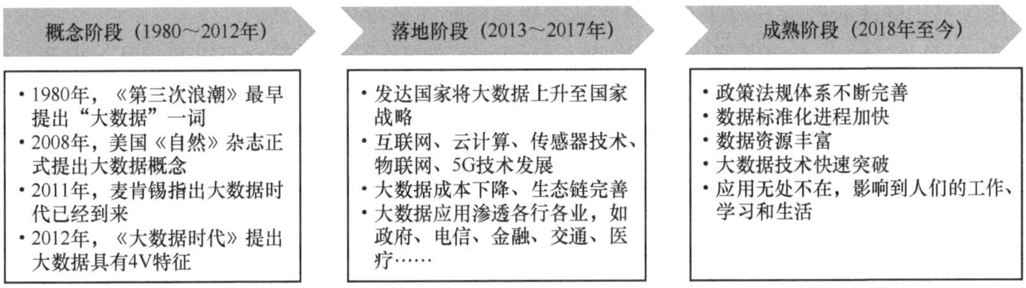

概念阶段（1980～2012年）	落地阶段（2013～2017年）	成熟阶段（2018年至今）
• 1980年，《第三次浪潮》最早提出"大数据"一词 • 2008年，美国《自然》杂志正式提出大数据概念 • 2011年，麦肯锡指出大数据时代已经到来 • 2012年，《大数据时代》提出大数据具有4V特征	• 发达国家将大数据上升至国家战略 • 互联网、云计算、传感器技术、物联网、5G技术发展 • 大数据成本下降、生态链完善 • 大数据应用渗透各行各业，如政府、电信、金融、交通、医疗……	• 政策法规体系不断完善 • 数据标准化进程加快 • 数据资源丰富 • 大数据技术快速突破 • 应用无处不在，影响到人们的工作、学习和生活

图 14-1-1 大数据发展阶段

医疗大数据不仅具有上述四个显著特征，还包括时序性、隐私性、不完整性等医疗领域固有的特点，若能及时获取、妥善保存、有效利用，将在临床诊疗、药物研发、医保、行业监管等方面发挥重要的价值。

医疗大数据按照不同的来源可以分为面向临床科研的临床诊疗大数据、面向全人群全生命周期的健康大数据、面向生命科学和生物技术的生物大数据和面向管理的经营运营大数据。从形态上可以分为结构化、半结构化和非结构化。①结构化数据就是数字和符号；②非结构化数据包括图片、声音、视频等；③半结构化数据介于两者之间，如各式各样的患者病历数据。如何将散落的、非标准化的、复杂的医疗大数据整合并加以利用是医疗领域面临的重大课题。医疗大数据平台可以对这些数据进行有效的聚合、分析、管理、利用，实现大数据的有效管理和应用。

一、医疗大数据建设现状

（一）国内现状

医疗大数据已上升为国家战略，在政策推动和需求拉动下，国家健康医疗大数据研究院等建设相继展开，医疗卫生信息化市场规模逐年扩大，健康医疗数据快速积累，为医疗领域开展大数据研究与应用奠定了良好的基础。

1. 医疗大数据基础建设发展迅速 为推动医疗大数据发展，《国务院办公厅关于促进和规范健康医疗大数据应用发展的指导意见》等一系列政策文件相继发布，将健康医疗大数据作为国家重要的基础性战略资源。2016年国家卫生计生委启动健康医疗大数据中心与产业园建设国家试点工程，福州、厦门、南京、常州四个市为试点城市，各省份根据自身特色以平台建设为基础，在汇聚高质量健康医疗数据、探索医疗大数据应用场景、推进医疗健康大数据产业化方面进行探索。

与此同时在北京大学、浙江大学、首都医科大学等十多所高校成立了国家健康医疗大数据研究院，对医疗大数据开展前瞻性、战略性研究。此外建设了 50 家国家临床医学研究中心，形成了大型生物样本库、数据库和临床研究队列。

2. 数据量呈爆发式增长　我国从 20 世纪 90 年代开始医院信息化建设，目前已经积累了庞大的医疗数据基础。全民健康信息平台、电子病历分级评价、互联互通测评、智慧医院建设等使医疗数据量快速增长。目前全国有 30 个省（自治区、直辖市）已建成全民健康信息平台，初步实现了以国家、省、市、县平台互联互通为基础的卫生健康信息化平台体系建设，聚集了居民电子健康档案、电子病历、公共卫生、临床研究、生物信息数据等，覆盖全国 8 亿人口。

（二）国外现状

发达国家非常重视医疗大数据的开放与共享，构建了完善的健康医疗信息法律法规体系，医疗大数据建设相对成熟，重点发展基于数据的服务。

1. 具备健全的法律环境　美、英、日均在数据安全和隐私保护方面进行了立法，明确隐私保护的边界、规定数据拥有者/使用者的责任、构建明确的问责及惩罚机制等。

2. 将数据开放纳入国家发展战略　许多国家非常重视政府在大数据应用上的引导作用，其核心方式包括构建政府数据开放平台，建立国家级健康医疗数据库等。

HealthData.gov 是美国国家级健康数据开放平台，在这个平台上公众可以获得环境健康、医疗设备、医保、社区健康等不同领域的数据。

OpenFDA 是美国 FDA 的公共数据开放项目，于 2014 年正式上线，开放了 300 万份药物不良反应和医疗过失记录以及医疗器械报告和执法报告。系统上线以来，API 调用总数超过 4.27 亿次，披露的药品和医疗设备不良事件均在千万件以上。

3. 医学科学数据共享体系化　美、英两国在科学数据管理与共享方面已建立完备的政策条例，美国国立卫生研究院、英国医学研究理事会等机构纷纷出台科学数据管理和共享政策，鼓励开放公共医学数据库。典型的临床数据库如下。

（1）流行病监督及最终结果（Surveillance Epidemiology and End Results，SEER）数据库：是美国癌症发病率和生存率的权威信息来源，提供有关癌症统计信息供研究人员、临床医生、公共卫生官员、立法者、决策者、社区团体和公众使用。SEER 以人口为基础，数据每年更新一次，内容包括癌症的发病率、死亡率、生存期、分期、流行率和终生风险等，覆盖了美国约 48% 的人口。

（2）重症监护临床医疗信息（Medical Information Mart for Intensive Care，MIMIC）数据库：是由麻省理工学院、飞利浦医疗系统和贝斯以色列女执事医疗中心共同发布的大型临床数据库，收录了贝斯以色列女执事医疗中心 2001～2019 年收治的重症患者的诊疗数据。迄今为止 MIMIC 共发布了三个版本，最新版本 MIMIC-Ⅳ于 2020 年 8 月公开发表，所有数据经过脱敏后对研究人员免费开放。

（3）英国生物银行（UK Biobank）：是迄今世界上已建成的最全的大规模人类信息资源库，信息数据在保护志愿者隐私前提下对全球研究人员开放。UK Biobank 自 2012 年将基于 50 万人约 1500 万份样本向全世界研究人员开放以来，已批准了来自 68 个国家 1000 多所研究所的 10 000 多名研究人员的注册申请，使这些研究人员能够获得宝贵的资源。

（4）PCORnet 数据库：是美国以患者中心的疗效研究机构（patient-centered outcomes research institute）开发的项目，包含了各种临床诊疗数据用于比较临床研究。PCORnet 数据提供者由超过 70 家医疗机构组成，包括学术中心、社区医院、诊所。

二、医疗大数据应用发展现状

（一）国内应用现状

我国医疗数据分散、数据安全和隐私保护缺乏法律依据、信息共享程度较低，很大程度上阻碍了健康医疗大数据的发展，应用处于初级发展阶段。在真实世界研究和精准医疗领域开展了有益探索，在医学影像大数据和肿瘤规范化治疗领域取得初步成效。

1. 真实世界研究刚刚起步 真实世界研究（real world study，RWS）是指针对临床研究问题在真实世界环境下收集患者的数据（RWD），并通过分析获得有价值的临床证据（RWE）。

2018 年中国首个《真实世界研究指南》发布，2019 年中国药品监管部门正式将 RWD/RWE 用于审评审批方面的探索与研究。博鳌乐城国际医疗旅游先行区开展临床真实世界数据应用试点，依托独特的政策优势开展真实世界研究的实践。2021 年 10 月，国家药监局海南真实世界数据研究与评价重点实验室落成，成为全国首个真实世界数据研究与评价重点实验室，随后四川等省份先后组建真实世界数据技术创新中心。

2. 精准医疗快速发展 2016 年国家正式提出精准医疗计划，有关政府部门和科研机构进行实施，通过构建百万人以上专病队列及大数据共享平台加快精准医疗发展。国家层面组建国家基因库，提高我国生命科学研究水平和国际影响力。北京市推进"中国百万慢性病人群队列"大数据平台建设，启动我国常见高发癌症、心脑血管疾病的早期诊断和突破性治疗技术研究。江苏省正式启动"百万人群基因组测序计划"，建立超大规模的 DNA 测序平台和生物医学大数据分析中心，开展队列研究和百万人基因组 DNA 测序。

3. 医学影像大数据走向临床应用阶段 医学影像大数据是由 CT、MRI、DR 等医学影像设备产生的影像数据集合，医疗大数据中 80% 以上来源于医学影像，这是医生进行疾病诊断的重要依据。医学影像学发展初期，由于影像数据匮乏，大多需依赖影像诊断医生进行人工分析。医学影像数据的扩增，以及高质量、高标准化的医学影像数据库的快速积累，极大促进了医学影像智能诊断的发展。

国家呼吸系统疾病临床医学研究中心构建了呼吸系统疾病影像大数据中心及影像云平台，目前已形成全国多中心、具有地域代表性的呼吸系统疾病影像大数据网络，开展 CT 筛查、人工智能分析、远程专家会诊等。

作为传染病防控和临床疗效评估的重要手段，医学影像技术在传染病防控中发挥了重要作用，许多医院上线影像远程服务平台，提供远程会诊、远程诊断、远程问诊等服务，将医患间的接触和感染风险降低到最低。

4. 助力高效规范肿瘤治疗 肿瘤数据涉及影像、病理、分子诊断等多组学信息，大数据的应用使全面分析肿瘤的复杂性并提供有针对性的治疗方案成为可能，在早诊早治领域能发挥重要作用。

（二）国外应用现状

发达国家已经搭建较为成熟的医疗大数据服务平台，在疾病预测、临床决策、药物研发、精准医疗等领域的应用日趋成熟，价值凸显。

1. 美国

（1）"谷歌流感趋势"开启大数据预测传染病先例：2003～2008 年，谷歌公司研发了"谷歌流感趋势"（google flu trends，GFT）系统。2009 年该系统利用大数据成功预测 H1N1 流感病毒疫情。2013 年 1 月季节性流感再次在美国暴发，GFT 预测的就诊数据比实际数据高出两倍之多。虽然谷歌对其搜索引擎的算法不断做出调整和改进，但依旧很难为 GFT 提供行之有效的帮助，以至于谷歌预测流感成为大数据应用失败的案例。它的贡献在于提供了一种利用大数据预测传染病的方法，奠定了大数据本身在疾病防控领域的重要地位。

（2）"IBM 沃森"AI 医疗领域的探路者：沃森（Watson）是 IBM 打造的医疗认知计算决策支持系统，它可以运用大量临床病例在短时间内分析可能的结果，协助医生进行临床决策。从 2012 年 3 月起 Watson 先后进入纪念斯隆-凯特琳癌症中心（MSK）、妙佑医疗国际（Mayo Clinic）等全球知名医学研究机构。目前已经吸纳全球知名医院大量肿瘤病例数据，以及超过 300 种医学专业期刊、250 本肿瘤专著和 1500 万篇论文的研究数据，可支持 13 个癌种的治疗，在全球 230 家医疗机构中使用，其中包括 81 家中国医疗机构。

由于有效样本和数据不足，训练成本极高，Watson 的临床诊疗应用效果不仅没有达到预期，而且并非完全准确和适宜，还可能出错。即便如此，Watson 代表了人工智能在医疗领域的一项技术突破，实现了医疗方法论从"演绎法"到"归纳法"的变革，即从传统的通过医学文献提取规则的方法到从海量病历中挖掘整理人类医生的临床诊疗经验。

（3）重点发展精准医疗：2015 年美国启动精准医疗计划。2016 年 12 月签署的《21 世纪治愈法案》中提到，投入 63 亿美元为"精准医疗计划""癌症登月计划"等注入资金支持，以推动生物医学创新研发、疾病治疗及大健康领域发展。并启动了 ALL of US 项目，计划收集 100 万人的 3500 万份样本进行精准医疗研究。

2. 英国

（1）开展大型基因组计划走在世界前列：2012 年英国政府投资 5.23 亿美元开展了 10 万人基因组计划用于癌症和罕见病研究。截至 2018 年 10 月 1 日，计划完成了 87 231 个全基因组测序。2018 年英国政府启动 500 万人基因组测序项目用于辅助重病患儿、难治愈或罕见疾病成年患者的治疗，这是迄今为止全球最大规模的人群基因组计划，标志着以基因组学为基础的精准医疗进入大数据阶段。

（2）致力于用新兴信息技术改善医药研发现状：2013 年 5 月李嘉诚卫生信息与发现中心在牛津大学成立，该中心将综合运用大数据技术确定新药的研发方向，并为发现新的治疗手段提供线索，探索特定疾病的新疗法。

（3）罕见病临床研究引领全球：罕见病又称孤儿病，是指患病率很低又极少见的疾病。罕见病种类繁多，据统计超过 6000 种。美国国立卫生研究院（NIH）公布的数据显示，罕见疾病诊疗非常困难，可能需要花费超过 30 年时间，仅不到 5% 的罕见病有治疗方法，这是人类医学面临的最大挑战之一。

2018 年英国政府发布首个罕见病应对策略，以加大支持对罕见病病因和治疗手段研究。英国医疗技术公司目前正与英国卫生防护中心合作建设医疗信息数据库，用于加快和促进罕见病的诊断和治疗。

3. 日本

（1）用医疗大数据控费：日本医保体系完善，给国民提供了高质量的医疗保障，但医保费用支出巨大，且难以为继。从 2015 年开始，日本政府利用点数法控制医疗费用。通过对诊疗报酬点数表的数据进行分析计算，对报销的内容、次数、范围、价格等进行核实以减少过度医疗和浪费行为。为此日本政府提出利用大数据手段实现 2025 年削减 5 万亿日元医疗费用的目标。

（2）精准医疗世界领先：日本癌症五年生存率位居全球第一。日本将精准医疗列入科技计划中，投入 1 亿美元开展功能基因研究。建立全基因数据库并对癌变的概率及药物疗效进行预测。日本一直积极推进精准医疗，多种新型癌症疗法走向实用，如免疫疗法，质子、重离子治疗等。

（3）在精准防疫、物资紧急调配方面发挥重要作用：2020 年疫情暴发，日本政府建立了全国统一的医院信息数据库。有关省厅和地方政府共享数据，用于精准分配医疗物资和安排医院接收重症患者，并对传染病患者的检测样本和治疗过程信息进行统一管理，向大学和企业开放，用于研发诊疗方法。

（卢朝霞）

第二节 医疗大数据标准体系建设

一、医疗大数据标准体系概述

（一）为何需要标准

按照《政务服务中心标准化工作指南》中的界定，标准是指为使最优秩序在一定的范围内得以实现，通过协商一致制定且由权威机构批准后，共同使用和重复使用的一种规范性文件。标准是社会经济活动与建设发展的有力保障，也是我国基础制度的重要支撑。标准化在推进国家治理体系建设、实现治理能力提高等方面起到了积极的作用。

医疗大数据主要是指医院等各级各类医疗机构产生的医疗数据的集合，数据种类繁多、信息量大、价值密度低、更新速度快。医疗大数据标准体系的建设有助于全面促进规范和引导医疗机构、卫生管理单位等部门的良好发展，从而实现利用医疗大数据分析技术为人们提供更加安全和优质的服务。医疗大数据标准体系的建设，既是对我国未来各项事业全面统筹发展的客观要求，也是推动"健康中国"发展的战略手段。近年来，为了满足我国卫生信息化建设发展的需求，我国医疗大数据标准体系建设迅速发展，已逐步出台了大量的卫生信息标准并得到应用。

（二）信息标准组织介绍

1. ISO/TC 215 1998年，国际标准化组织（International Organization for Standardization，ISO）成立了健康信息技术委员会。ISO共下设225个技术委员会，其中健康信息技术委员会（TC215）是负责卫生信息领域标准的技术委员会。其职能在于实现不同的系统间的互通性与互用性，从而确保数据的统计兼容性，促进了健康相关数据、信息和知识的收集、交换和利用，为实现卫生信息系统的全方面发展提供了可靠依据。

2. 国家卫生健康标准委员会 是由国家卫生健康委员会领导的卫生健康标准管理组织。卫生部信息标准专业委员会于2009年提出了初版的全民健康信息标准体系框架，为我国全民健康信息标准体系的建设发展奠定了基础。2016年，国家卫生计生委统计信息中心和国家卫生标准委员会信息标准专业委员会依据"十二五"期间的标准体系框架的应用情况，共同对原模型进行了优化完善，提出了新的全民健康信息标准体系框架。新版框架由基础类、数据类、技术类、安全与隐私类和管理类组成，新框架对标准本身进行了更合理的归类，为规范推进区域医疗健康信息化建设起到了重要的引领作用。

二、临床模型和术语体系

（一）ICD-11

国际疾病分类（international classification of disease，ICD）是根据疾病的病因、部位、病理、临床特征等因素，按照规则将其分门别类，用字母和数字代码来表述的系统。ICD可以把疾病转化为数据代码，便于系统记录、分析、解释、比较不同国家或地区、不同时期的疾病情况。通过实现数据可存储、检索、分析和应用，达到国际上的统一，是反映全球健康趋势和卫生统计分析的重要数据支持。

2022年，ICD-11正式生效。ICD-11共有章节28个，类目容量为269 280个。ICD-11由3级结构组成。第一级是本体组件，它包括描述概念的参数和值域；第二级为基础组件，通过对内容模型的各个参数进行赋值形成"实体"，基础组件是所有实体的集合；第三级为线性组件，线性组件是满足各种特定目的分类的集合。当实体进入到线性组件后，由于承载了分类信息的作用，所以被称为"分类"。

（二）UMLS

一体化医学语言系统（unified medical language system，UMLS）是由美国国家医学图书馆开发的生物医学术语系统，包括：超级叙词表、语义网络、专家词典和词汇工具。在 2019AA 版的超级叙词表中，包含了 14 部知识组织系统、超过 1400 万条来源术语记录、约 380 万个概念；语义网络包含了 127 种语义类型和 54 种语义关系。

超级叙词表也被称为元叙词表，它收录了生物医学领域权威的术语表、叙词表、本体、疾病编码集等词表中的重要术语和相关知识，也是 UMLS 的核心部分。语义网络是为了建立概念和术语间复杂的关系而设计的，由语义类型、语义关系和语义结构共同构成。语义类型共有 127 种，是一套统领超级叙词表概念名称的范畴类目；语义关系共有 54 种，它是设定于语义类型间的关系类型集合，描述了语义类型之间存在的各种关系类型；语义结构则是通过语义关系建立的语义类型间的关系网。《专家词典》是一部支持自然语言处理系统的通用英文词典，它收录了《道兰图解医学词典》、《朗文当代高级英语辞典》等中多种常见的英语单词及生物医学常用词，涵盖了句法、词法、字法和自然语言处理所需的信息。词汇工具是为了解决自然语言常用词的高度变异性，基于《专家词典》和英文词汇语法规则开发的 Java 程序集。在超级叙词表建立和维护的过程中，《专家词典》和词汇工具的主要功能包括还原词形、归并词形、生成索引等。

（三）SNOMED-CT

医学系统命名法-临床术语（systematized nomenclature of medicine-clinical term，SNOMED-CT），是当前国际上应用最广泛的综合性临床术语集，它对三十多万医学术语的概念和一百三十多万个关系进行了定义。

SNOMED-CT 在本质上是一个具有本体结构的术语库。SNOMED-CT 中的主要要素有概念、描述与关系。所有的概念在其中按照树状的层次结构进行组织，而概念在这个树状结构中是允许多重继承的，这也是具有本体结构的 SNOMED-CT 与其他一些传统的术语库的最关键的不同之处。多重继承能够增加本体的表达能力，这也说明了整个 SNOMED-CT 是以概念为核心的，围绕概念进行关系的建立，并以概念自身的属性确定其在树状结构中的位置。

（四）OHDSI CDM通用数据模型及术语表

观察性健康医疗数据科学与信息学（observational health data sciences and informatics，OHDSI）是由美国食品药品有关部门、医学证据开发和监测创新评估计划及 Reagan-Udall 基金会联合组织，由多学科领域专家共同参与，开展跨学科合作研究的全球性非营利科研组织。重点对全方位医疗大数据分析的开源解决方案进行研究，旨在通过大规模的数据分析与挖掘，提高医学数据的价值，从而达到跨学科、跨行业合作的目的，其核心工作是开发 OHDSI 公共数据模型（common data model，CDM）。

CDM 由标准化术语表、标准化健康系统数据表、标准化临床数据表、标准化元数据、标准化派生元素和标准化健康经济表等组成。CDM 标准化术语表中的标准化概念包括按照一定的规则从部分国际通用或专业术语标准（如 SNOMED-CT、ICD、MeSH 等）中提取的概念，建立与标准概念的关联。CDM 为不同国家的术语标准提供了一系列详细的规则和映射标准，有助于研究者在需要时转化为满足要求的标准概念，从而进行后续的大规模数据分析。

（五）其他术语体系

1.《监管活动医学词典》（medical dictionary for regulatory activities，MedDRA） 是由国际人用药品注册技术协调会于 20 世纪 90 年代开发的，一种以监管为目的的国际医学术语集，以促进国际人用医疗产品国际监管信息的共享。MedDRA 最初出版后，每季度更新一次，在 2001 年的 4.0 版发布以后，变更为每年的 3 月份和 9 月份进行版本更新。

MedDRA 的内容广泛，涵盖了监管报告和药物研发所需的信息。医学状况、体征和症状类术语共同构成了 MedDRA 的主体部分。除此之外，MedDRA 还包含实验室检查和检查结果、手术操作、患者病史、社会史和家族史等信息。MedDRA 由 5 个相互关联的层级结构组成，包括系统器官分类（system organ class，SOC）、高位组语（high level group term，HLGT）、高位语（high level term，HLT）、首选语（preferred term，PT）和低位语（lowest level term，LLT）。层级越高，涵盖的词条数就越少，范围也就越小。层级越低，涵盖的词条数就越多，词汇也更加日常。

MedDRA 不但能改善药监管理部门与其他部门的交流，促进编码一致，降低编码后医学信息的损失，简化新药注册和审批的手续，还能有效地促进世界规模的流行病学研究。

2. 观测指标标识符逻辑命名与编码系统（logical observation identifiers names and codes，LOINC）　是由美国雷根斯基夫研究院于 1994 年开发编制的系统，它是一套应用于 ASTM E1238、HL7 等医疗信息交换标准中标识实验室和临床检测项目的通用标识符，旨在促进临床医疗护理、结局管理、医疗索赔及研究等临床实验室结果的交换、汇聚、集成与共享。LOINC 主要内容由 LOINC 代码和 LOINC 全称组成。其中，LOINC 全称由组件、属性种类、时间特征、体系、等级类型和方法六个数据字段组成。

三、信息互操作标准

互操作性（interoperability）概念在 1988 年被首次提出，最开始用于军事相关信息系统。在信息技术领域，互操作性是指两个及以上系统或组件间交换信息并使用信息的能力。在医疗卫生领域，互操作性可以打破时间和空间的限制，实现医疗信息的高效率传输共享。

针对国内医疗卫生信息系统存在的制约信息互操作性问题，国家行业管理部门于 2009 年以来先后制定了一系列的卫生信息标准和数据交互标准，力求实现医疗卫生信息的互联互通，包括卫生信息数据元目录、卫生信息数据元值域代码、居民健康档案基本数据集、电子病历基本数据集、电子病历共享文档规范等。

（一）HL7标准

1987 年，Health Level Seven（HL7）正式成立，HL7 是一家获得 ANSI 认可的非营利性标准开发组织，旨在为支持电子健康信息的交换、集成、共享和检索提供完整的体系和标准。HL7 标准是一个覆盖范围广泛、应用普遍的世界标准，目前组织有 50 多个国家分支机构。

HL7 标准能将系统数据标准化为统一的数据信息传递给集成平台，集成平台将反馈的信息转换为信息发送者所要求的格式进行传输，可大幅降低医院不同业务系统之间的耦合性，提高集成平台的可拓展性，降低集成成本，因此 HL7 对于异源异构系统的集成有着很重要的意义。目前已经有许多医疗卫生机构以 HL7 为基础，建立信息系统集成平台，更好地为医疗信息化水平的提升提供帮助。

（二）FHIR标准

快速医疗互操作性资源（fast healthcare interoperability resources，FHIR）标准是 HL7 继 V2、V3 两个版本后推出的标准规范。2014 年，HL7 发布了名为 FHIR 的新标准的初版。FHIR 标准是一种通用平台标准，它将临床概念细粒度模型定义为"资源"，资源由元素、叙述和扩展三部分构成。FHIR 标准为特定资源中的临床数据提供了一系列定义和约束，包括数据属性、数据类型、数据范围和数据引用。FHIR 标准丰富的结构定义和可扩展性为电子健康档案数据的健康数据表示提供了支持。目前，HL7 为 FHIR 标准模型提供了基于 HTML 的浏览方式，通过内容分类和超链接引导用户阅读 FHIR 标准。

四、医疗大数据信息标准的发展趋势和存在的问题

（一）医疗大数据信息标准的发展趋势

1. 医疗大数据信息标准建设的深度融合　2021 年，我国医疗大数据信息标准建设逐步进入深度融合阶段。新兴信息技术与卫生健康事业的深度融合对信息标准开发和应用管理工作提出了更高的要求。开发与应用管理工作将聚焦在健康中国建设、深化医药卫生体制改革、人口老龄化和"十四五"卫生健康发展规划的贯彻落实上，集中在促进新技术、新业态的发展上，充分发挥标准的规范和引领作用，推进卫生健康事业高质量发展。

2. 建设具有我国特色的医疗大数据信息标准　一直以来，加强中医药信息化建设是当前我国中医药事业发展改革创新的一个重要部署，也是我国中医药事业走向现代化的必经之路。我国已经初步建成了中医药信息标准体系，基础数据类标准研制主要包括 2 个方面：①名词术语类标准，如《中医临床诊疗术语》；②面向中医药信息的分类与代码标准，如《中医病证分类与代码》。

（二）医疗大数据信息标准存在的问题

1. 信息标准复合型人才短缺　目前我国尚无经过权威认证的医疗信息标准研发机构，国家卫生健康标准委员会也仅为任期 5 年的临时性标准研发组织。目前，医学信息学的学科建设还不能很好地适应卫生信息化建设的基本需求。医学信息学、卫生信息管理学等交叉学科的专业人才培养体系还需要进一步完善。从医学信息科研基地建设的角度来看，尽管已经建立了一批具有鲜明专业特色的信息化基地，但由于必要经费支持的不足，科研基地的发展也会受到一定的制约。

2. 安全隐私相关标准存在不足　随着医疗大数据规模、产生速度与复杂程度的飞速增长，医疗大数据的安全性和隐私性也受到了挑战，管理难度大大增加。若医疗大数据存储技术缺少统一标准，无法做到兼容，则会发生大量数据丢失的情况，进而影响医疗信息的安全性和利用率。医疗大数据中包含大量患者和医疗机构的信息，因此数据的安全性和隐私性是十分关键的。在我国现有的标准体系中，对医疗信息安全保护的规定较为分散，对医疗大数据安全的相关法规也主要集中在行政法规和地方性法规中，与安全隐私相关的标准还不够完善清晰。

（杜　建）

第三节　医疗大数据平台总体架构、关键技术和方法

　　医疗大数据平台是围绕医疗大数据全过程利用，有针对性地采集、存储海量医疗数据，并进行标准化处理，通过聚合、分析后，为临床医学、精准医疗等实践应用提供服务的庞大的工具和系统组合。在医疗大数据平台建设中，总体架构设计是非常重要的环节，对医疗大数据的业务流转、数据质量、数据安全以及平台的可持续发展都会产生直接影响。

　　医疗大数据平台可汇集医院内部、医联体和区域健康医疗体系内的全部医疗大数据，本节重点讨论院内医疗大数据部分。

一、总　体　架　构

　　中国医院协会信息专业委员会 2019 年发布了《医疗机构医疗大数据平台建设指南》，提出一系列医疗大数据平台建设标准。

　　平台总体为"4+2"式架构。"4"是指四层架构，即数据源层、数据采集层、数据治理层和数据应用层；"2"是指两个体系，即标准规范体系和信息安全体系。

（一）数据源层

　　数据源层主要指医疗大数据平台涉及的数据范围。根据医疗大数据平台的功能和应用，本层

数据范围一般包括院内、医联体、区域健康医疗体系内涉及临床医疗工作的与患者有关的业务系统数据以及物联网设备数据。

其中业务系统数据包括：电子病历（EMR），即患者就医过程中所产生的诊疗数据，包括患者基本信息、疾病主诉、影像、诊断、检验和治疗数据等，这类数据一般存储在医疗机构的电子病历中，也是医疗数据最主要的来源。此外，业务系统数据还包含医院信息系统（HIS）、实验室信息管理系统（LIMS）、影像存储与传输系统（PACS）、病理系统、超声系统、心电系统、手术麻醉系统以及其他系统等。

而物联网设备数据为通过各种传感器及可穿戴设备，对各种医疗设备（如 CT、MRI、DSA、监护设备、呼吸机、麻醉机、透析设备等）和非医疗设备的信息进行采集，形成患者的医学影像检查、临床检验、生命体征监护数据，以及医学装备运行、设备定位和管理数据等。随着物联网技术的快速发展，物联网设备采集的真实世界数据在医疗大数据平台数据来源中的占比也在逐步提高。

（二）数据采集层

数据采集层分别将医疗信息集成平台和医疗物联网平台中各医疗业务系统的数据以及各种医疗和非医疗设备产生的数据抽取至数据治理层的数据湖中，实现患者生命体征数据、临床诊疗数据、运行管理数据等多源异构数据的汇集和有效交换。

信息集成平台中常用的数据采集技术为数据同步、数据抽取-转换-加载（extract-transform-load，ETL）、物化视图等，医疗物联网平台通常采用智能采集、ETL 处理与数据应用分析等，两者间可以形成数据交互。

（三）数据治理层

数据治理层为医疗大数据平台核心技术层，将数据采集层采集的数据汇集后形成业务数据湖，并基于数据湖中的数据进行后续的数据分析和加工处理，功能主要包括如下几方面。

1. 数据整合 多源数据汇集后需要进行有效的整合处理才能进行有序组织，进而成为医疗大数据的核心资源。平台数据处理将从各个业务系统获取的数据以患者主索引（EMPI）为中心进行整合，支持基于患者主索引的患者唯一性匹配、就诊信息整合，以及按照患者就诊类型、时间展示患者时序功能和按照就诊时序进行患者数据归集功能，实现数据的综合利用。

2. 数据处理 包括对非结构化数据进行结构化改造、标准化、时序化和归一化处理，以及数据建模和存储等操作，也可建立支持知识图谱构建的结构化数据，进而向上对临床科研进行有力支撑。

3. 数据安全性 针对敏感字段信息数据进行脱敏。包括敏感数据自动检测、对患者关键信息进行脱敏、对关键数据进行加密和解密处理，并通过安全告警、访问控制和权限管理等安全手段，保证数据处理过程中的数据安全，做到数据保密性、完整性和可利用性等。

（四）数据应用层

数据应用层以医疗大数据平台数据治理层的数据为基础，建设各种医疗大数据平台基础应用。包括但不限于临床、科研、管理和患者服务等，并支持基于统一时空框架，利用可交互的可视化界面方式，实现医疗大数据综合展现。①临床方面可应用于智能辅助诊疗、影像数据分析与影像智能诊断、合理用药、远程监控、精准医疗等。②科研方面可应用于构建临床医疗大数据知识图谱及推理引擎，刻画临床各项知识及其关系，深度挖掘疾病、症状之间的潜在关联，提高数据的利用率及科研效率，促进医生科研成果发表，从多个角度满足不同场景下的研究需求等。③管理方面可应用于绩效管理、医疗控费、设备的精准管理和预防性检修及动态档案的建立等。④患者服务方面可应用于针对不同患者采取个性化药物服务及个人健康管理应用等。

（五）标准规范体系

根据国家卫生信息标准体系框架，参考大数据的标准体系，将医疗大数据标准体系分为基础标准、数据标准、技术标准、管理标准、安全和隐私标准、应用和服务标准。

1. 基础标准 包含总则、术语、参考模型、信息架构等，是其余各类标准的基础。

2. 数据标准 可分为数据资源标准和数据共享标准两大类，其中数据资源标准包括概念术语、数据字典、元数据等。数据交换共享标准包括数据开放共享的相关标准，如通过研发符合医学信息互操作框架标准、适用于医学信息互操作数据模型的数据交换系统、开发标准注册接口，一站式实现数据主动采纳与同质归一化目标。数据标准主要解决数据质量管理、共享与利用问题，保证数据语义无歧义。

3. 技术标准 主要包括大数据描述、处理和互操作技术等规范，主要包含数据分类、质量管理、数据追溯、数据采集、预处理、分析、可视化等方面。

4. 管理标准 贯穿于大数据的全生命周期，是大数据标准的支撑体系，包括数据管理、应用与服务管理、系统与平台管理、安全管理等。

5. 安全和隐私标准 主要包括信息安全和隐私保护，是保障大数据有效应用的重要支撑体系。

6. 应用和服务标准 主要是临床、科研、管理、患者服务等方面的医疗大数据应用和服务的相关技术规范。

（六）信息安全体系

医疗大数据平台建设中平台的安全性至关重要，网络安全和信息化发展相辅相成，安全是发展的前提，发展是安全的保障，安全和发展要同步推进。因此如何保障医疗数据的安全，将成为医疗大数据平台建设的首要内容。

根据中国医院协会信息专业委员会《医疗机构医疗大数据平台建设指南》中信息安全体系的建设要点，可从平台部署方式和安全保障措施两个方面构建平台的信息安全体系。

1. 平台部署方式 具体包括院内网模式（逻辑隔离或物理隔离的业务内网）、公有云模式（互联网云平台，如医疗机构租用公有云机房资源）及医院内网 +VPN 模式（上述二者结合的混合云模式，即数据存储在内网，技术服务商通过安全出口对平台进行日常维护）。

2. 安全保障措施 包括硬件安全、链路安全、数据安全管理、应用安全和主机系统安全等方面。

二、关键技术和方法

（一）数据采集

针对多种不同的数据来源需要采用不同的数据采集方式。对于以 HIS 为中心的就诊、医嘱、费用等，以 EMR 为中心的门诊病历、住院病历、护理信息等，以 LIMS 为中心的检验数据，以 PACS 为中心的检查数据及科研数据等保密性要求较高的数据，需要通过使用物化视图、特定系统接口等方式实现数据采集。在数据采集过程中，需要使用 Flume、Sqoop、Kafka 等专业的数据采集工具。

（二）数据预处理

在将采集的数据做进一步的处理之前，需要完成数据的预处理，又称 ETL 的过程，主要包括对数据的抽取、清洗、转换、加载等操作。

1. 数据抽取 包含全量和增量两种抽取方式：①全量抽取为将数据源中的表或视图原封不动地抽取到目标系统。②增量抽取为捕获变化数据，仅对从上次导出之后变化数据（包含增、删、改）进行抽取。

2. 数据清洗 包括数据的一致性检查、对无效值和缺省值的处理，清洗是发现并纠正数据中可识别错误的最后一道程序。

3. 数据转换 抽取的数据为多模态数据，存在格式不统一、内容不完整、输入错误等问题，需要对其进行不一致的转换、数据粒度的转换，以及一些商务规则的计算等。

4. 数据加载 将转换后的数据加载到目标数据库，装载数据所采用的技术方法由数据操作类型和数据量决定，一般可使用 SQL 方式语句的方式或采用批量装载的方式。

目前 ETL 工具中的典型代表有 Datastage、Powercenter、OWB、ETLAutomation 等。通过使用这些 ETL 工具，可以大大提高数据的质量、准确性等。

（三）数据标准化治理

通过清洗、转换、标准化等方式对多源数据进行融合处理，其中标准化处理方式包括分析总结包括中国卫生信息数据值域代码、电子病历基本数据集、ICD-9、ICD-10、LOINC、CDA 在内的国内外医疗术语标准、发布信息标准、实质应用标准、团队标准等先进经验，并结合国内 HIT 行业专家经验，共同总结适用于我国本土医疗信息场景的医疗领域术语体系，再通过对临床数字信息的模型化构建，建立能够将临床信息深度整合和表达的数据模型，最终达到对数据进行标准化建设和治理的效果。

（四）数据存储与计算

在医疗大数据的场景下，数据量的级别为指数级，传统的存储和运算模式有时并不足以应对，此时应采用列数据库、文件数据库、分布式数据库、集群等文件存储技术，并支持结构化、半结构化、非结构化文件的分布式存储方式。

此外，当传统的分析模式无法深入挖掘数据的潜在价值时，采用基于分布式计算框架，利用集群资源，实现计算任务的分布式并行执行，可以提高多源异构海量数据的计算效率。

以 Hadoop 为代表的分布式存储与计算框架是当前主流的大数据技术架构，是一种具体的实现技术。Hadoop 具备高拓展性、高可靠性和低成本的优点，为海量数据的存储和计算提供了技术支持。

（五）数据的隐私和安全性保护技术

目前针对医疗数据的隐私和安全性保护，常用的技术有数据脱敏、匿名化、数据加密及访问控制等。

1. 数据脱敏 又称数据漂白，是指对某些敏感信息通过替换、失真等脱敏规则进行数据的变形，实现敏感隐私数据的可靠保护。

2. 匿名化 可以实现个人信息记录的匿名，常见的匿名化技术包括 k-匿名化、泛化、聚合、分布式隐私保护等。

3. 数据加密 是一种通过加密算法和加密密钥将明文转变为密文，对敏感信息进行加密的方法，实现信息隐蔽，以防止重要数据被篡改或窃取，数据加密算法主要分为可逆加密算法和不可逆加密算法两种。

4. 访问控制 需要在敏感数据分级分类的基础上，根据访问者的职责来分配不同的权限实现分权管理，主要由安全模型、访问控制策略、访问控制实现、授权与审计四个方面组成。

三、小 结

本节构建了适合医疗大数据特点的"4+2"式医疗大数据平台架构，从数据源层、数据采集层、数据治理层、数据应用层、标准规范体系和信息安全体系 6 个层次对医疗大数据平台进行了阐述，并简单介绍了平台构建所需采用的数据采集、数据预处理、数据标准化治理、数据存储与计算、数据的隐私和安全性保护技术和方法，描述了医疗大数据平台的总体架构，为医疗大数据

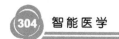

平台建设提供理论基础和依据。

（全　宇）

第四节　医疗大数据平台建设

本节主要从建设模式、部署模式、安全体系、标准体系和建设路径五个方面，阐述医疗大数据平台的建设要点。

一、建设模式

目前医疗大数据平台主要分为以政府主导建设的区域级医疗大数据平台和大型医疗机构主导建设的医院内部医疗大数据平台。

医院内部医疗大数据平台一般由医疗机构委托信息化厂商进行建设，通过平台打通医院内部 HIS、LIMS、PACS、EMR 等信息系统，汇聚医疗相关的诊疗数据、健康管理数据、管理运营数据等，基于平台围绕数据拓展智慧医疗相关应用场景。平台同时与全民健康信息平台有效衔接，最终接入区域级医疗大数据平台。

区域级医疗大数据平台采用政府主导模式。国务院办公厅 2016 年印发了《国务院办公厅关于促进和规范健康医疗大数据应用发展的指导意见》，第一次将健康医疗大数据作为重要的基础战略资源。为落实国家战略部署，打造国家健康医疗大数据中心，从 2016 年到 2017 年，先后启动两批健康医疗大数据中心与产业园建设国家试点工程，确定江苏省南京市、常州市，贵州省贵阳市，福建省福州市、厦门市，山东省济南市，安徽省合肥市为国家东、西、南、北、中五大健康医疗大数据区域中心试点省市，各中心建设各具特色，其主要特点如下。

（一）东部中心江苏（南京、常州）

1. 南京中心　建在南京江北新区，总规划面积约 17.3km^2，投资总额近 60 亿元。中心已形成 2340Tflops 超算集群、55PB 存储集群和功能完备的公有云平台，已经实现健康档案 6000 余万份、门诊病例近 10 亿份、住院病例近 4000 万份的高质量公卫及医疗数据汇聚。同时建成了亚洲规模最大的基因测序中心、质谱检测与分析中心，以及临床前新药检测服务中心，形成覆盖生物样本数据、基因多组学数据、新药研发数据、医疗健康数据汇交的全链医疗健康数据平台服务体系，助力生命健康产业发展。

2. 常州中心　于 2017 年 12 月 8 日正式启动，以常州科技街、常州大数据产业园为发展载体，建设常州中心云计算基地，可提供约 16 000PB 的存储能力，支撑全省数据存储、计算资源。目前常州市全员人口、电子病历和电子居民健康档案数据库比较完善，总数据量将近 480T，其中超过 60% 的数据已存储到该中心。

（二）西部中心贵州（贵阳）

贵州中心落地贵阳市乌当区，用地规划 4628 亩（1 亩≈666.7m^2），开展"民生+科研+产业"大数据合作，打造"医疗、养老、健康、旅游、食品、管理"六张名片，助力医药、医疗、健康、养老等多领域全方位一体化发展，缓解群众看病就医难题。目前贵州中心积极开展云上贵州建设，大力推动大健康医药产业的发展。建设健康医疗大数据中心，基于"云上贵州"建设医疗健康云，梳理健康医疗数据资源目录，完善数据采集、治理、共享等标准，促进不同部门、不同行业数据有效共享共用。

（三）南部中心福建（福州、厦门）

1. 福州中心　建设模式为"一办法、两平台、一中心、两基地"，即《福州市健康医疗大数据资源管理暂行办法》、国家健康医疗大数据平台（福州）和国家健康医疗大数据安全服务平台（福州）。

福州中心主要包括一中心 [即长乐市（今福州市长乐区）] 的健康医疗大数据中心；一个产业园布局健康服务片区、精准医疗片区、生物医药片区和科技金融片区等四个特色产业片区；两个基地是建设健康城市战略运营基地、健康人文国际交流基地；四大应用领域指利用"治未病、健康云、VR 产业、医联体"的优势，建设"健康养生、精准医疗、智慧健康、分级诊疗"四大应用。

2. 厦门中心 围绕健康大数据应用、精准医疗研究及医药器械研发三大业务模块。主要包括大数据研发、精准医疗研究、药物药械研发三大中心，建有全民健康平台、生物信息分析平台、真实世界证据研究平台等多个平台。同时中心依托健康医疗大数据和药物研究重点实验室等，建立起一支多学科交叉的高水平队伍，探索健康医疗大数据应用。

（四）北部中心山东（济南）

济南中心以满足百姓健康服务需求为导向，打造"全息数字人"，利用山东省健康医疗大数据管理中心采集、汇聚全省健康医疗大数据，建立健康医疗数据跨部门协作、统一汇聚共享机制，深挖数据价值，释放数据红利，赋能医疗、医保、医药三医联动。中心投资近 2000 亿元，占地35 平方千米，存储中国北方地区约 6 亿人口"出生-成年-老年"的全生命周期健康医疗数据，吸引医疗机构、科研机构入驻，建成具有国际核心竞争力的数据汇聚中心、智慧医疗硅谷、医教研用高地、创新创业平台和产业发展集群。

（五）中部中心安徽（合肥）

合肥中心于 2017 年 10 月批准建设，占地面积 240 多亩，总体投资逾 15 亿元。采用"一轴即打造生命健康创新轴，四翼即医药制造、高端医疗器械及装备制造、精准医疗产业和健康医疗大数据产业"发展模式。依托国家基因技术应用示范中心，集成基因组学、蛋白质组学等医疗大数据资源，目前已经建立覆盖中部区域人口全生命周期的健康医疗数据库，实现中部地区省、市数据的互联互通与共享应用。在数据应用方面，通过医疗人工智能平台，实现在疾病预防、疾病诊断、精准医疗等方面的临床辅助决策。

二、部署模式

区域级医疗大数据平台一般采用云部署模式，有效支撑全省医疗大数据的汇聚与应用拓展。

目前医院内部医疗大数据平台一般采用业务内网部署、公有云部署、业务内网 +VPN 部署三种模式（图 14-4-1）。

业务内网部署模式	公有云部署模式	业务内网+VPN部署模式
➢ 部署在逻辑隔离或物理隔离的业务内网 ➢ 无须顾虑来自互联网的威胁 ➢ 但平台升级更新时效受到限制，维护成本增加	➢ 部署在租用的云资源上，可以降低硬件资源投入 ➢ 网络安全、数据安全等方面处于被动，存在数据泄露风险 ➢ 未来发展趋势，便于拓展互联网医疗服务以及多中心临床研究	➢ 混合云模式，将医疗大数据平台部署在业务内网，外部用户及服务提供商等通过安全出口对平台进行访问和维护 ➢ 当前主流方式，通过VPN通道和技术手段，保障应用和数据安全可控

图 14-4-1 医疗大数据平台部署模式

（一）业务内网部署模式

将医疗大数据平台部署在逻辑隔离或物理隔离的业务内网，无须顾虑来自互联网的安全威胁，同时数据从业务库到医疗大数据平台进行数据交互时，不用受网络、安全设备等限制，对于患者隐私等信息，原则上也不用做特殊的脱敏或加密处理。但此种部署方式的缺点在于，目前医疗大数据平台不像医院 HIS、EMR、LIMS 等产生系统相对成熟，需要不断进行升级完善，迭代更新，由于完全内网部署，会对平台的升级更新造成不便，使平台更新时效受限。另外，信息化工作人员很难对平台进行维护，厂商又无法进行远程更新操作，平台维护成本将大大增加。

（二）公有云部署模式

将医疗大数据平台部署在租用的云资源上。这样的部署方式可以降低用户对于硬件服务器资源的投入，降低维护成本，同时便于未来拓展更多的互联网+医疗业务。但是这种部署方式对于网络安全、数据安全等方面处于被动，同时各个医疗机构的院内信息化系统无法对医疗大数据平台数据进行实时访问，业务系统数据和医疗大数据平台之间需要进行数据转换、加密、传输和同步，即便信息安全系统要求相对较高，但还是存在数据泄露风险。该部署方案目前还不为管理者和信息化负责人所接受，但是该方案将是未来发展趋势，有利于拓展互联网医疗服务及多中心临床研究。

（三）业务内网 +VPN部署模式

该部署方案是上述两种方案结合的混合云模式，这种部署方式将医疗大数据平台部署在业务内网，外部用户及服务提供商等通过安全出口对平台进行访问和维护。这种部署方式在保证业务、数据安全的前提下，有效解决了业务数据和医疗大数据平台之间的数据同步、交互，也可以实现医疗大数据平台软件版本快速更新迭代，减少平台运维成本。但是由于存在对外的 VPN 访问通道，该部署方式将增加信息化管理工作量。同时考虑到平台的用户量，对 VPN 设备性能和用户数量的支持也要有一定的扩展能力。此方式为当前主流方式，管理者根据需要适时开启 VPN 通道，从网络技术层面保障应用和数据安全可控。

三、安全体系

根据中国医院协会信息专业委员会 2019 年发布的《医疗机构医疗大数据平台建设指南》，医疗大数据平台应达到信息安全等级保护三级要求。同时《医疗机构医疗大数据平台建设指南》中明确了应该从以下几方面开展医疗大数据平台的安全体系建设（图 14-4-2）。

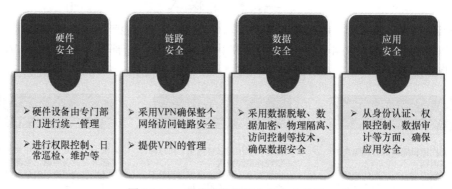

图 14-4-2　医疗大数据平台的安全体系

（一）硬件安全

所有平台相关的硬件设备应该由专门部门进行统一管理，并进行硬件日常巡检、维护等，需要根据不同岗位对硬件访问、维护等进行权限控制。

（二）链路安全

采用 VPN 确保整个网络访问链路的私密性和安全性，并提供对 VPN 的管理。对于外网服务访问入口应该采用 https 安全访问链接，保证数据浏览过程的网络安全。同时可以通过部署防火墙，确保核心数据资产安全；通过部署流量控制器，准确记录 VPN 通道的上下行流量，防止超额异常流量流出；通过堡垒机可记录所有账号在服务器的操作行为，实现对医疗大数据平台的实时行为监控和事后留档审计。

（三）数据安全

利用数据脱敏技术，有效防止医疗大数据平台内部对敏感数据的滥用，还可以防止敏感数据在未经脱敏的情况下被外部访问。可以通过灵活配置动态脱敏策略，采用屏蔽、变形、替换、随机等多种动态脱敏算法，防止敏感数据泄露；还可以采用物理隔离和访问受控等手段，实现不同用户之间的数据信息彼此隔离；也可以通过全文检索形式，从多角度进行大数据审计。

通过数据加密、接收端验证发送端身份、在数据分组中加入时间戳、不可重复的标识等方式，保证数据传输的机密性、完整性、真实性和防止攻击等。提供加密强度较高的加密算法，如 AES 等国际通用算法或 SCB2 等我国商密算法。并采用集中化的数据加密密钥管理与分发机制，实现数据加密密钥的安全管理。

（四）应用安全

在身份认证方面，医疗大数据平台必须先登录再使用，支持用户名/密码登录、用户证书登录等多种方式，用户密码强度必须为大小写字母加数字的组合，平台用户无法自行注册，必须由管理员开通。同时可以采用基于角色的授权，对应用、数据等访问权限做全面控制。在数据审计方面，对于应用及组件的访问，应该提供详细日志记录，包括被访问的时间、操作者、事件类型、被访问的资源、错误日志信息等要素，为安全审计提供数据基础，及时发现应用非法访问、数据泄露与滥用等安全问题。

四、标准体系

目前 90% 的健康医疗数据来源于医疗机构，而医疗机构信息化建设起步较早，但标准化建设滞后，这就导致医疗机构数据格式繁杂、数据难以融合，因此健康医疗数据在跨行业、跨机构、跨部门的采集、交换、共享、使用方面均存在标准障碍、政策壁垒，造成健康医疗数据共享困难，难以支撑上层数据应用。因此亟须构建健康医疗大数据标准体系，进而更好地释放健康医疗大数据价值。

根据中国医院协会信息专业委员会 2019 年发布的《医疗机构医疗大数据平台建设指南》，医疗大数据标准体系应由五类标准构成。

（1）语义标准，包括术语、标识等标准。
（2）语法标准，用于规范数据、信息的描述格式。
（3）传输标准，用于支持跨系统数据信息传输。
（4）安全标准，用于规范数据信息的安全访问和传输。
（5）服务标准，用于规范数据共享、处理、分析服务。

但健康医疗大数据具有多源、异构、非统一等数据特性，因此健康医疗大数据标准体系的建立有别于以往国家和行业发布的数据标准，需要根据不同数据服务需求，基于场景、用例等驱动方法，并考虑数据相关方利益、数据共享环节、数据服务等因素，充分借鉴现有医疗信息标准规范体系，构建符合健康医疗大数据价值利用的标准体系。同时该标准体系并非简单、统一、永恒不变的，需要在实践中不断升级和完善，进而动态满足健康医疗大数据多样的应用需求。

五、建设路径

无论是政府主导还是大型医疗机构主导的医疗大数据平台建设都是一项复杂的系统工程，需要政府、医疗机构、企业及社会多方的协作，其建设过程中应该遵循以下关键路径（图 14-4-3）。

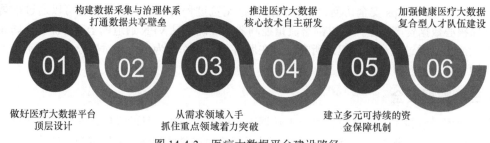

构建数据采集与治理体系　　　　推进医疗大数据　　　　　加强健康医疗大数据
打通数据共享壁垒　　　　　　核心技术自主研发　　　　复合型人才队伍建设

01　　02　　03　　04　　05　　06

做好医疗大数据平台　　　　　　从需求领域入手　　　　　建立多元可持续的资
顶层设计　　　　　　　　　抓住重点领域着力突破　　　　金保障机制

图 14-4-3　医疗大数据平台建设路径

（一）做好医疗大数据平台顶层设计

从医疗大数据现状分析，以需求为导向确定平台未来发展蓝图与总体架构，梳理医疗大数据长远发展的基础与核心依托，加强医疗大数据平台的统筹规划与顶层设计，依托政府、企业、医院和社会等多方共同努力，形成推动医疗大数据平台发展与应用的合力。

（二）构建数据采集与治理体系，打通数据共享壁垒

建立医疗大数据的标准体系框架，依据框架进一步完善细化我国的医疗大数据标准体系，为数据汇聚奠定基础。建立各类数据资源共享应用，包括跨区域、跨机构的临床协同、电子病历共享、医学影像检验检查结果共享、药物不良反应监测结果共享等，通过应用打通医院与政府部门、医院与医院、医院与科研机构、医院与第三方检验检测机构等多个主体之间的数据共享通道。

（三）从需求领域入手，抓住重点领域着力突破

基于整体战略规划与顶层设计，需要从医疗领域迫切需求入手，抓住重点领域着力突破。例如，可以从临床决策支持、检测检验结果共享互认、优化诊疗流程、重大疾病防治等方面实现突破。选择基础条件好、工作积极性高、隐私安全防范有保障的地区/医疗机构开展试点应用，并总结经验有序推进。

（四）推进医疗大数据核心技术自主研发

从政府侧需要加大力度支持大数据关键技术研发创新，积极利用开源模式和资源，推进基础研究与核心技术自主研发。重点研发海量数据存储、数据清洗、数据分析挖掘、数据可视化、信息安全与隐私保护等领域的关键技术和产品，同时发展海量数据存储设备、大数据一体机等硬件产品，并带动芯片、操作系统等信息技术核心基础产品的发展，打造自主、健全、安全、可靠的大数据技术体系。

（五）建立多元可持续的资金保障机制

为保障医疗大数据平台建设和持续发展，政府/医疗机构需要从财税、投资、创新等方面对平台的建设给予必要支持。同时也要积极鼓励和引导社会资本参与平台的基础工程、应用开发和运营服务，充分发挥社会资本和民间资本的参与热情，鼓励创新多元化投资机制，保持医疗大数据平台的发展活力。

（六）加强健康医疗大数据复合型人才队伍建设

建立健全多层次的医疗大数据人才培养体系，推动政府、高等院校、科研院所、医疗机构、企业共同培养人才，将人才培养与实际应用相结合，将产、学、研相结合，使培养的人才能较好适应实际的需要。引导高校和科研院所加强多学科交叉，结合社会需求，开设大数据相关课程和专业，着力培养医疗大数据领域复合型人才。

（杨伟锋）

第五节 医疗大数据的数据治理

健康医疗大数据是以人口健康信息资源库为基础，以电子化的公卫居民健康档案为依托，以院内和基层医疗下的电子病历和处方为核心，融合了智能可穿戴设备和电子产品产生的个人健康数据，构建的院内院外一体的全生命周期的健康信息资源库。全域数据汇聚和融合了临床诊疗服务信息、流行病学和疾控信息、康复保健信息、居家健康信息，以及安宁疗养等领域，是国家重大基础性战略资源。利用好医疗健康大数据，将对提高和改进医疗服务的质量和效率，创新发展医疗健康的服务模式，满足人民群众医疗健康需求，全方位实施健康中国的战略，产生不可或缺的积极作用。近年，全国各地都已经开展了一系列工作，在数据应用层面也取得了阶段性的成果，同时也发现在数据治理和集成，以及数据深度应用方面还有很大的提升空间。

一、国内外健康医疗大数据治理现状

（一）国家政策的有力推动

为推动医疗健康大数据的应用发展和落地，近年国家在印发和修订卫生信息数据元目录和值域代码、电子病历数据集、城乡居民健康档案基本数据集、电子病历共享文档等标准规范的基础上，又颁布了《全国医院信息化建设标准与规范（试行）》《全国基层医疗卫生机构信息化建设标准与规范（试行）》等文件，通过要求医疗机构和区域实施电子病历系统功能应用水平分级评价、互联互通成熟度测评等方式，进一步加深和优化电子病历和健康数据的信息化和数字化建设。

为此，国家在江苏、贵州、福建、山东、安徽五个省，分别建立了东、西、南、北、中五个国家级健康医疗大数据中心作为试点省，并确立了济南、合肥、贵阳、南京、常州、福州、厦门7个试点市，全方位统筹健康医疗数据的采集、融合、共享和应用。

福州市健康医疗大数据平台，作为较早建设的健康医疗大数据中心，已完成了37家医院HIS、EMR、LIMS、PACS三级/二级公立医院、居民健康档案的数据采集和汇总工作，目前已有34家医院数据完成了归一化的数据治理工作。

（二）智能化发展方向的驱动

居民健康档案作为医疗和健康数据的交汇枢纽，未来将承上启下地连接院内院外的医疗和健康数据，构建全民全域的健康医疗大数据。目前，在国家的重视和推动建设下，电子健康档案建设已逐步走向正轨，到2017年建档率已接近80%。同时，健康体检中心、康复医疗中心及安宁疗养中心等第三方医疗机构关于个人的健康疗养信息也逐步实现信息化。随着健康产业的发展，各种智能体征监测设备走进大众，采集个人运动、生活习惯、部分体征等健康数据。

为确保每一位公民都能阅览并使用自己的电子健康档案，需要建立健全一套数字化的健康档案系统，在此基础上通过一系列算法针对每个个体居民的健康信息进行计算，并将每个个体居民的信息聚类拟合成群体大类，反作用于个体的计算，从而帮助人们不仅能获取自己的基础健康情况，同时也能获取到医疗建议，其中包括既往诊疗情况、慢性病管理情况，以及专业医疗工作者对居民健康状况的评估。此外，居民还可以通过线上互动，实时咨询自身的情况，减少非必要的就诊。更重要的是，互联互通的普及，还有助于推动不同医疗机构之间的检查报告和检验报告互认，避免患者进行重复性的检查，从而从根源上避免带来医疗资源的浪费，减轻了人民的经济负担。

为确保以上功能的实现，在建设居民电子健康档案的同时，也需要集成一些数据应用的功能。例如，常见慢性病预防科普信息、常规药物之间的相互作用、疾病的随访信息、流行病相关提醒等，促进电子健康档案成为一个健康管理云平台，用于短平快地服务居民整个生命周期的健康管理。

通过云平台的建设，能帮助医生和居民在线查阅在不同医疗机构的就诊、入院、检验报告、检查报告，既避免居民跨院就诊时的重复检查造成的医疗资源浪费，又减轻了人民的经济负担。另外，利用云平台，可对人民健康状况、就诊情况进行大数据分析，在第一时间捕获异常的重大公共卫生事件，可全方位地提升公共卫生监督的覆盖力和实效性。

（三）生命科学研究对高质量数据的需要

鉴于近年高通量测序技术的发展，生物组学的研究划时代地进入了大数据领域，每个个体都将产生海量的微观基因数据，可用于研究。这使得生物组学的科学家和临床专家持续开展合作成为可能，他们致力于单个或多个组学信息与临床中疾病的表现的关联分析，旨在从基因层面上对个体机制进行认知，这也大大推动了基因组学的发展速度。2016 年初，中国科学院北京基因组研究所（国家生物信息中心）成立了"生命与健康大数据中心"，统筹基因组学的数据交汇、共享，以及组学数据应用、数据服务等。2019 年 6 月，在国家层面成立了国家基因组科学数据中心，建立组学数据汇集共享的大数据平台。

（四）全国医疗服务质量及管理提升的需要

医疗卫生的管理数据产生于医疗机构中，但由于数据的非临床属性，很大程度上并未引起医疗机构的足够重视，使得很多数据的存储并未真正纳入医疗机构的管辖，部分存储于行政科室的单台计算机上，甚至还有部分数据存储于医疗服务运营的单位里。这类数据由于并非患者敏感信息，在传递和使用的过程中，也会以文档的形式留存于经手人手中。

为了通过卫生管理数据的使用和分析，监督全国医疗服务整体水平和质量，提升机构运行的管理效率，国家卫生健康委员会于 2018 年 4 月发布了《医院人财物运营管理基本数据集》，针对医院的非临床的人财物数据提出了行业标准化要求，包括不限于医院人力资源管理、医院财务与成本核算管理、医院物资管理及固定资产管理数据，为医院的人财物数据和临床数据的整合奠定了坚实基础。

（五）公众群体的卫生健康调查、检测的需要

公共卫生数据的覆盖面是巨大的，根据不同的属性可分为人口数据、传染病上报数据、慢性病管理数据等。为管理和监测公众卫生健康情况，国家已建设了公共卫生科学数据中心，作为国家人口健康科大数据中心、国家科技基础条件平台投入使用。2006 年 3 月，中国疾病预防控制中心信息中心制定了《公共卫生科学数据共享服务管理办法（草案）》，对基层公共卫生数据的科学共享服务提出了明确要求。2012 年，国家卫生部门发布了《疾病管理基本数据集》标准，关于艾滋病、传染病、疫苗等防治、登记及管理形成了行业标准。国家卫生健康相关部门联合相关单位专家，于 2020 年研究制定了《全国公共卫生信息化建设标准与规范（试行）》，针对全国公共卫生信息化建设，做出了更具体的说明，明确了基础内容和建设要求。

（六）临床决策支持与精准医疗研究的需要

重大疾病和疑难杂症，如心脑血管疾病和肿瘤等疾病的早诊早治，一直是精准医疗研究领域的热门课题。这些疾病发病率逐年上升，早期症状不易察觉，但是病情发展到中后期，会对患者的生命健康造成巨大威胁，且一旦发现器质性病变，几乎不可能被完全治愈，这导致诊疗周期会很长，费用也高，患者处于二级预防状态下，也并不能完全摆脱症状和复发情况。更重要的是，这些疾病会对患者的后续生存质量造成很大的影响。

对此类疾病，建设专病的临床研究医学数据中心就尤为重要，可以通过组学测序技术，在基因层面上确认风险点位，利用大数据技术和分析方法，确定风险人群，对疾病的早诊早治进行研究。此外，在生物医学大数据研究中，对蛋白质组学、代谢组学、基因组学等海量的同源异构数据进行集成和统一，通过数据列式存储技术、并行的存算分离技术等将发挥极其重要的作用。

（七）国外健康医疗大数据现状

世界各地的各个行业已经进入了一个以数据为中心的时代，现实世界的研究在医疗保健和卫星成像等领域越来越受到重视。

美国在艾滋病研究的基础、临床和公共卫生领域，越来越多地采用大数据技术。然而，没有任何研究系统地阐述了大数据在艾滋病研究中的不断应用。自 2000 年以来，大数据出版物的数量一直在增加，美国研究机构一直与中国、加拿大和德国研究机构保持密切合作，一些研究机构（例如，加州大学系统、MD 安德森癌症中心和哈佛医学院）具有强大的生产力，并很早就开始在艾滋病研究中使用大数据。大数据研究直到 2015 年才在公共卫生学科中活跃起来，其中包括基因组学、艾滋病共病等主题研究。通过融合电子健康记录、社交媒体、精准医疗等信息，设置不同人群，通过机器学习、深度学习、放射组学和数据挖掘等方法对人群进行队列研究，在近几年快速涌现。

美国华盛顿大学学者，在 2007 年提出了医疗保健系统（HCS）的概念。随后，该领域的研究学者提出了应用集成交互系统构建 HCS 以持续改进医疗实践的战略概念。

HCS 是一种以健康大数据资源层、整合层、分析层、运营管理层 4 层结构为多层体的快速学习系统，旨在通过实时学习，实时生成医疗决策来快速应对医疗临床实践。它依托计算机网络技术，通过对医疗大数据的实时分析，用决策建模技术，来辅助各类临床实践，做出精准决策。其中，分析层是 HCS 关键的组成部分，系统在该层适配了强学习方法，对健康大数据进行有效分析和预测，分析和预测的结果在医疗物联网平台上进行集成，其中 Bagging 集成学习方法和 ELM 预测模型起到了至关重要的作用。这个系统将让更多基于云的健康大数据进入人们的生活，并提供便利。这也为之后的医疗大数据的治理与研究奠定了良好基础。

日本在 2000 年左右就开始对健康医疗大数据展开研究，出台了多个发展战略，旨在利用日本最尖端的医疗科技，让国民享受健康生活，建设健康长寿型社会。特别是在 2018 年 5 月国家层面正式对医疗数据使用权限、患者信息保护方面出台法律规定《关于为推动医疗领域的研究开发而匿名加工医疗信息的法律》，日本学界一般称其为"医疗大数据法"或"次世代医疗基本法"。

该法案明确定义了国家、医疗数据持有者、匿名医疗信息作业者三方在数据交易中的权利、义务和规则，对促进健康医疗相关的尖端研究开发及新产业创造、推动建设健康长寿型社会起到了积极的作用。

孟加拉国在 2019 年时，邮政、电信和信息技术部长穆斯塔法·贾巴尔在大数据促进健康国际会议上表示到 2021 年在全国范围内促进创新和经济增长。几家公司已经在孟加拉国提供大数据分析服务。当地民众也极其期待大数据和预测分析给孟加拉国的医疗保健行业带来的积极变化。然而，这是一项艰巨的任务，需要围绕数据的可用性和质量、数据存储，以及获取适当的技术工具来分析大量复杂的异构数据的新框架。

二、大数据治理技术

（一）局限性及挑战

1. 数据基础设施的水平与质量待提高　随着健康医疗大数据领域的不断发展，对数据基础设施的水平和质量也提出了更高的要求。首先，要求生产系统或者终端设备要对采集数据的存储有更合理的规划，为了更高效地利用数据，不仅要存储关键数据，更重要的是要将关键数据的各类属性和关系也纳入存储。其次，要求生产系统或者终端设备要对基础数据有一定的预处理能力，因为采集的数据和以往比将产生成倍的增长，这就需要每个生产系统都拥有小型数据中心的底层。最后，还要求采取更高级的管理模式，数据处理应作为一个持续性的工作，数据应用平台应有别于信息化应用平台进行单独的分层管理，保证数据的完整性和归一性，为多中心跨领域合作提供信息化基础。

保证历史数据不因无法利用而被迫折旧，就需要将海量历史数据的价值进行深度挖掘，实时调用传输给应用层，所以基础设置必须具备更海量的存储空间、更高的数据读写能力、更庞大的实时计算能力，才能满足基础使用场景。在大量医疗机构和大数据企业中，大数据设备资产，仅占信息化系统资产的 1/10，远远不能实现大数据的业务需求。

2. 数据治理存在高难度的挑战　随着数据量呈指数增长、系统接入增多，数据规模和数据复杂度也已呈指数级增长。在数据治理的过程中，数据产生的速度，必定会逐步追平和赶超传统治理的速度。例如，院外电子设备产生的健康行为、分子实验室的人类基因组学数据等。单系统数据中的不易发现的误差和错误，会在多系统数据集成和融合的过程中引爆。在临床实际中，由于各系统的功能和定位不同，往往不能在所有的业务场景中使用国标，而且由于各系统上线时间的年度跨度很大，技术水平参差不一，基本不可能在信息化层面上达到兼容，如强硬地采用一套标准对各系统的数据进行统一形式存储，一方面是会丢失很多有价值的数据，另一方面会丢失很多看似价值不高但承担承前启后的关联性逻辑数据。所以，数据整合度较低，是医疗信息化快速发展的必然结局，在信息化系统上，体现为建设时业务梳理和开发的时间紧任务重，在快速上线后发现业务流程和数据流程不统一，导致信息化系统中质控功能形同虚设，且很难重构等。

3. 严重缺乏安全隐私保护措施　所有数据的共享和应用，都是建立在数据隐私安全的基础上的。医疗健康大数据本就是患者甚至国家的隐私敏感信息的集合，而居民个体数据本身的使用权也并不是完全属于本人，患者只能在国家制定的信息安全框架下，在有资质使用医疗数据的平台，授权有资质的数据应用进行使用，由于信息法案的滞后性，所以很多历史的数据应用都或多或少地存在着法律风险和数据安全隐患。当然，传统数据库通过降低数据粒度来保证隐私的安全，但是大数据时代下，操作中计算出的数据关联和预测信息，往往可以让传统数据的安全控制形同虚设，继续采用传统的安全保障方法，已经无法为安全隐私提供有效的保护。

4. 健康医疗大数据人才稀少，且在数据应用中领导位置不明确　多领域通才式的人员是医疗健康大数据应用得以开展的前提。而培养这种多领域通才，并非能通过短期的学习和培训得来。数据分析工作人员，是业务属性极强的技术人员，一方面要对医疗信息化系统的发展的历史有深刻的理解和认识，能深刻理解各个阶段信息化系统发展的政策背景、技术路线和发展瓶颈；另一方面又要有远超信息化工程师的架构思维，对业务架构、系统架构、数据架构有清晰的认识和判断，去看透每个被集成信息系统的本质；更重要的是，还需要有统计学思维，能通过无法统计的数据，想象出层层数据清洗、数据重构工作的效果，预见是否能达成数据可视化图表的各种统计学前提。只有这样，数据分析工作人员，才能将杂乱的数据整理成可视化图表的方式向决策者展示，提出决策建议制定政策，为更多的医疗服务工作者、管理者、决策者提供精准的数据支持。但现有数据应用的研发，仍然是以产品和研发为基础作为驱动的，而并非以数据为驱动的，这导致很多大数据工作人员，在日常工作中受制于产品研发需求，以及产品界面的束缚，无法真正开展数据工作。因此，确保健康医疗大数据应用的发展，卫生健康委员会、医院、基层医疗机构、企业，就必须建立起对此类人员培养的政策和观念，并区别于培养产品人才和研发人才的方式对数据人才进行培养，并对已有数据人员给予应有的资源倾斜。

5. 健康医疗大数据应用体制不健全　目前，在数据应用中，数据治理没有明确的组织和政策支持，往往是作为在一个大数据融合应用或者是平台中的一个前期任务开展的，更重要的是数据共享协作体系不完善，导致在实际工作中，人员大部分的时间和精力用于协调不同的机构，拿到可治理的数据，而不是进行数据治理本身。在大数据融合应用的一系列工作中，数据治理工作艰难，相较于数据应用系统开发没有一套合理的价值和价格评估体系用于售卖和交易，导致数据治理工作往往被各个厂商当作成本壁垒进行使用，从而在一个区域内，会存在多厂商重复建设的情况。除此之外，在学科共建、产学研一体化融合、跨界合作的机制上，对健康医疗大数据的共建和使用，还处于一事一议由上级管理机构发文的阶段，并没有一套科学的规范体系，让数据机构持有者能自行承担数据共建和共享。

6. 严重缺乏健康医疗大数据技术融合　健康医疗大数据应用技术，需要传统信息化技术体系、医学数据治理技术、互联网大数据技术的三者融合。不仅在我国，乃至在世界上，单一的技术路线都无法满足医疗大数据整合的要求。主要是相较于其他领域，在医学领域里，不存在固定的事件分类以及描述格式，也不存在统一的标准，这就导致数据集成和融合时，同一事项分类口径的错位问题、结构化和非结构化数据并存的问题。同时，医疗领域对数据实时性和数据严谨性的要求都很高。

在技术融合的过程中，也存在着系统性的问题，医学数据治理技术和信息化技术融合中，信息化工作有显性化的工作成果，如产品和界面；而数据工作只有隐形化的工作成果，如更具拓展性的数据结构、更具逻辑的映射标准、更具性能的查询体验。所以当数据工作和信息化工作并存时，资源会向信息化系统倾斜；医学数据治理技术和互联网大数据技术融合中，由于互联网行业发展时间晚，竞争性激烈，从业人员技术水平高等后发优势，数据不存在"治理"概念，一般情况下可直接使用知识图谱和算法，更多地会将资源投入到科学性重大难题的突破上，而不是投入到工程性系统问题的排除上。鉴于以上原因，健康医疗大数据应用的发展技术割裂问题日益严重。

7. 健康医疗大数据的标准制定落后于系统建设　标准化是数据集成和数据应用的前提。在20世纪90年代初，信息化系统已经落地医院，但当时并没有出台配套的规范和标准。直到20年后，国家才陆续发布一系列数据元标准和数据集标准，到2016年国家才开始制定完善的数据标准。而标准制定后，虽然并不缺乏建立推广和引导机制，如各类数据上报工作，但系统的建设早于数据标准的发布，考虑到医疗业务开展又需保持高度的连续性，导致很多生产系统，无法遵从新发布的数据标准，只能后续用数据映射的办法进行数据标准化。考虑到全国一盘棋的数据标化工作实现难度，目前国家采取健康医疗大数据建设各地试点的办法，在全国设立了各类省市级区域健康医疗大数据中心。前期，需要把资源集中在数据的整合和标准化集成上，只有将标准的海量医疗数据集中在一起，之后才有分析和引用的可能。

■ （二）针对上述问题的解决建议

1. 定义标准元数据和元数据层级结构　健康医疗大数据是复杂的，来源众多，分类复杂，且结构不具有相同性。从应用的角度上，将全部数据按照业务发展本来的样子进行重分类，通过业务维度对元数据进行规范。之后对同类元数据，进行分级处理，保留多口径的数据对接的可能性。之后，需加以推广应用，为新系统建设，提供依据，从而降低后期数据治理的工作量，便于数据分析工作的开展。

2. 定义数据表、值域和关联逻辑　在确定元数据和元数据层级结构的基础上，以每个类别为单元，将该类别的元数据按照业务逻辑组建成不同的数据表，符合一对一逻辑的元数据进行组合设置成为一个数据表，在每张数据表中有值域范围的元数据，应对值域进行定义，且每张数据表应穷尽具有关联的元数据，保证数据表的关联性。定义数据表和数据表的关联逻辑，包括类别内数据主表子表的关联逻辑和多类别下的数据关联逻辑。确保数据在原系统中的关联，可以在数据结构中实现。

3. 选择成熟的或定制开发的数据工具　由于生产数据散落在不同的网络和服务器环境里，如果针对每个生产系统的程序进行开发对数据进行集中搬运和整合显然是低效的，所以需要使用数据工具对数据进行统一采集。数据采集也不仅仅是简单的数据搬运或者迁移，而是在搬运和迁移的过程中将数据标准统一，并将散落在不同系统里的数据进行关联，在结构上形成基于原始数据又高于原始数据的新数据体系，便于数据分析和数据服务。数据整合成基于个人的健康医疗大数据集成，进而形成人们的全面健康医疗信息采集。如此，将会有利于推进人们的个性化诊疗及精准医疗的实现。

4. 制定出台隐私法规及数据管理条例　关于隐私的立法需针对数据持有者、数据所有者、数据处理工作人员、数据应用使用者等角色，设立不同的权限。规范需明确定义以上角色工作、使用查阅中的权限，并根据实际情况充分考虑，针对每个场景做出细则，如数据处理工作人员，是无法在强脱敏的数据上完成治理工作的，规范就要严格保证数据处理工作人员的工作环境为"数据不出笼"的环境，又如同为数据应用使用者的角色，院内工作人员对临床数据的使用是不能脱敏的，也无须脱敏，同数据处理工作人员，但卫健委工作人员使用明细数据时，只做查阅不做临床判断，且因需要和民政、公安等数据融合，无法做到"数据不出笼"，就需要对数据脱敏。保障数据安全及各方权益，做到有法可依，有法可用，才能从根本上助力健康大数据的发展。

5. 健康医疗大数据的顶层设计　应充分利用起国家大数据中心，并结合各省级、市级、县级建立的全民信息健康平台，通过完善五级数据上报的模式，逐步将政策和标准下沉到基层，反推基层的信息化和数字化的建设与改造，探索不同层级平台的功能定位和落地实践方法。另外，在医疗、健康、组学、公卫、管理等数据的上报中，要针对不同领域研究制定出数据流向的基本政策，在不同领域中明确，基层建设信息化平台逐级上传的模式，还是顶层建设信息化平台数据逐级下沉到基层的模式，可保证在各级区域数据中心中，减小数据互联互通的难度，增加落地实践的可行性。每个层级的区域中心确保上级下级的预期中心数据在一定程度上，标准是一致的，是可逐级汇聚的。

（三）大数据治理技术概述

数据治理是对采集的原始数据进行有目标方向的预处理过程。数据治理在将数据错位、信息缺失、失真或信息冲突等信息原原本本地展示出来的同时，加入对这些数据的修补数据，一方面保证数据的真实性，另一方面也给后续分析提供了选择的可能。数据治理的最终目的是将数据应用起来，所以确保处理后的数据是完整、准确、唯一、前后一致且逻辑正确的规整、干净的数据，是数据治理的前提条件。只有高度准确的，能反映业务实质的数据，才有可能满足后续大数据分析结果的质量要求。

数据清洗，一般情况下会采用 ETL 的方式，在数据抽取的过程中进行。由于数据迁移和系统的重复建设，重复数据的去除成为大数据治理技术的关键，Hadoop 技术通过 map-reduce，从原理上避免了重复数据的出现，认定为相同 key 的数据，启用同一个 reducer 处理（图 14-5-1）。

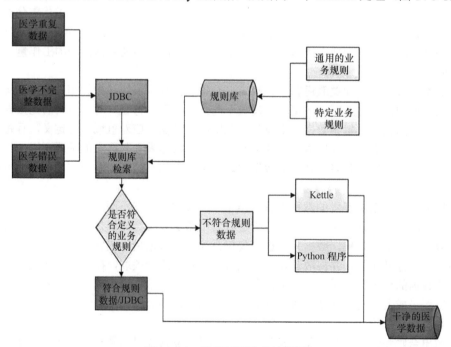

图 14-5-1　数据清理总体流程图

（四）医疗数据治理技术

医疗数据蕴含的价值无法估量，但是在实际应用层面却无法带来等同价值的服务，相反却要投入远远超过建设生产系统的成本。造成这种局面的原因主要是因为一方面大家对数据抱有不切合实际的期待，另一方面对于数据应用投入人力和资源的关键环节并不能理解。例如，医生在录入过程会出现数据缺失，那么没有数据自然是不能进行分析的。同一数据在不同信息系统中由于表达方式的不同，产生歧义或者冲突，会被大多数人认为这是"脏"数据，会被认为是决策中利用不高的信息，认为应该被处理掉，但事实上冲突的信息往往蕴含着巨大的背后含义和价值。此时对于冲突数据的深挖就变得越发重要了，但在现实中，这却被认为是价值不大的行为。而正是没有着眼数据冲突的情况，让很多数据应用脱离实际，无法落地，无法产生更大的价值。

但在医疗行业不同于其他行业，医生对数据的准确性要求极高，数据清洗导致的数据失真，是无法弥补的错误，在诊疗和决策中将产生致命失误，造成医疗事故。在其他领域，尤其是互联网领域，对数据准确性要求不高，所使用的技术，是坚决不能完全照搬复用在医疗领域里的，需要谨慎选取。在某些特定场景下，处理数据时需要格外注意。在多病共存或某些复杂的单病中，患者的症状和治疗本身就是在冲突中取平衡，所以要避免将真实的冲突情况当作是数据逻辑错误进行剔除；在医疗场景下某些空值，也代表着明确且重要的含义，如患者没有进行某项操作，属于未遵医嘱状态，数据处理时是不能把空值删除的，因为删除数据意味着医生未按规定开立医嘱；更重要的是，某些生理指标中是有非常明确的危急值概念的，数值偏离度大则代表着病危，是不能将危急值作为数据异常值处理掉的。所以，在医疗行业，确定真正意义上的"脏"数据，是非常重要的工作，是需要对疾病的诊疗流程、信息系统的设置、医生对系统的使用情况，都有充分理解的情况下，做出判断，而不能简单地从数据本身去判断。

三、知识图谱技术

（一）辅助医生诊疗的医学知识图谱

随着智能化时代的到来，通过图数据库存储作为底层的形式，整合和使用医学数据，定向为临床工作者、科研工作者提供便捷的诊疗和科研服务，为患者提供就诊和医嘱帮助，将成为未来医疗数字化的发展方向。所以，构建一个内容和医疗知识体系相适应的自洽的知识图谱，形式和医学发展相吻合的具有极强扩展性的医学知识图谱是非常重要的。目前很多机构已经对此开展了研究，已经有非常多相对成熟的案例。

（二）知识图谱案例

1. 学术界医疗知识图谱　CMeKG 图谱是一个中文医学知识图谱，是通过从大规模大范围的医学文本中用多种自然语言处理技术提取而成的。研发团队包括北京大学计算语言学研究所、郑州大学自然语言处理实验室、鹏城实验室人工智能研究中心智慧健康医疗课题组。构建 CMeKG 的标准，严格参考了权威的国际医学标准，如 ICD、SNOMED、ATC、MeSH 等，同时也参考了各类医学文本信息，如临床指南、诊疗规范、行业标准、医疗百科等信息。信息来源丰富，规模庞大，多为同源异构数据。CMeKG 以疾病为分类，每个疾病下包含部位、症状、体征、手术、药物、检验检查等 30 多种医疗事项的类型和关系。图谱可以医生熟悉的树形结构展示，也可以工程师熟悉的网状结构展示，三元组覆盖了疾病 1 万种、症状 1 万种、药品 2 万种、诊疗技术 3 千多种，排列组合的三元组达 156 万。

研究团队希望在 CMeKG 2.0 基础上，进一步细化医疗事项，在面向智慧医疗不同维度的拓展和深化中推出更丰富的应用。为电子病历结构化、居民健康管理、临床辅助决策支持、疾病风险评估、疾病发展预测方面等领域，摸索出更高级的知识图谱解决方案（图 14-5-2）。

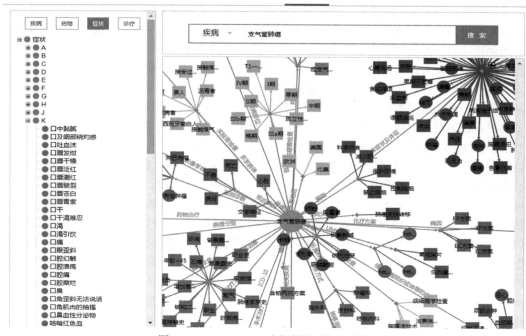

图 14-5-2　CMeKG "支气管肺癌" 图谱界面图

2. 中医临床知识图谱　通过梳理中医临床领域大量的知识内容，围绕"病症、治疗、效果"开展研究，中国中医科学院中医药信息研究所，初步设计了一个中医临床的知识图谱系统。该系统借鉴了中医临床领域，通过集成中医临床诊疗指南、古今医案等，实现中医原理、名医经验、治疗方法、处方、疾病、辨证施治等知识的组合（图 14-5-3）。

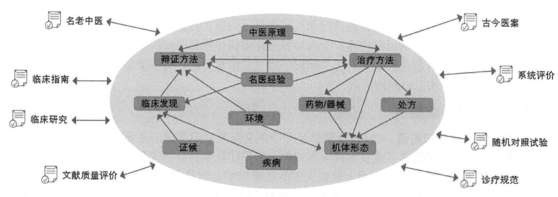

图 14-5-3　中医临床知识图谱图

系统中对知识图谱中的每个节点还附上了出处、概念、分类等内容，作为补充解释的文本进行展示，使医疗工作者能迅速定位当前医疗事项的关系之外，还能定位相关的临床指南、医学知识库等内容，帮助用户更好地理解和使用知识图谱。在概念上，系统结合了传统知识库和知识图谱技术，将知识图谱作为知识库的索引。从概念和知识点之间的内在联系，对医学知识进行图形化展示，协助医疗工作者能从更高的层面体系化地理解复杂的中医药知识。

中医博大精深，对疗效判断维度很高，这与西医不同，所以加入疗效实体之后，现有的算法模型处理起来的效率不高。在中医药的框架下，药物、药物组合、症候和方剂的两两组合的关系非常复杂，要想探索之间的组合规律，将验案作为构建知识图谱的基础，探索症状之间的规律，方剂配伍的原则等，将"证、治、效"信息关联起来，作为中医临床辅助决策的方案。

3. 中文开放知识图谱　OpenKG 图谱是由中国中文信息学会语言与知识计算专业委员会倡导发起的共享开源平台。近年，平台的部分医疗领域的工程师，已经开始迭代医学知识图谱。

4. 灵医智惠　以医学数据结构化及医学知识图谱为基础，构建多项医疗专项能力，覆盖临床、科研、管理、患者服务等环节，支撑医院内外多种解决方案。

5. 平安健康　该图谱全面覆盖了核心医学概念和医疗事项 60 万个，以及关系 530 万个。目前基于此医疗知识图谱和更多的数据源，平安健康医疗开发出多个智能服务的应用场景，组建了医疗科技平台。平安健康辅助诊疗系统可以通过对语音语义智能解析和大数据分析，整合 3 亿多条健康咨询和在线诊疗数据，可用于在线问诊，以及后续的预诊、分诊等。

6. 阿里健康　医学知识图谱公益类项目医知鹿于 2018 年上线，其目标人群主要为患者，能将专业的医学知识和治疗方案转化为患者容易理解的实用内容。医知鹿的内容定位于常见病的预防和治疗，由多家医疗机构将近上百名医生和部分顶级医学专家联合编写。

四、自然语言处理技术

自然语言处理（natural language processing，NLP）是计算机科学、人工智能科学和语言学交叉领域下产生的一项技术，通过计算机语言表达的编程逻辑去处理和分析人类自然语言表达的一种人机交互技术。目标是一台能够"理解"文档内容的计算机，包括其中语言的上下文细微差别。然后，该技术可以准确地提取文档中包含的信息和见解，并对文档本身进行分类和组织。

（一）NLP在医学上的应用

先进的数据分析，如 AI 和机器学习，已经在医学成像交付的所有方面都展示了不俗的应用成效：成像数据的解释、改进图像采集、图像分析，以及提高成像服务的效率。NLP 是数据分析技术的一个子集，是将自由形式的文本作为输入，转换为结构化的数字数据，然后通过机器学习算法进行处理，用以创建可用的信息。目前，NLP 在基于文本的放射学报告分析中已有很多用途。

在实际放射学领域的应用程序中，NLP 常被用于包括自动翻译系统、语音识别软件、报告搜索引擎、聊天机器人等。由于放射学报告是放射科医生创建的信息的总和，信息十分丰富，但目前从此类文档中提取信息仍有许多挑战。如上所述，NLP 涉及一系列操作，将信息转换为可分析的结构化数值数据。尽管标准化报告的实施有助于解决该问题，但由于许多放射学报告由自由文本信息组成，放射学报告依然面临的一些包括歧义、语法、同义词、医学缩写、放射科医生之间风格和语言选择的差异，以及特定放射科医生的语言选择随着时间的推移而不一致等问题，致使提取有意义的数据仍然具有挑战性。

NLP 从这些自由形式的放射学报告中提取信息的方法分为两大类。

第一类是象征性的或基于规则的，这一类的系统使用定义的算法协议来模仿人类设计的规则。这种方法的优点包括理解为什么特定的解释是正确或不正确的，因为角色被定义，系统的可修改性，规则是已知的，所以不需要提供训练数据来训练模型。缺点包括难以将此类应用程序扩展到更复杂的问题，系统无法调整细微差别的数据，以及如印刷错误、同义词、代词的使用和听写方法中的文体差异等语言问题的挑战。NLP 放射学报告的大多数初步尝试都使用了基于规则的方法。

第二类是基于机器学习技术的，机器学习技术不依赖于一组已定义的规则，而是依赖于对经过专家标注的训练数据集的评估。然后通过机器学习算法使用不同的方法对这些数据进行数学模型的构建及训练，最值得注意的方法是较热门的神经网络方法，对这些数据进行训练。这种方法的优点包括不需要创建大量语言规则，也不需要处理复杂问题和可能包含定义不清的大型关系数据集。缺点包括需要在大型训练数据集上执行高质量标注，且高质量数据集的构建极其困难，以及由于系统使用的规则未知,无法在分析过程中编辑单个规则或模块。这反过来又导致了可解释性问题:依赖机器学习方法的系统充当"黑匣子",对它们的运作方式几乎没有提供人类可以理解的见解,这使得医学相关法律在规范和监管要求方面的问题变得复杂。

(二)文本分类算法

训练文本分类器的流程原理如图14-5-4所示。训练集作为特征工程的数据输入,分类模型最终输出,即分类器。其中特征工程又包括文本预处理、文本特征提取、文本表示。值得说明的是,不同于英文文本每句话中每个单词分别用空格分开,中文句子中词语是连续的,在特征提取之前还需进行一步分词工作,所以,在预处理中分词技术是特征工程中首要的技术。

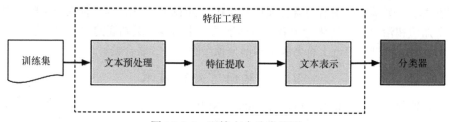

图 14-5-4 训练文本分类器图

常见的文本分类应用,有对垃圾邮件的识别、情感分析等。分类的问题一般是给定大规模的文档,且确定分属类别,将文档存放在一个或多个分属类别下。常见的分类方向有二分类、多分类、多标签分类等。常见的方法有贝叶斯法则(Bayes'rule)、SVM等传统机器学习,FastText、TextCNN等深度学习等方法。

(三)深度学习文本分类模型举例

FastText模型的提出在2016年7月,发布于"Bag of Tricks for Efficient Text Classification"中,作者是米科洛夫,他也是词向量技术word2vec的提出者。这篇文章写的是Facebook推出的FastText,能够快速在海量文本数据上进行分类任务和表示学习,可以用一个普通的多线程CPU在十分钟内训练百万级的语料,一分钟内可将50万字的文本,放进30万个类别中。

深度学习模型,相较于传统的机器学习,分类效果上有显著提高,但在训练和测试阶段,都因过长的时间消耗很难应用在更大的语料数据上。与此同时一些简单的线性模型在保持速度效率的同时也有不俗的表现,如Word2vec学习词级别的表示并进一步融合为语句表示。文章提出的方法就是在Word2vec基础上加上bag of n-grams,图14-5-5是FastText文本分类的模型,w是语句中的词语,词语的向量相加求平均值作为文本表示,之后,做一个线性分类,该模型类似Word2vec的cbow模型,但模型不是要预测中心词,而是直接预测标签。模型以语句中的词语作为输入,各类别上的概率作为输出。

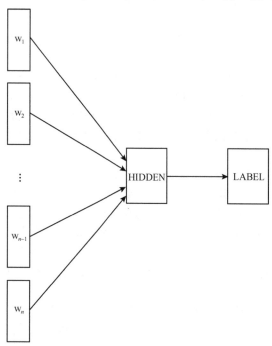

图 14-5-5 FastText 模型结构图

五、数据质量控制

（一）数据质量控制概述

数据质量控制是通过以数据表之间逻辑关系进行校验的方式，对数据的完整性、一致性、实时性、正确性等做出的数据评价，通过数据评价，对相关系统建设情况进行评价，更是对事项开展和业务行为中可能出现的问题进行识别、监控和预警。数据质控的目的，是通过增进业务理解，改进和优化工作方式，提高管理水平，建立标准的数据操作，通过预警机制和改善措施，逐步生成高可靠、高可用、高质量的数据，从而满足数据驱动业务、数据分析决策的需求。数据质量控制，应贯穿事件的始终，一般情况下分为事前质控、事中质控和事后质控，这种分三阶段的全过程的质控体系构建模式，在项目管理和建筑工程领域已被广泛应用多年。

（二）精准大数据质量控制体系

1. 事前质控　在数据产生之前，提前规范数据来源和方式，如数据输入的标准或统一的采集方式、集成方式等。事前质控，主要针对院内生产系统、各类临床检验检查设备仪器，要求数据存储必须符合国家标准化管理委员会制定的国标、国家卫生健康委员会信息标准的行标。另外，对于数据应用，事前质控主要针对数据采集阶段的数据结构和元数据值域标准的定义，以及统一的标注化数据采集方法等一系列数据获取的流程。

2. 事中质控　是对 ETL 过程的质量控制，通过对数据映射、数据存储等环节进行质量控制。一般情况下，事中质控的操作包括无效数据进行剔除，错误数据进行标注，有修改条件的情况下进行改写，对耦合数据进行解耦，对数据进行重建索引等。

3. 事后质控　在无法预知错误和不当操作时，当整个医疗事项结束后，以数据分析的方法对数据进行复盘，找出流程节点中存在的问题，有针对性地制定改善计划（图 14-5-6）。

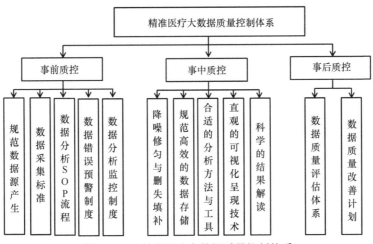

图 14-5-6　精准医疗大数据质量控制体系

（三）数据质量改善计划具体细则

数据质量改善计划，并不是针对数据质控中的问题反复设立规范和标准，不断提出要求，而是需要从基础业务和数据需求入手，找到系统流程中和业务不匹配、产生数据错误的情况，通过流程再造的方式，让业务流、系统功能、业务流三者逐步趋于统一。从而让系统中的数据能真实反映实际业务情况。

六、健康医疗大数据安全与隐私保护

（一）医疗大数据涉及的医学伦理学问题

在医院信息化迅猛发展的今天，大数据技术已经彻底改变了患者与医疗机构之间的关系模式。当患者入住医院接受医疗护理时，他或她会被要求提供诸如姓名和身份证信息等数据。利用这些信息，医院管理人员能够通过患者 360 全息视图等应用迅速找到患者的历史就诊情况，这些记录包括历次就诊的病情、用药和手术等情况。如患者需要查阅相关的信息，也可以在手机上下载医院的应用程序，在院外进行查阅，应用程序可对接每一个人，向其发起询问，只要患者同意对数据进行使用。这里存在的问题是，在一次医院就诊后，医疗保健提供者能够获取和存储大量患者的个人和医疗数据，并可能与其他医疗保健利益相关者共享这些数据。本节阐述了医疗服务提供者在医学领域使用大数据技术和 AI 时面临的新道德挑战。在先进技术时代，医疗保健行业和医学实践中患者数据的获取、存储和使用面临巨大的道德挑战。

（二）患者隐私安全

在将数据迁移到大数据环境中时，患者似乎最担心的问题有三个：我的数据在哪里？谁拥有我的数据？我的数据用于什么？随着大数据和人工智能技术在生活中各个领域中的巨大扩张，人们对数据隐私的道德问题产生了严重的困扰。因为数据已经成为一种交易和营销的商品。当不同领域的数据集成起来之后，保护数据就不是一个医疗机构，或者一个厂商所能把握的。这就需要不同的单位在数据安全策略上进行密切的合作，否则一方的漏洞将使另一方的全部努力化为灰烬。在一个日益数字化的时代里，人们有机会访问由不同来源汇聚而成的巨大数据库。大数据技术的使用，使得医疗工作者对患者可以进行全方位的洞察，但多方享受数据时代便捷的同时，也引发了很多关于信息隐私和数据安全方面的思考，这将成为医疗数据使用优先考虑的问题。

（三）医患之间的信托关系

医患关系的好坏是患者对医生或是医疗服务提供商在提供诊疗服务中的信任程度。人工智能技术已经将这种原始的双向关系转变为三方关系。在医患的双向关系中，加入了电子设备或者终端数据采集与分析系统等新的一方，而后者因为客观的属性，在未来可能会占据越来越重要的位置。

在患者和医生之间的信托关系中，自主（独立于人类互动）医疗设备的道德义务和责任的定义仍然模糊。机器学习系统和人工智能目前没有明确制定和定义的保密级别及职业医学道德的其他核心原则。有了这项技术，在某些场景下，患者将不再选择就诊，而是将精力投入到可穿戴设备的反馈中，并与相应的医疗信息平台进行沟通。

一项调查显示，64% 的受访患者表示，他们更愿意选择可穿戴设备，并与之实时交流，而不是亲自去医疗机构就诊。这是因为目前就医的时间和精力成本是很大的，医生越来越依赖设备进行看诊，这使得原本医患沟通的时间变得更少了。而患者在看诊过程中更看重与医生的交流和沟通，所以如果人工智能电子设备能做到实时反馈，这将会给去医疗机构就诊带来一定的冲击。

在传统的医疗服务和医患沟通的模式下，患者的第一选择是去医疗机构挂号就诊，在医生处得到医疗处方和建议。事实上，人工智能技术对患者就诊频率的影响，以及与医生相处的时间，可能会成为争论的焦点。因此，随着大数据和人工智能技术在医疗领域中的进步，人们现在正在见证医疗服务和医患关系的转变，在某些健康领域，医生的某些功能和服务，在某种程度上将被一些智能可穿戴设备的反馈所取代，而医生在其中将承担着监督的作用。这可能会影响或消除患者与其医生之间所需的信托和个人关系。

（四）有偏见的人工智能

人工智能衍生算法本身没有好坏之分，它的实用性高度取决于其应用的数据。人工智能系统并不是完全自主的，也就是说，它们是由人类生成的算法喂养产生的。正如人们所知，人类行为有时会受到错误或偏见的影响。当在大数据技术上使用错误的算法时，会有复制或放大人为错误或偏见的倾向，从而导致提供错误人工智能决策的风险，因为这些人工智能决策与已经存在或潜在存在的健康信息差错有关。大多数输入人工智能工具的数据在患者特征方面往往是相似的。这可能导致人口中某些群体的代表性不足或过度。通常的做法是，少数患者的代表性往往不足，这使得他们很容易因此受到错误诊断或错误治疗程序的影响。以 IBM Watson 的癌症治疗建议为例，其建议存在一定缺陷，部分原因是病例数量少，并且包含人工病例（即不基于真实的患者病例），同一医疗机构只有一到两名医生设计试用于治疗的每种癌症的方案。斯坦福大学医学院的研究人员在《新英格兰医学杂志》发表了一项研究的结果表示机器学习和人工智能在改善医疗服务水平，提高医疗服务能力方面具有极大潜力。然而，这项研究揭示了这些先进工具可能带来的潜在偏见。提到的潜在偏见是人类偏见、设计引入的偏差，以及医疗系统使用数据的方式上的偏见。以上偏见无论是否有意，都是无法避免的系统偏见。

（五）患者同意

1. 患者同意概述　在《新英格兰医学杂志》一篇题为《患者同意治疗能力的评估》的文章中，阿佩尔鲍姆指出，"有效的知情同意书的前提是向获准自愿选择的合格患者披露适当的信息"。使用传统的医疗服务提供方法获得患者同意时，与使用新型人工智能设备获得患者同意时有很大的不同。这涉及严重的道德挑战。医生可能很难有效地向患者解释特定人工智能设备如何使知情同意过程可信。为了能够向患者解释该技术的基本性质，医生必须非常了解该技术。医生还必须解释人类护理人员在给定程序的每一部分中将扮演的特定角色，以及人工智能将扮演的角色。可能的挑战是医生必须掌握部分关于人工智能的知识，以便向患者提供"适当"的信息，从而使知情同意过程有效。医生对人工智能系统的知识不足可能会带来无法为患者提供足够易于理解信息的风险。这可能会严重影响到知情同意程序的质量，患者可以有充分理由怀疑其有效性。

2. 患者同意在子宫切除术中的应用　在进行这项手术之前，医生通常会概述机器人设备的工作原理。患者可能会收到阅读材料和说明，这些材料和说明将进一步详细解释该过程。在签署同意书之前，患者可以在一段时间内，通常是几天，理解并熟悉信息和流程。对于医生来说，了解设备操作的概念非常重要。这使他们能够向患者解释所涉及的风险，并讨论如何将这些风险降至最低，即使无法提供担保。医生提供的信息必须足够详细，在这种特殊情况下，医生对该过程的技术方面的知识会派上极大用场，以帮助患者对手术做出知情决定。

人工智能的患者同意过程可能具有挑战性的一个原因是患者和提供者对人工智能输出和人工智能系统如何工作有不同的认知水平和专业水平。这可能会导致患者担心诊疗过程中会出现医疗错误。在解决这些问题时，医生必须在缓解患者恐惧的同时通过描述特定人工智能系统的风险和潜在益处来为患者提供足够的信心。患者对医疗人工智能设备的认知可以通过医生对该过程中涉及的益处和风险的专业评估来形成。

在机器人子宫切除术的例子中，一个需要回答的问题是如果或当手术出现任何问题时，责任的分配。医疗从业人员必须考虑和识别谁是道义责任，谁承担法律责任和医疗责任，以及涉及的人工智能技术。这可能是一个必须解决的潜在问题。在使用人工智能时，在分配医疗错误责任时，将可能导致错误的专业责任和技术责任分开是很重要的。这两项责任必须得到履行。专业责任可能包括医疗保健者正确解释人工智能输出的责任，以便为患者提供正确的治疗。例如，技术责任包括系统的正确物理设计和使用，以及为机器学习创建正确的算法。必须承担责任的人名单可能很多：该技术的所有者、为该技术创建代码的编码人员和设计师；负责理解和使用该技术的医生；销售该技术的医疗器械公司人员。为了在使用大数据和人工智能技术时有效解决患者同意的问题，医疗保健和生物伦理学界必须向缺乏意识的患者说明他们的数据在医疗保健利益相关者之间、大数据存储库之间共享的有关道德挑战。如果患者对其数据的未来用途不清楚，那么获得有效的患者同意可能会很困难。

（六）数据安全

充分使用数据，需要数据易获取，具有开放性，但是开放性带来的安全问题，又需要设置各类权限，导致数据不易获取，这之间存在着天然的矛盾。保证数据高度的安全性的最好办法就是不能考虑开放性，强调开放性和可用性，安全性必然会下降。医疗数据的开放和共享具有巨大的潜力，但也可能带来巨大的挑战和障碍。用户信任、数据隐私、数据所有权控制的透明度，以及数据分析对个人隐私潜在干扰的影响等问题正在显著增加。

值得讨论的是与两大类数据相关的权利和使用方法：政府监管的临床和研究医疗数据，以及私人用户从社交媒体、应用程序、在线搜索和可穿戴设备生成的健康数据。该项目旨在促进研究人员和公司之间大量国家卫生服务（NHS）个人数据的共享和商业开发。大型分布式基础设施的数据安全要求人们重新思考对隐私和控制的理解，并设计一个新颖、安全的计算机生态系统。授权使用数据是解决这一问题的一种通用方法。例如，法国提议，除非获得国家信息学和自由委员会的授权，否则不能处理国家信息系统（SNDS）中的个人信息。这是一种对医疗记录中所含信息的提供进行细分的可行方法。

衡量开放性和安全性之间的关系，需要批判地去看待。医疗大数据可以刺激创新，但共享不应该因为安全问题而受到阻碍。在鼓励用户共享数据、制定更详细的数据共享政策，以及为用户提供方便的检索和使用方面，决策者仍有大量工作要做。

针对不同的研究数据需求，考虑了三种适合不同用户的数据共享方式。在第一种模式中，项目数据和用户应用部署在大数据平台上，实现无缝集成。在第二种模式中，用户的应用程序部署在大数据平台之外，数据与平台对接。在第三种模式中，用户使用大数据平台提供的数据采集工具向平台上传数据。前两种模式可以满足用户的个性化需求，但容易造成数据泄露，管理成本相对较高。相比之下，采用第三种模式可以确保更高的安全性，但很难满足所有用户的定制要求。

此外，针对数据的安全访问进行了几项研究。例如，医疗大数据平台的访问授权机制，以及移动健康应用程序的端到端安全和隐私保护。访问授权机制可以在同一标准下安全、快速地存储和管理数据。根据每个应用主题的不同，需求是多样化的。还有其他控制安全性的措施。例如，分层分类管理、医疗数据的细粒度访问控制，以及针对不同角色实时动态调整数据访问权限。来自每个临床中心的数据通过专用线路传输，有效保存和分类。另外，根据不同用户的安全性和权限，分配相应的数据，并调度和计算资源分析和数据应用程序。通过使用新技术、新的底层存储基础和新的整体解决方案，实现大数据的聚合和有效应用。数据安全风险无法完全消除，目前的普遍做法是在可用性和敏感数据隐私性问题之间找到一个平衡点。

（七）总结

绝对需要解决和管理技术带来的道德风险，并寻求技术给个人和社会带来的利益与风险的平衡方法。为了应对这些技术带来的一些挑战和已知的弊端，生物伦理和医疗保健界必须建立健全的数据安全、数据隐私和数据治理战略。必须充分制定政策，确保所有患者对自己的数据拥有完全控制权，并相信这些数据不会被用来伤害或歧视他们。政府和医疗保健利益相关者必须考虑投资确保安全保障的解决方案，以保护患者的数据、患者隐私和健康信息。在已经存在政策和法规的情况下，需要不断更新这些政策和法规，以跟上这些快速发展的技术。在生成大数据和将人工智能工具用于医学时，医疗保健利益相关者的透明度和意识必须是关键考虑因素。必须制定政策，限制收集个人数据的公司仅将此类数据用于要求的目的，而非任何其他（商业或研究）目的。

随着大数据和人工智能技术在医疗领域的快速发展和进步，临床医生和这些技术之间还没有同等的责任衡量标准。有时，医生盲目地完全相信人工智能的输出，而不是他们自己的专业知识。对于错误的算法或技术造成的危害，必须有一定程度的责任。人们必须从当前人工智能取代医生判断的频繁实践转变为人工智能用于支持临床医生决策的概念。必须制定明确的政策，划定责任线，明确当算法或设备无法正常工作时，或当患者因使用技术造成的错误而受到伤害时，谁必须承担责任。对生物伦理学界的挑战是充当医疗保健界的监护人，以帮助为人工智能的创建及其在医疗保健中的使用提供可接受的道德准则。如果不能很快实现这一点，则可能会产生一个患者无法理解的，缺乏同情心的，缺乏人性的医疗服务系统。这也可能导致公众对该系统缺乏信任。

七、大数据应用场景和实例

（一）大数据应用的实际场景

1. 预测患者病情恶化　大数据和人工智能技术可帮助医疗保健提供者尽快对患者生命体征的变化做出反应，并可能在症状明显显现之前识别即将到来的恶化。机器学习方法用于预测临床事件，如急性肾损伤（AKI）或败血症的发展。宾夕法尼亚大学创建了预测分析方法利用机器学习和 EHR 数据，有助于在病情开始前 12 小时识别有严重败血症或感染性休克风险的患者。

2. 减少医院再入院人数　住院费用上升的部分原因是患者出院后 30 天内的高再入院率，大数据和人工智能技术用于根据患者的治疗史、关键临床数据和基于患者临床及社会特征的再入院趋势来识别高危患者。这些特征可能包括但不限于患者的性别、种族、民族、年龄、生活方式、是否患有某些慢性病、健康状况、身体机能等。

当再次入院变得频繁时，可能会导致医疗服务的效率低下，并增加服务提供商的成本。2017 年相关研究人员发表的报告显示，近 15% 的再入院就诊是完全可以通过院外的干预措施来避免的。尽管研究显示住院医生对可预防性的评分存在非常大差异，但结果显示，对于不同的患者，预防频繁再入院似乎与再入院时间、入院诊断、药物问题相关联，以及与某些慢性病的存在相关联。住院医生可能会建议采取控制措施，如延长患者的首次住院时间、解决他们的药物问题及出院时对患者进行教育。

高再入院率可以通过使用先进的预测性分析工具来控制，以便在再入院前识别高风险患者，并在他们的家中解决个性化和以患者为中心的护理问题。特别是，当使用高级人工智能工具来利用实时患者数据提取临床相关信息以优化结论时，急诊科的复诊次数可能会减少。例如，在美国进行的一项预后回顾性研究的报告发表在 *JMIR Medical Informatics* 上，该报告表明，由物联网数据推动的预测性分析可以帮助提供者发现急诊科（ED）就诊和 30 天医院再入院的高风险患者。在这项研究中，对使用个人应急响应系统对患者进行 30 天急诊医院转运的预测模型的输出进行了检查。研究结果显示，随着老年人口的增加，慢性病的流行导致美国昂贵的急诊就诊和随后的住院人数激增。近 40% 的急诊患者通过急救救护车到达急诊室，而约 80% 的非计划入院是通过急诊室进行的。为了尽量减少可避免的急诊室就诊和入院情况，该研究机构利用物联网的设备和数据。例如，个人应急响应系统（PERS），这种可穿戴设备允许患者（尤其是老年患者）在可能需要紧急运送到急诊室的情况下获得帮助。当来自这些设备的数据与用户注册数据（包括患者的医疗状况和人口统计信息）相结合时，它可以提供关于患者状态的有价值的信息，使得早期干预方案可以及时启动。

3. 研究和临床决策支持　目前，有一种算法可以自动从非结构化数据中提取风险因素，如医疗服务提供者撰写的关于患者的免费文本。在一个试点项目中，IBM 的 Watson 超级计算机获得了一种算法，可以查看临床记录、注释部分和其他数据源，以了解患者数据是否存在充血性心力衰竭的关键标志物和预测因子。在 6 周内分析了 2100 万份患者记录后，该算法在识别一年内有发生充血性心力衰竭风险的患者时，准确率达到了 85%。

4. 分析电子健康档案（EHR）　EHR 数据包含多种数据类型——从药物描述（包含通过标准化系统记录的日期和剂量）等结构化信息到临床叙述（描述处方背后的医学推理）等非结构化信息（图 14-5-7）。共享 EHR 的医生用户可以汇总和分析患者健康状况趋势的数据。医生和其他医疗保健提供者（如护士和实验室技术人员）在检查患者时共享数据，可以减少重复检测，提高患者护理效率。使用人工智能以这种方式安全地挖掘患者数据可以提高护理质量并降低医疗成本。

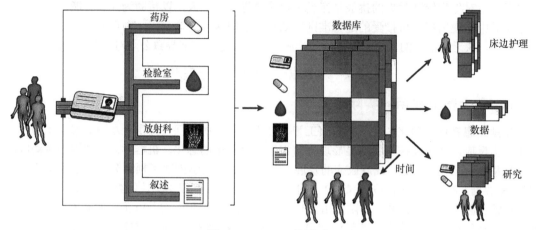

图 14-5-7　EHR 数据图

5. 降低预约错过率　医疗服务提供者的日常预约中出现意外的缺口可能会对医疗机构产生财务影响。预约患者未就诊，也会对医疗团队的工作流程产生一定的影响。使用大数据技术运行预测分析，以识别可能在未提前通知的情况下跳过预约的患者，可以提高医疗服务提供者的满意度，减少收入损失，并为其他紧急患者提供开放时段的机会，从而提高获得医疗服务的速度。杜克大学的一个研究团队利用 EHR 数据构建了一个模型，可以轻松预测错过预约的可能性。使用临床级数据的预测模型每年可以捕获 4800 名患者的缺席，并且比之前预测此类模式的尝试具有更高的准确性。利用这些方法，医疗机构可以向可能无法到场的患者发送额外的提醒消息。

（二）大数据在医院场景应用中的实例

华西生物医学大数据中心的科研大数据平台涵盖了数据重构和科研数据应用两大模块。①数据重构是以院内大数据平台或医院信息集成平台为依托，以 ETL 技术为核心，NLP 技术补充，将临床生产系统中的数据重构，进行数据建模，完成临床数据结构到科研数据结构的转换。目前已有很多医院建成了很多单病种库，如乳腺癌专病库、肾脏病专病库等，数据通过和生产系统的关联及调用功能，可完成原始数据的溯源。②科研数据应用是在专病库数据的基础上，设立不同方向的课题，对诊疗场景进行数据探索分析，包括临床数据的二次采集入组，通过病例记录表的设计，对临床数据进行补充和备注。

其中云平台作为华西生物医学大数据中心的科研支撑平台，包含高性能计算（HPC）集群、云平台和 Hadoop 大数据集群，总体量包含 64 个计算节点、5800+CPU 核心数量、1.1 亿次浮点运算/秒（PFLOPS）、14PB 存储空间、68 张 V100GPU 显卡的计算和存储规模，同时配备了完整的安全设备和安全策略保障医疗数据安全，为医院科研团队提供安全强力的计算和存储资源。当前平台已经向院内所有合作者开放，目前已经支撑包含放射科、心内科、乳腺中心、中心主要研究者（PI）团队等 42 个科研团队，100 多位研究者开展工作，共承载各类研究项目 70 多个。

（史金龙）

第六节　医疗大数据的应用场景

大数据是针对数据再利用问题，通过挖掘分析海量信息发现其内在规律、收集有价值见解以及预测复杂问题答案的技术和科学。其基本特征可由四个"V"概括，即数据量大（volume）、数据类型多样（variety）、数据更新频繁（velocity），以及价值密度低（value）。医疗行业数据涉及临床电子病历、实验室检验、医学影像、公共卫生、医学知识库、基因学数据，同时也包括医疗业务相关的结算数据、运营管理等数据，因此其具备大数据特征。广大医务、科研工作者和卫生行政管理人员期望医疗大数据在各项工作中产生价值，目前聚焦的内容主要包括医疗大数据在公共卫生、临床诊疗和研究、医院管理、卫生经济以及卫生政策五个方面的应用。这些应用将显著促进社会医疗资源的整合以及医疗系统水平的提高，并最终反映到人民群众的整体健康程度提升上，进而创造巨大的社会价值和经济价值。

一、公 共 卫 生

在大数据平台的支持下，公共卫生系统的决策将会获得更好的数据支持，从而提升公共卫生决策的科学性和可靠性，以对有限的资源进行更为合理的分配，将医疗力量精确地投放到重点问题之上。例如，公共卫生管理部门可以通过电子病历数据库，对各类传染性疾病进行全面监测，更快预警、响应潜在暴发疫情。又如通过对大范围区域级的疾病谱分析，可更清晰地看到区域范围内疾病的流行变化情况，为重点医疗资源的分配决策提供依据，进而发现引发变化的风险因素，最终通过宣传大幅提高公众的健康风险意识。医疗大数据在公共卫生领域的应用场景主要包括人群健康管理、传染病预警预报、预防接种管理、慢性病预防与管理四个方面。

（一）人群健康管理

健康管理是指对个体或人群的健康进行检测、评价和干预的全过程。大数据可以实现从个体到人群的健康管理。通过可穿戴设备、手机等智能终端实时获取人体健康监测数据，可实现：①实时跟踪用户健康指标；②根据监测数据为用户制定针对性和个性化的健康管理方案；③整合群体的海量健康数据，基于人工智能技术对这些数据进行深度学习和分析，进而对个体数据进行分析判断，识别当下的健康状态，预测潜在的健康风险，降低重大疾病发病率，减轻经济和疾病负担。

（二）传染病预警预报

医疗大数据在传染病预测预警领域应用广泛。整合数学模型和人工智能等技术，对传染病进行定性定量分析，分析疾病模式并跟踪疾病暴发和传播，改善公共卫生监测并提升响应速度。根据疾病临床症状、检验、诊断、用药等信息定义传染病病例的临床综合征，在大数据平台的相关数据源中检索国际疾病分类（ICD）编码等关键词，将检索出的符合定义的病例信息推送给属地，经疾控中心或社区工作人员电话或入户核实后，将病例相关信息录入传染病监测预警系统。如果进一步发现疑似传染病聚集性疫情，则迅速响应，采取处置措施。

（三）预防接种管理

通过覆盖全人群全生命周期的疫苗接种史监测，可动态且持续地掌握不同年龄段人群的疫苗接种率水平，也可评价"疫苗接种政策""突发重大传染病疫情"等特殊因素对疫苗接种的影响，发现区域人群疫苗接种存在的薄弱环节。整合预防接种和临床诊疗信息，检索潜在和可疑的疫苗接种后不良反应事件，可实现上市后疫苗安全性的主动监测。整合预防接种、临床诊疗和法定传染病报告数据，检索疫苗接种后相关传染病的发生情况，可基于前瞻性或回顾性的队列研究设计，开展目标人群疫苗接种的效果评价。

（四）慢性病预防与管理

整合居民体检信息、电子健康档案（特别是慢性病患者管理档案）、临床诊疗、死亡登记等数据，统计分析慢性病流行水平，以及慢性病患者并发症的流行水平，探索发生慢性病及其并发症的危险因素，并据此构建相应的风险预测模型。这些风险预测模型可被集成为模块整合到健康大数据平台，用于协助筛查慢性病高危个体及慢性病并发症发生风险高的患者，并根据个体具体情况（如健康危险因素、慢性病病程、共患病情况等），制定针对性和个性化的疾病管理或健康管理方案（如临床随访频次、诊察内容、基于可穿戴设备监测的干预方案等）。

二、临床诊疗和研究

医学的目的在于揭示人类疾病的发生及发展规律，探究疾病预防和治疗的方法，最终延缓疾病发展或治愈疾病。大数据医疗利用已有数据及其分析方法，能够全方位推动临床诊疗水平提升及医学研究的进展，提高对疾病病因的认识水平，最终优化诊疗方法，改善疾病预后。疾病早期诊断、临床辅助决策、个性化精准医疗及医学研究是医疗大数据在临床医学领域的四大应用方向。

（一）疾病早期诊断

疾病的早期诊断侧重于及早发现有症状的患者。通过算法工具协助医生尽早诊断疾病，实现"早发现，早治疗"，可以提升治疗质量，改善预后，获得理想临床治疗结果。机器学习技术可以通过处理高维度（多变量）和高度非线性数据，对疾病更加精准地预测和诊断。通过机器学习进行大数据挖掘，建立常规检查指标构成的预测模型，并评估其在疾病早期诊断中的可靠性，进而为疾病早期诊断和筛查提供强有力的工具。

（二）临床辅助决策

临床决策是医生在医疗实践中依据其掌握的专业知识和实际工作经验，对具有不同疾病特征的个体做出诊断和治疗决定的过程。通常情况下，诸多临床决策的制定需要借助于医生的工作经验，因此，决策的过程不可避免地受到多种因素的影响。面对疾病的复杂性与诊治方法的多样性，医生的决策决定着患者的就医成本和疾病预后，因此做出合理的临床决策成为临床诊治工作的重中之重。通过医疗大数据的支持，发展基于大数据的临床辅助决策系统，从传统的经验决策方式逐渐转变为具有海量数据、信息、知识支持的科学决策方式，将有利于提升临床决策的正确性和可靠性，减少医疗事故的发生，在整个诊疗环节提供"层层引导、环环辅助"的智能决策（图 14-6-1），可以提升医生，尤其是基层医生的诊疗服务能力。

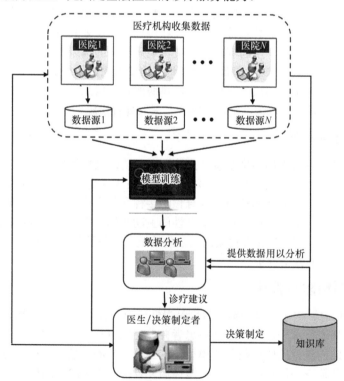

图 14-6-1　医疗大数据应用于临床辅助决策示意图

（三）个性化精准医疗

精准医疗是一个复杂的系统工程，旨在综合应用传统技术和现代技术全面认识疾病的状态，实现复杂疾病的精确分型与诊断，进而制定针对特定分型的最优化诊治方案。以组学数据为代表的分子层面的数据和以临床数据为代表的表型层面的数据是精准医疗研究中最关键的两类数据（图 14-6-2）。与相对规范的测序数据相比，大量的临床数据是以非结构化文本、影像等不易处理的格式存在，因此很难直接应用于精准医疗研究。通过发展医疗大数据采集与集成、表型组构建等关键技术，将能有效地将非结构化的、不规范的临床数据转化为高度结构化的、规范表达的临床数据，从而便于展开临床数据的表型组分析、临床数据与组学数据的融合分析，进而有力地促进精准医疗相关研究的开展。

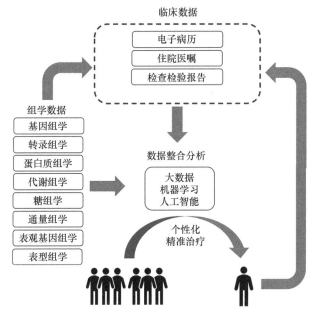

图 14-6-2　医疗大数据应用于个性化精准医疗示意图

（四）医学研究

传统的临床医学研究受限于经费、时限等因素，常以有限的样本来推断总体，不可避免地存在偏倚，其研究结论外部有效性和推广性有限。医院的临床数据库虽然具有样本量方面的优势，但由于来源广，结构化程度低，很难直接应用于临床。因为跨区域医疗机构数据模型的差异所产生的数据孤岛问题，导致该数据也存在一定程度的偏倚，无法表征全人群的疾病特征。而实现跨数据库、跨平台数据的互联互通，基于临床、基因和移动智能终端数据库相结合的海量数据分析挖掘将帮助科研人员获得跨区域、跨人群、多中心高维度的信息，切实发挥大数据在医学研究中的作用。此外，可共享的数据来源将有效提升医学科研的透明度，在一定程度上保证科研成果的可信度和可重复性。

三、医院管理

医疗数据的爆炸式增长不但全面考验着医院的数据处理和分析能力，也为医院管理者更深入、准确地洞察医院管理提供了机遇。通过深入挖掘、分析和总结医院的管理数据与医疗质量数据，能够帮助医院管理者发现潜在问题，找出现实差距，确立改善目标，提升医疗机构的管理绩效。使用大数据对各医院进行分析的同时还能对多医院经营管理数据进行对比，明确各医院经营者的经营成效，确定管理改善方向，并提出针对具体问题且兼顾整体的改善举措。

（一）不良事件预警及处置

医疗安全（不良）事件是指在临床诊疗活动及医院运行过程中，任何可能影响患者的诊疗结果、增加患者的负担和痛苦并可能引发医疗事故或医疗纠纷，以及影响医疗工作的正常运行和医务人员人身安全的因素及事件。运用大数据技术，通过对医嘱、用药、检验、检查、护理等项目进行数据对比、分析和筛查，及时发现漏报的不良事件。借助柏拉图、鱼骨图等分析技术，帮助医院挖掘问题产生的源头，找到解决方案并落实，持续追踪改进情况，进而有效管控医院不良事件，杜绝不良事件的再次发生。

（二）提升医疗质量监管

医疗质量监管是医院管理工作的核心内容和永恒主题。医疗质量是指包括基础质量、环节质量和终末质量在内的医院的整体医疗质量，其中从就诊到入院、诊断、治疗、疗效评价及出院等各医疗环节的环节质量控制，是医疗质量管理的重点。要实现涉及诊疗全流程的医疗质量监管，医疗大数据的支撑非常关键。建立在每一环节关键数据的采集与集成上，医疗质量指标的计算才能更具科学性和可靠性。并且，由于对所有诊疗环节都实现了监控，当医疗质量出现问题时，才能追溯到具体的原因并进行改进。此外，建立于医疗大数据平台之上的医疗质量监管系统，在呈现方式上也将更为直观和友好，从而更便于医院管理者使用。

（三）改善医院运营效率

通过构建基于大数据的精细化管理系统，可以全面收集患者从门诊问诊、医疗检查、处方开具、接受治疗全过程数据，对此进行详尽的分析，一方面可以实现医生医疗行为过程管理，创新医院对医生的考核体系，对每位医生进行更为客观的量化打分，为医生年终考核提供有效依据；另一方面可以帮助医生挖掘探索最优治疗方案，提升诊疗效率，还可以充分协调医院的各种资源，提高病床的使用效率，充分挖掘医院运营效率，实现各病种成本的实时分析，规避经营风险。

四、卫生经济

在确保和不断提高医疗服务质量的前提下，控制医疗服务费用的增长是政府面临的当务之急。新医改以来，虽然基层医疗卫生服务机构硬件条件明显改善，医保报销比例不断提高，但对于心血管疾病等重大疾病，看病难、看病贵依然是患者就医面临的首要问题。大医院看病难和不断提升的医疗负担已成为我国面临的重大社会问题。覆盖诊疗时间、费用、疗效的医疗大数据平台的建成，将使得卫生经济分析具有更坚实的数据支撑。

（一）医疗资源配置优化

我国实行分级诊疗制度优化医疗资源配置，从而实现医疗资源的合理利用。但医院层级关系的存在导致数据传导模式存在地域和层级的局限性，容易产生数据孤岛现象。通过大数据云端共享，构建良好的医疗大数据共享机制，实现医疗信息在各级医疗机构的互联互通。基于患者全生命周期的诊疗信息，通过全科辅助决策实现患者种类和病情轻重缓急的快速识别从而实现快速分诊，缓解基层医疗机构无人问津、大医院人满为患的医疗资源严重错配现象。此外，云端共享的诊疗数据还可以结合其他业务场景，向疾病预防控制中心、妇幼保健院、医疗卫生管理部门等提供决策信息，实现医疗资源的高效利用。

（二）医疗保险定价支付优化

基于大数据的医疗定价，对医保部门而言，是增强支付方与服务方博弈的"筹码"，将改变以往的被动偿付为主动支付，从根本上促进医疗价格改革。基于大数据技术建立医疗服务价格管理平台将是未来医疗定价的大方向。通过该平台，链接医院的患者诊疗数据、就诊费用数据、成本核算数据和资产管理数据等数据源，开展综合医疗服务类（如诊查费、护理费等）、中医服务类（如针灸、推拿等）、临床外科治疗类（如阑尾切除术等）、临床物理治疗类（如放疗、康复等）、影像诊断类（如 CT、MRI 等）、医学检验类（如检验、病理等）等医疗服务的科学定价。构建智能化医保监管体系，建立医疗服务滥用或泛用的约束、预警和惩戒机制；推进多元复合医保支付方式和手段，引入具体支付的限制条件说明，进而实现医疗保险定价支付优化。

（三）药品及医疗器械定价

药品和器械制造商可以通过定价方式参与分担治疗风险。基于大规模真实世界诊疗数据评价治疗效果，制定定价策略，有利于医疗支付方控制医疗保健成本支出，而患者能够以更合理的价格获得创新药物和器械。对于医药、器械产品公司而言，更好的定价策略有助于提高其市场准入可能性，创新的定价方案与更有针对性疗效的产品将有助于增加营收。在欧洲，已有基于卫生经济学和疗效的药品定价试点项目，一些医疗支付方尝试利用数据评估医疗服务提供方的服务水平并据此定价。

（四）疾病经济负担分析

疾病的经济负担是指由于疾病、失能和早死给患者、家庭与社会带来的经济损失及为了防治疾病而消耗的卫生资源。疾病的经济负担包括医疗保健的成本，社会、工作单位、雇主、家庭和个人支出的疾病成本。随着大数据时代的到来，医疗与信息技术的结合越来越紧密，开发、采集和利用用户诊疗数据，可以精准分析包括患者体征数据、费用数据和疗效数据在内的大型数据集，从而可以更为精准地评价患者因疾病产生的经济负担。

五、卫生政策

在大数据时代背景下，如何利用现代信息技术有效应对和解决不断演变、日益复杂的经济和社会问题，是当代政策制定者面临的机遇和挑战。政策制定者需要从传统模式向大数据驱动模式转变，实现政府治理的现代化，提高政策制定的科学水平。卫生政策的制定关乎国民健康，与每个人的利益息息相关，公共卫生政策和医疗保险政策是其重要的组成部分。

（一）公共卫生政策

医疗大数据能为循证医学提供坚实可靠的证据支撑，洞察小样本资料无法证实的微小差异，为政策制定者提供现实的多维立体资料，指导卫生政策的制定。美国华盛顿大学健康测量与评价研究所开展的全球疾病负担研究项目，是利用大数据对全球人群进行多维度健康测量与评价的最好案例，其数据来源十分广泛，包括疾病监测系统、死亡监测系统和伤害监测系统等结构化数据，以及卫星遥感数据、社会经济调查等非结构化数据，可为政府合理分配卫生资源、制定有效的公共卫生政策提供有价值的信息。

（二）医疗保险政策

我国医保正由以往被动的支付和补偿转向基于价值的战略性购买，为参保者提供最具性价比的服务。通过有效融合居民医保结算数据、诊疗费用数据、药品交易数据、商业保险数据，利用大数据技术，能进一步推进医保体制改革、卫生体制改革与药品流通体制改革联动，推动医疗保险政策制定和完善，充分发挥居民医保的潜在"大价值"。以大数据技术为依托、以信息化为抓手挖掘分析海量医保大数据，将对推动医保支付政策的调整起到有益的作用，并能解决医保管理人员少，监管范围大、单位多等管理难题。

（左秀然）

第七节　健康医疗大数据的隐私保护

一、我国健康医疗大数据隐私保护的工作进程

居民在健康医疗活动中产生的电子病历、检验检查结果、病理报告、生物样本检测结果、基因序列检测、药品使用情况、健康体检报告等均属于健康医疗大数据范畴。

医疗大数据的应用和安全（隐私）保护一直是医院管理工作的重点内容，近年来尤为突出、重要。2016年6月，国务院办公厅印发《国务院办公厅关于促进和规范健康医疗大数据应用发展的指导意见》，将健康医疗大数据应用等相关工作纳入国家大数据的战略统筹布局，稳步推进政产学研用联合协同创新，加强基础研究和技术攻关，强化健康医疗重点领域的关键环节，拓展医疗大数据的服务渠道，丰富和延伸服务内容，更好地满足了人民健康医疗的需求。

2016年11月7日通过的《中华人民共和国网络安全法》，规定了网络产品和网络服务具有收集用户信息的功能，其提供者应得到用户同意；涉及用户个人相关信息的，还应当遵守除本法以外的相关法律、法规关于个人信息保护的规定。个人信息的使用应当遵循合法、正当、必要的原则，公开收集和使用规则，明示收集和使用个人信息的目的、方式方法和范围，并征得被收集者同意。隐私保护工作开始有法可依。

2018年7月17日国家卫生健康委员会、中医药局《关于印发互联网诊疗管理办法（试行）等3个文件的通知》，要求各医疗机构与第三方机构的合作协议应当明确各方在医疗服务、信息安全、隐私保护等方面的责任和权利。在互联网诊疗活动过程中不得非法买卖、泄露患者信息。

2020年5月28日《中华人民共和国民法典》颁布，确定个人信息中的私密信息，适用有关隐私权的规定，个人信息包括姓名、身份证件号码、家庭地址、联系方式、健康信息、生物学属性、行踪轨迹等内容，这些信息都是在医疗活动中常用的。信息处理者不得向他人非法提供自然人个人信息，经过加工无法识别个人特定特征，且不能复原的除外。同时明确，医疗机构及其医务人员应当对患者的隐私或高敏感信息做好保密工作。

2021年6月10日《中华人民共和国数据安全法》颁布，明确国家机关收集、使用数据，应当在其履行法定职责的范围依法、依规进行；在履行职责中，不得泄露或者非法向他人提供被收集方相关信息。对个人隐私和个人信息、其所在单位的商业秘密、保密商务信息等数据应当依法保密。

至今，对应我国国情的健康医疗大数据相关政策法规、安全防护、应用标准体系不断完善，应用发展模式基本建立，大数据产业体系初步形成，新业态健康发展，这些将使人民群众得到更多实惠。

构建医院信息安全整体框架三维模型，分层次、分阶段、分区域构建系统纵深防御体系；建设信息系统事前、事中、事后的安全防护措施；建立防御、检测、响应、恢复的PPDR循环（图14-7-1）。

二、健康医疗大数据应用领域

（一）健康医疗大数据应用的基础

通过政府主导，行业引领，依托国家电子政务外网和统一数据交换平台，建设消除数据壁垒的互联互通的国家、省、市、县四级全民人口健康信息平台。做到各部门、区域、行业之间的数据畅通共享，整合公卫、医疗、医保、医药供应、综合管理等数据，强化集成共享和业务的协同。

在各项政策保障基础上，拓展应用渠道，推动健康医疗大数据资源共享开放。近年来各地都在加快建设和完善以电子病历为核心的人口健康信息数据库。同时，建立健全卫生、教育、科技、社会保障等领域数据共享机制。逐步实现了数据资源跨部门、跨区域共享，对预防、医疗、医药、医保和健康各相关领域数据融合应用。

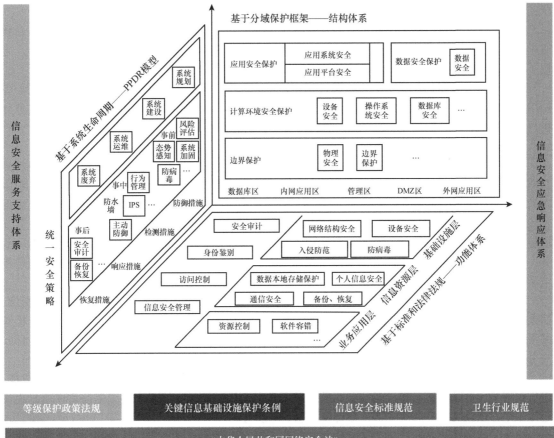

图 14-7-1　医疗信息安全管理体系框架

通过推进信息技术在健康领域的应用，制订分类、分级、分域健康医疗大数据开放应用政策规范，制订可穿戴设备、人工智能健康产品、移动医疗应用产生的数据规范。建立全国统一的健康医疗数据资源目录体系。

业务协同，三医联动，大力推进了健康医疗行业治理和大数据应用。对居民健康状况等重要数据的精准统计和预测评价的深入开展，有力支撑并落实健康中国建设规划和决策。利用信息技术对健康医疗大数据进行分析，精准开展医院综合评价，对深化公立医院改革，完善现代医院管理制度，优化医疗卫生资源布局利用提供决策支持。完善医疗、药品、耗材等收入构成及变化趋势的监测机制，有助于医疗服务价格调整、医保支付、药品招标采购、药品使用等业务协同，助力医疗、医保、医药联动改革。

（二）健康医疗大数据的分类与应用领域

1. 健康医疗大数据的分类　健康医疗大数据除具有规模大、增长快、结构多样、价值巨大等大数据的共同特征外，还具有其独有的生物学特性。根据医疗健康大数据的来源可划分为四类。

（1）临床大数据：主要产生于患者就医过程的每一个环节，构成了医疗健康大数据的基础内容。包括患者个人信息，如姓名、年龄、住址、电话等，以及由医生书写的病历记录、药物使用记录和就医过程中产生的费用信息、医保使用情况等内容，或经由各种医疗设备检测产生的影像图像数据、检验和检查结果数据等内容。

（2）健康大数据：居民个人通过智能化可穿戴式设备、手机等监测并记录详细的个人体征数据；在相关网站中咨询关于疾病、健康等行为产生的数据，通过互联网医院或互联网医疗服务记录的个体详细健康状况的数据，构成了健康大数据的组成部分。

（3）生物大数据：这类是指通过对生命科学的研究成果产生的基因组学、转录组学、蛋白质组学、代谢组学等不同组学的庞大数据集。在现实工作中，基因检测数据与病理数据相结合，方便了精准医疗的开展，同时，也可能暴露了人种族群的基因缺陷。

（4）运营大数据：在医疗机构运营过程中，也会产生大量的数据，如成本核算数据，采购和使用药品、耗材、器械等产生的数据，药物研究数据等。药物或相关器械采购记录的深度模型分析也可能暴露使用者的健康状况、财务状况等私密信息，也是隐私保护中不可忽视的内容。

2. 健康医疗大数据的应用领域

（1）智慧医疗领域：健康医疗的临床和科研大数据通过结合人工智能技术，推进了基因芯片与测序技术在遗传性疾病诊断、早癌筛查和疾病预防检测等方面的应用，实现了精准医疗。利用大数据开展药物副作用预测、创新药物研发，加速重大疾病临床用药研制，可提升医学研究成果转化效率。规范并整合线上线下资源，利用医疗物联网和互联网技术，推进互联网+医疗服务开展健康咨询、网上预约分诊、移动支付和检查检验结果查询、随访等应用，开展医疗便民惠民服务。鼓励患者主动参与，激活记录覆盖全生命周期的预防、治疗、康复和健康管理一体化的居民电子健康档案。

有技术能力的医疗机构通过健康医疗服务平台、医疗云影像数据平台，开展远程会诊、影像、病理、心电诊断等医疗服务，为基层医务人员和患者提供优质诊疗服务和技术指导，为检查检验结果互认夯实基础。也可通过互联网诊疗实现优质医疗资源下沉，实现数据资源共享和业务协同，充分利用社会医疗保障资源，降低就医成本，提升患者就医感受。

（2）公共卫生服务领域：通过公共卫生业务信息系统建设，实现卫生应急、急救、计划免疫、慢性病管理、疫情防控、检验检疫、风险预警等业务与数据整合，提升公共卫生监测评估、决策管理水平，以及突发公共卫生事件预警及应急响应能力。

（3）健康养老领域：我国老龄化进展快，受众群体基数大，开展老年性疾病、慢性病、致死致残性疾病的医疗大数据的分析研究，结合我国博大精深的中医中药在疾病治疗与养生中取得的成果，探讨医疗与健康养生、养老、家政等服务业协同发展道路，为老有所医、老有所养提供新思路，创新健康养老、健康管理、健康咨询、健康文化、健康饮食、健康生活。积极培育出健康医疗大数据应用的新业态。

（4）人工智能领域：近年来，通过高精尖医疗设备、3D打印技术、手术机器人、康复辅助器械、可穿戴设备以及微型传感器件等人工智能技术在医疗领域的研发应用，结合健康医疗大数据，在疾病的微创治疗、残疾复能、微小病灶的早期发现等方面取得了突破性成就。

（5）教育培训领域：探索新型互联网现代教学模式和方法，充分利用开放的医学网络教育资源和自媒体，为医务人员提供在线互动的继续教育，不断提高医务人员诊疗服务水平。开展看得懂、学得会的健康知识教育培训，为广大人民群众提供了大量的医学科普知识，对倡导全民健康生活、提高全民身体素质具有极大的推动作用。

三、信息与隐私保护

（一）个人信息与隐私权

大数据时代的患者隐私，是指纸质和电子的载体上记录的患者个人信息及其医疗信息等。其中患者个人的基本信息包括住址、收入状况、联系方式等内容；健康医疗信息包括既往患病历史、治疗过程记录、身体缺陷、特殊病史、私人生活、心理健康状况、基因遗传、个人性倾向等信息。数据具备持续快速增长、形式多样、程度复杂、可共享、高敏感度的特性。

患者的隐私权是指在接受健康医疗服务时所享有的对其个人信息进行支配的一种法定的人格权，是根据个人意愿依法控制并决定能否被采集和利用的权利。因此，隐私信息保护的是个人信息中的敏感信息，即具有高度私密性的个人信息。如有关性取向、遗传疾病、医疗记录、基因信息、财务状况等个人信息。上述信息如公开或利用将会对个人造成重大影响。隐私与个人信息之间不是简单的包含关系，而是一种相互交融的关系。患者本人有权决定是否使用或限制使用，如何被使用，并应能知悉这些数据的实际使用情况。

（二）患者隐私泄露的途径与危害

在医疗信息化的当代，患者的信息经常会在采集、存储、处理、共享、应用等环节中，被动地泄露或者盗取，不规范的互联网健康咨询或诊疗服务也是造成患者诊疗信息泄露的途径，会对患者造成很大的侵害。例如，在患者因报销需要，将费用清单和诊疗信息传递给保险公司；在医疗机构上传或委托第三方公司采集上传全民健康信息平台；在医疗机构开展国际医疗认证联合委员会等认证评审；在患者因诊疗需求将诊疗资料提交给境外基因检测机构等许多环节，患者会主动或被动地泄露了带有个人特征属性的信息。

健康医疗大数据的数据量极其庞大，往往需要消耗大量的存储资源。因此，近年来云存储服务应运而生，但云平台的数据存储者和所有者是分离的，而云存储服务商的可信度决定数据安全度。不可靠的云平台服务有被偷窥或篡改的风险。患者并不知悉是谁访问了数据，数据泄露后追踪也困难，如何充分保护患者隐私是一个极大的挑战。

通过大数据分析，总结疾病发生发展规律、研制出对抗疾病的药物和治疗疾病的设备器械，才能达到利益最大化。即使对患者敏感数据进行匿名化或加密处理，但数据在一系列聚类、关联分析之后，敏感信息仍然有暴露的可能。因此，隐私保护不仅要保护好原始数据中的敏感信息，还要杜绝在数据挖掘与分析预测过程中泄露敏感信息的可能。

隐私泄露除给患者个人及家庭带来身体、心理等多种伤害外，如果一个种族或国家人口健康信息、疾病谱、生物物种属性等信息大量流出，将会直接威胁到民族和国家安全。

（三）隐私保护方法

1. 以法律法规来约束 没有规矩，不成方圆。随着支持健康医疗大数据良性发展的系列法律法规的不断健全和完善，能规范居民健康信息服务应用，最大限度地保护各方合法权益。2016 年起，国务院、国家卫生健康委员会就数据开放共享，健康医疗大数据应用标准，患者隐私保护，服务流程标准化，医学术语规范化，大数据开发、挖掘、应用等行为，陆续出台了《中华人民共和国网络安全法》《中华人民共和国数据安全法》等专项法律法规，《中华人民共和国民法典》也对隐私保护做出了相应规定。通过民法确权来明确个人信息权利，确保健康医疗大数据在法律规定的范围内研究应用。

在医疗健康活动过程中患者隐私权包括知悉真情权、请求权、拒绝权、纠正权、确认权等权利。①知悉真情权指知悉其个人信息如何被收集、被使用的权利。②请求权是指调阅其个人医疗信息的权利。③拒绝权是指患者有权拒绝接收非其所需信息的权利。④纠正权是指患者有权纠正其个人信息中的错误。⑤确认权是指患者有权确认个人信息的使用目的。

医疗健康领域相关机构采集患者个人信息时，应首先做出保护患者隐私的声明并获得患者确认。同时为患者提供隐匿真实姓名等信息的选择。采集患者个人信息时可以按照如下原则进行：①必须合法，且具有必要性；②必须表明采集目的，说明本次采集的目的与为患者提供的医疗服务具有直接相关性；③信息内容准确、最新及完整；④限定使用范围。

2. 完善信息安全管理体系

（1）完善网络可信体系建设。使用电子签名，强化健康医疗数字身份管理，严格数据访问控制，建立服务管理留痕可追溯的健康医疗管理新模式。

（2）建立数据安全管理制度，制定标识赋码，对数据进行科学分类，制定数据风险分级和安全审查规则。以制度约束，内容安全和技术安全并重。对大数据平台及服务商的可靠性、可控性和安全性开展评测、风险评估和安全审查。对大数据安全监测和预警建立联动应急处置机制，加强对涉及重大民生利益、公共安全、患者隐私等重要信息的保护，加强院校和科研机构等对数据开展分析研究方面的安全防范。

3. 信息安全技术的应用 病历中往往直接记录患者详细的诊疗过程数据，因此，健康医疗大数据的敏感性较其他数据更高。由于患者的就诊、病情变化等诊疗相关数据是间断产生的，因此，数据的采集都具有一定的时序性和片段化。医疗数据库中的数据即使数据量庞大，但仍难以全面记录下患者所患疾病的全部信息，且数据始终处于动态变化中。医疗数据在采集、存储、共享到分析利用的每一个环节都可能存在隐私泄露的隐患，因此，采取必要的信息安全技术手段来应对尤为重要。

（1）匿名技术：在早期匿名保护方法的基础上，开发更适用于医疗大数据环境下的数据匿名技术，在一定程度上保障了数据安全。如在云医疗中可使用匿名数字证书。通过群签名方案允许一组成员在医疗云中使用匿名数字证书签署电子病历。将患者电子病历和医生匿名数字证书一起发送给患者，患方就可以通过这些数字签名来验证其诊疗数据的真实性。

（2）差分隐私技术：是指在保护数据隐私的同时也确保数据查询的精确性。该技术通过添加少量的噪声来达到隐私保护的目的，在数据集中添加的噪声量由查询函数的敏感度决定，与数据集的大小无关，需极大程度上保护医疗数据的可用性。

（3）加密存储技术：有对称加密和非对称加密两种方式。①对称加密虽然可保证加解密速度，但由于用户量庞大导致加密算法的密钥分发过程复杂。②非对称加密的密钥管理较容易，但计算资源消耗过大，因此，目前的两种加密方法均不太能满足健康医疗大数据的使用。研发适用于健康医疗大数据的加密方法是当前的重要课题。

（4）数据完整性审计：缺乏控制数据的所有权会危及数据的完整性。因此主张由第三方审计完成，降低用户负担。

（5）访问控制技术：给不同的用户分配适合使用的资源访问权限，确保数据仅被授权的特定用户访问。主要有用户身份验证和数据身份验证两种验证方式。

通过以上的信息安全技术的研发与应用，健康医疗大数据隐私保护的技术体系逐步形成，如图 14-7-2 所示。①在基础设施层面的安全保护：机房安全、身份标识与鉴别、边界防护、防病毒、入侵检测、移动安全管理、系统漏洞扫描、系统安全审计、日志审计系统、上网行为管理、备份与恢复、运维审计、集中管控、文档安全管理；②在信息资源层面的安全保护：个人信息安全保护、个人隐私保护、数据库加密、数据传输加密、数据库审计、数据防泄露、数据交互脱敏；③在业务应用层面的安全保护：统一身份管理 Web 防火墙、Web 漏洞扫描、应用系统容错、应用操作审计、数字签名服务、移动支付安全、内容发布安全、邮件加密等方法。

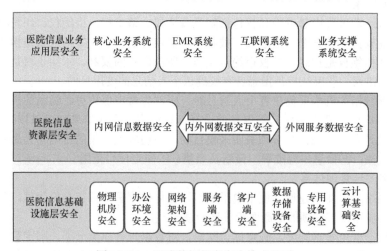

图 14-7-2 医疗数据信息安全技术体系

在信息技术日新月异的 5G 时代，健康医疗大数据呈现出前所未有的爆发式增长，对这一类数据的采集、处理、共享、应用等诸多环节的隐私保护相关法律法规也日趋完善，相信在不久的将来，合法高效使用健康医疗大数据，将为我国卫生健康事业和医药卫生产业链的发展开创新的篇章。

（季国忠　季　劼）

第八节　医疗大数据的伦理考量

一、医疗大数据伦理原则

大数据是"新石油"，是现在和未来最重要的、不可替代的资源，如何采集、保护、存储、使用、共享需要一整套清晰的治理规则。大数据通常指难以通过传统数据管理系统实现有效存储、管理、分析的复杂数据集。医疗大数据主要分为电子病历和医学影像、病理数据及生命组学等三大类。数据来源几乎涉及了临床工作中所做的一切内容，如医疗记录、患者基本信息、账单数据，甚至包括手机下载图像、互联网使用等。医疗数据采集、保护、存储、使用、共享中产生的新问题，如数据的移动可能引发安全隐患，造成隐私泄露或数据被篡改等问题，医学发展进程中产生的新问题和社会出现的新关系，需要伦理处理并给出合理的认同依据。如何平衡促进医疗大数据的应用与开放共享个人数据，强化"数据权益"意识，是数据治理的重中之重。医疗数据集的应用与安全性需要找到一个平衡点，医疗大数据的基本伦理原则，是在促进数据科技应用和发展的同时，又要确保对数据后面的人的尊严与人权的尊重。

医学伦理"尊重、有利、不伤害以及公正原则"，是必须坚守的四大基本原则。①尊重原则，是医学伦理的首要原则。1949 年通过的《国际医学伦理规范》将"尊重原则"作为首要的医学伦理原则，把人的生命健康、知情权作为主要内容；在医学研究领域，秉承"科技向善"理念，对用户数据收集遵循最小原则，把握好研究数据利用与保护之间的度。例如，医疗大数据只有经过脱敏、脱密处理后方可提供给使用者。②有利原则，指医务人员的诊治行为，以保护患者的利益、促进患者健康、增进其幸福为目的。③不伤害原则，指在诊治过程中不使患者的身心受到损伤，这是医务工作者必须遵循的基本原则。④公正原则，是指在医疗服务和医疗保健资源分配中，公平、正直、没有偏私地对待每一位患者及其他人群的健康权益的原则。医疗大数据伦理治理应该在医学伦理原则的基础上建立相应新的伦理原则。

2020 年，北京大学健康医疗大数据国家研究院发布《关于健康医疗大数据优良实践的伦理共识（第一稿）》，旨在为相关方行为规范提供参考，包括个人健康医疗数据处理原则、数据主体权利、数据控制者和处理者的权利和义务等。医疗大数据的应用，在遵循基本伦理原则的同时，应兼顾医疗大数据研究的特点，包括：①社会价值最大化原则；②有效平衡风险和获益原则；③对个体和群体尊重原则；④公众信任和参与原则。

二、医疗大数据应用伦理问题

数据伦理学的基本伦理问题是既要促进数据科技的发展和应用，又要确保对数据后面的人的尊严与人权的尊重。因此，平衡实现数据社会价值与尊重个人权益是数据伦理的核心。然而，由于医疗健康大数据自身特点，以及共享复杂性及其使用的特殊性，数据应用引发诸多伦理问题，如个人隐私保护、知情同意获取等，因此医疗大数据的应用重点，必须由过去关注数据生产向关注数据治理、数据利用、数据安全并重转型发展。

（一）个人隐私与数据安全

医疗数据的个人隐私问题是医疗数据伦理治理的重要内容之一。应该明确数据确权和安全隐私问题。个人数据的获得包括主动和被动两种方式，这些权利本属个人的独立权利，如豁免权、储存权、获取权、知情权等。数据安全方面的脆弱性主要表现在对数据安全认识的薄弱，许多医疗机构或相关企业对医疗数据的安全和保护措施的认识不足；信息系统的漏洞容易被黑客入侵，而且大多数医疗机构缺乏敏感数据和非敏感数据的有效监管措施；医疗机构人员由于技术错误或者工作人员未能履行信息保护的职能，导致数据缺乏加密或者个人健康信息的泄露；缺乏充分考虑到医疗行业特点的信息安全技术标准。随着电子病历信息的网络化，人们的医疗信息也可能成为商品被交易。由于数据的巨大价值更多地来自于二次使用，在数据的使用过程中，可能导致原本看似不相关的数据，通过数据挖掘发现个人隐私数据，有些数据不是表面上的个人数据，但可以通过大规模的数据分析处理追溯到个人；有些数据不是敏感信息，但通过其他外部信息与个人属性信息相结合，可以挖掘出个人敏感信息，因此，数据的二次使用所涉及的隐私问题可能对医疗隐私的保护构成更为严重的威胁。

（二）知情同意的获取

知情同意在医学领域并不是一个新词。然而，随着医疗大数据时代的到来，新的问题也随之产生。在传统的医疗临床和相关研究中，知情同意是患者了解病情、诊疗和研究计划并选择接受或拒绝的过程，充分知情后做出自己的抉择，而不仅仅是签署知情同意书。医疗大数据时代情况更加复杂，患者的数据不仅可以用于治疗或研究，还可存储在医疗机构、研究机构、企业和政府的数据库中，以供未来研究之用，如何获取受试者的知情同意？目前通用传统研究的知情同意书模式，并不能完全适应医疗大数据的使用。健康医疗数据平台的信息数据，多是整合、分析使用日常诊疗情形下收集到的海量数据，往往没有知情同意。知情同意困境包括知情的困难和同意的困难。①知情的困难，是由于未来的使用目的未知，列出所有未来使用领域，在现实中似乎是不可行的。②同意的困难，是由于难以对高深的算法技术理解，如何充分有效同意？一种解决方法是使用广泛的知情同意，即签署泛知情同意书，虽然该方法简单易行、技术要求不高，但泛知情意味着对研究的描述可能不够准确，导致患者或者受试者对研究产生误解，现在可能同意，但可能不愿意接受未来的研究，这将可能导致更多新的问题。

（三）医疗大数据质量及标准化不足

目前，大数据质量管理规范和标准以及大数据综合管理体系尚不健全。医疗大数据被广泛应用于临床决策支持、药物研发、远程患者诊疗、公共卫生等领域数据分析。与此同时，医疗大数据的开发和应用问题也逐渐显现。例如，所有医疗机构都在不断地生产着海量数据，这些来自不同医疗机构的数据，很难实现有效的交互共享，甚至在数据的定义准确性、质量控制要求等方面均可能有很大差异。再如，对临床数据中极其重要的诊疗信息进行分析，发现只有部分数据能保证正确编码，很多医疗机构在使用院内编码的基础上进行了改动。由于数据质量不高，结构和标准化不足，分散在"孤岛"中，无法有效使用，数据的可用性效能大大降低，导致尽管拥有海量数据，但无法产生科学价值高的成果。一项调查显示，目前，70% 以上的医院已经实现了不同程度的医疗信息化，甚至是智能化、智慧化，但只有不到3% 的医院实现了数据交互。医疗大数据较为分散，信息孤岛也给需要使用数据和信息的医生与医院带来了极大的困扰，急需被打破。

三、医疗大数据应用伦理策略

数据已经逐渐成为一种新的生产要素及社会重要的资源之一。然而，大数据的质量管理规范和标准尚不完善，缺乏共享机制，还没有形成大数据的综合管理体系。平衡实现数据社会价值与尊重个人权益是医疗大数据应用的伦理核心问题。因此，必须学习掌握数据安全和隐私保护相关法律法规标准和要求。

第一，需要加强监管，数据治理是一个动态的、持续改进的过程，不断构建和完善数据相关伦理原则与规范、管理机制和操作指南等，保障科学合理有效利用。

　　第二，提高政府、医院、科研机构、科研人员和信息企业等利益相关各方，对医疗健康数据使用可能涉及的伦理责任问题敏感性，加强培训与教育，减少并有效控制风险。机构伦理委员会在开展伦理审查时，在遵循通行规则前提下，还要结合数据治理特点，特别关注：①数据来源及敏感性特征：是否合法取得、提供、使用、共享数据。数据采集与保藏是否具备完善的知情同意和伦理批准？②数据的收集和使用要遵循合法正当、最小必要、公开透明、准确完整、确保安全五大数据处理基本原则。研究目的清晰，方法、设计具有科学有效性，研究成员具备相应资质与能力。③知情同意：是否可以豁免知情同意？是否可以采取泛知情同意？是否需要具体的研究知情同意？④数据平台管理：建立全程预测、控制、监察和审查数据使用管制机制和制度，包括获取数据与用于将来研究的情况，研究受益分配，数据采集、保藏、利用全过程的监管，数据生产方和使用方的资质要求，在收集、保存、使用相关数据时，必须保护数据提供者的隐私。⑤风险获益评估：是否存在数据有关的风险，如数据隐私泄露，给信息提供者及其群体带来伤害、污名化等问题。数据平台、研发机构及研究团队数据处理人员必须接受培训，健全数据收集、储存和使用方面的安全防护措施；必须严格控制安全底线和安全防线。

　　第三，针对数据应用相关伦理困境问题不断进行更为深入的研究与探讨，准确处理各类复杂类型的数据，提高及时分析处理数据的能力，同时关注相关伦理问题，谨慎解读结果。将实践中的问题作为研究的出发点，在解决这些问题中形成新的伦理原则、准则和指南，为规范数据应用、发现可持续挖掘医疗数据的价值提供依据与支持。

　　健康医疗数据共享面临包括数据价值、个人隐私、数据安全等技术、伦理与法律等挑战。数据共享所带来的各种伦理问题、法律问题、社会问题，最大的挑战不是技术，而是需要更全面综合的伦理治理以及建立良好的生态系统，利益相关方合作解决，共建共享责任共担的体系，促进健康医疗数据的流动与共享发展。

（肖　平　祝丹娜　吉　萍）

第十五章　区块链技术

第一节　区块链概述

一、背　景

一位自称中本聪的作者于 2008 年 11 月 1 日发表了一篇关于比特币的论文，作者阐述了一种基于 P2P 网络技术、加密技术、时间戳技术、区块链技术的电子货币及其算法。此文的发表被认为是比特币诞生的标志。2009 年 1 月 3 日诞生了序号为 0 的创世区块；2009 年 1 月 9 日序号为 1 的区块产生，并与序号为 0 的区块相连接形成了链，这标志着区块链的诞生。区块链作为比特币的底层技术之一，日益受到各国的重视。

二、区块链的概念

区块链由多个区块相连接形成链条，在每个区块中保存信息，并按照信息产生的时间顺序进行链接，是新一代信息技术的重要组成部分，它是一种集成了分布式网络、加密技术、智能合约

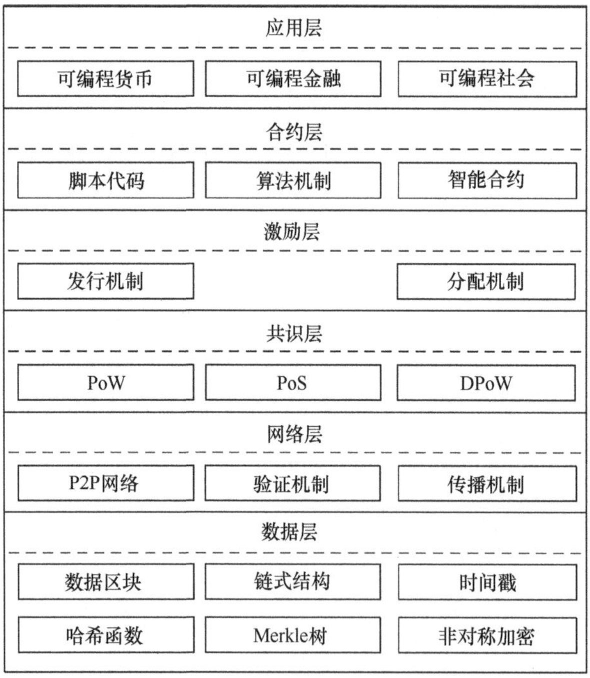

图 15-1-1　区块链系统基础架构

等多种技术的新型数据库软件。通过数据透明、不易篡改、可追溯，有望解决网络空间的信任和安全问题，推动互联网从传递信息向传递价值变革，重构信息产业体系。

区块链集合了去中心化技术（P2P 网络技术和分布式存储）、信息加密技术（密码学哈希函数和非对称加密技术）、共识机制（拜占庭容错算法、工作量证明机制、权益证明机制）等技术，具有"公开透明""不可篡改""可以追溯""集体维护"等多种特征。

形式上，区块链是以时间顺序依次将数据区块连接而成的一种链式数据结构。技术层面，区块链是一个由多个节点共同维护、能够系统运转的数据库储存系统。基础架构，大多会包含数据层、网络层、共识层、激励层、合约层、应用层等。典型的区块链系统基础架构示例见图 15-1-1。

三、区块链的发展轨迹

区块链的发展大致可以分为 3 个时代。

1. 区块链 1.0 时代　即区块链货币，是一个分布式账本，用来记录所有的交易相关内容。去中心化数字货币（比特币等）为其代表应用。

2. 区块链 2.0 时代　被称为区块链合约时代。主要以智能合约为代表，应用于金融领域，并

开始尝试更宏观地为整个互联网应用市场去中心化。可以更好地进行数字资产的价值转换。很多金融交易、数字资产都可以经过改造后在区块链上使用，如银行可以通过区块链技术降低跨境支付的成本，提升支付结算效率；再如交易所和交易清算机构可以利用区块链技术来实现股权登记、转让和交易清算等功能。

3. 区块链 3.0 时代　可以看作是区块链治理时代。区块链技术不仅会和实体经济、实体产业相结合，还将覆盖到人类社会各个领域，包含国家政务、司法、医疗、供应链、电子发票、人民币数字化等。

随着区块链技术的不断发展，区块链行业正在从 2.0 时代向 3.0 时代转变的阶段。区块链技术已经在金融、智能制造、交通运输、版权保护等领域有着广泛应用，促进了我国数字化建设的进程。

四、区块链的关键技术

区块链技术并不是一个全新的独立技术，而是一个集成了多种现有技术的创新性组合。下文仅述区块链中部分重要技术。

（一）分布式存储

分布式存储是数据存储的一种技术。它可以通过网络整合各个分散设备中的磁盘存储资源，使其成为一个虚拟存储设备，此时，庞大的数据就可以在这些设备中分散存储。

相比传统网络存储系统中心化的存储方式，分布式存储系统能利用同一网络下的多台存储设备来分担存储压力，并通过位置服务器对其存储信息定位，它不仅具有很高的安全性和存取效率，还可以随时通过扩展存储空间来提升系统性能，具有更强的可用性。

（二）共识机制

共识机制是保障区块链系统安全稳定运行的关键技术。区块链系统是去中心化的结构，通过共识机制能确保链上各个节点在进行数据传输、价值转移时其交易数据的一致性和有效性，并且便于大规模高效运行。

区块链技术基于共识机制的算法，在每个节点之间构建信任的网络。如果某个区块中的信息被修改，会导致该区块之后的所有区块内的数据均要进行修改，当区块链中的节点足够多时，这种操作难以实现。因此共识机制既是一种认证手段，又能防止区块链中的数据被篡改。

（三）智能合约

智能合约是一种可自动执行的数字化协议，它包含了相关代码和数据集，将其部署在区块链上，按照预设的合约条款可以进行自动执行的计算机程序。智能合约连接的主体是物与物。基于区块链中不可篡改的数据，智能合约可以自动执行提前设定好的规则与条款。智能合约约定后，即使是系统的运营方也无法轻易改动它。

智能合约通过计算机程序来强制执行，简化了传统协议的烦琐流程，更加高效可靠。由于智能合约基于区块链系统，合约执行的结果可以得到系统验证。智能合约的特点是低成本制定合约、执行合约和验证合约，可以在多个记录上同时执行。

（四）非对称加密

非对称加密算法在加密和解密过程中使用的是两个密钥，分别是公钥（public key）和私钥（private key）。如果使用公开密钥对数据进行加密，那么只能通过相对应的私有密钥才能进行解密，反之也一样。

非对称加密算法与对称式加密方法相比更加安全。非对称加密算法在使用过程中，"公钥"是公开的，"私钥"只有解密人拥有，如果出现传输途中被拦截等情况，相关机密信息会因为缺乏对应私钥而难以被破解。因此，非对称加密使得信息公开透明的同时也具有匿名性，可以更好地保护个人隐私。

五、区块链的基础特性

基于上述的技术支持，区块链具备了去中心化、信息不可篡改、公开透明、集体性维护、匿名性这些基础特性。它们与传统系统应用场景中的关键性质呈现出截然相反的表现。

（一）去中心化

去中心化是区块链的根本特征，这一特征是基于分布式存储及 P2P 技术实现的。去中心化即没有能够管理掌控其他节点的机构，链上每个节点都地位平等，点对点之间可以相互传输数据或进行交易。这也有助于对区块链中的数据进行追溯，同时也确保数据难以篡改。

（二）信息不可篡改

区块链上的各个区块之间在进行信息存储、验证等过程中，往往会携带上一个区块中的数据。一旦改动了某个区块中的数据，那么后续所有区块中的数据也必须进行修改。如果一条链越长，那修改成本就越大，要求所有区块节点修改几乎难以实现。

（三）公开透明

当某个节点输入数据的时候，链上数据能在极短时间内实现同步，其他节点在第一时间都可以看到，这样使得所有数据都公开透明，有助于构建一个可信的区块链系统，并且能让链上所有节点进行监督管理，避免出现篡改、伪造等问题。

（四）集体性维护

区块链上各节点间平等，可以共同参与到对链上交易或数据传输等过程的监督与维护。通过某一节点的参与记录也能验证其他节点的记录结果是否正确，有助于提高维护的效率。即便出现单个节点的损坏，因为分布式特征也不会导致整个系统无法运作。

（五）匿名性

准确来说，区块链的匿名性特征是指非实名，可以理解为某人拥有一个虚拟身份，别人了解的是关于这个虚拟身份的相关信息。基于区块链技术构建的可信环境，各节点不用对其背后使用者身份进行具体考证与了解，就能通过预先制定的数据算法实现交易。

六、区块链在医疗领域的应用

随着区块链技术的不断发展，其应用已涉及更加广泛的领域。国家对区块链技术在医疗领域的应用给予了政策的支持。2020 年 10 月国家卫生健康委员会发布了《关于加强全民健康信息标准化体系建设的意见》，明确鼓励医疗卫生机构在确保安全的前提下，探索区块链技术在医疗联合体、个人健康档案、电子处方、药品管理、医疗保险、智慧医院管理、疫苗管理、基因测序等方面的应用。

2021 年 9 月，国务院办公厅印发了《"十四五"全民医疗保障规划》，国家医保局对规划进行了深度解读，《"十四五"全民医疗保障规划》提出了加强信息基础设施建设。建立健全物理安全、数据安全、网络安全等安全管理体系和云平台、业务系统、网络等运行维护体系。深化大数据、区块链等技术在宏观决策分析、医疗电子票据等中的应用。

随着我国医疗改革的不断深化，各项新举措的不断推行，医疗机构、医药企业之间的合作模式都将发生巨大转变，充分利用区块链技术的优势将更有利于各方的发展。

现阶段我国传统医疗行业仍面临诸多难题，其痛点主要在于医疗服务方面的医疗数据孤岛化、缺乏标准的体系、医疗数据安全难以保障、医疗数据所有权不清晰，以及医药产品防伪溯源等难题。

区块链技术可有效解决这些的痛点问题。区块链去中心化的分布式结构可以更好地解决医疗数据的共享问题。信息不可篡改特性有效解决了数据和设备及医药产品防伪溯源问题；加密技术可以保障医疗信息的安全。

以下几个案例均是区块链技术在医疗行业中的应用。

（一）区块链+电子病历

传统就医习惯，每家医院都发放各自的病历本，患者的病情均详细地记录在病历本中，便于后期病情的观察与治疗。但每家医院病历本互不相通，记录没有连贯性，导致患者在不同的医院就诊时，医生浪费大量的时间及精力询问病史；而利用区块链技术，可以上传每个患者的医疗数据，患者提供私钥，医生就能很方便地查阅其完整的诊疗数据，同时也保证了数据的真实性。

（二）区块链+药品防伪

假药、假疫苗问题频发，严重危害了全民健康，而且假药的危害是不可控的，所以解决药品防伪是医疗产业的一个刚需；区块链技术就能提升数据信息的可追溯性，有效解决医药溯源防伪的问题；同时可以满足药物监督、管理的需求等。

（三）区块链+医共体

医共体，是国家为解决基层医疗资源不足而推出的新政策，医共体是多方协作，所以存在效率低、分工不明确等问题；利用通证激励机制和智能合约，可解决数据确权不明晰导致的传统参与者信息化意愿低的问题，以及信任问题，降低协作成本并降低差错率。

最近几年，国家连续出台政策鼓励、推动智慧医疗、智能技术在医疗行业的发展和应用，区块链技术也正在重塑医疗行业的运行模式，随着区块链技术在医疗行业的应用，有效盘活了医疗数据，让有需求的医生及患者，医疗机构与药企、保险公司等实现了无缝链接，简化了沟通流程，降低了运维成本，对改善医疗行业的环境具有现实意义，更加有助于医院、医保、医药之间建立起更加透明可信的新型关系。这无疑是一个多方共赢的新探索，也将是未来医疗行业发展的必然趋势。

（周振宇 刘雅克）

第二节 医疗区块链架构

医疗区块链应用，从技术角度，大体上可以分为底层区块链和上层基于区块链的医疗应用（广义）。从医疗区块链应用的可扩展性、易用性、可维护性、可复用性等角度，需要以架构的思路来规划和设计，可将医疗区块链应用进一步分为三个层次：底层区块链、医疗区块链支撑层、基于区块链的医疗应用（狭义）。所谓狭义的基于区块链的医疗应用，基于医疗行业区块链支撑层来开发和部署，统一的医疗行业区块链支撑层可以支撑多个医疗区块链应用。广义的基于区块链的医疗应用包括医疗行业区块链支撑层和狭义的基于区块链的医疗应用。在本节中基于区块链的医疗应用取狭义概念。医疗区块链架构主要围绕医疗行业区块链支撑层展开，向下对接底层区块链，向上支撑各类不同医疗区块链应用。

一、医疗区块链总体架构

医疗区块链总体架构分为底层区块链、医疗区块链支撑层、基于区块链的医疗应用，如图 15-2-1 所示。以医疗区块链支撑层为中心，向上可以支持不同医疗业务场景，向下可以支持和适配多种底层链或区块链即服务（blockchain as a service，BaaS）。

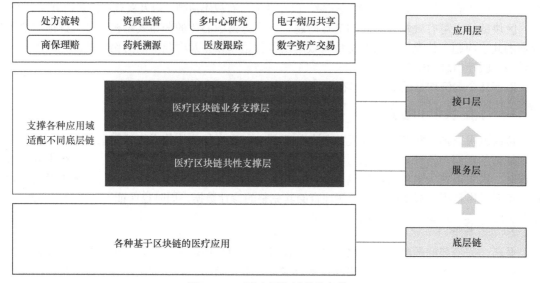

图 15-2-1　医疗区块链总体架构

医疗区块链支撑层的作用，包括技术、数据、业务三个方面。

1. 技术　各业务场景基于统一医疗区块链支撑层构建，不需要考虑底层联盟链产品的对接、适配。

2. 数据　由医疗区块链支撑层统一对接区域卫生信息平台、医疗机构的数据，各业务场景基于医疗区块链支撑层使用数据。

3. 业务　各业务场景中共性的业务支撑，由医疗区块链支撑层负责；每个场景也提炼出自身业务支撑，实现快速链改，降低不同应用厂商上链成本。

医疗区块链支撑层分为医疗区块链共性支撑和医疗区块链业务支撑：①共性支撑包括业务无关系性的技术支撑、共性的数据支撑和共性的业务支撑，可支撑多种业务应用；②业务支撑只解决自身业务场景中的共性业务。

把医疗区块链支撑层命名为医疗健康区块链中台，由医疗健康区块链技术中台、医疗健康区块链数据中台、医疗健康区块链业务中台三部分组成（图 15-2-2）。

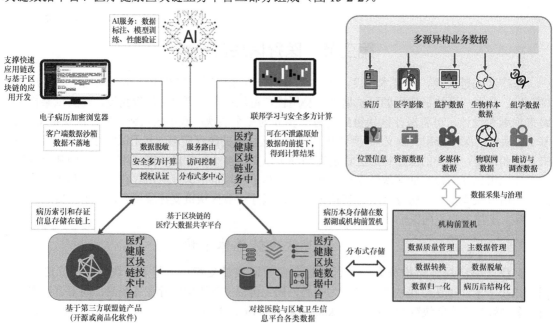

图 15-2-2　医疗健康区块链中台

（一）医疗健康区块链技术中台

支撑和适配多种底层联盟链产品：目前有多种主流联盟区块链产品，包括开源产品和商品化产品。开源产品包括国际上的 Hyperledge，以及国产开源产品，如 FISCO BCOS 等。医疗健康区块链技术平台，封装 API 和开发工具，屏蔽底层联盟链的差异。可以支撑和管理多个不同底层链。

提供基础服务支撑，对存证、留痕、追溯、认证、授权、加密等区块链服务进行封装。

提供区块链即服务平台（BaaS 平台），以云服务方式方便用户快速部署区块链，实现开发、运营与监管。

实现链上数据存储与管理：在医疗健康领域，链上主要存储索引与存证数据。

（二）医疗健康区块链数据中台

在链上存储数据索引与存证数据，并实现链下数据存储及链下数据安全，实现链上链下数据协调。实现快速及标准化的医院和区域平台数据对接，提供可视化医疗数据上链工具，基于医疗健康数据标准（国家卫健委互联互通测评标准），快速对接各类医疗健康数据，实现数据上链。

（三）医疗健康区块链业务中台

提供各类业务支撑服务，方便现有应用链改以及快速开发基于区块链的应用。医疗健康区块链业务中台提供基础支撑服务和面向业务领域的支撑服务。①基础支撑服务包括：医疗机构注册服务、医疗人员注册服务、患者支撑服务、智能合约模板与开发工具、私钥管理、业务监管内容可视化定制工具等。②领域支撑服务包括：互联网医院、分布式电子病历、电子病历安全浏览器、检验检查互认、云胶片、电子处方、商保理赔、远程医疗、医联体、专科联盟、基于区块链与隐私计算的多中心临床研究等。此外还提供远程部署及运维工具。

二、医疗区块链技术架构

区块链技术架构包括区块链节点管理、区块链浏览器、服务总线管理、链上数据监控、私钥管理、加密解密服务、智能合约管理和账本镜像数据库管理，为医疗区块链系统提供技术支撑，同时提供链上数据管理方案。

（一）区块链节点管理

联盟区块链分布式账本节点管理包括节点分类、节点分组、节点操作（加入或移除）、节点的安全控制、黑白名单、权限控制等内容。

（二）区块链浏览器

支持区块链 BaaS 平台实现链上数据的可视化，支持用户通过区块链浏览器查询区块链相关的各类数据，展示的内容包括节点、账户、群组、数据、交易等信息，内容展现的图表形式可定制。兼容浏览器 IE9 及以上、360 浏览器兼容版（IE9 内核）、360 浏览器极速版、Chrome 浏览器。

（三）服务总线管理

采用开放的微服务架构，实现区块链支撑和应用服务的管理。包括服务注册、服务代理、服务市场等功能。

（四）链上数据监控

将区块链数据以格式化、可视化的方式呈现出来，利用定制化工具实现区块链中的数字浏览，并且有安全和隐私保护。

（五）私钥管理

支持区块链用户的身份认证、账户注册、账户私钥存储、私钥信息加密、私钥的访问与日志管理。

（六）加密解密服务

支持在临床科研数据共享中，数据的提供方用公钥对数据进行加密，数据的使用方需通过授权后用私钥解密方才可访问数据。

（七）智能合约管理

要求提供智能合约方法，包括课题注册；课题查询；临床科研数据索引上链；数据版本更新；数据索引目录获取；数据访问记录；数据访问查询；数据 Hash 校验。

（八）账本镜像数据库管理

支持将区块链账本信息同步至关系型数据库，提供关系数据库的编程模型，支持传统开发者进行二次开发。

1. 链上数据导出方案 提供智能化、自动化的数据导出和备份的解决方案，降低获取区块链数据的开发门槛，提升研发效率。

2. 链上数据导出内容 基础数据导出，如当前块高、交易总量等。也可以导出区块链上这些合约的业务数据，包括 event、构造函数、合约地址、执行函数的信息等。数据导出支持多数据源、分库分表、读写分离、分布式部署。

3. 关系型数据库存储 提供关系数据库的编程模型，支持链上数据按关系型数据库的模型进行存储和管理，支持 MySQL 等主流关系型数据库，以及 MongoDB 等非关系型数据库，支持传统开发者进行二次开发。

三、医疗区块链数据架构

数据架构主要解决数据链上链下如何存储的问题。医疗数据链上链下如何存储是核心问题。不像比特币数据单一，所有数据均在链上存储与处理，医疗数据种类繁多，不同的数据有不同的上链策略。从业务角度，医疗数据大致可以分为医院数据、公共卫生数据，以及医药健康产业相关数据。医院数据又可以细分为：医疗业务数据、临床数据、医院管理数据等。与医疗机构相关的医药健康产业相关数据包括：药品数据、商保数据等。从技术角度，医疗数据包括以关系型数据库为主存储的数据，如医疗业务数据、医院管理数据；以文本为主的电子病历及医学文书数据；以文件为主的医学影像数据；以消息或流式数据为主的健康物联网数据。由于医学影像、电子病历、健康物联网等数据量庞大，不可能采取全量数据上链存储的方式。因此，医疗数据必然采取链上链下分布存储协同服务的策略。总的来说，链下应该维护完整的医疗数据体系，链上必须存储主数据、主索引、数据或文件索引，以及需要的部分业务数据。

（一）数据存储策略

具体而言，数据存储策略分全量数据上链、索引和存证上链、索引+存证+部分数据上链三类存储策略。

1. 全量数据上链 处方流转是典型的全量数据上链的例子，处方数据在流转过程中，每个环节的业务处理均基于链上的处方数据，处理的结果也存储在链上，供下个业务环节使用。具体而言，处方从医院信息系统开具，开具的处方写入链上。云药房系统基于链上存储的开具的处方进行审方，审方后的处方上链，基于审方的处方再形成订单，写入链上，后续环节也基于类似模式根据链上数据进行操作。由于全量数据上链，业务数据及索引和存证数据同时存储在链上。

2. 索引和存证上链　全量业务数据仍然存储在链下，对应的索引和存证数据存储在链上。基于索引数据系统之间可以在授权的情况下，对分布式的数据进行访问。基于业务数据对应的存证数据，在访问数据的同时可以校验数据的真实性和完整性。典型的例子是电子病历、健康档案、医学影像等数据，数据量巨大，原始数据适合链下存储，索引和存证数据存储在链上。

3. 索引+存证+部分数据上链　全量数据上链及索引和存证上链是极端的两种存储模式，折中的情况是在索引和存证上链模式的基础上，根据业务和性能等多方面的考虑，在链上存储一部分业务数据。

（二）医疗健康区块链数据中台

1. 链下数据对接工具　解决与现有医院信息系统、区域卫生信息平台等数据的对接。

2. 链下数据标准化工具　按照现有公共的标准将对接的数据进行标准化。例如，对于电子病历和健康档案按照国家卫生健康委员会医疗健康互联互通标准成熟度测评的标准进行数据标准化。

3. 上链数据适配器　提供各种不同的上链数据接口方式，包括视图、数据库中间表、API接口等，通过区块链数据服务总线，将业务数据与模板进行映射。

4. 上链数据定制工具　通过上链信息用户可灵活定制，可灵活构建模板库，从标准的预置数据模板中挑选，或根据业务需求，自定义数据模板，形成自己的服务平台模板库。

5. 上链自动任务管理　针对不同数据更新的要求，以自动任务的方式实现数据上链。灵活配置上链任务完成数据的自动上链，包括设置上链频次周期，上链方式（明文、密文、定向共享、业务智能合约），开始时间和结束时间等。可以启用或停用任务列表中的任务，查看任务执行日志。

四、医疗区块链业务架构

业务架构主要解决，如何向各类业务提供技术支撑服务，方便现有应用链改以及快速开发基于区块链的应用。

最初开发基于区块链应用的一般模式。

1. 首先学习底层联盟链的技术。

2. 确定在分布式账本上存储哪些数据，确定数据模型和数据标准。

3. 确定这些数据在何种情况下，根据各方达成的协议，以何种方式上链。

4. 如何利用智能合约完成上链。

其中最核心的是理解分布式账本的数据结构，以及掌握智能合约编写方式。理论上每个区块链应用开发者都要重复这个过程。

此外，在医疗行业，有一些需要共同解决的问题。例如，医疗数据如何上链，参与各方的机构、人员和患者等公共数据需要形成共同一致的注册，字典术语的一致性问题。理论上每个医疗区块链应用开发者都需要重复处理这些问题。

因此，医疗区块链业务架构应该采取顶层设计，将这些功能进行分层设计，将一些共性功能统一规划设计，并且提供标准接口以及配套开发工具供医疗应用开发者使用。

而应用开发者将注意力集中到核心的业务逻辑。

1. 明确应用各参与方，以便确定该应用哪些参与方需要记账。

2. 哪些业务环节需要两方，甚至多方共同确认，哪些环节需要达成共识，并且通过区块链来保存共识。

把以上问题归纳为：

问题1：屏蔽账本和智能合约。

问题2：医疗数据存储、管理和上链。

问题3：医疗行业共性支撑。

问题4：医疗业务个性支撑。

从医疗区块链中台的角度，问题1：属于医疗健康区块链技术中台，在"二、医疗健康区块链技术架构"中已经阐述；问题2：属于医疗健康区块链数据中台，在"三、医疗健康区块链数据架构"中已经阐述；问题3和4：属于医疗健康区块链业务中台，这里重点阐述。

医疗健康区块链业务中台提供基础支撑服务和面向业务领域的支撑服务。

（一）基础支撑服务

1. 机构注册服务　提供各类机构注册信息上链服务，包括卫生健康行政部门、医疗机构、公共卫生机构、基层卫生机构等。

2. 人员注册服务　提供各类机构中相关人员注册信息上链服务，包括卫生健康行政人员、医疗机构人员、公共卫生机构人员、基层卫生机构人员等。

3. 个人注册支撑服务　患者和个人注册信息上链服务。

（二）业务领域支撑服务

业务领域支撑服务包括：数字身份、分布式医疗数据、电子病历共享、健康档案共享、检验检查互认、云胶片、电子处方、中药代煎、商保理赔、远程医疗、互联网医院、医联体、专科联盟、基于区块链与隐私计算的多中心临床研究，以及业务监管内容可视化定制工具等。

对于需要链改的应用，需要剥离出与达成共识相关的环节，这些环节与上链相关。

对于基于区块链开发的新应用，应尽量复用现在已有的底层链和医疗行业相关技术资产，以便缩短开发时间，降低开发成本，提高开发质量。

（冯东雷　徐　朗）

第三节　区块链在医学行业中的应用

一、区块链应用概况

可信确权的数据安全共享是医疗健康领域的主要需求。狭义的医疗产业链涉及医院、医药企业、医疗设备厂商、患者、监管部门之间的数据流转和共享；广义的医疗产业链可以涉及物流、互联网公司、社区、保险公司等多种社会团体。

（一）区块链类型

根据参与者的实际需求，区块链分为公有链、联盟链和私有链。

1. 公有链　公有链上的节点可以自由加入和退出网络，并参加链上数据的读写，网络中不存在任何中心化的服务端节点。目前公有链最成功的应用就是比特币。

2. 联盟链　联盟链上的各个节点通常有与之对应的实体机构组织，通过严格认证和审核授权后才能加入与退出网络。各机构组织组成利益相关的联盟，通过智能合约进行数据的操作控制。

3. 私有链　中节点的写入权限归内部控制，而读取权限可视需求有选择性地对外开放。具备区块链多节点运行的通用结构，适用于特定机构的内部数据管理与审计。

（二）适用于医疗健康领域的区块链类型

公有链、联盟链、私有链去中心化的程度依次降低。根据区块链及医疗行业特性，医疗行业更适合采取联盟链架构。联盟链中机构共同经过审核认证参与管理区块链，进行交易数据记录。医疗联合体是联盟链的典型应用场景之一，2017年，国务院办公厅发布了《国务院办公厅关于推进医疗联合体建设和发展的指导意见》（国办发〔2017〕32号），明确了医联体建设中的四种组织模式，即城市医疗集团、县域医共体、跨区域专科联盟和远程医疗协作网。2018年，国家卫生健康委员会和国家中医药管理局出台了《医疗联合体综合绩效考核工作方案（试行）》（国卫医发

〔2018〕26号），强调了医联体的精细化管理和规范化发展。2020年，国家卫生健康委员会与国家中医药管理局联合印发《医疗联合体管理办法（试行）》（国卫医发〔2020〕13号），要求加快推进医联体建设，逐步实现医联体网格化布局管理。区块链技术在推进医疗联合体数据分级访问及共享中有许多尝试。

二、国内区块链技术的应用

区块链技术在医疗健康领域的应用主要包括处方流转场景、医疗信息共享、药品/疫苗溯源、电子病历自主管理、医疗可穿戴设备、跨行业实体机构互信等。其中处方流转场景和医疗信息共享是近两年区块链在医疗健康领域应用最为频繁的两个场景。

（一）处方流转场景

电子处方流转（electronic prescription circulation）是指系统连接医院，并将院内处方以电子化的形式同步流转至院外的指定零售药房，随后患者可通过该电子处方内的信息向指定实体药房及电商平台处购买到包括处方药在内的相关医药商品的过程。电子处方流转推动医药分开，将就诊和药品进一步分离，方便患者。此外，电子处方流转还将均衡医疗资源。通过区块链技术可保证处方流转的安全性和可追溯性。由医院、药房联盟、配送平台、支付机构和监管机构作为参与方构建协作联盟。当用户通过互联网发起在线复诊，医生通过互联网审核后开出处方并上链，配送平台获取处方订单后，前往药店取药配送到用户家中。

> **实例：** 某公司的区块链技术可以确保处方信息的安全流转和处方信息不被篡改，在疫情期间更可以为用户提供无接触购药服务，降低交叉感染的概率。具体流程如下：
> （1）由医疗机构、药房、配送机构、支付机构和监管机构作为参与方构建协作联盟。
> （2）当用户通过支付宝发起在线复诊，医生通过钉钉等移动端审核后开出处方。
> （3）由物流配送平台上链获取处方订单后，前往药店取药配送到用户家中。

（二）医疗信息共享

医疗信息共享是指不同医疗机构之间患者信息的共享。目前患者医疗健康数据由各医疗机构自行管理，医疗机构的医疗数据存储形成数据孤岛，患者的健康记录处于分散状态，获取患者的全时间段及跨医疗机构的个人医疗健康数据很不方便。患者在跨医疗机构就诊时不得不重复进行检查检验，既浪费医疗资源，又给患者带来额外负担。但是出于信息安全考虑，医疗机构对医疗健康数据开放存在顾虑，患者医疗健康数据的共享没有有效的控制机制。无技术控制手段的开放可能导致患者数据被滥用造成隐私泄露。

区块链技术下的医疗信息数据共享，可以建立一个联盟链，不同医疗机构如各级医院、体检机构、社区健康管理通过区块链技术实现医疗信息上链共享。

> **实例：** 有公司提出了一种区块链健康档案解决方案，可以助力医疗行业实现健康和医疗数据的可信共享，使数据由储于一个个医疗机构中的孤岛转变为以人为中心的全时空维度视图。同时该方案具有以下特点。
> （1）帮助医疗机构获得患者的全时空维度健康档案。通过区块链整合集成多个不同医疗机构、体检机构、医疗设备甚至可穿戴设备的数据，以患者为中心构造全时间和空间维度的健康档案和电子病历视图，减少重复依赖和就医成本。
> （2）数据存储传递百分百真实可信。基于区块链不可篡改、不可伪造的能力，保证医疗机构间电子病历、检查检验数据等存储和传递百分百真实可信，并能保证后续追溯和审计的便捷、高效、有效性。
> （3）患者可以控制数据权限，防止隐私泄露。

（三）药品/疫苗溯源

药品溯源涉及药品生产、记录、流通、使用环节。区块链技术可以把药品产业链各参与方数据上链，利用区块链技术可追溯性记录药品渠道流通情况、物流信息，货物运输中断或丢失延期等可快速跟踪追溯处理。

实例：某科技疫苗溯源方案是以区块链+疫苗 IoT 技术为基础的疫苗流转监管体系，可视化完成问题疫苗一键锁定、一键回收，帮助快速锁定批次和大箱的监管码。对相关数据的全生命周期实现确权管理。数据从何而来、由谁进行，都会有精准记录，并且不可篡改，实现疫苗信息化数据的互联互通，实现流程见图15-3-1。

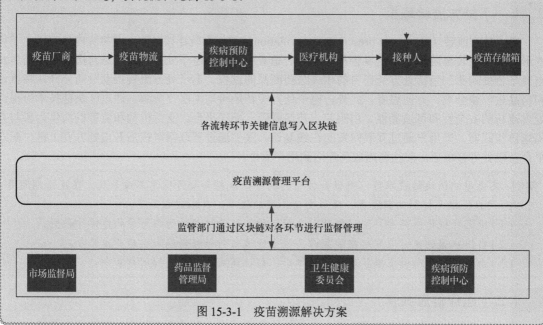

图 15-3-1 疫苗溯源解决方案

（四）电子病历自主管理

电子病历（EMR）又称计算机化的病案系统或称基于计算机的患者记录（computer-based patient record，CPR）。它是用电子设备（计算机、健康卡等）保存、管理、传输和重现的数字化的医疗记录，用以取代手写纸张病历。它的内容包括纸张病历的所有信息。

现在电子病历都存储于各医院，患者没有拥有电子病历的所有权和使用权。医院由于信息安全的需要，难以将数据开放给外界，开放电子病历数据需要实现确权（data authentication）与可信安全（trusted security），而区块链技术能够满足电子病历开放安全需求。

面向电子病历自我管理的区块链服务应能实现：①患者方对电子病历的个人管理，患者具有电子病历数据的访问权和管理权，通过患者的授权，第三方机构或医护人员方可访问病历数据；②医院方能确信开放电子病历不被滥用，患者关于电子病历的提供、授权、访问，应能实现其过程与内容的完整性、真实性、防篡改、可追溯；③第三方机构查看电子病历时能确保病历可信度；④经脱敏后的电子病历可在不同的医疗机构间共享，并提供临床诊疗、临床科研、管理统计等应用，同时向监管机构提供监管服务。

实例：基于区块链技术的电子病历自主管理提供了以个人为中心的健康医疗信息机制，以区块链方式存储的电子病历主体是患者，患者可以设置分级权限提供给第三方使用。医院则通过区块链服务平台，提供电子病历的上链存证与安全共享。

（五）医疗可穿戴设备

通过区块链技术实现共享、访问和消费者的个人健康数据管理。医疗可穿戴设备面向家庭消费者，目前不同厂商数据没有互相共享，医疗健康管理人员无法获取完整数据。通过区块链技术实现不同厂商可穿戴设备数据的共享，通过医疗大数据汇聚和挖掘，有利于建立消费者整体健康数据形象。未来面向最终消费者的医疗智能健康管理终端市场具备广阔的空间，实现关键在于制定行业可穿戴设备区块链规范，形成智能合约进行数据自动化管理。

（六）跨行业实体机构互信

区块链技术的去中心化分布式数据存储对建立参与者联盟非常方便，通常行业内数据共享是行业领导者或者政府部门发起建立一个大数据平台，各成员把数据或数据链接传输到该平台进行共享，数据的安全性完全依赖平台技术能力。如果是跨行业建立数据共享平台，那么政府监管部门建设跨行业平台能力则有限。区块链的去中心化互信机制适用跨行业建立联盟链，如医疗、保险、公证、法院可以成为互信联盟成员，联盟之间的成员数据互相直接可信共享。

例如，基于区块链技术的司法存取证平台可具备以下功能。

1. 可信存证 利用区块链存证能力，实现版权作品、电子交易、电子合同等业务数据实时确权留痕。

2. 全场景取证 区块链取证服务接入，快速集成网页、录音、录像、拍照等全场景取证能力。

3. 司法服务 基于司法机构联盟，为企业提供公证处确认函、法院证据同步等司法服务。

基于区块链的电子签章技术适合用于联盟链，加入联盟后通过区块链技术签章的共享数据是互信的。例如，如果法院、公证、医疗机构、保险机构在同一联盟链中，那么医疗机构的电子签名对法院、公证、保险公司就是可信的，具备纸质签名印章同等法律效力。联盟链的成员越多，互信实体就越多，联盟链就具备了更大的实用价值。

三、国外区块链技术的应用

目前区块链在医疗领域的应用和研究备受关注，世界上许多公司和研究机构均参与其中。全球领先公司提供的区块链即服务（blockchain as a service，BaaS）都提供了可靠、可扩展的安全平台，为区块链应用的开发和扩展提供云服务。

（一）医疗记录

爱沙尼亚共和国是世界上数字技术应用最为发达的国家之一。它利用一公司的区块链技术实现了所有人口的医疗记录的数字化，这些医疗记录实时上传到了区块链上。

医生通过网络可以拿到患者的可验证、无篡改的医疗记录，以及完整的诊断检查史，有助于医生给出正确的医嘱。随后医生将记录上传到患者在区块链上的账户中，患者使用自己的移动设备获取信息，授权医疗工作者；获取健康数据，做出正确的治疗。

（二）健康保险

新加坡政府已经开始以特定数目的人口作为试点，实施基于区块链的医疗保险。它是一个基于以太坊的联盟链，连接保险公司、医院、银行。当具有特定风险的患者签署保险计划时，相关细节将存储在区块链上。

当患者需要理赔并办理相应的手续时，智能合约就会被触发，相应钱款将在 24 小时内从保险公司转移到医院，结清患者产生的账单。

（三）医疗生态平台

Medicalchain 正在构建一个利用区块链技术安全和共享健康数据的去中心化平台，快速透明地交换和使用医疗数据。区块链安全地存储健康记录并保持唯一版本。不同的医疗机构和个人，如医生、医院、实验室和保险公司，可以要求获得区块链上患者记录的许可。患者可以更好地控制谁可以看到他们的数据，而医疗服务提供者可以根据更准确的数据提供更好的患者护理。并利用远程医疗应用程序 MyClinic 方便安全的视频咨询平台将患者与医生联系起来，这是一个允许患者与医生完成视频咨询的跨境远程医疗平台，同时，MyClinic 将使患者能够在世界任何地方选择医生进行咨询。

（四）患者数据交换平台

德国某集团已经开发出了一种基于区块链的解决方案，用于管理敏感的医学数据。该公司以其区块链管理系统，旨在为医疗行业提供一个安全的数字平台来交换患者数据。它的目标是提供所有被授权参与到基于区块链技术的分散数据存储的治疗过程的参与者。该公司表示，所有的数据交易都是加密的，并存储在一个不可更改的区块链上，并将直接在授权的参与者之间进行。它还将允许"伙伴系统集成""实时温度""位置和质量控制以及可靠的原产地证明"。

为了说明新系统与传统方法相比的优点，该集团采用了体外细胞疗法的例子：患者的细胞在复杂的多阶段过程中处理。许多不同的参与者参与了这个过程，如治疗诊所、细胞迁移中心、物流服务提供商和制药公司。基于区块链的闭环供应链方法可以防止在治疗过程中对样本和数据的任何混淆或误用。

（何　强）

第四节　区块链技术在医学领域应用中面临的挑战

区块链技术是一种新型数据库软件，能安全地存储交易或其他数据，具有安全性、唯一性、可追溯性、分布式和公开性等特征，能够保证信息不可伪造、无法篡改，增强交易信任，在医学领域有巨大的应用价值和潜力。但相比于金融和政务等领域，医学领域对于区块链的认知和接受程度还需要一个过程，区块链技术本身存在的一些问题也制约了其发展，在实际应用落地中还面临诸多挑战。

一、医疗领域初期推广问题

与社会上其他行业相比，医疗健康领域承担的社会责任更大，因此，"区块链+医疗"项目的进入门槛也更高。

具体来说，区块链技术目前落地运行良好的典型应用案例不多，在医学领域的应用案例不足，行业发展呈现碎片化，专家学者大多秉承审慎的态度，对其在医学领域的推广应用较为谨慎，整体缺乏推广其进一步落地的动力。区块链技术独有的去中心化特征将对传统医疗机构的中心化模式造成一定冲击。同时，区块链技术发展中面临的资金投入高昂、技术人才短缺、成熟项目不多等问题，也在一定程度上激发了其与传统医疗信息化中稳妥为先的顶层设计观念之间的冲突，为区块链技术的开发和应用带来不便。当前我国区块链法律制度相对滞后、标准规范不够健全、监管系统基本缺位，传统的医疗质量及安全综合监管制度短时间内难以适应区块链技术的发展要求。医疗区块链网络中，各节点自由访问，使得相应的法律责任主体难以确定，监管标准制定困难，不利于区块链技术的广泛推广和落地应用。区块链技术独特的 P2P 网络架构和分布式存储结构，对固有的医患权利格局提出了挑战、对传统的医患信任机制带来了冲击，相关机构和部门对区块链技术在医学领域的应用大多保持观望、谨慎考虑，给区块链技术的普及和推广带来阻碍。区块链技术与医疗应用场景的具体结合需要综合型人才的引领和推动，需要深入理解两个领域的专业团队去匹配设计和实践验证，对医疗行业认知水平、区块链技术理解能力、资源整合能力和持续运营能力都有较高要求，此类交叉性人才的稀缺也使区块链技术难以在医疗领域广泛、深入应用的原因之一。

总之，区块链技术独特的去中心化属性与现有医疗行业信息化设计理念存在冲突，对现有的医患格局和医疗利益分配机制带来了挑战，且区块链技术目前在医学领域的成功案例较少，加之缺少完善的监管体系和专业交叉的综合性人才，导致区块链技术在医学领域的普及程度不高。随着区块链技术的日益优化、医疗信息化程度的不断加深、综合性人才的持续培养、监管体系的不断完善，相信不久的将来，区块链技术将在医学领域发挥更大的价值。

二、区块链网络性能问题

尽管区块链 3.0 时代已经来临，但是目前区块链吞吐量仍然比较低、交易确认时间久，难以满足对性能要求较高的应用场景需求。以比特币为例，现有的比特币交易网络每秒仅能处理 7 笔交易，这个交易速度远低于当下每秒几千万级别的清结算和支付需要，对区块链的规模应用产生很大限制。尽管目前医疗数据的交互行为尚未达到金融领域的交易速率，但是医疗数据高频存储、流转所要求的速率也远远超过了目前区块链网络的处理效率，在医疗数据交换频繁的应用场景中，如挂号预约等，通过中心化的号源管理和实时更新可能更加高效。区块链是一种完全去中心化、分布式的环境，每笔交易都需要获得全部节点的认可，多个节点之间交互中常常因为网络拥堵等原因造成共识时间较长，网络容量限制和节点扩容有限等因素导致产生额外的风险与成本。在现有技术水平下，数据获取的实时性不高将掣肘区块链技术在医学领域的应用与推广。

三、医疗数据隐私安全问题

区块链技术在隐私保护方面具有独特的优势，基于区块链技术的隐私保护领域也产生了诸多创新性研究成果，但从实际落地应用角度来说，区块链技术在安全性、隐私性及与其他隐私保护技术融合创新等方面尚存在许多需要解决的问题，这些问题阻滞了区块链技术在医疗信息隐私保护中的应用，不利于区块链技术的推广与落地。

医院是医疗大数据的主要来源，医院大数据的汇集主要依靠院内的信息化系统，目前，由于医疗机构信息化发展时间不长、医疗数据不互通等原因，总体上看医院信息化覆盖程度还不够。医疗数据来源广、数据量大、数据类型复杂且隐私性强，医疗数据集中包含的隐私信息会随着数据的发布和共享而泄露，对于此类数据如果直接发布上链，势必对数据隐私造成影响。

区块链同时具有匿名性和公开性，所有交易数据面向全部节点公开透明，每个参与者都能获得完整的数据备份。在隐私保护方面，比特币采取的方式为：隔断交易地址和地址持有人真实身份的关联，以此来达到匿名的效果，强化隐私保护。但是交易本身是公开的，所有人都可以在比特币系统中访问交易信息。医疗健康数据高度敏感，比特币的隐私保护逻辑在医学领域并不适用。另外，虽然区块链中支持匿名交易，但随着大数据分析技术的发展，攻击者仍然能够通过数据挖掘等技术从链上公开的交易信息中得到地址之间的关联关系，推测出用户的真实身份，难以真正保障用户的隐私。

虽然大部分的隐私难题都可以通过链上数据加密和数学手段验证交易的有效性等手段解决，但面临大数据挖掘恶意使用、跨站点脚本攻击等技术使用不当的情况，加密算法也存在多重风险，如算法迭代、旁路攻击、密钥丢失等。因此，区块链的去中心化系统也难以避免中心化结构中的隐私保护问题，多方共识能否真正保证隐私安全还有待检验。

由于区块容量有限，且交易性能存在瓶颈，区块链难以直接存储大规模数据。对于大规模原始医疗数据的存储与计算处理，势必采用链上链下相结合的方式，因此区块链账本中需要发布具有代表性的数据，在保证不泄露隐私的前提下，确保链下存储数据的完整性与实际应用场景中数据交易的可验证性。如何实现区块链与链下传统信息系统的安全对接也是区块链技术应用于医学领域中的挑战之一。

区块链技术可以保证数据不被篡改和交易透明，但目前的技术水平无法做到对上链前数据进行逐一识别，应急状态下更难控制源数据造假问题。由于技术特征，区块链系统一般涉及多个主体，常由多部门参与共建，每个参建主体的信用和能力参差不齐，在集体审核功能不健全的情况下，难以排除个别造假数据上链的现象。这种情况下，区块链不可篡改和不可撤销的独有特性将固化错误信息，反而可能放大信息失真的危害。

四、区块链存证的司法认可问题

法律法规和监管体系的完善速度一般会滞后于信息技术的发展速度，到目前为止暂无针对区块链技术的健全司法体系，因此，如何在现有法律和制度的框架下规范区块链技术的发展，值得探讨跟进。医疗数据一般包含大量的隐私信息和敏感资料，区块链技术在医学领域的应用尤其需要强化安全性和隐私性，用于数据共享和互操作。在实际应用中，应平衡匿名性与可监管性之间的关系，在保证合法用户隐私的同时抵制非法行为。

一方面，医疗信息数据共享涉及对数目庞大、类别庞杂的医疗机构等参与主体进行管理，只有建立了统一的数据入链行业标准，才能保障医疗数据安全高效传递。现有的以中心化为主的互联网相关法律尚不健全，对于新出现的以去中心化区块链技术为核心的互联网法律亟待完善。现行的政策规定依然不足以将区块链技术在"互联网＋医疗健康"领域的作用充分实现，甚至对部分"区块链＋"领域的法律监管尚存在不足。

新事物的产生注定要伴随一系列法律、政策的出台，没有相对健全的法律体系进行监管和维护，区块链技术很难真正发挥其作用。例如，对患者个人信息采集及存储的相关规定、对医疗行业协会的具体权利及义务的界限划定、政府部门对区块链在"互联网＋医疗健康"领域的监管规划、对于区块链技术实现在"互联网＋医疗健康"的官方许可等众多方面仍然需要进行责任划分和认定，缺乏法律赋权的合法性便无法真正实现医疗健康领域技术的实质性改变。

另一方面，智能合约与现行法律的对接兼容性暂不明确。智能合约目前在医疗领域的应用多集中于数据共享相关场景，医疗索赔处理和异地医保报销等新的应用场景正在逐渐被发掘。对于医疗索赔处理类场景，智能合约可以通过写好的算法把事先约定好的理赔条件写入，在达到理赔触发条件时开展自动理赔。触发型赔付产品可以通过指定的程序代码减少投保人与保险机构之间由于合同条款人解读不同所造成的纠纷，降低保险的人工理赔成本、提高理赔效率。不过，区块链智能合约只可更新、难以删除，所以数据一旦录入就无法修改。智能合约还存在合同条款有无充分考虑缔约双方的真实意愿、程序代码是否可以精准表达合同条的语义等问题。基于上述问题，区块链想要得到正式的合法性地位，还需解决与现有法律体系的协调对接问题。

（王　庆）

第五节　区块链技术在医学领域应用的展望

信息技术的探索是永无止境的。随着现代信息技术的不断发展和人们对健康服务需求的持续提升，区块链技术在医疗与医学研究领域的应用将日益深化与广泛，并将引发医疗服务模式的改进与变革。

区块链技术的特性，即中心化、不可篡改、可追溯、集体维护、公开透明，保证了数据交易的可信性与透明性，为在医学和医疗领域建立以健康为中心的信息可信互通共享，保障数据完整性，提供全程的健康医疗，改善患者医疗体验提供基础的数据保障。目前，区块链在医疗保健中的主要应用已在包括个性化健康数据的保存和授权、推进医药社会卫生管理工作、增强医学教育和科研的可信度等方面进行有益的尝试，随着区块链技术的进步与融合发展、应用研究的深入，必将在支撑可信医疗的协作、赋能医疗服务模式创新方面展现更加广阔的发展前景。

一、区块链的技术进步与融合发展

区块链技术的进步，及其与其他技术的融合发展，包括区块链自身解决扩展性、安全性、跨链等的技术进步，与隐私计算的深度结合，以及与人工智能、大数据、物联网、5G 通信新兴技术的融合，这将进一步增强和改变区块链在医学及医疗领域的应用发展。

（一）医疗区块链技术的进步

区块链在取得共识过程时，往往在去中心化、安全性、可扩展性方面难以取得完美共存。目前已有一些新技术，如 Algorand 的新共识系统，使同时实现这三种属性成为可能。未来区块链的主要技术发展方向见图 15-5-1。

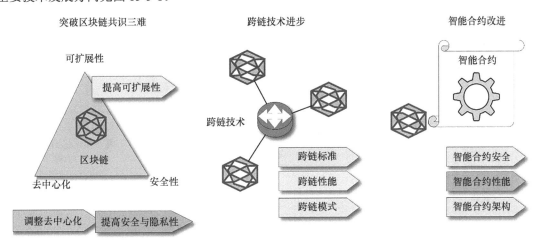

图 15-5-1 区块链的技术发展方向

1. 在可扩展性方面，诸多的研究或者试图通过在共识机制的优化、通信速度的提升、交易验证与信息加解密技术的改善等层面寻求优化；或者试图通过链外方法提升区块链。如通过链上扩容、平行区块链增长、分片交易、侧链扩容、链中链等方式，以获得区块链性能的整体提升。

2. 在系统安全与隐私保护方面，区块链的安全与隐私技术也在持续发展，通过用户验证及访问限制、账本隔离、数据加密等技术，可实现医疗数据安全与隐私的保障。目前，一些更加有效的加密算法、群签名、零知识证明等在不断研究中，基于国家密码体系的非对称加密算法（SM2/SM9）、分组加密算法（SM1/SM4/SM7）也将在区块链中得到应用；区块链还将借助联邦学习、多方安全计算等隐私计算技术的相融合，提升区块链的数据隐私计算能力。

3. 随着区块链在不同领域得到更加广泛的应用，医疗、药品、保险、养老、教育等不同类型、不同范围的区块链在不断建设中，可能成为新的"数据孤岛"，因此数据的"跨链"将成为改进的必须。而目前此方面技术尚处于初步阶段。随着跨链技术的发展、跨链协议的建立和完善，在未来不同区块链之间的连接将更加方便，医疗健康领域的跨链标准也将成为健康医疗区块链发展的强劲引擎。

4. 区块链智能合约的研究和应用尚处于早期阶段，智能合约的安全与隐私问题、智能合约的机制与性能改进、智能合约的法律及形式化验证等都将是区块链有待进一步改进的研究挑战。

（二）区块链与隐私计算的深度结合

数据的共享和使用，需要在合法合规、保证相关方权益的前提下进行，数据的隐私安全，成为相关方瞩目的焦点之一。区块链技术与隐私计算相结合方能提供更好的隐私安全解决方案。隐私计算是一套包含密码学、数据科学、人工智能、安全硬件等领域交叉融合的跨学科技术体系，实现对处于加密状态或非透明状态下的数据进行计算和分析，在保证各方数据隐私受到保护的前提下，实现对多方数据的融合计算，从而达到多方数据的自有，而联合计算结果共享。

区块链与隐私计算的深度结合，将为数据的交互提供更好的隐私保护及安全控制，包括满足复杂环境的隐私计算、基于高可靠安全的共识审批和签名授权等，将在为建立跨机构的电子病历跨域共享、专病库协作、多中心临床研究和药品临床试验、跨机构临床决策支持等方面提供支撑（图 15-5-2）。

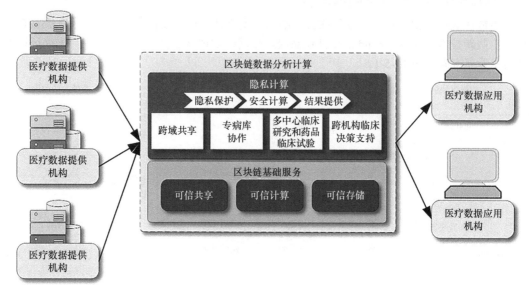

图 15-5-2　基于区块链隐私计算

（三）区块链与新兴技术的融合发展

区块链的广泛应用必将大大促进数据互信和大规模的协作，促进医疗、公共卫生、健康管理、生命科学、环境科学、药品供应、保险、养老等学科的紧密结合。区块链数据量也必将飞快增长。基于此，大数据、人工智能等新兴技术也将与之相伴相生快速发展，必将加速基于数据协作模式的创新、推进未来区块链规模化的推广应用。人们健康医疗的体验感、健康指数也将进一步得到提高。

二、区块链支撑可信医疗协作

基于区块链的医疗数据的互操作，提供了领域之间、地区之间、机构之间的业务互动的技术基础。除电子病历的可信共享、医疗检验检查互认、医联体/医共体之间的分级诊疗等基础应用之外，可在基于可信电子病历的疫情联防联控、跨区域医疗协作、精准医疗与多学科医疗协作、专病库建设与多中心临床研究等方面发挥积极的推动作用。

（一）基于可信电子病历的疫情联防联控机制的建立

可通过基于区块链的电子病历搭建可信流转共享平台，实现医院、专家及各监管部门之间的可信流转，提供联防各方对电子病历的使用管理，对具有流行性疾病感染者病症的患者及被确诊的患者进行病历标识，管理跟踪转归情况、疫苗接种情况、密接信息，协助接触者的追踪和疾病的溯源；通过对传染病感染患者电子病历的数据分析，辅助进行疾病与疫情预测，为研究重大灾难性疫情提供支撑。

（二）支撑跨机构、跨区域医疗协作与临床辅助决策

以城市群为主体的大经济圈模式正在建设和形成，需要包括医疗卫生等不同领域的相互协作。基于区块链的跨区域医疗协作可以实现医疗数据共享，通过建立跨域专科联盟、跨域转诊协作、多中心临床研究、医疗资源协调、远程教育、远程医疗等服务，促进医疗服务均质发展；协同推动健康领域的科技创新（图 15-5-3）。

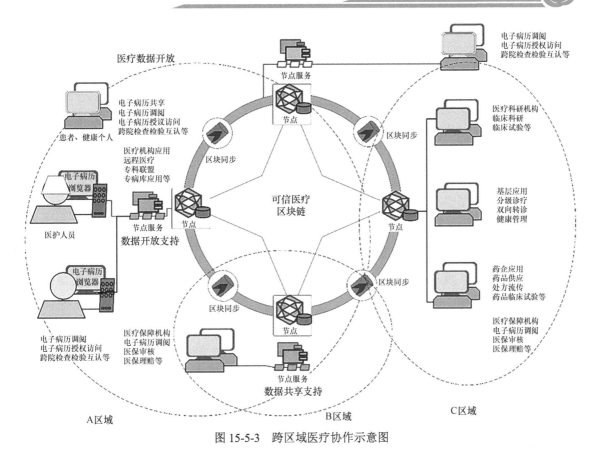

图 15-5-3　跨区域医疗协作示意图

基于医疗健康大数据，建立跨区域的医疗健康知识库，进行科学知识发现以实现决策支持和智慧医疗。临床决策支持主要通过数理统计、机器学习等方法进行深度数据挖掘，建立跨机构的知识库，为临床诊断、临床干预等提供循证证据，包括检查提醒、诊断、处方建议等。医疗数据、信息与知识的存储、组织、管理和使用的互相协作，可大大提升数据中所蕴含的信息量和赋能智慧医疗的能力。通过跨机构的区域协作，大幅度扩展了临床知识库的数据来源，增加数据量、信息量和临床知识的可信度，通过人工智能可建立更加安全可行的临床决策支持系统（CDSS）；同时，通过数据和知识的共享又可实现在更大的区域范围内应用知识，以提高医疗质量，实现不同区域医疗质量同质化，减少医疗的差错，提高临床质量。

（三）支持精准医疗、多学科协作模式

精准医疗是一种注重个体化差异，针对个人病情、基因等差异开展个性化治疗的医学，往往需要综合人的基因组学、蛋白质组学数据，以及个人健康档案数据、循证医学数据等要素进行研判分析，提供精准、高效、可控的疾病预测、防控、诊断和干预。通过区块链连接不同单位所涉及的有效数据，利用分布式账本存储，通过对相关数据的上链存证与共享，实现数据的可信整合，建立精准医疗及多学科协作平台，推动医学进步与居民健康。

（四）强化专病库建设，赋能大规模多中心临床试验

大规模多中心临床试验主要目的是通过大样本来解决医学领域的重大问题。建立基于区块链的多中心临床试验平台，建立包括可信安全的临床数据和电子病历协作共享机制，有利于建设高水平的专病数据库，利用信息化手段强化临床研究数据的真实性、不可篡改、可追溯。通过专科联盟的形式进行可信病例数据的共建共享，或通过隐私计算协作进行高效的多中心协作临床研究，可大大增强跨院、跨地区的专科协作，打破壁垒，促进临床研究的合作与研究效率。

三、区块链助力医疗模式创新

随着区块链技术在医疗领域应用的深入和普及，将引发医疗服务模式的重要变化。这些变化将主要体现在促进"互联网+医疗"模式的升级换代、推动智能居家健康医疗服务、推动三医联动与医养结合服务模式创新、助力医学数据资产化等方面。

（一）促进"互联网+医疗"模式的升级换代

目前"互联网+医疗"项目多局限于医疗健康咨询、健康教育、远程教育等方面，而远程诊断能力受限，如中医中的望、闻、问、切四诊，通过互联网仅能进行望、问二诊。此外，在线数据的可信度也限制了"互联网+医疗"的发展，医患双方以及信息系统提供者均可能对数据的安全性构成风险。

随着人工智能、穿戴设备、物联网等新兴技术的融合发展，远程健康监测、诊断与治疗能力将产生飞速的发展；同时，区块链的技术将提供可信的医疗数据与互联网交互数据的支撑，互联网医院有望在服务广度与深度方面进一步提升，在健康促进、疾病预防、疫情控制、健康咨询、康复医学等方面发挥更大的作用。

（二）推动智能居家健康医疗服务

依托 5G 网络、物联网、人工智能、家用健康医疗器械、健康照护机器人以及虚拟现实/增强现实等技术的发展，智能居家健康医疗设备将逐步走入人们的生活。区块链技术可实现可穿戴设备、家用健康医疗器械提供、健康照护机器人提供的连续的个人健康状态、饮食起居、睡眠情况、运动与更加细微的体征信息、用药信息等与医院及健康管理机构的互通。虚拟现实/增强现实/元宇宙等技术将被用于提供沉浸式的远程医疗及健康管理服务。

随着应用的升级，将产生海量、多模态的数据交互，区块链平台将承担多样性数据信任与安全计算任务，并提供更大规模的账本共享与互操作。同时，要求医疗保健供应商和平台商提供更灵活的数据管理功能，基于区块链高度自适应和计算能力、高通量的物联网将被应用于智能医疗设备，提供更好的使用体验。

（三）推动三医联动与医养结合服务模式创新

我国医疗、医保、医药领域的改革仍在持续推进中，随着新兴技术、公众需求的变化，健康中国理念的提出，区块链技术创造的基于数据的可信共享与互操作的环境，为实现更严格的医疗服务行为监管、推动医养结合服务模式创新提供了可能。

（四）助力医学数据资产化

国内医疗数据资源存在严重的不均衡现象，这种不平衡不仅存在于地区之间，也存在于不同医疗机构之间，也存在于数据拥有者与医学数据应用者之间，包括患者与医疗机构之间。同时，数据的协作共同提升数据价值的需求日益增长。上述需求成为数据资产化的重要驱动力，促进医疗数据的资产化，是实现医学数据供需之间有价流动的重要引擎。

如慢性病患者的电子病历，可通过资产化交易，以授权方式提供给医疗机构及医药研发机构合法使用，通过对数据的分析挖掘，可以发现慢性病发病原因、机制，对慢性病的发生进行预判，用于辅助诊疗，开发针对的药品等。

基于区块链的医疗数据资产化，应用区块链技术对医学数据的积分标识、确权与授权实现交易；保障数据资产的真实性和完整性；并通过智能合约实现交易过程的自动进行。

（李颖川）

第十六章　医用高新生物材料

第一节　生物材料的研究发展历程

一、生物材料的基本定义及概念

生物材料（biomaterials）在 21 世纪是一个全新的领域，但它有着古老的历史。生物材料被定义为用于诊断、治疗、修复或替代人体受损组织和器官，或提高其功能的一类功能性材料。

生物材料的概念可以追溯到 1992 年。《材料的生物学性能》一书中，美国布莱克教授将其定义为"用于替代或修复活组织的天然或人造材料"。在同一时期，我国的《材料大辞典》将生物材料定义为"与生物系统结合，用于诊断、治疗或替换机体中的组织、器官或增进其功能的材料"。随着对生物材料认识的深入，其定义也发生了变化，*Science* 于 1997 年发表的一篇文章将生物材料定义为"用于修复人体的天然材料和活组织中的材料"。NIH 对这一概念进行了修正，将生物材料定义为"用于一段时间内作为整体或部分来治疗、增加或替代身体组织和器官，并恢复其功能的任何物质或物质组合，可以是天然的或人工合成的"。生物材料学家威廉斯（Williams）强调了生物材料的重要性，他认为它不仅是一个载体，更重要的是能实现功能，如诱导细胞生长和组织生成等。随着科学的发展，全球科学家对生物材料的定义逐渐完善。2018 年，国际生物材料界进行了第二次定义共识会议。该会议中关于组织诱导性生物材料的定义被写入《二十一世纪生物材料》中。这一定义是生物材料领域首次拥有"中国定义"，也预示着当代生物材料学在实现修复和再生人体组织及器官方面承担重要任务的意义。

二、生物材料的发展历程

生物材料的发展史就是人类与疾病的斗争史，自公元前人类诞生之时，人们就不断地与各种疾病作斗争，而在不断的斗争中，生物材料成为人类同疾病作斗争的有效工具。早在公元前时期，人类就已经开始用天然材料（主要为药物）治疗某些疾病，并用天然材料修复人体的创伤，如公元前 3500 年，古埃及人利用棉花纤维和马鬃等作为缝合线来缝合体表的伤口；公元前 2500 年，在中国和古埃及的墓葬群中，考古学家发现了义齿、假耳、假鼻等文物；16 世纪初，人们利用黄金板修复颚骨，用金属固定骨折及种植牙齿；19 世纪中期，金属板等金属材料开始广泛应用于临床上。进入 21 世纪后，随着科学技术和医学的蓬勃发展，特别是新型高分子材料的研究与开发，生物材料的研究和应用获得了极大的发展空间。

（一）惰性生物材料及其生物化

20 世纪 30～40 年代，随着科学家对生物材料的深入研究，金属生物材料广泛应用。研究主要集中在理解和认识惰性生物材料的性能。惰性生物材料能在生物环境中保持相对稳定的结构，几乎不发生化学反应，其机械性能和功能特性与组织相协调。这类材料通常选用成熟的工程材料。在临床应用中，功能性生物材料很少出现不良反应，不引起凝血、溶血、血栓形成，不具有免疫原性，不致畸或致癌，并能被机体接受，发挥替代或置换功能。惰性生物材料是生物医学材料早期研究和应用的重点，也是重要组成部分。

惰性生物材料包括医用金属材料、医用非金属材料、生物医用高分子材料和医用复合材料。①医用金属材料包括不锈钢、钛合金、钴基合金、镍钛合金等。②医用非金属材料包括氧化铝、氧化锆、氧化硅、氧化镁、氯酸钙等陶瓷材料。③生物医用高分子材料包括聚乙烯、聚丙烯、聚四氟乙烯、聚丙烯腈、聚甲基丙烯酸甲酯、聚氨酯、硅橡胶、碳纤维等。④医用复合材料由两种或多种化学性质不同的材料优化组合而成，包括高聚物、金属和陶瓷等材料的组合，形成各种性质各异的复合材料，如纤维增强聚合物和金属-陶瓷复合材料等。

惰性生物材料被用于制造人工器官，以修复或替换人体受损组织器官，提高和替代其功能，如人工心脏和瓣膜、人工血管、人工骨、人工关节、人工角膜、人工晶状体、角膜接触镜和医疗辅助装置等。然而，研究人员在临床工作中发现，惰性生物材料与组织或血液接触后会产生界面反应。为了解决界面反应的问题，改善材料与组织细胞的相容性，提高生物材料的性能，研究者从两个方面进行研究。一方面，对惰性生物材料进行表面改性，使其生物化；另一方面，不断研制开发新型生物材料。惰性生物材料表面的生物化是一种对表面进行特殊处理的生物材料表面改性工艺，旨在提高或增强生物材料的特定性能以实现特定用途。例如，对生物材料表面进行肝素化、接枝活性药物或基团、增加亲水性基团、接枝生物大分子、设计表面微相分离结构等。此外，还可以利用物理或化学方法对生物材料表面进行改性，如表面钝化、离子注入与离子束辅助沉积、等离子技术、表面涂层等。

（二）生物医用高分子材料

20 世纪 50～60 年代，随着科学家的深入研究，生物材料进入了快速发展阶段。根据来源，生物材料主要包括天然生物高分子材料（如纤维素、甲壳素、透明质酸、胶原蛋白、明胶及海藻酸钠等）和合成生物高分子材料（如聚氨酯、硅橡胶、聚酯纤维、聚乙烯基吡咯烷酮、聚醚醚酮、聚甲基丙烯酸甲酯、聚乙烯醇、聚乳酸、聚乙烯）等。尼龙和聚甲基丙烯酸甲酯等合成生物高分子材料在经济和科学快速发展的环境中得到广泛应用。各种新型材料的发展使得生物材料在性能和结构上更接近人体组织，并逐渐扩大应用范围，深入到医学的各个领域，逐步朝着人工器官替代人体内脏器官的方向发展。新型的生物医用高分子材料成为这个时期的代表，随着聚合物化学科学的发展，进入了快速发展的道路。这类材料可分为刚性和柔性两类。刚性材料包括骨水泥聚甲基丙烯酸甲酯（polymethyl methacrylate，PMMA）和人工关节材料，如高分子量聚乙烯等。柔性材料包括血管材料（如聚四氟乙烯机织涤纶毛绒型人造血管）、膜材料（如尼龙）和韧性材料等。

生物医用高分子材料具备耐生物老化的重要物理化学特性，被开发用于体内植入材料。这些材料具有良好的生物稳定性、物理机械性能，易加工成型，原料易获取和便于消毒等，受到科学家和研究人员的关注。科学家和研究人员通过加工制造，将这类材料主要应用于生物组织修复、人工器官、人工血管、角膜接触镜、膜材、黏结剂和空腔制品等。主要使用的材料包括聚乙烯、聚丙烯、聚丙烯酸酯、芳香聚酯、聚硅氧烷和聚甲醛等。然而，将高分子材料作为承重的体内植入件仍面临许多问题，因此当前的研究方向主要集中在提高材料的生物安全性、组织相容性和血液相容性，改善生物学性能，以及力学、机械和物理性能等方面。生物膜是生物材料在临床应用中的重要组成部分，主要由线性高分子多糖结构的壳聚糖（甲壳素脱乙酰基的衍生物）构成。壳聚糖是无毒且无抗原性的材料，可自行降解，同时具有促进创面愈合的作用。壳聚糖是天然多糖中唯一的碱性多糖，具有良好的通透性，含有游离氨基，可结合酸性分子。基于其特殊的物理化学性质和生理功能，可以用于开发人工肾膜和人造皮肤等临床替代品。

（三）生物陶瓷材料

20 世纪 70～80 年代，生物医用高分子材料无法完全满足临床需求，生物陶瓷开始崭露头角。世界各国的研究取得了突破性进展。生物陶瓷是由陶瓷、玻璃、碳素等无机非金属材料制成的材料，具有高稳定性、高压缩强度、良好的生物相容性和亲和性等特点。生物陶瓷材料耐腐蚀、无毒副作用，几乎不引起生物组织的排斥反应。因其独特特性，成为超越金属材料和生物医用高分子材料的新型生物材料。生物陶瓷的研究基于 20 世纪 30～40 年代的生物惰性材料研究，尤其是氧化物材料如氧化铝、氧化锆陶瓷的研究，为生物陶瓷材料奠定了基础。为了解决临床应用中的问题，生物陶瓷材料主要集中在以下几个方面：①具有特异功能的活性材料；②具有良好力学性能和促进组织生长能力的功能材料；③具有生物组织结构的复合材料；④具有高抗凝血功能的医用碳素材料。其中，磷酸盐基的生物活性陶瓷是目前生物陶瓷研究中最活跃的领域。

陶瓷材料是无机生物医学材料，特点包括无毒、耐腐蚀、高强度和良好的生物组织相容性。根据生物组织相容性，陶瓷材料可分为生物惰性陶瓷、生物活性陶瓷和生物可降解陶瓷。①生物惰性陶瓷（如氧化铝陶瓷）具有稳定性好、生物相容性好、无元素释放和对机体无刺激等特性。②生物活性陶瓷（如羟基磷灰石和磷酸钙骨水泥）能在机体内溶解后在组织表面形成保护层，与机体组织具有良好的亲和性。③生物可降解陶瓷［如磷酸钙陶瓷（既是生物可降解陶瓷，又是生物活性陶瓷）和硫酸钙陶瓷］被用作临时骨替代材料，最终可以通过体液降解排出体外。不同类型的生物陶瓷材料具有不同的物理、化学和生物特性，临床应用也有所区别。生物陶瓷主要用于骨科和整形外科中肌肉骨骼系统的修复和替代，同时也被用于心血管系统的修复、药物释放和传递载体制作，具有特殊性质的陶瓷用于肿瘤定向治疗等方面。

生物材料研制成人工器官替代和修复机体受损组织及器官已取得良好的治疗效果，甚至拯救了患者的生命，但在长期应用中仍存在一些问题，如生物材料与组织的亲和性、炎症反应、免疫反应等。或短期植入效果好，但远期效果不佳，甚至造成负面影响。产生不良反应或问题的关键在于这类生物材料的化学结构、物理特性与正常人相差甚远，不能与自身组织器官完美匹配。为了解决这些问题，科学家和研究人员提出了组织工程材料。

（四）组织工程材料

20 世纪 80 年代，著名华人学者冯元桢在 1984 年首次提出——组织工程学（tissue engineering），这一新概念于 1987 年被美国国家科学基金会（national science foundation，NSF）正式提出及确定，由此开启了生物材料的新时期。1997 年，FDA 批准了一款组织工程皮肤的上市，标志着组织工程化进入了构建与应用阶段。2006 年，*Lancet* 杂志刊登了组织工程膀胱的临床应用论文，进入了具有复杂功能器官的组织工程构建和应用阶段。2007 年，*Journal of Tissue Engineering and Regenerative Medicine* 创刊，标志着组织工程与再生医学的融合，推动了再生医学的发展。组织工程学是一个跨学科的研究领域，由工程科学、生物科学、基础医学等学科交叉构成。它旨在开发制造具有生物活性的组织或器官替代物，用于保持、替代、修复和加强受损组织器官的功能。通过控制材料与细胞的相互作用，引发特定的细胞反应，实现黏附、增殖、分化和细胞外基质重建，诱导组织和器官的形成。

组织工程学的重要内容包括：①提供细胞贴附生长的生物支架或细胞外基质；②解决组织相容性问题；③利用生长因子促进组织再生；④寻找合适的种子细胞来源。支架材料是组织工程的关键，合适的支架材料为种子细胞提供增殖、分化和新陈代谢所需的空间，引导组织再生和控制组织结构的形成。

现阶段，组织细胞工程支架的生物材料主要包括合成可降解高分子材料、天然可降解无机材料、复合材料和天然可降解高分子材料等。理想的支架应模仿天然细胞外基质，并通过适当的生物化学和纳米/微米尺度表面形貌与宿主细胞相互作用，调控细胞和组织行为。纳米级生物材料与细胞只接触一个表面，提供更大的生长面积和更多的细胞膜与材料结合位点，有利于细胞黏附和基因调控。例如，纳米材料的生物活性表面模仿天然骨骼表面，促进更多蛋白质吸附并有效刺激新骨形成。研究还发现，骨形态发生蛋白诱导的软骨和骨的再生高度依赖基质的几何性质。

（五）纳米生物材料

20 世纪 70 年代，科学家们从不同角度提出纳米的构想，1974 年东京理科大学谷口纪男第一次提出纳米的概念，1982 年德国科学家格尔德·宾宁（Gerd Binnig）和海因里希·罗雷尔

（Heinrich Rohrer）在苏黎世 IBM 实验室发明了扫描隧道显微镜，开启了纳米元年，随着纳米科技技术的不断发展，纳米科技已经渗透到人类的各个领域，尤其是生物医学领域，为生物医学提供了创新机遇和市场前景。纳米技术是一种通过特定的技术设计，在纳米尺度范围内，重新排列组合原子、分子或原子团、分子团，产生某种特殊结构以实现某种特定功能的新物质的科学技术。

纳米生物材料的定义是三维方向上至少有一维处于纳米尺度范围（1～100nm）的生物医用材料，被用于组织病损修复或替代、药物载体、检测诊断治疗、药物筛选等临床用途。纳米材料在结构上具有三个共同特点：①纳米尺度的结构单元或特征维度尺寸均在纳米数量级（1～100nm）范围内；②纳米材料拥有大量的界面或自由表面；③纳米材料的各个纳米单元之间存在着一定程度的相互作用。由于纳米材料结构上的特殊性质，使其具备小尺寸效应、表面或界面效应和宏观量子隧道效应等独特效应，从而引起纳米材料在电学、光学、力学、磁学、热学、化学等多方面的性质发生十分显著的变化，使纳米材料具有多种特殊的物理化学性质，如表面反应活性高、表面积大、催化能力较强、表面活性中心多、毒性低、吸附力强、不易受酶解的作用而降解等诸多特性，由于其诸多特性使其在生物医学领域得到了广泛的应用。例如，用生物降解性高分子纳米颗粒、金属纳米颗粒、生物活性纳米颗粒等纳米材料作为药物载体，实现新的给药途径，这种给药途径较传统给药途径具有独特的优势，包括：①药物可缓慢降解，延长了药物作用的时间；②增强药物效应，降低了药物副作用；③可保护核酸类药物，防止其被核酸酶降解；④提高药物的稳定性；⑤可帮助核苷酸分子高效转染细胞，并靶向定位到特定的细胞。

纳米材料所展现的优异性使其在生物医学领域具有良好的临床应用前景，但是在生物医学中，纳米材料的应用研究尚处于早期阶段，目前科学家和研究人员仍缺乏对纳米材料生产、使用和转化等整个周期的全面了解，纳米材料对人体健康及环境带来潜在的影响仍然存在。例如，纳米 TiO_2、单壁碳纳米管等可产生细胞毒性、引起细胞凋亡等，目前已经引起科学界的关注和深入研究。

三、生物材料的发展方向

现有的生物材料在临床应用中已经取得了一定的效果，但是面对临床应用后生物材料副作用的问题仍无法解决，如生物相容性差、使用寿命短及长时间功能缺失等问题，更无法进一步满足当代临床医学对组织及器官修复、个性化和微创伤治疗的临床需求。

随着科技的进步和医疗水平的提高，植入医疗器械、药物控释载体、组织工程与再生医用材料、分子诊断与生物分离材料等生物材料的发展需求不断增大，新型材料的开发制备依然是生物材料发展的核心内容。目前生物材料的前沿领域集中在以下几个方面：①新型植入人体的材料与器械；②生物活性物质传递的载体材料及器械；③纳米生物材料与器械及软纳米技术；④具有诱导组织再生生物功能的新型医用材料与植入器械；⑤分子诊断及生物分离的材料与器械等方面。

未来生物材料领域的重点方向包括五大类：①人体组织和器官的再生生物材料；②生物智能仿生材料；③生物智能制造材料；④生物智能控制材料；⑤生物材料生物学的综合评价。

21 世纪，科学技术不断向纵深深度发展，生物材料作为生命科学研究最活跃、最重要的一个领域，已经引起了越来越多的材料科学研究者和临床医生的兴趣和重视，90% 以上的人体器官都有望实现人工器官代替，而这些人工器官的研究和开展均离不开生物材料的发展及应用。科学家预测，21 世纪生物医用材料和人工器官在功能与质量方面都将取得新的突破，这对造福于人类具有重大的意义。

（吴骁伟　陆　林）

第二节　生物材料的性能要求和安全性评价

生物医学材料指的是一类具有特殊性能或功能，与生物系统相结合，以诊断、治疗或替换机体中的组织、器官或增进其功能，而对人体组织不产生不良影响的材料。这些材料通过长期/短期植入、表面修复等方式用于软/硬组织的修复与替换，直接用于人体或与人体健康密切相关，因此对生物医学材料的性能有严格要求，进行有效性和安全性评价更是其进入临床应用前的关键环节。

一、性能要求

（一）生物功能性

生物功能性是指生物材料具备或完成某种生物功能时应该具有的一系列性能，主要强调材料与宿主间所能发挥的生理功能活性，即材料应与宿主接触部位的组成及结构相吻合，能够相互作用并引起相关功能反应，进而与机体生长发育过程相适应，生物功能性因其用途而异。

1.承受或传递负载性能 如人造骨骼、关节和牙齿等。

2.控制血液或体液流动性能 如人工瓣膜、血管等。

3.电、光、声传导性能 如心脏起搏器、人工晶状体、耳蜗等。

4.填充性能 如各类填充体。

（二）生物相容性

生物相容性是指生物材料有效和长期在生物体内或体表行使其功能的能力，用于表征生物材料在生物体内与有机体相互作用的生物学行为，要求无毒性、无致癌性、无热源反应、无免疫排斥反应等。一般指材料引起宿主产生应答或排斥的现象，主要包括血液相容性和组织相容性。

1.血液相容性 指血液对外源性物质或材料产生合乎要求的反应，一般是指材料与血液各成分（血浆蛋白、血细胞、血管内皮细胞等）之间的相容性。

2.组织相容性 指生物材料与生物体组织或体液接触后，不影响细胞或组织的功能，不引起炎症、癌变或排斥反应等。

（三）化学稳定性

化学稳定性是指生物材料在生物环境中要有较好的化学稳定性，能够长期使用，主要包括耐生物老化性（特别稳定）和生物降解性（可控降解）。

1.耐生物老化性 生物材料长期浸泡在体液或血液中，应有足够的化学稳定性和力学稳定性，包括强度、弹性、尺寸稳定性、耐屈挠疲劳性、耐磨性，以及不发生聚合物降解、交联或相变等。

2.生物降解性 是指生物材料在体液、酸等作用下，不断降解被机体吸收或排出体外，最终被新生组织取代的性能。对于短期植入材料，要求在确定时间内降解为可被人体吸收或代谢的无毒单体或片段，如吸收型缝合线、药物载体、愈合材料、黏合剂以及组织缺损用修复材料等。一般可通过成分控制和结构设计，进而调控生物降解的速率。

（四）力学性能

生物材料应具备合适的强度、硬度、韧性、塑性等力学性能以满足耐磨、耐压、抗冲击、抗疲劳、弯曲等医用要求。研究者可对材料的组织结构、力学性能与损伤机制等因素进行综合分析并优化设计，如梯度结构取向效应、原位结构再取向效应和多级"缝合"界面效应，从材料学、力学、生物学等多角度优化设计，进而研发出新型高性能仿生材料。

（五）可加工性

可加工性是指生物材料易于加工，便于紫外线灭菌、高压煮沸消毒、环氧乙烷气体灭菌、乙醇消毒等。

二、安全性评价

生物材料的安全性和可靠性是临床应用关注的首要问题，也是进入临床前的关键环节。随着国内外生物材料科学的不断发展，新型生物活性材料迅猛发展，其组成、形态、植入部位及用途日趋复杂，因此应重点关注、合理应用、创新发展生物材料的生物安全性评价。

（一）生物材料的安全性评价定义

生物材料的安全性评价是指采用生物学的方法来检测被检材料对受体的毒副作用，从而预测该材料在医学实际应用中的安全性，包括局部组织、血液与整体的反应及对受体的遗传效应。其评价程序为：物理化学性能评价、生物学评价和临床研究，其中生物学评价是安全性评价的一个关键环节。

生物材料的安全性评价有以下特点：①对于同类材料、不同用途，其评价标准内容不同；②材料与人体接触性质、程度、频次和周期等不同，其评价要求可以不一；③材料的性质不同，评价标准不一；④评价试验只是一项预测性的工作。

（二）生物材料的安全性评价方法

1. 急性全身毒性　利用材料和（或）材料浸提液，通过单一或多种途径用动物模型做实验，评价其有害作用。

2. 刺激性评价　用材料和材料浸提液在动物模型或人体身上合适的部位或植入组织（如皮肤和黏膜）做实/试验，评价其潜在刺激原和过敏原。

3. 细胞毒性评价　通过细胞培养技术，测定细胞溶解或死亡，如抑制细胞生长和其他毒性，用来评价材料或材料浸提液对细胞生长、增殖、形态等的影响。

4. 过敏性评价　用材料或材料浸提液在动物或人体身上做试验，评价潜在的过敏性。一般采用生理盐水浸渍液。

5. 植入评价　将材料由外科手术植入到合适的动物的植入部位或组织（如肌肉或骨），观察一段时间，最后评价材料对活体组织的局部毒性作用。

6. 热源评价　将材料或材料浸提液植入或注入动物体内或相应部位，通过测定前后动物体温的变化情况，进而评价由材料引起的热源作用。

7. 致突评价（遗传毒性评价）　用哺乳动物或非哺乳动物细胞培养技术，测定由材料和（或）材料浸提液引起的基因突变，如染色体结构或数量变化或遗传毒性。

8. 血液相容性评价　应用动物模型使材料与血液接触，评价材料对溶血、酶、血栓形成、血浆蛋白和血液有形成分的作用。对长期接触血液的材料（如人工心脏、血管、心脏瓣膜和心室辅助血泵或全人工心脏等）的血液相容性的评价方法包括：溶血时间、蛋白吸附测定、血小板黏附测定、白细胞免疫功能测定。

9. 亚慢性毒性评价　有多种途径，并在比实验动物寿命的10%少一天的时间内（如大鼠最多到89天），测定材料和（或）材料浸提液的有害作用。

10. 慢性毒性评价　有多种途径，并在不少于实验动物寿命的10%的时间内（如大鼠要超过90天），测定材料和（或）材料浸提液的有害作用。

11. 致癌基因的生物评价　有单一途径或多种途径，在实验动物整个生存期间（如大鼠为2年，小鼠为18个月，犬为7年），测定材料和（或）材料浸提液对基因突变的作用。

12. 药代动力学试验　测定材料和（或）材料浸提液的吸收代谢过程、分布、生物转化、产物降解和有毒的可浸提成分。

13. 生殖和发育毒性评价　评价材料和（或）材料浸提液对生育、生殖功能、胎儿和早期发育的潜在有害作用。包括常规染色体畸变试验、形态致畸试验、显性致死试验（表16-2-1）。

表 16-2-1 生物材料安全性评价方法

性能评价	本体性能		
	表面性能		
安全评价	物性评价	强度、透明度、屈挠性、耐消毒性等	
	化学评价	材料评价	有害金属、烧伤残渣、残留单体、低聚物、分解产物
		溶出物评价	pH、有害金属、氯离子、高锰酸钾还原物质、蒸发残留物、紫外光谱等
	生物学评价	溶出物评价	急性、亚急性毒性评价，皮下反应变异性，致癌性，热源反应，溶血性，致畸评价等
		体内评价	体内植入、抗癌、抗血栓、体内老化评价
	灭菌评价		

（三）生物材料的安全性评价过程

生物材料的安全性评价要求：①在选择制造医用装置的材料和对毒理学评价进行初筛时，应考虑材料的所有特性资料，如材料配方、已知和可能引入的杂质、生产过程等。②为了进行医用制品的整体毒理学评价，应考虑生产原料、最终产品和可能的残留物或降解产物。③毒理学评价应考虑材料的生物活性，如医用制品用于体内的位置深度、频率、放置时间和条件。④任何体外或体内检验必须按已知的实验室规范来进行，须由有资质的技术人员进行。⑤如有需要，所有数据（能够得到的独立结论）应由权威单位进行复核。⑥需考虑当材料的化学组成、制备过程、形状外观或使用用途发生变化时，其安全性的可能变化及需增加的相应评价。⑦应综合考虑非临床试验、临床研究和产品销售后试验的相关资料，进行完整的安全性评价。

日本学者今井庸二将生物材料的安全性评价分为如下三个阶段。

1. 初筛评价阶段 包括体外评价（主要包括细胞毒性评价、溶血评价、凝血时间评价）和体内评价（主要包括急性全身毒性评价、过敏评价、局部刺激评价、短期肌肉植入评价）。

2. 第二阶段评价 包括体外评价（主要包括污染物致突变性评价、血小板黏附试验、蛋白吸附测定、血红蛋白测定）和体内评价（主要包括使用部位的刺激和植入试验、6个月的肌肉植入试验）。

3. 慢性和特定毒理评价阶段 包括体外评价（主要包括血液相容性体外模拟实验、耐生物老化实验）和体内评价（主要包括长期肌肉植入试验、致癌试验、形态致癌试验）。

但也有学者认为今井庸二的方案没有指出不同用途的材料在评价程序上应如何区别，并提出应根据材料类型、质量标准要求和筛选分级等进行安全性评价。

1. 非植入性材料和制品类 包括化学性能（pH、重金属、浸出液分析、单体残留量、分子量分布等）、物理性能（外观、透明度、硬度、抗张强度、伸长率、永久变形等）及生物学测定〔浸出液急性安全试验、皮内和眼结膜刺激试验、溶血试验、细胞培养试验、发热性试验及 Ames 试验（污染物致突变性检测）等〕。

2. 植入性材料和制品类 在完成以上三项试验基础上再进行。包括较长期的植入大动物并作动态的组织学观察、致突变试验以及生物老化试验。

3. 血液接触性材料和制品类 应根据应用范围，分别进行植入材料所规定的试验后加做体内/外血液相容性试验。

4. 降解性和可吸收性材料及制品类 除根据应用范围和材料特点选做上述试验外，还应加做全身性反应与材料体内降解动力学试验。

（四）生物材料的安全性评价存在的问题及展望

经世界各国学者的努力，生物材料的安全性评价体系逐渐完善，但由于其难度和复杂性，目前仍存在如下问题：①标准规定的植入的观察时间与器械的使用寿命相比较一般较短，因此动物实验时间应延长；②应注重病毒灭活、免疫反应和降解性能的评价；③血液相容性评价还缺乏较系统的方法，特别是材料对血栓形成和凝血作用机制的研究；④含药器械的安全性评价，最好在完成药品、器械及其相互作用的实验基础上进行生物学评价，以确定含药器械的安全、有效性。

在今后的研究中，生物材料领域的研究重点和前沿课题应着重于几个方面：①继续完善生物学评价方法；②对降解产物进行定性和定量分析；③不断发展生物学评价原则；④不断更新检测手段，深入机制研究；⑤从分子水平评价医用生物材料的安全性与有效性。

（戴红莲）

第三节　生物材料改性研究进展

一、生物材料改性概述

生物材料除了要具备明确的理化性质外，还必须具备良好的生物相容性。与人体接触时，生物材料可能引发过敏、炎症、细胞组织坏死、致畸、致突变、致癌等生物反应。这些反应不仅受材料本身性质的影响，还受材料表面性质的影响，如结构、形貌、电荷性、导电性和亲疏水性等。因此，控制和改善生物材料的表面性质是发挥其优势作用、抑制不良作用的关键。材料的表面改性包括物理和化学两种方法。相较于化学改性，物理方法简便、操作易于控制、对环境无污染等优点越来越受到人们的重视。本节主要介绍的表面改性方法包括接枝改性、等离子体技术、离子束技术和电化学沉积技术等。

二、生物材料改性方法

（一）材料表面接枝改性

表面接枝聚合技术是一种改性材料表面的有效方法，通过引入多功能基团实现。它具有方法简单、成本较低、可控性高等优点，且不会改变材料本身的特性。具体而言，它可以通过物理和化学方法在高聚物表面直接接枝具有特定功能的单体，也可以引入活性基团，然后以活性基团为反应位点进行聚合，从而改性材料表面。

1. 化学接枝方法　是利用材料表面的反应基团与被接枝的单体或大分子链发生化学反应，从而实现表面接枝。主要有偶联接枝、化学接枝或臭氧活化接枝。

（1）偶联接枝：是指被接枝的高聚物表面反应基团与接枝高聚物上的基团之间所进行的反应可通过某种物质偶联而实现。芳基重氮盐是非常流行的表面改性试剂，在过去的十年中，人们对将芳基重氮接枝应用于生物分子的固定化（在大多数情况下用于生物传感应用）产生了浓厚的研究兴趣，因为它允许在温和的实验条件下将功能部分共价连接到各种底物上。通过利用该方法制备用于偶联更复杂分子结构的反应性有机层，可以大大增强该方法的潜力。这种称为"后功能化"的两步方法已成功用于为传感器、催化、能量存储或纳米电子学等各种应用提供工作表面。例如，通过在重氮修饰表面上形成酰胺键来固定 DNA。DNA 微阵列是通过 EDC（1-乙基-3-二甲基氨基丙基碳酰二亚胺）/NHS（N-羟基丁二酰亚胺）激活驱动的羧基苯基修饰金底物的后功能化制备的。研究证明，制备的重氮修饰抗体还原可以导致双功能传感器能够选择性地检测 DNA 和蛋白质。通过 EDC/NHS 激活将抗甲氨蝶呤抗体附着到苯基羧基修饰的电极上，能够最大限度地减少与表面的非特异性相互作用。

（2）臭氧活化接枝：是利用臭氧的强氧化性，使膜的表面产生羧基、羟基、过氧基团等活性基团，然后在材料基体表面接枝亲水性单体的改性方法。例如，通过臭氧诱导处理的方法，先利用臭氧发生器对硅橡胶薄膜进行薄膜臭氧化，然后进行 N,N'-二甲基-N-甲基丙烯酰氧基-N-(2-羧乙基) 铵（DMMCA）接枝。使在与血液接触时会引起血栓形成的硅橡胶显著提高了抗血小板黏附的能力,降低了蛋白质的吸附作用,更有利于生物医学的应用。

(3)化学接枝:工艺复杂,反应受容器的限制,对大型制件处理较为困难,因此这一方法的使用会受到一定的限制。

2. 物理接枝方法 利用物理手段处理材料表面,产生活性中心或基团,再进行接枝聚合反应。包括辐射接枝和光引发接枝等。

(1)辐射接枝:是指通过高能射线(如 α 射线、β 射线、γ 射线、X 射线等)或高能粒子流(如电子束)等高能辐射,使膜表面聚合物的分子链产生自由基的活性生长点,再使基膜与功能高分子或聚合物单体之间发生接枝反应。辐射诱导的接枝改性可避免使用一些昂贵的有毒化学品并降低反应难度,且具有反应均匀、渗透能力强和改性膜表面所需单体的量少等优点。例如,采用高能 ^{60}Co γ 射线通过互辐射接枝技术将阳离子和阴离子单体接枝到辐射交联的壳聚糖上,所开发的吸附剂可以有效地用于从水介质中快速去除阳离子或阴离子染料;利用 γ 辐射将季铵单体 [2-(甲基丙烯酰氧基) 乙基] 三甲基氯化铵辐射接枝到成品棉上,以赋予其抗菌性能,经过接枝后的样品亲水性和抗菌性能得到了显著的提升。

若辐射剂量控制不当,γ 射线就很容易穿透被接枝的生物材料表面层进入本体,影响生物材料的本体性能,另外,辐射接枝方法需依赖于辐射源,因此许多生物材料的表面改性会受到一定的限制。

(2)光引发接枝:是利用紫外线或可见光(波长 250~800nm)照射产生一系列光化学反应而固定生物分子,从而达到生物材料表面的改性,其中紫外线光接枝是主要的方式。紫外线光接枝是通过紫外线(波长 200~400nm,能量达 300~600kJ/mol)照射材料表面产生自由基,然后引发单体在表面形成接枝聚合,它遵循自由基聚合机制。在生物医用领域中可运用于:①抗菌表面,利用光活性接枝的特点构建层状功能高分子刷,实现表面抗菌功能的阶段性需求。②免疫检测表面,使用光活性接枝方法构建层状功能高分子刷,解决检测灵敏度低以及蛋白干扰问题。③生物活性分子表面固定,利用可见光活性接枝聚合体系,实现酶在表面的固定化使用以及细胞表面修饰以提高细胞稳定性。

(二)等离子体技术

等离子体技术(plasma technology)是 20 世纪 60 年代以来,在物理学、化学、电子学、真空技术等学科交叉基础上发展形成的一门新兴技术。等离子体技术指应用等离子体发生器产生的部分电离等离子体来对材料进行处理,它是一种绿色、环保、对环境友好的处理技术,通过等离子体在材料表面快速吸附可实现材料表面改性而不影响材料的内部结构。

1. 等离子喷涂法 是利用非转移等离子体弧进行的。在外加电场作用下,等离子体发生器的阴极和阳极间发生放电,沿切向注入等离子体发生器的工作气体流经阴、阳极间的电弧区时被加热,形成高温部分电离气体。等离子体从阳极喷嘴时受机械压缩、冷却压缩和电磁压缩作用,等离子体弧的能量密度和温度显著提高,形成等离子体射流。金属或非金属粉末送入等离子体焰流中,加热到熔化或半熔化状态,并随高速等离子体焰流喷射并沉积到基底表面,形成涂层。由于等离子体火焰温度较高,待喷涂的工件需具有较高的熔点,喷涂的材料与基底的结合主要依靠物理的机械嵌合作用。因此,在热等离子体喷涂过程中,主要发生的是物理变化。

2. 等离子体增强化学气相沉积(plasma enhanced chemical vapor deposition,PECVD) 利用高能电子和反应气体的化学反应,使其电离或分解,产生中性原子和分子生成物,在样品表面形成固态薄膜。PECVD 技术具有沉积温度低、均匀性好、衬底附着性强等优势,其在光电器件、集成电路、微机电系统等领域具有广泛的应用。如使用 $Ar/O_2/CF_4$ 等离子体通过 PECVD 的方法在钛基底表面沉积氟-氧(F-O)化合物涂层,抗菌试验表明该涂层对于金黄色葡萄球菌有着良好的长期抑菌作用,其抗菌机制主要与涂层中释放的氟离子和存在的金属氟化合物有关。

3. 冷等离子体表面强化技术 冷等离子体温度进一步降低,尤其适用于不耐热基底的表面强化。介质阻挡放电（dielectric barrier discharge，DBD）是最常用的冷等离子体产生方式，其电极结构由高压电极、接地电极以及介质阻挡层组成。其电极结构形式主要有圆柱型、多针平板型、柱板型、平行电极型等，其中平行板电极是最常用的电极结构，介质阻挡层位于两电极之间。被强化的表面放置于两电极间的孔隙中，通常用于表面刻蚀、聚合、接枝或沉积薄膜。

（三）离子束技术

离子束技术是基于加速器技术发展起来的，已有半个多世纪的历史。它利用离子与目标材料中的原子之间的库仑电磁相互作用进行改性。离子束与靶原子碰撞时，传递能量给原子核和电子，产生掺杂、靶原子位移等一系列效应，引起材料的电子和原子结构变化，从而实现材料改性。离子束技术将大量能量和动量传递给单个原子或电子，不可替代地优于其他改性方法。与电子、声子和光子相比，离子具有较浅的穿透深度，可以在很大程度上调整各种材料的特性。

应用离子束技术可实现生物陶瓷涂层对生物材料表面的改性。涂层分为氧化物涂层和非氧化物涂层。氧化物涂层材料有 Al_2O_3、ZrO_2 等，通过离子束沉积技术沉积于基体金属表面，由熔化粉末颗粒堆积形成，含气孔和裂纹，气孔率占涂层体积的 5%～30%，可形成较为粗糙的生物材料表面。动物实验证明，动物的肌组织和骨组织与涂层黏附性好，有良好的生物相容性。另外，注入 Al_2O_3、ZrO_2 中的—OH、—COOH、—NH_2 基团，可提高生物陶瓷表面生物活性。非氧化涂层材料有氮化物、碳化物等，用离子注入技术提高本体材料的抗磨损和腐蚀性。例如，在不锈钢、钛合金、Co-Cr-M 合金表面注入 C、N、B 等元素的化合物，可提高人工骨与人工齿根的耐腐蚀性和耐磨性，改善生物材料的生物相容性。

离子束辅助沉积（ion beam assisted deposition，IBAD）技术是一种将离子注入与薄膜沉积相结合的材料表面改性技术。它是指在气相沉积镀膜的同时，采用一定能量的离子束进行轰击混合，从而形成单质或化合物膜层。它除了保留离子注入的优点外，还可在较低的轰击能量下连续生长任意厚度的膜层，并能在室温或近室温下合成具有理想化学配比的化合物膜层（包括常温常压无法获得的新型膜层）。这种技术又称为 IBED 技术、离子束辅助镀膜（IAC）、动态离子共混（DIM）。

从广义上讲，IBAD 技术包括下述三个方面：①静态反冲技术，先沉积膜层，然后用其他载能离子（如 Ar^+、N^+ 等）将沉积膜层与基体反冲共混；②离子束混合，预先交替沉积膜层，然后用载能离子将多层膜加以混合，得到均匀的新膜层；③动态混合技术，即沉积与注入同时进行。例如，在金属材料表面制备羟基磷灰石（hydroxyapatite，HAP）涂层，首先采用离子束轰击靶材料（HAP），使其溅射出的粒子沉积于基体表面形成涂层，同时利用载能离子轰击处理 HAP 涂层薄膜与金属基体界面形成钙金属过渡层，实现薄膜与基体的牢固结合。所制备的薄膜厚度为 1～3μm，而且涂层致密、均匀。若对 HAP 薄膜进行退火处理，其结构由非晶态逐渐变为多晶结构，提高了涂层的生物活性。

（四）电化学沉积技术

电化学沉积技术是利用电化学的方法，通过调节电解液的浓度、pH、反应温度、电场强度、电流等来控制反应的制备方法。电化学沉积技术的优点在于涂层（如生物陶瓷）可在温和条件下进行，基体和涂层界面不存在热应力问题，避免了高温喷涂引起的相变和脆性断裂，同时有利于增强基体和涂层之间的结合强度。该过程是一种综合技术，需要同时满足电化学和改善表面形貌等方面的需求。当前，为改善传统电沉积技术带来的种种缺陷，出现了复合电沉积、喷射电沉积、超声辅助电沉积和磁场辅助电沉积等多种新型电沉积技术。

1. 复合电沉积 又称复合电镀、镶嵌电镀或分散电镀，是通过金属电沉积的方法，将一种或几种不溶性的固体颗粒均匀埋覆到金属镀层中。制备复合电沉积的固体微粒的粒度一般在 40μm以下，粒度过大，不易包覆在镀层中，且镀层粗糙；粒度过小则容易在镀液中团聚，使微粒在镀层中分布不均匀。复合镀层的制备方法较为多样，技术手段不尽相同。现代薄膜被覆的方式可以区分为干式与湿式两种。①干式有化学气相沉积（chemical vapor deposition，CVD）及物理气相沉积（physical vapor deposition，PVD）真空镀膜法；②湿式则包含电化学沉积法与溶胶-凝胶法。复合电沉积属于湿式被覆，凭借简单、易控制、低成本和低能耗等优点被广泛应用，并且电镀的过程中不涉及应力的变化，无形变产生，也不对工件本身的性能产生影响。对其工艺的深入研究，对提高我国在该技术的工艺水平具有十分重要的现实意义。目前实现复合电沉积的方法有槽镀复合电沉积和喷嘴射流复合电沉积，固体颗粒从镀液中吸附离子形成离子团，借由镀液的搅拌到达流体界面层，颗粒吸附于阴极表面。一部分的吸附离子在阴极表面被还原，颗粒被基质金属埋覆。喷嘴射流复合电沉积是一种局部高速可控的电化学加工技术，将一定压力和流量的镀液高速喷射到工件表面进行电沉积，利用镀液的冲击对沉积层有效活化，可形成致密、细化的沉积层，使沉积效率提高几十倍至几百倍。

2. 喷射电沉积　基本原理与电沉积基本原理相同，都是在电场作用下，金属盐溶液中的阳离子迁移到阴极获得电子还原成原子，从而沉积于阴极表面，进行制造。区别主要在于：因为液体传质过程的不同，喷射电沉积具有选择性的优点。在喷射电沉积加工过程时，阳极（喷嘴）与阴极（工件）在电场作用下通过电解液构成回路，从而产生沉积，其他区域没有电流通过则不产生沉积。

3. 超声辅助电沉积　是利用超声波清洗机等设备将超声波作用于镀槽内的电解液，利用超声波的空化作用搅拌电解液进行离子沉积。超声波条件下制备的镀层具有晶粒精细致密、内应力小、硬度高、耐腐蚀性好等优点，已被用于镍铜等单质金属镀层和合金镀层的制备，采用超声波可以在提高镀层表面质量、优化镀层性能的同时提高生产效率。将超声波应用于选择性电沉积，可在不改变镀液配方、不增加镀液维护难度的前提下，在保留选择性电沉积技术现有优点的同时改善高速选择性电沉积残余应力大、易产生裂纹、镀层厚度和面积不易控制以及镀层质量不均匀等情况。

4. 磁场辅助电沉积　利用磁场与电场交互作用对电镀液和电沉积过程产生影响，改善镀层的结构、形貌和性能。外加电磁场具有易控制、高能量密度、非接触传递能量和无污染等优点。然而，尽管对外加磁场对电沉积过程的作用机制有一定了解，但仍存在以下问题：①研究集中在常规尺度的电化学沉积，对微尺度空间内的机制研究较少，有待进一步拓宽研究领域，如采用同步辐射法进行微观可视化研究。②目前主要研究单纯磁场对电沉积过程的影响，对磁场与其他物理场（如超声场、辅助机械搅拌产生的流体场）的复合作用研究不足，需要进一步扩展，了解复合作用机制。③电沉积研究主要集中在常规水溶液电镀，对磁场下离子电镀和有机溶剂电沉积研究不足，需要更全面深入地了解磁场对电沉积过程的影响。④目前强磁场对非磁性材料的研究集中在 10T 以下，对于高于 10T 以上，尤其是 20T 以上强度的磁场对电化学过程的影响研究非常少。强磁场对顺磁性、抗磁性基体材料和镀液离子都有显著影响，因此需要探讨强磁场对沉积层性能的作用机制。

■ （五）生物材料表面的生物化

材料表面的生物化是采取将生物分子固定于种植体表面的方法，即通过种植体表面生物改性来引入种植体-组织界面，以最大限度地发挥生物分子的作用。即将天然生物材料诸如蛋白质、多肽、明胶、细胞生长因子等大分子物质固定于生物材料表面，充当邻近细胞、基质、可溶性因子的受体，使表面形成一个能与生物活体相适应的过渡层。它不仅不会影响高分子材料的基体性能，而且还基本保证了所固定的生物大分子的活性，使得高分子材料获得良好的生物相容性。由于天然生物材料都具有免疫原性，因此在应用之前必须进行生物灭活，最常用的方法是用戊二醛处理。目前，已有公司制备的橡胶，在其表面涂一层明胶，再将橡胶浸入戊二醛溶液之中进行生物化处理，即可得到较为理想的生物化材料，具有良好的血液相容性，并已制成人工心脏隔膜应用于临床医学。

生物材料和细胞表面受体之间的反应主要与细胞外基质上 3～20 个氨基酸的多肽链有关。若在生物材料表面直接固定多肽，可以促进受体细胞对生物材料表面的黏附，从而提高生物材料的生物相容性。目前主要使用 RGD（Arg-Gly-Asp，精氨酸-甘氨酸-天冬氨酸）多肽链，RGD 可与黏附蛋白受体特异性结合，在生物材料表面自发形成一个分子层，进而促进细胞黏附和伸展。例如，将 RGD 固定在非降解的高分子材料表面（如聚对苯二甲酸乙二酯、聚四氟乙烯、聚丙烯酰胺、聚氨酯等）或可降解的高分子材料表面（如聚乳酸、透明质酸等），都可以提高细胞黏附能力。

（李新志）

第四节　生物材料与微环境

理解和认识生物材料-机体相互作用对优化和设计生物材料的结构和性质，促进组织修复与再生有重要指导意义。材料的使用寿命和有效性受多种因素影响，其中与材料和组织相互作用最为重要。由于材料性质的多样性和机体微环境的复杂性，这种相互作用是复杂且难以预测的。然而，可以将机体和材料界面的相互作用分为四个阶段：①在界面上发生的初始事件；②异物对植入物周围组织的影响；③材料存在于组织中导致的变化；④全身或远端部位可见的界面反应后遗症。

生物材料和组织之间的相互作用在四个阶段同时发生，并在一定时间范围内显示影响。不同阶段之间存在相互作用和依赖，一个阶段的事件可能触发或影响另一个阶段的结果，并形成自我强化的循环。这四种现象共同构成生物相容性的重要主题。

一、组织-生物材料的界面反应

一旦材料植入机体，将面临复杂的微环境。伤口渗出物、伤口蛋白质和生化试剂与生物材料表面相互作用，特别是来自血液的蛋白质。生物材料-组织界面主要是生物材料与血液的界面，蛋白质会在数秒到数分钟内吸附到表面上。尽管与材料在体内的时间相比，与组织接触几秒钟的事件似乎不重要，但蛋白质在细胞和组织的相互作用中起着重要作用。蛋白质的吸附层会以生物整合方式起作用影响细胞行为。因此，蛋白质在材料表面的吸附作用决定了细胞生长、分化和细胞外基质形成等后续过程。

蛋白质与外界表面的结合类型取决于表面性质，如亲水性、电荷、官能团和粗糙度。在体内，蛋白质的吸附情况复杂，随着解吸的发生，吸附的蛋白质也会减少，并且不同的蛋白质会竞争吸附。吸附的蛋白质会发生构象变化，变化特性与表面性质有关。

经过近几十年来的研究，对于生物材料表面科学研究已经形成一个基本原则：蛋白质吸附是对材料的急性生物反应的第一步。此外，人们普遍认为，吸附的蛋白质会催化、介导后续的生化反应，最终影响材料的生物相容性。显然，如果不清楚吸附到表面的蛋白质的数量和种类，就无法完全阐明材料生物反应的生化机制。因此，全面了解蛋白质如何从复杂生物环境到达并吸附到生物材料表面对于材料设计至关重要。

尽管蛋白质吸附是一个普遍且重要的问题，其生物物理机制一直是研究的热点，但对蛋白质吸附这个复杂现象的机制仍存在激烈争论。对临床中具有重要实际意义的三个广泛问题似乎仍未得到解答：①将表面化学/能量与蛋白质的吸附量和特异性联系起来的定量结构-性质关系是什么？蛋白质吸附的生物物理化学仍然模糊不清，只有少数通用"经验法则"可用于指导特定应用的生物材料设计。②蛋白质如何从血液等多组分蛋白质溶液中选择性地收集在生物材料表面？至今还无法精确地预测从复杂生物环境中吸附的蛋白质层的组成。③吸附的蛋白质究竟如何催化/介导/缓和对人造材料的生物反应？解决这些问题有助于完全阐明材料界面的生化机制，进一步了解生物材料与机体微环境的关系。

二、局部的宿主反应

生物材料的生物相容性和物理特性决定了伤口对其反应的程度。若生物材料不与伤口相容，则可能引发从功能异常到细胞毒性凋亡的组织反应，时间范围为秒至天。在此阶段，组织对植入物作出的反应是动态的，由一系列级联反应构成，每个反应可能由前一级的作用触发，也可能受到植入物环境特征的影响。事实上，可将植入物视为刺激源或对组织的刺激。从引发的反应来看，植入物提供的刺激与其他损伤（如创伤或感染）提供的刺激并无太大不同，并且组织对植入物的反应大多表现为典型的创伤后伤口修复或细菌感染时的典型细胞和体液反应。

植入材料后，宿主对生物材料的反应决定了植入物的整合是否成功和生物学性能。结果取决于异物反应程度以及炎症和伤口愈合的细胞过程的稳态机制。在植入物早期阶段，血管损伤导致植入物周围的血液渗出，引发血液与材料的相互作用。血浆成分（如蛋白质、脂类、糖和离子）在几分钟内被吸附到植入物表面。表面形貌、粗糙度、化学性质和能量等因素影响吸附分子的类型和数量，并在几小时内影响分子的组成，进一步招募和附着组织源性、炎症性、血管性和基质细胞。血液渗出物还包括血小板聚集和凝血形成的纤维蛋白凝块。血凝块作为细胞因子和生长因子的储存库，为创面修复提供信号，并作为临时基质促进细胞迁移和附着。

（一）炎症反应

机械损伤或感染后的组织修复和再生是涉及炎症微环境的复杂过程。炎症反应是人体抵抗组织损伤或病原体的防御机制。早期急性炎症阶段，通过免疫反应募集炎性细胞开始组织修复；第二阶段通过转变巨噬细胞类型降低炎症反应；最后阶段炎症细胞通过消失或凋亡恢复组织稳态。但若炎症过于强烈且未得到调控，可能导致慢性炎症，引发广泛细胞凋亡、坏死、丢失，损害修复再生进程，形成空洞、纤维化或瘢痕，导致组织失能、器官衰竭，乃至死亡。

在考虑植入生物材料对局部组织影响的机制时，参考正常伤口愈合过程，然后考虑植入物如何改变该过程是最有指导意义的。植入材料后，体内宿主反应由不同细胞类型的活动为核心，这些活动由各种生化物质介导，其受植入物的物理或化学特性的影响。植入材料后，组织和血管受损，血液流出，包括纤维蛋白原和血小板等，开始凝血（在凝血酶的作用下，纤维蛋白原变为不溶纤维网）。周边血管迅速扩张，白细胞（中性粒细胞）、血浆蛋白和炎性介质从管壁渗出，通过趋化过程吸引大量细胞到受损伤部位，形成急性炎症反应。吞噬和消化外来微粒和物体的细胞（吞噬细胞）被募集到受刺激的植入材料周围，并被活化，提高代谢水平，抵御外来侵染，产生急性炎症。

如果损伤因子温和且迅速被消除，血管和渗出性变化将消退，进入修复阶段。然而，持续存在或严重损伤会导致慢性炎症，通常与修复同时发生。慢性炎症是增殖性反应，由成纤维细胞和白细胞（如巨噬细胞和淋巴细胞）积累而成。巨噬细胞能融合转化为多核异物巨细胞，增强对更大异物的吞噬能力。

因此，组织修复再生与功能重建是涉及炎症微环境动态调整的复杂过程。在正常生理条件下，适度的炎症反应对于组织修复再生和功能重建是必须的。炎症中的细胞活动（如募集、活化、增殖和极化）以及产生的炎性因子在组织再生中起着关键作用。通过研究炎症微环境并发展免疫调节生物材料，可以直接调控炎症微环境，减少炎症细胞浸润、促进炎症细胞极化和炎性因子响应消除，为慢性炎症疾病提供新的治疗方法。深入了解炎症相关疾病过程中病理条件的变化，指导生物材料的设计，并建立免疫炎症微环境与生物材料之间的桥梁，推动组织微环境调节生物材料及相关学科的发展，促进精准再生医疗的实施，为组织修复再生和功能重建提供更好的解决方案。

（二）免疫反应

免疫系统是组织创伤和生物材料植入物的首要反应者，慢性反应中有大量淋巴细胞。因此，尽管表面上没有免疫原性,生物材料仍可能引发免疫反应。目前已了解到许多免疫细胞亚群和免疫调节因子在愈合不同阶段参与其中。先天免疫中的巨噬细胞在防御异物和合成植入物周围形成纤维囊方面起重要作用。适应性免疫,特别是 T 细胞,在指导巨噬细胞合成和生物材料反应中起重要作用。因此,用于免疫调节的生物材料设计必须考虑免疫细胞的激活,对于未来生物材料导向的再生免疫工程来说至关重要。

虽然体外可以测试单个细胞类型对生物材料的反应,但体内环境中存在许多来自免疫系统的细胞类型,它们相互作用和交流来协调免疫反应。此外,临床前模型不能总是预测患者的生物材料免疫原性或再生能力。对于材料的免疫反应,最早是在 20 世纪 70 年代使用合成材料进行研究,以了解植入物周围纤维囊的形成。这些研究揭示了经典异物反应的起始阶段,如蛋白质吸附和中性粒细胞迁移到植入物,接着是炎性巨噬细胞的募集、氧化物自由基的分泌以及异物巨细胞的形成,最终导致纤维化。从 20 世纪 80 年代开始,逐渐建立及完成合成材料免疫反应的基本原理。经典特征是巨噬细胞到达异物周围并融合形成巨细胞。为了更详细地研究这种反应,研究人员开发了一种创新的笼状植入系统。简而言之,将含聚合物样品的不锈钢丝网笼植入大鼠背部皮下。植入后发现,初期有中性粒细胞浸润,然后是单核细胞/巨噬细胞的流入,最后通过胶原沉积和通过成纤维细胞中介的毛细血管床形成进行重塑。

免疫系统包括多种细胞类型,如多形核细胞(粒细胞、嗜酸性粒细胞、嗜碱性粒细胞)、单核吞噬细胞(树突状细胞、单核细胞和巨噬细胞)及淋巴细胞(自然杀伤细胞、γδ T 细胞和先天淋巴细胞)。适应性免疫包括 T 细胞和 B 细胞。对于植入的生物材料的反应主要是由固有免疫和适应性免疫成分共同参与的免疫学反应。免疫系统是组织修复和再生的活性成分。损伤后,复杂的细胞反应涉及造血和非造血细胞的募集、增殖和分化。几种免疫细胞及其分泌的细胞因子与促进再生有关。例如,嗜酸性粒细胞分泌的白细胞介素 4(interleukin-4,IL-4)增强了心脏毒素模型中的骨骼肌修复,不同类型的巨噬细胞对心脏再生和破坏性瘢痕形成至关重要,IL-4 也在皮肤和肝脏再生中起重要作用。这些及其他关于免疫系统在组织再生中作用的最新发现将指导未来支架的开发。

通过调节固有和适应性免疫系统,该策略为构建在植入部位促进再生的微环境的生物材料提供了新思路。成功调节晚期创伤愈合和组织再生的免疫调节生物材料可能对患者的组织修复产生深远影响。此外,免疫和微生物组之间的相互作用及新的免疫细胞亚群的出现,为未来生物材料的研究和开发提供了新见解。通过阐明其中的关键机制,可以极大改善对创伤愈合和再生过程的调节,从而提供临床解决方案。

(三)纤维囊

在实际的临床应用中,也可能出现植入物被包裹在软结缔组织以外的情况。成纤维细胞激活分泌胶原,胶原纤维沿着植入体表面生长,对惰性材料轻微反应,形成薄的纤维囊。此外,人们必须分别考虑其他变量(如感染)对反应的影响,以及一些特殊反应的发展,如植入物周围肿瘤的形成。

三、宿主全身反应

宿主全身反应是整个身体对生物材料的反应,反应发生的时间尺度可以是几秒到几年。这种反应在伤口修复的情况下很少见,但在某些情况下,个人可能会对所使用的材料过敏,产生全身性反应。材料中析出/脱落的成分或者水解/降解产物也会对远端和全身形成影响,可溶成分进入血液循环,颗粒物质被细胞吞噬进入淋巴系统。这些进入循环系统的物质会在远端/全身的组织、器官中聚集、沉积,产生全身反应,甚至致癌/致畸。

四、材料在生物体内的变化

生物机体是一个复杂的环境,植入体内的材料长期处于物理、化学、生物、电、机械等因素的复杂环境影响之下，外科植入物不仅受到组织不停运动的动态作用，也处于代谢的反应之中。生物体对植入材料的影响又取决于材料本身化学、物理性质及其各组分的相对含量。

（一）生物体引起植入材料变化的因素

（1）体液中各种酶、细胞因子、蛋白质、氨基酸、多肽、自由基、无机盐对材料的生物降解作用。

（2）细胞对异物的吞噬作用。

（3）生物体内存在的微弱的电场、磁场，以及电解、氧化作用。

（4）新陈代谢过程中生物化学和酶催化反应。

（5）机体组织结构（如骨骼、关节、肌肉）的活动及血流等对材料产生的动态力学作用。

（二）金属的腐蚀

医用金属具有良好的机械性能和生物相容性，通常含有 Fe、Cr、Co、Ni、Ti、Ta、Mo、W 等元素。金属在体内腐蚀往往是通过可预见的机制发生，因此耐腐蚀、机械性能优良的合金常被用作体内植入物。纯钛、钛合金和不锈钢通常在多数体内环境中保持惰性，但仍会有物质释放到组织中。有研究发现，取出体内含钛材料时没有腐蚀迹象，氧化层完好，但周围组织中仍可检测出钛元素。

金属离子或其络合物可能对组织造成损害，因此即使是轻微的腐蚀也不能忽视。人们很难确定活性生理环境对金属腐蚀的影响，但蛋白质的存在会改变金属在盐水中腐蚀的速度，尤其是能与蛋白质结合的金属（钴、银、铜），血清蛋白能使其腐蚀速度提高一个数量级。蛋白质、盐溶液和细胞活化产物可能改变金属腐蚀速度或与机体界面层形成的结构。

（三）生物材料的降解

生物材料与机体组织接触后便会发生相互作用。体液是含有离子、蛋白质的侵蚀性液体。体内还存在各种高分子化合物的酶，由细胞合成和释放，包括炎症过程中的细胞。细胞还会产生各种自由基，如释放的过氧化氢能产生羟基自由基和其他次级自由基，参与引发聚合物的降解过程。此外，身体运动产生的机械应力也促进了材料的降解。炎症细胞反应（包括免疫细胞，如单核细胞、中性粒细胞、淋巴细胞、巨噬细胞或破骨细胞等）也会主动参与生物再吸收。

目前，可吸收的生物材料广泛应用于修复病变或受伤的组织。年长患者可以选择在体内持久存在 20 年的惰性植入物。对于年轻患者，涉及再生的策略可能是更好的选择。生物材料支架提供临时的三维机械支撑，同时也是构建组织和器官的三维形态模板。生物材料的降解速率必须与细胞生长、细胞外基质合成和组织再生速度相匹配，以确保成功构建组织。植入物的降解程度和性质取决于材料的特性，如成分、分子量、交联度、三维形态和表面结构。不同组织部位的微环境差异很大，如酶的种类和含量、所承受的机械作用，导致植入物在不同部位的降解速率不同，提示在设计不同组织修复生物材料时对降解速率和动力学的要求不同。

到目前为止，研究主要集中在了解生理环境如何影响材料，但了解周围细胞对降解材料的反应同样重要。未来的挑战之一可能是更好地理解细胞和材料之间的界面，并将这些知识应用于设计适合特定细胞环境的材料。目前，在引入体内的材料方面，主要关注避免不良的异物反应。然而，未来可以设想通过材料的化学设计和先进的 3D 设计，设计出可以引导干细胞构建特定组织几何形状并在此过程中降解的"智能"材料，最终只留下细胞进行再生。

（四）生物材料的机械性能变化

生物材料应具有与功能失调的组织相匹配的机械性能，并在组织修复过程中支持缺陷组织的机械稳定性。同时，在各种器官和组织中，分化的细胞或干细胞可以感知基质的弹性，并将机械信号转化为各种生理反应（如谱系规范、细胞取向、形态变化、生长因子释放），这就要求生物力学性能与生物体能够保持一致性（生物适配性、力学相容性）。随着与患病或缺陷组织或器官具有相似机械性能的生物适应性材料的发展，细胞可以被力学微环境所调控。

植入物的降解和承受的机械作用可以显著影响其力学性能。为了避免植入物在早期失效，需要对体内服役过程中材料的力学性能变化进行分析。聚合物在被侵蚀的过程中，聚合物断链发生在整个试样中，植入物的分子量和机械强度随时间降低。在体内降解过程中，与生物材料接触的水会引起内部张力的增加，导致相变，从而使表面颗粒分离，粗糙度增加，并可能导致裂纹扩展，最终导致断裂。由此推测，生物材料的不同力学特性，在降解过程中会引起不同种类或程度的结构弱化和微观结构的改变，以及细胞行为和功能的改变。理想的可降解生物材料将在机械性能和降解速率之间取得最佳平衡。同时，材料在体内服役过程中，组织和器官经历的各种机械作用（挤压、弯曲、扩张等）会施加于植入物，造成生物材料力学性能的下降，甚至发生疲劳破坏，如人工血管植入后经历反复的扩张收缩和血流剪切后发生破损。在不同的组织部位，植入物所经历的机械作用也不一样，材料在体内服役过程中的力学性能变化差异很大，这在材料设计过程中需要被重视。在可降解生物材料设计过程中如何确定和实现在体内微环境中机械性能变化和降解率之间的最佳平衡，仍然是生物学和材料学需要解决的关键问题之一。

五、小　　结

虽然永久性医疗器械中使用的生物材料需要长期被动接管受损组织的功能，但目前的生物材料有望在原位触发和利用机体的自我再生潜力，然后降解，这是再生医学的基础。为了满足这些不同的要求，必须充分了解生物材料与生物系统在空间和时间上的相互作用。这些知识将有助于更好地理解生物材料的再生能力，并对材料的设计和功能的改进提供指导（如生物相容性、生物活性）。目前，生物材料的设计更多的是基于仿生的理念，随着对生长因子和细胞因子的作用及它们与机体微环境的相互作用的日益了解，将为开发更接近于模拟组织的自然愈合环境的新型生物材料提供更加丰富的理论基础，从而实现对组织再生微环境时间和空间上的有效调控，提高组织修复和再生应用的功效。

（尤仁传）

第五节　医用金属材料

生物医用金属材料又称医用金属材料或外科用金属材料，是使用合金或金属的一类医用材料，属于惰性类材料，因其具有出色的抗疲劳性和较高的力学强度，故作为承力植入材料在临床中受到广泛应用。根据不同的医学应用场景，选择特性适合的金属生物材料进行植入。金属生物材料因其生物惰性和结构功能而被青睐，但却不具备血液相容性、骨传导性和生物活性等生物功能，需要对其表面进行修饰。例如，通过涂上生物活性陶瓷如羟基磷灰石或涂上生物聚合物来提高其导电性或血液相容性。目前，大量的无毒、无过敏元素的金属生物材料以及可作为临时植入物的生物可降解金属正在开发中。一般来说，所有的金属植入物都应具有非磁性和高密度的特点，使其能在磁共振和 X 射线下成像。

大量工业生产的金属和合金中仅有少数具有生物兼容性，能够成功地长期植入。根据主要合金元素，这些材料可以分为以下四类（表 16-5-1）：不锈钢、钴基合金、钛基合金和其他杂合金（如镍钛、镁、钽合金）。由前三组中的金属材料制成的各种医用植入物已获美国 FDA 批准，并常规用于骨科医疗中。部分新近开发的材料由于其独特的材料性能（如镍钛的形状记忆能力和镁合金的可降解性），可满足更特殊的组织需求。但一些基于此类材料的医用植入物由于目前仍存在生物相容性相关的关键问题，还未获得允许医学应用的批准。表 16-5-1 总结了这四类金属生物材料的临床应用及现状。

表 16-5-1　四类金属生物材料及作为植入假体的主要用途

类型	主要应用场景	应用状况
不锈钢	1. 暂时性器械（骨折板，螺钉，股骨钉等）（Ⅱ类） 2. 全髋关节置换（Ⅱ类）	常规应用
钴基合金	1. 全关节置换（锻造合金）（Ⅱ类） 2. 牙科铸造（Ⅱ类）	常规应用
钛基合金	1. 使用钴铬钼合金进行的全髋关节置换的髋臼和股骨干或陶瓷股骨头（Ⅱ类） 2. 其他永久性器材（骨钉，起搏器）（Ⅲ类）	常规应用
其他杂合金		
镍钛	1. 正畸牙弓丝（Ⅰ类） 2. 血管支架（Ⅲ类） 3. 静脉滤器（Ⅱ类） 4. 颅内动脉瘤钳（Ⅱ类） 5. 人工心脏中的可收缩人造肌（Ⅲ类） 6. 导管导丝 7. 骨科 U 型钉（Ⅰ类）	FDA 获批 FDA 获批 FDA 获批 FDA 获批 研究中 FDA 获批 FDA 获批
镁	可降解的生物骨科植入物（Ⅲ类）	动物实验
钽	1. 整形手术或神经手术的缝合线（Ⅲ类） 2. 放射影像标记物（Ⅱ类）	FDA 获批 FDA 获批

随着现代科学技术的不断发展，医用金属材料已逐渐成为临床应用中不可或缺的组成部分。制备工艺和技术的进步也促使新型金属生物材料的不断涌现，其中包括粉末冶金合金、高熵合金、非晶合金、低模量钛合金等，医用金属材料的快速发展值得关注。

金属被用作医用植入材料已有数百年的历史了。其应用可以追溯到公元前 400～公元前 300 年，腓尼基人将金属丝用于修复牙缺失。在中国唐代（公元 618～907 年），也有关于用银膏补齿的记载。随后，经历了漫长岁月的发展，从 16 世纪开始，金属材料开始大量地应用于骨科领域。1546 年，人们将纯金薄片用于修复颅骨缺损；1588 年，人们利用黄金板修复颚骨；1775 年金属材料开始用于固定体内骨折。在早期的发展中，金属植入物面临腐蚀和强度不足的问题。这一时期，由于理论水平和工业技术水平的限制，生物医用材料的发展非常缓慢。直至 19 世纪医用金属材料才有了进一步的发展。1800 年金属板被大量应用于骨折内固定；1809 年人们用黄金制成种植牙；19 世纪后期，人类成功利用贵金属银对患者的膝盖骨进行缝合（1880 年）；随后人类利用镀镍钢螺钉进行骨折治疗（1896 年），至此才开始了对医用金属材料的系统研究。

20 世纪 30 年代，随着医学、生物化学、材料学等学科的迅速发展，新型金属材料不断涌现。钴铬合金、不锈钢和钛及合金的相继成功地在齿科和骨科中得到广泛应用，逐步奠定了医用金属材料在生物医用材料中的重要地位。20 世纪 70 年代，18-8 不锈钢问世后很快便引起了临床医生的兴趣，其相较当时的其他任何金属都有不可比拟的耐腐蚀性。18-8 不锈钢在临床医学中的成功应用以及金属表面生物医用涂层材料的发展，使医用金属材料得到了极大的发展。进入 20 世纪中期之后，医学、材料学（尤其是高分子材料学）、生物化学、物理学进入了高速发展期，高分子材料、陶瓷材料和新型金属等材料层出不穷，这对医用金属材料的发展造成了冲击，但因其卓越的性能和悠久的应用历史，医用金属材料在临床中仍占据重要地位。

一、医用金属材料的定义与特性

（一）医用金属材料的定义

医用金属材料是一种生物材料，是一种被设计成单独或作为复杂系统一部分的物质，用于引导治疗或诊断。医用金属材料通过与生命系统组成部分的交互作用，替换或辅助部分的器官或组织，与活体组织紧密接触，对生理环境中的反应可产生有效的作用能力。理想的金属生物材料应具有与骨相似的模量，优异的抗疲劳、耐腐蚀和耐磨性，以及良好的骨结合能力。在不同的医疗应用场景下根据金属植入物的特性选择适合的金属材料。为了能安全且适当地长时间使用而不产生排斥反应，金属植入物应具备但不限于以下基本特性：良好的生物相容性（无毒）、高耐腐蚀性、合适的力学性能、高耐磨性、骨融合性（以骨修复体为例）。

在临床已经使用的医用金属材料主要有钛合金、不锈钢、钴合金、形状记忆合金、贵金属、纯金属（铌、锆、钛、钽）等。不锈钢、钛合金和钴合金具有强度高、韧性好及稳定性强的特点，是临床常用的三类医用金属材料。不同的生物医用材料具有不同的临床应用。例如，常用于骨科手术的材料可能易导致血栓形成而不适合心血管临床应用。

（二）医用金属材料的特性

1. 医用金属材料的生物相容性 金属材料作为人体植入材料应具有良好的生物相容性，无不良刺激、无毒害，不引起毒性反应、免疫反应或干扰免疫机制，不致癌、不致畸，无炎性反应，不引起感染，不被排斥。植入体内的金属生物材料一般希望为永久或半永久（15年以上）地发挥生理功能。受到金属生物材料耐腐蚀性和金属离子释放性的影响，金属生物材料长时间在体内环境中，其表面的离子或原子或多或少因腐蚀或磨损进入周围生物组织，因而，对周围组织的无毒性就成了选择材料的必要条件。

材料释放的化学物质以及其浓度关系到金属的毒性。金属的毒性主要作用于细胞，可抑制酶的活动，并可阻止酶通过细胞膜的扩散和破坏溶酶体。由于毒性和力学性能差等原因，适合用于生物医用材料的纯金属很少，多为贵金属或过渡金属元素。其中基本无毒的金属单质有：铝（Al）、镓（Ga）、铟（In）、锡（Sn）、钛（Ti）、锆（Zr）、钼（Mo）、钨（W）、金（Au）、银（Ag）、铂（Pt），在常用的生物医用合金材料中，还采用铁（Fe）、钴（Co）、铬（Cr）、镍（Ni）、钒（V）、锰（Mn）等元素，如不锈钢（Cr-Ni-Mn-Fe）、钴合金（Co-Cr-Ni-Mn-W-Fe）等。在医学实践中常需要引入一些有毒金属单质来提高金属材料的生物性能。合金化可以减小或消除某些金属元素的毒性，此外，提高金属生物材料的耐腐蚀性也是一种方法，对此可采用表面保护层和提高光洁度等方法。

2. 医用金属材料的耐腐蚀性能 人体内的环境在物理和化学上都不同于周围环境。因此，在空气中表现良好（惰性或被动）的金属可能会在体内遭受严重的腐蚀，表16-5-2列出8种腐蚀类型。事实上，最耐腐蚀的不锈钢通常会在宿主体内引起慢性过敏和毒性反应，这些反应只有在植入后足够长的时间后才会出现。虽然耐腐蚀性决定了金属植入物存在的时间，但是身体的不同部位有不同的pH和氧气浓度。由于酸性侵蚀和氧化，在身体不同部位植入同一植入物的腐蚀程度不同。

表16-5-2 医用金属材料在人体生理环境下的8种腐蚀类型

腐蚀类型	反应表现
均匀腐蚀	是化学或电化学反应全部在暴露表面上或在大部分表面上均匀进行的一种腐蚀。腐蚀产物及其进入人体环境中的金属离子总量较大，影响到材料的生物相容性
点腐蚀	发生在金属表面某个局部，也就是说在金属表面出现了微电池作用，而作为阳极的部位要受到严重的腐蚀。临床资料证实，医用不锈钢发生点腐蚀的可能性较大
电偶腐蚀	是发生在两个具有不同电极电位的金属配件偶上的腐蚀。多见于两种以上材料制成的组合植入器件，甚至在加工零件过程中引入的其他工具的微粒屑，以及为患者手术所必须使用的外科器械引入的微粒屑，也可能引发电偶腐蚀。因此，临床上建议使用单一材料制作植入部件以及相应的手术器械、工具
缝隙腐蚀	是由于环境中化学成分的浓度分布不均匀引起的腐蚀，属闭塞电池腐蚀，多发生在界面部位，如接骨板和骨螺钉，在不锈钢植入器件更为常见
晶间腐蚀	是发生在材料内部晶粒边界上的一种腐蚀，可导致材料力学性能严重下降。一般可通过减少碳、硫、磷等杂质含量来改善晶间腐蚀倾向

续表

腐蚀类型	反应表现
磨蚀	指植入器件之间切向反复的相对滑动所造成的表面磨损和腐蚀环境作用所造成的腐蚀。不锈钢的耐磨蚀能力较差，钴基合金的耐磨蚀能力优良
疲劳腐蚀	指材料在腐蚀介质中承受某些应力的循环作用所产生的腐蚀，表面微裂纹和缺陷可使疲劳腐蚀加剧。因此，提高表面光洁度可改善这一性能
应力腐蚀	指在应力和腐蚀介质共同作用下出现的一种加速腐蚀的行为。在裂纹尖端处可发生力学和电化学综合作用，导致裂纹迅速扩展而造成植入器件断裂失效。钛合金和不锈钢对应力腐蚀敏感，而钴基合金对应力腐蚀不敏感

正常情况下，大多数人体液含有的生理盐水，主要是由 Na^+、Cl^- 和其他微量离子构成的溶液，还有氨基酸和一系列可溶性蛋白质。也有微量的碎片和细胞材料，可导致局部粘连到植入物上。这些液体的 pH 接近中性（37℃和标准大气压下的 pH 为 7.2～7.4）。但当手术或损伤引起炎症时，由于炎症细胞的分泌，体液 pH 可降至 3.0～4.0。此外，高血压相关的离子强度波动，或由于离子沉积，人体对任何植入物都具有攻击性。人体内部氧分压大约是大气氧分压的四分之一，虽然氧化反应较弱，但当植入物破裂或移除时，低氧会减缓金属表面保护性被动氧化膜的形成，加速金属植入物的腐蚀。

理想情况下，良好的耐腐蚀性要求金属植入物在最恶劣的身体条件下，金属离子的释放量降至最低，并在正常生理条件下，在长期使用期间（超过 30 年）保持在安全的水平。

3. 体内植入物材料的力学性能 骨骼是人体重要组成部分，骨具有良好的强度和韧性，因此生物材料的研发，必须能够与人体机械性能相匹配才能够替代骨骼。对生物材料发展具有普遍重要的力学性能包括杨氏模量、极限拉伸强度和断裂韧性。表 16-5-3 总结了不同金属生物材料及皮质骨的力学性能，目前不锈钢、钴合金和钛合金这三种金属生物材料在受到破坏前能够承受重大的载荷和塑变，因而广泛应用于临床。

表 16-5-3　金属植入材料及皮质骨的力学性能

材料	杨氏模量（GPa）	极限拉伸强度（MPa）	断裂韧性（MPa）
钴铬钼合金	240	900～1540	≈100
316L 不锈钢	200	540～1000	≈100
钛合金	105～125	900	≈80
镁合金	40～45	100～250	15～40
镍合金	30～50	1355	30～60
皮质骨	10～30	130～150	2～12

但必须指出的是，不锈钢、钴合金和钛合金具有更高的杨氏模量（超过 100GPa），而皮质骨的杨氏模量只有 10～30GPa。高弹性模量的植入物可能会承受几乎所有的载荷，而承受较少力学载荷的骨则会发生萎缩等生物反应，尤其是植入物周围，从而需要进一步的翻修手术，称为应力屏蔽效应。因此，最理想的植入物应具有与骨骼相似的杨氏模量。

人体内的机械条件复杂。因此，人造髋关节、膝关节、脊柱固定装置、钢板、钢丝等骨性植入物会在循环载荷下疲劳。例如，人造髋关节在不垂直对齐时，承受的载荷应力水平是体重的数倍。假设施加 5 倍体重的载荷在髋关节假体上，单腿的平均应力为 50MPa。假设一个人一天走 $2×10^3$ 步，20 年总步数约为 $1.5×10^7$ 个循环。类似的循环应力也在牙齿植入物的咀嚼运动中以及非骨性植入物如起搏器电极对心肌活动的反应中发生。循环载荷比静态固定载荷更容易导致材料疲劳。

疲劳强度敏感地随着材料的微观结构、产品的表面质量和使用条件（如负载向量、循环频率、磨损和腐蚀环境）而变化。受循环载荷作用的材料可能在其极限拉伸强度（ultimate tensile strength，UTS）以下，甚至低于材料的屈服强度以下断裂。疲劳断裂是危险的，因为这种断裂往往发生在正常的使用条件下。事实上，用任何材料制造的医疗设备，如果要在其使用寿命中承受数百万次循环变形，都需要仔细检查其疲劳和抗断裂性能，而疲劳断裂是生物医学植入物过早失效的主要原因。

疲劳通常发生在应力集中的地方。在现实世界中，没有完美的材料。缺陷可能来自于微观结构的不均匀性（如杂质、第二相颗粒和晶界），金属部件的制造缺陷（如孔、角、焊缝、缺口和凹坑），或加工过程中的表面缺陷。当材料受到外部载荷时，应力局部集中在这些位置，可能升级为不可逆的永久缺陷（如错位和微裂纹）。相反，在循环加载过程中，伴随着缺陷数量的积累或范围的增大，在正常使用条件下，裂纹逐渐扩展，直到最终的灾难性破坏。简而言之，材料内部的波动应力可能导致裂纹的萌生和扩展，当裂纹达到临界尺寸时，就会导致完全断裂。

骨科植入物常受到循环应力和摩擦的复杂作用，即微动疲劳。微动疲劳是循环摩擦应力叠加在普通疲劳应力上产生的结果。微动导致接触表面间低振幅相对运动，产生氧化物碎片和金属表面改变。即使微小的滑移幅值也会导致明显的损伤。裂纹可以很快地从接触点开始扩展直至破裂。微动疲劳容易在人工髋关节、骨板、钢丝等部位出现，且腐蚀使疲劳过程更加复杂。表面磨损会释放有毒物质，引起局部组织或器官的毒性和异物反应。这就是金属病的现象，导致无菌性松动。腐蚀疲劳和微动腐蚀疲劳是金属植入物受损的常见形式。

预测材料疲劳寿命可采用应力控制或应变控制方法，根据具体的受力情况选择合适的方法。例如，在放置在膝关节下腘动脉内的支架中，需要考虑其在屈曲时发生的循环弯曲应变。而全髋关节置换术通常需要考虑与患者体重成比例的循环负荷。此外，金属生物材料的缺口疲劳性能与髋关节假体的性能有关，因此一些学者认为应变控制的缺口疲劳性能更能代表活体条件。

4. 体内植入物材料的高耐磨性　无论使用何种材料，关节置换中磨损是不可避免的问题。金属内部滑移系统较多，易受应力作用，导致金属易磨损。金属人工髋关节与股骨头的磨损会产生有害的金属微粒，与体液发生化学反应，导致周围组织的炎症和毒性反应。

磨损损伤可能导致关节系统松动，引起无菌性松动。颗粒诱导免疫系统的巨噬细胞吞噬颗粒，但合成颗粒通常会杀死巨噬细胞，释放酶和代谢物，导致周围环境酸化和组织侵蚀。改进的修复术、植入物设计和手术固定方法推动了关节置换材料的发展。

关节可以分为叠合关节和非叠合关节。在叠合关节中（如髋关节和肩关节），球形头与杯状插座贴合紧密，应力分布均匀。对于非叠合关节（如膝关节和踝关节），两个不匹配的硬表面接触产生非均匀的应力，通过软骨和滑液进行补偿。在这种情况下，金属和硬聚合材料是首选。

材料硬度可反映耐磨性。通过提高硬度来改善耐磨性，但提高硬度可能会牺牲其他特性。表面处理可使材料表面晶化，减少滑移，提高表面硬度。选择合适的摩擦表面，如高密度聚乙烯和钴合金，也可减少摩擦。

5. 骨再生　是新骨形成和骨愈合的过程，是骨科患者治疗中的关键环节。近年来不同医用金属植入材料及经过不同表面处理的骨修复材料促进骨髓间充质干细胞成骨分化所涉及的相关成骨信号通路（Wnt/β-catenin 通路、MAPK 通路、骨形态发生蛋白/Smad 通路、整合素通路、磷脂酰肌醇 3-激酶通路、骨保护素/RANKL/RANK 通路）得到部分研究。目前许多学者对医用金属材料体外及体内促进骨髓间充质干细胞成骨分化的研究主要以单一信号通路为主，而成骨分化相关的多条通路相互关系相互作用，构成了一个复杂的网络，目前的研究还未彻底地揭示成骨分化的具体机制。从骨髓间充质干细胞成骨分化层面来看，不同新型医用金属植入材料调节诱导骨髓间充质干细胞成骨分化的可能分子机制和多条信号通路间的联系及作用有关。

二、医用不锈钢材料

（一）医用不锈钢材料的成分及结构

不锈钢是许多铁基合金的总称，这些合金含有高比例的 Cr 和不同含量的 Ni，它在含氧环境下不会被腐蚀，但在体液等氯化物溶液中会被腐蚀，将 Ni、Mo、Cu、Ti、Nb、N 等元素添加到不锈钢中可以增强其耐腐蚀性、耐热性、强度和可塑性。不锈钢根据不同的耐腐蚀性及强度的要求，按其显微组织分为奥氏体（γ 相）、铁素体（α 相）和马氏体（M 相）等类型，其中以 316L和 317L 为代表的奥氏体不锈钢是最常用的外科植入金属材料，不同类型不锈钢主要用于制作医疗工具或特殊手术器械（表 16-5-4）。

表 16-5-4　不锈钢类型及其医疗应用

不锈钢类型	应用级别	示例
马氏体（M 相）（Fe-Cr-C 系统）	牙科及外科器械	骨刮匙，平凿与圆凿，牙钻，牙骨凿，刮匙，探针，牙根挺，牙刮器，医用镊子，止血钳，牵开器，正牙钳，解剖刀
铁素体（α 相）（Fe-Cr 系统）	非常有限的手术器械	器械的实心把手，导销，紧固件
奥氏体（γ 相）（Fe-Cr-Ni 系统）	大量的非可植入性的医疗器材	套管，牙科印模盘，导销，皮下针，蒸汽灭菌器，储藏柜和工作台，胸腔牵开器
	许多短期的植入物	见表 16-5-6
	全髋关节置换	

由于医用不锈钢是应用在人体内，所以必须拥有优良的耐腐蚀性能，对于不锈钢内各类元素成分水平有一定要求，如不锈钢的 Cr 含量不能低于 11%，如此才可以保持在无污染环境的耐腐蚀性能，尤其是植入物医用不锈钢，Ni 和 Cr 等合金元素含量均高于普通不锈钢，S 和 P 等杂质元素含量要低于普通不锈钢非金属夹杂物，尺寸要分别小于 1.5 级和 1 级，C 含量不高于 0.03%。表 16-5-5 列出了 316L（ASMT F138）不锈钢及其他类型的化学成分。

表 16-5-5　316L 不锈钢组成成分及变体

ASTM/UNS	Cr	Ni	Mo	Mn	Si	Cu	N	C	P
F138/S31673	17.00～19.00	13.00～15.00	2.25～3.00	2.00	0.75	0.50	0.10	0.030	0.025
F1314/S20910	20.50～23.50	11.50～13.50	4.00～6.00	2.00～3.00	0.75	0.50	0.20～0.40	0.030	0.025
F1586/S31675	19.50～22.00	9.00～11.00	2.00～2.45	2.00～3.00	0.75	0.25	0.25～0.50	0.080	0.025
F2229/S29108	19.00～23.00	0.10		21.00～24.00	0.50～1.50	0.75	0.25	＞0.90	0.080	0.030
F2581/S29225	16.50～18.00	0.05	2.70～3.70	9.50～12.50	0.20～0.60	0.25	0.45～0.55	0.15～0.25	无

虽然医用不锈钢中常用的 316L 或 317L 奥氏体不锈钢在固溶状态下的强度和硬度均偏低，但可以通过冷加工变形来提高其强度和硬度。因此临床使用的外科植入物使用的不锈钢都会通过冷加工变形以满足其高强度和高硬度的要求，但是冷加工变形会增加医用不锈钢应力腐蚀和腐蚀疲劳破坏的敏感性。

（二）医用不锈钢材料的生物相容性

人体约 96% 重量来自氧、碳、氢和氮元素，它们是水和蛋白质的组成部分。此外，许多金属元素作为微量营养素在人体中是必需的，但当其水平高于所需时，就会产生毒性。理想情况下，在开发生物医学合金时，应选择无毒元素作为合金元素。但事实上，没有一种金属是完全惰性或无毒的。因此，金属植入物的构造需要使用含有几乎惰性元素的合金，或那些作为微量元素存在于体内的合金。302 不锈钢是最早使用的医用金属材料，抗腐蚀性能较好，强度较高。加入 Mo 元素制作的 316 不锈钢更有效地改善了医用不锈钢的抗腐蚀性。20 世纪 50 年代研制出新的 316L 不锈钢，将不锈钢中的最高 C 含量降至 0.03%，主要成分为 Fe（60%～65%），添加重要合金 Cr（17%～20%）和 Ni（12%～14%），还有其他少量元素成分，如 N、Mn、Mo、P、Cl、Si 和 S，更进一步地提高了材料的抗腐蚀性能。近些年来高氮无镍不锈钢的问世，最大限度避免了镍的毒性作用。

（三）医用不锈钢材料的力学性能

临床应用中生物材料必须能够与人体机械性能相匹配，要求其具有良好的强度和韧性，在受到破坏前能够承受重大的载荷和塑变。医用不锈钢具有高密度（约 7.8g/cm³）、高强度（300～1000MPa）以及高弹性模量（约 200GPa）等特性，虽然常用的 316L 或 317L 医用不锈钢在固溶状态下的强度和硬度均偏低，但可以通过冷加工变形来提高其强度和硬度。

（四）医用不锈钢材料的临床应用

1. 骨科相关应用 医用不锈钢已广泛应用在临床骨科植入物和手术器械等领域，早期用来制作各种人工关节（髋关节、膝关节、肩关节、肘关节、腕关节、踝关节和指关节等）和骨折内固定器械，不同规格的截骨连接器、加压钢板、螺钉、脊椎钉、骨牵引钢针，以及颅骨板、人工椎体等。由于无镍不锈钢轻量化，在降低接骨板的应力遮挡效应方面也具有明显优势，在骨科植入器械领域中具有巨大潜力。

2. 齿科相关应用 医用不锈钢被广泛应用于镶牙、齿科矫形、牙根种植及辅助器件，如各种齿冠、齿桥、固定支架、卡环、基托等，各种规格的嵌件、牙齿矫形弓丝、义齿和颌骨缺损修复等。

3. 心血管相关应用 心血管应用包括起搏器和植入型心律转复除颤器（implantable cardioverter defibrillator，ICD）导线、心脏支架、导丝系统、传感器线、人工心脏瓣膜和心血管牵开器等，虽然 304 和 316 奥氏体不锈钢已具有相当优秀的性能，心血管应用通常需要相当特殊的合金如 F562（35%Co、35%Ni、20%Cr、10%Mo 合金）或是某些贵金属为核心的复合材料。F562 具有耐腐蚀性、高强度和抗疲劳性，因此被用作支架、起搏器和 ICD 导线。当材料导电性非常重要时（如起搏器和除颤器导线），通常使用以贵金属（如 Ag、Au 或 Pt）为芯的复合导线。支架是一种插入人体的可膨胀装置，用于保持血管通道畅通，由导丝引导至最终正确位置，在温度达到体温度时支架产生膨胀到最终形状。导丝通常使用 304 或 316 奥氏体不锈钢，支架通常采用形状记忆合金（如镍钛合金）以达到形状记忆效应。表 16-5-6 列出了不锈钢的各种植入物。

表 16-5-6 不锈钢的临床应用

材料	临床应用
316L 不锈钢	骨螺钉和骨针 骨钉和骨钢板 髓内骨钉 导丝 哈林顿脊柱器械 心脏起搏器外罩
Orthinox 不锈钢	全关节假体
316、316L 不锈钢	下颌丝网状假体 中耳修复的镫骨假体
304、316、316L 不锈钢	缝合线 电极和导线
17-7PH、17-7PH（Nb）、PH-15-7Mo 和 301、304、316、316L、420、431 不锈钢	神经外科动脉瘤及微血管钳

续表

材料	临床应用
不锈钢	球囊扩张支架 经皮骨固定针 可变电容传感器 可变电阻换能器 放射影像学标记物 蝴蝶翼导管 针灸针
304 不锈钢	气管导管 预制牙冠
304、316 不锈钢	牙科汞合金固定钉
302、303、304、305 不锈钢	正畸固定矫治器
钢和不锈钢	假肢，矫形器

三、医用钛合金材料

钛及钛合金在骨科植入物中得到了广泛的应用，因为它具有高强度、高刚性、高断裂韧性和可靠的力学性能。钛合金的良好性能，如重量轻、耐腐蚀性好、力学强度高、弹性模量低，也为承重性植入物提供了稳定性。利用 SiO_2 和羟基磷灰石纳米涂层可以改善骨整合以延长植入物的寿命及其与周围组织的生物相容性，羟基磷灰石具有良好的生物相容性，其化学成分和物理结构与骨的矿物成分相似，为骨形成提供了生物活性表面，而 SiO_2 与活体组织具有良好的相容性，增强了整体的骨整合和功能特性，在植入物表面和羟基磷灰石纳米涂层之间沉积 SiO_2 可提高植入物的生物相容性。

（一）医用钛合金材料的成分、结构和性能

钛是一种低密度元素（约为 60% 铁的密度和近 50% 钴的密度），可通过合金化和变形处理大大强化。钛在大约 885℃的温度下经行同素异形转型，从六角形紧密堆积（HCP）晶体结构（α相）转变为体心立方（BCC）晶体结构（β相），在 1678℃的熔点前保持稳定。医用钛合金材料的分类和性能见表 16-5-7。

表 16-5-7　医用钛合金材料的分类和性能

类型	分类	典型性能	典型合金
α	α	低强度，更好的加工性能和最好的生物相容性	TA1，TA2，TA3
	类 α	中强度，良好的加工性能和生物相容性	Ti-3Al-2.5V
α+β	α+β	高强度，良好的综合性能，可通过时效增加轻度和良好的生物相容性	Ti-6Al-4V，Ti-6Al-7Nb
β	β	中强度，低模量，良好的加工性能和生物相容性	Ti-30Mo
	亚稳 β	中高强度，更低模量，更好的综合性能	Ti-15Mo，Ti-12Mo-6Zr-2Fe
	近 β	可时效加强，更好的加工性能和生物相容性	Ti-1Nb-13Zr

（二）医用钛合金材料的生物相容性

目前钛不存在于人体内，也不对人体发挥任何已知的生物学作用，大剂量也无毒。即使每天摄入高达 0.8mg 的钛，过量的钛也会在没有被消化或吸收的情况下排泄出来。不但如此，钛植入物也不会被身体排斥，还可与宿主骨骼建立良好的物理连接，钛颗粒对体内白细胞也有尺寸特异性的生物学效应。

（三）医用钛合金材料的力学性能

密度（20℃）约为 4.5g/cm³，质轻。植入人体内可减轻人体负荷量，作为医疗器械可减轻医务人员操作负荷。弹性模量低，纯钛为 108～500MPa，植入人体内时与人体自然骨更接近，利于接骨，减少骨头对植入物的应力屏蔽效应。

（四）医用钛合金材料的临床应用

1. 医疗产品　钛及钛合金材料的植入物属于第三类医疗器械，在临时或长期的外部设备和支架的制造中，包括外部假肢、轮椅及矫形卡钳等，广泛使用的钛合金是 TFCA（Ti-4.0Fe-6.7Cr-3.0Al）和 TFC（Ti-4.2Fe-6.9Cr），即使医疗保健产品没有植入患者的体内，但诸如过敏反应等生物相容性问题仍然需要解决。

2. 医疗器械　根据国家市场监督管理总局的分类，钛及钛合金材料的植入物属于第三类医疗器械，并为高值耗材类。低重量的钛减少了外科医生长时间使用器械的疲劳发作。对于显微外科手术，如眼部手术，钛手术器械通常被阳极氧化以产生非翻新表面，钛的非磁性特性降低了手术中对小而敏感的植入物的电磁损伤或干扰的可能性。钛手术器械的耐久性使它们能够承受反复的杀菌循环，而不影响其耐腐蚀性、强度、边缘质量和表面质量。

3. 骨科应用　目前用于髋关节和膝关节置换，肩关节和肘关节的植入，也经常广泛用于脊柱矫正部位、脊柱复位装置、脊柱融合笼，以及近年来的椎间盘置换。也应用于儿童肋骨笼，手指和脚趾的植入物，以及用于强化下肢骨折的胫骨支架，支持骨折的固定和重建装置。虽然其特点是弹性模量比其他金属材料更接近天然骨、密度小、质量轻，但钛合金耐磨性能不好，为了增加年轻患者的种植体寿命，表面修饰技术可在钛基种植体表面产生微/纳米尺度形貌以改善骨整合，但钛金属植入物的应力屏蔽效应引起的金属过敏和骨吸收问题仍需解决。

4. 颅脑及颌面部应用　包括颅板、网片和丙烯酸。钛的生物相容性有助于更快地恢复和减少感染的机会。由钛合金制成的颌面假体、颅板具有适当的生物相容性、强度和骨整合水平，能够稳定软组织，有效保护脑髓液系统。近些年结合 3D 打印技术，钛合金在颌面部骨折修复方面也应用广泛。

5. 口腔科应用　钛合金是口腔种植体最常用的合金（如Ⅳ级钛）。由钛合金制成的正畸支架比钢更轻、更强，并具有更好的生物相容性。纯钛、Ti-6Al-4V 和 Ti-6Al-7Nb 是牙科应用的主要钛金属。

6. 内部支架结构应用　①五官科：钛合金钉用于固定假耳朵和眼睛，纯钛网格植入物为眶间骨折提供固定。②心外科：置换心脏瓣膜、冠状动脉成形术导管、除颤器、血管内支架、起搏器和血管通路端口的载体结构也由钛合金制成。③泌尿外科：尿道狭窄的治疗采用由钛制成的尿道支架，同时输液泵利用镍钛形状记忆合金，当施加的电流能够产生一个加热和冷却循环时，从而改变腔室的形状。

7. 抗菌应用　利用脉冲激光烧蚀技术在钛合金表面原位制备了多层结构和晶格缺陷的黑色氧化钛层。黑色氧化钛层结构对金黄色葡萄球菌和大肠埃希菌的抗菌效率分别达到 99.37% 和 99.29%。此外，所述黑色氧化钛层与所述钛合金具有相似的生物相容性。此外，含铜钛合金已被证明具有优良的抗菌性能，可有效降低植入引起的感染发生率。

四、其他医用金属材料

目前广泛应用于临床的金属植入材料包括不锈钢、钛合金等。它们都具有良好的抗腐蚀性能，在体内能够长期保持结构稳定，但也存在一些缺点，如因体内反复摩擦而产生碎屑以及因腐蚀而产生相关有毒离子，造成局部过敏及反应，降低了其生物相容性。此外，这些材料为不可降解材料，鉴于此，近年来，国内外学者对其他生物医用金属材料植入材料进行了大量的研究。

（一）医用镁合金

医用镁合金具有良好的生物相容性及可降解性，体内植入物降解速率高且可以完全降解，动物实验未观察到明显的炎症反应。同时，镁合金促进骨痂形成及含钙矿物质沉积，可与周围骨组织形成稳定骨结合。镁合金降解过程中释放镁离子、升高局部 pH 以及腐蚀产物具有一定的抗菌性能。

镁的弹性模量是 41～45GPa，更接近天然骨（20～27GPa），可以减少骨科植入物松动的可能性。通过添加不同浓度的不同金属等方式改善微观结构，可以改善镁的力学性能和耐腐蚀性能。镁合金中常见的合金元素有：Al、Zn、Ca、Mn、Cu、Li、Ir、Sr、Zr、稀土元素等。Al 的添加可以增强镁合金的耐腐蚀性，但是 Al 是非生理性元素，浓度较高时可能损伤神经系统，临床上阿尔茨海默病与此相关。稀土元素的添加也可以提高镁合金的耐腐蚀性，但是在体内释放后可能在器官和骨中聚集。银离子的抑菌性能良好，添加银元素除了改善力学性能和耐腐蚀性能外，还能够增强抑菌效果。

医用镁合金的临床应用主要包括以下方面。

1. 骨科相关应用　镁合金作为骨折固定材料能够在骨折愈合初期提供稳定力学环境，给予生理性刺激，加速骨折愈合，降低骨质疏松及再骨折风险。镁合金用于骨折固定能够促进骨痂形成，最终植入物在体内完全降解。因此，可作为骨折内固定或骨缺损替代材料，如颌面部骨缺损等。

2. 口腔科相关应用　镁合金在牙槽嵴保存及诱导骨再生方面有一定潜能，可用于牙槽嵴增高术、即刻种植的牙槽嵴保存等。

3. 心血管相关应用　镁合金在生理条件下的力学性能及耐腐蚀性能均具有良好的可控性。在达到扩张血管目的的同时，克服了植入体长期存留所引起的并发症，同时其生物降解性为在同一病变进行多次介入干预提供了可能。

4. 组织工程材料　多孔镁作为一种可降解的生物材料，其力学性能符合要求，且其本身具有生物活性，可诱导细胞分化生长和血管长入。目前有研究人员分别通过铸造法、粉末冶金法和激光加工技术制备了多孔镁骨组织工程材料，认为镁合金在多孔骨组织工程材料方面具有良好的发展前景。

（二）形状记忆合金

镍钛（NiTi）合金具有理想且稳定的形状记忆效应和超弹性以及良好的生物相容性、耐腐蚀性等特性，和传统医用金属材料（如不锈钢）相比具有其独特的优势，弥补了大多数金属材料柔顺性和力学相容性方面的不足，使得 NiTi 合金在医学领域的应用得以快速发展。

NiTi 合金的临床应用主要包括以下方面。

1. 骨科相关应用　多孔 NiTi 合金具有形状记忆效应、体积记忆效应、超弹性、低密度、低弹性模量和适当的强度等优点，且多孔结构使植入物的固定更可靠，利于人体体液营养成分的传输，从而缩短患者的康复期，使其成为骨关节等硬组织替换材料的研究热点之一。例如，NiTi 记忆合金螺钉研制成功，用于治疗老年人新鲜股骨颈骨折，完全解决了患者因术后长期卧床引起的严重并发症而死亡。手术简便可靠，固定牢固，骨折愈合快，患者下地活动早。

2. 口腔科相关应用　超弹性 TiNi 合金丝是牙齿矫正丝的理想材料，如果用 TiNi 合金制作牙齿矫形丝，即使应变高达 10% 也不会产生塑性变形，而且应力诱发马氏体相变使弹性模量呈现非线性特性，即应变增大时矫正力波动很少。这种材料不仅操作简单，疗效好，也可减轻患者不适感。

3. 心血管相关应用　新型海螺形或螺旋球形记忆血管栓塞器具有双向记忆效应，在低温（4～15℃）下，海螺形或螺旋球形血管栓塞器呈近直线形或大波浪形弹簧状，将它穿入导丝内芯后都呈直线形弹簧状，在 X 射线电视监视下能顺利地导入到动脉血管，在血温（36～37℃）作用下呈直线形的记忆血管栓塞器就恢复到所设计的海螺形或螺旋球形。导管内摩擦系数小、不受导管口径限制和不损伤靶血管的栓塞器能达到及时、有效、安全地栓塞动脉血管的目的。

4. 脊柱侧弯矫形相关应用 多种原因引起的脊柱侧弯症在手术治疗中安放不锈钢矫形棒时，要求固定后脊柱受到的矫正力保持在 30～40kg 以下，一旦受力过大，矫形棒破坏将有造成脊柱和神经损伤的风险。同时矫形棒安放后矫正力会随时间变化，矫正力大约降到初始时的 30% 时，需要再进行二次手术调整矫正力，给患者在精神和生理上都造成极大痛苦。采用形状记忆合金制作的矫形棒，只需要进行一次安放矫形棒固定。当矫形棒的矫正力发生变化时，通过体外加热形状记忆合金，把温度升高到比体温约高 5℃，就能恢复足够的矫正力，降低二次手术的可能。

（三）其他

其他医用金属材料的名称、生物相容性和临床应用列于表 16-5-8 中。

表 16-5-8　其他医用金属材料名称、生物相容性和临床应用

材料名称	生物相容性	临床应用
生物医用钴合金材料	生物相容性好，力学性能和耐腐蚀性优于不锈钢	骨科关节置换植入物、心脏外科、齿科
生物医用铝合金材料	可塑性和生物相容好，耐腐蚀性高，抗缺口裂纹扩展能力高	
生物医用可降解锌合金材料	细胞相容性好，抗菌性能强，对血管内皮化产生积极作用	心血管植入物、血管支架
生物医用锆合金材料	弹性模量低、强度高、韧性好、耐腐蚀性好、良好的生物相容性	人体硬组织替代材料
生物医用贵金属材料	价格比较昂贵、生物相容性好、物理及化学性质稳定，良好的延展性、无毒性	口腔科应用材料、人工心脏的能源、医疗器械及设备、水净化装置、运动设备、抗菌类医药、植入体、抗菌涂料等领域
生物医用钨金属材料	熔点最高、辐射不透过性、良好的生物相容性	介入手术治疗脑动脉瘤

五、医用金属材料的加工

（一）生物医用金属和合金的加工

1. 生物医用金属和合金的锻造 锻造是通过各种模具和工具施加的压力塑造工件的过程。这是最古老的金属加工业务之一。大多数锻件都需要一套模具、一个冲压机或一个锻造锤。冷锻是一种在室温（$0.2T_m$，其中 T_m 为材料的熔点）或接近室温下进行的操作。热锻件是在高温（$>0.4T_m$）下进行的。在这些温度下的变形降低了流动应力，使金属或合金更容易成形，且不易断裂。操作温度高于材料的再结晶温度在 $0.4～0.6T_m$ 就消除了应变硬化效应。操作的中间温度（$0.2～0.4T_m$）通常被称为温锻。热、冷锻的优缺点已经列在表 16-5-9。

表 16-5-9　热锻、冷锻的优缺点

	优点	缺点
热锻	1. 消除应变硬化 2. 屈服强度降低，从而降低流动应力，在低载荷下更容易发生塑性变形 3. 增加延展性，增加温度，也会减少化学不均匀性，在操作过程中闭合或消除孔隙	1. 表面光洁度和尺寸控制差 2. 表面氧化或材料与周围大气发生不良反应
冷锻	1. 表面光洁度和尺寸控制更好 2. 工作硬化导致强度增加 3. 污染最小	1. 屈服强度高，变形载荷高 2. 延展性差，可能需要中间退火来处理工作硬化，可能产生残余应力，可能导致结构缺陷形成

2. 生物医用金属和合金的粉末冶金锻造 粉末冶金（powder metallurgy，PM）锻造是一种使用传统的封闭模锻件锻造烧结的粉末金属零件以达到最终形状的过程。常作为首选锻造类型，在

改善植入物的骨整合，以及解决与传统锻造合金相关的局限性（如有限的可塑性和高流动应力）等方面具有重要价值。特别是钛和同基合金的等温锻造需要昂贵的特殊工具材料，如镍基超合金和钼合金的模具以及使用昂贵的润滑剂。此外，使用 PM 工艺生产最终闭合模锻所需的预制件有助于提高成本优势，从而提高了此类合金锻造的经济性。

3. 超塑成形　超塑性是 Ti-6Al-4V 等材料所表现出的一种特性，其中材料可以变形超出其通常的应变极限。与锻造相比，流动应力非常低，因此可以在不显著的低应力下实现较大的变形，这可以在气体压力下实现。目前，超塑性的形成仅限于颅骨和口腔颌面部植入物。然而，其模具成本低、能够形成减少弹簧背的复杂形状以及通过超塑性成形定制植入物等优点，使其具备扩展到其他医疗设备的潜力。

（二）铸造

铸造是一种近净形加工，有效地降低了产品成本。精密铸造对于制造形状复杂的产品非常有效，特别是牙科和生物医学修复，如牙冠、嵌体、桥和假牙。钛及其合金在人工髋关节柄、骨板等生物医学假体的制备中受到了广泛的关注。它们也被广泛用于制造牙科义齿，因为它们不仅无毒，而且没有过敏原，这有助于那些容易过敏的患者。铸件存在气孔、收缩等铸造缺陷，组织粗大，导致塑性低，疲劳强度低。因此，提高铸件的力学性能是必要的。

（三）增材制造

增材制造技术（additive manufacturing，AM）又称为三维（3D）打印技术和快速原型设计，是一种基于计算机辅助设计（CAD），通过一层层添加材料来制造固体物体的技术。在 AM 发明之前，大多数金属部件，包括医用植入物，都是采用锻造、投资铸造、热轧和机械加工等传统工艺制造的。AM 是一种强大而灵活的制造技术，在从航空航天到生物医学工业的各种应用中获得了广泛的应用。近年来，AM 技术已经发展到一个可以实现制造具有所需功能的部件的水平。3D 打印技术对金属植入物的宏观结构有很好的控制，但其表面性质对组织反应有更好的控制。通过关注表面处理的类型，增强了骨植入物界面的骨整合活性。由于对定制的（即针对患者的）医疗设备和具有复杂几何形状的生物医学植入物的高需求，AM 有极大的应用前景。

（四）表面处理和涂层工艺

用于医用植入物的生物材料选择是根据应用部位的特定要求，包括功能特性、生物相容性和指定的医疗植入物的寿命。不同的应用部位不仅对植入物材料的力学性能提出了不同的挑战，而且对环境条件（即细胞外液体和血液的存在和组成）的要求，以及医疗设备与软硬组织的相互作用也可能存在显著差异。为面对这些挑战，对材料进行表面处理一方面是提高医疗器械的生物相容性，另一方面是改善生物力学性能。由细菌感染引起的脓性松动是植入手术常见的并发症，许多表面处理技术的目的是实现植入物的抗菌特性，抗菌表面处理包括各种策略，如局部药物递送（如通过将抗生素植入植入物表面），通过合适的间隔分子将生物化学活性分子耦合到表面，以及表面用抗菌无机薄膜（如银和铜）涂层。合适的涂层技术包括物理气相沉积（physical vapor deposition，PVD）和化学气相沉积（CVD）方法及等离子喷涂，溶胶技术和电化学涂层方法。除了对植入物表面特性的要求外，任何表面修饰都必须满足手术环境的一定要求：灭菌性、存储性和易操作性。

六、医用金属材料的不足与研究发展

（一）医用金属材料的不足

1. 医用不锈钢　与骨组织的力学性能相差较大，医用不锈钢的密度、强度以及弹性模量都更高，由于力学相容性不够匹配引起应力遮挡效应使得容易发生骨质疏松、骨质吸收等不良现象。

并且，由于缺乏足够的力学应力刺激，骨折部位的骨组织难以形成骨痂，从而增加了发生二次骨折的风险。

医用不锈钢在人体内的腐蚀会严重影响其力学性能和生物相容性，不仅使材料的使用寿命缩短，由于金属腐蚀产生的溶出物还会引起植入物周围组织的局部坏死和炎症反应，甚至存在致癌的风险，影响宿主的健康。为了保持医用不锈钢的耐腐蚀性，通常会在不锈钢中添加11%以上的镍元素，但大量临床研究证明镍离子在体内可诱发毒性效应，引起细胞破坏和炎症反应，对生物体致畸、致癌的危害性。

医用不锈钢的表面在人体内表现为生物惰性，无生物活性，造成植入物与骨组织的结合不牢固，易于松动，影响治疗效果。

2. 钴合金 虽然钴合金的耐磨性是所有医用金属材料中最好的，但由钴合金制作的人工髋关节在体内的松动率却仍较高，原因在于金属磨损腐蚀造成金属离子溶出，引起假体周围的细胞和组织坏死，导致患者疼痛以及关节的松动、下沉。而溶出的金属离子还可产生皮肤过敏反应，其中以钴最为严重。

3. 钛及钛合金 主要缺点是硬度较低，耐磨性差。当发生磨损时，氧化膜首先遭到破坏，随后磨损的颗粒腐蚀产物进入周围组织（尤其是Ti-6Al-4V合金中含有毒性的钒元素），可导致植入物的失效。

4. 镁合金 在人体内环境中易腐蚀，过快的降解速率导致植入材料在机体尚未痊愈之前就已发生了严重的腐蚀，降低了材料的力学性能和稳定性，进而影响治疗的效果，而且镁合金在降解过程中产生的大量氢气由于来不及扩散与吸收导致在植入体周围形成气泡，影响植入物周围组织的生理功能和植入部位的恢复治疗。同时，氢气的产生也会使周围体液局部pH升高，对人体骨骼及组织生长产生潜在危害。以上这些原因严重制约了镁合金在临床上的应用。

（二）新一代的金属生物材料

1. 医用不锈钢

（1）医用无镍（Ni）不锈钢：为了避免医用不锈钢中镍离子溶出所引起的不良组织反应，近年来，研究开发医用无镍不锈钢已经成为医用不锈钢的一个主要发展趋势。其原理是利用氮元素代替不锈钢中的镍元素来稳定不锈钢的组织结构，从而维持不锈钢其优良的力学性能。

大量的研究已经表明，高氮无镍奥氏体医用不锈钢与目前临床广泛使用的医用316L或317L不锈钢相比，具有更优异的力学性能、耐腐蚀性、耐磨性和可塑性，同时兼具更优良的生物相容性，并且材料成本较低。由于其不含具有潜在毒副作用的镍元素，从而显著提高医用金属植入材料的长期使用安全性，作为人体植入材料具有极大的应用优势。

（2）医用不锈钢的表面改性：近些年来，国内外学者在这方面已经开展了较多的研究，主要是针对骨、齿等硬组织的不锈钢植入物以及不锈钢心血管支架的表面改性。通过表面改性处理不但可以有效地改善植入材料的耐腐蚀性和耐磨性，而且还可以进一步提高其生物相容性，甚至使表面具有生物活性。在不锈钢心血管支架表面涂镀一层聚合物膜可以改善支架的生物学特性，可有效降低血栓形成，提高支架的血液相容性。采用氮离子注入方法，当金属表层注入适当厚度的氮离子改性层后，就会明显提高人工骨关节头的耐磨性，并显著提高其在模拟体液中的耐腐蚀性能。通过在不锈钢基体表面制备生物惰性或活性涂层，可提高不锈钢植入物的耐腐蚀性、生物相容性和血液相容性。目前，与人体骨组织、软组织结合良好的金属植入体用陶瓷涂层材料，如羟基磷灰石、生物玻璃陶瓷等，已经应用于临床。

（3）抗菌不锈钢：据报道，在美国发生的200万例院内感染者中，其中高达100万例是因植入医疗器械而引起的。在英国，因植入医疗器械引发的细菌感染的治疗费用为700万～1100万英镑。抗菌不锈钢是在医用不锈钢化学成分的基础上添加抗菌元素，并经过适当的处理而赋予其抗菌功能。20世纪90年代末，日本钢铁企业率先在国际上公布开发出含Ag抗菌不锈钢R304-AB、

R430-AB、R430LN-AB，其对大肠埃希菌的杀菌率均在99%以上。我国自21世纪初也已相继研究开发出铁素体、奥氏体和马氏体等类型含铜抗菌不锈钢，这些不锈钢的力学性能、耐腐蚀性能和加工性能均与普通不锈钢相当。在此基础上，多方面的体外实验及部分动物实验研究证明抗菌不锈钢对金黄色葡萄球菌、大肠埃希菌等常见感染细菌均具有良好的杀灭作用。因此，含铜抗菌不锈钢在骨科、口腔科，以及心血管支架等医学临床领域中有着广泛的应用前景。

2. 钛合金 从金属植入材料的研究现状来看，纯钛及其合金具有其他材料无可比拟的优越性，新型钛合金中减少或消除了Al和V元素的影响，并采用Zr、Nb、Ta、Sn等作为合金元素来改善钛合金的力学性能、耐腐蚀性和生物相容性。

3. 生物可降解的金属 可降解生物材料是指医用植入物在生物环境中可降解的材料，为特定的临床问题（疾病/创伤）提供暂时的治疗支持，然后逐渐降解。与传统认为金属生物材料必须耐腐蚀的观点相反，生物可降解金属在人体内可以完全降解，从而避免了二次手术，减轻了患者的痛苦和经济负担，近年来逐渐成了研究的热点。临床应用要求生物可降解金属具有足够的力学性能、耐腐蚀性和生物相容性，合金化是制备生物可降解金属的一种重要方法。

从未来发展趋势上看，可生物降解医用金属材料的研究将集中在：①通过合金化、冷加工、热处理和表面处理等方法改善镁合金和铁合金的腐蚀速度；②合金化后添加元素对于材料生物相容性的影响；③为了避免植入物在早期失效，对于腐蚀过程中材料力学性能变化的分析；④可生物降解医用金属材料腐蚀产物的成分分析以及生物安全性评价；⑤寻找新的可生物降解合金体系，挖掘潜在的应用可能；⑥建立更为完善的体外评价标准，使得体外试验对于体内试验结果的预测更加精确。随着可生物降解性医用金属材料研究的不断深入，可以预见材料的性能将逐渐完善以满足临床应用的需求，这类新材料有望取代部分传统的生物医用金属材料在临床上获得实际应用。

4. 其他金属生物材料

（1）大块非晶合金：作为一种潜在的植入材料，具有不同于晶态合金的独特性质，如高强度、高硬度、高耐磨耐腐蚀性、高疲劳抗力、低弹性模量等，具有不错的应用于接骨板、螺钉、起搏器等方面的前景。目前开展的大量的有关研究中，以钛基、锆基、铁基、镁基、钙基等合金为主。高熵合金是另一类具有研究前途的新型金属材料，这是基于大块非晶合金的具有超高玻璃化形成能力的合金。高熵合金一般由5种以上的元素按照原子比或接近于等原子比合金化，其混合熵高于合金的熔化熵。五元合金相图中，在中间位置存在固溶体相区。另外，通过添加不同的元素，如银、铜等还可以具有抗菌性能。

（2）医用锆（Zr）：锆基生物医用合金材料因其强度高、韧性好、耐腐蚀性好且具有良好的生物相容性等优点而被广泛应用于医疗领域。通常锆被用作合金化元素添加进钛合金中，以提高钛合金的力学性能。从近些年锆基生物医用合金材料的体系开发及相关性能研究来看：一方面，研究不再只是单一地关注金属材料的力学性能，从安全性的角度出发，材料的力学性能和生物相容性能和谐发展是未来的主要方向；另一方面，建立完善的锆基生物医用合金材料体系的基础数据库尤为重要，如对人体毒性的系统化研究、人体环境中的腐蚀机制等。此外，加强材料设计与制备方面的研究将有助于推动锆基合金在生物医用材料领域的应用。例如，采用3D打印技术完成锆基生物医用合金植入体的定制化打印，以满足不同患者的需求。

（刘效仿）

第六节　生物陶瓷材料

生物陶瓷是生物医学领域里长期以来备受关注的一类生物材料。因具有良好的机械性能（如硬度、抗压性、摩擦学性能）和化学性能（抗腐蚀性能），生物陶瓷材料常被用于骨骼和牙齿等硬组织的修复或重建。陶瓷材料植入体内会表现出生物惰性或生物活性两种不同类型的生物行为，据此将该材料称为生物惰性陶瓷材料或生物活性陶瓷材料。自20世纪50年代以来，生物陶瓷材料正在由以氧化铝陶瓷、氧化锆陶瓷为代表的生物惰性陶瓷材料，向磷酸钙陶瓷、硅酸盐陶瓷、生物活性玻璃、磷酸钙骨水泥等可用于组织修复和再生的生物活性陶瓷材料快速发展。

一、生物惰性陶瓷材料

生物惰性陶瓷材料在体内组织环境下与组织几乎不发生化学反应，在材料周围形成纤维组织膜，而材料与周围组织之间不会形成直接的结合界面。临床中应用比较广泛的生物惰性陶瓷材料主要有氧化铝陶瓷和氧化锆陶瓷两种材料。因为结构稳定，所以这类材料具有较高的机械强度、耐磨性及化学稳定性。它们主要被应用于硬组织的替代修复，如牙科的牙冠和牙根植入，骨科的关节头和人工螺栓等。

（一）氧化锆陶瓷

氧化锆（ZrO_2）是一种多晶陶瓷材料，有单斜、四方和立方三种晶型。在特定的温度条件下，ZrO_2 材料的三种晶型会发生相转变。高温条件下所发生的相转变会造成材料内部产生微裂纹，严重影响材料的力学性能。因此，在氧化锆陶瓷生产过程中，通常会引入氧化镁（MgO）和氧化钇（Y_2O_3）等氧化物稳定晶型，使其具有良好的机械性能。在几种可作为医疗使用的氧化锆陶瓷中，氧化钇稳定的四方氧化锆多晶材料（YTZP）具有高弯曲强度和断裂韧性。由于其优异的力学性能，YTZP 材料作为新一代陶瓷材料在骨科临床中被用于制备关节假体、肩部假体和股骨组件。除了具有优异的力学性能外，使用 ZrO_2 材料作为牙冠还可以达到美学修复效果。氧化锆陶瓷材料的颜色和通透性接近天然牙齿，具有极好的透光性和光泽度。因此，该材料在口腔科领域也被广泛研究与应用。

（二）氧化铝陶瓷

氧化铝（Al_2O_3）又称刚玉，是一种典型的生物惰性陶瓷材料。该材料具有多种结晶形态，其中单晶形态具有最好的机械强度、生物相容性和耐腐蚀性能。氧化铝陶瓷的纯度、显微组织结构（晶粒尺寸、密度、均匀性）、内部气孔状态（开口气孔/闭口气孔）等因素对多晶氧化铝陶瓷材料的抗疲劳性能和断裂韧性影响重大。为提高材料的力学强度，可在高温烧结过程中引入少量的氧化镁抑制晶粒的长大。高纯（含 99.9% 以上的 α- Al_2O_3）氧化铝硬度高、摩擦系数小、磨损率低，常被用于人工关节股骨头和髋臼杯等需承受摩擦力作用部位的修复。因此，制备纯度高、晶粒小、密度高、缺陷少的氧化铝陶瓷一直是材料学者研究的重要方向。

二、生物活性陶瓷材料

生物活性陶瓷材料指与生理溶液会发生化学反应并形成生物型磷灰石的陶瓷材料。反应形成的磷灰石在细胞的作用下，能够形成新的骨组织。其中，在材料界面上发生反应的生物活性陶瓷被称为表面生物活性陶瓷材料。表面生物活性陶瓷材料通常含有羟基，这类材料和组织通过牢固的化学键结合。另外一类生物活性陶瓷被称作生物可降解陶瓷，这种陶瓷材料植入体内能够被组织部分吸收或全部吸收，且诱发新骨形成。因为具有良好的生物相容性和成骨活性，生物活性陶瓷材料主要被应用于骨科、口腔颌面和神经外科领域里骨组织再生修复治疗。下文对临床中常用的几种生物活性陶瓷材料作简要介绍。

（一）磷酸钙陶瓷

磷酸钙是骨骼和牙齿的主要成分，人体骨骼中磷酸钙矿物的含量达 70%。因此，从仿生角度考虑，磷酸钙是修复骨骼的首选材料。自 1920 年被提议用于治疗骨折以来，关于磷酸钙材料的研究一直是生物医学领域里的一个重要方向。

临床上广泛应用的磷酸钙材料主要有羟基磷灰石（HA）和磷酸三钙（TCP），其中磷酸三钙有 α 和 β 两种不同的晶相，即 α-TCP 和 β-TCP。与 α-TCP 或 β-TCP 相比，HA 在生理环境下更稳定，它的降解速度最慢。为了调节磷酸钙材料在体内的降解速度，可将 HA 与 α-TCP 或 β-TCP 进行复合，这种复合材料被称为双相磷酸钙（BCP）。由于 α-TCP 和 β-TCP 的降解速率更大，所以 BCP 的降解速率随着 TCP/HA 值增加而增大。这样，BCP 在体内的降解速率就可通过物相组成进行控制。

良好的表面生物活性是磷酸钙材料最大的特点。磷酸钙材料在模拟体液中可快速矿化，形成类骨磷灰石。类骨磷灰石不仅可提高材料与周围骨的整合能力，而且会促进新生骨组织的形成。所以磷酸钙材料常被作为金属植入物或聚合物支架的涂层，以提高其骨整合能力和成骨活性。

随着纳米技术和 3D 打印技术的发展，磷酸钙材料不仅可用作生长因子、生物活性多肽和细胞的载体，还可用于人工骨移植、颌面重建、脊柱融合、牙周病修复和肿瘤手术后的缺损填充。因此，磷酸钙材料具有广阔的临床应用前景。

（二）硅酸盐陶瓷

硅（Si）元素对骨生长发育有重要的作用。在骨组织早期钙化阶段，硅元素在活跃的钙化区域富集，并协同钙元素促进组织钙化。人体对硅元素的吸收水平直接影响成骨质量，硅元素缺乏会导致骨异常和软骨形成。基于硅元素在骨骼发育中的重要生物学作用，以硅酸钙（$CaSiO_3$）为代表的一系列硅酸盐生物活性陶瓷材料被相继开发出来。按材料组成分类，硅酸盐陶瓷包括二元氧化物（如 $CaO\text{-}SiO_2$）、三元氧化物（如 $MgO\text{-}CaO\text{-}SiO_2$）和四元氧化物（$SrO\text{-}ZnO\text{-}CaO\text{-}SiO_2$）等体系。采用溶胶-凝胶、水热、固相反应或化学沉淀的方法均可制备出高纯度、组成相对简单的二元氧化物体系陶瓷粉体，特别是采用水热法可以成功制备高宽比大于 100 及直径为 50～100nm 的硅灰石纳米线。溶胶-凝胶法可以提供均匀的反应体系，更适合制备较为复杂的三元和四元氧化物体系的陶瓷粉体。为满足临床医学中不同的使用需求，可通过调整这类材料的化学组成实现材料力学性能和体内降解性能的调控。

硅酸钙材料，属于 $CaO\text{-}SiO_2$ 二元氧化物体系，被认为是硅酸盐陶瓷领域中最简单的一种陶瓷材料。硅酸钙生物活性好，在模拟体液（SBF）中可诱导羟基磷灰石（HA）快速沉积于材料表面。硅酸钙植入体内，一层 HA 会在材料表面快速形成，为骨组织黏附和生长提供附着位点。

（三）生物活性玻璃

1968 年，美国佛罗里达大学的拉里·亨斯特（Larry Hench）教授提出从玻璃中获取骨头的大胆想法。这是一种 $SiO_2\text{-}Na_2O\text{-}CaO\text{-}P_2O_5$（45S5）体系的硅酸盐基生物活性玻璃（BG），被称为第一代生物玻璃。第一代生物玻璃是通过熔融的方法制备，它典型的特征是无孔、结构致密、比表面积小、生物活性低。随着合成技术的发展，溶胶-凝胶法逐渐被关注，这种方法反应体系均匀，保障了生物活性玻璃合成过程中各组分间充分反应。此外，针对不同的使用需求，可在反应过程中将钠、镁、锌、锶离子等引入，实现生物玻璃的可设计性。采用该合成方法得到的玻璃被称为第二代生物活性玻璃。与第一代生物玻璃不同，第二代生物活性玻璃具有介孔结构、比表面积大且生物活性高的特点。基于上述溶胶-凝胶方法，在合成反应体系中引入有机模板，用这种方法制备的生物玻璃被称为第三代生物活性玻璃。借助有机模板可赋予生物活性玻璃球形、棒状、实心、空心等不同的形貌和尺寸。

生物活性玻璃具有良好的生物活性，降解产生的离子可激活成骨相关基因，促进骨组织修复。遗憾的是，该材料的力学性能较差。因此，该材料只能用于对力学强度要求不高的小缺损修复。

（四）磷酸钙骨水泥

1983 年，美国布朗（Brown）和周（Chow）教授提出了磷酸钙骨水泥（CPC），它由两种磷酸钙粉末（磷酸四钙和磷酸二钙）和水溶液组成，原料溶解伴随着磷灰石的结晶，在不到一个小时的时间内材料发生了硬化，这一发现开启了为临床医生提供可注射性骨修复材料的可能性。

1995 年，一份关于磷酸钙骨水泥临床应用的报告表明磷酸钙骨水泥不仅可以治愈骨，而且像接骨板和螺钉一样，可以起到稳定骨折的重要作用。因此，越来越多的学者开始关注并研究磷酸钙骨水泥材料。

聚甲基丙烯酸甲酯（PMMA）是临床中广泛应用的一种骨水泥，但该材料不降解，自固化过程会散发大量的热，严重情况下会灼伤组织。与 PMMA 不同，磷酸钙骨水泥属于无机非金属材料，它不仅具有良好的生物活性，而且可降解。两种或两种以上磷酸盐粉末与液相（如水、磷酸盐缓冲液、血清）混合，在生理条件下发生固化反应。与其他的生物活性陶瓷材料相比，磷酸钙骨水泥具有良好的可塑性，可以在手术过程中直接塑形，解决了其他植入材料作缺损填充时结构难以完全匹配的问题。另外，在磷酸钙骨水泥固化过程中不会像 PMMA 一样产生很大的热量，减轻对周围组织造成灼伤。此外，为实现磷酸钙骨水泥材料的多功能性，可在磷酸钙骨水泥中引入多种磷酸钙粉末进行复合。

三、生物陶瓷材料发展历程与展望

生物陶瓷材料经历了第一代、第二代和第三代生物陶瓷的发展历程。

第一代生物陶瓷仅用于组织的置换，对第一代生物陶瓷关注的要点主要是材料的机械性能和生物安全性。材料的力学强度要与被替换的组织相匹配，并且不会引起或尽量减少组织反应。

第一代生物陶瓷最典型的例子就是以 Al_2O_3 和 ZrO_2 陶瓷为代表的生物惰性陶瓷材料。这类陶瓷材料植入体内会在材料周围形成纤维组织包裹，将材料与周围组织分隔，形成力学屏蔽，造成周围骨组织吸收，长时间植入会发生植入体松动。20 世纪 80 年代，人们不再追求材料植入体内不与人体发生反应。相反地，目标转变为获得材料与生物体的良好相互作用。通过材料与组织发生反应提高材料表面与组织之间的结合能力。这就发展到了第二代生物陶瓷。

第二代生物陶瓷模仿生物矿化相关功能。这些材料以粉末状、多孔/致密块体、可注射混合物或涂层等不同形式被应用于生物医学领域。它们具有良好的生物相容性和生物活性，但力学性能较差。

第三代生物陶瓷材料具有生物活性和生物降解性能，作为一个临时三维多孔支架，能够激活刺激活组织的再生基因，理想情况下材料降解与骨再生速度匹配。第三代生物陶瓷的主要目标是提供一个合适的支架，帮助活细胞执行其自然生理功能。因此，第三代生物陶瓷的研究更多是基于生物学，并遵循组织再生的目的。第三代生物陶瓷要求具有相互贯通的多孔结构，为细胞生长和营养物质传输提供良好的通道。3D 打印技术可实现植入体外形和内部复杂结构的个性化设计。将 3D 打印技术运用到多孔陶瓷材料的制作中，将是生物陶瓷材料发展的一个重要方向。

此外，随着纳米科学和纳米技术的发展，越来越多的研究者将纳米生物陶瓷用于构建智能药物输送系统，以期实现疾病诊断和疾病治疗一体化的目的。

（刁静静）

第七节　生物医用高分子材料

随着人类科学技术的不断创新和发展，高分子聚合物材料也随之应运而生并得到了人们越来越多的应用。通常所说的生物医用高分子材料主要是指应用于人体、组织工程与再生医学、体内与体外诊断、药物制剂及生物医疗器械等诸多领域的高分子材料，当前天然生物高分子材料与合成生物高分子材料是两个最主要的来源，随着现代材料科学的发展，其已逐步发展成为一门新的学科。进入 21 世纪以来，伴随着高分子学科的急速发展以及多种多样的高分子聚合物材料的大量涌现，临床医学及体内植入物逐渐广泛应用多种多样天然及合成生物高分子材料。生物医用高分子材料是当前材料科学研究中发展最迅速、最有前途的领域。经过多年的升级和发展，生物医用高分子材料行业已经成为绿色、低碳、高附加值的新兴产业。

一、生物医用高分子材料发展历史

伴随着医学市场领域中有机硅聚合物的逐渐应用，生物医用高分子材料的应用范围逐渐扩大，包括器官替代和整形外科等许多项目的开发和应用。1950 年前后，大量的人工组织和器官被应用于临床。例如，1950 年出现的人工尿道，1951 年出现的人工血管和人工食管，1952 年出现的人工心脏瓣膜，1953 年出现的人工心肺，1954 年出现的人工关节假体，1958 年出现的人工肝脏等。1960 年前后，生物医用高分子材料及其相关应用材料开始逐渐正式进入一个崭新的高速发展时期，各类手术缝线、人造心脏瓣膜、人造血管、人造尿道、人造食管、人工骨、人工关节、整形材料等发展成为较成熟且投入商业化。

二、生物医用高分子材料的来源与性质

（一）生物医用高分子材料的来源

目前，天然生物高分子材料与合成生物高分子材料是两大最主要的来源。各种丝素蛋白、纤维素、胶原蛋白、明胶、透明质酸、甲壳素及海藻酸钠等自然成分成为了天然生物高分子材料的主要来源；而通过化学化工的方法合成的各类医用高分子材料，各种聚乙烯基吡咯烷酮、聚氨酯类、聚甲基丙烯酸甲酯类、硅橡胶、聚醚醚酮、聚乙烯醇、聚酯纤维、聚乳酸类、聚乙烯等是目前比较主流的人工合成的生物医用高分子材料。

（二）生物医用高分子材料的降解性质

非降解类生物医用高分子聚合物材料和可降解类生物医用高分子聚合物材料通常是按照聚合物材料的体内降解与否的性质分类的。各种聚合物材料，如聚丙烯、聚丙烯酸酯类、聚乙烯、聚氨酯类、硅橡胶、芳香聚酯类、聚醚醚酮等都属于非降解的材料，其能够长期保持稳定，存在于体内环境中，几乎不发生降解，同时具有良好的生物力学性能。各类人造组织修复材料和制造人工器官材料、人造血管材料、角膜接触镜和黏结剂等大量运用了此类非降解材料。另外一类可降解材料包括：丝素蛋白、甲壳素、胶原蛋白、聚乳酸、纤维素、聚氨基酸、脂肪族聚酯类、聚磷腈、聚乙烯醇、聚己内酯类等，这些可降解的材料能在体内发生降解，而且能通过人体的正常代谢机制吸收降解产物或使其排出体外，目前市场上各类缓释药物载体支架和非永久性植入器械等是可降解类生物医用高分子材料的主要应用领域。

三、生物医用高分子材料的基本要求

目前对生物安全性的要求越来越高，生物医用高分子材料的使用直接关系到人类的生命与健康，所以对其性能最基本的要求如下。

1. 安全性　保证材料必须无毒或者有极少的且可被接受的不良反应。这就对聚合物纯度要求非常高，生产环境要求非常洁净，生产过程中的辅剂残留量极其少，杂质含量必须极低甚至为零。与此同时聚合物本身以及聚合物单体杂质、降解和（或）磨损的产物不会对人体产生任何不良的影响。

2. 物理、力学性能　均符合临床医疗需求，如线性磨耗率、生物机械强度、生物弹性模量、吸水性、耐疲劳强度、耐酶性、体内老化度等。如人工心脏瓣膜，它设计使用的寿命至少要超过250 000 个小时，而且对其耐久性和强度有着特别的要求。除此以外，在高分子材料的特性不受任何影响的前提下，其需可以承受高温高压、高剂量辐射、湿热（120℃左右）、干热（160℃左右）或化学法消毒处理。不同的医用聚合物可以根据各自的用途来选择适合的杀菌、灭菌及消毒方法。

3. 生物相容性　要求与其他类别的临床医学产品相兼容，有比较好的生物相容性，如血液和组织相容性。生物医用高分子材料在人体内植入后，需要在很长一段时间内不会对人体产生任何影响；没有任何的异常反应，对人体没有任何的致畸、致癌性，不发生炎症反应、组织排斥等。

4. 其他 根据不同的使用情况及场景，聚合物材料需要有各自的特定功能。例如，具有分离透析功能的人工肺气体交换膜等，要求其有特殊的分离透过性能，以符合不同的使用场景要求。此外，生物医用高分子材料还要具有非常优秀的成形能力，可以根据具体的应用场景，制造出多种复杂的形状。

四、生物医用高分子材料的常见种类

（一）丝素蛋白

丝素（silk fibroin，SF）是一种从蚕丝中提炼出来的天然高分子纤维，其成分含量为蚕丝的75% 左右，含有 18 种氨基酸。SF 自身具有优良的力学性能和物理化学特性，通过对其进行加工，可以获得纤维、溶液、粉末、薄膜、凝胶等多种不同形态。SF 是一种对人类无害、安全、生物相容性较好的新型聚合物，其在医药领域中的应用越来越广泛、越来越深入。近年来，随着 SF 在医学上的广泛应用，人们对其进行了各种化学改性，并在此基础上进行了大量的实验。文献报道有学者通过实验制备出了一种具有高度生物活性（bioactive）的机械生长因子（mechanical growth factor，MGF）和转化生长因子-β3（transforming growth factor-β3，TGF-β3）三维结构的缓释丝素聚合物复合支架材料，通过各种体外和体内试验，验证及评估了其在动物模型中原位修复软骨缺损的效果，为软骨缺损修复提供了新的技术方案并解决了支架构建的一系列科学基础问题，其研究结果在临床上有着广阔的应用前景。

（二）甲壳素

甲壳素（chitin）是一种线性聚合物，也是唯一的一种含有氮质的碱性多糖。甲壳素（又称几丁质）具有生物相容性好，生物活性好，生物降解性能好的特点。甲壳素具有止血、消炎、止痛、促进组织生长的作用。另外，甲壳素和它的衍生物具有调节免疫、降低胆固醇、抗菌消炎的功能。甲壳素在药物缓释载体、人造皮肤、外科缝线等方面有着广阔的应用前景。

（三）胶原蛋白

胶原蛋白（collagen）是人体中含量最高、分布最为广泛的一种蛋白质，它在哺乳动物中的含量可高达三分之一，是组成细胞外基质的重要成分。胶原蛋白是一种物理、化学、生物性能优良的大分子蛋白，已广泛应用于生物型创伤敷料、药物控释支架载体、外科缝合材料、止血填塞材料、人造皮肤基质、组织工程材料等诸多领域。

（四）硅橡胶

硅橡胶（silicone rubber）是以硅和氧为主要成分的直链聚合物，加入某些特定的成分，经过特殊的工艺处理，制成具有一定的机械强度和延伸率的高分子橡胶。硅橡胶对细胞、血液、组织的适应性好，对人体基本没有毒性，而且容易人工加工，适合制成不同形状。主要用途：各类引流管、静脉管、透析管、导尿管、输液管，各种美容整形人造材料等。

（五）聚乳酸

聚乳酸（polylactic acid，PLA）是一种可生物降解的热塑性聚酯，生物相容性好，机械强度高，可塑易加工。PLA 降解产物为对人体基本无害的乳酸、二氧化碳和水。美国食品药品监督管理局（FDA）批准 PLA 可用作人工埋置剂、外科缝合材料、注射用微胶囊和人工微球等临床医用材料。

（六）聚氨酯

聚氨酯（polyurethane，PU）是在主链上包含氨基的高分子聚合物，经过一定的特殊工艺流程将异氰酸酯添加辅料逐渐聚合而得到 PU，它的组成有软段和硬段两部分。微相分离是 PU 特有的物理结构特点，PU 的微相分离表面结构类似于生物膜，同时存在着不同的表面自由能分布状况，改善了 PU 对血浆蛋白质的吸附能力，并能有效地抑制血小板的黏附，PU 有较好的生物学和血液相容性。目前，PU 在人工心脏瓣膜、血管导管、人造心脏材料等方面具有广阔的应用前景。

五、生物医用高分子材料的用途总结及展望

生物医用高分子材料按其用途可分类为：①不与人类组织直接接触的物质，如药剂容器、手术耗材、输血输液用具、血浆袋、注射器、实验室耗材等；②接触皮肤或黏膜等浅表组织的物质，如医用手套、麻醉耗材（喉罩、各类气管插管、面罩等）、诊疗耗材（压舌片、灌肠用具、耳镜、洗眼用具、导尿管及尿袋、肛门镜、消化道包括食管胃肠内镜导管和探头等）；③长期或者永久植入人体内的物质，如人造皮肤、人造心脏、人造血管、人工肺、人造肾脏等；④接触人类深层组织的物质，如人工气管、脑髓液引流管、人工尿道、人工血管、人工心脏瓣膜、手术缝合线材、人工接骨板、组织黏合剂、人工椎体融合器、人工关节假体、人工骨替代聚合物材料等；⑤包含大分子化学药品和靶向药的聚合物。大分子的化学药物是把普通的小分子药物聚合成具有靶向药理作用的高分子材料，如聚青霉素等。生物医用高分子材料的应用，应根据应用场合、化学、物理、生物等方面的要求，选择适合且理想的材料。随着科技的不断创新和发展，生物医用高分子材料领域必将成为绿色、低碳、高附加值的新兴产业。

（陈文钧）

第八节　医用复合材料

医用复合材料（biomedical composite materials）是指由两种或两种以上具有不同特性的材料，通过相应的技术手段组合而成的生物医用材料。它们可用于诊断、治疗、修复或用于替换人体组织和器官，或用于增强其功能。它逐渐成为研究植入物和医疗器械的基础，也成为复合材料的一个重要分支。长期的临床应用发现，面对复杂的人体生物环境，单一的材料往往存在某一方面的不足，不能很好地满足临床应用的要求。医用复合材料可以结合不同材料的优点，通过多样化的工艺设计可以生产出与生物组织结构和性能相似的替代材料，以满足不同的临床需求。

一、医用复合材料的分类

医用复合材料是由高分子、金属、陶瓷、天然材料等材料组成。生物医学复合材料根据基体材料的不同可分为金属基、陶瓷基和高分子基医用复合材料。

（一）金属基医用复合材料

与传统医用材料相比，钛合金、镁合金等金属基生物医用复合材料具有较高的机械强度、优异的柔韧性、良好的抗疲劳性能和优良的成形工艺。在临床应用中主要作为承力材料，多用于骨科及牙科，有修复骨骼、关节、牙齿等多种临床应用。然而，单一金属材料在人类环境中的应用面临着腐蚀溶解和应力遮蔽等安全问题。如果金属离子扩散到周围，会产生毒副作用，应力遮蔽现象容易导致植入物周围骨质衰竭。因此，开发具有良好生物相容性和适当弹性模量的金属基生物医学复合材料是临床研究和开发的重点。

1. 医用钛基复合材料　钛合金是目前临床应用最广的金属材料，其中 Ti-6Al-4V 合金的应用最为广泛，因其具有 900～1000MPa 的高强度，可用于各种人体承重部位，同时其还具有较高的加工性能和生物相容性能。尽管钛合金的综合性能优异，但随着临床应用和研究的加深，钛合金植入物出现周围骨不连，植入物松动等不良现象的情况时有发生，这主要是由钛合金弹性模量过高产生应力遮蔽现象与骨不匹配以及其骨整合性能相对较弱导致。因此，目前对于钛合金复合材料的改进主要包括表面改性，合成新型 β 型金属及与陶瓷、与高分子材料复合等。近十年来国内

外团队对于新型高强度低弹性模量的 β 型钛合金进行深入研究，剔除传统钛合金中的 Al、V 等对人体不利元素，引入微量元素 Mo、Nb、Zr 等改善钛合金属性，余森等发现 Ti-3Mo-Sn 具有最佳的强度和弹性模量。同时亦有许多研究致力于改善钛合金的骨整合性能，表面改性作为最常用的工艺手段而被广泛应用，包括等离子喷涂、激光喷涂法、水热法和阳极氧化等物理化学方式。而羟基磷灰石（hydroxyapatite，HA）作为人体骨骼最重要的无机成分，因其优异的骨整合能力而被用作涂层材料，但由于 HA 涂层稳定性较低且由于结构原因导致其较为脆弱、易脱落，与钛基结合界面强度降低，近年来，有学者研发了一种采用简单化学碱热处理制备高结合强度的 Ti-HA 涂层：通过形成钛酸钠（$NaHTiO_3$-nH_2O）的凝胶层及水合二氧化钛作为中间介质实现磷灰石与金属基体的牢固结合。王国卿等在羟基磷灰石基础上再引入壳聚糖（CS）进一步提高结合强度，应用微弧氧化法合成 HA/CS 复合涂层，不仅具有多孔结构能增大与骨细胞的接触面积，同时其与钛合金的结合处的接触强度要高于单纯的 HA 涂层。除此以外，氧化物涂层二氧化钛（TiO_2）、三氧化二锆（Zr_2O_3）、金属涂层钽、银离子等也常常被用作钛合金的涂层材料，同时纳米碳纤维作为近年来的研究热点逐渐被研究者重视，钛合金纳米碳纤维复合材料也吸引着越来越多的科学家关注。

2. 医用镁基复合材料　目前对于镁金属的处理主要包括合金化处理、涂层复合以及金属高分子陶瓷等材料复合。有学者通过粉末冶金技术制备了 Mg-HA-TiO_2 复合材料，发现加入适量的 HA 和 TiO_2 后其降解速度得到一定控制，力学性能和生物性能相较于镁金属也得到提高。在心血管领域，已有冠脉支架由管状 WE43 镁合金经激光雕刻而成，将其植入狭窄或堵塞的血管后对血管壁起支撑作用，待血流恢复正常后，支架便以一定的速度降解。除此以外，Ca-P 涂层的镁合金在外科领域也有较多的研究应用，用于制备骨板、人工关节和脊柱内植物等。

3. 其他金属基医用复合材料　不锈钢、钴合金、形状记忆合金等也是医学研究中较为常用的金属基材料。钽金属近年来也得到越来越多的关注，其作为一种高强度、高延展性且具有极好的骨整合能力的金属，受限于其高昂的价格、较高的加工难度以及较高的比重，此前多为粉末状喷涂至其他基体材料表面，随着工艺水平的提高，多孔钽骨小梁逐渐被研究且推广应用，但由于其弹性模量更接近于松质骨而远低于皮质骨导致其在应用过程中常常出现形变，限制其应用。马志杰等将碳化硅与多孔钽复合生成新型多孔碳化硅钽骨小梁，在具备良好生物相容性的基础上提高了仿生骨小梁的强度和抗形变能力。形状记忆合金在医学领域尤其是心血管科得到了广泛的应用。NiTi 形状记忆合金具有高耐腐蚀、高生物相容性等物理特性，在人体内可以很好地模拟组织功能，由此制成的可用于冠心病介入治疗的自膨胀镍钛支架是形状记忆合金在医学领域最广泛的应用，但由于合金中含有大量有毒的镍元素，在向邻近组织释放的时候可能会导致严重的过敏反应，甚至可能中毒和癌变。羟基磷灰石、Al_2O_3、TiO_2 或碳基涂层常被使用来改善这一问题。

（二）陶瓷基医用复合材料

陶瓷基医用复合材料是指将晶片、晶须、颗粒和纤维等不同的增强材料引入生物陶瓷基陶瓷中合成的复合材料。生物陶瓷是指用作生物医学的陶瓷材料。主要包括高强度、高耐磨性的氧化铝、氧化锆、生物活性玻璃、磷酸钙陶瓷和碳素材料。陶瓷复合材料和支架是牙科、骨科、整形外科等领域常用的植入材料。根据陶瓷材料对人体组织反应的不同，可分为生物惰性陶瓷、生物活性陶瓷和可吸收生物陶瓷。其中生物活性陶瓷的应用最为广泛，大致可分为三类：生物活性陶瓷之间的相互复合；与生物高分子材料复合和天然生物材料复合。

1. 生物活性陶瓷之间的复合　在骨组织工程领域，大多数支架是陶瓷或陶瓷衍生物。尤其是羟基磷灰石基磷酸钙化合物和生物活性玻璃，由于其良好的骨传导性能被认为是高潜力的支架材料，但这些材料本身降解能力较弱，为了提高这些支架的生物降解性状，引入生物可降解磷酸酸钙（β-TCP），其中 HA/β-TCP 复合生物陶瓷的研究最为活跃。

2. 生物活性陶瓷与生物高分子材料复合　在此类复合材料中，最常见的就是生物活性陶瓷与人工合成的可降解高分子材料的复合。聚乳酸是一种常见的人工合成的生物高分子材料，它与制孔剂一起能够提高生物陶瓷材料的骨诱导性和力学性能，并且在一定程度上调控陶瓷材料的降解速度。磷酸钙类材料是最早用于与生物高分子材料复合的陶瓷材料，曾有学者将羟基磷灰石与聚乳酸复合材料移植到小鼠腹腔中并在 3 周后发现复合材料表面生成新的胶原蛋白。美国佛罗里达大学的亨奇（Hench）教授于数年前开发的生物活性玻璃（bioactive glass，BG）是目前除了磷酸钙材料外应用最广的生物陶瓷材料。与羟基磷灰石不同的是，生物活性玻璃进入体内后能迅速与骨紧密结合起来，许多科学家利用这一特性，将其与可降解生物高分子材料如聚乳酸、外消旋聚乳酸等复合成三维微球结构用于骨组织的替代。

3. 生物活性陶瓷与天然生物材料复合　由于陶瓷对细胞分化增殖有积极的影响，在陶瓷中经常引入其他材料来加速组织的生长。陶瓷的表面性能稳定，是很好的细胞播种基质，但直接将细胞播种到陶瓷表面往往会导致较高的死亡率，通常是将组织细胞添加到组织工程支架上，由生物活性陶瓷与天然生物材料合成的复合材料被认为是制成组织工程支架的理想材料。胶原蛋白、透明质酸等均是最常用的生物材料，与羟基磷灰石或生物活性玻璃制成人工骨往往能表现出良好的生物相容性及力学性能。在由生物玻璃与自体红骨髓制成的生物支架空隙中能检测到许多细胞因子，如骨形态发生蛋白（bone morphogenetic protein，BMP）、转化生长因子-β（transforming growth factor-β，TGF-β）等，表面复合材料制成的支架往往能较好地促进成骨细胞生长和骨小梁的形成。但值得注意的是，由陶瓷与生物材料制成的支架在人体体液环境下降解时经常会出现炎症反应，产生许多细胞毒因子影响组织生长。

（三）高分子基医用复合材料

医用高分子材料按其来源可分为天然高分子材料与合成高分子材料，天然高分子材料由于其免疫原性、结构复杂性和较差的生物力学特性使其很难成为复合材料中理想的基体材料，往往作为增强材料参与合成。目前常用的高分子材料主要包括降解型和非降解型。降解型医用高分子材料主要应用于新型药物释放系统（drug delivery system，DDS），而非降解型高分子材料的用途则更为广泛，包括人工心脏、人工血管、人工皮肤和人工关节等。单纯的医用高分子材料因为其力学性能的限制往往很难单独应用于人体，利用高分子材料作为基体相，金属、陶瓷、纤维作为增强相制备高分子聚合物医用复合材料已成为世界范围内医用材料的新趋势。

1. 降解型高分子基复合材料　聚乳酸及其共聚物是被研究应用最为广泛的生物降解型高分子材料，其制作的可吸收螺钉、可吸收棒等内植物已经在临床应用多年，取得了良好的临床疗效。除上述高分子材料与生物陶瓷复合制成人工骨之外，与多柔比星（DOX）复合制成肿瘤靶向药物传递材料在抗癌领域取得了令人瞩目的成绩，同样是新型药物载体材料的聚乙二醇（PEG），其作为基体材料与蛋白质和多肽类药物复合后也被认为是一种新型的载药系统。纳米纤维素（CNC）、碳纤维等纤维物质往往作为增强相改善高分子材料的力学性能。

2. 非降解型高分子基复合材料　非降解型高分子材料是目前在材料学研究和临床领域最受关注的热点材料。无论是聚乙烯类材料还是聚芳醚酮类材料，甚至包括水凝胶类材料，均有大量的研究和临床应用。

（1）聚乙烯基复合材料：超高分子量聚乙烯（ultra-high molecular weight polyethylene，UHMW-PE）具有超过 150 万的超分子量，使其拥有其他聚乙烯所不具备的化学稳定性、力学性能、弹性和生物相容性。作为人工关节衬垫在医疗领域得到了广泛应用。但同时在长期的临床实践过程中发现，UHMW-PE 人工关节在使用过程中产生大量的磨损碎屑，这是目前导致假体松动、移位最主要的原因。因此对于 UHMW-PE 的改进主要以提高其耐磨性能为目的。有国内研究者利用紫外辐射在 UHMW-PE 表面接枝了 2-甲基丙烯酰氧基乙基磷酰胆碱（PMPC），而水化后的 PMPC 能为 UHMW-PE 提供强大的润滑作用以及在最大限度上降低摩擦系数，减少磨损率。通过偶联生物抗氧化剂也是一种较为常见的做法，将维生素 E、十二烷基酸酯（DG）等偶联至 UHMW-PE 表面不但能够减少摩擦损耗，同时还能在一定程度上捕捉残留自由基，减少不良氧化，提高使用寿命。

（2）聚芳醚酮基复合材料：聚醚醚酮（polyetheretherketone，PEEK）是聚芳醚酮家族最早被广泛应用于临床的材料，与金属材料相比，它具有更接近人体皮质骨的弹性模量及 X 射线可透性等优势，被广泛应用于骨科、齿科及整形外科，在 2018 年更是被评为十大脊柱材料之一。同时由于其较弱的骨整合能力，易在骨和材料之间形成纤维膜影响骨生长和骨融合。近年来越来越多的研究逐渐关注到了它的同族成员聚醚酮酮 [poly（ether-ketone-ketone），PEKK]，PEKK 材料性能与 PEEK 非常类似，且具有更优异的综合性能：PEKK 材料提供优越的耐磨性（PEEK 的三倍），抗压强度提高且表面亲水性显著高于 PEEK。研究者发现 PEKK 比 PEEK 具有更好的骨整合性能，且多孔 PEKK 在模拟体液环境下表面能形成羟基磷灰石促进骨生长。中国科学院学者与西安交通大学团队合作，采用低温 PEKK/陶瓷颗粒同步聚合技术在 PEKK 聚合物材料中均匀混合 Al_2O_3 获得 PEKK/Al_2O_3 复合材料，提高其耐磨性能和骨整合性能，并应用其制成骨科研究用内植物（图 16-8-1）。

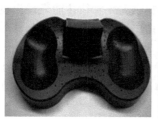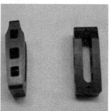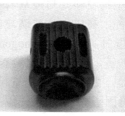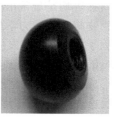

图 16-8-1　PEKK/Al_2O_3 骨科内植物

从左到右依次为股骨头、可动颈椎椎体-关节、椎间融合器及人工膝关节衬垫

（3）水凝胶基复合材料：水凝胶是一种高度亲水的三维网络结构凝胶，由高分子聚合物交联而成。水凝胶的结构和功能与细胞外基质非常相似，因此水凝胶可以为体内缺陷部位提供结构支持，有利于细胞生长。壳聚糖、海藻酸钠和羧甲基纤维素是最常见的水凝胶原材料，其中壳聚糖基水凝胶因其良好的生物相容性和生物降解性而被广泛应用于组织修复。单一的水凝胶在力学和生物稳定性方面存在极大的限制，为了使水凝胶能得到更多的有利生物学性能，复合水凝胶的研发成为必然。目前磷酸钙、多肽和生物活性因子是最常用于和水凝胶复合的材料。磷酸钙骨水泥（CPC）是一种完全满足骨生物力学标准的材料，其与海藻酸盐复合制成的人工骨已经有临床应用的报道，多肽和生物活性因子与水凝胶的复合多为三维结构且均携带细胞共同移植，尤其在神经修复领域较为多见。为了使水凝胶能在体内长期稳定地发挥作用，自修复水凝胶是最新的研究热点。最初的自修复水凝胶是通过释放愈合剂来修复损伤，但效果仅能维系一至两次，目前的研究则更多的是通过两种或多种高分子材料以共价键形式复合，在不需要外界刺激的情况下实现自我修复。自修复水凝胶的研究多集中于构建由可逆共价键连接而成的复合自修复水凝胶。有团队以羧乙基壳聚糖和海藻酸钠为原料，在合成 N-羧乙基壳聚糖（CEC）及氧化海藻酸钠（OSA）的基础上让两种原料在生理条件下进行反应，得到基于动态亚胺键的 CEC-OSA 自愈合水凝胶；之后将嗅鞘细胞（OEC）或干细胞包埋到该水凝胶中之后得到人工脊髓用于修复脊髓损伤或周围神经损伤。

二、医用复合材料的未来

医用复合材料具有优异的性能优势，是单一组分或结构的医用材料所无法比拟的。将不同性能的组分通过合适的工艺方法进行复合制备，就会得到生物体所要求的一些新型材料。随着材料科学的进步，各种新材料的不断涌现以及合成制备工艺的提升，未来的医用复合材料将具备更多更全的生物学功能及更优异的理化性能，在医学学科中发挥更加重要的作用。

（贺西京　顾鹏真）

第九节　脱细胞基质材料

理想的组织再生修复方案是完全恢复损伤组织的结构及功能，即利用组织或器官移植来取代损伤的组织或器官。近年来，随着组织工程技术与再生医学的发展，人们越来越认识到实现组织损伤快速优质再生修复的先决条件在于研发合适的支架材料。理想的支架材料不仅为再生细胞提供支撑结构，同时还应具备调控再生细胞行为的功能。脱细胞基质材料具有天然的三维空间结构，丰富的蛋白、多糖及细胞调控因子等成分，良好的组织相容性，已被广泛应用于促进组织再生修复。本节就脱细胞基质材料在组织再生修复中的作用及其临床前应用进行叙述。

一、细胞外基质的构成组分及作用

细胞外基质（extracellular matrix，ECM）由机体细胞合成，分泌到细胞外积累形成，是围绕细胞表面及细胞间的一种多功能蛋白质和多糖复合物，主要成分包括：胶原蛋白、糖胺聚糖、结合胶原糖蛋白、生长因子等。ECM 主要构成蛋白是胶原蛋白，具有低免疫原性和优良的生物相容性，可为其他 ECM 成分提供结构支撑。胶原蛋白所呈现的三股螺旋结构以及所交联的其他基质分子形成的纤维网络，可为细胞再生提供锚定和支持作用，是细胞增殖与分化微环境的组成。此外，胶原蛋白可降解的生物学特性，也是其可用于组织再生材料的基础。糖胺聚糖具有调节炎症及趋化因子分泌、诱导细胞迁移、促进胶原蛋白分泌及血管新生的作用，积极参与组织修复再生。另外，ECM 储存了丰富的生长因子（如 EGF、FGF、KGF、bFGF、TGF-α、TGF-β1、IGF-1、VEGF 和 PDGF 等）。这些生长因子与 ECM 蛋白特异性结合，随着基质材料的降解而逐渐释放，调节参与组织再生修复的细胞迁移、增殖和分化，从而发挥促进组织修复、重建与血管新生的功效。这些丰富成分的混合使 ECM 具有多种特性，成为组织/器官再生修复的理想生物活性材料。

二、脱细胞基质常用制备方法及效果评估

脱细胞基质（decellularized extracellular matrix，dECM）是组织或器官经化学、物理或者其他方法处理去掉组织器官内细胞，制备一种无或低免疫原性，同时保留细胞外基质结构及功能的蛋白混合材料。理论上，组织或器官经脱细胞处理将得到一种高度仿生的理想支架材料，但现有脱细胞方案存在一定程度上破坏细胞外基质构成蛋白的结构与功能的问题。鉴于脱细胞过程中细胞成分残留较多，会引起不良的炎症反应并抑制组织与器官的重建，因此脱细胞基质制备方法优化需要从维持原有结构和去除细胞成分（如 DNA、线粒体、膜脂和胞质蛋白）之间保持平衡。

最佳脱细胞方法与组织器官诸多因素相关，包括细胞和基质密度、组织厚度及形状等几何因素。当脱细胞方案清除细胞残留不全时，不可避免引起不良炎症反应；当脱细胞方案过度去除细胞残留时，不可避免导致细胞外基质成分丢失，进而导致细胞外基质三维结构破坏。近些年，已有多种脱细胞方法报道，其目的均是最大限度保留细胞外基质的完整性。这些脱细胞方法可分为化学法、生物法及物理法（表 16-9-1），这三种方法可单独或联合使用，以提高脱细胞效率。

表 16-9-1　脱细胞基质制备方法分类

分类	作用	常用试剂或方法
化学法	溶解细胞膜并降解 DNA	酸和碱、低渗和高渗溶液、十二烷基硫酸钠和 TritonX-100
生物法	选择性地裂解细胞黏附蛋白，便于细胞从邻近的基质中分离和裂解	胰蛋白酶、脱氧核糖核酸酶、核糖核酸酶
物理法	分解细胞和细胞基质黏附蛋白，实现去除细胞	冻融、高静水压力学加压、超临界二氧化碳及电穿孔

现有多种脱细胞方法，对于脱细胞效果的评价方法同样多样。现有脱细胞效果评价方法主要关注核酸成分残留、细胞外基质成分保留及形态结构。核酸成分检测常用的方法有 DAPI（4',6-二

脒基-2-苯基吲哚）染色、琼脂糖凝胶电泳。其中，DAPI 染色是利用与 DNA 强力结合的 4',6-二脒基-2-苯基吲哚染料观察细胞核内 DNA 的残留情况；而琼脂糖凝胶电泳则是利用电泳分离脱细胞基质内 DNA，对比观察核酸物质去除情况。细胞外基质成分保留及形态结构主要利用组织学进行，不同组织或器官的组织学类型各异，常用的组织学染色方法包括：HE 染色观察一般形态、免疫学染色观察胶原纤维、甲苯胺蓝染色观察糖胺聚糖、扫描电镜联合能谱仪观察微观结构及元素分布等。近年来，随着第三代同步辐射光源技术发展，学者们开始尝试利用同步辐射傅里叶红外成像技术观察脱细胞材料内胶原及糖胺聚糖的分布特点。

三、脱细胞基质在组织再生修复中的作用

支架结构与成分是组织再生修复的重要基础。dECM 不仅为组织再生提供结构支撑，还具有调节细胞再生组织的功能。dECM 主要作用体现在：①调节细胞有丝分裂、趋化性等生物学行为；②间接调节细胞外蛋白酶的分泌、细胞因子的活化及释放，诱导宿主组织再生重建；③与再生细胞间存在非线性黏塑性，影响组织细胞再生重塑。

根据临床和实验的需要，dECM 可从不同组织和器官中制备。针对不同组织或器官采用不同的脱细胞处理方案，所获得的 ECM 三维结构及蛋白成分含量均不同。dECM 结构和蛋白成分的差异一方面决定了 ECM 的物理形态和生物力学的差异，另一方面决定了 dECM 在组织再生修复中的特异性。研究发现内侧半月板 dECM 可特异性地增强人骨髓间充质干细胞向成纤维软骨细胞类型分化，而外侧半月板 dECM 可特异性地增强人骨髓间充质干细胞向成纤维细胞类型分化。动物实验发现肺脏、肝脏和肾脏来源的 dECM 同样可诱导再生细胞发生特异性分化。

四、脱细胞基质材料在组织再生修复中的应用

据报道，目前学者们利用皮肤、骨、软骨、肌肉肌腱、脂肪、心脏、血管、神经、肺脏、气管、肝脏、肾脏、小肠、膀胱、胎盘等制备相应的组织 dECM 材料。其中，部分组织 dECM 材料已被应用于临床治疗，并证实具备良好的临床疗效，说明 dECM 材料在组织和器官再生修复方面的优良应用前景。根据目前 dECM 材料在再生修复中的研究现状与应用情况，下面着重介绍 dECM 材料在四类组织再生修复中的应用：皮肤软组织的再生修复、骨及附属组织的再生修复、心脏及血管组织的再生修复以及其他组织器官的再生修复。

（一）皮肤软组织的再生修复

皮肤是人体面积最大的器官，总面积达 $1.5\sim2.0m^2$。皮肤具有一定的自我修复再生潜能，小面积表皮受损可完全自我修复。对于面积较大、创面较深的皮肤缺损，其自我修复能力明显下降，易形成难愈性或不愈性创面。传统的皮片或皮瓣移植等治疗方法，虽有一定疗效，但仍存在许多不足。例如，供区继发性损伤可能导致影响外观与功能的瘢痕愈合等。对于局部血运较差的难愈性创面（如压力性、静脉性、放射性溃疡等），利用传统的自体皮肤移植较难获得满意的疗效。近年来，dECM 材料被广泛应用于难愈性创面的治疗，并取得了良好的临床疗效。这类脱细胞产品通过提供细胞生长的支架结构及分泌生长因子来促进创面周围成纤维细胞、角质细胞的迁移和黏附以及血管新生，从而实现创面愈合。

目前，脱细胞真皮基质（acellular dermal matrix，ADM）是临床常用的皮肤及软组织修复材料。学者评估了多种类型 ADM 产品在烧伤治疗及烧伤后瘢痕修复方面的长期临床效果，结果表明 ADM 材料可较快地促进创面愈合，且愈合 4 年后皮肤色泽、质地、厚度、美观度及肢体功能均明显优于传统治疗组。除 ADM 产品外，一些公司还开发猪小肠黏膜组织脱细胞基质产品，用于皮肤软组织损伤修复，也取得了较好的临床效果。

虽然目前同种或异种 ADM 材料已被广泛应用于临床皮肤及软组织损伤修复，但仍存在一些不足。例如，脱细胞真皮支架孔径小、孔隙率低，一定程度上阻碍了再生细胞的迁入和增殖，导

致愈合时间延长、皮下脂肪层再生少、瘢痕愈合广泛等。由于这些原因，近年来脂肪组织 dECM 逐渐成为了研究热点。

（二）骨及附属组织的再生修复

外伤、感染及骨肿瘤手术常导致大段骨缺损，这种大段骨缺损靠机体自身有限的修复能力往往很难恢复其功能。临床上常采用自体或异体骨移植的方式填充缺损部位，为骨缺损修复提供结构支撑。这些骨移植材料的临床应用均有一定的局限性。如自体骨移植（临床上常常选取髂骨）用于骨缺损修复时，自体骨获取手术常引起供区部位疼痛、感染、血肿等风险，且因来源有限难以满足较大骨缺损修复的需求。异体骨移植又常常面临免疫原性和伦理等问题。脱细胞骨基质（decellularized bone matrix，DBM）有望成为临床骨缺损修复填充材料的理想替代物。DBM 材料不仅为骨缺损修复提供天然的三维结构支撑，同时还具有骨传导及骨诱导等特性。随着数字化医学成像技术进展，可将 DBM 材料根据临床需求制备成特定解剖形状的骨缺损填充支架，用于特殊形态骨组织的修复。例如，颅面部骨重建，这些特定解剖形态骨缺损填充支架在修复再生缺损骨的同时，还可同时兼顾美学要求。体外研究发现，复合间充质干细胞（mesenchymal stem cell，MSC）的 DBM 材料可加速骨组织再生，有望进一步应用于骨缺损临床治疗。

目前，临床上暂未见专门针对肌肉、肌腱组织再生修复的 dECM 产品，但已有越来越多的学者关注于肌肉组织 dECM 的制备及其应用。有研究将肌肉组织 dECM 用于大鼠腹壁肌肉组织再生修复，结果表明肌肉 dECM 具有促进成纤维细胞迁移、胶原生成及血管新生的作用。还有研究采用异种 dECM 复合 MSC 修复小鼠肌肉缺损，证实了 dECM 能诱导肌源性干细胞的增殖及分化，促进肌肉组织再生修复。有学者将 dECM 应用于 5 例肌肉组织缺损的患者，也取得了很好的临床效果，移植后 6 个月，影像学显示再生肌肉组织致密度与植入周围骨骼肌组织一致。此外，国内学者构建了"书形"组织切割法，制备了"书本形"软骨 dECM，包夹脂肪间充质干细胞片，用于促进腱骨止点损伤处纤维软骨层再生。同时，还模仿腱骨止点内骨-软骨-肌腱三相结构，利用"书形"脱细胞骨、软骨及肌腱 dECM，负载骨髓间充质干细胞，促进腱骨止点再生。

（三）心脏及血管组织的再生修复

机体心肌组织的自身再生能力非常有限，其损伤常是不可逆性损伤，这可能与心脏细胞的分裂增殖能力有限有关。目前临床上，心血管系统疾病的治疗主要是针对症状，尽可能延长其功能和寿命，而并不是促进损伤组织自我再生。

近年来，学者们逐渐关注心血管系统 dECM 对损伤后心肌的再生修复作用。有学者发现，不同于人类心脏非常有限的自身再生能力，成年斑马鱼心脏具有较强的完全再生修复能力，这种物种进化上的差异可能与心脏 ECM 结构和成分有关。鉴于这些研究提示，有学者将成年斑马鱼心脏组织进行脱细胞处理后，用于治疗成年小鼠急性心肌梗死，发现斑马鱼心脏 dECM 能够有效促进小鼠梗死心肌组织再生及功能恢复。有学者还将术中切除的人主动脉进行脱细胞处理，制备血管 dECM，用作血管再生修复材料，这种血管 dECM 支架可以促进干细胞的分化，并在支架表面内皮化形成。有学者采用 3D 打印技术将干细胞和血管内皮细胞接种于 dECM 支架材料上，用于促进小鼠心肌梗死修复，结果显示复合细胞的 dECM 凝胶材料移植后能够快速血管化，加快心肌组织再生修复。

（四）其他组织器官的再生修复

近年来，学者们除了关注 dECM 的特异性应用外，还在拓展 dECM 的多种用途，旨在提高基质材料的应用范围。以人脂肪组织 dECM 为例，十余年来，从单一形态形状发展为不同形态（水凝胶、固态、可注射粉末等）及不同形状（片状、球形、管状等）的基质材料，用于创面修复、软组织缺损填充、血管再生修复、骨再生修复等。

除了脂肪组织外，异种小肠黏膜下层（small intestinal submucosa，SIS）及膀胱组织 dECM 也被用于多领域的临床前研究。有研究将商品化的 SIS-ECM 支架材料用于骨组织再生修复，发现 SIS-ECM 可促进成骨细胞分化，加速小鼠颅骨缺损修复。还有研究将猪 SIS-ECM 复合支架用于修补大腿大面积爆炸伤的患者，临床结果显示植入区的肌肉组织再生修复良好，且肢体功能得到部分恢复。有研究将 SIS-ECM 复合人牙龈间充质干细胞（human gingival mesenchymal stem cell，hGMSC）用于治疗小鼠部分舌缺损，发现 GMSC/SIS-ECM 能促进舌缺损组织愈合，再生肌肉层，并维持再生舌的形状。近年来，猪膀胱组织 dECM 不仅被用于膀胱组织的再生修复，还被用于皮肤软组织、神经组织、肌肉、角膜等再生修复的临床及实验研究。

五、讨论与总结

目前越来越多 dECM 材料已被应用于临床治疗，但是仍面临许多难题。

1. 脱细胞方案优化　目前，多种脱细胞方案被报道在不同组织器官脱细胞化中应用，但是现有的 dECM 材料，即便是已商品化且被广泛应用于临床的 dECM 材料，仍存在部分细胞碎片及核残留。迄今为止，尚无研究报道这些细胞残留物对机体所带来的生物学后果，但部分研究发现残存的细胞碎片在一定程度上减弱或完全抵消生物支架材料的组织再生修复优势。

2. 材料的降解　尽管 dECM 材料可以促进组织再生修复，但是，dECM 材料体内的生物降解是非常必要的。不降解或降解不完全均会阻碍再生组织器官的生长。例如，在血管再生修复中发现，微量的支架残留会损害新生血管结构的完整性。

3. 再生进程调控　如何模拟体内环境设计支架，从而调控支架材料以合适的时空方式传递信号，指导或维持再生细胞行为功能，实现组织再生修复。dECM 材料对接触细胞的调控是其用于组织再生最重要也是亟待研究的问题，生物活性物质引入、材料表面改性是近年来脱细胞基质材料强化研究的热点，这些新技术、新理念有助于加快基质材料用于组织器官再生修复的进程。

总而言之，ECM 是一个高度复杂的结构及动态功能单位，是调节细胞行为及组织功能的关键性因素。dECM 不仅保留了 ECM 的基本特性，在去除细胞成分及免疫原性的同时，还保留其组织结构的特异性及生物活性，可为组织再生提供理想的生物活性材料。

（吕红斌）

第十节　纳米生物材料与递送系统

近年来，随着纳米生物材料研究的日渐发展，大量研究结果表明纳米技术可显著提高传统药物递送系统的传递效率与疾病治疗效果，这一现象引起了生物医学相关领域工作者的广泛关注。到目前为止，已经有多种纳米材料靶向体系被研发用于药物的靶向递送。通过在纳米载体上修饰响应性释放功能基团，可以让药物在局部区域富集，提高病灶药物浓度，减小药物副作用。纳米药物主要可以分为两类：一类是纳米颗粒药物，即药物本身纳米化，通过一定的技术制备的纳米尺寸药物，如片剂、混悬剂、胶囊剂等；另外一类是纳米载体药物，借助纳米载体来负载药物，在纳米载体的效应下药物可以发挥更好的疗效，如脂质体、纳米球、纳米胶囊等。纳米生物材料在近年来取得了许多研究进展，在纳米药物研发和各种疾病的治疗中都发挥着重要的作用，其在生物医药领域有了越来越广泛的应用。

一、纳米药物载体的分类

（一）脂质体

脂质体是研究最广泛的纳米药物载体之一，其主要是由胆固醇、磷脂组成的微型泡囊体，可以和细胞膜相互融合，因此可以穿过细胞膜把药物递送到细胞内，利用这一特点，脂质体可以作为药物递送的载体。用脂质体将药物包封后，药物就会被载体保护而不会在血液中生物降解或者化学降解，并可以用适当的方式使药物在病患部位释放，使血药浓度升高，达到更好的临床治疗效果。如果脂质体经过表面修饰，可使其不被单核吞噬细胞系统所吞噬，并且通过靶向使药物在病变部位响应性释放，可以提高血药浓度，改善临床治疗效果；还可以降低药物对非靶器官的毒副作用，减少不良反应的发生。脂质体对药物的包裹还可以提高药物的稳定性。

脂质体主要包括以下几类。

1. 长循环脂质体　又称"隐性脂质体"，通过添加神经节苷脂或 PEG 衍生物等进入磷脂类混合物，使脂质体表面磷脂层的构象发生变化，这种变化使得血液中的成分（尤其是调理素）无法与其结合，降低其与单核吞噬细胞系统的亲和力，使脂质体内所包含的药物能够稳定存在且半衰期变长。此类脂质体已经在临床上取得了广泛的应用。例如，以脂质体为载体递送多柔比星已被用于肝癌的治疗，以脂质体包含紫杉醇已被运用于治疗卵巢癌（图 16-10-1）。

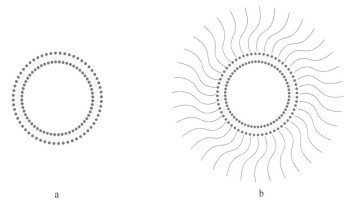

图 16-10-1　脂质体、PEG 修饰的脂质体结构示意图

A. 脂质体；B. PEG 修饰的脂质体

2. 主动靶向脂质体　通过在脂质体的膜表面添加能够特异性识别靶器官的物质（如抗体、受体、激素、糖残基、肽段、配体等），将脂质体靶向运输到靶器官并且释放药物从而发挥治疗疾病的作用。

3. 特殊性能的脂质体　pH 敏感脂质体、热敏脂质体、免疫脂质体、磁性脂质体等都属于这一范畴。由于脂质体具有十分丰富的种类，其应用的标准还没有达成统一，在实际应用中，可以根据临床和科研的具体需求来选取不同类型的脂质体以发挥其最佳的特质。

（二）聚合物纳米胶囊

纳米胶囊（nanocapsule）通常被定义为尺寸在纳米尺度（十亿分之一米）的一类胶囊，其一般由壳-核组成。一般由线状或网状高分子聚合物组成壳，多用于大分子类药物的递送（图 16-10-2）。

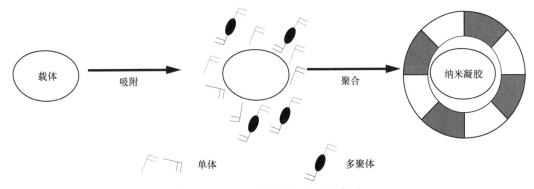

图 16-10-2　纳米胶囊的合成示意图

纳米胶囊种类丰富。外壳物质有石墨、氮化硼、二硫化物等层状物质，以及高分子聚合物、磷酸盐、SiO_2、半导体和氧化物等。金属、非金属元素和化合物等构成了纳米胶囊的内核物质。纳米胶囊所具有的壳核结构及纳米体系的尺寸变化引起的效应使其具有很多独特的性质和用途。纳米胶囊的外壳具有许多功能，如保护内核免受环境的破坏；使纳米团簇的稳定性增加而不会长大；使纳米颗粒在不同介质中具有更好的分散性；物质的活性增强。纳米胶囊的优点：体内长循环、稳定性好、可降解性优良、毒副作用小等生物特性，使得其在药物递送系统中有着广阔的应用前景，为代谢类疾病、肿瘤等治疗提供了一种可行途径。

（三）聚合物纳米凝胶

纳米凝胶是一种内部交联聚合物纳米颗粒。纳米凝胶通常具有三维结构且含水量高，比表面积高，生物相容性良好。在递送药物的过程中，其表现出以下的优势：①大小可控；②可构建多价界面；③容易进行功能性修饰；④网状结构可用于负载生物分子，且其在血液循环中具有稳定的结构及可生物降解的特性，使其实现药物的缓释。其制备可先用化学和物理诱导进行交联合成聚合物纳米凝胶，然后将其置入水中使凝胶溶胀，再进行药物的负载。有学者利用离子凝胶化工艺将壳聚糖和三聚磷酸钠（TPP）作为药物载体，随后将甲氨蝶呤（MTX）加入 TPP 中制作成纳米凝胶。载有 MTX 的纳米凝胶表面涂有表面活性剂，通过静脉给药后，与游离药物相比，可使病变部位的 MTX 浓度显著提高，临床疗效得到有效改善。

（四）树状大分子

树状大分子是由一个初始引发核向外不断伸展发出分支而形成一种类似树枝状结构的大分子，随着代数增加，枝化程度不断增加，形成较为封闭的球形三维结构，其在水溶液中呈现为辐射状的对称形态。常见的树状大分子有聚酰胺基胺（PAMAM）、聚醚亚胺（PETIM）、聚醚-共聚酯（PEPE）、多聚赖氨酸（PLL）等。这些树状大分子的结构和理化性质十分独特：①球形，高度支化，丰富的载药方式；②较分散、黏度低、负载能力强；③尺寸可控；④末端氨基易功能修饰。

（五）聚合物胶束

聚合物胶束是一类具有壳核结构的球形聚合体，在水溶液中由一类两亲性分子所形成。其外部为亲水端，内核部为疏水端，同时稳定性和载药效率很高，可以包载疏水性或者难溶性药物，使药物的生物利用度提高，在体内实现长循环，延长药物的半衰期，还能通过控制药物的释放从而实现靶向治疗，极大程度上减少药物的不良反应。常见的聚合物胶束包括：聚乙二醇-b-聚乳酸、ε-己内酯等。

（六）聚合物纳米球

聚合物纳米球由聚合物基质所组成，可以有效地运载各种药物，具有优秀的载药性能，且大部分纳米球还具有良好的生物安全性、相容性和可降解性，是一种理想的纳米药物载体，其在癌症、代谢性疾病等的诊断和治疗中都有广泛的应用。最常应用于构建纳米球聚合物的物质包括壳聚糖、聚乳酸-羟基乙酸共聚物（PLGA）、聚乳酸（PLA）和聚氰基丙烯酸丁酯（PBCA）等。

二、纳米药物的响应性释放

目前，纳米药物的释放已经研究出了许多种行之有效的响应性释放方式，包括：温度、pH、酶、谷胱甘肽、活性氧、光响应等方式。

（一）温度响应

迄今为止，纳米药物响应性释放最常见的策略是温度响应。在炎症中，局部病灶的温度一般会升高，表现为"红肿热痛"的临床症状，而在肿瘤中，局部代谢也会明显增加，导致病灶的温度升高。温度响应是通过材料物理性能的剧烈变化来引起药物的释放，一般在 37～42℃ 的温度范围内，材料的理化性质不会发生明显改变。蛋白质的结构会在环境温度过高或者环境温度发生剧烈变化时遭到破坏，导致相关成分的结构发生变化，从而引起材料渗透性改变，实现药物的可控释放。这种响应释放方式相关药物主要是脂质体或热敏聚合物构成的纳米药物。

（二）pH响应

细胞内外存在着酸碱度的差异，这也是调节纳米药物递送的重要的内源性因素。正常来讲，细胞内外的 pH 为 6.0～7.2。纳米药物被细胞的胞吞作用吸收后，细胞外的质子迅速进入细胞内，细胞内多种细胞器环境快速酸化，pH 下降至 6.0 以下，形成一种酸性的环境。同时，在肿瘤组织中，肿瘤的血管提供的营养物质和氧气是有限的，无法满足无限繁殖的肿瘤细胞有氧呼吸的需求，癌细胞往往会由于缺氧而进行无氧呼吸，从而会产生大量乳酸，使得肿瘤组织处于酸性的微环境中，而正常组织的 pH 常常接近于中性（7.4），利用两者的 pH 之间的差异，是纳米药物响应性释放药物的方向之一。构建 pH 响应的纳米药物递送系统，可以通过将缩醛、顺酰胺基、原酸酯等稳定性受 pH 变化影响较大的化学物引入载体中构筑 pH 响应的纳米递送体系。在酸性情况下，这些化合物中化学键会水解从而破坏纳米材料的结构与纳米药物的共价键而释放纳米药物。

（三）酶响应

酶是一种由生物体内活细胞产生的对底物具有高度特异性的催化剂。大部分酶是蛋白质，少部分是核糖核酸（RNA）。在正常的机体内环境中，酶可以高效地催化各种生物进程，极大地改变体内代谢速率。在慢性代谢性疾病、癌症等许多疾病的病理生理学过程中，时常会伴随着酶活性的改变或者失调。因此，根据酶响应来释放药物，也是一个值得探索的方面。目前，科研人员利用肿瘤细胞表面或者细胞内所存在的各种过表达酶类的识别与降解，来实现靶向释放药物的目标。目前所研究出来的相关的响应性酶包括：基质金属蛋白酶（MMP）、透明质酸酶、组织蛋白酶 B 等。例如，2019 年，有研究报道了一类 MMP 响应的蛋白质纳米凝胶，MMP 底物多肽组成交联剂，交联剂会在酶存在的条件下发生断裂，其内所包裹的抗体便会释放。纳米凝胶表面富含磷脂酰胆碱类的物质，可以和脑上皮细胞表面丰富的 N 型乙酰胆碱受体相结合，从而提高入脑效率，与单纯给药相比，颅内胶质瘤的治疗效果显著提高。

（四）谷胱甘肽响应

谷胱甘肽（GSH）是一种由谷氨酸、半胱氨酸、甘氨酸组成的三肽类化合物，具有巯基结构，其在人体内具有重要的作用，可以实现活化氧化还原系统、激活巯基酶、解毒的功能，对于细胞功能以及细胞膜完整性的维持等方面具有重要作用。其在临床上广泛应用于包括化疗、放疗、肝脏疾病、低氧血症等多种疾病的治疗与辅助治疗。GSH 在血液、细胞外基质等细胞外环境中具有较低的浓度，仅有 2～20μmol/L，然而由于细胞内的还原性环境，使得 GSH 具有很高的浓度，可以达到 0.5～10mmol/L。从细胞外到细胞内的巨大浓度梯度，可以使纳米药物递送到细胞内实现 GSH 响应性释放。在肿瘤组织中，组织的还原性明显增强，进一步增加了基于 GSH 的纳米药物在肿瘤中应用的可行性。

（五）ROS响应

活性氧（ROS）是指存在于自然环境中或机体内含氧并且具有较强氧化和还原性质的物质总称，它们是存在于人体内的一类氧的单电子还原产物，细胞内大多数 ROS 都是内源性产生的，一般是线粒体氧化磷酸化的副产物或者是氧化还原酶和金属催化氧化的中间产物。由于氧原子最外层电子的独立轨道中包含两个不成对的电子，其不稳定且很容易形成自由基，在电子存在的条件下，通过氧化还原反应依次生成 O_2、H_2O_2、—OH、HClO、ONOO— 和 NO。有研究表明，与正常细胞相比，癌细胞内的 ROS 显著增多，可以利用这一特性来构建纳米药物载体。目前已经有所研究的载体包括硼酸酯、硫代缩酮、硫化物、硒和二茂铁基团等特征性基团。

（六）光响应

光响应是不需要任何微环境改变只依赖于外部刺激的一种药物可控释放方式。这种方式在纳米药物的递送与释放过程中具有效率高、清洁、释放时间空间和剂量精准可控的特点。当光响应材料吸收光能之后，其分子内部或者分子和分子之间会发生物理或者化学方面的变化，在光导的控制下，药物可以实现准确递送，并且能够完成可控性释放。目前常见的光敏官能团有：偶氮苯、硝基苯、芘、肉桂酰等，将这些官能团引入纳米药物载体中可以构建光反应纳米药物载体，在适当波长的光照下这些官能团的结构或者构象会发生变化，从而实现药物的可控释放。

三、小结与展望

随着医学这一领域的迅猛发展，新药也越来越多地被研制出来，并且在临床中取得应用。然而，很多药物本身不够稳定，且具有一定的不良反应，这些因素限制了其在临床工作中的广泛应用。伴随着纳米医学的蓬勃发展，各种纳米药物所具有的优越性能逐渐走进大众的视野，在各种不同的疾病中展示出光明的前景。

纳米生物材料是近年来材料研究的热点，纳米药物与传统的药物递送相比具有明显的优势和广泛的应用前景。随着对纳米药物的深入研究，纳米药物递送系统与传统药物递送方式相比，其效率更高，病变部位富集更高效，对正常组织的毒副作用更小，这也为各种疾病的研究提供了新的策略。但是纳米药物的研究目前还不是十分成熟，存在着诸多的问题，如目前只有少部分纳米药物在动物模型中进行了检验，且材料本身是否是安全无害的、与人体是否相容，以及药物和载体安全性、纳米制剂与载体结合后药物动力学、在体内的分布情况、排泄情况、毒性作用等尚未完全明了，限制了其进一步的临床应用。相对昂贵的药物价格、结构设计的复杂性与材料合成的烦琐性也使这些纳米药物难以大规模工业化生产，严重制约了纳米药物的进一步发展和临床转化。此外，纳米药物与药物递送也存在一些制约因素。例如，肿瘤一般具有高度复杂的肿瘤微环境和肿瘤异质性，这限制了纳米药物随血液循环的递送效率。

此外，由于不同的个体之间存在差异性，导致不同的个体对同一种纳米药物的吸收效率也不同，临床疗效可能存在很大差异。为了解决上述的种种问题，未来纳米药物与递送的发展方向可能包含以下几点：①研发具有多重靶向机制的纳米药物体系，使纳米药物可以通过靶向多靶点来提高识别病变组织的准确性与特异性；②研发仿生体外纳米药物效率测试平台和在人体内进行多阶段临床试验也具有重要意义，如可以采用"微流控"技术来模仿人体器官或者血管结构，实现对纳米药物的疗效评估。

由于近年来纳米生物材料研究的飞速发展，相信在不久的将来，纳米药物递送系统的传递效率一定能够进一步提高，为各种疾病的治疗提供新的手段和思路，最终提高药物治疗的效果，造福于人类。

（王志华）

第十一节　纳米医学在免疫治疗方面的应用

纳米医学是纳米技术的医学应用，涵盖了疾病预防、诊断、监测、治疗、修复和再生。在药物输送领域，纳米药物是尺寸为 $1\sim100nm$ 的配方聚合物、脂类、金属或无机材料，蛋白质药物的化学偶联物（如药物-蛋白质和聚合物-蛋白质结合物）有时也被认为是纳米药物。目前大约有50个纳米药物疗法已被批准用于治疗自身免疫病、癌症和其他疾病。疫苗研发、免疫调节药物研制也越来越多地使用纳米技术。

一、纳米医学在免疫治疗中的优势

纳米颗粒与免疫系统能够进行有益的相互作用，通常情况下吞噬细胞能够摄取纳米颗粒并根据纳米颗粒传递的物质，引发免疫刺激或免疫抑制。

工程纳米颗粒可以专门设计用于靶向或避免与免疫系统的相互作用，将药物输送到靶位并避免酶促降解。例如，纳米颗粒可以通过连接到聚乙二醇提供亲水环境，从而保护它们免受免疫识别。表面共轭的聚合纳米颗粒具有抗人表皮生长因子受体 2 和促吞噬细胞吞噬作用的"吃我"信号钙网蛋白可以抑制人表皮生长因子受体-2 阳性肿瘤通过与表皮生长因子结合而生长，并向肿瘤微环境中的树突状细胞提呈钙网蛋白，促进吞噬作用。另外，使用纳米技术可以将药物输送到特定的免疫细胞，从而通过使药物聚集在作用部位并降低全身副作用来提高疗效。

二、纳米医学在肿瘤免疫治疗中的应用

肿瘤免疫治疗作为抗肿瘤的一种疗法，主要通过利用人体免疫机制，针对性地激活体内免疫细胞，恢复抗肿瘤的免疫反应，增强抗肿瘤免疫应答，从而达到特异性地清除肿瘤微小残留病灶、抑制肿瘤生长的目的。肿瘤免疫治疗主要包括肿瘤疫苗、细胞免疫细胞治疗、免疫检查点抑制剂以及非特异性免疫调节剂。目前，免疫治疗在肺癌、膀胱癌、皮肤癌和肠癌治疗中获得巨大成功。目前全球有超过 2000 项针对恶性肿瘤的免疫抑制剂联合用药的临床试验正在开展。已经上市的免疫检查点抑制剂主要包括：程序性死亡受体 1（programmed death-1，PD-1）抑制剂和程序性死亡受体配体 1（programmed cell death-ligand 1，PD-L1）抑制剂（例如，帕普利珠单抗、阿替利珠单抗、纳武利尤单抗、卡瑞丽珠单抗、替雷利珠单抗、派安普利单抗、赛帕利单抗、舒格利单抗和恩沃利单抗）及细胞毒性 T 细胞抗原 4 抑制剂（伊匹单抗）。其中，恩沃利单抗（envafolimab）是我国自主研发的 PD-L1 纳米抗体，恩沃利单抗与已经上市和在研的 PD-1/PD-L1 抗体相比，具有独特优势，它既具有高疗效、安全性良好的优点，又具有分子量小、亲和力高、稳定性好、皮下注射给药的特点。在癌症的免疫治疗中，纳米技术的应用也非常广泛，包括递送肿瘤疫苗的抗原和佐剂，协调肿瘤抗原向树突细胞的细胞质传递来激活 T 细胞，靶向调节性 T 细胞（Treg）、肿瘤相关巨噬细胞（TAM）和骨髓来源的抑制细胞（MDSC），重塑肿瘤微环境，抵消肿瘤的免疫抑制作用，也可以直接作用于肿瘤细胞诱导肿瘤细胞免疫原性细胞死亡。例如，研究者将 PD-L1 抑制剂与光敏剂吲哚菁绿（indocyanine green，ICG）复合物，与表没食子儿茶素没食子酸（epigallocatechin-3-gallate，EGCG）二聚体稳定，形成的 dEGCG-aPD-L1/ICG 聚物，进一步被 MMP-2 响应的 PEG-PLGLAG-dEGCG 壳包覆。静脉注射后，S-aPD-L1/ICG@NP 可以被动地积累到肿瘤部位，并将 aPD-L1 释放到肿瘤微环境（tumor microenvironment，TME）中，由于 TME 中过表达的 MMP-2 降解了 PEG-PLGLAG-dEGCG 壳。因此，S-aPD-L1/ICG@NP 促进了细胞毒性 T 淋巴细胞渗入 TME 和增强肿瘤对 PD-L1 抑制剂的敏感性。这种联合免疫治疗可有效抑制小鼠肿瘤模型中的肿瘤生长和转移。

■ （一）纳米诱导免疫原性细胞死亡

根据免疫原性程度，肿瘤细胞死亡方式分为免疫原性死亡（immunogenic cell death，ICD）和非免疫原性死亡。ICD 是指放疗和化疗过程中，非特异性杀伤肿瘤，使肿瘤细胞非免疫原性转变为免疫原性而介导机体产生抗肿瘤免疫应答的过程。ICD 是一种受调节的细胞死亡形式，通过产生新抗原和损伤相关分子模式（damage associated molecular pattern，DAMP）和细胞因子来触发适应性免疫。DAMP 的释放可以介导免疫原性的肿瘤细胞死亡，从而刺激抗肿瘤免疫。化疗药物的纳米制剂，可以通过促进药物更有效地向肿瘤输送来增强抗肿瘤免疫力。例如，多柔比星脂质体比多柔比星更能够诱导肿瘤内 CD8[+] T 细胞浸润增加，降低调节性 T 细胞的比例，并增加树突状细胞的 CD80 分子的表达。另外，纳米级配位聚合物是一种通过金属阳离子和多齿有机配体之

间的配位相互作用形成的多孔纳米材料，由于金属离子和有机配体可以广泛选择，使得其具有可调的理化性质，在医学领域具有潜在的应用价值。例如，纳米药物 CPI-100 是一种结构优化的核壳纳米粒子，基于纳米级配位聚合物平台技术，可选择性地向肿瘤患者提供免疫刺激性化学治疗组合，这是一种使用协同纳米药物启动和刺激免疫介导根除癌细胞的新方法。目前，CPI-100 已在美国获批开展针对晚期结直肠癌、食管癌等实体瘤患者的 I 期临床试验。纳米药物也可用作放射治疗的增敏剂，直接与电离辐射协同上调 ICD。含有高原子序数（Z）的元素材料既能吸收又能散射辐射，积聚在肿瘤中的高 Z 纳米颗粒可以增强放射治疗疗效。最近的一项临床试验表明肿瘤内注射氧化铪纳米颗粒使肉瘤患者对放射治疗的完全缓解率提高 2 倍。使用纳米颗粒诱导 ICD 正在成为一种刺激抗原特异性免疫反应的新策略，为提高常规 ICD 药物的有效性和安全性提供了新的选择。

（二）纳米基因传递系统

基于纳米颗粒的递送系统可以有效靶向癌细胞，改善药物的循环时间和增加化疗药物在肿瘤组织的积累利用。因此，利用纳米医学开发针对不同信号通路和免疫抑制细胞（Treg、MDSC 和 TAM）重塑肿瘤微环境的药物具有很大的临床应用价值。

Toll 样受体（toll-like receptor，TLR）在非特异性免疫中扮演重要角色，TLR 属于 I 型跨膜蛋白质，激活后可以有效改善免疫细胞的抗原提呈功能，尤其是在肿瘤生长的环境中，能有效识别肿瘤抗原，从而引起 $CD8^+$ T 细胞的增殖。TLR9 可以识别并活化 CpG-DNA，从而激活 B 淋巴细胞、巨噬细胞、树突状细胞产生免疫反应，并增强细胞因子的分泌。TLR9 激动剂不但能促进 B 淋巴细胞向分泌抗体的浆细胞分化，还可以活化和成熟浆细胞样树突细胞增强抗原提呈能力。Exicure 公司开发的纳米药物 AST-008 就是一种 TLR9 激动剂寡核苷酸，目前正在开展免疫检查点抑制剂治疗进展的梅克尔细胞癌和皮肤鳞状细胞癌患者的 I / II 期临床试验。

OX40 属于共激活功能的超家族的一员，位于 1 号染色体，主要表达在 T 淋巴细胞，尤其是效应 T 细胞及调节性 T 细胞上。OX40 可以激活 NF-κB、PI3K 和 PKB（Akt）信号通路，进而抑制 T 细胞的细胞分裂，从而提高 T 细胞的存活时间，并增强 T 细胞的免疫应答；另外，OX40 还能通过影响调节性 T 细胞的功能，提高肿瘤微环境中的免疫应答水平，与 OX40L 结合时还能提高效应 T 细胞的活化及分泌。脂质纳米粒传递系统 OX40L 是一种脂质纳米颗粒，封装了编码人 OX40 配体的 mRNA，目前已经进入 I 期临床试验。

三、纳米医学在疫苗中的应用

佐剂能够有效增强免疫应答，在疫苗制备中占有重要地位，纳米佐剂因其纳米的特性，可直接绕过血液循环，进行靶向输送，在增强抗原传递的同时又能刺激固有免疫系统，从而更加快速精准地诱导免疫应答，提高了接种效果。病毒样颗粒（virus-like particle，VLP）具有与原生病毒相似的衣壳结构，均匀、稳定且形状对称。这些纳米颗粒能够被抗原提呈细胞优先、增强吸收。研究显示：较小的纳米颗粒（25～40nm）穿透组织屏障并通向引流淋巴液节点比更大的纳米粒子更快（大于 100nm），因此，更小的纳米颗粒可能导致更有效的活化适应性免疫反应。基于病毒样颗粒和 MF59 开发的疫苗，已投入临床应用数十年。

（一）基于病毒样颗粒技术的疫苗开发

病毒样颗粒（VLP）是由病毒衣壳蛋白（capsid protein，CP）自组装形成的球形或管状蛋白纳米结构，直径为 20～100nm，具有与天然病毒衣壳类似的结构。虽然 VLP 只是一种蛋白，无法通过基因重组形成病毒，但其因特殊的类似病毒衣壳结构，保留了病毒的免疫原性表位，通过树突细胞的吞噬进行抗原提呈，能够引起比亚单位疫苗更激烈的体液免疫应答和细胞免疫应答。近年来其在疫苗开发、药物靶向递送、生物医学成像与传感、组织工程等众多领域展现出独特的研究与应用价值。

VLP 已被广泛用于生产预防传染病、高血压、阿尔茨海默病和类风湿关节炎等慢性疾病和癌症的疫苗。超过 30 种不同的包膜或非包膜 VLP 目前处于临床前和临床开发阶段。已经有两种基于 VLP 技术的预防性疫苗获得全球许可：一种可以预防人类乳头状瘤病毒（HPV）感染及其后遗症的宫颈癌的疫苗；另一种是可预防乙型肝炎病毒（hepatitis B virus，HBV）感染和肝细胞癌相关风险的疫苗。VLP 还可以通过生物偶联工程化病毒衣壳与抗原肽或其他配体（如 TLR 的配体）提高疫苗效力。在人体临床试验中，VLP 载有合成的能够被 T 细胞识别的黑色素瘤抗原，已被证明可激活多功能中央记忆 T 细胞和细胞毒性 T 细胞。

（二）基于纳米颗粒的疫苗载体

几种不同类型的纳米颗粒已被用作疫苗载体包埋抗原或与其他试剂联合以实现靶向抗原递送和抗原提呈细胞的激活。目前可以作为疫苗载体的纳米颗粒有可生物降解的 PLGA 纳米颗粒、共聚物水凝胶或"纳米凝胶"、含胆固醇的疏水化支链淀粉（CHP）和阳离子脂质体。纳米技术中制作纳米颗粒、纳米球和纳米胶囊的聚合物已被广泛应用。动物模型中已普遍使用由 PLGA 组成的疫苗载体。PLGA 在临床广泛用于封装、共同递送及缓释活性药物成分。在疫苗开发中，聚乙二醇用于封装肝炎 B 表面抗原，它促进疫苗抗原在抗原提呈细胞中的快速摄取，随后产生高滴度的抗原特异性抗体。

（三）纳米乳液

纳米乳液助剂是由溶剂组成的水包油乳液和表面活性剂。MF59 是一种由动物源角鲨烯与聚山梨醇酯 80 和山梨糖醇三油酸酯组合而成的纳米乳剂，被广泛应用在欧美等 40 多个国家上市的流感病毒疫苗上。MF59 佐剂增强了流感疫苗的免疫原性，且放大了疫苗的效果。研究显示：添加 MF59 佐剂的流感疫苗，较三价灭活流感疫苗的抗体滴度提高了 1.5 倍以上。目前 MF59 作为疫苗佐剂在其他病毒病原体（如单纯疱疹病毒、HBV 和巨细胞病毒）上的应用临床试验研究正在进行。纳米乳液 W805EC 由豆油替代角鲨烯组成，在动物实验中证明可以增强疫苗抗原的靶向性免疫系统，并安全有效地诱导黏膜给药后的体液和细胞免疫反应。

（四）阳离子脂质体

阳离子脂质体（直径 200～1000nm）已被用作疫苗封装、保护的佐剂和递送系统。阳离子电荷和脂质成分的组成可以在疫苗的制备过程中把抗原有效地吸附到纳米颗粒中。Epaxal 甲肝疫苗是第一款上市的脂质体疫苗，得益于脂质体的剂型优势，与传统的含铝疫苗相比，注射部位疼痛感及副作用显著降低，且第一次注射疫苗后可以获得长达 20 年的免疫效果。

四、展 望

纳米技术被应用于临床治疗肿瘤、感染性疾病，许多药物正在进行试验或已进入临床应用，但是该领域仍面临着许多挑战。目前的主要障碍包括纳米-生物的相互作用机制有待进一步研究，以及临床转化应用中对医学纳米材料的严苛标准和要求。许多纳米药物通过瘤内给药在临床前模型中表现出很强的抗肿瘤活性，且目前正在开展瘤内给药的早期临床试验，但瘤内给药并不能保证避免小分子化合物的全身分布和后遗毒性。此外，用聚合材料将 RNA 或 DNA 靶向传递给免疫细胞，体内转染率仍然很低，如何提高基因传递和编辑效率值得深入研究。总之，纳米技术在免疫治疗中的应用已显示出令人鼓舞的结果，纳米材料、免疫学、病毒学、肿瘤学的共同协作将促进纳米技术的临床应用。

（黄楚鹰）

第十二节 人工器官

一、人工器官概述

人工器官（artificial organ）是通过研究和模拟人体器官的结构和功能，用人工材料和电子技术制成部分或全部替代人体自然器官功能的机械装置和电子装置。在人体器官受损无法通过常规治疗时，人工器官可以通过补偿、修复或辅助来替代自然器官的功能，以恢复身体的某些主要功能。尽管人工器官只具备被替代器官的部分功能，并且尚不能完全替代原生物器官的所有生理功能，但它扩大了疾病治疗的选择，提高了患者的生存机会。随着生物医学工程技术的发展，几乎所有除了大脑之外的人体器官都可被模拟和使用。人工器官是一个涵盖生物材料学、电子学、临床医学、药学和生物学等多个学科的新兴交叉学科。

二、人工器官发展背景

1954 年，美国医学家哈特韦尔·哈里森和约瑟夫·默里进行了首例肾移植手术，开创了人体器官移植的新时代。之后，医学界尝试进行肺和肝脏移植，南非的克里斯蒂安·巴纳德医生和美国的诺曼沙姆韦和登顿·库利医生相继完成了心脏移植手术。到了 20 世纪 70 年代后期，环孢素的出现解决了抑制排斥反应的难题，使器官移植成为常规疗法。如今，器官移植已经广泛应用，数万名患者通过捐赠获得新的器官，但供体匮乏仍是制约其发展的问题，推动了人工器官的研发。1998 年，我国曹谊林教授成功制作了一只"长在鼠背上的人造耳朵"。通过提取牛软骨细胞并接种到耳形支架上，然后植入到鼠背皮肤，开创了细胞复制人体器官的先河。2001 年，曹谊林教授利用组织化人工颅骨成功修复了破损颅骨。

随着现代化科学进程和医学需要，人工器官作为生物医学工程专业的一个重要分支，已经逐渐发展起来，成为了一门新兴的学科领域。当人体本来的器官由于疾病而无法继续运作，而普通的方法不足以治疗时，人工器官则可以用来部分或完全取代原来器官的作用，从而补偿或修复功能，其发展大致分为四个阶段：①维持生命最低限度功能的人工器官，在患者需要时只起到暂时性的辅助作用，如人工心肺机；②能代替主要部分或自然器官功能的人工器官，如人工关节；③完全代替自然器官功能的人工器官，如人工心脏瓣膜、人工血管、人工心脏起搏器等；④具有超自然器官功能的人工器官，如人工机械手。

三、人工器官的应用现状

据统计，由 30 多种不同材料已经生成了 40 多种人工器官，人工器官按功能、使用原理、使用方式有以下分类。

1. 按功能分类　可分为支持运动（如人工关节、人工假肢）、血液循环（如人工瓣膜、血管）、呼吸（如人工气管、人工喉）、血液净化（如人工肾）、消化（如人工食管、人工肠）、泌尿（如人工膀胱、人工输尿管）、内分泌（如人工胰）、生殖（如人工子宫、人工卵巢）、神经传导（如心脏起搏器）、感觉（如人工耳蜗、人工角膜）功能以及其他类别（如人工硬脊膜、人工皮肤等）。

2. 按原理分类　可分为机械式装置（如人工心脏瓣膜、人工气管、人工晶状体等）和电子式装置（如人工耳蜗、人工胰、人工肾、心脏起搏器等）。

3. 按使用方式分类　可分为植入式（如人工关节、人工心脏瓣膜、心脏起搏器）和体外式（如人工肾、人工肺、人工胰等）。

下面重点介绍眼、心脏、肺、喉、胰腺、肾脏等人工器官及其应用。

（一）人工眼

根据世界卫生组织的数据，全世界有 3.14 亿人视力受损。在这些人中，只有少数人（约 4500 万）被认为是严重失明［斯内伦（Snellen）视力表上的矫正视力低于 20/400］。这些人中的大多数生活在发展中国家，并且大多数情况是可以预防或治疗的。目前正在应用的"人造视觉假体"能恢复患者的功能性视力，但仅针对部分视力严重丧失但视力发育正常的盲人，不包括先天性失明的患者。具体来说，它尤其适用于光信息捕获受损但视觉信息传导或皮质处理正常的情况。例如，视网膜色素变性和年龄相关性黄斑变性，这两种疾病都是眼睛的感光细胞受到损害，从而导致视力丧失，甚至严重失明，但是眼睛的其他大多数功能结构相对正常保留（特别是形成视神经的神经元）。

视觉假体与人工耳蜗有着相同的基本原理——用神经假体靶向和控制神经的电刺激以恢复失去的功能。这一原理也促进了假肢发展，来帮助截肢者恢复行走或抓握力。一般来说，视觉神经假体的工作原理是人为地替代受损神经元的功能，患者佩戴的眼镜中的摄像头可以捕获图像，然后传输到微处理器，微处理器对其进行处理并通过无线连接将它们传输到植入物。该植入物中一系列微小的微电极受到微电刺激后，可引发对称的光模式的感知。例如，Argus Ⅱ 视网膜假体系统，其原理是通过电刺激视网膜，从而触发盲人的视觉感知。通过手术将假体植入眼睛内部，假体中包含一个天线、电子盒和一束电极。视频由安装在眼镜上的小型摄像头获取，然后发送到患者佩戴的小型计算机上，该计算机对其进行处理并通过无线连接将其传输到植入物，然后将信号发送到发射电脉冲的电极阵列。这些脉冲绕过受损的光感受器并刺激未受损的视网膜细胞，这些信息沿着视神经传输，可产生对光形状的感知。但是这种"仿生眼"并不能恢复正常视力，而是构建一个人工图像，患者可以根据他们对对比度的感知从中提取视觉信息。目前这项技术还不能处理更复杂的元素，如颜色、运动或形状等。

（二）人工心脏

人造心脏的研究始于 1950 年，这些研究旨在解决与人口老龄化相关疾病的增加、器官捐献的短缺等问题，如心力衰竭。在中国有近 500 万人患有心力衰竭，每年由于心力衰竭死亡的人数高达 300 000 人。据估计，有 15%～25% 的心力衰竭患者正在等待心脏移植。

1960 年，威廉·考尔夫和迈克尔·狄贝基发明了人造心脏。现如今已经发展成了形状和结构各不相同的多种设备，统称为心室辅助装置（ventricular assist device，VAD）。由于这些设备在很大程度上是临时的，只能维持那些等待心脏移植的患者的生存，因而被称为移植的"桥梁"。

目前人工心脏仍然是一项重大的技术挑战。该装置必须能响应身体的反射，从而调节血液循环，同时还需要保持抗凝活性，大小也要符合植入前的形态标准，还需要确保其能源供应。Aeson TAH（carmat，velizy-villacoublay，法国）由一个双心室液压泵组成，旨在模拟自然心脏的形状，该泵由两个混合膜隔开的隔室组成，分别包含旋转泵和血液。并在血液室内衬有牛心包，旋转泵侧衬有聚四氟乙烯，以减少抗凝治疗的需求和减少血栓栓塞，该设备正在进行临床试验。

人造心脏仍然存在一些限制和风险，主要是感染和血栓栓塞损伤，其他的副作用还有待进一步评估。新型人工心脏的设计有以下几个目标：①扩大可以从这项技术中受益的患者范围，特别是在儿科领域。为此，目前科学家正在研究更轻、更安全和更易于携带的新型人造心脏材料。②通过发明基于无线技术、感应系统或使用高强度磁场的新电源系统，解决能源消耗问题。③通过使用生物组织瓣膜和特定的低血栓形成材料来降低出血性卒中和血栓栓塞事件的风险，使人工心脏可长期使用。④通过使用无线网络加强外部传感器对植入物的监控。将这些创新融入下一代设备将提高人工心脏的耐受性，从而改善终末期心力衰竭患者的整体临床管理。

（三）人工肺

尽管现在体外膜肺氧合（extracorporeal membrane oxygenation，ECMO）是一种众所周知的替代肺功能的方法，但目前还没有可以植入的人工肺，主要障碍是人工肺与心脏传导阻滞的连接以及血管内气体交换的建立。现在各种系统正在开发当中，如腔静脉内氧合器（intravascular oxygenator，IVOX），使用放置在腔静脉中的导管进行气体交换，还有较小的 Cardiohelp 心肺辅助系统、可穿戴 ECMO 等。

2020年，BIOART-LUNG计划正式启动，目的是制造一种用于治疗肺动脉高压的体外人工肺。在这个装置中，患者的两个患病肺被留在原处，"第三个"将被固定在体外，通过腰带固定在胸部的位置。根据与肾透析相同的原理，这种便携式肺将取代肺活动。该装置通过放置在颈静脉或锁骨下静脉水平的插管连接心脏的右侧，静脉血将通过机器为其补充氧气并去除二氧化碳，血液将被重新注入心脏左侧以分配到患者的各个器官。这种完全绕过患病肺的人工肺不仅便携，并且在能量方面自给自足。目前，该项目的最大挑战之一是开发一种能维持患者长时间使用所需的大容量轻便电池。

（四）人工胰腺

抗糖尿病药物、胰岛素泵、连续血糖监测系统和计算机控制手段的最新进展加速了人工胰腺设备的开发。这些设备包括外部系统和内部系统两种类型。

1. 外部系统　通过皮下给药，但与糖尿病患者自行给药不同，这种装置能实现闭环血糖控制，外部系统又分为两种，①单激素：使用胰岛素降低血糖，并依靠复杂的计算分析来降低低血糖风险；②双激素：通过算法同时使用胰岛素和胰高血糖素来确保患者的安全。

2. 内部系统　由微处理器组成，可测量血糖水平并自动响应胰岛素输注。目前还没有内部设备在市场上销售，但目前内部设备的研究已经有了显著的进步，体积在逐渐减小，精度也在逐渐提高，在不久的将来，"可植入的人工胰腺"很可能会用于临床治疗糖尿病。

（五）人工肾脏

透析是用人工装置替代内部器官功能的最常见方式。然而在透析期间，患者必须连接在医院的机器上，这对肾衰竭患者的生活质量产生了很大影响。目前，可连接到患者身体的便携式透析设备还在进一步研究当中。2009年，有研究者发明了一种非植入式的透析装置，可以插入背心，从而允许患者在透析期间自由活动。另外有研究者发明了通过酶水解、电化学分解、物理吸附和化学吸附等方式去除尿素的可穿戴式透析设备，但仍存在毒副产物、生物相容性等诸多限制。

与此同时，研究人员长期以来一直致力于发明可植入的人工肾。加州大学学者将硅纳米技术和组织工程整合到一个可以手术植入以模仿天然肾脏的设备中，通过将高效过滤器与培养的肾小管上皮细胞的生物反应器相结合来复制肾单位的生理学，处理产生的超滤液，并将盐、水和葡萄糖返回到血液中，逐渐将毒素浓缩成类似于尿液的少量液体中，无须外部能源。但这种设备离真正应用于临床实践还存在一定距离。

（六）人工喉

上呼吸或者上消化道癌症在癌症中排名世界第六，其中，鳞状细胞癌是最常见的组织学类型。当这种癌症扩散到整个喉部时，就需要进行全喉切除术。在中国，每年都会进行1000多例的全喉切除术。这种手术非常影响患者的生存质量，切除术将声带一并切除导致患者术后不能再发声，且还需进行气管造口术（气管在胸骨水平的连接）以确保正常呼吸。

目前已经有研究人员用钛合金制造了一种人工喉，由固体钛和多孔钛的合金制成，这种结构可方便细胞更好地定植。植入分两个阶段进行，第一个阶段是切除肿瘤并放置一个钛环，将气管连接到舌根，然后在环的上部放置一个机械阀，从而使钛环发挥作用，将空气引导至气管，将液体和固体引导至食管。但是声带仍有改变，术后患者声音相对较低。电子人工喉可通过设备振动产生机械语音，进行音高控制，但语调的流畅变化仍然存在技术限制。实现言语、吞咽和呼吸等完善功能的人工喉仍然是一个未解决的复杂技术挑战。

（七）异种移植

人体器官的供需失衡使得异种移植逐渐被人们所关注，成为了一种弥补器官、组织和细胞供需差距的替代方法。由于基因编辑工具和免疫抑制疗法的进步，以及动物模型中异种移植物存活时间的延长等，临床异种移植变得更加可行。然而，免疫排斥是临床异种移植的主要限制因素。

异种移植于 1667 年从羔羊向人类异种输血的背景下首次被提及，动物器官的临床应用也有文献记载，如 1905 年将兔肾移植到人身上。由于非人灵长类动物（non-human primate，NHP）在系统发育上比其他物种更接近人类，在 1920～1990 年进行了几项涉及 NHP 的肾脏、心脏和肝脏的试验。然而，研究人员发现，由于伦理、跨物种传染、繁殖困难、器官大小差异等一系列问题，NHP 不是临床异种移植的合适选择。自 20 世纪 90 年代以来，研究人员一直尝试使用猪作为异种移植的来源，猪目前已经被认为是最合适的候选物种。主要原因包括猪的繁育数较大且成熟期短，其器官大小和生理与人类相似，传染病的风险低，以及易于应用基因工程技术等。然而，由于猪和人类之间的遗传差异，容易产生免疫排斥，包括超急性排斥、急性体液异种移植排斥和细胞排斥等。

随着对免疫排斥和凝血失调研究的深入，现在已经设计繁育了大量转基因猪来弥补这些问题。自 2009 年以来，异种移植领域取得的大部分进展都归功于转基因猪的生产。由于基因编辑工具的改进，特别是 CRIPSR/Cas9 基因编辑技术，已经产生了大量的转基因猪，并且这种新的基因编辑技术可在更短的时间内以更高的效率生产多种基因工程猪。总之，多基因改造猪是异种移植的必然趋势。

四、人工器官与再生医学

在生物医学工程中，过去主要研究人工器官，再生医学将成为主导。但更多研究人员认为，人工器官和再生医学可以共存。再生医学使用支架、生长因子和干细胞等材料替代受损组织，并促进原始组织的再生。细胞可以来自同一患者或同种异体，甚至适用异种动物细胞。虽然同种异体细胞可能引发免疫反应，但免疫抑制剂可以缓解这种情况。

3D 打印技术是最令人印象深刻的技术之一，可直接将生物材料打印到支架上。生物 3D 打印需要精确放置生物材料、细胞和生长因子，以模拟人体组织的结构和细胞类型。生物打印还需考虑血管和神经系统。它是一个跨学科领域，需要不同领域的科学家合作解决挑战。目前，生物 3D 打印器官主要在动物实验中进行，面临许多限制和挑战。但组织工程和再生医学领域具有巨大潜力，其未来取决于科学家和临床医生的努力。

人工器官可作为过渡治疗，如植入假体促进原位组织再生，包括人工膀胱、人工血管、皮肤和骨假体等。它还可暂时维持器官或组织的功能，如人工肝的消化辅助、人工肺的呼吸辅助和外周循环装置的辅助。人工器官可以在组织再生过程中发挥治疗作用，如血液氧合器和血液透析器。未来将结合人工器官和再生医学技术，以促进医疗水平的发展。

五、展　望

当前制约人工器官应用和发展的因素包括排斥反应、抗凝血、植入并发症、器官材料耐用性、经济成本等。理想的人工器官除了拥有器官的基本功能外，还应具备以下条件：①生物学条件，生物相容性好，对人无毒和无过敏反应，对机体无免疫排斥反应，不引起周围组织和全身反应，具有抗凝血和抗血栓性能；②力学条件，具有良好的抗拉强度、压缩强度、弯曲强度、剪切强度以及合适的弹性模量和硬度等；③其他条件，如具有一定的生物可渗透性，以供体液渗透、组织长入。材料本身容易加工，使用操作方便，价格适中，患者经济上能够承受。

目前，大多数人工器官并不能完全替代原始器官，但相比需要漫长等待的器官移植，使用人工器官被视为许多疾病治疗的首选。现在随着人口老龄化进程加快，器官需求也逐渐增加，因此，必须尽最大努力探索和开发更适配的人工器官，从而提高等待移植患者的生存率，并且提高患者的生存质量。

（谭　磊）

第十七章 数字孪生与元宇宙

第一节 数字孪生概述及发展历程

随着物联网、大数据、人工智能等新技术的快速发展，物理世界和数字世界两大体系的互动和融合日益加深。数字世界的存在是为了服务于物理世界，而物理世界因为数字世界而变得高效和有组织。在此背景下，数字孪生（digital twin）技术应运而生。近年来，数字孪生技术已经受到广泛关注，若干领域（如工业、智慧城市、医疗健康等）的研究者和先驱者已经开始尝试其应用。

一、数字孪生发展历程简述

数字孪生通过数字技术手段创建物理实体的虚拟模型，其利用数据模拟物理实体在真实环境中的行为，通过虚实交互反馈、数据融合分析、决策迭代优化等手段，增加或拓展物理实体的新能力。数字孪生作为一种充分利用模型、数据、智能，融合多学科的技术，面向产品生命周期各过程，在物理世界和数字世界之间发挥桥梁和纽带作用，提供更加实时、高效、智能的服务。

2002年10月，迈克尔·格里夫斯（Michael Grieves）博士首次提出了"数字孪生"的概念。数字孪生这个术语最早在2009年由美国空军实验室在"机身数字孪生"的概念中引入。2010年，美国国家航空航天局（National Aeronautics and Space Administration，NASA）在两份技术路线图中直接使用了"数字孪生"这一名称。2011年迈克尔·格里夫斯博士在其新书《虚拟完美》中引用了NASA先进材料和制造领域首席技术专家约翰·维克斯（John Vickers）所建议的数字孪生这一名词，作为其信息镜像模型的别名。2013年，美国空军将数字孪生和数字线程作为"游戏规则改变者"列入《全球地平线：全球科技愿景》。美国空军研究实验室和美国国家航空航天局已将数字孪生应用于飞机健康控制，洛克希德·马丁公司将数字孪生引入F-35战机生产过程，以改进工艺流程，并提高生产效率和质量。由于具有虚实融合和实时交互、迭代运行和优化，以及全要素/全过程/全业务数据驱动等特点，数字孪生已被应用于产品生命周期的各个阶段，包括产品设计、制造、服务和运维。起初，数字孪生的概念主要面向军事和航天领域的需求，近年来逐渐扩展到民用领域。数字孪生在电力、汽车、船舶、智慧城市、医疗健康等领域都有报道和应用，具有广阔的市场前景。

数字孪生是随着数字智能技术的发展而出现的，包括基于物联网的虚实互联和融合；基于云模式的数字孪生数据存储与共享服务；基于大数据和人工智能的数据分析、融合与智能决策；基于虚拟现实（VR）和增强现实（AR）的虚拟现实映射和可视化显示等。依托数字智能技术，实现数字世界与物理世界的数据融合、双向连接和实时交互，进行实时流程模拟和优化，并根据需求提供各种智能服务。

研究和实践表明，如何根据不同的应用对象和业务需求创建相应的数字孪生模型是相关领域应用过程中需要解决的首要问题。实际应用中迫切需要数字孪生的建模工具。Ansys Twin Builder系统级建模工具支持构建数字孪生模型，以准确描述组件、子组件和子系统之间的复杂交互。其内置库提供了一套丰富的组件，包括同类产品和电源电子组件、机械组件、控制模块和传感器等，包含三维设计、光学、电磁、嵌入式软件、流体、半导体、结构及系统仿真工具，以帮助工程师将各种来源的模型集成一个全面的系统描述，这有利于生成精确的基于物理的数字孪生模型，提高工程效率。

目前，数字孪生在应用中存在着数字空间与物理空间数据融合不足的问题。相关研究可分为三类：①主要依靠信息空间对数据进行处理，进行仿真分析、虚拟测试，以及运行决策，如缺乏实体对象的实时运行状态、突发干扰数据、瞬时异常小数据等参数的考虑和支持，存在"仿而不真"的问题；②实证评价、分析和决策主要依靠实体对象的真实数据，进行"望闻问切"经验式评估，缺乏信息大数据（如历史统计、时空关联、隐性知识等数据）的科学支撑，存在"以偏概全"的问题；③虽然有些工作同时考虑和使用信息数据和物理数据，可以在一定程度上弥补上述不足，但两种数据在实际实施过程中往往是孤立的，缺乏全面的交互和深度融合，信息物理的一致性和同步性较差，结果的实时性和准确性有待提高。数据是数字孪生的核心驱动力量，与传统的数字技术相比，除了信息数据和物理数据外，数字孪生更强调物理数据的信息融合，通过物理数据的信息融合实现信息空间和物理空间的实时交互、一致性和同步性，从而提供更精准的实时应用服务。

二、数字孪生的内涵

数字孪生有很多定义。陶飞认为，数字孪生作为将虚实之间双向映射、动态交互、实时连接的关键路径，将物理实体和系统属性、结构、状态、性能、功能和行为，映射到虚拟世界，形成高保真动态多维/多尺度/多物理量模型，为观察物理世界、认识物理世界、理解物理世界、控制物理世界，以及改造物质世界提供了一种有效的手段。CIMdata 推荐的定义是："数字孪生（即数字克隆）是基于物理实体的系统描述，可以实现对跨越整个系统生命周期可信来源的数据、模型和信息进行创建、管理和应用。"此定义简单，但若没有真正理解其中的关键词（系统描述，生命周期，可信来源，模型），则可能产生误解。即使在专业人士中，目前也存在一些关于数字孪生的模糊认识。可以从下述观点进一步认识数字孪生的内涵。

1. 数字孪生看似一种技术，更大程度上是一种技术理念。工业 4.0 时代的核心理念乃数字物理系统/赛博物理系统（cyber-physical systems，CPS），其强调了数字世界与物理世界的深度融合。而笔者认为数字孪生最能反映这一理念，CPS 的实现需要智能感知、物联网、大数据、工业互联网、仿真、虚拟现实、增强现实、人工智能等诸多数字-智能技术，但其中每一项技术都无法单独作为核心来反映 CPS 理念。数字孪生并非一种技术，而是上述多种技术的整体有机融合，也是数字世界与物理世界深度融合的具体表现。

2. 不只是几何的，更是物理的。尽管数字孪生体包含了对象的几何信息，但真正显示数字孪生意义的是产品在运行过程中的状态、物理过程的仿真等物理信息。

3. 不只是静态的，更是动态的。数字孪生的意义不是基于处理静态问题，机器设备的运行是动态的，数字孪生最重要的意义是在深入了解动态问题的基础上采取相应的控制。

4. 不只是针对产品，更针对使用者。例如，对于传统的非自动驾驶模式，除了汽车的数字孪生模型外，还需要驾驶员的数字孪生模型，以便根据驾驶员在困难情况下的具体行为反应，进一步微调驾驶效果。收集产品使用数据和用户行为及反应数据可以建立模拟模型，以协助设计决策，平衡不同设计方案的优势和劣势，并预测市场的接受程度。总之，在来自各种场景和模拟的车辆及驾驶员数据的汇总和融合基础上进行虚拟仿真，可以推动新产品的开发或车辆的创新设计。

5. 不只是物理设备的，更是环境的、系统的。很多人可能认为，要建立某一个物理对象（如机器等）的数字孪生体，只需要对象本身的数据（孪生数据），但物理机器常常有其工作对象和使用对象。如手术机器人的工作对象是患者，其使用对象是医生。对于医生而言最关心的莫过于患者的相关数据。此外，手术室的某些环境数据（如温度、空气质量等）也应该受到关注。所以真正从系统角度审视手术机器人的使用情况，就应该把医护人员、患者、手术机器人以及手术室环境构成一个整体，构建手术机器人的数字孪生体就不能只是考虑机器人本身的数据，还应该包括医护人员、患者，以及手术室环境等其他数据。

6. 一个对象可能不仅对应一个数字孪生体，可能需要多个从不同侧面或视角描述的数字孪生体。在大众普遍观点中，一个对象对应一个数字孪生体，如果仅限于几何学上，尚有道理。但实际上往往需要认识对象的不同部分（分系统），且各分系统所处的不同阶段、不同环境中的不同过程，一个数字孪生体显然难以描述。恰如从医疗健康的角度建立一个人的数字孪生体，很难用一个数字孪生体全面描述某一个人的健康情况。实践中可以分别建立心血管、消化、呼吸等分系统的数字孪生模型，且分系统之间也相互关联，其数字孪生体之间的耦合也是值得重视的。

7. 数字孪生体不能只是物理实体的镜像，而是与物理实体共生。部分观点认为数字孪生只是物理实体在数字空间的镜像，这只是对数字孪生的浅层理解。在物理实体（设备、机器等）系统（包括人和特定环境）的运行过程中，各种过程数据反过来不断丰富数字孪生模型。在设备运行过程中，数字孪生模型对从物理实体获得的数据进行分析或模拟，而从分析或模拟中获得的衍生数据又能对设备的运行进行优化控制。因此，"共生"发生在设备的整个生命周期中，特别是在其运行过程中。此外，"镜像"一词很容易被误解为数字孪生只是物理实体的外观或几何形状在数字空间的映射。

综上所述，可以给出数字孪生体的极简定义：数字孪生体是描述物理对象在其全生命周期中与其系统动态过程"共生"的数字化模型。需要注意此定义中的几个关键词：①"全生命周期"主要包括产品开发、调试、使用运行及维护维修；②"系统"由物理实体与其关联的对象和环境组成；③"动态"过程指物理对象使用或运行的、不断变化的过程；④"共生"则指数字孪生模型与物理对象始终是相互影响、相互作用的。

三、数字孪生系统的通用参考架构

2019 年 12 月 27 日，数字孪生体实验室与安世亚太联合正式发布了《数字孪生体技术白皮书（2019）》。其中提出了数字孪生系统的通用参考架构，典型的数字孪生系统由用户域、数字孪生体、测量与控制实体、现实物理域四个层次以及跨域功能实体（用于各层次的信息交换、数据保证及安全保障）组成。

第一层是使用数字孪生体的用户域，包括人、人机接口、应用软件以及其他相关数字孪生体，《数字孪生体技术白皮书（2019）》称之为共智数字孪生体，简称共智孪生体。

第二层是与物理实体目标对象对应的数字孪生体，反映物理对象某一视角特征的数字模型，并提供建模管理、仿真服务和孪生共智三类功能。

第三层是处于测量控制域、连接数字孪生体和物理实体的测量与控制实体，实现物理对象的状态感知和控制功能。

第四层是与数字孪生体对应的物理实体目标对象所处的现实物理域。测量与控制实体和现实物理域之间有测量数据流和控制信息流的传递。

另外有一跨域功能实体，包括信息交换、数据保证、安全保障，用于支持测量与控制实体、数字孪生体以及用户域之间的数据流和信息流动传递。

四、数字孪生在医疗健康领域的应用前景

数字孪生的理念与技术正在从工业领域步入医疗健康领域，其潜在应用方向包括监控患者健康状态、个性化用药、医疗设备与医院运行管理等。下面仅从个性化药物治疗和手术机器人两方面概述。

（一）数字孪生与个性化药物治疗

用历史可用信息创建的数字孪生体作为患者的动态数字副本，进而探索个性化医疗。这种情形下的数字孪生，是为了帮助医生和护理者更好地了解患者的状况，实现更有效的护理干预及药物治疗。

有人认为，数字孪生的真正愿景是"在计算机模型上犯错误而不是在人身上"。基于所有与疾病机制相关的分子、表型和环境因素的网络模型，以无限拷贝的形式开发具有特定疾病症状的患者的数字孪生体，然后进行不同药物的模拟，以确定治疗方法。

常见疾病存在复杂性，可能涉及数千个基因之间的相互作用的改变，而这些基因在同一诊断

的患者之间也存在差异。这种复杂性与现代医疗之间存在着较大的差距。在现代医疗中，诊断往往依赖于少数敏感性或特异性有限的生物标志物。而未来医务人员可以通过监测、处理和整合来自医用可穿戴设备、模型数据组、医疗影像和电子病历等大量数据生成的数字孪生体来填补这一差距。SDTC 瑞典数字孪生联合会提出该情况的策略基础是：①构建与个体患者疾病机制相关的所有分子、表型和环境因素等网络模型的无限数字化拷贝；②用数千种药物对这些数字孪生体进行计算治疗，以确定性能最好的药物；③用这种性能最好的药物治疗患者。

（二）数字孪生与手术机器人

随着以 5G 技术为代表的通信技术的发展，远程医疗已成为现代医疗技术的重要分支。远程会诊、远程诊断、移动病房、远程患者图像共享、远程卒中急诊治疗、数字化手术室以及远程教学和培训都取得了相当大的进展。远程手术技术则是将机器人技术与数字技术结合，实现两地间运动、力、音/视频的高速交互，可突破手术治疗的空间限制，是当前医学界与工程学界的研究热点。

2001 年，雅克·马雷斯科（Jacques Marescaux）使用 ZEUS 主从式机器人系统，借助海底跨大西洋光纤网络，位于美国纽约的医生为位于法国斯特拉斯堡的患者实施了超远程胆囊摘除手术，这一手术被认为是远程外科的一个里程碑。

妙手（micro hand）机器人是我国首台自主研发的微创手术机器人，由天津大学王树新院士团队研发并通过技术许可方式。该机器人采用主从操作模式，能够延伸医生的手术能力，可以辅助医生完成胸腔、腹腔、盆腔各类复杂微创手术，是国内首个获得Ⅲ类医疗器械产品注册证的腔镜手术机器人。妙手机器人的运行中采用了数字孪生技术。

1. 医生操作端数字孪生 考虑到医生直接操控的是具有明显结构特征且运动可以量化表征的手术器械，且在手术操作的实时性约束下，要求对机器人手术任何环节的处理都应在准确性约束下尽可能简洁高效。该应用中，对器械的运动采用数字孪生技术进行建模。手术器械可以接收来自医生主操作手的信息，通过图像处理的方式与远端传回的真实器械运动状态进行对比，进而实时作出运动反应。由于孪生的器械为当前器械的理想状态，而传回的真实物理器械的运动状态约为 300 毫秒之前，故两者会有一定的偏差。当偏差接近或超出所设定的阈值时，则孪生器械的运动状态将在监视器上突出显示，使医生能够通过视觉直接观察器械当前位置与期望位置的状态，便于医生对潜在安全风险做出及时处理（传输时间及机器人的响应时间在总延迟占比较低，远端机器人可以在 50 毫秒内响应完成）。同时，进一步借助图像处理的手段，将数字化的器械运动及监视器下的器械运动之间的偏差提取，通过阻抗控制以力觉反馈的方式经机器人主操作手呈现给主刀医生。这种通过视觉和触觉两个角度向主刀医生提示可能存在的潜在手术风险，进而调整输入运动，再通过机器人从端的数字孪生技术协同保障远程手术安全。医生操作端数字孪生及其应用见图 17-1-1。

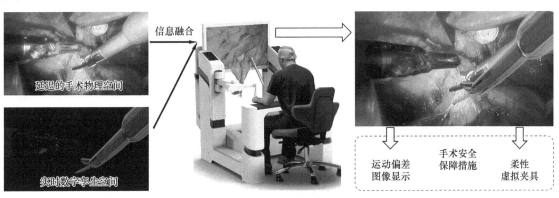

图 17-1-1 医生操作端数字孪生设计

2. 患者手术端数字孪生 基于数字孪生技术建立运动预仿真系统，确保远程手术操作的安全性。与主端类似，首先从确保操作实时性角度出发，忽略非结构环境的患者体腔内的场景，仅建立手术器械的孪生模型。远程手术过程中，机器人从操作手接收主刀医生的操作信息，进而完成运动学模型的解算，由此获得的机器人关节运动结果首先进入从操作手的孪生模型内进行运动仿真，在确定其运动步长、速度均在所设定的范围内且运动变化趋势无突变的情况下，可以判断所接收的医生操作信息及求解的机器人关节运动信息是正确的，然后即可利用上述求解所得的关节运动信息对机器人从操作手进行运动控制；当经过孪生模型判断所接收的信号或计算结果有误时，则丢弃本次控制信息；当连续出现无法满足运动要求的控制信息时，则锁定机器人从操作手，并通过提示音与主端孪生模型显示的方式提示可能出现传输故障或传感器故障，需进行人工干预。患者手术端数字孪生及其应用见图 17-1-2。

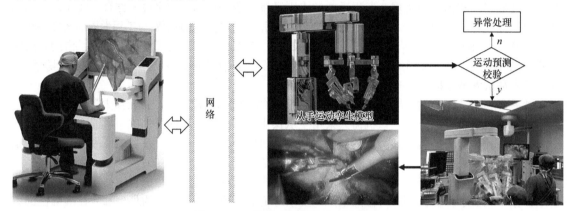

图 17-1-2 患者手术端数字孪生设计

2020 年 9 月，利用妙手微创手术机器人，青岛大学附属医院成功完成了国际首例面向软组织操作的 5G 远程临床手术；基于妙手微创手术机器人，青岛大学附属医院的医疗团队为山东沂蒙山地区、贵州、甘肃等地 50 余位患者成功实施了远程膀胱癌根治、远程肾癌根治、远程肾上腺肿瘤切除等复杂临床手术，并全部取得成功。

（李培根）

第二节　数字孪生技术的医学应用现状

精准医疗是现代医学的一个主要发展方向，旨在考虑每一位患者的基因型、生活环境、生活方式等个性化数据后，有针对性地提出疾病预防、治疗、康复等方案。然而，精准医疗的复杂性体现在需要结合大数据时代的智能医学，因为临床医学对每个患者都要收集大量信息，产生很多的临床数据，依靠传统数据处理方法整合海量数据既费时又费力，临床医务人员也需要花费大量时间和精力进行解读与判断。例如，即使综合考虑了一位特定患者的基因型、身体所制订的治疗方案也很难称之为"最适合这位患者"的方案，因为每一个治疗方案的实施还受到患者其他诸多参数的影响，包括生活方式、饮食结构、居住环境、文化背景等，如果不能将这些各种不同维度信息综合考虑，很难为个体制订精准医疗治疗方案。

数字孪生技术是智能医学最前沿的实用工具之一，以数字孪生模型对用户医疗大数据进行整合，可以在虚拟空间搭建一个该用户的数字孪生模型。输出的数字孪生模型的真实性及其对现实世界中用户状态的反映与输入参数的丰富性和具体性正相关。通过数字孪生模型仿真，医护人员可以对患者各方面数据全面整合利用，实现医疗方案的个性化。如今，数字孪生技术已成为探索精准医疗前沿最有潜力的技术手段之一，其在精准医疗等领域有着广泛应用。

一、数字孪生技术在临床医学中的应用

（一）数字孪生心脏模型

数字孪生心脏模型是现实世界个体的心脏在虚拟空间中的一个数字复制品，这个数字复制心脏能够反映特定患者当前的心脏状态，且与临床观测吻合。应用数字孪生建立心脏模型，一般需要考虑两个组成部分：其一是对于心脏解剖学结构的孪生建模，另外一个是对心脏功能的孪生建模。一般而言，对临床更有意义的是功能的孪生。临床上，基于心电信号对患者做出的诊断往往存在不确定性，这是由于到达皮肤表层的心电信号经过体内组织，会混杂着一定数量的噪声。数字孪生心脏模型可以通过整合大量临床数据，重构出符合患者真实解剖结构和功能的心脏替代品。这样医生就可以直接在心脏孪生模型上进行仿真，观测心脏可能存在的风险。此外，医生还可以在数字孪生模型上设计心脏辅助设备：在虚拟心脏上观察施加外部设备后对心脏的影响，比较并选择效果最好的设计方案。这样的虚拟仿真可以有效地避免潜在的临床风险。虚拟心脏是针对每个独立患者所设计的，仿真结果有较大的可信度。数字孪生技术也因此为临床心脏相关疾病的诊断和治疗计划制订提供了一个强有力的辅助手段。

（二）数字孪生技术在大脑影像诊断中的应用

据统计，我国每年约八万人死于脑肿瘤，其与肺癌和胃癌为前三位高致死肿瘤疾病，我国脑肿瘤死亡人数占世界死亡人数的 22.5%。得到患者精确的脑神经影像并准确地挖掘其中的有效信息对于脑肿瘤的诊断起到至关重要的作用，但由于患者基数庞大，且随着科技的发展，各种各样的医学图像数量急剧上升，让医生人工逐一查阅每一位患者的每一张大脑图像是不现实的，因此需要智能医学相关技术，在电脑的虚拟空间内预先处理患者的脑成像数据，提取其中的相关特征，再将筛选后的结果汇报给医生。但是以人工智能为代表，此类特征提取的相关技术需要庞大的数据量。以结合数字孪生技术和人工智能来辅助脑疾病的诊断为例，首先通过整合患者多方面的信息，如基因型信息、大脑拓扑信息等，在虚拟空间搭建一个特定的患者大脑的孪生模型。虚拟空间的大脑可以极大地加快数据产生的速度（不需要在现实世界先测量再输入电脑），甚至能模拟出大脑未来的状态，增加了数据的维度。然后再使用机器学习、人工智能等算法，学习图像中与疾病有关的特征，在诊断中一旦发现相关的特征，就向医生汇报（图 17-2-1）。这样的数字孪生技术与人工智能相结合的方法，在脑肿瘤诊断等领域十分具有前景。

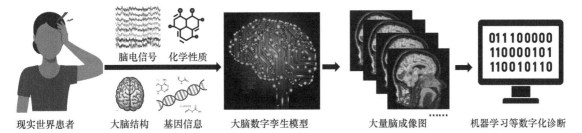

现实世界患者　　大脑结构　　基因信息　　大脑数字孪生模型　　大量脑成像图　　机器学习等数字化诊断

脑电信号　化学性质

图 17-2-1　数字孪生模型在大脑成像方面的应用

（三）数字孪生技术用于小腿骨骼生物力学分析

近些年来，骨科手术更加侧重于个性化治疗，即针对每个患者，基于病理学、形态学以及生活习惯等信息制订手术计划。在所有骨折中，胫骨骨折占 1.03%，其中最为常见的胫骨骨折是 Schatzker Ⅱ型。这种由骨骼之间的压力导致的骨折常常引起外侧髁的分离和凹陷，但是目前临床上对于这类患者胫骨压力的分布依旧没有一个很好的定量分析方法。因此有前沿研究，综合考虑了患者胫骨几何学参数、材料学参数以及形态学参数后，建立了胫骨的数字孪生模型，从而得到了较为可靠的胫骨压力的定量分布。

（四）数字孪生技术在踝关节外科手术中的应用

人类踝关节连接着足部和腿部，一般认为由两个主要关节单元构成：距骨和小腿之间构成的近端关节单元，以及距骨与跟骨之间构成的远端关节单元。其中距小腿（踝）关节可被认为是有一个旋转轴的铰链结构。但是至今，落实到每一个患者，这个轴的朝向是难以被确定的。一些前沿研究指出，不能确定踝关节旋转轴的朝向是导致踝关节手术失败的一个重要因素。为了更快、更准地在踝关节外科手术中确定踝关节旋转轴朝向，前沿研究结合了医学数字成像和通信技术、数字孪生模型和人工智能技术，针对每个患者，利用其踝关节影像等临床信息搭建踝关节数字孪生模型，再通过对模型的仿真，加以人工智能的判别，得到较为准确的踝关节旋转轴朝向。

（五）数字孪生技术在重症医学病房中的应用

机械通气是呼吸衰竭和急性呼吸窘迫综合征的核心疗法，但是不恰当的参数设置很可能会对患者的肺部造成危害，从而增加临床风险，提高死亡率。一般临床上会倾向于使用呼气末正压作为指标来辅助调节机械通气治疗。但是针对每一个患者，具体该如何设置最优化的呼气末正压在实践中依旧不明确，已经有研究表明，对于不同的人群，应当根据情况设置不同的呼吸末正气压，因此机械通气治疗需要具有更强的针对性。因此，针对每一个患者，建立一个数字肺部呼吸孪生模型，可以有效地对整个呼吸过程提供检测，对患者的状态进行量化分析。在 2021年的一项研究中，研究者通过整合每个独立个体的生理学信息，提出了生理相关阻滞环路模型（physiologically-relevant hysteresis loop model），旨在针对呼吸的状况，为重症医学病房内的患者提供一个良好的恢复和治疗环境。

二、数字孪生技术在医药研究与临床上的应用

（一）数字孪生技术在制药方面的应用

制药产业中，如何生产高质量的产品是最受人们关心的。最终产品会受到原材料、制药环境和制药过程等因素的影响，因此监控整个制药过程，对制药方案的制订和提升产品质量有着重要的作用，但这无疑是非常复杂的，因为从制药原材料到成品，工业制药有诸多烦琐的步骤。在每一步中，又会产生新的中间产物，这些中间产物不仅种类繁多，且会相互影响。2021年，一项前沿研究提出了一个制药过程的数字孪生模型，旨在检测和追踪制药过程中间产物的物理结构和化学性质。这样就可以通过详细分析制药过程，全局把控制药中间产物，合理地调整制药计划，从而提高制药质量和产出率。

（二）数字孪生技术与个性化用药

即使医药行业在 20 世纪已经取得了令人瞩目的进步，事实上目前临床上用药的治疗效果依旧差强人意。根据美国 FDA 的统计，有 38%～75% 的人在患有一些常见疾病（如感冒）后，不能得到有效的用药。这些问题反映了即使是生活中的常见疾病，其背后的成因和原理也是复杂的。但是目前对医疗数据的整合分析程度并不能与这些疾病的复杂程度相匹配，无法针对每一个个体的大量的临床数据进行分析，从而有效地进行个性化用药。以往粗放型的给药方式，既会浪费药物，更会为患者带来不必要的痛苦。为了解决这个问题，一个前沿且热门的方向是为特定的患者建立数字孪生模型，整合个体的分子层面、表型以及生活环境等信息。每当个体特定部位出现病变，可在孪生模型上先进行大量"试药"，将预估效果最好的药物提供给现实中的患者，从而达到精准用药、精准医疗的目的（图 17-2-2）。

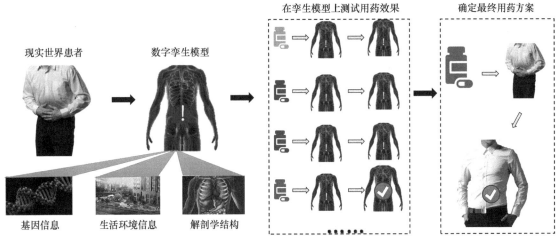

图 17-2-2　数字孪生模型与个性化用药

三、数字孪生技术在康复医学上的应用

（一）数字孪生技术在神经损伤术后康复中的应用

神经损伤可恢复的观点近几年逐渐被普遍认可，目前有越来越多的神经损伤患者正在逐渐回归社会，但通常需要借助一些外部辅助设备（如智能轮椅，脑机接口），而非自身神经恢复。越来越多的证据表明，在计算机上仿真模拟的人类神经模型（如数字孪生模型）可以作为一个锚点，整合基于神经学和药理学的前沿创新，得出一个具有较强综合性和针对性的康复方案。这种数字孪生模型如果能成熟地应用到神经损伤临床康复，就可以发挥极大的作用，包括通过整合患者多种生理学信息得出最优的康复策略。越来越多的研究正在朝着这个方向努力：一种常见的策略就是结合患者视觉、听觉和触觉的刺激从而产生多维度的数据，通过建立这些多维度的数据与神经响应的关系来搭建一个神经系统的孪生模型。还有的研究为了让这个神经孪生模型更加符合真实的情况，将患者的解剖学、生理学、身体功能等信息一并整合，从而得到鲁棒性更强的神经模型。

（二）数字孪生技术在个性营养学中的应用

根据美国 FDA 的报告，每个人的基因型和生活方式对健康会产生重要的影响，并倡导为每个个体提供精准到个人的医疗保障服务，包括疾病的防治、生活环境的改善、营养的改善等。其中，研究表明个性化精准营养学应当与精准医疗同时发展。整合研究每一个个体的基因型信息、代谢信息、免疫信息、行为信息及临床病理信息，将会对定制个性化的营养方案带来极大的帮助。目前，数字孪生模型技术在此领域的应用方兴未艾。有许多数字孪生模型已经量化指出了过度肥胖对健康的危害，还有的研究建立数字孪生模型量化研究能量的代谢、胰岛素的分泌对健康的影响。这些研究都为未来发展更精确且更具有个性化的营养学奠定了基础。

四、数字孪生技术在预防医学及传染病控制中的应用

（一）数字孪生技术在构筑智慧城市，防止病毒传播等方面的应用

公众卫生关注个体与个体之间的相互作用，社区内的医疗条件，以及医学在整个人类群体层面带来的影响，旨在增强公众群体的免疫强度，预测并防止疾病在人群中大规模地暴发。同样，数字孪生技术也是公共卫生的一个强而有力的工具，它侧重于追踪疾病暴发的时空信息，从而提醒社会提前预防，做好准备。目前有许多研究根据不同侧重点搭建了多种公众卫生的数字孪生模型。

埃尔阿扎维（Azzaoui）等整合了区块链技术和数字孪生模型技术，搭建了一个城市的数字孪生模型来控制该城市内的流行病传播，借助区块链技术可以记录各种各样的离散数据库数据并加以整合，同时能够一定程度上避免数据失真。

还有的研究以城市的地理信息为切入点搭建城市的数字孪生模型。这种数字孪生模型综合考虑了城市的交通道路分布、食物供给情况、洪水防治设施、市民活动区域等因素，从城市的功能角度出发，在电脑上仿真模拟病毒暴发对城市的市民造成的影响。一个经典的例子是美国的波士顿城市的数字孪生模型：它将城市内的建筑在电脑上可视化并仿真模拟出了城市周边的工作环境，从而帮助城市管理者及时做出决策。

（二）数字孪生技术帮助抑制新型冠状病毒的传播

除了在整个城市的层面进行疾病的防控外，数字孪生模型还可以针对特定的流行病进行公众卫生的防疫。一些传统的基于个体的流行病毒计算模型无法对新型冠状病毒的传播进行有效的计算和模拟，因为这些模型通常需要占用极高的计算机资源，且不能很好地考虑到时间维度。因此，一些前沿的研究试图将数字孪生模型（有效地在群体层面考虑病毒的传播）和神经网络（如对时间信息敏感的长短记忆神经网络）结合起来，对特定时空区域内的新型冠状病毒进行模拟，掌握其传播的动态和方式。

五、数字孪生技术在医学中的应用前景

综上所述，数字孪生技术是智能医学、精准医疗先进强大的工具。在这个大数据时代，数字孪生技术能够很好地利用特定患者乃至特定区域产生的大量医学相关数据并加以整合，将现实世界的人或者区域映射到虚拟空间。由于综合考虑了足量数据，这个虚拟空间映射的人或者区域和现实世界本体在精度允许范围内被认为是一样的，因此称为"孪生"。通过对虚拟世界的孪生映射物进行仿真模拟，就能以很低的成本得到各种具有医学价值的结果：例如，提前预测特定患者服药一段时间后的身体变化，查看城市中可能出现病毒暴发的区域等。综上所述，数字孪生模型正在成为智能医学领域不可或缺的一项技术。

但是随着数字孪生模型技术的发展，除了技术层面的困难外，其所带来社会问题也不容忽视。最直观的就是个人隐私问题。既然数字孪生模型是针对个人的，那么隐私权很可能会遭到侵犯。假设未来可以实现创建出一个和现实世界真人完全一样的"数字孪生"模型，那么对这个模型的仿真将会完全真实地反映个体的所有情况。理论上在电脑能对该模型做任意仿真，相当于把一个人的样貌、体态、性格、癖好、秘密，甚至是分子层面的所有特征全部暴露，此时数字孪生对应的现实个体将毫无隐私可言。即使本人同意为自身生成数字孪生模型，仍需要严格的监管机制来保证其仿真合法性及仿真结果用途的正当性。此外，如果为了尊重用户的隐私权而选择性采集数据，或者用户出于种种原因而刻意隐瞒一些参数，搭建的数字仿真模型的可靠性将大打折扣，甚至有可能由于一个参数的缺失而产生蝴蝶效应，使整个仿真结果失真，浪费了时间也浪费了人力、物力。综上所述，客观地看待数字孪生模型技术，合理利用它，才能使它成为智能医学领域的有效工具。

（胡　勇　祁是辰）

第三节　元宇宙概述

一、什么是元宇宙

1991 年万维网（world wide web）的诞生，从根本上促进了互联网的使用和传播，它使得信息更加图形化，使得普通人能够轻易地进行网络通信。互联网的崛起，唤醒了人类心灵深处对梦想世界的深度渴望，这里所说的梦想世界是指人类幻想的超越了自身肉体和能力束缚的世界。在

前互联网时代，人们寄梦想于科幻小说和神仙传说。在互联网时代，人们把这一梦想移植到数字化世界。万维网发布三年后，作家尼尔·斯蒂芬森在他的小说《雪崩》中初次描述了对元宇宙的设想。这一概念随即引发世界持续性的探讨。随着网络技术的进步，人类对元宇宙的概念也在不断丰富和完善。那么到目前为止，什么是元宇宙？

2021年10月28日，马克·扎克伯格（Mark Zuckerberg）在年度Connect大会上宣布，Facebook母公司的名字将改为"Meta"（"metaverse"的缩写，即meta+universe，中文的意思是"元宇宙"），因此2021年也被公众称为元宇宙元年。马克·扎克伯格通过此举向公众传递一个重要信息，在现有社交平台业务维持不变的情况下，公司的战略重点将转移到新业务元宇宙上。新业务旨在建立社交网络和连接人们的新方式。马克·扎克伯格这样描述了他对元宇宙的愿景，"这是一个沉浸式的互联网世界，你不只是使用它或看着它，你置身其中"。随后，元宇宙的概念在工业界掀起一波浪潮，各公司纷纷布局元宇宙战略：2022年1月，微软公司宣布收购动视暴雪（Activision Blizzard），交易总价值更是破纪录地高达687亿美元；在同年的2月，微软表示，收购动视暴雪交易将为"元宇宙"业务提供基础，成为未来在线互动服务的核心。在某种程度上，人们现今谈论"元宇宙"的状态有点像在五十年前讨论"互联网"的时候，热度很高，设想很多，所有迹象都表明，沉浸式虚拟世界正在向人们走来。但是同时，也有大量的营销炒作包裹在这一概念上，令人真假难辨。本节旨在抽丝剥茧，用科学的态度、严谨的精神，还原一个元宇宙最可能接近的状态，虽然不能肯定它最终会发展成何种形态。

（一）元宇宙的概念

对元宇宙的高度概括，往往是晦涩和抽象的。例如，它是"多个元星系和元世界系统连接到一个感知的虚拟宇宙中，尽管并非存在纯粹的去中心化。今天的元宇宙无缝且相互关联，但在很大程度上是分散的，包括感知的虚拟宇宙（元数据宇宙，元节），但更接近从赛博朋克世界衍化而来的元宇宙，赛博朋克世界中存在与元宇宙非常相似的系统。理论示例：Active Worlds、Second Life、Blue Mars等系统之间的互操作性，以及其他标准协议和一组能力存在于一个通用界面中，无论控制实体如何，都可以无缝地在虚拟世界空间之间穿越"。从这一段论述中，可以提炼出它的两个关键属性：①虚拟世界；②与现实无限连接。接下来深入阐述元宇宙这一概念。

用元宇宙这个词代指虚拟世界，并不是一个新概念。"metaverse"一词源于尼尔·斯蒂芬森1992年的科幻小说《雪崩》。小说描述了一个被称为"元宇宙"（metaverse）的游戏化的平行世界，现实中的每个人在游戏中都有一个在线数字化身"avatar"，这些栩栩如生的化身在逼真的3D建筑和环境中相遇。数字化身可以不受地域限制进行线上交往活动，这种交往不是发邮件或者利用其他社交平台进行沟通，而是真正的沉浸式交往，只不过交流的主体不是人类肉身，而是数字化身avatar。《雪崩》这部小说不仅提出了元宇宙这一概念，而且还提出了人类的数字化身avatar，并对其进行了生动的阐述，这是第一次人类世界与虚拟世界相交互动。《雪崩》这本小说问世之后，为20世纪游戏产业带来了巨大的变革，许多游戏公司纷纷推出了他们的多人角色扮演在线游戏。

（二）游戏业对元宇宙的推动作用

如果说尼尔·斯蒂芬森提出了元宇宙这一概念和设想，那么随后的沉浸式游戏则是对这一概念的预演和实践。电子游戏提供了目前最接近元世界的体验，玩家通过游戏活动和创建虚拟经济来推动游戏剧情的发展。可以在现有的电子游戏世界中看到元宇宙的某些方面以游戏"第二人生"为例，将人们生活中的多种元素融入到网络世界中，虽然这些应用程序不是元宇宙，但已有一些相似性，尤其是提出了你的虚拟替身（游戏中的某一玩家虚拟形象）；如某游戏为玩家提供了持续赚取收入的机会。通过购买或获得三种指定生物，玩家可以获得虚拟货币。虽然该游戏不提供3D角色或化身，但它为用户提供了一个类似在元宇宙的工作机会。某一在线数字世界，将社交元素与加密货币、非虚拟货币和虚拟房地产结合在一起。除此之外，玩家还在平台的管理中扮演着积极的角色。与其他区块链游戏一样，非同质化代币（NFT）也被用来表示收藏品，它们也用于土地，即用户可以在游戏中使用加密货币 MANA 购买土地。所有这些结合在一起创造了一个复杂的加密经济。

正如上文提到的，游戏在元宇宙的孕育过程中起到了不可替代的推动作用，并不断孵化出里程碑式的相关概念。演绎到今天，人们隐约看到了它的雏形，这幅巨型虚拟宇宙空间将是一个包含多个不同虚拟空间的、持续和在线的宇宙概念。你可以把它想象成互联网的未来版本。元宇宙将允许用户在这些 3D 空间中一起工作、见面、游戏和社交。由于游戏的推动，支撑元宇宙虚拟现实的关键要素被定义出来：增强现实、虚拟现实、加密货币与数字财富。

二、元宇宙-虚拟世界

元宇宙就像是一颗小行星，向地球加速驶来，前一秒还遥不可及，后一秒就顷刻间抵达。无论人们是否欢迎，元宇宙都会到来，这点从投入研究的企业越来越多就可以得到印证。不论是老牌的依赖操作系统起家的微软，还是凭借一己之力将人们带入移动互联网时代的苹果，甚至是一众游戏企业，都已经陆续开始加入元宇宙的建设中。这里可以大胆猜想一下未来的生活：众多玩家普遍期待娱乐领域巨变，玩游戏将不仅仅是在一块屏幕中，可以以一种更加简单方便的方式进入到虚拟环境中，和游戏中的角色进行互动，完成一系列的操作，显然这种方式要比传统方式带来的游戏体验更加沉浸，甚至未来的影音等娱乐领域也可能发生改变。这种方式在技术层面具体落实则需要增强现实和虚拟现实技术。

（一）增强现实

增强现实简称 AR，是对现实世界的延伸与优化，使之更便捷与舒适。马克·扎克伯格表示，"下一个媒介平台将更加身临其境，就像一个商店，你进入其中体验，而不仅仅是在看"。与以往的线上商店不同，这里你可以 360° 查看商品，可以触碰，得到的是无限接近真实的触感。除此之外，人们日常的社交、娱乐与工作将更加生动有趣。人们可以随时与异地亲友社交互动，体会面对面沟通的效果，真实体验到同桌一起吃饭喝咖啡，甚至保留了细致的微表情与触感。

而虚拟世界和增强现实的本质区别就是，在增强现实中，或者说是多数情况下，个体的社会属性保持不变。例如，用户可以与远在国外的亲友通过角色化身进行互动，彼此的身份都是现实世界的自己，但元世界增强了现实驱动，每个用户控制了一个角色或化身。再如，你可以在虚拟办公室用 VR 头戴式设备开会。

增强现实对现实世界的一个优化，将体现在工作与业务方面。在很多工作场景中，线上办公、视频会议和其他先进的网络工作工具就是非常实质性的进步。在目前的认知中，对于很多必须到现场进行的操作，新技术给予的帮助有限，但其实大多都可以通过工业元宇宙实现异地操作。例如，工业设备管理中最为困难的野外设备管理，如果需要实时了解，并且"看到"这些设备设施，就可以沉浸式地进入虚拟空间，检查设备的外观、状态以及编号，进行实时记录。不同于图片、视频和大数据，元宇宙强调的是"实时"、多维视野和低延时，得到的是最新的结果，而不是静态的。用另一种方式解释，就是你的数字化身 avatar-u 和机器的数字化身 avatar-m，在工业元宇宙中发生了联系，由于这两个数字化载体完全反映了你和设备在真实世界的"肉身"状态，所以这种接触是镜像的结果，也就是可以反映与代替现实世界中的工作结果。对于设备分散在野外的企业，这将带来革命性的进步。再比如走在物联网前端的医疗业，利用数字化和物联网核心技术——射频识别（radio frequency identification，RFID）技术进行医疗设备的精细化管理与清点，已经获得极大的发展。在将来，医务工作者不需要到各处扫描清点，进入医院的数字世界就可以随心所欲查找任何设施和器械，大到治疗与检查设备，小到心脏支架，可以轻易定位，并在外科手术中应用增强现实技术。由于机器人技术已经应用于外科手术中，当前复杂手术都可使用增强现实技术进行辅助（包括癌变肿瘤的切除及复杂脊柱手术等），机器人、增强现实等技术已经被用于帮助医生精确和灵活地完成复杂的手术。

企业的日常事务，借助元宇宙可在近乎真实的虚拟环境中完成会议、沟通等活动。除此之外，因为元宇宙的出现，即便客户远在千里之外，也不必担心搭乘飞机或者火车等交通工具出现意外，只需要简单的链接就可以完成项目商谈。

（二）虚拟现实

元宇宙带来的另外一个技术是虚拟现实，简称VR。虚拟现实不是现实世界的延伸，而是一个类似平行空间的虚拟世界，在这个世界中，个体在现实世界中的社会性都不在了，可以选择自己的性别、角色、外貌和能力属性，可以把自己渴望拥有的任何品质，都赋予给这个虚拟身份上，扮成任何想成为的角色。正如马克·扎克伯格提到的那样：你可以变成完美的自己。在虚拟世界中的身份完全独立，理论来说不需要延续任何来自现实世界的社会属性。例如，用户可以用一个秘密身份参与游戏，并在元宇宙中管理他的加密投资组合和财务，也可以完成工作后在基于区块链的游戏中放松。

（三）加密货币的逻辑与技术支撑

虚拟世界中，人们管理着归属自身的虚拟财富，而这一切都靠加密货币与数字财富的逻辑和技术支撑。

1.财务的数字所有权证明　通过一个能够访问用户钱包的私钥，可以立即在区块链上证明活动或资产的所有权。

2.数字收藏品　就像可以确定某件物品归属一样，人们也可以展示一件物品是原创的和独特的。对于一个想要融入更多现实生活活动的元宇宙来说，这一点非常重要。通过NFT，人们可以创建100%唯一的对象，并且永远不能精确复制或伪造。同时，区块链还可以表示物理项目的所有权。

3.可访问性　在公共区块链上创建钱包对世界各地的任何人开放。不像银行账户，不需要支付任何费用或提供任何细节，这使它成为管理财务和在线数字身份最便捷的方式之一。

4.兼容性　区块链技术不断提高不同平台之间的兼容性。Polkadot（DOT）和Avalanche（AVAX）等项目允许创建可交互的定制区块链。单个元宇宙需要连接多个项目，区块链技术已经有了解决方案。

三、元宇宙安全问题

首先，不得不考虑系统性的风险——网络病毒。虚拟化的平行空间是数字生成的，是基于网络、编程、区块链技术及物联网等高级核心技术之上的，一旦有高级病毒产生，就有可能带来多米诺骨牌效应，超级虚拟经济体可能会顷刻瓦解，灰飞烟灭。

其次，网络环境越来越多向模拟和增强现实的转变不可避免地会带来隐私和监控风险。在一项用户私人数据的调查中，第三方公司剑桥分析通过心理调查收集了30万名Facebook用户及其好友的数据，并用于分析客户的行为模式和偏好，从而实现对达到8700万用户的精确广告。这说明互联网下的隐私安全非常薄弱，迫切需要相关立法加以保护。在移动互联网的情况中，个人隐私尚且不能够得到保障，而进入元宇宙之后，现实世界和虚拟世界是无限重叠的，现实世界的信息和行为无限地放入由虚拟世界中并留下永远的印记。

四、小　　结

互联网自诞生以来，经历了PC互联网、移动互联网及现在即将到来的虚拟世界一代——元宇宙。每一次互联网时代的变革都对现有秩序、文明和价值观有或多或少的冲击。人们普遍认为互联网是为了放松和娱乐，并下意识地接受了这样一个现实，即互联网上的行为准则可能比现实世界中宽松。对于新一代互联网的到来，公众表达了强烈的关注，各行业对此进行了不断的探索与研究。元宇宙所带来的全新的未来不仅仅是众多游戏玩家的盛世，同时也关系到每一个人的日常生活，所有人的生活会发生翻天覆地的变化。人们在享受元宇宙带来的便利与快捷的同时，可能也要去适应分裂式的生活，还有可能要承担隐私与系统性的数字风险。简而言之，人们应该首先考虑如何应对风险，更好地管理元宇宙，设置好规则，拥抱新世界并遵守新规则。

（李婧颖）

第四节　元宇宙与数字孪生的区别与联系

数字孪生技术处于物理世界和虚拟世界碰撞的中心。将这些空间融合在一起，为许多不同的应用领域提供了机会：监测、模拟、分析、优化、预测等，并最终在元宇宙中得到应用。

一、数字孪生是元宇宙的重要组成部分

数字孪生是现实世界实体物体、系统或过程的数字代表，与现实世界同步。通过传递信息的传感器和双向的物联网对象连接，这项技术可以使数字环境与物理世界同步，反之亦然。物质世界的任何变化都会反映在数字表现中（孪生），反馈也会从另一个方向发出。这些内在的属性使数字孪生成为元宇宙的基本构建模块之一。数字孪生通过数字技术对某个物理进程进行模拟仿真，观察其数据分析后的变化与趋势，发现问题并优化，为精准决策提供预测分析。数字孪生的雏形由迈克尔·格里夫斯（Michael Grieves）于2002年提出，经过不断丰富完善，2011年美国空军研究实验室和美国国家航空航天局（NASA）合作提出构建未来航天器的数字孪生，数字孪生的定义得以基本确定，目前已被多家机构广泛采用。数字孪生技术的成熟度，决定了元宇宙在虚实映射与虚实交互中所能支撑的完整性，而元宇宙为数字孪生技术的发展提供了新的场景。

数字孪生技术被认为是组成元宇宙的核心，但目前元宇宙发展刚刚起步，还不够成熟，多数人认为真正的元宇宙还未到来，技术上还存在很大缺陷。那么现阶段将元宇宙作为一种思维方式，按照基础设施能力有所提升的条件下，改进目前的数字孪生的水平，使其达到一种跨越式的显著改进。同时强调这种场景显然不同于游戏、社交，而是定位在元宇宙赋能传统产业中进行探索前行。

二、元宇宙与数字孪生的联系

元宇宙是与物理世界并存的等效现实，而将虚拟与现实连接起来的技术元素，便是数字孪生。数字孪生与从各种物联网传感器和其他连接设备收集来的实时数据相连，从而能够镜像、分析和预测其在真实世界的物理表现。元宇宙与数字孪生的共同点可以简单概括为：二者都是以数字技术为基础，来模拟仿真现实中的物理世界，并对其进行可视化交互与感知。

元宇宙将互联网、游戏、社交、网络和虚拟技术等融合在一起，造就了一种全新的、沉浸式的数字生活方式。那么如何构建一个与真实物理世界高度贴合，甚至超越真实世界的"元宇宙"，其关键的核心就是运用数字孪生，利用大量的数据模拟并用强大的算力来模拟仿真，精确复制真实世界，创造出一个虚拟世界。数字孪生在本质上就是通过三维建模、渲染再结合优秀的算法实现对场景及功能的模拟，给人们带来更直观的感受和沉浸式体验。

此外，数字孪生技术不仅仅是对物理世界的外形进行精确复制。当数字孪生应用到城市管理以及智慧工业时，它便是一个需要动态变化的演进过程，并描绘全生命周期。因此要实现动态化的演进，就必须用到运行过程中各种基于物联网而产生的数据。数字孪生在对物理空间进行3D可视化、建筑信息模型、无人机测绘地形数据时，融合物联网、传感器、定位、社交内容等动态数据，采用高级引擎的渲染和现实增强，让构建的数字空间具有高保真、高聚合的特性，既可以对现实世界完成映射，又可以对现实空间进行全息透视，应用在智慧工厂与城市管理场景时，实现模拟与耦合事件，从多个维度进行数字化监测与管理，让产业数字化转型再进一步。

数字孪生与元宇宙更像是一种互利共生的关系，元宇宙的真正实现离不开数字孪生技术对真实世界的虚拟融合，数字孪生的广泛应用也离不开元宇宙这一无限可能的场景。数字孪生作为元宇宙的核心技术元素，只是实现元宇宙的第一个阶段。在第一个阶段利用数字化手段将现实世界映射到虚拟世界当中，人们在虚拟世界中沉浸式体验与现实物理世界中一样的内容。当技术足够成熟时，便要从数字孪生过渡为数字原生。数字原生作为实现元宇宙的第二阶段是非常重要的，数字孪生本身就离不开繁杂数据与算法的支撑，在数字世界（元宇宙）里原生出来的很多东西和现实物理世界是没有对应关系的，因此产生的原生数据称为数字"原生"。孪生数据与原生数据共存，将来到第三阶段，虚拟与现实共生。当数字原生与数字孪生足够大、足够强时，势必会反过来影响真实物理世界，因此第三阶段也称为虚实相生。虚拟世界孪生内容与原生内容相互交融共生，逐步实现元宇宙技术赋能真实世界。值得注意的是，在运用先进技术的同时，也必须明确虚拟与真实世界之间的边界，让技术运转有足够的规则指导，使参与者清晰地知道哪些角色、故事和世界观是创造出来的，不能让科技进步阻碍社会的正常运行规则，才能更好地服务社会。目前VR、AR、MR等虚拟与现实交互的技术被认为是连接元宇宙的主流途径，这些技术被用来赋能网络游戏、智慧文旅等产业，或者参与各种领域中的仿真模拟。例如，参观敦煌壁画时已然可以实现让观众看到飞天在眼前真实地起舞，这对文旅产业发展起到了极大的推进作用。又例如，利用数字孪生虚实融合的技术以迭代或进化的方式对工厂或城市的物理空间进行全面测量并精确复制，以此在数字空间中洞察发展趋势，进行科学分析决策，实现以虚拟网络管控来提升物理世界的运行效率。随着城市数字化进程的飞速发展，城市的数字化已经从智慧城市向数字孪生城市逐步过渡。数字孪生下的智慧城市有四大特点：虚实交互、精准映射、智能反馈和软件定义，这也是数字城市的理想目标。

总而言之，数字孪生与元宇宙之间有着千丝万缕的关系，数字孪生为元宇宙提供底层技术，元宇宙为数字孪生提供虚拟应用场景。两者并不存在包含关系，而是互利共生，有联系，又有差异。

三、元宇宙与数字孪生的区别

元宇宙作为一个2021年的国际热点概念，存在着不少争议。许多人将元宇宙和数字孪生以及网络游戏画了等号，但实际上元宇宙与后两者既相似，又不同。数字孪生对真实物理世界做出精确复制，将现实世界同步至虚拟世界。网络游戏是一个封闭且有限的虚拟世界。而元宇宙，是虚拟与现实的有机结合。

元宇宙既可以以真实物理世界创造数字空间，也可以完全塑造独立的数字世界，理念状态是基于数字世界而实现的原生社会，每个人都可以拥有唯一且独立的数字身份，在线上即可完成社交、工作、商业交易等。数字孪生侧重于对城市的管理或对设备的监测，元宇宙侧重于构建公平开放的理想化数字社会。元宇宙有三个基本的明显特征：持久性、去中心化、协同进化。持久性是指元宇宙将与人类文明共存，是人类文明在数字世界的延续，必须满足永久存在的条件，不能因为某个公司的破产或技术的垄断而影响了元宇宙的存续。去中心化类似现代互联网的HTTP（hypertext transfer protocol）协议接入元宇宙，这是一个开源共享的协议，这些协议和规则不属于某个公司或者国家，因此也意味着公平。协同进化类似数字孪生及其对应的物理实体之间是实时连接、动态交互的关系，从元宇宙中的虚拟人物和现实世界的真实个体，到两个世界的群体组织，都需要相互链接、相互影响、协同进化。这三个特征实际上也是人类未来构建元宇宙所需要满足的需求指标。元宇宙是一个比数字孪生更庞大、复杂的体系，两者有着不同的技术发展和演化路径。数字孪生起源于复杂产品研制的工业化，并且正在向城市化和全球化领域迈进，而元宇宙起源于构建人与人关系的游戏娱乐产业，并且正在从全球化向城市化和工业化迈进。虽然元宇宙和数字孪生都关注现实物理世界和虚拟数字世界的连接和交互，但两者的本质区别在于它们的出发点完全不同。元宇宙是直接面向人的，而数字孪生是首先面向物的。虽然metaverse这个词比digital twin的概念原型早出现十年，但数字孪生技术体系的成熟度和国际标准化工作进展远高于或快于元宇宙。数字孪生技术在经历了技术准备期、概念产生期和应用探索期后，正在进入大浪淘沙的领先应用期，即 Gartner 技术炒作曲线的谷底期；而元宇宙还处于技术准备期和概念产生期的早期阶段，即 Gartner 技术炒作曲线左边爬坡段的起点，还有至少二三十年漫长的技术研发、标准体系、道德和法律监管乃至大国博弈等漫长的道路要走。

虽然和 VR/AR 技术的亲密关系相比，数字孪生与元宇宙两大技术体系的距离较远，但是可以预见，数字孪生将很快成为元宇宙技术体系中的基础技术。数字孪生技术为元宇宙中的各种虚拟对象提供了丰富的数字孪生体模型，并通过从传感器和其他连接设备收集的实时数据与现实世界中的数字孪生化（物理）对象相关联，使得元宇宙环境中的虚拟对象能够镜像、分析和预测其数字孪生化对象的行为，将极大丰富数字孪生技术的应用场景（从物联网平台到元宇宙环境）和数字孪生系统的复杂程度（从系统级向体系级扩展）。

（李哲峰　徐　毅）

第五节　元宇宙在医学领域的前景和挑战

一、元 与 缘 起

人们的社交、娱乐、生活、工作、学习乃至生命健康等现实生活中的要素都延伸到基于互联网上的虚拟世界，随着增强现实、虚拟现实、混合现实、数字孪生、脑机接口，以及扩展现实等技术的发展更趋成熟，人们在虚拟世界中的体验将会更加具象化、感受将会更加真实，同时真实世界亦将变得更加虚拟。

虽然虚实共融的时空对于今天来说仍是超乎现实，然而随着发展与参与，人类未来或许将逐渐把自身的生物性留在现实时空，把知识、智能、交互、情感、社会、经济等"形而上"的要素在虚拟时空上继续发展和提升；人类文明或许从此与物理限制解耦开来，并在广阔的虚拟时空里发展出属于这里的历史，派生成"继现实时空之后"的新时空，一字概括之谓"元（meta）"。古籍《尸子》有云：四方上下曰宇，往古来今曰宙。此新时空即为元宇宙（metaverse）。

目前对于元宇宙仍未有清晰确切的定义，但普遍认同元宇宙必须能为参与者提供：①共同空间感（shared sense of space）；②共时感（shared sense of time）；③共同存在感（shared sense of presence）；④互动的方法（method to interact）；⑤分享信息和操作对象的方式（manner of sharing information and modify objects）；并在此基础之上，满足八大要素且具备六大特性。

2021 年作为元宇宙"元年"，在基础条件俱备的背景下，包括算力算法、2D/3D 图像处理、显示投影、移动通信、人工智能等底层技术的成熟和普及，迎来了区块链技术蓬勃发展的东风。凭借其去中心化价值流转、不可篡改、开放、自治、安全可信等本质；加上其所衍生出来的包括数字货币、智能合约、非同质化代币（NFT）、分布式金融（decentralized finance，DeFi）等革命性技术，使得元宇宙赖以成立的最为重要的必要条件——经济性（economy）得到了满足。当前元宇宙已走进公众的视野，成为热点关键词。在科技圈和金融圈里被视为互联网的未来，在资本市场中成为继云计算、人工智能、新能源后承担着未来十至二十年愿景的投资主题。

二、元 之 前 景

我国工业和信息化部两次提出发展元宇宙，抢抓国家推进新基建，大力发展数字经济的大好机遇，通过"创客中国"创新创业大赛等多种方式，引导和支持中小企业加快推进数字产业化和产业数字化的进程，培育一批进军元宇宙、区块链、人工智能等新兴领域的创新型中小企业。相关产业链一跃站上了风口，国内外大型科网公司亦纷纷入局发展元宇宙，可见前景相当广阔。

目前元宇宙仍处于早期萌芽探索的阶段，除了科网行业的创业者正朝元宇宙里开疆拓土外，各行各业中亦已有不少先行者正积极思考和探索如何站在"后互联网时代"向元宇宙方向延伸和过渡。例如，一些知名国际品牌尝试在一些元宇宙平台上开设门店以销售实物或虚拟产品，一些国际大型银行正考虑在元宇宙平台上开设分行提供数字金融服务。

三、医学领域与元宇宙

在元宇宙场景下，医学领域中的方方面面将从物理制约中得到解放，相关资源将得到更有效的利用和分配。用于教学、科研、检验和治疗的设施设备等能够被量产和大量部署，物理资源不再只集中在优秀的机构，而是可以按地域的市场需求来建置和部署。利用数字孪生技术、人工智能建模把那些从物理世界中所采集和生成的相关数据和模型映像至元宇宙，并保存于区块链之上。医学专家可以随时随地在获得数据主（data owner）的授权下（单次或多次）调阅相关数据来进行科研或教学工作，或远程为身处异地的患者提供诊治，相关工作记录、结果数据、医嘱、处方等同样保存到区块链上。由于整个过程以区块链作为贯穿，借助数字货币和智能合约便能自动完成费用缴付、保险索偿。器材、服务采购、药物处方、验单等则被打包成智能合约实现与任何第三方的无缝对接，无须直接的系统连接。区块链的不可篡改和经济属性本质上自然地确认了元宇宙中所有参与者的身份，身份确认在医学领域中不可或缺。去中心化属性，让过程无须再经由任何中介平台，避免了形成信息孤岛，个人隐私也得到了保护。

医学领域除了涉及上述"形而上"的经济和知识层面的事情外，其目的终究还是处理人类在生物性方面的问题，这毋庸置疑是互联网医疗的最终瓶颈。当 AR/VR/MR 及感测技术发展到一定程度时，元宇宙场景所给予的沉浸感和真实感是目前互联网医疗所无法媲美的，医学生即使足不出户也可以有如亲临课堂般上解剖课，医生能在自己喜欢的地方生活同时为身处异地的患者进行诊疗，专家能经由极低延迟的 5G/6G 网络操作器械或仪器，或透过数字孪生技术，以机器人分身为异地患者进行治疗、护理，甚至手术，而无须花费时间赶赴现场。此外，通过使用脑机接口，视障、听障、言语障碍人士将能在元宇宙中与平常人一样参与各种互动与交流，而不受任何歧视。

四、小　　结

从当前的萌芽探索到如上所述的未来场景，当中的路途仍相当遥远，且充满各种各样的挑战。从技术角度来看，各种感测技术的发展是否能有所突破，如触觉及反馈如何在物理世界和元宇宙间双向传递；从体验而言，目前的头戴式 VR 装置太过沉重累赘，难以长期佩戴使用；需要有更直观便捷的人机界面以取代键盘鼠标来提升体验的真实感和沉浸感；在法律层面，各国在医疗和药物方面的法律法规和监管方式各有不同，在元宇宙当中该如何协调共融、责任如何归属以及如何处理医疗纠纷等问题需要解决；最后，元宇宙对于整个领域来说是一种彻底改变的创新，而医疗本身又关系到社会民生，该如何平衡各种利弊。许多诸如此类的问题都有待人们深入探讨、共同努力。人类社会本来就是在发展中完善、在探索中成长、在错误中学习。所有的问题和挑战的背后都隐含了庞大的机会有待发掘，在元宇宙发展过程中不但需要科技类人才来构建，更需要具备学科交叉能力的人才来贡献力量和带领。相信在元宇宙中所有的努力以及最终元宇宙的实现，将为人类社会开启一片广阔的全新的蓝海。

（陈惟蒨　王铂雄）

第十八章　医学数据库

第一节　医学数据库存储技术概要

医学数据库主要分为关系型和非关系型两大类：①关系型主要用于业务生产系统（电子病历/医学检验/医学影像/财务管理等），实时性和一致性较高；②非关系型一般用于大数据分析系统（数据中心/基因组学等），处理海量的非结构化数据。

一、数据库系统概述

（一）基本概念

数据（data）是数据库中存储的基本单元，反映真实世界的符号称为数据。符号的表现形式十分丰富，包括但不限于文字、图像、视频等。

数据库（data base）是计算机中用来存储数据的仓库。

数据库管理系统（data base management system，DBMS）指管理数据库的系统软件。DBMS作为用户和数据库之间的接口，允许用户创建、读取、更新和删除数据库中的数据。

（二）医学数据库类型

1. 关系型数据库　指基于关系模型来组织管理数据的数据库。关系模型使用实体以及实体间的联系来建模现实世界。关系型数据库中数据以行（又称记录或者元组）进行存储。目前广泛使用的医学关系型数据库主要有 Oracle、MySQL、SQLServer 等。

2. 非关系型数据库　指 NoSQL（not only sql）数据库，一般通过键/值的模式存储数据。在数据规模较大、存取高并发以及非结构化等场景下，关系型数据库有很大的局限性，非关系型数据库应运而生。非关系型数据库种类繁多、高性能、易扩展。

二、数据库存储架构

（一）集中式存储

集中式存储是一台或多台主机组成中心节点，读写和管理数据由主机完成的一种存储架构。目前集中式存储有下面三种主流形式（图 18-1-1）：直接连接存储（direct access storage，DAS）、存储区域网络（storage area network，SAN），以及网络附接存储（network attached storage，NAS）。

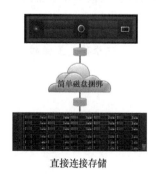
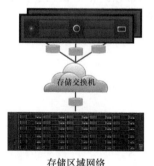
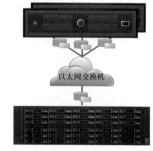

直接连接存储　　　　　存储区域网络　　　　　网络附接存储

图 18-1-1　集中式存储

1. 直接连接存储（DAS） 是外部存储设备通过 I/O 端口直接连接到服务器的一种存储形式。当数据存储的容量过于庞大时，DAS 有可能出现存储孤岛、资源利用率低、扩展困难等问题，不利于集中管理，因此该形式适用于数据存储量少、访问频率低的中小型应用系统。

2. 存储区域网络（SAN） 将众多服务器与存储阵列互连，形成专用的、高度可扩展的高性能网络，实现存储资源共享。SAN 通常被用来提高系统的可用性、性能、存储利用率和有效性。目前 SAN 常见的有 FC-SAN 和 IP-SAN 两类。

（1）FC-SAN：服务器和存储之间采用 SCSI 命令为底层传输协议，采用光纤通道（fibre channel，FC）连接服务器和存储设备，从而高效传输数据。

（2）IP-SAN：服务器和存储之间采用传输控制协议/因特网互联协议（transmission control protocol/internet protocol，TCP/IP）为底层传输协议，不需要专用的主机总线适配器（host bus adapter，HBA）和光纤交换机。

3. 网络附接存储（NAS） 通过网络将存储设备共享，是文件级别的共享。适用于存储非结构化数据，部署灵活，成本低。

（二）分布式存储

分布式存储与集中式存储不同，采用去中心化模式，将数据分散于多个节点。医学及健康领域产生大量的非结构化数据，传统的集中式存储已经不能满足实际应用需求，分布式存储开始崭露头角。分布式存储主要有 HDFS（Hadoop distributed file system，Hadoop 分布式文件系统）、Ceph、GFS（Google file system，谷歌文件系统）、GPFS（general parallel file system，通用并行文件系统）等。

1. HDFS 是基于 Java 的分布式文件系统，适用于存储超大数据文件，同时能提供高吞吐量的数据访问，因此被广泛应用于大规模数据集场景。

2. Ceph 是一个开源的存储平台，可以在分布式计算机集群上实现对象存储，其特点是实现无单点故障的完全分布式数据访问。

3. GFS 是 Google 开发的分布式文件存储，可以为大型集群提供高效、可靠的数据访问。

4. GPFS 是 IBM 的共享并行文件系统，其特点是采用多种仲裁机制实现较高的数据安全性。

（三）超融合基础架构

超融合（hyper-converged infrastructure，HCI）是一种新兴的基础架构，它将传统的硬件资源（存储和计算等）虚拟化，通过软件定义的方式实现资源整合。

与传统基础架构相比，超融合具备架构简单、系统性能高、部署便捷等优点。在超融合模式下，利用软件构造存储和计算资源，隔离底层设备与用户，融合硬件资源与虚拟化平台，如图 18-1-2 所示。

三、数据库文件结构

数据库以文件形式组织存储，数据库管理系统在初始化时向操作系统一次性申请数据库的全部磁盘空间，后期统一分配管理。

（一）文件记录与磁盘块

在数据库中，文件记录指存储的逻辑单位，在具体实现时文件记录会被分配到某个磁盘块上，分配过程中磁盘块和记录大小很难一致，具体情况分四种。

1. 单块单记录 即占用一个磁盘块来保存一条记录。

2. 单块多记录 即占用一个磁盘块来保存多个记录。

3. 多块单记录　即一个记录占用多个块，也称跨块记录。

4. 多块多记录　即 n 个记录占用 m 个磁盘块，这种情况也存在跨块现象。

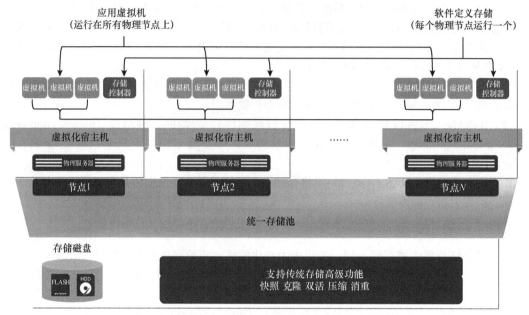

图 18-1-2　超融合基础架构示意图

（二）文件的定长记录与变长记录

在数据库中，文件的组织方式一般是定长记录及变长记录。

1. 定长记录　文件中只存储一种固定长度的记录，各数据项都处于同样的物理位置之中，具有相同的长度和顺序。

2. 变长记录　文件中的记录长度可以变化，例如，自行构造一个文件，该文件能够容纳多种长度的记录，这样整个数据库就可以被映射到一个文件中存储。

（三）文件记录组织

数据库文件在磁盘中的存放和安排由文件记录组织来决定。文件记录组织主要有三种方式。

1. 顺序文件　按记录进入文件的先后顺序进行存放，需要保持物理顺序和逻辑顺序一致。

2. 索引文件　索引文件需要单独建立一组或多组索引表，索引表主要记录逻辑记录和物理记录之间的一一对应关系，索引表和主文件一起构成索引文件。

3. 散列文件　记录散列存储到物理磁盘，存储地址通过计算散列函数得出，主要参数是记录关键字。

四、数据库物理结构

（一）物理存储介质

保存数据库数据的物理存储介质有三类。

1. 主存储器　又称内存，主要功能是存储计算机执行的指令操作。内存的存储量小，成本高，存储时间短，因此它在数据库中经常作为工作区、缓冲区使用。

2. 磁盘存储器　又称二级存储器或次级存储器，以涂有磁记录介质的旋转圆盘作为存储介质，通过磁头进行数据读写。其主要特点是存储量较大、存取速度较快，而且数据保存时间长，性价比高，是数据库持久存放数据的主要物理实体之一。

磁盘存储器的主要组成部分是盘片和驱动器。

（1）磁盘盘片：是一种表面涂以磁性材料的圆形铝片，共分上、下两面，以圆心为主轴，每一盘片划分成若干磁道（track），每个磁道是一个半径不等的同心圆，在每个同心圆的磁道上细分很多磁盘块（block），在磁盘块存储数据。

（2）磁盘驱动器：是磁盘存储器的重要组件之一，主要功能是读取磁盘数据并传递给处理器。每个盘片有两个臂，分别对应于上、下两面，每个臂的尽头是读取/写入的磁头，通过组合方式以全体活动臂为单位做进退，完成磁道中数据的读写。

3. 磁带存储器 又称磁带库，主要功能是在磁带上以磁记录方式记录数据。磁带存储器主要由控制设备和磁带组成，以顺序存取方式进行读取和写入，其容量大，价格低，可以脱机存放，因此常用于数据备份。

（二）新型存储介质

1. 固态硬盘 目前在医学数据库存储使用较多的新型介质是固态硬盘（solid state disk/solid state drive，SSD），固态硬盘是由电子存储芯片组成的阵列制成，有两个重要的组成部分：控制单元和存储单元。主流的存储单元一般有两种：FLASH 芯片和 DRAM 芯片。

固态硬盘与机械硬盘在接口的定义和规范、功能及使用方法上相似，但其具有随机读写速度快、能耗低、体积小的优点，缺点是价格高、擦写次数有限制、恢复数据困难等。

2. 傲腾内存 是一种缓存设备，基于 3DXPoint 存储介质打造而成，作为机械硬盘的一个外置高速缓存，能够大幅提升机械硬盘的响应速度。傲腾内存兼顾大容量和高性能的需求，可以有效满足处理大量数据时对性能和扩展性的高要求。

（三）数据传输链路

在数据库存储系统中，数据传输链路是非常重要的环节。医学数据库常见的传输链路有光纤通道和光纤以太网两种。

1. 光纤通道（fiber channel，FC） 是一种专用高速的数据千兆位串行传输技术，可以实现对原始数据的有序、无损传输，主要应用在数据中心、存储传输网络等。

2. 光纤以太网（IEEE 802.3） 是基于单模/多模光通信技术的以太网络协议，通过光模块、光缆及光交换机连接设备传输数据，随着分布式存储的兴起，其在数据中心应用越发广泛。

（吴文忠）

第二节 医学数据库的临床应用

一、医学数据库概述

医学数据库作为信息科学和生物医学交叉的创新成果，其按照生物医学相关数据模型组织并存储数据，在现代医学的诊疗、研究、教育等过程中日趋重要；相应地，医学数据库的种类、数据内容、构建过程也越来越繁多。随着第四研究范式、大数据、人工智能等信息科学的快速发展，以及 RNA 疫苗、嵌合抗原受体 T 细胞免疫治疗（chimeric antigen receptor T cell immuno-therapy），等生物医学的快速发展，医学数据库越来越多地应用于医学临床等领域，发挥着越来越大、越来越广泛的作用，包括医学临床科研中的方向选题、临床诊疗中的决策支持、药物研发中的先导化合物发现等。本节将从医学数据库的种类、构建、应用及未来展望等角度进行阐述。

二、医学数据库的种类

从数据内容的模态、来源、目的等差异出发，医学数据库主要分为医学文献数据库、电子病历数据库、临床科研数据库、生物信息数据库、生物样本库、医学影像数据库、电子健康档案数据库、医疗保险信息数据库八类。

（一）医学文献数据库

文献是记录、累积、传播知识的重要载体，是人类社会获取知识的重要媒介，对人类社会的文明进步发挥着重要的作用；医学文献数据库存储的对象主要是医学文献。

1. 按照出版载体的不同分类 医学文献数据库可分为图书数据库、连续出版物（报纸、期刊、年度出版物等）数据库、专利文献数据库、科技报告数据库、学位论文数据库、会议文献数据库、政府出版物数据库、标准文献数据库等。

2. 按照文献的加工程度和信息含量分类 可分为零次文献数据库（未经处理的原始资料）、一次文献数据库（期刊论文、专利文献、科技报告、会议论文、学位论文等）、二次文献数据库（目录、索引、文摘等）、三次文献数据库（综述、评论、评述、进展、动态）等。

3. 按照文献的内容范围分类 可分为文摘数据库（包括标题、作者、关键词、摘要等，如PubMed数据库）、全文数据库（提供全文下载，如万方数据库）、引文数据库（引证索引，如SCI、CSCD数据库）等。

（二）电子病历数据库

电子病历数据库的存储对象是患者诊疗过程中的各种信息，包括患者或其家属的主诉、医院医生的诊断和治疗，以及诊治过程中的各种检查信息等。①从表现形式上看，可包括文字、图表、影像等。②从数据内容的维度看，可包括患者信息（基本信息、症状、体征等）、医院科室信息、医护人员信息、诊疗信息（检查、诊断、治疗、疾病转归等）、费用信息等。以此为基础，电子病历数据库可关联医院的门诊、检查、实验室、手术、放射、药品、住院等各个部门科室，整合患者诊疗的医嘱、检验、检查、治疗等全方位信息，实现患者诊疗、医院管理等的规范化、智能化（近年的电子病历评级是规范智能化程度的评价标志之一）运行，是现代医院信息系统中不可或缺的重要组成部分。

（三）临床科研数据库

临床科研数据库存储的对象主要是供临床科研（以患者为对象研究疾病转归过程，认识疾病本质从而提高保障人类健康水平的医学研究）之用的各种数据。①按照数据的来源不同，临床科研数据库可分为：数据来自于诊疗系统如HIS、EMR等数据库，数据来自于专门设计的临床科研课题或项目的数据库。②按照学科、病种的不同，临床科研数据库也可分为多种不同的专病数据库（如心力衰竭数据库、肺癌数据库等）、专科数据库（如急救病例数据库、罕见病例数据库、肿瘤数据库等，如SEER）。

（四）生物信息数据库

生物信息数据库的存储对象主要是生物体内的生物分子相关数据，包括基因、蛋白质等，主要目的在于解释和认识生命的起源、进化、发育、遗传等。①按照数据的来源，生物信息数据库可分为一级数据库（直接来源于实验获得的原始数据）、二级数据库（在一级数据库、实验数据基础上针对特定目标衍生，对信息的进一步整理）。②按照数据内容的不同，生物信息数据库可分为核酸序列数据库（如GenBank、EMBL、DDBJ等）、蛋白质序列数据库（如PIR、SWISS-PROT等）、基因组数据库（如人类基因组、小鼠基因组、水稻基因组等）、结构数据库（如PDB、SCOP、CATH等）、相互作用数据库（如STRING、INBIO MAP、IID等）、通路数据库（如KEGG、BIOcyc、Reactome等）等。

（五）生物样本库

生物样本库也称生物银行（biobank）。保存的对象包括离体的正常或病理组织、全血、体液，以及经初步处理的样本如血浆、血清、DNA、RNA 等，同时也包括相应的临床、治疗、随访相关数据、资料等，一般也会配备质量控制、信息管理等系统。其对于开展人类疾病预测、诊断、治疗研究等有着不可替代的重要作用。生物样本库包含多种类型，从器官、组织、体液库（如血液库、眼角膜库、骨髓库等），到细胞株（系）库（正常细胞、遗传突变细胞、肿瘤细胞和杂交瘤细胞株或系），以及干细胞库（脐血干细胞库、胚胎干细胞库）、基因组库、模型库（含类器官模型）等。另外，还可将生物样本库分为：基于人群的生物库（如 UK Biobank）和基于疾病的生物库（比如 TCGA 等）。

（六）医学影像数据库

医学影像数据库是指用于存放 B 超、磁共振成像（MRI）、X 射线、CT 等影像数据的数据库。在现代医学体系中，医学影像具有非常重要的意义，区别于其他类型的数据，通过医学影像可以无创地观察患者体内的状况，目前已经成为不可或缺的医学工具。因此，存放医学影像的医学影像数据库在现代医学诊疗体系中也处于一种非常重要的地位。

（七）电子健康档案数据库

电子健康档案（electronic health record）数据库是保存个人健康资料数字化记录的数据库，是健康医疗信息化的基础。整体上，电子健康档案数据库的内容主要包括基本信息、主要事件、主要健康问题和疾病管理等内容。①基本信息是个人最基本的内容，如姓名、性别、出生日期、出生地、身份证号码、职业类别、工作单位、联系地址、亲属信息、社会保障信息、基本健康信息、建档信息等；②主要事件是指在医疗、预防、保健、康复、教育等卫生服务中所涉及的各种卫生事件；③主要健康问题是指按照人的不同生命阶段比如婴儿期、幼儿期、青春期、青年期、中年期、老年期等不同阶段需要关注的重要健康问题；④疾病管理是指对各种疾病包括常见病、慢性病等的管理。

（八）医疗保险信息数据库

医疗保险制度是我国的基本制度，关系到我国民生。医疗保险信息数据库就是在医疗保险制度覆盖下，记录参保个人、参保单位、定点医疗机构、医保结算中心等参与方相关信息，以及诊疗、结算过程信息的数据库。其一般包括单位基本信息、个人基本信息、参保信息、定点医疗机构信息、就诊信息、结算信息、收支信息等；其中就诊信息包括病种编码、医疗类别、服务机构编码、医疗人员类别、门诊号（住院号）、医疗方式、诊断编码、出院诊断编码、病种名称、病种自付比例、对症用药自付比例、辅助用药自付比例等。

三、医学数据库的构建

对于上述的各种医学数据库，由于其中数据的模态、内容、来源、目的等的差异，数据库的具体构建过程各不相同。但从概要的层次看，医学数据库的构建过程大体可抽象为：数据体系设计、数据汇聚集成、数据预处理、数据存储、数据分析和服务等环节。以下叙述中重点描述各数据库构建过程中的独特之处。

（一）医学文献数据库构建

整体上，医学文献数据库的构建过程包括文献甄选（含期刊选择）、文献收集和数字化、文献信息整理、文献信息结构化、文献信息评价、文献数据入库和服务（含决策支持）等。

1. 文献甄选 主要关注将哪些文献纳入医学数据库的问题，文献甄选指标体系的制定需要考虑多维因素，包括文献所属学科、文献所属期刊的影响力（比如影响因子）、文献所属期刊的规范程度（比如是否连续出版期刊）等。

2. 文献收集和数字化　通常在和文献版权方签订合作协议（明确文献传播权、收益权等）之后汇聚文献载体，分为两种形式：纸质版本的文献和数字版本的文献如 PDF、Word 文件等；对纸质版本的文献而言，需通过光学字符识别（optical character recognition，OCR）技术对扫描后的纸质文献进行文本识别，得到数字化的文献内容，并进行统一的格式转换（比如 PDF 格式）；对于数字化文献，这里主要进行格式转换，以得到统一格式的数字文献。

3. 文献信息整理　对于数字化文献，需进一步进行文献元数据抽取（比如作者、标题、摘要、关键词等）、文献分类（比如病例报告、病例分析、队列研究等）、文献标引（主题词、文献类型）等环节。

4. 文献信息结构化　对经过整理的文献进一步进行如文献目的、方法、结果、结论等结构化数据提取，这可采用人工方法处理，也可借助自然语言处理的信息抽取等方法进行。

5. 文献信息评价　按照规范性、科学性、创新性等原则，对文献内容从不同的角度进行级别分类和评价，此过程可采用人工处理，也可采用基于人工智能的自动化方法处理。

6. 文献数据入库和服务　对经过整理、处理的文献数据信息，保存入库供服务使用；存储文献的数据引擎，可采用关系数据库、倒排索引等，基于保存在数据引擎中的信息，可为用户提供各种文献服务，包括文献检索、元数据浏览、文献阅读等。

（二）电子病历数据库构建

整体上，电子病历数据库的构建过程包括数据库设计（数据存储体系、数据维度等）、基础信息设置（包括医院科室、医护信息、模板管理、词典管理等）、病历信息添加（包括病历创建、患者信息录入等）、医嘱信息管理（包括医嘱信息录入、检查检验报告管理等）、病历信息服务（包括病历检索、病历展示等）、决策支持服务（包括诊前的提醒、诊中的监督、诊后的统计和预测等）。

（三）临床科研数据库构建

临床科研数据库的构建，分别按照数据来源于临床诊疗业务系统、临床科研课题或项目的不同分别叙述。

1. 对数据来源于临床诊疗业务系统的临床科研数据库　其构建过程一般如下。

（1）数据汇聚，按照预先的数据维度设计，对存储在 HIS、实验室信息管理系统（LIMS）等系统中的诊疗数据，采用基于数据库工具、编程等方式汇聚、获取相关临床数据。

（2）数据集成，基于构建的患者主索引系统，形成患者唯一身份识别码，并基于此对来源于不同来源的数据进行映射、整合、集成，形成统一标识的数据体系。

（3）数据预处理，由于数据中包括文本、图像等各种模态，信息内容结构化程度也不一样，因此需进行数据清洗、数据归一化、数据结构化（基于自然语言处理技术等）等数据治理工作。

（4）数据存储，对数据治理后的临床数据，可以按照病种（如肿瘤临床数据，可按照肿瘤种类）、学科（比如内科、外科）等不同，分门别类地进行保存。

（5）数据引擎可根据需要选择关系数据库、倒排索引等。

（6）数据服务，基于上述处理的临床数据，结合各类数据引擎为用户提供各种科研服务，可包括患者入组、病例报告表（case report form，CRF）填充、描述性分析、探索分析、可视化展示以及真实世界研究等。

2. 对于数据来源于临床科研课题或项目的临床数据库　其构建过程一般如下。

（1）科研设计：此过程中需明确研究目的、研究方法（研究对象、相关指标、偏移控制等）、进度及经费预算、科研统计（在随机、对照原则等基础上，对研究对象的数量、抽取方法、指标、统计分析思路等进行确定）等相关内容。

（2）病例报告表设计：以科研设计为依据，结合临床数据交换标准协会 CDISC 标准等建立规范化 CRF 域模块（比如病史、不良事件等），对每个域模块进行指标细化（比如是否患有糖尿病等），并按照规范对每个指标进行命名、字段类型、编码等的选择确定，从而形成完整、可实施的 CRF。

（3）收集数据：可通过纸质 CRF 收集数据后录入到数据库中，也可通过电子化的 eCRF，在随访过程中通过电子数据采集系统（EDC）实时填写数据，完成数据收集过程。

（4）数据质控：为保证数据质量，一方面通过数据稽查查找数据存在的问题并修正，另一方面通过数据管理手段包括数据校验、双录入校验、数据逻辑检查、趋势分析、异常值发现等检查问题并修复。

（5）数据锁定：对上述经过录入和质控的数据，经过最终审核确认（确认数据、过程、修复等）后执行数据锁定，此后数据不再允许修改。

（6）数据服务：对锁定后的数据，结合各类数据引擎为用户提供各种服务，如显著性分析、相关性分析、回归分析等。

（四）生物信息数据库构建

一般情况下，生物信息的初/一级数据库数据来自于原始实验数据，数据量大，但只经过简单整理〔如美国国家生物信息中心（NCBI）维护的数据库〕。因此，生物信息数据库的构建一般指二级数据库的构建。通常，二级数据库的构建会结合某一研究需要，选定初级数据库中的特定数据，并经过整理加工形成（如启动子数据库、蛋白质功能域数据库）。构建的步骤一般包括：根据需要设计数据库结构（存储环境、维度等）、选定数据源（如 NCBI）、检索数据源获取数据、数据整理入库（数据字段提取、处理以及存储引擎选择）、定期进行数据更新（结合数据源的更新情况采用定期或预测性不定期方式）、数据服务（包括比对、统计分析、建模、可视化等）。

（五）生物样本库构建

由于完整的生物样本库既包括器官、组织、体液等，也包括 DNA、RNA 等，同时还包括相关的临床检测数据等，生物样本库的构建是一个涉及众多部门和环节的复杂过程。总体上来看，其构建过程一般包括：管理设计（包括组织体系、管理制度、质量控制等）、设备配备（包括冰箱、液氮罐、高速低温离心机、生物安全柜等）、样本采集（提供者知情说明、协议签订、样本取材和处理、样本标记）、样本存储（冰冻、位置关联、临床和生物信息整合及存储）、质量控制（入库前的样本质量保证、入库后定期抽查、检测报告归档）、共享使用（通过管理系统进行生物样本查询、样本使用管理、实验结果整合）等。

（六）医学影像数据库构建

医学影像数据库的数据一般来自 B 超、彩色多普勒超声、MRI、X 射线、CT、PET-CT（正电子发射计算机断层显像）、SPECT、电子内镜、显微镜下病理切片图像等。图像内的目标对象包括脑部、颈部、乳腺、皮肤、肺部、直肠等部位，面向的疾病包括神经系统疾病、肿瘤、白血病等。由于不同的影像处理过程不一样，从最大统一的角度看，医学影像数据库的构建一般需要经过数据库设计（体系及维度）、影像采集（通过光波、磁波、声波等采集）、格式转换（对于采集的影像数据从设备原始格式转换为后期处理分析用的格式）、质量控制（对于获得的影像数据进行质量检查，比如磁共振过程中的头动距离和角度检查）、数据存储（按照设计的格式存储图像）、数据服务（包括数据预处理、数据分析、可视化等，比如对于功能磁共振图像可进行激活分析、连接分析、网络分析）等。

（七）电子健康档案数据库构建

电子健康档案数据库的存储对象是个人健康资料，对其合理设计和构建是有效管理、合理利用的前提，美国、加拿大和澳大利亚，以及我国等，都投入了巨大的资源进行电子健康档案数据库的建设。整体来看，电子健康档案数据库的构建步骤包括数据采集集成（数据体系设计、手工录入、自动收集、融合集成）、数据治理（主索引构建、数据预处理、数据标准化、数据标注）、数据存储（关系数据库、索引系统、分布式存储等）、共享服务（信息查询、用户画像、信息推荐、决策辅助）等。

（八）医疗保险信息数据库构建

医疗保险信息数据库的数据一般来自医疗保险管理信息系统，其构建过程包括数据库设计（存储体系及维度等）、数据采集（手工录入、自动收集）、数据预处理（数据清洗、数据补充、数据抽取、数据转换）、数据存储（关系数据库、分布式存储等）、数据服务（信息检索、数据挖掘、决策支持、费用分析、控费分析）等。

四、医学数据库的应用

（一）医学数据库的作用

总体上，医学数据库可应用于医学研究、教育、诊疗、管理等过程，可有效提高和改进相关工作的效率和效果。从信息科学的角度看，医学数据库作为医学工作者的耳目、尖兵、参谋和助手，其作用主要表现为有效提升医学研究、诊疗等的情报信息能力。

1. 情报信息发现、获取能力 当前，医学信息的产生速度和以往相比有了较大的提升，信息爆炸带给人们多信息量的同时，也产生了信息过载的压力；同时这些医学信息分布在众多的期刊、网站等分布式环境中。因此，如何及时、高效地发现、获取目标相关的医学信息是一个非常重要的问题。对此，在大数据、人工智能等技术基础上，经过整理、处理的医学数据库，可针对相应的医学目标对象，通过检索、推送等方式提供高效的信息发现能力；同时，通过集中统一的医学信息获取通道，为医学科研、诊疗等提供方便快捷的医学信息获取能力。

2. 情报信息分析、处理能力 一般情况下，原始的医学信息并不能有效地服务于医学实践；其能为医学科研、诊疗等提供决策支撑能力之前，需要经历一个信息的分析、处理的过程。而分布在期刊等环境中的原始医学信息，一般是原始的文本、影像等数据，此状况下，基于大数据、人工智能等技术，医学数据库可对原始的医学信息进行加工、处理、分析等，从而使得用户在了解原始信息的同时，也可进行更细粒度、更宏观广度、更综合维度等的理解，从而提供更高效的情报信息分析和处理能力。

3. 情报信息决策、应用能力 医学科研、临床诊疗实践过程均具有复杂性特点，是一个极具创新性的过程。此过程中，需要整合自身经验、最新的证据知识，对科研的创新和可行、临床诊疗的疗效和成本等进行多目标优化决策。基于大数据、人工智能、运筹学等技术，医学数据库可以在上述对原始信息进行加工、处理基础上，对医学信息进行特定的评价、整合、效果评估，支持用户基于不同来源的信息进行医学科研、临床诊疗实践的相关决策，从而提供高质量的情报信息决策、应用能力。

（二）医学数据库的用途

医学数据库广泛用于数据驱动的创新发现，如医学文献数据库、电子病历数据库、临床科研数据库、电子健康档案数据库、生物信息数据库、医学影像数据库可应用于科研工作中的选题、研究状况了解、研究方法追踪、研究思路确定等，也可应用于临床诊疗工作中疾病知识了解、诊断和治疗方法跟进、健康管理方案优化，以及药物研发工作中的靶点发现、药物化合物筛选等。临床科研数据库及医疗保险信息数据库可在安全用药、合理用药方面为企业提供监测，也可加强药物不良反应监测等。生物样本库可以为基础研究提供疾病发病原因、发生发展机制的实验材料，为临床进行肿瘤分期、药物筛选、靶向治疗、疗效评估、预后随访等提供相应支持。

在科研工作中，科研选题是一个非常重要的科研环节，选题的合适与否会在很大程度上决定科研工作的进展速度和结局。一般而言，科研选题可从医疗实践中进行选题，也可从医学学科内部的矛盾进行选题，或者从学科交叉领域进行选题。但是，考虑到自身工作等的局限，无论哪种方法，都需要查阅医学数据库，如从文献中查阅当前医学实践的优点和缺点，从临床科研数据库、电子病历数据库、电子健康档案数据库、医疗保险信息数据库中总结当前治疗方法的效果以及存在的不足，从生物信息数据库、生物样本库中了解疾病的靶点、信号通路以便推测可能的机制等；在此基础上，兼顾科学性、创新性、可操作性（自身具备的资源等）等原则，选择合适的科学问题（如特定表型）等进行研究，可保证科学研究工作的高标准、快进度，以产出高水平科研成果。

五、医学数据库的未来展望

人类发展的过程也是获得、应用知识的过程。在生物医学的预防、诊疗、教育、研究、管理过程中，医学数据库作为开放科学的基础设施，其作用本质在于为人们提供经过整理的、系统的先验知识，也为人们提供应用知识的方便工具，以加速医学科研、临床诊疗等的优化进程。

从这个角度看，在开放科学的大背景下，一方面随着生物医学技术、人工智能技术的快速发展，另一方面随着人们对分子、细胞、组织、器官、个体、情绪、疾病、社会环境等领域及其之间关系的深入理解，医学数据库正在面对一种多因子、跨尺度、多模态、不确定知识的复杂状况；相应地，当前的医学数据库种类、内容等也处于一个快速扩充、发展的过程中，这种快速发展表现在医学数据库的数据采集、数据处理和加工、数据存储、数据挖掘和分析、数据共享和服务等各个方面的快速更新。

（张秀梅）

第三节 医学数据库全生命周期的规范管理

"互联网+"时代是数据技术时代，数据已逐渐成为一种新的生产要素。数据与传统要素相比，具有无实物、难计量、可复制、易共享的特点。用数据为医院运营体系、管理能力赋能，医院运行呈现出智能化、数据驱动发展的趋势。医院运营通常需要一体化整合医院各种资源，融合医疗、护理、影像检验、医院管理等相关海量数据支撑。医院数据来源广泛，包括患者临床诊疗数据、电子健康档案、临床研究注册数据和报告数据（大型流行病学研究数据）、管理类数据（如医疗保险数据）等。医院借助医疗大数据，综合分析疾病疑难复杂程度、时间指数、费用指数等，将临床学科能力具象化，通过差异指标追溯并查找技术水平、服务质量等方面存在问题，实现持续改进的目标。数据驱动发展改变了临床工作模式、医院管理模式甚至临床医学研究模式，医院数据已经成为医院的重资产。现代医院运营数据呈指数级增长态势，为了保证医院运营管理质量和效率，必须建立强大的医院数据库。数据库是按照数据结构来组织、存储和管理的数据仓库，内容繁杂，体系众多。近年来，数据库的组织管理形式逐渐呈现出精细化、社会化和协同化的发展趋势，并向追求更好的数据获取、优质数据资源开放共享、深度挖掘和广泛应用等方面不断拓展，以适应和推动医学科学技术的可持续发展。医学数据库从构架、开发和应用的全生命周期出发，涵盖了数据库设计、数据库建设、数据收集与保存、处理与分析、共享与使用全过程。

一、医学数据库建设要求与基本特点

医学数据庞大并且专业性极强，在数据收集、传输、存储、使用、加工、共享、开放、销毁等繁杂环节，涉及诸多不同机构与部门，包括相关政府部门、医疗卫生机构、科研机构等，数据

处理流程复杂、链条长，相关责任主体关系多元复杂，除了直接或间接提供医疗服务、保险服务、支付服务、药品医疗器械销售服务等机构外，提供信息化服务平台、云服务等机构也会与医疗健康数据的产生发生不同程度的交集。由于医学数据的复杂性及其使用的特殊性，应用产生的大多数伦理问题均与人的数据有关，因此如何实现数据社会价值与尊重个人权益的平衡是必须关注的数据伦理问题。医院精细化管理的要求与数据供给能力、数据质量要求的矛盾问题日益凸显，由于数据流通治理、融合机制不够健全等问题，导致数据活动中数据采集标准不统一、存在数据泄露风险等安全隐患，阻碍了数据的流动与共享。

医学数据库具有数据结构复杂、价值多元、访问人数众多、数据重要性高等特点。医疗健康数据处理流程繁杂，数据安全风险涉及伦理判断、人类遗传资源安全、生物安全等多个方面。数据库的建设与应用，必须强调"合规性"，以遵循数据治理相关法律法规为前提。国内数据治理相关主要依据为《中华人民共和国民法典》《中华人民共和国个人信息保护法》《中华人民共和国数据安全法》《中华人民共和国生物安全法》《中华人民共和国人类遗传资源管理条例》《信息安全技术——健康医疗数据安全指南》（GB/T 39725—2020）和《涉及人的健康相关研究国际伦理准则》等。国内外业界对健康数据治理原则，包括数据确权、数据主体的责任和义务等焦点问题都在进行不断深入的研究与探讨。必须明确健康医疗数据监管者、提供者、使用者等相关各方的职责与权益，构建多方参与、共建共享、责任共担的数据治理体系；构建数据共享保障性基础设施，确保数据全生命周期的安全、可靠、共享。涉及使用临床诊疗数据开展临床研究时，应建立全程预测、控制、监察和审查数据使用监督管理等制度，包括获取数据用于未来研究可能、研究受益分配与数据利用全过程的伦理监管、数据质量控制措施以及涉及可识别个人身份信息的保密操作与风险控制措施等。为了有序推进健康医疗数据开放共享，让医疗数据为产业发展、政府决策和科学研究服务，需要针对医学数据库建设各个阶段的不同特征进行规范，保证医学数据库的建设质量与可持续发展。数据库建设重点在于实现数据一体化融合，关注网络安全、数据安全，确保数据处理合法、合规，并保证核心业务闭环管理。

由于数据技术发展迅速，呈现不断迭代发展态势。数据库的建设，必须做好科学规划，适度预留发展空间，适应临床医学科学的发展。

二、医学数据库全生命周期管理规范

医学数据库全生命周期管理内容包括：数据库设计、数据库建设、数据收集与保存、数据处理与分析、数据共享与使用、数据库的维护与安全等环节。要依托典型场景，系统梳理关键节点，发现和确定常见问题和风险点，进行全流程质量控制管理。数据库建设发展不同阶段，采取有针对性的信息技术手段，制定不同的管理原则与策略。通过对数据库规划、数据收集、传输、存储、使用、加工、共享、开放、销毁等活动进行系统规范、质控，确保数据安全可靠、开放、有序、快速应用与分享，科学合理、合规使用，实现数据价值最大化。作为科学技术与现代信息技术的集合体，医院数据库包含诸多模块，各个模块之间保持互相独立又互相联系，通过各自作用的充分发挥，构建成整个系统，为医院各项管理与业务工作的高质量、高效率开展奠定扎实的基础。

（一）数据库设计

数据库设计是第一个关键环节。在设计前期，首先要对医院的战略规划、发展现状、运营特色等进行深入的分析和研究，对数据库所需采集的相关数据进行详细的调研论证。医院内部具有人员结构复杂、部门科室繁杂、社会责任重大、各方诉求多元、服务范围广等特点。在保证医院高质量、高效率运行的基础上，不仅要为政府部门提供相关信息，还需要满足开展各类科学研究、临床教学等多方面的需求。最基本的需求主体是医务人员和来院就诊的患者。医院数据库的设计，首先应在医院建设发展战略规划基础上，充分收集医务人员和患者的需求信息，并以此为基本核心出发点，兼顾社会信息服务等其他内容完成构架设计。

数据库设计逻辑要科学合理，物理设计契合医院发展实际，明确数据库的构架模式及子模式，科学设计应用程序，满足各类用户的相关数据信息需求。针对医院内部功能复杂、部门联系紧密、拓展性强等特点，在数据库设计上需满足：①结构格式模块化，具有良好的扩充性。②拓展性强，能够针对医院不同时期的需求进行有效的调整，以适应医院的发展战略。③明确数据来源：医学健康数据大多来源于非研究性质的活动，如临床治疗、体检、医疗保险等常规诊疗活动。如基于某个特定研究目的收集的数据必须注明来源。④具有强大的联机事务处理能力。⑤准确性强、安全性高，保证数据不会出现泄露等问题。

（二）数据库建设

医院数据库建设必须满足相关建设规范，保证医院数据库建设质量。实施定岗、定责、定员，相关负责人应向信息技术人员详细讲解医院业务工作流程、现实需求等，软件企业或信息人员完全领会、充分理解院方需求，形成共识并得到院方最终确认后完成设计方案。

1. 数据库安全 针对数据收集、储存和使用等方面问题建立安全防护措施。制定隐私保护策略，明确数据是否去标识，访问权限分级等管理细则。

2. 全程监管 对数据采集、保藏、共享利用、受益分配，以及获取数据可能用于将来研究目的等情况，进行全过程的监管。合作各方共同制定和遵守共享规范以保障各自权益，充分考虑可能涉及的利益或衍生出来的后续利益问题，包括未来获益可能带来的风险，必要时签订相应的合作协议书。

3. 设置管理协调组织 如涉及长期数据采集等合作活动，应成立相应的管理组织，制定合作规则、管理、监督、协调合作各成员单位相关合作与利益共享等事宜。

4. 建以致用 以应用为出发点构建数据库架构。例如，为单病种专门记录的数据库构建，根据项目个性化需求完整建立项目的应用、入组、随访与分析体系，接收数据、上报并进行数据处理，通过标准化等质量控制措施形成专病数据库。

（三）数据收集与保存

数据收集与保存除了获取和收集元数据外，还包括从第三方数据资源中的数据获取。这一阶段应确保数据收集与保存的合规性。数据收集者在收集、保存个人健康数据时，应当依法告知当事人数据收集和存储的必要性、目的、范围、期限、处理规则及对个人权益的影响，签署知情同意书。除满足研究需要外，数据收集者不得在法律法规规定范围外收集、存储可提取人脸识别信息的原始图像等敏感数据，取得个人单独明确同意授权的情况除外。为了已知研究目的的研究进行前瞻性数据收集时，应获取具体的知情同意，告知潜在的受试者必要的信息，包括：①研究目的，数据将被用于研究；②数据被用于将来研究。

在建立数据库阶段，为了促进数据流动，也可以采取泛知情同意：即数据提供者可选择是否同意参与将来某一类型的研究。泛知情同意并非无限制的同意，必须详细说明下列内容，以规范患者信息在未来研究中的应用：①采集数据目的和用途；②数据的储存条件和期限；③数据使用权限；④告知数据管理者的联系方式，以便数据提供者可随时了解其信息的使用情况；⑤数据信息的预期使用情况。对医院各部门、各诊疗环节、医院管理等数据完成采集之后，需将相应的数据真实、准确地提供给医务人员、患者等服务对象。患者可通过医院提供的交互系统调取、查阅其对应的诊疗信息、费用价格信息、医务人员信息等，及时满足患者的相关服务需求，提升患者就医体验与满意度，更好地提升医院形象。医院管理者及医务人员可以通过医院数据库及时查阅相关数据，为医院临床诊疗、科研教学、运营管理等方面提供数据支持。

数据收集者应当真实、准确、及时、完整收集数据，加强数据质量控制意识。数据收集的方式分为系统对接和人工上报两种模式。采用系统对接模式，不需要人工填报数据，数据从其他电子系统直接导入数据库，减少了由人工填写导致的错误。采用人工上报模式，则需要由数据提供方，人工将数据录入数据库中，可收录系统中缺失的随访、结局指标等重要数据，保证了数据的完整性（表 18-3-1）。

表 18-3-1 数据收集方式优劣势对比

收集方式	优势	劣势
系统对接	数据质量有保障 数据提供方投入人力较少	系统多样，技术要求高 需要数据提供方高度配合 电子病历数据缺失 无随访数据
人工上报	技术要求较低 数据完整度有保障	数据质量不可控 数据提供方投入人力较大

由于两种模式各有优劣，实际工作中经常使用"系统对接+人工上报"的混合模式进行数据收集，既可在一定程度上降低人力成本，又可保障数据库的数据质量和完整度。

医学数据库另外一个重要关键环节为数据的保存。目的是确保数据长期的可用性，需要明确不同数据类型定义，辨别不同数据的重要性、安全等级，保证数据安全。通常需要将数据迁移到最佳的格式，存储到最佳的媒介，完成数据的存储和备份。另外需要创建保存元数据和文档，完成数据整理。

（四）数据处理与分析

数据的处理过程，分为数据提取和数据预处理两个步骤。数据提取是指将采集到的原始数据进行提取，获得所需的数据记录和变量，再将其整理为结构化数据，从而生成标准数据集的过程。数据提取主要是为了统一数据格式，便于数据在数据库中的存储，同时也更加方便统计分析人员直接利用。数据预处理是对上一步骤提取好的数据，进行检查、校验、清洗、匿名化处理、集成、变换、规约等操作，生成适合统计分析和数据挖掘的数据集的过程。数据处理和分析原则与方式需遵循规划阶段的数据处理协议（图 18-3-1）。

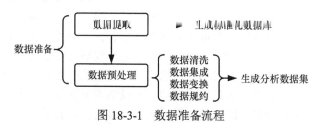

图 18-3-1 数据准备流程

（五）数据共享与使用

共享与使用阶段主要是对经过处理和分析后的数据进行发布，并实现与他人的共享，从而实现数据库资源利用效益的最大化。使用过程包括建立数据版权、理解数据的其他知识产权、设定恰当的数据操作权限等。数据使用者应当在授权范围和目的内使用、加工数据，不得使用加工未经授权的数据。数据共享与使用中涉及的管理过程包括立项管理（立项申请、伦理审查、数据使用审批、培训与协议签署等）、过程管理（数据准备、数据访问、数据使用及分析、成果审核等）、结题管理、数据销毁等过程。具体流程如下。

1. 立项管理

（1）数据使用者需向所在机构提交材料进行伦理审查和立项申请。

（2）数据使用者获得所在机构批准后，通过在线平台申请个人账号，并提交数据申请材料，包括数据使用审批表、数据使用承诺书、伦理批件等。

（3）数据监管方组织评估数据使用目的合理性、合法性、可及性、设计科学性和潜在风险等内容后，出具受理意见。

（4）如审批通过，数据使用者按要求完成数据使用相关培训，并签署数据使用协议。

2. 过程管理

（1）对已批准实施的研究项目，数据提供者按项目需求进行数据准备及访问权限开通。

（2）数据使用者远程在线访问数据库，只可在内部安全环境中共享使用（如云桌面系统），数据通过端到端的推送传输方式。

（3）数据使用者进行数据分析，并按机构要求完成科研项目的过程管理，如伦理跟踪审查。

（4）使用平台提供的数据发表论文、申请专利或申报成果须提交机构及数据监管方审核。

3. 结题管理

（1）对已结束的研究项目，数据使用者应当按协议要求及时妥善处置研究数据，向机构提交研究完成报告和相关材料。

（2）机构按规定进行结题管理，如伦理结题审查。

4. 数据销毁　是数据全生命周期安全保护的最后一环。数据销毁对销毁对象、流程、技术有明确要求，销毁的重要数据和核心数据，不能以任何理由、任何方式进行恢复，对降低数据泄露风险有重要意义。

（六）数据库的维护与安全

为了保证医学数据库运行安全与稳定，需要重点从数据的使用和硬件管理两方面制定措施。

1. 数据使用方面　①明确划分各相关部门科室职责；②明确权限设置，如数据表建立、数据查询、存储执行数据等；③权限设计合理授权，如资源管理、登录权限以及数据库管理权限等相关方面；④建立数据库质量管理机制，针对不同用户制定个性化的监管制度，确保每次登录访问都能做好记录工作。如针对查询系统中可能存在漏洞与隐患等问题，制定及时有效的解决方案。

2. 数据库硬件保护方面　①采取物理隔离措施，将内外网系统进行物理分割；②制定数据备份管理制度，定期针对相关信息数据进行备份处理；③设计切换应急系统，设置不间断电源，及时保障数据库服务器安全使用与稳定运行；④严格按照相关标准规范进行数据库机房运行维护，保证机房运行安全。

（肖　平　谢杨晓虹）

第十九章 智能医学在中医药领域的应用

第一节 中医临床智能诊断

中医智能诊断方式的出现是人工智能在医学领域的主要表现形式之一，智能中医的建设基于中医各项标准化体系的搭建与多项人工智能技术的结合，达到对中医各项数据的客观化采集，搭建仿真学习模型以此达到辅助中医临床决策的目的。

一、中医专家系统研发

中医专家系统是以收集四诊信息，模拟中医专家辨证论治过程，提供"理法方药"的参考，辅助诊疗疾病的应用设备。该系统历经从数据库搭建—传统机器学习—深度学习及知识图谱构建运用过程。

人工智能与中医学的结合于 20 世纪 70 年代始露苗头，由当时北京三家研究单位联合研制出肝病辨证论治电子计算机程序，作为首个中医专家系统出现的标志。1979 年湖北省中医院率先在全国开展"中医学控制论研究"，以"中医专家系统构建"为信息化工作重心，随后出版《控制中医学——中医学证治系统分析》，中医学证治系统以控制论、数学模型等分析方法对脑血管等疾病进行研究分析。全国各中医药院校及研究所也开始逐步出现对中医各类学科的中医专家系统软件的研发。此时的专家系统是以搭建数据库为主要模式，对多名中医专家对病症表征、诊疗经验描述和方案进行采集，作为计算机识别的标志和逻辑思维过程的基础，通过采集有效数据进行分析处理模拟处置过程得出诊治结果。但是这一阶段的专家系统弊端明显，所研制系统都较具有个人诊疗特色，"望闻问切"的四诊采集方法也存在主观性较强的问题。

2000 年以来基于中医专家系统的特点，传统机器学习方式的融入为中医专家系统带来转机，基于数据库应用不同类型的聚类算法进行数据挖掘学习，对中医专家的经验进行数据分析以提供智能诊断和辅助建议：其中运用较为成熟的有人工神经网络（ANN）中径向基函数（radial basis function，RBF）神经网络、反向传播算法可优化对中医诊断"望闻问切"四诊信息识别、采集、分类，贝叶斯法则（Bayes' rule）与中医辨证论治的思维模式类似，决策树算法在进行用药规律探索中表现优异，以上方式应用于中医专家系统，辨证结果的成功率均在 80% 以上。

现如今深度学习在图像、声音、文字特征等方面的学习表现优秀，这与中医"望闻问切"所需提取的诊断关键信息相契合，自身的主动提取性和优越的非线性数据拟合模式被应用于中医专家系统，主要采用以下三种分析模式：卷积神经网络（CNN）、深度置信网络（deep belief network，DBN）和自编码神经网络算法，为中医专家系统处理复杂多样的辨证论治信息，挖掘其中规律、客观化中医诊疗信息提供支撑。这类用"简单模型"即可完成复杂的分类和学习任务的方式更适宜现代中医专家系统设计，也更靠近人工智能所期目标。知识图谱和深度学习处于探索阶段，知识图谱运用可视化技术描述数据资源的整体发展和关键特点，两者的结合可提升深度模型的性能产生更优结果，未来应用的结合值得期待。

二、中医辅助诊断设备

中医辅助诊断设备关键环节可分为对四诊信息客观化数据采集和智能化辅助诊断，四诊信息的提取方式本节仅提供方法上的参考。

智能辅助诊断主要方式以人工智能进行学习挖掘，搭建诊断模型，提供辨证论治建议。

（一）四诊数据采集方式

1. 望诊数据采集

（1）面诊仪：主要可分为硬件和软件两个部分：图像采集系统和面相特征处理系统。①图像采集系统使用 2000 年国际标准化组织制定的规定中的标准光源标准达到每张图像环境的客观化。②面相特征处理系统则是对采集图像的面部特征进行区域划分提取面部特征，对应脏腑定位识别，再进行专家系统数据库识别得到辨证结果（图 19-1-1）。

（2）舌诊仪：对图像的数据采集主要有两种处理方式，一种是基于数字图像处理技术，其二是基于光谱法处理技术。数字图像处理技术是由数字采集舌象及对舌象特征处理两个环节构成，在舌诊过程中舌象需要在自然光源下呈现，那么在采集过程中自然光源的模拟则非常关键，较多研究者搭建时选用接近自然光源和高显色的荧光灯，发光二极管技术进步也成为许多研究者的首选。在舌象特征处理上色彩把控最为重要，以 RGB 色彩模式、HSV 颜色模型等方式较为常见；

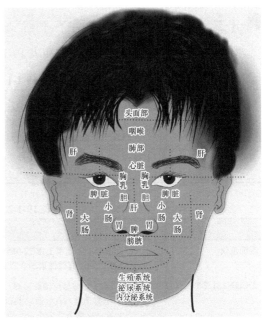

图 19-1-1　面部对应脏腑划分

对舌质舌苔的提取识别则需要对各项特征的分析和舌体划分，系统较多运用到学习矢量量化、动态阈值分割法等方式。基于光谱法舌象处理技术处于探索阶段，但对舌质舌苔色度量化表现方式可能更符合中医舌诊客观化要求。

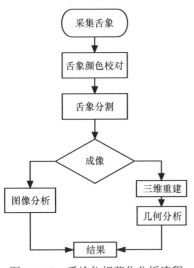

图 19-1-2　舌诊仪规范化分析流程

随着舌诊仪设备的逐渐成熟，2016 年国家食品药品监督管理总局发布《舌象信息采集设备》（YY/T 1488—2016）标准，此标准适用于通过成像装置获取舌图像，制定有关舌象信息采集设备的各项标准（图 19-1-2）。

（3）目诊仪：是通过光学系统对双目进行成像，获取图像数据对照数据库进行诊断。系统所纳入诊断方法有中西医虹膜诊法、球结膜微循环诊法等，通过对眼部颜色、结构、色斑、瞳孔变化的提取进行眼部视觉信息的转化，系统终端进行疾病判读。

2. 闻诊及问诊数据采集　闻诊可包括对嗅觉的信息采集，对声音信息的收集以及对气味信息的检测，问诊与声音信息收集形式类似故合并介绍。声音采集条件硬件上是对麦克风和声卡的选择，是否能灵敏地采集到患者疾病发出的声音与正常声音的区别，是和麦克风的频率和信噪比密切相关的。对于采集环境的设置则是软件环境的搭建。嗅诊虽然方法学上拥有多种方式如红外吸收光谱法、气相色分析方法、直接顶空分析方法，但设计应用于辅助中医诊断所示资料暂显不足。

问诊智能系统的开发是与中医专家系统相结合，设计问诊量表进行采集，但有关各分科疾病问诊量表暂不完善，可设计更具有专科特色的智能化量表结合专家系统综合运用。

3. 切诊数据采集　脉诊仪数据采集主要是通过采集脉搏信号，其中脉诊仪有两大关键技术：

传感器技术和脉象识别技术。其中，在传感器技术方面，压力传感器是主要研究方向，从以往的单头到三头再到人性化的柔性脉诊压力传感仪。在脉象识别技术方面，则主要运用脉冲频谱对人体信号进行分析识别。

（二）中医四诊设备应用

中医四诊设备应用参见表 19-1-1 和表 19-1-2。

表 19-1-1　单一智能设备

名称	主要参数	特点
中医舌诊图像分析系统（便携式）	环形光源系列-RI12045、高密度 LED 列阵、佳能 APS-C 有效像素 800 万 px	1. 系统可分析四大类 25 小类舌象特点 2. 系统操作简单，图像清晰，实现舌象采集自动化
智能型中医脉象仪	单探头脉象转能器、脉象采集器交流放大回路（脉搏波回路）、A/D 转换器	可自动采集脉象型号，并将中医脉象的位、数、形、势和脉象的各项特征参数自动分析处理

表 19-1-2　多元智能设备

名称	主要参数	特点
舌面象仪	OSRAM 全光谱 L18/72-965BI0LUX 标准光源；柯达 DC2601 有效像素 500 万 px	系统采用深度学习方式可对舌面特征进行学习分析
舌面脉信息采集体质辨识系统	1. LED 光源显色指数≥85；专业单反相机（具备微距拍摄功能）有效像素 1500 万 px 2. 脉搏采集方式为全自动加压，独立脉搏定位组件	是一款舌脉面体质诊断分析为一体的智能系统，可智能辅助体质调养方法支持
舌面脉信息检测分析系统	1. 环形光源系列-RI12045 高密度 LED 列阵；佳能 APS-C 有效像素 800 万 px 2. 脉象采用特定触力面的压力传感器 3. 面部采用主动形状模型（active shape model，ASM）及 k 均值聚类算法等方式实现面部特征提取	系统可提取舌象信息 4 大类（包含 25 小类），面部信息 4 大类（23 小类），7 大类脉象特点

三、智能中医治疗设备

智能中医治疗设备是基于中医经络腧穴为理论指导采用针灸、推拿等外治法方式，以此达到疏通经络、扶正祛邪、调和阴阳的诊疗效果。智能针灸机器人开发则需要考虑，如何智能选穴及定位、自动针刺技术和自动艾灸技术。

（一）智能针灸设备

现阶段国内研究学者以徐天成团队及延自强、滕玮团队对穴位自动定位有相关技术研究，徐天成团队以分形理论数字经络为核心，通过"分形几何学构建数学公式"自动定穴。延自强、滕玮团队早期以虚拟现实技术采用"三维建模"方式定穴；后期基于增强现实技术在真实人体上注册以对应虚拟穴位图像。其中延自强团队技术理论较为完善，可实现对选穴的自动化控制。自动针刺技术的研究是以针刺为研究目的，达·芬奇外科手术机器人的机械控制和实时的传感技术广受好评，徐天成团队研制的"Acubots 数字经络智能针灸机器人"基于力学反馈实现针刺手法模拟快速无痛进针，实际应用于临床经络穴位的自动针刺技术还有待进一步研究（图 19-1-3）。

艾灸机器人是以穴位和灸法相结合，模拟艾灸的操作过程，可自动对温度把控，避免产生烫伤皮肤和烟雾刺鼻等安全隐患，较多以保健设备为主。

（二）智能按摩设备

智能按摩机器人是中医按摩手法与现代科学技术结合的高新产物，人力成本和行业人才短缺的问题使服务型机器人广受市场和科研工作者的关注。山东建筑大学研制的中医按摩机器人，可

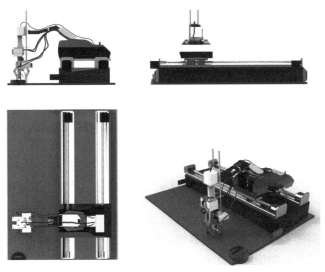

图 19-1-3　Acubots 数字经络智能针灸机器人

实现自动定位，模拟按摩各种手法：按、摩、推、拿、揉、捏、颤、打，能够实时监测人体生理信号，自动调整按摩参数保障被施术者的安全。2016 年新加坡科研部门推出了第一款中医按摩机器人，可模拟人的手掌和拇指进行推拿按摩，采用柔性控制技术、三维视觉感知分析技术、机械臂规划技术和特种安全技术达到对软组织、肌肉或肌腱力度把控，捕捉肌肉反馈调整力度轻重，达到高度仿真性，提升用户优越的使用感。按摩机器人竞争激烈，前景广阔，如何优化设备达到优越的智能化水平，与人工智能技术的结合成为最理想的选择。

（叶　松　段昱宇）

第二节　中医药大数据

历史悠久的中医药理论和实践为中华民族的繁衍与中华传统文化的传承做出了伟大的贡献。虽然中医药临床疗效已经被实践所证明，但是由于其理论体系有别于现代医学的标准，其科学性一直受到质疑。要实现中医药现代化，仅凭其"整体、多样、实践"的科学理念还远远不够，必须依靠现代科学技术。

人类的精神思想、经验、历史等原本难以用客观数据描述，而随着现代大数据技术的发展，已能够逐步实现主观世界的数据化，这对于中医来说无疑是实现现代化的突破点。因此大数据时代是中医药大发展的机遇，同时也充满了挑战。

一、中医药大数据概念

中医药学作为中国传统医学，已持续发展了数千年，它的主要研究对象是人的生命活动，指导思想是"天人合一"的整体观，特点是"辨证论治"的个性化诊疗，是以自然科学为主、多学科知识交互的医学科学。中医药大数据来源于数千年的中医理论传承和临床实践，具有混杂性、整体性、相关性的特点，因此，采用大数据的方法与技术，在处理中医药大数据的过程中具有优势。

二、中医药大数据特征

中医临床注重整体把握、提取模糊信息和相关性信息讨论，与"大数据"的信息处理方式类似。因为中医强调"整体"理念，所以中医数据的记录、信息处理是"全"而"联系的"，使用全数据相关性分析方法，与西医的"因果"论证相比，效率和实用性更高。采用人工智能技术将具有多样性、多空间、多范围等特性的中医药数据进行提取、讨论和汇总，相比传统的经验积累更有效率，更有准确率。

（一）整体性

中医的整体观主张以全面的观点来揭示事物及其内在的规律特征，强调人体自身的完整性，人与自然环境以及社会的统一性，反对用孤立、片面、局部的观点来看待问题。在指导中医临床治疗的过程中，提倡从整体上把握人体"上下内外"，以调衡气血、阴阳，促进脏腑功能恢复，从而"御邪外出""祛病防变"。大数据追求"全数据"的整体思维，与中医天人相应的整体观具有相似的思维模式。中医药大数据借助人工智能、云计算等科学技术方法，采用全数据思维模式，相比传统手段可以计算、分析出更多的原本无法捕捉的细节信息，挖掘出数据深层蕴含的相关关系。

（二）混杂性

具有高度容错机制的大数据只要掌握事物、现象大体的发展方向，即可真实地、准确地预测结果，对精确性要求较低。而中医临床大数据中也存在许多如"少许""若干"等模糊性的描述，数据的精确性较低，因此采用传统小样本数据处理时，无法对此进行识别研究。而依靠大数据、人工智能方法可以达到研究目的。

（三）相关性

相比传统研究注重的因果性，大数据更注重事物之间的相关性。所谓相关性，是指两个数据的关联关系，用以衡量两个数据的相关密切程度。中医辨证施治主要通过"望闻问切"以了解患者的症状表现，进而分析、辨别其所属病证，临床思维特征都是相关关系的体现。中医药学的理论基础是建立在"存在即合理"的相关关系基础上的，并非因果关系，而大数据的兴起恰好为中医药的研究找到了契合的研究方向和方法。

三、中医药大数据来源

（一）中医古籍数据

作为中华民族数千年来预防治疗经验的记录载体和重要结晶，中医药古籍文献中所收载的理法方药、名家医案、养生保健知识具有极高的实用和理论研究价值。

《黄帝内经》成书于西汉时期，记载了 200 多种内科疾病，并从病因、病机、治则、转归等方面加以论述，奠定了中医学的理论基础。隋唐成书的《诸病源候论》记载了 1739 条证候、784 条内科症状；《普济方》载方 61 739 首。张仲景通过"勤求古训、博采众方"，选用《素问》《九泉》《八十一难》《阴阳大论》等书，写成了《伤寒杂病论》共 16 卷，至今仍在应用。

随着信息技术的发展，将中医古籍数字化是中医古籍保护和利用的可行且高效的方式。目前，我国建立了专业的中医古籍数字化研究机构，并建设了多个中医古籍数据库。

（二）日常中医医疗数据

中医强调对患者个体信息的充分辨证分析、对患者整体信息及相关环境信息的全面采集。日常中医医疗数据主要包括患者基本信息、就诊信息、中医电子病历信息、中医诊疗信息、用药信息、检验检查信息等。随着信息技术的发展，日常中医医疗数据由手工书写变为电子录入，中医 HIS、中医 EMR 系统、LIMS 等成为中医临床数据主要采集工具。这些信息系统每日产生的中医医疗数据量庞大，成为了中医药大数据的主要来源。

（三）中医药数据库数据

各省市中医药院校、中医药研究所等参与中医药数据库的建设，包括中医药期刊文献数据库、中医诊疗类数据库、针灸类数据库、中药类数据库、中医药事业数据库等不同类型的中医药信息数据库，初步实现中医药信息数据化。

（四）中医药数据标准

国家中医药管理局组织完成《中医病证分类与代码》、《中医基础理论术语》及《中医四诊操作规范》等共七十余项中医类国家标准制修订；完成《中医内科临床诊疗指南》《中医儿科临床诊疗指南》等九百余项团体标准修制订。此外，《中华人民共和国药典》（2015 年版）（一部）收载的中药品种总数为 2598 种。其中，1057 种中药材和饮片、47 种植物油脂和提取物、1494 种中药成方和单味制剂。《中华人民共和国药典》（2020 年版）（一部）新增 116 种中成药、1 种中药材，对 452 个品种进行了标准的修订和提高。中医药标准制修订工作取得了新的进展，中医药标准体系已初步建立（图 19-2-1）。

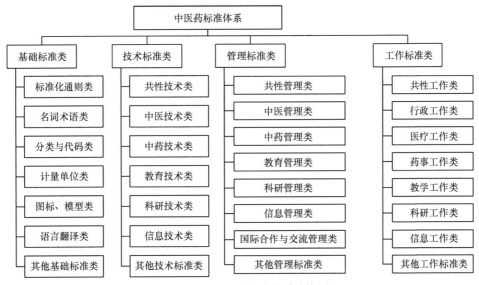

图 19-2-1　中医药标准体系结构图

来源多样的中医药数据是中医人工智能技术的数据基础，中医临床数据、中医药文献数据、中医药临床研究数据、中医病案数据、环境气候数据等多源数据已积累很多，并将持续产生。大数据技术能够把多源、多样、多层次的中医药数据资源整合到一起，通过算法实现数据间的互补性，提炼数据的特征，帮助研究者对生命和人体获得更全面深入的理解和认识。

四、中医药大数据应用

中医诊疗就是一种大数据采集分析方式，通过四诊全方位观察患者，以相关性思维处理庞杂的人体生理病理数据。个体化诊疗的中医辨证论治尽管很难从生物医学角度回答"为什么"，但是可以从调节人体健康状态的角度回答"是什么"和"怎么治疗"，这与大数据的思维方式一致。

中医药的诊疗思维和体验可通过中医药大数据技术的应用进行数据化而成为大数据，并通过整体数据的形式得以呈现。整理后的整体辨证论治与大数据所呈现的整体数据相结合，有利于发掘中医药诊疗数据信息间的相关性，为中医药理论的发展提供了一种新形式。大数据着眼于人体整体，动态地掌握人体的发病及治愈过程，给中医药诊治带来极大的便利，促进了中医药诊治技术发展。大数据技术的引入，使得中医理论与经验传承更易总结与获得，将打破传统中医传承困难、成才缓慢的状况。

（一）名中医临床经验传承

采用数据挖掘等技术，研究名老中医用药规律、临证经验和学术思想，解析、总结数据中蕴含的规律，提炼出临证经验中的新理论、新思想，对丰富中医学的理论体系，实现名医经验的有效总结和传承具有重要意义和价值，也是中医药创新发展的源泉。

（二）病证结合的疾病临床特征研究

辨证论治是中医临床诊疗的主要特点，"辨证"辨别疾病不同阶段的病机特点，通过"辨病"分析证的基本特征与发展方向。在患者诊疗过程中，中医证型可能因为患者合并患有多种疾病而呈现出多样、复杂的特点。通过大量数据分析疾病中医证型的分布特点，形成新的证据，为疾病临床诊疗提供参考和依据。

（三）"治未病"理念实现

通过对易感基因和健康状况的监测及中医药大数据的分析，从整体上进行情志调摄、饮食调节、经络穴位保健等辨证调治，并对人体进行中医体质精准分型，评估及预测，防范复杂多变的健康危险因素，阻断健康向亚健康发展、亚健康向疾病发展的路径，对于维持健康状态、提高健康质量及生活质量和精准防控疾病有着重要的意义。

（四）中药学知识发现

通过中药类数据库的信息，实现中药活性成分的协同组合效应、中药辨证论治和气血理论、中药复方的君臣佐使配伍规律、中药药性与方剂配伍、中药图谱、中药新药研发等方面的研究。联合中医类数据库信息，进行方剂病症的相关性研究。

（五）中医临床科研模式建立

真实世界的研究强调大样本量，强调大数据。"以人为中心、以数据为导向、以问题为驱动"的真实世界中医临床科研范式，需要医疗实践与科学计算相辅相成，从临床中来到临床中去。真实世界中医临床科研范式继承了中医研究的基本模式，以中医大样本量数据为支撑，综合运用多学科方法技术，如流行病学、循证医学、生物统计学和信息科学等，在重大疾病研究中进行应用。

（六）中医药健康产业推广

健康产业是一个信息产业，它涉及社会生产、生活、服务等领域。例如，保健器具、保健用品、营养食品、休闲健身、健康管理等，与人类生命健康息息相关。中医药健康产业的发展离不开信息技术的支撑，大数据、云计算、物联网等信息技术，可应用到中医药健康产业的各个环节。中医药大数据是中医药健康产业发展的基础，能为中医药健康产业提供源源不断的创新产品和服务，同时能帮助中医药健康产业更好地优化产能结构和布局，合理配置资源。

（吴文忠）

第三节　中药智能制造

一、中药种植与采集

中药种植与采集是中医药行业发展的重要环节。多年以来，中药材的种植行业一直处于自发、分散的状态，药材质量参差不齐，极大地制约了中医药行业的发展，传统的中药种植主要存在以下三个问题：①种植户长期缺乏科学的种植标准与指导，致使不少"道地药材"已经不再地道；②野生名贵药材遭到肆意开采发掘，品种日渐稀少甚至濒危，如野生三七几乎无处可寻；③大量使用农药和环境污染造成的药材有毒有害物质超标等问题。因此，用现代化的思维对中药种植与采集进行思考并应用，是中药智能制造的关键一环，也是实现中药现代化的基础。

（一）传统的中药种植方式

1. 农户个体种植　是目前广大农村中采取的主要种植方式，它是由农民自己家庭为生产经营单位，对药材进行自产自销，也是农民致富的有效手段。但这种粗放的生产方式缺乏科学的药材种植标准和专业指导，生产规模小、生产流程不规范、生产效益低等问题也日益凸显。

2. 规范化种植及产业化　中药材的全产业链包括中药材规模化种植、加工、仓储物流、产品研发及销售环节。中药材的规范化种植依托于当地生产企业，政府职能部门和高校科研三者合力，建立一个符合《中药材生产质量管理规范》（GAP）的种植基地。相比于农户个体种植的生产方式，规范化种植能够极大地扩大生产规模，规范生产流程，并能在一定程度上保证药材的质量稳定。

（二）智慧中药种植新思路

1. 物联网技术　在我国仍旧以大量分散的农户为种植中药主力军的情势下，很难做到对药材进行全天候、无间断的质量管理。运用物联网技术，通过大量的传感器对药材生长的土壤、水分、温度等参数进行监控，实时上传数据到云端，通过专家的分析之后，给种植户提供更加科学有效的种植意见，从而在源头上保证种出的药材质量稳定可靠。

2. 无人机航测技术　自 20 世纪 90 年代起，用于地形测量的"3S"技术——GPS 卫星导航定位技术、GIS 地理信息系统、RS 遥感技术，开始对中药材种植过程中的土壤水分、病虫侵扰等环境因素进行检测，这在一定程度上解决了人工进行数据采集时"不快、不准、不精"的问题。但一般来说，使用"3S"技术进行测量时，会极大地受到云层、障碍物等外界条件的干扰，使得最后的数据"杂而无用，用而不准"，影响对药材的质量判断，降低生产效率。

使用无人机航测技术可以解决"3S"技术容易受大气层干扰的问题，得到更加清晰准确的种植地形影像，指导种植环节进行。而且其技术门槛更低，使用成本比起"3S"技术，更加具有优势。在种植管理中，无人机可以根据不同药材的生长周期，定制航测路线来确保传回准确的药材生长记录，随后将航测传回的图像上传云端，结合平台的人工智能算法，进行特征提取、识别分类，最后将专业的种植意见反馈给农户；在采集管理中，农户可以实时监控基地的环境和药材的生长状况，如此，便可知晓药材最佳的采集时间（图 19-3-1）。

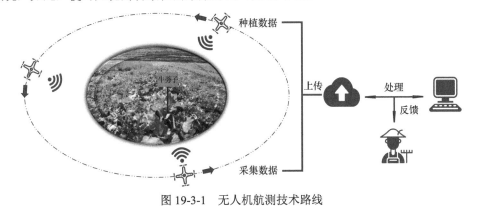

图 19-3-1　无人机航测技术路线

二、中药炮制与加工

（一）中药炮制

中药炮制是指在中医理论的指导下，按中医用药要求将中药材加工成中药饮片的传统方法和技术。炮制后的药物，不仅可以增效降毒，而且更加便于存储，是中医临床用药的必备工序。传统的炮制工艺主要分为净制、切制、炮炙和干燥等，所采用的炮制工具也相对原始简单，如药舂、研钵、研槽等。随着"中医药现代化"纳入国家发展战略规划，炮制装备开始迭代升级，原先依靠人工手段进行加工的炮制方式逐渐向集成化、自动化转变。并随着计算机技术的发展，自动化控制技术、在线检测技术及物联网技术在中药炮制装备在线检测系统、中药炮制计算机信息化管理系统的构建与应用中发挥日益重要的作用。

目前，中药炮制技术及装备已经实现结合物联网和互联网技术，通过大量的传感器来动态监控并采集物料参数数据，上传智能云平台后由人工智能算法进行处理，最后反馈给生产企业进行调控。在中药炮制过程中，炮制设备与紫外、近红外等光谱技术以及电子舌、电子鼻等新型传感器的集成联用，大大提高了中药炮制过程的智能化水平。

大量先进传感器的应用产生了海量冗杂的生产数据，其中蕴藏着丰富的有用信息，结合大数据和人工智能技术，对生产大数据进行数据挖掘，即可构建各个药材的炮制大数据库和质量分析模型。在经年累月的生产过程中形成的海量数据又不断训练更新模型，将指导生产的信息形成知识，制定出科学的炮制标准。目前已有企业开发出中药饮片炮制计算机信息化管理系统，该系统由计算机总服务器、炮制装备、智能控制器、显示屏、管理软件等组成，能够自动对炮制设备下达指令，在线监测炮制过程，实时纠正参数偏差，准确衡算物料成本，即时总结更新炮制知识，是现代信息手段在中药炮制领域的有效应用（图19-3-2）。

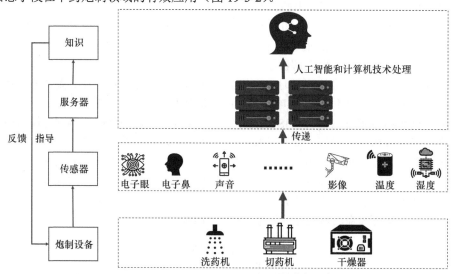

图 19-3-2　中药炮制信息化管理系统示意图

（二）中成药制造

中成药是在中医药理论指导下，以中药材（饮片）为原料，按照国家药品管理部门规定的处方、生产工艺和质量标准制成的一定剂型的药品。改革开放以来，在国家产业政策的大力支持下，中药传统生产技术与生产方式发生了根本变化，中药工业迎来了历史上前所未有的发展机遇，实现了"手工作坊—机械化生产—自动化生产—智能化生产"的根本转变，涌现了一批符合中药特色的先进制造技术及装备，建成了一批智能车间和智能工厂。采用新一代信息技术赋能传统中药，实现信息技术与中成药生产工艺深度融合，提高中药制造自动化、数字化、智能化水平，已经成研究的热点方向。

1. 中药制药智能装备　中药制药装备行业是中药产业的重要组成部分。为了满足中药工业快速发展的需求，助力中药行业高质量发展，提高设备自动化、数字化、智能化水平，增强信息上传下控和网通互联功能已经成为中药制药装备的发展方向。目前，我国中成药制药装备充分借鉴现代计算机控制技术、信息技术和在线检测技术等，在中药提取精制环节，开发和制造节能高效及自动化、模块化、信息化、智能控制的单元/成套设备、联机集成化生产线，并实现产业化，提升我国中药制药行业的装备水平。在中药制剂环节，开发了丸剂智能化生产线、全自动在线控制胶囊充填机、全自动包装生产线等智能装备，实现中药制剂环节的自动化、管道化、流程化生产。

2. 中药制药工业软件 工业软件指应用于工业领域以提高工业企业研发、生产、管理水平和工业装备性能的应用软件，是我国智能制造的重要基础和核心支撑。"十二五"以来，国内涌现了一批工业软件开发商，主要开发的产品包括数据库、制造执行系统、企业资源计划、实验室信息管理系统、能源管理系统、仓储管理系统等。目前，各中药制药企业，在满足《药品生产质量管理规范》的要求下，应用多种中药制药工业软件，面向中药制药工厂的生产、管理、仓储、质量、营销、供应链等各方面，实现了中药制药工厂人、机、料、法、环的多维、多角度、多系统深度融合，最终建立了中药智能示范智能工厂。

3. 连续制造 目前中成药生产以批次、间歇方式进行，具有批次生产单元操作灵活，批次可追溯，生产过程容错弹性大等优势。然而这种模式也存在一定的局限性，在此过程中，传统的质量分析方法往往耗时费力，中间体需要暂存仓库中，对产品造成了诸多质量风险隐患，同时大大延长了产品的生产周期。2019 年 2 月，美国 FDA 发布了实施连续制造的指南草案 *Quality Considerations for Continuous Manufacturing*，这对连续制造的发展起到了推动作用，这也成为了未来制药技术的热门研究方向。目前，中药制药的连续制造还处于初步研究阶段，需要连续制造成套设备及工艺、过程分析技术、现代控制技术等先进技术的支撑。

三、中药流通与使用

中药流通是复杂的过程和体系，它是中药生产和消费的中间环节。中药农业、中药工业、中药流通业和中药知识业 4 个主体环节构成了中药的产业体系。其中，中药流通业又是连接中药农业和中药工业的中间桥梁。

（一）中药流通相关法律法规

我国现行的与中药流通环节相关的法律法规有《药品经营质量管理规范》、《药品流通监督管理办法》及药品电子商务方面的法律法规和规范性文件。

（二）流通环节涉及的主体和流程

药品流入消费者手中要经历多个流通环节及主体，流通方式有批发和零售两种。药品要经过多个流通主体才能到消费者的手中，药品的流通主体有生产企业、医疗机构、药品批发行业以及药品零售行业。由于中药本身的特殊性，其流通主体分为三大部分，第一部分为中药材产地、中药材收购供应站和中药材市场；第二部分为中药饮片生产企业、中成药生产企业；第三部分为医疗机构、药品批发企业、药品零售企业等，其中中药可从第一和第三部分流入消费者手中（图 19-3-3）。

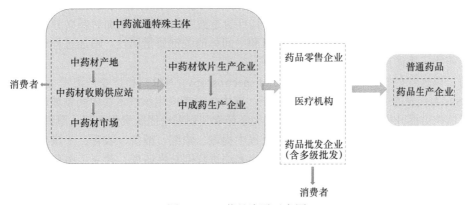

图 19-3-3 药品流通示意图

（三）智能时代下的中药流通

随着信息化、智能化不断发展应用，基于包括工业互联网、云平台在内的新一代信息技术正在融入各行各业。互联网+通过运用移动互联、云计算、大数据、物联网等互联网信息技术与中药产业链协同融合，打破中药流通中的信息不对称问题、整合优化大数据资源、解决中药产业升级具有重要意义。在互联网思维指导下，通过平台化商业模式横向整合中药批发企业。整合大数据建立起云平台，现代智能制造环境下医药供应链包括药品研发云平台、生产工业云平台和流通物流云平台，利用先进的信息化技术横向整合一体化运作三个平台，从而提升流通效率，解决中药流通中存在的问题。

四、中药的鉴别与质量监控

（一）中药的鉴别

中药材的鉴定一般包括基源鉴定、性状鉴定和理化鉴定。中药传统鉴别方法采用眼看、鼻闻、水试、手摸、口尝等法对中药材的性状进行鉴定，对鉴定人员的经验依赖性高，主观因素占据主导地位。

近几年来，国内学者开发了一系列以现代仿生技术（如电子舌、电子鼻等）、分子鉴定技术、快速检测技术为代表的中药智能鉴别方法，用以鉴别中药材真伪，评价中药材质量，具有较高的应用前景。

1. 现代仿生技术　通过电子鼻对中药气味进行客观的评价、电子舌测定中药中的离子和不挥发性物质、计算机图像分析技术对不同的中药特征进行识别等实现中药材鉴别。

2. 分子鉴定技术　DNA 条形码技术结合现代统计学方法等可以有效地鉴别出中药的种质资源；基因测序技术对基因片段进行精确的 DNA 分析，达到鉴别目的；基因芯片利用核酸技术和计算机数据分析技术可对中药进行鉴别和基因分型。

3. 快速检测技术　现代计算机技术与算法应用和分析的发展，使得曾经比较有代表性的快速检测技术为近红外光谱技术、拉曼光谱技术，给出分子内部的信息，可以有效地反映单一或混合体系的结构特征，在物质的定性分析和鉴别中一直起着十分重要的作用。

（二）中药质量监控

中药在我国经过几千年的实践和发展，积累了大量的临床应用经验，但由于中药成分复杂，加之缺乏相对成熟的质量控制体系，中药进入国际市场仍面临着巨大挑战。自过程分析技术（process analytical technology，PAT）和"质量源于设计"（quality by design，QBD）的理念提出以来，中药制药行业对药品的质量控制已经从单一的对产品的质量控制，向中药生产全过程实现质量检测和控制转变。

PAT 由美国 FDA 于 2004 年最早提出，其目的是鼓励制药公司增加对新兴分析技术的研究和使用，从而及时测量药品生产过程中原材料和中间体的关键质量属性，增加过程理解和控制，是目前现代药物质量体系的基础。

目前，以近红外光谱技术（near infrared spectroscopy，NIR）和拉曼光谱术（Raman spectroscopy，RS）为代表的 PAT 工具应用最为广泛，国内外学者应用该技术在中药领域的产品关键质量参数实时监控方面开展了大量的研究。浙江大学药学院刘雪松团队聚焦中药从原料、生产、制造、流通过程的过程质量控制，针对中药生产过程中提取、浓缩、醇沉、收膏、干燥、制剂等制药复杂过程，结合近红外光谱技术对中药质量控制方法进行创新性研究，建立了中药生产过程质量分析与控制方法，实现中药生产过程可视可控、中药产品质量均一稳定等目标。

五、智能中药柜与云药房

随着中医药的规范化、高质量发展，传统中药房和中药柜的抓药配药模式费时费力，已然无法适应人民群众日益增加的需求。智能中药柜和云药房是新一代物联网技术和互联网技术下的产物。通过多项技术的结合联动，解放了中药药师的双手，提高了群众看病取药的效率。

（一）智能中药柜

传统的中药柜是将数十味，甚至上百味中药储存在各个药柜中，再集中放置，这种方式在一定程度上有利于中药药师的调配工作。但其操作复杂，实用性不高，随着处方量的日益增多，处方调配的效率也开始下降。智能中药柜主要通过机械臂自动称量抓取处方所需的药材，用配药机将抓取的药材调配好后，进行分装，送至患者手中。此外，药柜能自动显示药材存取量，当柜子中药材余量不足时，会自动发送预警给操作人员进行添加；主控计算机中还设有患者的历史处方数据，可以查看患者每次的处方信息。

（二）云药房

以往在中国基层，中医药医疗服务资源长期缺乏，基层医疗机构开设中医科室的成本较高，一个中药房至少具有400味的药材才能满足医生开具处方的要求，这对门诊量不高的小医院来说很难维持。又加之患者更愿意前往资质更佳的大医院就医，极大地增大了大医院的医疗服务压力，致使优质的医疗资源就更难向基层下沉。

云药房是基于电子处方流转，集中线上线下药房的优质资源，通过专业化的医药配送服务，打造"线上看病、线下买药"的医药服务闭环的一种新型药学服务模式，能充分提高人民群众在优质医疗资源享受中的"幸福感"和"获得感"。患者通过手机APP或公众号等互联网应用，在线向医生问诊，医生为其开具处方后，云药房中具有专业资质的药师进行审方，审核通过后开始抓药煎药，最后由第三方配送平台将药物送至患者手中。

智能云药房，极大地减少了患者在医院排队看病、取药的等待时间。同时，医院门诊的就诊压力逐步缓解，优质的中医药医疗服务资源得以向基层下沉。

（刘雪松）

第二十章 物 联 网

第一节 物联网概念及技术基础

美国麻省理工学院凯文·阿什顿（Kevin Ashton）于 1999 年首次提出物联网（internet of things，IoT）概念，至今仍在使用。物联网是利用信息传感技术和通信网络对物品间信息进行处理和交换的一种网络概念，从技术架构上可分为三层：感知层、网络层和应用层。①感知层，感知到的信息会传输到感知层；②网络层则是对感知到的信息进行整理、统计和科学分析；③应用层则是利用现代技术对分析结果进行分析。物联网的前身是以物品编码技术、无线射频技术以及因特网技术为核心，利用射频技术替代条形码，实现对物流管理智能化。近年来，随着信息传感技术和标识技术的发展，蜂窝通信技术如 TD/LTE/5G/NB-IoT 的出现，以及大数据时代的到来，奠定了物联网技术的基石，使其应用领域得到了前所未有的拓展。科学技术发展日新月异，物联网也延伸拓展了其定义，今时今日的物联网是"万物相连的互联网"，是一种由各种传感器和互联网组成的庞大的网络，能够自动实现对目标的识别、定位、跟踪、监测，引发相关程序，实现人员、计算机、物品的相互关系。

随着物联网的概念逐渐清晰、标准不断完善，以及技术逐步成熟，物联网也迎来了爆发式增长。全球移动通信系统协会（GSMA）发布的 *The Mobile Economy 2021*（《2021 移动经济》）报告显示，2020 年，世界范围内的物联网网络连接数量有望在 2025 年实现 240 亿。目前，物联网技术与人工智能、区块链、大数据和 5G 等新技术正在加快整合，在工业、交通、医疗、能源等行业快速普及，各类技术和应用创新层出不穷，物联网的高速发展已成必然趋势，新时代物联网将发挥更重要的作用。

物联网的概念首次被提出后，物联网开始引起关注。2005 年国际电信联盟（ITU）在突尼斯举行的信息社会世界峰会上发布了《ITU 互联网报告 2005：物联网》，正式提出了"物联网"的概念。该报告指出，无所不在的"物联网"占据通信时代的前兆，从车胎到牙刷，从房子到卫生纸，任何东西都能在互联网上自动地进行交易。射频识别（radio frequency identification，RFID）技术、传感器技术、纳米技术和智能化嵌入式技术将会被越来越多的人所重视和使用。可以预见，随着物联网技术的广泛渗透和交叉应用，未来将大规模地替代现有的产品、装备和制造方式，产生大量的新业态模式和新技术应用，改变人们的生产和生活方式，具有广阔的应用前景。

国际电信联盟报告的发表和物联网技术的日益完备，让世界看到了物联网发展的前途，物联网技术作为新时代信息通信技术的典型代表，自面世之日起就得到了各国的高度重视，随着传感、标识、蜂窝通信技术的出现及发展，大数据时代的到来奠定了物联网技术发展的基石，使其应用领域得到了前所未有的拓展。根据产业经济界的普遍看法，18 世纪 80 年代出现的"蒸汽机"标志着第一次工业革命的到来，人类进入了"蒸汽"时代；1860 年，内燃机的出现标志着第二次工业革命的开始和电气时代的到来；20 世纪 40～50 年代，以电子计算机、空间技术和生物工程的发明和使用为标志的第三次工业革命，彻底改变了信息技术、新能源技术、新材料技术、生物技术、空间技术和海洋技术等多个领域的信息调控，人类开始书写"计算机时代"；21 世纪以后，第四次工业革命正在如火如荼地进行中，其特点是互联网工业化、工业智能化和工业一体化，以人工智能、云计算、大数据、物联网、无人控制技术、量子信息技术和虚拟现实技术为基础。

物联网被广泛认为是信息产业发展和转型的重大机遇，是第四次工业革命的关键技术之一。世界各国纷纷将物联网作为新兴产业，并出台一系列措施支持和鼓励物联网产业的发展。2009 年

1月，IBM 首席执行官在美国商界领袖的圆桌会议中介绍了"智能地球"的概念，随后，IBM 开发了一些针对某些行业领域的物联网解决方案，主要囊括：基础设施、能源、食品、银行、交通、零售等行业，这些方案的制定一定程度上规范了物联网产业的发展。随后，美国政府提出了先进制造业伙伴计划和总统创新伙伴计划等，逐步将物联网与美国制造业相融合，让企业和大学的技术专家参与进来，共同制定其参考框架和技术协议，不断推动物联网在各行业的部署。德国也有相应的基于物联网理念的"工业 4.0"战略，通过在制造业中引入物联网和服务，重新设计生产系统，改变制造业的发展模式，创造新的工业革命。中国还提出了"感知中国"和"中国制造2025"等规划，通过加快新一代信息技术与制造业的深度融合，促进工业转型和现代化。由于世界各国政府的支持，物联网产业得到了快速发展。

事实上，物联网是互联网的一种进化形式，互联网是物联网的基础。在此基础上，人类将获得整个物质世界的存在和运行信息，对各个领域的信息进行分析，从而更全面、更透彻地了解世界，为人类社会的高效运转，为人类与客观世界的和谐共生提供信息控制基础。需要明确的是，互联网连接的主体是人，而物联网连接的主体是物，但物联网不是单纯对物的连接，它是先连接人以后，才延伸到对物的连接。在物联网时代，信息的处理不再是简单的人工处理，而是以人工智能、大数据、云计算、无人控制技术为主的智能信息采集与处理，它主要分为三个部分：信息采集、信息传输和信息处理，以及收集和处理这些信息的过程（图 20-1-1）。

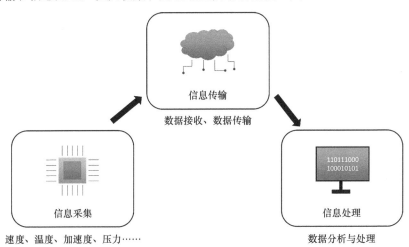

图 20-1-1 物联网的数据采集流程

信息采集主要是在各物品上安装传感器，这些传感器负责收集客观指标，如速度、加速度、温度、湿度、压力、气味、颜色和其他信息，由数据采集装置进一步处理，将模拟信号转换成数字信号，以便进一步传输和处理数据。随着科学技术，特别是信息技术的迅速发展，大数据的数量也在迅速增长。其中一个重要特征是传感器技术，它通过传感器设备收集信息并提供相关的传感器信息服务和应用，从而在物联网环境下提供大规模的传感器信息。物联网技术利用智能物体、无线传感器网络、互联网信息交换、RFID 传感器和其他传感器等技术提供大量的信息（大数据）。信息存储可以利用物联网自动化，从而实现信息的可移植性。利用射频识别技术、传感器技术、智能技术和其他技术在物体之间建立起信息交换网络。由于存在分享和复制的可能，信息可以被多人多次分享和使用，从而使信息具有公共物品的特征。

信息传输主要是通过各种网络接收信息采集装置的数据，如蓝牙、Wi-Fi、NB-IoT、LoRa、ZigBee 等，然后可以将这些数据传输到物联网的数据中台，物联网数据中台可以对这些数据进行整合及存储。随着各种设备的运行，产生了大量不同类型的数据，由于它们的特性不同，存储方法也不同。通常采用全量加载的方式，将来自不同数据源的数据加载到数据仓库中，从而实现对数据的存储。在数据仓库中，为了保证数据内容的准确性和数据格式的一致性，必须对这些数据进行统一的控制和清洗，也就是通常所说的数据清洗阶段。对清洗后的数据进行分词，然后对数据进行集成，形成集中、统一的数据库，有利于提高数据的完整性、一致性、安全性和可用性。数据集成与存储是将多源数据按照数据集成逻辑进行集成处理后，存储到中心数据库中。

信息处理主要是网络设备接收各种渠道的数据，利用大数据、人工智能等技术对海量数据进行处理和分析，完成应用和系统的协作、共享和整合，对物联网应用进行正确的控制和决策，实现智能化管理、应用和服务。以数字技术取代传统技术，以数据管理为纽带，以数据的生产、加工、传输、使用、修复和存储为基础。随着电子技术和计算机技术的迅猛发展，数字信号处理技术在科学研究中的地位和作用越来越重要，应用越来越广泛。除了物联网、仪器仪表、图形图像、测控系统、短波通信等领域外，数字信号处理技术也被广泛应用于其他领域。

此外，物联网的安全也是至关重要的。由于物联网已经嵌入到国民经济和人们的社会生活方式中，物联网安全一旦出现问题，对人们的正常工作和生活将产生严重影响。2014 年，西班牙三大电力服务提供商的 30% 以上的智能电表被发现存在严重漏洞，黑客可以利用这些漏洞进行电力欺诈，甚至切断电路；2015 年，乌克兰的电力系统遭到网络攻击，当时攻击者入侵了某电力公司的监测和控制系统，导致该国一半以上的地区有近 140 万人停电数小时，居民的供暖及生活遭受到了严重影响；2016 年，美国生产的可植入心脏装置被发现存在罕见的网络安全漏洞，可让黑客远程控制患者的除颤器或起搏器，使可植入心脏装置的电池电量迅速耗尽，从而改变患者的心搏速度，并对患者心脏进行不当的危险电击；2018 年，台积电三座十二寸晶圆厂生产线遭 WannaCry（一种蠕虫式变种病毒）入侵，进而影响晶圆厂机台设备关机的记录。据估计，这次事故造成了高达 11.5 亿美元的损失。与传统互联网相比，物联网拥有更多的设备，其安全风险系数成倍增加。云计算平台在面对传统信息系统安全威胁的同时，也面临着新的安全问题。由于平台系统的安全风险具有长期性、多样性和动态性，对信息技术管理人员提出了更高的要求。这些新的信息技术的发展和应用，给我国网络信息安全保障工作提出了新的要求。

（陈宏翔　朱岁松）

第二节　物联网体系结构

2012 年，国际电信联盟下属国际电信联盟电信标准化部门（ITU-T）正式审议通过了"物联网概述"标准（ITU-T Y.4000/Y.2060），将物联网架构分为设备层、网络层、服务支撑和应用支撑层和应用层（图 20-2-1）。

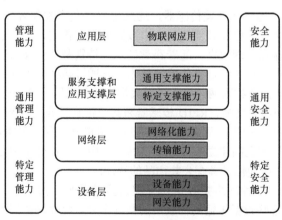

图 20-2-1　ITU-T Y.4000/Y.2060 物联网架构图

其中，①设备层主要实现各类传感设备支持多种网关，可以收集并上传信息到通信网络，并可以从通信网络接收命令；②网络层主要负责网络传输，并提供网络连接的相关控制功能，如身份验证，传输资源控制功能等；③服务支撑和应用支撑层主要负责数据处理及应用调取，满足多样化应用的需求；④应用层主要包括物联网的各类应用，是直接面向客户的；⑤管理能力主要包括故障管理、配置管理、会计管理、绩效管理和安全管理；⑥安全能力主要包括授权、身份验证、安全审计、信号完整性保护、访问控制等。

针对医疗健康场景，物联网体系架构又可以进行进一步的完善（图20-2-2）。医疗健康物联网整体架构可分为感知层、网络层、平台层和应用层。

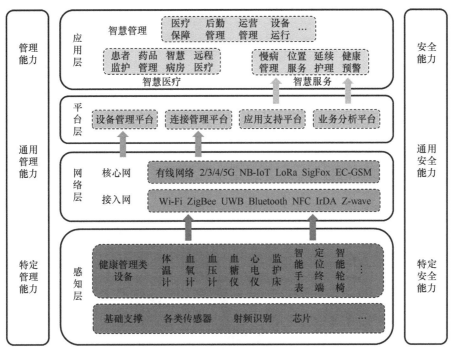

图 20-2-2　医疗健康物联网技术架构

一、感 知 层

感知层主要通过各类传感器及各类健康设备，完成数据的采集，从而实现持续、全面、快速的信息获取。感知层相当于人体的"五官"，通过各类传感器（烟感、光感、声感等），以及健康管理类设备（体温计、血压计、血氧计、监护床等），采集环境感知信息及生命体征信息，并将采集的信息传输给网络层。

基础支撑主要包括各类传感器、射频识别、芯片等，这些是获取环境信息的基础部件，而健康管理类设备往往是由各类传感器、芯片、存储以及算法等组合组成。例如，绝大部分电子血压计的基础是压力传感器，通过压力传感器采集的数据经过滤波等处理之后，计算得到舒张压和收缩压。

下面主要着重介绍感知层基础支撑环节的主要元器件。

（一）传感器

传感器是一种由传感元件和转换元件组成的传感装置，它能感应到要测量的信息，并能根据某些规则，如电压、电流、频率等，将感应到的信息转换为电信号或其他所需形式的输出信息，以满足传输、处理、存储、显示、记录和控制信息的要求，最终为物联网应用提供数据来源。一般来说，传感器可根据其主要传感功能分为十类：热、光、气体、力、磁、湿度、声、辐射、颜色和味道。

在医疗健康物联网中，传感器被广泛应用于医院的各个场景中，常见的传感器有生物传感器、温度传感器、流体传感器、陀螺仪、加速度传感器等，主要用于获取患者体温、体征检测、环境监测、患者运动状态、地理位置、姿态等信息，常见的传感器类型及应用场景详见表20-2-1及图20-2-3所示。传感器技术能够收集患者生命体征和治疗程序的数据，这些数据可用于监测医疗过程并提高治疗的有效性。

表 20-2-1　常见传感器类型及典型应用场景

传感器类型	典型应用场景
声音传感器	电子语音病历、急救管理
生物传感器	病房体征监测
气体传感器	环境监测
光学传感器	环境监测
温度传感器	温度测量、监护管理
流体传感器	输液监护管理
红外传感器	公共卫生防疫、人流量监测
陀螺仪	人员定位、固定资产管理、院内导航
加速度传感器	物流机器人、可穿戴监测
压力传感器	智慧病区
磁力传感器	固定资产管理、输液监护管理
惯性测量传感器	物流机器人、可穿戴监测

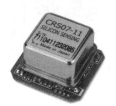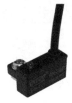

图 20-2-3　不同类型传感器

（二）射频识别（RFID）

RFID在医疗物联网应用非常广泛，可以实现快速识别目标并进行长期跟踪，其原理是为阅读器和标签之间的非接触式的数据进行通信，以达到识别目标的目的。

RFID根据供电方式可以分为两大类，分别是无源RFID和有源RFID。

1. 无源RFID　在无源RFID的情况下，电子标签接收由RFID阅读器传输的信号，其优点是无须进行充电，但通信距离较短，一般用于近距离的接触式识别，最典型的场景是食堂饭卡、固定资产标签、手术器材库存管理等。

2. 有源RFID　在有源RFID中，通过外接电源进行供电，主动向RFID阅读器发送信号，其优点是拥有较高的传输数据量及较长的传输距离，以及主动传输需要，但需要额外电源供电，体积较大。最典型的场景就是人员定位及移动资产定位，例如，针对特殊患者可以实现定位管理，一旦擅自进入或离开指定的区域就进行预警，防范风险的发生。随着技术的发展，市面上也出现了半有源RFID，其特点是结合了有源和无源RFID的优点，其耗电量较小，电池可维持较长时间。

（三）芯片

芯片是物联网系统中不可或缺的组成部分，其分布广泛，种类繁多，根据功能划分，其主要作用如下。

1. 定位 对人员、物流、设备的定位管理是医疗物联网的一个典型应用。室外定位技术相对成熟，主要有美国的 GPS、中国的北斗、俄罗斯的格洛纳斯和欧盟的伽利略四大导航系统。室内定位常用的方案有 Wi-Fi 定位、蓝牙定位、UWB 定位、RFID 定位等。

2. 信号处理 将温度、湿度、视频等传感器采集的模拟信息转化处理成数字信息，数字信号处理器通过将收集起来的数字信号经过过滤、抽样处理和转换后，实现原始信号对所需信号的转换，以方便后续数据的传输及处理。

二、网 络 层

网络层的主要作用通过公共网络或私有网络，以有线或者无线的方式，将感知层获取的信息传递给平台层，实现信息的实时、可靠、安全传输。医疗健康物联网的网络层实际上是一个异构网络，包含接入网和传输网。核心网涉及有线网络技术和 2G/3G/4G/5G、NB-IoT、EC-GSM、LoRa 和 SigFox 等远距离无线通信技术，主要负责进行和设备之间的信息传输。

网络层是整个物联网系统的"神经系统"，通过建立不同类型的网络，来实现更加广泛的"万物互联"，从多个物理网络中获取并聚合信息，将信息精准及时地传递给平台层；同时，它还要求医疗设备可以自动发现并连接处于动态变化的网络，并自动完成部署、管理和调度；此外，由于医疗健康行业的特点，网络层还必须同时满足安全性、长期连接的可靠性、实时响应所需的低延时和低功耗等要求。

（一）接入网

网络级接入网主要包括 Wi-Fi、Bluetooth、ZigBee、UWB、Z-wave、NFC 和 IrDA 等短距离无线通信技术，主要为物联网设备提供接入。

1. Wi-Fi 是一个创建于 IEEE 802.11 标准的无线局域网技术，其成本低廉，且数据带宽极高。但也有缺陷，其作用范围较小，灵活度不高。因此在日常生活中很常见，基本每个城市、每个家庭都设有 Wi-Fi，其在医院众多仪器设备中应用广泛。

2. Bluetooth 即蓝牙。蓝牙一般用于近距离的数据交换，虽然其传输距离较短，组网规模相对较小，但可以进行方便、灵活、安全、便宜和高效的设备数据和语音传输。因此蓝牙技术仍得到广泛应用，它是实现无网络层的主流技术之一，目前在可穿戴智能穿戴产品、智慧病房等方面应用广泛。

3. ZigBee 是一种低成本、低功耗的 Mesh 无线网络标准，其数据传输模块类似于移动网络基站。与蓝牙技术相比，ZigBee 的传输距离、组网规模都有了长足的提升，在工业生产、遥测遥控、智能家居等领域有着广泛的应用。

4. 超宽带（ultra-wideband，UWB）技术 是一种无线载波通信技术，其通过发送和接收具有纳秒或纳秒级以下的极窄脉冲来传输数据。UWB 定位精度较高，性能较强，且电磁兼容性强，抗干扰能力强，但因其成本高昂，暂未得到广泛使用，目前仅在精密制造及高精度室内定位中有一定的应用。

5. NFC（near field communication，近场通信） 是一种从 RFID 和互连互通技术的整合中产生的新技术，它将感应式读卡器、感应卡和点对点通信的功能结合在一个芯片上。与 RFID 不同的是，NFC 技术增加了点对点的通信功能，且通信带宽更高，能耗更低，同时传输距离也更短，因此 NFC 技术的主要应用场景包括移动支付、门禁、身份识别等。

（二）核心网

1. 5G 是第五代蜂窝移动通信技术的简称，具有"高带宽、低时延、广连接"的特点，5G 的出现将极大丰富物联网的应用范围，将影响到各行各业，极大改变人们的生产生活方式甚至人们的思维方式，被认为是下一代信息科技革命的制高点。

在 4G 环境下，30～50ms 的时延可以完成人们在日常生活中的大部分需求，但对于无人驾驶、远程手术、远程急救等场景下，差之毫厘就可能会酿成灾祸，因此 5G 技术极大推动了医疗健康物联网的应用。以往难以想象的应用场景在 5G 的帮助下逐渐成为现实。2019 年 3 月 16 日，中国人民解放军总医院成功完成了全国首例使用 5G 的远程人体手术，成功为距离北京 3000km 外的海南医院的患者远程植入了帕金森病"脑起搏器"。或许在不久的将来，大型三甲医院的高水平的专家就可以足不出户对偏远地区的患者进行远程手术，完成以往基层无法实施的手术。

2. NB-IoT（narrow band internet of thing，窄带物联网） 是一种专为物联网设计的、可在全球范围内广泛使用的窄带射频技术。其主要优点包括广覆盖、低功耗和大连接，因此在智慧停车、烟感气感监测、智慧消防、智能门锁、智慧农业等行业广泛应用，但由于其数据传输量少，因此 NB-IoT 只能传输少量的数据到远端，这意味着依靠实时数据分析的行业应用难以推广此技术。

3. LoRa（long range radio，远程无线电） 是低功耗局域网无线标准。一般而言，低功耗的无线传输一般很难覆盖远距离，而远距离的无线传输一般功耗都比较高，然而，LoRa 最重要的特点是，它能够比其他相同功耗的无线方法传播得更远，实现了低功耗和长距离的结合。与相同功耗的传统无线频谱相比，它能将距离延长 3～5 倍，这也是它被广泛用于物联网的原因。

（三）不同网络性能分析

相对互联网，物联网的应用场景更加复杂，需要综合考虑不同网络的容量、带宽、模组尺寸、成本、工号、传输距离、使用寿命、稳定性等因素，选择最符合业务场景的网络类型。例如，在生命体征监测、智能门禁等应用中，传感器检测的主要是温度、血压、心率、心电等数据，这类数据通常数据量很小，因此可以考虑使用蓝牙、Wi-Fi 等；对于远程手术、院前急救等类型的场景，其传输带宽要求非常高，因此可以考虑使用 5G 等技术；对于特殊患者电子围栏管理、一键报警等场景，其要求室内定位非常高，可以考虑使用通过蓝牙 AOA 等技术来实现（表 20-2-2）。

表 20-2-2 不同网络类型主要性能对比

网络类型	名称	工作频率	数据传输率	覆盖距离	功耗	成本
接入网	蓝牙	2.4GHz	24Mb/s	100m	低	低
接入网	Wi-Fi	亚 GHz、2.4GHz、5GHz	54～450Mb/s	100m	中	低
接入网	UWB	6～9GHz	500Mb/s	10m	高	高
接入网	ZigBee	2.4GHz	250kb/s	100m	低	中
核心网	2G/3G	蜂窝网络	10Mb/s	5～10km	高	高
核心网	4G	蜂窝网络	150Mb/s	1～3km	高	高
核心网	5G	蜂窝网络	20Gb/s	300m	高	高
核心网	LoRa	亚 GHz	40～250kb/s	20km	低	中
核心网	NB-IoT	蜂窝网络	50～60kb/s	20km	中	高

三、平 台 层

平台层在物联网架构中起到承上启下的关键作用，其主要负责高效、准确、智能的信息处理。向下通过设备管理平台（device management platform，DMP）、连接管理平台（connectivity management platform，CMP）连接感知层，向上通过应用支持平台（application enablement platform，AEP）、业务分析平台（business analytics platform，BAP）为应用层提供统一接口服务。此外，平台层还提供一些通用的服务能力，如通信管理、数据处理与挖掘、仿真与优化等服务。

平台层的核心是中间件技术，即平台层提供类似通用即插即用的统一规范来识别通用的应用需求，衔接网络上应用系统的各个部分或不同的应用，并提供应用开发接口和协议来支持和满足服务、应用和用户需求，从而实现物联网终端设备的管理、控制和运行，达到资源共享、功能共享的目的。

四、应 用 层

应用层是物联网架构中的最顶层，也是物联网的显著特征和核心所在。应用层要包括智慧管理、智慧服务、智慧医疗三个方面的应用。例如，业务管理可实现药品管理、医疗器械管理和辅助诊断等，提高医院管理水平和医疗服务质量；个人健康管理可实现慢性病管理，健康干预和养老监护等，助力远程医疗和健康管理、健康养老等；医疗健康物联网还为政府在公共卫生、医疗保障等方面提供辅助决策支撑。

应用层架构在平台层之上，根据业务需要设立相关的物联网应用，并通过云计算平台对感知层采集并传输的数据进行计算、处理和知识挖掘，从而实现对物理世界的实时控制、精确管理和科学决策。这其中，核心要素在于"数据"和"应用"。前者指应用层需完成数据管理和数据处理；后者则是需要应用层将数据与行业应用相结合。

五、物联网安全

物联网作为一个应用整体，其安全防护不能只是各个独立层安全措施的简单相加，而应该提供一套完整、统一的物联网安全体系，同时具备一定的扩展能力，使得物联网在发展和应用过程中，其安全防护措施能够不断完善。

物联网安全的关键节点主要如下。

1. 设备认证　是物联网安全的第一道防线，防止非法设备进入物联网网络，从而提供虚假信息或者实时网络攻击信息。

2. 数据加密　将传感器采集的数据进行加密，实现物联网数据的基本防护。由于数据采集装置的数据计算能力有限，应尽量采取轻量级的加密算法。

3. 访问控制　访问控制是对合法设备的非法请求进行的控制，能够减少网络攻击的风险。

4. 入侵检测　当物联网遭遇网络攻击时，能够高效、快速地做出响应，使网络性能能够尽快恢复，同时可以识别攻击者，并做出相应处理。

5. 数据处理与安全　对数据隐私字段及数据传输过程进行加密。

6. 容错机制　当系统发生入侵或者非法攻击时，能够及时地隔离问题系统和恢复正常的功能。

（陈宏翔　吕周平）

第三节　医院物联网的应用

医院物联网是物联网技术在医疗行业的一个重要应用领域。随着物联网技术的普及以及与5G、云计算、大数据、蓝牙、RFID 等技术的充分融合与应用，医院物联网越来越呈现出强大的影响力及生产力。

根据使用场景进行区分，可以将医院的物联网进行区分，一个服务于医疗业务应用场景，一个服务于后勤管理应用场景。

一、医疗物联网

医疗是医院的核心，医疗物联网同样也是医院物联网体系中最重要的一环。以医疗物联网为媒介，可以实现物品、人员、计算机的互联互通，大大提升医护人员的工作效率，增强医疗技术能力，降低医疗风险，能有效提升医院的整体信息化水平和服务能力。

医疗物联网在医院业务中有着广泛的应用，例如，ICU 患者生命体征监护，移动查房、消毒供应链管理、医疗物资管理、固定资产管理等。根据应用场景来划分，可以分为智慧医疗、智慧服务和智慧管理三个方向，服务的对象分别是医护人员、患者、医疗管理者三类人群。

（一）智慧医疗

物联网技术在医疗机构中的应用，具有移动终端、灵活便捷的接入和自动采集状态信息的功能，完全克服了固定网络和各科室相对独立的信息管理系统的限制，可以更有效地提高管理人员、医生和护士的工作效率，协调相关部门的正常工作，有效提高医疗机构的整体信息化水平和服务能力。智慧临床应用场景包括智慧手术室、智能心电监护、智能急救、智慧病区等。典型应用场景如下所述。

1. 智慧手术室　手术室是为患者提供手术和抢救的场所，随着外科医学的飞速发展，手术室在医院的业务运营中也越来越重要。近年来，越来越多的医院开始重视数字手术室的建设，借助先进的物联网技术，可以将手术室内的物品、设备和人员进行有效整合，通过物联网技术和信息管理系统共享信息，不仅可以极大地提高手术室的利用效率，对工作人员、标本、耗材和药品进行智能管理，还可以让临床医生更加专注于手术操作，提高手术的准确性，充分了解患者，从而提高医疗水平和质量。RFID、红外传感器、GPS、激光扫描和其他信息传感器技术正逐渐被引入医疗领域，以实现对重要医疗设备的追踪。

2. 智能心电监护　能够通过电极片从人体体表获取心脏内部离子运动产生的生物电信号，通过记录传感器采集的数据，可以检测到患者的心律失常等异常数据，也能对无症状性心肌缺血进行定量分析，甚至植入体内的心脏起搏器也可以进行无创监测和评估，供临床医生参考，辅助医生进行临床分析。

3. 智能急救　急诊救治对时间要求较高，借用物联网、5G 技术等技术可以搭建急诊绿色通道物联网平台，打通院前到急救的信息流，让信息实现互联互通，缩短候诊时间，提高救治效率与抢救成功率。患者进入急救车后，通过多种传感器及医疗设备获取患者的各项生命体征、急救车内环境、救护车轨迹等数据，急救值守医生在医院即可实时获取患者的动态信息，并进行远程指导。在患者到达医院之前，患者个人基本情况、电子病历、检查等信息已经交由医生处理，辅助医生做出病情诊断，制定治疗方案。当患者抵达医院以后，可以记录患者进入医院的各个时间节点，同时各诊室开启急救程序，缩短候诊时间，为抢救患者节省宝贵时间。

（二）智慧服务

由于医院的规模越来越大，医院内部结构复杂，建筑物的连接性差，为患者"找路"已经成为一个大难题，很多大型三甲医院都面临人满为患的问题。已经设立了分诊点、流动哨、额外的保安和志愿者，以确保人们正常进入医院。花费人力的同时，医院运营成本也在提高。与此同时，许多新建医院在为患者提供更加舒适宽松的医疗环境的同时，也给医护人员日常管理带来很大的负担，"跑断腿"成为许多医护人员的真实写照。

通过医院的物联网可以有效地解决上述问题，一方面可以借助蓝牙等技术，为患者提供精准的室内导航及患者定位管理，同时通过智慧病区建设，大幅度提升病区的智能服务水平，提升患者的就医体验。典型应用场景见下。

1. 特殊患者管理　针对新生儿、精神疾病患者、抢救患者等特殊患者，利用医疗物联网，可以实现特殊患者的有效管理，主要功能如下。

（1）电子围栏：对被定位的患者提供可定制化的电子围栏设定服务，可以针对每个患者划分电子围栏区域，患者离开电子围栏区域及时告警。一旦发生越界应当及时告警，避免危险事故发生。

（2）轨迹查询：能够记录被定位人员的移动轨迹，可以进行回溯和分析。发生特殊事件时，可以追溯事件经过。或者可结合大数据用于特殊患者的行为分析。

（3）一键告警：在患者或者医护人员遇到危险或者需要帮助的时候，能够通过告警装置及时向相关医护人员或者保安等寻求帮助。医院工作人员可以快速定位告警患者所在位置，快速到达现场提供帮助和救援。定位精度应该在3m左右，能精确到某楼某层的某区域（图20-3-1）。

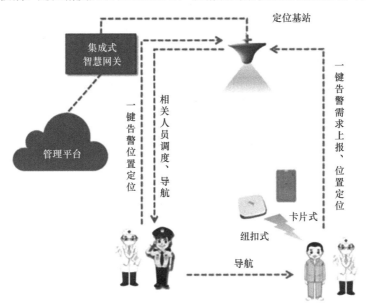

图 20-3-1 室内定位应用于患者精细化定位管理示意图

2. 智慧导诊导航 向医院提供的智能导诊服务应包括以下相关服务。

（1）医院室内地图科室分布展示：提供医院内的地图展示服务，能够清楚地看到医院的科室分布。地图精度能够达到亚米级。

（2）人员定位医院室内地图科室分布展示：可以实时定位访客位置，提供科室查询和导航功能。

（3）挂号导航：与医疗挂号系统对接，实现挂号侧一体化就医，便捷化院区室内位置服务应用。

（4）医院室内地图路径指示：对于就医的患者，在进行智能分诊后，能在医院的室内地图上画出就医的路径指示。对于收到告警的医院工作人员，能够在室内地图上画出到事发地点的路径指示。定位的精度应该在3m左右。

（5）智能导诊后的到科室的导航：为就医的患者，提供在智能分诊后，精确到就诊科室的导航服务。导航的精度应该在3m左右。

（6）院内位置共享：提供院内的位置共享服务，方便探病的亲属好友在院内寻人。定位的精度应该在3m左右（图20-3-2）。

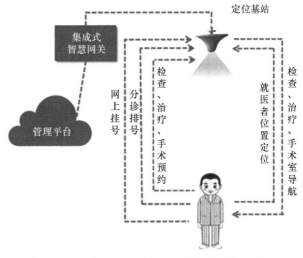

图 20-3-2 室内定位应用于智慧导诊导航示意图

（三）智慧管理

智慧管理类应用场景包括智慧后勤管理、院内物资及物流管理，以及院内医疗废物管理。

医疗器械管理是医院管理的重要板块，医疗器械的使用情况能够在一定程度上反映医院的现代化程度、技术水平和诊断能力。如何科学、细致地管理和合理配置医疗设备，使其效率和效益最大化，已成为反映医院管理水平的一个重要标准。一直以来，政府有关部门密切关注医疗器械的使用和管理，出台了多项政策，规范和加强医院的医疗器械管理，促进医疗器械的合理流通、安全和高效使用。2015 年，国家食品药品监督管理总局制定了《医疗器械使用质量监督管理办法》，要求医疗机构加强对医疗器械使用环节的监督管理，并明确提出"鼓励医疗器械使用单位采用信息化技术手段进行医疗器械质量管理"。同年，国务院办公厅印发了《国务院办公厅关于城市公立医院综合改革试点的指导意见》。《国务院办公厅关于城市公立医院综合改革试点的指导意见》中要求推进医疗信息系统建设与应用。依靠大数据支撑，强化对医疗卫生服务的绩效考核和质量监管。《医疗器械使用质量监督管理办法》明确了医疗资产管理公司承担医院设备的维护保养工作的合法地位，鼓励医院将设备管理交给更加专业的，有资源整理能力的机构。

通过物联网、互联网、大数据等技术手段，建设基于工业互联网架构的医疗设备全生命周期数据化智能监管应用平台。平台有效地帮助医院提升了医疗设备综合管理能力，同时推进"互联网+医疗设备智能化信息化管理服务"，实现设备管理系统升级优化，促进各级医疗机构及卫生行政部门信息化建设，并实现区域统一数据中心的构建。

随着医院规模的扩大，大量的药品、器械、被服、污物等物品需要频繁在各科室、各楼宇之间进行转运，物资输送效率和安全性问题越发严重。另外，医院自动化、信息化和智能化建设的程度也越来越高。在这一背景下，智慧物流系统在越来越多的医院中应用。在四类仓储系统中，气动物流系统是目前医院使用普及程度最高的自动化物流系统。气动物流系统以压缩空气为动力，由 PVC、钢材制成管道，使用 PVC 小瓶做载体，搭载小型物体在楼内、楼宇间进行物品的快速传输，常用于快速运输部分紧急物品。自动导航车支持按配送任务定制计划，如按病房类型定制（普通病房、传染病房、ICU 等），按配送物资定制（药品、餐食、被服），按配送载荷定制等，配送计划可分为例行配送和特例配送等模式，可以满足多种配送任务要求。典型应用场景如下。

1. 医院资产管理 利用医疗物联网，可以实现医院资产的有效管理（图 20-3-3），主要功能如下。

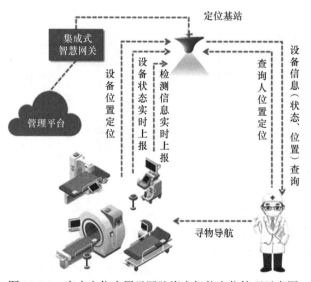

图 20-3-3 室内定位应用于医院资产智能定位管理示意图

（1）资产定位监控：对被定位的资产进行位置监控，可以按资产类型选择实时监控或者按一定频率上报位置信息，能够在定位平台上看到被定位资产所在的具体位置。定位精度可达到 3m，能够定位到具体的病房或诊室。

（2）维保管理：对被定位的资产进行物联网信息采集，能够记录资产的维保信息，包含但不限于维保时间、次数、维保人等信息。

（3）资产盘点：能够对所有被定位的资产在定位系统上进行清算盘点，能够看到每一个被定位资产所在的位置，并且应该显示包括但不限于是否在合理位置，是否处于正常使用状态等信息。定位精度可达 3m 左右，能够准确显示清算资产所在的位置。

（4）设备状态监控：能够对被定位的设备进行状态监控，能够显示包括但不限于设备开关状态、设备能耗、设备使用频率等信息。

2. 智慧医疗冷链 是一个系统化的项目，旨在将药品从制造商冷冻储存处到用户处，以预防、诊断和治疗人类疾病，包括生产、运输、存储、使用等一系列环节。智慧医疗冷链可以在疫苗、细胞、试剂、器官移植运输方面发挥巨大作用。借助物联网技术可以实现运输的全程监控。例如，运输公司接到运输任务后，工作人员将运送的物体放进特制的冷藏箱里，放入冷藏车时，工作人员会在冷藏箱壁上贴一个 RFID 标签，它通过无线电信号识别特定目标并读取相关数据。当标签设置好后，在冷链运输过程中，温度传感器按周期将温度的变化情况转化为电子信号，RFID 标签芯片感应并记录该信号。传感器在冷链车、冷库、冰箱中实时检测温湿度，并把数据上传至服务器，用户可以实时监测，一旦检测到温度和湿度偏差，系统就能发出警报，提醒用户及时纠正，有效地保证了整个医疗冷链的效率，同时接收方也可以通过物联网平台进行追溯，了解药品流向，既能防止窜货，又能在出现问题时紧急停止扩散，避免对群众造成危害。

3. 被服管理 通过物联网平台可以建立统一被服管理档案库，规范化被服使用流程，使被服的洗涤和报废工作纳入到系统管理中，使其使用情况（如洗涤次数、报废周期等）全部一目了然，采购工作做到有的放矢，被服的库存可以保持正常数值，从而减少资金的占用。

系统以被服洗涤为核心，以被服使用过程为主线，结合水洗标、热压印、数据采集等技术，运行系统核算功能，有效管理洗衣业务。无线射频识别技术可用于记录数据，如服装所有者的基本状况、服装的寿命、洗涤周期的数量和服装的类型，方法是在每件白衣上缝制一个纽扣状记号物，即电子标签——一个独特的全球识别码，实现批量计数、洗衣跟踪和自动分类等功能，从而规范白衣管理，减少工作量（图 20-3-4）。

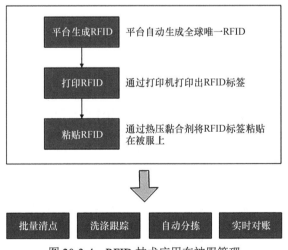

图 20-3-4　RFID 技术应用在被服管理

4. 医疗废物管理 医疗物联网同样可以对医疗废物进行统一管理，在平台中导入医疗废物类型，以及对应的处理方式。基于建筑信息模型监控大屏，内嵌地理信息系统（GIS）地图，实现医疗废物流向的透明化，保证科室封袋、称重、暂存点收集、贴标、入库、出库环节全流程可追溯化、可配置化。

当产生医疗废物时，平台支持在线记录，记录每一次产生医疗废物的信息，包括废物名称、产生时间、产生数量、产生科室等。

当处理医疗废物时，平台支持运输维护人员对医疗废物进行登记，登记内容包括废物名称、时间、数量、移交人、科室、接收人。采用高端一体化自动医疗废物车，也可选择便携式蓝牙设备、手持终端进行称重、打印。医疗废物要集中保管，能够焚烧的，应当及时焚烧；不能焚烧的，消毒后集中填埋，当处理完医疗废物后，可通过平台进行记录，记录内容包括废物名称、处理时间、处理方式、处理人等。

二、建筑物联网

随着整个社会数字化的转型，传统的建筑行业也在进行数字化转型。建筑信息模型（building information model，BIM）的出现是继计算机辅助设计（CAD）之后，整个建筑建设领域的第二次数字革命，随着物联网技术的成熟，以及 BIM 技术的广泛应用，"BIM+物联网"正在成为建筑行业的新方向。"BIM+物联网"的核心是在计算机中建立虚拟的建筑工程三维模型，同时利用物联网技术，通过 RFID、各类传感器，实现设备信息及空间信息的远程采集，为建筑全生命周期提供完整的建筑工程数据库，从而实现医院建设与运营的全面信息化、数字化管理。

建筑物联网的主要应用场景包括如下几方面。

（一）空调系统

空调系统主要监测制冷群控设备、空调主机、新风机、送排风风机等设备的实时运行情况。利用 BIM 模型可查看空调系统设备综合管线分布，查看设备空间位置及设备实时运行数据。

通过对建筑空间内环境温湿度的监测，智能自动调节空调系统运行保持设定温度，达到节能降耗的目的。通过对停车场空间内空气质量的监测，智能自动调节空调新风系统运行保持良好的空气质量，提供舒适体验。

对空调系统的设备房进行监测，可以进行三维可视化场景的漫游，围绕与设备房相关的数据进行综合展示。通过设备房巡检记录实时了解设备房巡检情况，统计设备房内设备数量、故障设备数量，查看设备详细信息，包括设备实时数据、历史运行统计分析图表、设备服务范围、设备上下游逻辑关系图、设备台账、维修记录、保养记录、巡检记录，可查看设备房相关的各类图纸，按照图纸分类对图纸进行组织以方便查找，包括的图纸如设备房布置平面图、系统图等。图纸可在线查看也可下载。

空调系统的运营分析主要包括空调故障分析、空调报警分析、空调使用情况分析等。通过运营分析可以精确地掌握设备运行情况，清楚地了解哪些设备容易故障、故障的频率与故障时长，有助于及时排查设备故障，最大限度地减少因设备故障停止运行带来的影响，延长设备使用寿命，降低运营维持成本及提高管理效率（图 20-3-5，图 20-3-6）。

（二）给/排水系统

给/排水系统主要分生活给水系统监测与排水系统监测，生活给水系统监测主要是对水泵的运行、水箱液位监测，排水系统监测主要是对集水井水泵运行状态与井内液位进行监测。

对给/排水系统运行情况进行分析，主要包括故障分析、风险报警分析、使用分析等。通过对给/排水运营情况的分析可以精确地掌握设备运行情况，清楚地了解哪些设备容易出现故障、故障的频率与故障时长，有助于及时排查设备故障，最大限度地减少因设备故障停止运行带来的影响，延长设备使用寿命，降低运营维持成本及提高管理效率（图 20-3-7，图 20-3-8）。

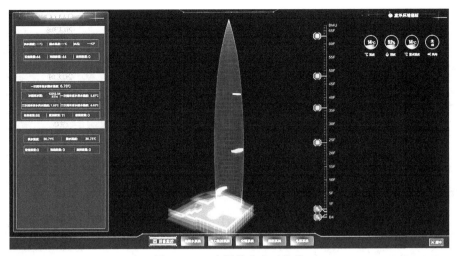

图 20-3-5 空调状态实时监控

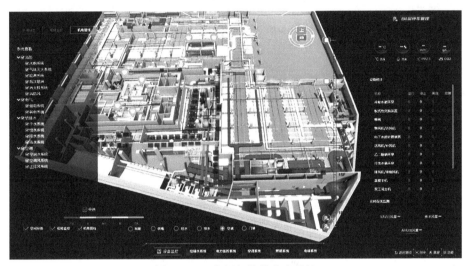

图 20-3-6 空调与管线状态监控

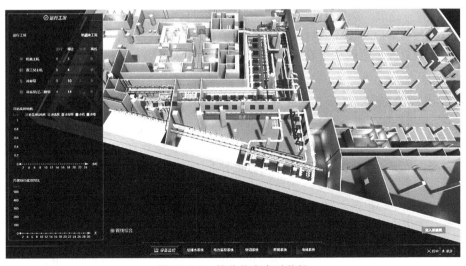

图 20-3-7 管线状态实时监控

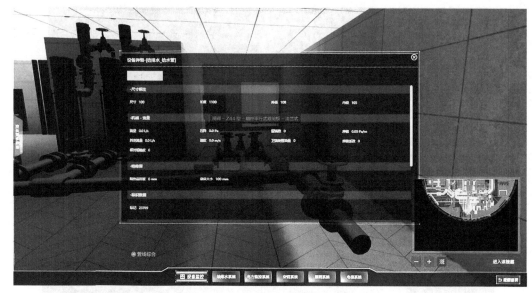

图 20-3-8　给/排水系统实时监控

（三）供/配电系统

供/配电系统可以实时监测供配电系统各类设备的实时运行情况，主要包括高低压柜、变压器、配电箱等。将供/配电系统图设备上下游逻辑关系数据导入到平台，可以查看每个设备的上下游设备与服务的空间范围，还包括电气安全监测、电能质量分析、用电管理、预付费管理、充电桩管理、智能照明管理、异常事件报警和记录、运维管理等功能。

（四）照明系统

照明系统实时监测照明配电箱及回路状态，将回路与空间关联可直观地查看回路所控制照明空间，基于 BIM 的建筑结构模型，三维可视化展示空间内照明开关状态。

该系统支持照明模式设置，不同的时间段设置不同的照明模式，每种模式设定相关回路的开关状态，系统根据设定的照明模式，对照明回路实现按时自动控制。

经常会发生人走了灯还亮着的情况，这造成了能源的浪费，传统管理的方式依赖人在建筑内巡检发现后才进行处理，低效且响应滞后。照明系统包括照明自检功能，可以根据建筑内照明回路的实时状态与当前照明模式的对比，自动形成自检报告显示目前存在异常的情况，管理者在处理时可远程调取周边摄像头查看现场实时情况，远程视频确认后进行处理，可提高管理效率（图 20-3-9）。

（五）电梯系统

电梯系统可实时监测电梯运行情况，包括电梯的运行状态、运行参数、电梯停靠楼层、电梯内监控画面。当电梯出现故障、困人等事件时将自动报警，联动视频监控系统调取电梯轿厢内摄像头查看轿厢内情况，显示电梯所在的电梯厅与停靠的楼层位置，并联动显示电梯外电梯厅的监控画面。

管理者在总控中心根据大屏展示的综合信息进行指挥调度，实时查看现场进展情况。同时可以对电梯运行的历史数据进行数据挖掘分析，形成反映电梯运行效率和安全健康状况的各类分析报告，如运行时长分析、故障率分析、等待时长分析、使用频率分析、楼层停留时长分析、楼层停靠频次分析等，通过对历史数据运行的分析，帮助电梯运行维护人员优化电梯运行策略，提高电梯运载效率，制订更加科学的维保计划确保电梯设备的安全可靠运行（图 20-3-10）。

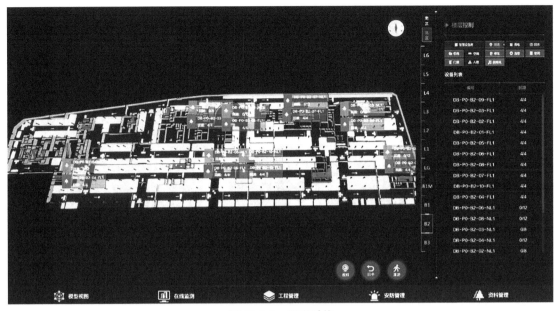

图 20-3-9　照明系统

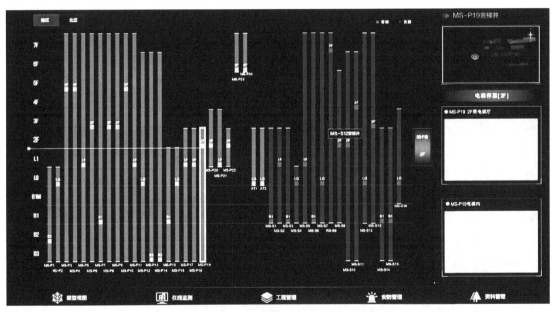

图 20-3-10　电梯状态实时监控示意图

（六）视频监控系统

视频监控系统需要接入摄像头设备，基于 BIM 三维空间可查看摄像头点位分布。对摄像头进行分类管理，便于查找摄像头。支持查看实时画面、历史录像，支持云台控制（图 20-3-11）。

此外，根据三维空间索引，还可以建立视频监控系统与其他系统间的关联，如发生事件后根据事件发生所在空间可调取附近摄像头查看现场实时情况。利用视频 AI 分析能力，实现基于视频 AI 的消防安全一体化管理（图 20-3-12）。

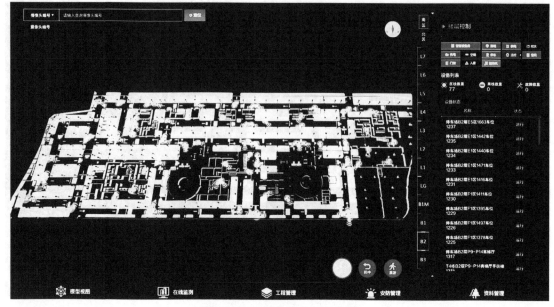

图 20-3-11　摄像头布局示意图

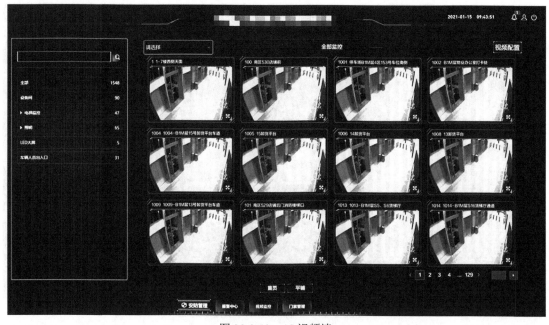

图 20-3-12　AI 视频墙

（七）停车场系统

停车场系统基于停车场系统反向寻车、出入管理功能，实时展示每个车位的实时占用情况、停车场当前实时剩余车位、车辆实时进出记录。可以根据车牌号或车位号搜索并在三维模型中定位到车位位置。可查看停靠在车位上的车辆进场信息与车牌（图 20-3-13）。

结合路径规划算法，停车场系统可以通过移动端查询车牌号显示车辆停靠位置及路径规划，方便用户快速找到自己的车辆。在停车场出入口位置部署车流 AI 分析摄像头，系统实时监控出入口车流量，发生拥堵实时报警显示拥堵时长及出入口实时监控画面。

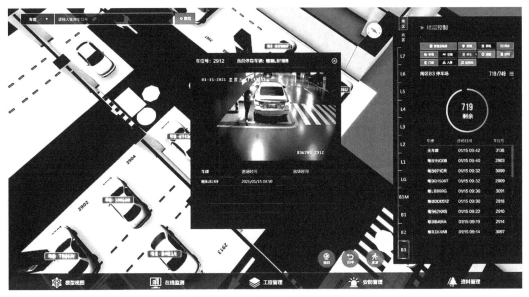

图 20-3-13　停车场系统示意图

停车场系统对停车场历史数据进行数据挖掘，全面分析停车场的运行情况，从停车效率、通行影响及经营收入等方面进行分析，为管理者优化停车场管理提供数据依据，提高停车场使用效率与运营收益，为用户提供更好的停车场通行环境。

（陈宏翔　邓根强）

第二十一章　医疗信息及网络安全

第一节　医疗信息及网络安全概述

随着我国经济社会的快速发展，人民对健康的需求也越来越高，而医疗卫生服务手段也伴随着科学技术的快速发展而变得越来越多样化。最近几年，网络信息技术飞速发展，信息化技术在医疗卫生领域的发展同样日新月异，因此医疗卫生行业信息化的建设在医药卫生体制改革中也扮演着极其重要的角色。我国也制订了《2006—2020年国家信息化发展战略》，在此战略的指导下，医疗卫生行业的信息及网络安全问题也随之成为领域内讨论的焦点之一。本节将从医疗信息及网络相关的基本概念出发，阐述我国医疗卫生信息化建设的现状，并分析医疗信息化及网络化所面临的安全风险。

一、医疗信息及网络安全现状及形势

近年来，众多黑客攻击了大量互联网及信息化的账户。例如，某互联网公司就曾经被黑客攻击了用户账户保护算法，最终造成了用户隐私及其他信息泄露等严重后果。在我国，相关恶性事件也屡见不鲜。例如，2017年某著名互联网公司因为内部员工盗窃与医疗、社交、银行、交通等相关的个人信息近50亿条，并且在网络黑市贩卖，引起极其恶劣的影响。在2016年，有研究公司发布了一项调查研究，其研究结果发现在208家研究的企业里，有超过69%的企业曾经在过去一年的时间里遭到内部员工盗窃或者试图盗窃内部数据，目前我国计算机感染恶意程序的前三种类型为：远程控制木马、僵尸网络木马和流量劫持木马。仅2017年，这三种恶意程序感染计算机超过1000万台。

国务院在2009年发布了《关于深化医药卫生体制改革的意见》，把医疗卫生信息化建设定义为医药卫生体制改革的八项支柱之一，同时，此意见也要求进一步建设医疗信息化，并建立可以被共享的医疗卫生网络信息系统，分阶段、逐步地建成高效统一的医疗卫生信息标准化的服务平台。

随着"互联网+"在医疗系统中的进一步应用，医疗信息及网络数据在采集、存储、传输、使用、处理、销毁等一系列过程中都可能碰到各种各样的挑战。医疗信息及网络数据常常记录了患者的过敏史以及医嘱等重要信息，这类信息一旦被盗窃或篡改，会极大地影响患者的后续治疗方案，极端情况下甚至会导致患者生命危险。同时，医疗信息还记录着患者的既往史及个人史等隐私性强的个人信息，若对相关信息隐私保护不足，同样会产生极其恶劣的社会影响。

近年来，医疗卫生行业的网络信息系统不断普及，目前我国绝大多数的医院都已经或者正逐步地完善其相关的信息系统，一些医院已达到了数字化医院的标准。医院及其他医疗行业在受益于信息系统提供的便捷服务的同时，其相关业务也对信息系统产生了越来越多的依赖。医疗信息及网络安全管理的相关难度也较以前大大增加。据报道，某医院8万多条孕产妇及婴儿的资料及医疗信息被盗取，并进行销售。欧美某医院曾发生过通过篡改处方来达到杀人目的的极恶劣医疗事件。根据 *HIPPA Journal* 的调查数据显示，自2015来来，每年医疗数据泄露事件的数量呈逐年上升趋势，医疗信息泄露事件的累计影响人数也呈现爆发式增长。2018年8月，MongoDB数据库的信息在网上被曝光，这些数据包括了公民的姓名、性别、年龄、家庭住址、保险信息，以及疾病状况。虽然相关医疗机构已经开始采取措施来保护数据库的安全，但已有200万公民的医疗保健数据被泄露。因此在医疗领域如何实现大数据的安全共享成为目前的重点和难点。医生的行为需要

被监管和控制，要防止其对患者个人信息及数据的过度访问。所以，要实现医疗信息及网络的安全访问，不仅需要智能化的安全管理策略，还需要可信的访问控制策略实施机制。

除了以上的医疗信息及网络安全隐患之外，健康医疗数据还关乎国家安全，我国国人的遗传学资源数据涉及人种及种族特性的安全，国外相关机构或组织可能利用人群特异性基因缺陷来作为将来生化攻击的靶点。并且，我国在大量使用进口手术机器人的同时，国外相关机构也可利用其收集国人健康医疗数据，对未来我国的国家安全构成威胁。因此，进一步研究医疗信息及网络的相关安全措施则显得异常重要。

二、医疗信息及网络相关安全措施

2014年，国家卫生计生委员会首次将医疗数据资源整合提升为国家战略规划及"46312"工程。2016年6月，我国国务院办公厅颁布了《国务院办公厅关于促进和规范健康医疗大数据应用发展的指导意见》，将医疗大数据正式纳入了国家发展战略，并对夯实健康医疗大数据应用基础、全面深化健康医疗大数据应用作出了指导。相关政策相继出台，电子档案、电子病历等数据库已逐步建立并完善。随着互联网医疗的发展，公民的全生命周期数据的保密将成为互联网医疗的核心安全问题。医疗行业需做到快速响应网络攻击，快速识别风险，及时修补漏洞，同时医疗行业内部正在逐步开展网络安全意识培训，完善系统安全防范机制，以期提高互联网医疗安全。

在大数据的生命周期中各个阶段的安全目标及侧重点各有不同，而不同的安全需求则需要相应的技术手段作为支撑。例如，在大数据采集阶段的隐私保护需求，可以运用相关的隐私保护技术；而对数据传输过程中的安全需求，则可以使用密码技术来实现。但是以上的多种技术并不是绝对划分的，不同的技术手段有时也可以解决相同的安全需求。一般来说，大数据的安全措施包含了访问控制、安全检索、安全计算等安全技术。而针对特定的医疗信息及网络安全问题，则一般会采用：用户认证、访问控制、高可用性、数据安全技术及安全审计等安全措施。

1. 用户认证 一般是指医疗信息系统对用户的身份进行认证及确认的过程。它是医疗信息及网络系统的入口关卡，信息系统启动后，会通过用户名、姓名及工号等口令作为系统的识别标志，同时，其会利用密码等口令作为用户的验证机制。使用验证码或验证信息等相关技术或措施可以进一步防止入侵者针对用户认证环节的攻击。

2. 访问控制 是针对作为主体的用户对客体信息及资源进行访问或者操作的控制机制。它在对主体和客体进行识别的基础上，并在一定的访问和操作限制下控制主体对客体的访问和操作。访问控制技术的使用可以有效地防止合法用户对医疗信息系统资源的越权使用。

3. 高可用性 在医疗卫生信息及网络系统中都扮演着举足轻重的角色，特别是在一些关键部门尤其重要。其确保了基于信息化的医疗系统的正常运转，特别是核心医疗业务的正常进行。

4. 数据安全技术 数据的对象是指医疗卫生信息及网络系统中的直接安全保障对象，而数据的完整性和机密性是其两个最重要的安全属性，这两个属性的保障则需要备份技术和密码技术。这类技术可以有效地降低或防止医护和患者临床病历医嘱相关信息的盗取风险及篡改伪造的威胁。

5. 安全审计 也是医疗信息及网络相关安全措施中的重要一环，其通过对用户的操作和相关数据进行审查和分析从而确保了系统的安全性。

三、相关法律法规

对于医疗隐私及安全的立法，美国和欧洲较早进行，美国在1974年就通过了《隐私法案》来保护公民的个人信息安全与隐私。在2003年，美国通过的《健康保险携带与责任法》中的安全规则与隐私规则生效，并且在之后的几年间，一些相关法案也相继发布，逐渐形成了一套对公民健康信息安全与隐私的法律保护体系。《世界医学协会赫尔辛基宣言》制定了人体试验医学研究的道德原则，其中也涉及了受试者的信息安全及隐私保护。欧盟在2018年开始适用《通用数据保护条例》，着重强调了个人信息安全及隐私的保护。而在医疗卫生及健康领域，其对不合规的损害数据及信息安全的相关行为进行严重的处罚，最高罚款可以达到营业额的 4% 或 2000 万欧元。

我国这些年制定了一大批针对网络信息安全管理相关的法律法规及政策。在 2015 年 7 月，我国的《中华人民共和国国家安全法》公布施行，这是我国第一次以法律形式提出"维护国家网络空间主权"，并明确提出国家建设网络与信息安全保障体系。同年，我国的另一部网络信息安全法律——《中华人民共和国网络安全法（草案）》发布。这部法律是为保障网络安全，维护网络安全主权和国家安全、社会公共利益，保护公民、法人和其他组织的合法权益，促进经济社会信息化健康发展而制定的。《中华人民共和国网络安全法》系统地阐述了个人信息的保护和责权利，数据安全保护、国家层面的数据安全保护的责权利。《中华人民共和国网络安全法》对网络安全用语进行了定义。网络，是指由计算机或者其他信息终端或设备组成的按照一定的程序对信息进行收集、存储、传输、交换、处理的系统。而网络安全则是指通过相关的必要措施来防范对网络攻击、入侵、干扰、破坏或非法使用而使得网络处于安全稳定并可以可靠运行的一种状态，从而保障网络数据完整性、可用性和保密性的能力。

医疗行业网络安全是我国网络安全的重要组成部分，其保护对象亦是国家关键信息基础设施，关乎国计民生和人民福祉。国家高度重视医疗行业网络安全，党中央、国务院及医疗监管部门相继出台了一系列政策法规。2011 年卫生部发布《卫生行业信息安全等级保护工作的指导意见》，要求"遵循国家信息安全等级保护相关标准规范，结合卫生行业信息系统特点，优先保护重要卫生信息系统，优先满足重点信息安全需求"。

四、发展目标及主要任务

在未来，医院的网络信息安全将会面临各类旧问题、新威胁和新旧挑战并存的情况。针对医院网络安全体系建设不完备、安全设备效能发挥不明显、勒索软件肆意传播等网络安全遗留老问题，需要转换网络安全防护的思路模式，以建立网络安全运营体系为基础，以增强各层次人员思想安全防线为保障，以等级保护合规建设为抓手，以终端安全管理为重点，以应用安全和数据安全为突破口，形成完整齐备的医院网络安全体系，满足当前医疗活动网络安全需求。针对云计算、大数据、区块链、物联网等新型医疗技术应用引入的新安全威胁，需要面向不同新技术特点针对性予以解决。例如，利用针对性方案专项解决云计算安全问题，实现常态化、综合化云安全保障能力。利用人工智能技术解决医疗设备联网安全问题，规避来自非计算机网络的威胁。利用安全大数据分析技术解决内部威胁问题，实现对网络安全违规的威慑能力、追查能力和事前分析预判能力。

（黄　伟）

第二节　面向可信计算的可穿戴设备与区块链

一、可信计算环境下的远程医疗服务要素分析

可穿戴设备及物联网是一项成熟的技术，也是当前的应用热点，其可支持业务和任务流程的转换。物联网在消费品、交通运输、能源、医疗、制造业、零售和金融等行业已经达到了不同层次的成熟度。物联网是物理设备之间的互联互通。作为连接车辆、智能建筑、工业控制系统、无人机和机器人系统及其他嵌入电子、软件、传感器、执行器和网络连接的物品，这项技术能够使这些无物之间交换数据。物联网系统是动态和分布式的，包括设备、移动应用程序、网关、云服务、分析和机器学习过程、网络基础设施、网络服务、存储系统、雾层和用户。所有这些系统都可以写入和读取数据，而这些数据可以被记录为分布式记账簿上的事务。

物联网本身正在改变消费者的行为和业务流程。分布式边缘物联网设备采集和传输数据来进行处理，物联网系统依靠这些数据向最终用户提供先进的服务、自动化的特性和定制体验。但物

联网也存在着隐私安全威胁，保障物联网设备安全的可能性、可信度、可靠性、保密性等则可以通过融合区块链技术来解决。近年来，物联网和区块链技术逐步被应用于医疗服务，结合当前的应用特点，其总体的研究框架如图 21-2-1 所示。

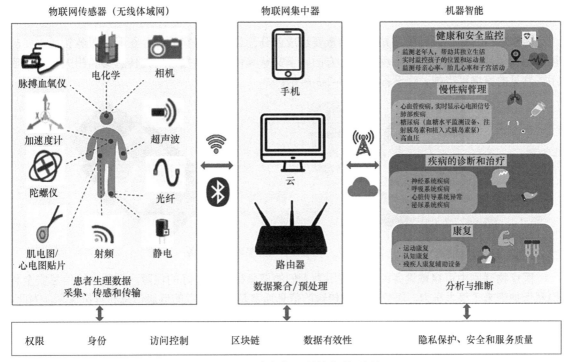

图 21-2-1 面向智能医学的物联网框架

由下至上包括区块链在隐私保护、安全和服务质量方面的应用，以及可穿戴设备采集患者生理数据、传感和传输、数据聚合和预处理、分析和推理。其中，重点是可穿戴、物联网、区块链技术在医疗领域的融合应用。使用基于区块链技术的方法实现保护隐私能力是当前的主流手段，其中包括在互联网上保护患者健康记录，数据安全是应用相关区块链技术中最重要的方向。基于区块链的医疗系统提供基础的安全保障，保障患者医疗数据访问方案设计。区块链和信任链实现

效率和安全问题在当前健康物联网应用中主要共享两种类型（传感器数据和诊治建议）的数字医疗数据，图 21-1-2 为在设计基于区块链的物联网的安全解决方案时要考虑的技术组件。

面向医疗物联网的区块链结构主要有分布式医疗物联网安全应用系统，其能保证数据完整性和真实性；具有可供选择的链上和链下的加密方式；智能合约框架，其中包括医疗机构合约、患者合约、保险合约、医疗服务合约等；双向挂钩的互操作机制；具有公有链和私有链框架的区块链技术；作用于医疗机构、患者、监管机构、设备厂商、保险机构证明的共识机制以及包括应用程序接口、设备的医疗区块链事件日志存储。各

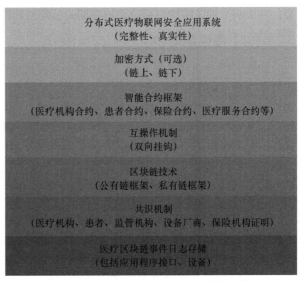

图 21-2-2 面向医疗物联网的区块链结构图

设备之间的通信互信是物联网安全的基石,然而大多 IoT 设备成本很低且算力不足,传统的安全技术实现复杂,因此在物联网设备上实施困难,而区块链技术有着先天的分布式可信模式的优势,采用轻量级区块链技术保障物联网设备的可信与安全已成为物联网安全的主流思路。

二、可穿戴医疗设备与医疗物联网

可穿戴设备是物联网的感知层中的重要组成部分。目前,可穿戴设备在医疗服务领域主要应用于健康监测、疾病治疗、远程康复等方面。下文从具体疾病出发,研究传感器和相关设备及应用。常见的家庭可穿戴医疗设备如图 21-2-3 所示。

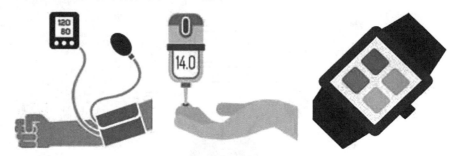

图 21-2-3 常见的家庭可穿戴医疗设备

医疗物联网中可穿戴设备的广泛使用为人们的健康提供了更好的保障,但其也给信息安全和隐私保护带来了很大压力。医疗物联网传输的信息通常是关于患者的健康信息和身份信息,为此,特别需要建立一个安全、健康、稳定的数据传输环境。而可信计算环境就是这样一种相对合适的环境。可信计算先在计算机系统中构建一个信任根,信任根的可信性由物理安全、技术安全和管理安全共同确保;再建立一条信任链,从信任根开始到软硬件平台、到操作系统、再到应用,一级度量认证一级、一级信任一级,把这种信任扩展到整个医疗物联网,从而确保患者在使用可穿戴设备期间收集到的健康信息和身份信息在医疗物联网上交互和保存时处于一个安全的环境。

三、可穿戴设备与区块链应用场景

糖尿病、高血压、帕金森病、心力衰竭等慢性病具有潜伏时间长、疾病特征不明显等特点,患者常常自我管理困难,并且其很难进行彻底的治疗。面对这样的问题,可穿戴设备的尝试就有了极大价值。可穿戴设备能克服患者管理的时空限制,实时跟踪监测并在达到一定情况下自动预警,在疾病早期及时给出提示,治病期间长期服药监管。

(一)慢性病看护

如针对慢性阻塞性肺疾病(COPD)而设置的一个健康监控设备就类似于一个可穿戴设备,它将多个连接设备组装到一起,从生命体征、空气质量、咳嗽、痰液收集器和肺活量计量五个方面来反映疾病,将健康监控设备放在患者床边,同时在手机上安装了三种应用程序:①操作肺量计;②提交问卷;③显示所有传感器数据在每日和每月的视图,以及咳嗽和咳痰监视器。智能手机作为数据传输的中心,借助区块链将数据共享到智能合约指定的对象,如医院,这样就可方便地在日常生活中对疾病进行跟踪监测。

(二)移动健康场景

智能手机读取能反映疾病的特征值,并定期扫描可用的无线网络,寻找邻近的区块链的雾计算网关。若在雾计算网关节点覆盖的区域,智能手机加入由雾计算网关创建的网络,并将从连续动态血糖监测传感器收集到的数据发送给区块链网关;若超出部署的雾计算网关范围,智能手机应该检测到雾计算网关连接的缺乏,并将收集到的数据直接发送到远程服务器或互联网上的服务器。除了为用户提供快速响应外，移动健康服务还能够将收集到的信息共享到区块链服务器、去中心化存储系统或去中心化账本，让数据处于一个安全可靠的环境中，便于保存记录和使用。

（三）养老看护

老年人在大众眼中常常具有记性不佳，不能按时服药或者乱服药的印象，且老年人往往带有新病旧疾、某些慢性病等问题，需长期按时服药。近年来，随着健康观念深入人心以及互联网的飞速发展，可穿戴设备在服药监管上的应用可谓屡见不鲜。

例如，有弹性隔间的药箱，每个药箱可以有一个或多个隔间。每个隔间都配备了可识别的传感器节点，包括：①微控制器板；②常闭簧片开关，连接到微控制器；③用于传输的低功率无线电。当打开药箱盖或抽屉服药时，常闭簧片开关与磁场的接触断开，电流可以通过，从而允许节点上电，节点将通过无线电定期向附近的网关发送数据包（序列号不断增加）。网关节点在接收到来自传感器节点的数据包后，将数据发布到区块链。区块链可以发布到处理服务器，执行必要的数据清理、数据分析、数据可视化和其他网络管理功能。最后对收集、整理后的数据进行分析，可以得到用户服药习惯等信息。当药盒物理闭合时，传感器节点下电，数据包序号重新启动；这组数据就可以区分盒子打开或关闭的状态。若是后者，区块信息可以被专属的护理人员获取，通常会及时打电话提醒。

（陈　磊）

第三节　区块链实现医学数据隐私保护

区块链技术在解决物联网和云计算中存在的隐私、安全等问题中起到了关键的作用。区块链用于将信息安全地存储在安全位置，以供信息能够在隐私保护条件下共享。区块链本质是一种分散的账本，它基于在底层网络的不同节点上编码的共识机制与验证机制运行。

一、区块链概述

区块链能够生成防篡改的数字交易账本，账本被多方共享。各方之间的交易是使用公钥加密技术签署的，这些交易存储在一个流通的分类账上。该分类账包含加密链接的交易块，以形成区块链。一旦记录下来就很难删除区块链分类账中的区块，从而防止交易记录被篡改，保障交易方相互信任。区块链技术进一步允许对加密数据进行分散保存，参与方都可以拥有自己的副本，参与方的数据所属权可以得到保护。一般区块链可以分为公有链、私有链、半私有链和联盟链（表21-3-1）。

表 21-3-1　区块链的类型

区块链的类型	作用
公有链	任何人都可以加入。例如，面向互联网的区块链平台，开放式共享信息
私有链	被管理方许可后才能参加。例如，内部系统的区块链，仅仅单位内部共享信息
半私有链	公有和私有区块链的混合链。例如，单位的系统门户区块链，部分信息面向公众公开，部分信息内部使用
联盟链	在各个联盟内部拥有自己的交易账本，也可以跨联盟的方式分享账本，实现跨联盟交易和跨链共识。例如，每个医疗机构都可以拥有独立的区块链，双方可以通过联盟链实现跨链共享数据交易

共识机制（表21-3-2）是区块链的关键技术之一，其用于验证网络中节点之间交易数据的可靠性，建立参与方之间的信任关系。

表 21-3-2 区块链共识算法总结

算法	特征
工作量证明	通过一份证明来确认做过一定量的工作，类似于日常生活中通过练车和考试获得驾照，通过大量的游戏练习以及技巧学习取得游戏中较高的工作量和胜率等
权益证明	一个根据持有数字货币数量和时间来分配相应利息的制度，类似平时我们在银行中存款。较 POW 而言，Pos 可以节省能源消耗
股份授权证明机制	所有者投票给代理，代理执行验证交易和维护区块链的功能。优点是大幅地缩小了参与验证和记账节点的数量，可以达到秒级的共识验证
实用拜占庭容错算法	该算法使用共识机制，保证数据一致性具有巨大优势
一致性共识算法	具有易理解易实现的特点，但是 Raft 算法里不能存在拜占庭节点
验证池	基于传统的分布式一致性技术，加上数据验证机制；是目前行业链大范围在使用的共识机制。优点是不需要代币也可以工作，在成熟的分布式一致性算法（Pasox、Raft）基础上，实现秒级共识验证；缺点是去中心化程度不如 bictoin，更适合多方参与的多中心商业模式

区块链平台的选择基于对其系统原型设计的易用性、流行度、活动、网络类型、定价和支持的编程语言的主观评估。目前已有各种区块链平台，如 BaaS 平台、区块链服务 TBaaS 及 BCS、超级链 BaaS 平台、远光区块链等。另外，热门区块链开源软件有 Hyperledger Fabric 开源区块链分布式账本、XuperChain 底层区块链技术架构、Zcash 基于区块链技术的替代数字货币、BCOS 区块链底层技术平台、Bletchley 开源区块链平台项目、Hyperledger 开源分类账系统、Accord Project 智能合约平台等。

二、医疗保健中的区块链

区块链在医疗保健中的使用备受关注。2015 年，人们见证了区块链作为一种新颖的经济模式的普及，以及区块链在去中心化隐私方面的应用。2016 年，人们见证了区块链、电子病历系统的发展，以及它在增强医患关系方面的应用。有学者提出，利用区块链处理医疗领域的授权，并开发了一个名为 MedRec 的应用程序，也有学者提出使用区块链作为互操作性的解决方案。2017 年，区块链发展迅速，并被用于各种医疗保健应用项目。一个典型的医疗区块链与人工智能结合的应用如图 21-3-1 所示。

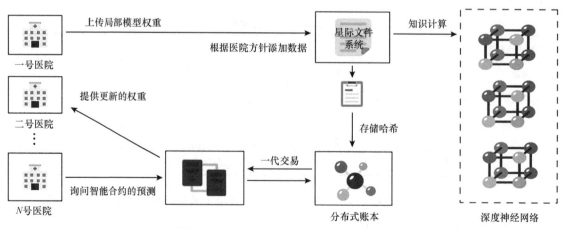

图 21-3-1 医疗保健中的区块链应用模式

图 21-3-1 中，多家医院通过区块链共享数据来提升医疗智能服务，同时也保护了各家医疗机构的数据产权。这是一个典型的结合了区块链和人工智能的应用模式。区块链已经被证实在医疗保健应用方面非常具有活力，因此可以将区块链归属于电子医疗领域。之前的许多著作都提到过区块链在电子医疗保健中的挑战和机遇。有学者展示了区块链在 2018 年如何提供电子健康护理安全和隐私的保障技术；有的学者提出基于区块链的具有隐私保护的访问控制框架；也有一些学者提出了用于访问数据的区块链授权方案，设计一种创新的混合区块链众包平台。

三、医疗保健中偏好区块链的原因

在智能医疗保健中应用区块链可以获得相应的优势，如健康数据可以安全地存储在区块链上。区块链的特点，即没有特定的故障点（因为它是分布式的）、完全透明、强大的加密技术、接近 100% 的不变性及使用有洞察力的合约的能力，使其成为区块链中最受青睐的数据完整性机制。这些特性引发了区块链革命，不仅席卷了金融行业，而且正在向医疗、能源、零售、治理、供应链和农业等领域进军。

突破性的区块链技术有助于解决许多挑战。例如，不变性（交易一旦在分布式网络中达成一致并共享，就无法更改）、创新（为区块链的新创建提供充足的空间）、降低交易费用（消除第三方）、安全性（由于权力下放）、透明度（因为所有改动都是公开的）。云中的区块链数据完整性，确保云中存储的数据资产完好无损，没有被篡改。通过应用程序接口访问的无密钥签名基础设施足以提供所需的完整性。区块链具有不变性、透明性和可靠性等特点，可以缓解患者信息的隐私性和完整性问题。区块链支持日志管理和数据审核。区块链技术的利用为医疗系统提供了可靠性（分布式架构）和安全性。

具体而言，区块链在医疗保健中的应用案例目前比较丰富，越来越多的学者、医疗机构、患者都参与到了相关应用中。有实验记录了区块链技术与医疗保健相结合带来的优势，包括服务的计算机化执行、不同用户的差异访问控制、医疗保健法规的制定、物流、远程数据收集、索引、信息、冗余和容错的统一或校准。

区块链技术在医疗物联网、生物医学和医疗保健领域的应用越来越广泛。实施区块链技术时需要考虑的一些关键辅助工具有：①数据监控与访问：实现全天候的数据监控和访问，确保数据的实时性和可用性。②业务模式创新：通过引入区块链技术，改变现有的业务模式，提高效率和透明度。③智能合约与规则制定：利用智能合约制定一致的规则，自动化执行，增强信任和可靠性。④数据管理：确保数据来源的准确性，提供安全的数据存储解决方案，并保护数据不被篡改。⑤分散化管理：通过分散化管理，提高系统的健壮性和可用性，降低单点故障的风险。⑥审计与完整性：实现不变的审计跟踪，保障医疗记录的完整性和可追溯性。⑦互操作性与效率：促进卫生数据的互操作性，提高医疗供应链的效率。⑧安全性与隐私保护：确保数据的安全性、隐私性，保护患者信息不被泄露。⑨成本效益：实现预算友好的解决方案，降低医疗成本。⑩统一数据源与身份识别：建立单一数据源和单一患者身份识别系统，简化数据管理和访问流程。⑪存储容量与支付机制：考虑存储容量的需求，并基于价值的支付机制，激励医疗服务提供者提高服务质量。通过上述关键工具，区块链技术能够在医疗领域大幅提升医疗服务的质量和效率。

除此之外，区块链还在供应链中基于区块链的健康资产跟踪与管理、医疗信息管理、区块链医疗数据的安全共享和存储、医疗区块链中的隐私和安全等方面有应用。

（一）供应链中基于区块链的健康资产跟踪与管理

区块链有助于药品供应链的管理，主要是因为其不变性特征，这使得伪造药品更具挑战性。因此，区块链可以应用于药物控制和管理等许多领域。区块链协助监控药物的扩散，并检查资源是否符合供应链模式。例如，在药品分销中，在供应链的所有阶段循环，协助打击药品仿冒者，如药品的偏差和盗窃。

（二）医疗信息管理

区块链协议用于医疗信息管理，以控制交易、分发电子医疗记录的过程来提高其安全性、数据的不变性和隐私性。区块链满足了提高数据传输质量和安全性以及降低能源成本的需要。随着共识协议变得越来越先进，它们可以用于资源受限的设备，如实用拜占庭容错协议（practical Byzantine fault tolerance，PBFT）和恒星共识协议（stellar consensus protocol，SCP）等轻型共识协议，从而让区块链支持医疗大数据的共享和存储。

（三）区块链医疗数据的安全共享和存储

所有参与医疗保健的利益相关者都要安全地共享患者的医疗数据。与患者相关的共享无阻尼数据对于做出良好的医疗保健决策是必要的。区块链的快速发展确保了区块链上的健康数据以绝对、安全和一致的方式共享和存储。网络信任建立过程中涉及的主要协议是共识协议，该协议有助于共享患者记录、图像共享、医疗系统中的日志管理、管理医疗信息、借助个人传感器对患者进行监控。

医疗数据需要安全存储，尤其是数据的真实性，这是一项艰巨的任务。医疗数据（如患者的完整病史）以分散的方式使用区块链进行存储和维护。

（四）医疗区块链中的隐私和安全

有学者列举了区块链中普遍存在的隐私挑战，例如：①身份隐私——保护用户的私人身份，而不与交易相关；②交易隐私——确保未经授权的用户无法访问交易内容。引用区块链实现医疗隐私的引人注目的文献有：相关学者关于差分隐私的研究、关于同态密码的研究、关于可信执行环境的研究、关于零知识证明的研究。

四、未来可穿戴设备与区块链的应用趋势

未来可穿戴设备与区块链的应用趋势，主要包括：数据采集应用、数据安全和隐私保护、信任的沟通和支付应用、设备安全、社会趋势等方向（图 21-3-2）。

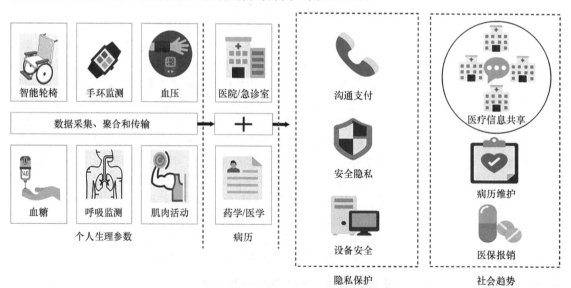

图 21-3-2　面向可信计算的未来可穿戴物联网的趋势图

（一）数据采集应用

低调、廉价、准确的传感器是智能医疗系统的工作平台。这种传感器可以用持续监测取代目前临床上的零星传感。尽管构建理想的智能医疗传感器的问题远未解决，但传感技术的几项最新

进展缓解了许多现有挑战。集成电路不断缩小的特征尺寸降低了片上传感设备的物理尺寸和功耗，同时提供了令人印象深刻的计算能力。环境能量收集方案使实用的活体传感器不再需要电池。基于射频（radio frequency，RF）的环境传感器正致力于测量多种生物标记物，该技术仍是当前的研究热点。

现代智能医疗应用程序是复杂的多维系统，不仅关注生理数据的个性化采集，还包含来自各种外部来源的信息，例如，来自医院、研究和教育资源的患者过往记录，甚至从智能城市应用程序中获取的环境信息。

（二）数据安全和隐私保护

物联网设备收集数据转发到事务节点以进行区块链服务的处理，或者通过指向在云中运行的区块链节点参与智能合约事务。在这种情况下，物联网设备仍然配置了私有密钥来签署它们的数据。然后将已签名的数据发送到事务节点进行处理。为了安全地发送数据，物联网设备和事务节点之间必须有一个单独的信任协议。例如，一对一的关系可以在两个设备（一个物联网设备和一个事务节点）之间使用白名单和双向身份验证功能。还应该使用硬件安全性来安全地存储私有（签名）密钥。利用区块链来保护物联网，从而解决数据安全和隐私保护问题。

（三）信任的沟通和支付应用

在区块链中实现了使用多种类型的加密密钥，来保护物联网设备点对点之间的通信。智能合约是在分布式账本上执行的自执行代码。使用智能合约，双方进行交易。例如，一方面可以提供服务，而另一方面为该服务提供支付。智能合约强制执行交易规则，也可以执行与违约相关的惩罚。

在物联网的背景下，设备可以预先配置为基于区块链上的契约地址与智能合约进行交互。这些设备随后可以进入彼此之间的事务处理。智能合约监视事务流程，并验证在发布资金或允许操作之前遵循了规则。

（四）设备安全

区块链技术可以帮助保护物联网设备。物联网设备可以配置为利用公共区块链服务或通过安全应用程序接口与云中的私有区块链节点通信。将区块链技术纳入物联网系统的安全框架中，使物联网设备能够安全地发现彼此，使用分布式密钥管理技术对机器的事务进行加密，并验证软件映像更新的完整性和真实性，以及策略更新。

（五）社会趋势

在上述技术进步的同时，新兴的社会趋势也在推动可穿戴设备的广泛使用。同时，区块链保障用户隐私安全，提高可穿戴设备的用户满意度。区块链在技术平台层面，建立起了医疗机构间的数据管理、共享机制。在此基础上，分级诊疗将不难实现，患者不需要重复做二次基础检查，就可以享受医联体内各级医生的全程医疗服务，实现"早发现早诊疗"。医疗保健领域中一些潜在的区块链应用包括：临床数据共享、病历维护、药品供应链管理和收费账单/医保报销索费等。线上诊疗的模式，尤其是在复诊及诊后阶段，可有效降低患者就医成本、照护成本、交通成本及时间成本，能够节省更多医疗资源，提高全社会医疗效率让饱受疾病困扰、有诊后医护需求的人群能够得到更加有效的治疗和更舒心的就医体验，从而推动整个社会更加健康高效的发展。

总的来说，基于区块链网络的技术应用，在智能医学领域是能够获得好的发展的。医疗系统中使用区块链技术使 IoMT 收集的数据具有分散性、安全性、完整性、匿名性和弹性等。通用安全隐私保护可证明数据占有框架可选择性地用于提供额外的一层，以保护数据完整性，以及隐私保护、批量审核和动态数据审核。当通用和专属框架同时出现时，它能够支持云存储的数据验证、身份验证和保密；伴随着 IoMT 与区块链结合的分散化、安全性、完整性、匿名性、良好性能和弹性等特性。未来，基于区块链的医疗物联网可以为用户及医疗机构等提供六管齐下的战略，即不间断、无处不在、用户友好、无烦恼、无瑕疵、无限制的医疗服务。

（董　喆　王泓霖　杨佳铭）

第四节　智能医学与联邦计算

医疗物联网（IoMT）和信息技术的快速发展促进了人工智能在智能医学领域的运用。然而，传统的人工智能技术需要集中收集和处理大量数据，以训练高质量模型。由于现代医疗中日益增长的数据隐私保护要求，使得这种集中的数据收集和处理方式在现实医疗场景中难以实现。联邦计算作为一种新兴的分布式协作人工智能架构，能够通过协调多个终端（如医院、医学研究机构、医疗物联网设备等）在不共享原始数据的情况下共同训练模型，从而近年来已在智能医学中成为研究热点。

本节将对智能医学中的联邦计算进行全面分析。首先，将介绍联邦计算的概念、原理及分类。然后讨论在智能医学领域应用联邦计算的作用及必要性。随后，对联邦计算在关键医学领域的新型应用进行了回顾，包括电子医疗档案管理、远程健康监测、医学影像分析和新型冠状病毒检测等方面。最后，讨论了未来智能医学中联邦计算应用的挑战和面向医疗的网络信息安全展望。

一、简　　介

IoMT 的革命改变了智能医学行业。在智能医学环境中，可穿戴传感器等医疗物联网设备被广泛用于收集医疗数据，并通过人工智能进行智能化分析，从而实现了大量新兴智能医学应用，如远程健康监测、疾病预测与诊断等。

传统的智能医疗系统通常依赖位于集中式的数据中心来进行数据收集和分析。这种依赖中心服务器或第三方进行数据分析的模式，会引发严重的隐私问题。例如，用户信息泄露和数据泄露。由于与健康相关的信息是高度敏感和私密的，这个问题在医疗行业中尤其严重。对此，各国都制定了相关信息安全法规等规范医疗健康数据的使用。此外，在未来的医疗系统中，随着分布式医疗物联网的大规模应用，数据将更多地以分布式的方式收集和存储，从而使得集中式智能医学架构不再适用。因此，迫切需要采用分布式人工智能架构，以在网络边缘和终端实现可扩展、保护隐私的智能医学应用。

作为一种分布式人工智能架构，联邦计算被认为是智能医学领域一种极具前途的人工智能解决方案。它可以通过从多个终端（如 IoMT 设备、医院、研究机构等）聚合分布式的模型训练更新，来训练高质量的综合模型，而无须直接访问这些终端的本地数据。这一特征可以有效防止用户信息和用户偏好等敏感信息的传输和暴露，从而大大降低隐私泄露的风险。此外，由于联邦计算从多个终端吸引了更多信息和数据集资源来训练综合智能模型，因此与只使用单一来源数据集的集中式训练相比，模型性能（如准确性、稳定性和泛化性能等）有望得到显著提高。

二、联邦计算主要原理

联邦计算的主要原理如图 21-4-1 所示。通过联邦计算训练智能医学模型的流程主要包括以下关键步骤。

1. 中心服务器模型设置和终端选择　一般来说，联邦计算中的全局模型存放于中心服务器。在项目中，根据智能医学项目的具体内容（如自动医学成像或人体运动检测）以及任务类型等，选择全局模型的网络类型、神经节点数和学习率等参数。

此外，还应该根据项目的具体情况，选择联邦计算过程的终端（包括物联网设备、医院或者研究机构等），确定各终端的训练数据子集。

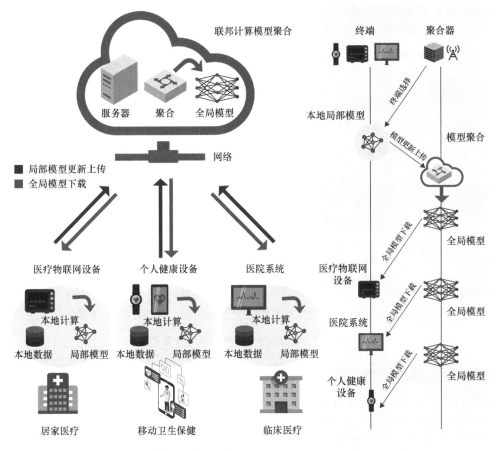

智能医学中的联邦计算架构　　　　　　　联邦计算中的训练过程

图 21-4-1　智能医学中的联邦计算架构和模型训练过程

2. 分布式局部训练和更新　一旦确定了各终端的数据子集，中心服务器将包含初始参数的全局模型发送给各终端，以进行分布式训练。每个终端使用自己的数据子集训练本地模型并计算其模型更新参数，如神经网络中的梯度、参数等。然后，每个终端将其模型更新上传到中心服务器进行聚合。

3. 模型的全局聚合与下载　中心服务器接收到所有终端的更新参数后，通过算法聚合更新模型。然后，中心服务器计算出新版本的全局模型并再次将其发送给各终端，作为下一轮学习中分布式训练的基础模型。

4. 迭代上述步骤 2 和步骤 3，直到全局损失函数收敛或达到所需的精度，模型训练完成。

三、联邦计算的分类

在智能医学中，联邦计算得到了广泛应用。根据最新研究，大致可以将这些联邦计算方法分为三类。

（一）横向联邦学习

在横向联邦学习（horizontal federated learning，HFL）中，各终端可以共同参与训练全局模型。不同终端的数据集具有相同的特征空间，但具有不同的样本空间（图 21-4-2a）。在这方面，各终端参与者可以采用相同的模型训练他们的数据子集。随后，中心服务器将结合各终端上传的局部模型更新，在不需要直接访问各终端私有数据的情况下构建全局更新。例如，在一个检测语言障碍的智能医学项目中，多个用户在智能手机上用不同的语音语调（样本空间）说出相同的句子（特征空间），中心服务器通过加权平均各用户的模型更新参数获得了全局模型更新参数，从而训练出了一个用语音检测语言障碍的智能医学系统。

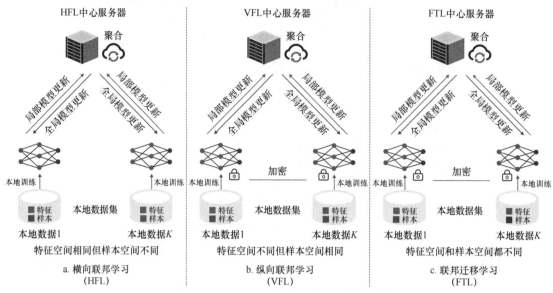

图 21-4-2　智能医学中使用的联邦计算类型

（二）纵向联邦学习

与横向联邦学习不同，纵向联邦学习（vertical federated learning，VFL）致力于对具有相同样本空间、不同特征空间的多个终端进行联合训练（图 21-4-2b）。这种方法对于解决数据样本在各终端间重叠，但维度、特征不同的问题具有重要效果。例如，在医院和医疗保险机构的合作研究中，医院拥有患者的医疗诊断和健康档案等信息，而医疗保险机构拥有同样患者的过往就医记录、医疗保健费用等信息。纵向联邦学习能够让这样的机构合作，使用他们的数据共同训练模型，实现更加准确、广泛的智能医疗决策。

（三）联邦迁移学习

联邦迁移学习（federated transfer learning，FTL）的目标是处理具有不同样本空间和不同特征空间的多个终端数据集（图 21-4-2c）。通过使用迁移学习方法，不同特征空间的数据子集用于训练相同或者类似的模型。诸如随机掩码之类的加密技术也可用于提供进一步的终端和中心服务器之间模型更新交换期间的隐私保护。在智慧医疗领域，联合迁移学习甚至可以通过联合多个国家的不同医院来支持疾病诊断。这些医院往往具有不同治疗方案（特征空间）的患者（样本空间）。通过这种方式，联合迁移学习可以创建更加丰富的共享人工智能模型以提高诊断准确性。

四、智能医学中联邦计算的作用

本小节首先讨论当前智能医学系统的局限性，然后讨论在这些系统中应用联邦计算的好处。当前智能医疗系统的局限性主要包括如下几个方面。

（一）隐私问题

如前面简要讨论的，使用传统的集中式人工智能方法实现智慧医疗需要使用云或数据中心实现开放的数据共享，这使得高度敏感的医疗健康信息容易受到隐私攻击。事实上，对手可能未经授权访问人工智能的训练数据，第三方（如云提供商）也可能未经用户同意前提下访问或者修改数据。这些都可能导致严重的数据泄露和用户隐私受损。虽然云服务器强大的计算能力和数据存储能力可以提供高效的数据训练和分析，但是集中式的智能医疗解决方案是以高隐私泄露风险为代价的。

（二）单个医疗机构数据不足

在现实中，单个医疗机构（包括医院、临床实验室第三方检测机构）所拥有的数据集十分有限，可能不足以训练人工智能模型。一种可能的解决方案是在医疗机构之间交换和共享数据以支持模型训练。但鉴于日趋严格的机构数据保护政策和日益增长的用户隐私要求，从其他机构获取原始数据来训练模型越来越困难。因此，如何解决数据集短缺的问题对于智能医疗系统设计至关重要。

（三）有限的训练数据质量

由于缺乏数据集，单个医疗机构的训练无法达到预期的准确度，如疾病分类准确度。这种结果最主要的原因来自数据特征不平衡和数据量不足等质量问题。部分研究使用生成对抗网络等数据增强技术来解决这些问题，但其效果远没有一个全面的、多样性的数据集来得直接。这也是在智能医学中应用人工智能的最关键挑战之一。

（四）医疗数据采集的高成本

在传统的集中式的智能医疗系统中，将医疗数据集中到云端会导致网络延迟过长，尤其是当医疗数据通常具有大尺寸等特征（如音频、图像）时。同时，医疗数据的传输也会消耗大量的网络带宽，当设备数量（特别是医疗物联网设备）增加时，很可能会造成网络拥塞。传输过程还需要部分医疗设备加装网络功能，这反过来又对设备上硬件设计、电池容量、电磁兼容性等提出了新的挑战。

由于上述问题，联邦计算被认为是能够推进智慧医疗极具优势的方案。其优势主要包括如下几方面。

1. 数据隐私保护优势　在基于联邦计算的智能医疗系统中，中央服务器只需要各终端上传模型梯度等更新参数来进行全局模型的聚合训练，而将原始医疗数据保留在各医疗站点和设备中。这将大大降低敏感用户信息泄露给外部第三方的风险，从而提供更高程度的用户隐私保护。随着健康数据隐私保护立法的日益严格，联邦计算的这一信息保护优势对于构建可持续和安全的智能医疗系统将扮演越来越重要的作用。

2. 模型准确性和实用性之间的合理平衡　联邦计算训练以多个机构和站点上数据训练精度损失为代价，最大限度保证了模型的泛化性。与传统的集中式学习相比，联邦计算能够在准确性和实用性之间提供合理的平衡。

3. 低成本的医疗数据训练　联邦计算中，终端与中心服务器传输的模型更新参数，与实际数据集相比通常具有更小的尺寸。因此，联邦计算节省了大量的网络带宽，减轻了大规模医疗网络中网络拥塞的可能性。通过避免将大量数据传输到中心服务器，联邦计算可以显著降低原始数据传输所消耗的通信成本。

五、智能医学中的典型联邦计算应用

下面将介绍近年来在智能医学中的联邦计算新兴典型应用，包括联邦电子医疗档案管理、联邦远程健康监测、联邦医学影像分析以及基于联邦计算的新型冠状病毒检测等。

（一）联邦电子医疗档案管理

人工智能技术已广泛应用于医疗领域，通过学习从电子医疗档案中提取的数字医疗信息，以促进医疗诊断和评估，从而更加深入和全面地了解健康问题和疾病进展情况。然而传统人工智能技术面临的挑战之一是数据分析过程中的隐私泄露风险。与其他领域相比，电子医疗档案数据更加高度敏感和私密，简单通过删除诸如患者个人信息之类的元数据实现脱敏还不足以保护患者的隐私。

联邦计算由于能够在充分保护用户隐私前提下，促进多个实体（如患者、医疗机构、保险公司等）的合作，利用人工智能支持医疗保健服务，从而为电子医疗档案的智能数据分析提供更可靠的解决方案。例如，一个多家医院机构和云服务器合作的电子医疗档案智能分析项目中，提出了基于隐私感知和资源节约型协作的联邦计算协议。在该项目中，每家医院都在云计算技术帮助下使用自己的电子医疗档案训练出神经网络。为了保证联邦计算过程中模型参数的隐秘性，采用了一种轻量级的数据扰动方法来对训练数据加扰，从而提升了模型的防记忆攻击能力。即使攻击者获取到了模型信息，也很难恢复出原始云联数据。另一个利用历史电子医疗档案预测心脏病患者住院情况的项目中，系统采用患者智能手机和分布式医院组成的电子医疗档案数据（包括年龄、性别和身体特征等）在本地进行局部训练。然后，训练好的模型参数由云服务器聚合，构建基于全局支持向量机的统一预测模型。该模型在不披露私人数据集的情况下成功预测了患者未来因心脏病而住院的风险，以进行医院资源管理。例如，对治疗设施的建造、预约、分配等提供支持。

（二）联邦远程健康监测

近来，越来越多的研究关注到以家庭为中心的智能远程健康监测。联邦计算的智能医学架构特别适合于家庭健康监测系统。通过在中心服务器（如云服务器）的控制下从分布式家庭数据训练全局模型，同时通过将用户数据保存在家庭内来防止数据泄露。在这方面，每个家庭的医疗物联网设备（如用户的手机、智能手表等）都可以综合运用中心服务器的全局模型以及家庭的训练更新，生成个性化模型。这不仅有效地解决了单个家庭数据的不平衡和非独立同分布问题，而且还改进了个性化预测。使用真实的人类活动数据集进行了广泛的实验，表明在平衡和不平衡数据情况下，基于联邦计算的方法可以达到 95.41% 的精度，比独立的卷积神经网络方案提高了7.49%。

此外，在一个用于可穿戴健康监测的联邦迁移学习项目中，智能手机与云服务器协作训练共享卷积神经网络模型，并在穿戴端利用隐私数据实现人类活动的智能识别。由于云端和智能手机中的模型之间存在很大的分布差异，因此利用迁移学习使训练模型更加量身定制化，从而有助于实现个性化诊断和检测。实验结果表明，与传统方法相比，联邦迁移算法在可穿戴活动识别方面的准确性更高（增强 5.3%）。各种应用证明，基于联邦计算的智能医学方案可以在众多医疗保健和医疗诊断项目中得到广泛应用，如健康监测、跌倒预测和疾病诊断。

（三）联邦医学影像分析

由于允许从多源数据聚合学习而无须共享训练数据，联邦计算已成为支持大规模医学影像分析的一种最具竞争力的解决方案。

宾夕法尼亚大学和全球其他 19 个机构在协作医疗项目中对联邦计算在医学影像分析中的应用可行性进行了深入分析。特别是，英特尔公司通过利用英特尔至强可扩展处理器和英特尔软件防护扩展（英特尔 SGX）在医院和云服务器上运行联邦计算算法提供了支持。在宾夕法尼亚大学生物医学图像计算和分析中心进行了几项初步的真实应用实验，表明基于联邦计算的方法可以在图像数据集上实现高达 90% 的训练准确率，与集中式方案相比具有相当性能优势。基于这个优势，联邦计算在医学影像分析中取得了巨大成功。特别是在利用磁共振成像扫描数据预测脑肿瘤、阿尔茨海默病、帕金森病等方面，取得了较大进展。

医学影像分析另外一个研究热点是病理学显微影像的人工智能分析。由于病理学玻片和影像存放于不同的医院，传统人工智能方法很难利用如此巨大但是孤岛化的训练数据。最近，多个研究基于联邦计算和弱监督多实例学习方法展开，对于分布于多家医院的大量病理数据展开了联合学习。在这个项目中，每家医院提供的组织病理图像被自动分割以提取图像块，医院使用自己的整个组织玻片图像数据集以玻片级和患者级标签作为数据特征来执行弱监督学习模型的训练，然后将训练好的模型局部更新发送到中心服务器进行聚合。该模型在肾细胞癌和乳腺浸润癌的疾病检测方面取得了成功，其在两个病种的疾病检测平衡准确度都达到了90%。这也充分证明，联邦计算在减少跨机构合作的障碍以促进病理学智能分析方面具有巨大的潜力。

六、联邦计算面临的问题和挑战

虽然联邦计算对于解决智能医学中数据安全性问题具有重要的意义。但要发挥联邦计算在智能医疗中的潜力，仍然面临诸多挑战。

（一）联邦计算中的通信与交互开销

联邦计算在模型训练过程中，只共享模型更新信息，而不共享原始数据。这与集中式人工智能架构相比，需要传输的数据量大大降低。但是，由于带宽、能源等问题，网络上的交互要比本地计算慢得多。同时，与集中式人工智能架构不同，联邦计算需要在中心服务器和终端间多轮次迭代传输模型更新，交互次数大大增加。因此，提高通信和交互效率对于联邦计算来说至为重要。在基于联邦计算的智能医学项目设计中，主要措施包括：减少交互轮次或者减少每轮交互的信息量。通过适当的通信资源分配方案也可以显著提高学习性能。当大量医疗物联网设备需要与中心服务器连接时，这一点变得尤为重要。

在这种情况下，中心聚合服务器需要采用有效的调度策略来选择一组合适的医疗物联网设备。从通信角度来看，一个关键挑战在于无线信道的快速动态变化，从而影响医疗物联网设备和中心聚合服务器之间学习更新的可靠性和时效性，模型需要充分考虑终端失效、网络中断等引起的终端训练退出，以降低对全局模型的影响。

（二）联邦计算中的隐私泄露风险

虽然联邦计算只共享模型更新信息，而不共享原始数据，可以大大降低用户隐私的泄露风险，但必须认识到传输的模型更新信息可能仍然包含医疗用户的部分私密信息，如提取的数据特征和图像。这些信息可能通过其他算法重构，从而使得用户隐私可能受到威胁。

基于此，确保联邦计算中数据安全最重要的前提是建立可信中心服务器。中心服务器提供的计算服务需要在服务提供者与终端医院等医疗保健组织之间的协议下，确保模型聚合透明可靠。这一点对于智能医学领域尤其重要，因为医疗数据高度敏感，所有数据机构之外的数据使用和计算都必须以可靠、可信为前提。为了进一步确保中心服务器的可信度，最近的研究工作已投入开发新的解决方案，如构建由区块链支持的去中心化方案，以及更加安全的聚合算法。

确保联邦计算中数据安全的一个重要前提是终端和中心服务器之间的可靠通信。攻击者可能向终端和服务器建立的通信通道部署数据攻击，以窃取更新的信息。或者通过干扰更新信息的传输，中断全局服务器上模型的计算和构建。另外，最近研究的思路是专门为智能医疗中的联邦计算通信设计更加可靠的通信解决方案，利用差分隐私、数据加密、噪声加扰等技术，进一步降低数据泄露的风险。

（三）智能医学终端的系统不一致问题

随着医疗硬件、网络和能源的快速发展，联邦计算网络中的终端的存储、计算和交互能力也不同，网络的带宽、设备的算力或者系统限制都会对联邦计算的设计带来挑战。特别是在移动医疗设备参与的联合训练项目中，终端设备的计算能力是一个关键问题。要实现联邦智慧医疗，需要在终端进行多轮迭代局部训练，才能达到理想的训练效果。某些医疗设备，如轻量级智能手表、小型医疗物联网终端等，由于其计算能力有限和存储资源较少，可能无法长期参与训练过程。因此，如何为医疗设备构建计算加速硬件对于构建基于联邦计算的智能医疗生态系统至关重要。因此联邦计算智能医学架构在设计时必须考虑：参与硬件的能力、硬件不一致的容错率和对在交互网络中离线设备的鲁棒性。

（四）智能医学终端的数据不一致问题

为了在医疗联邦计算项目中实现理想的模型性能，需要解决的一个关键问题是医学数据集在不同医院站点间的异质性问题。由于不同医院站点的计算能力和数据质量的异质性，联邦计算项目中的训练质量往往难以控制。一个可能的解决方案是设计激励机制，以激励项目参与单位使用高质量数据进行训练，并向聚合服务器上传更为可靠的更新。在这个方面，博弈论和区块链是设计激励机制的两个重要工具。同时，训练要求（例如，数据类型的变化、学习率的变化、训练目的分类或回归的结果）应该以灵活、透明、及时的方式反馈给参与单位，以便参与单位可以及时调整他们的数据收集行为，以使得整个项目以相同或者近似的标准推进。

一个需要考虑的问题是不同医院站点在数据分布上的异质性问题。例如，一家医院可能比不同地理区域的其他医院具有更高的某种疾病分布。在这种情况下，不同医疗机构的数据分布有较大差异，这使得它们加入联邦数据训练具有挑战性。如果不解决这个非一致性问题，综合模型的质量将因为训练分期导致质量下降。因此，需要开发克服非独立同分布挑战的解决方案。例如，创建一个额外的数据集子集以在终端之间平衡，以确保进行有效的数据训练。另外一种思路是实现异构终端之间的特征转移，通过在对本地模型进行聚合之前，使用局部批量标准化来调整客户端的特征分布。

在现实的智能医学项目中，不同的终端可能有不同类型的数据集，如文本、图像、音频和时间序列，以及不同的数据内容，如血型、心率、面部图像和体温等。当前几乎所有联邦计算方法的研究都是针对有限数量特征的单一内容数据集开展的。例如，虽然同样是针对糖尿病视网膜病变的评估，有的项目针对视网膜图像开展，而有的项目针对医疗电子档案开展。针对海量的异构数据，应该开发新的异构联邦计算方法，以方便不同数据、不同模型的协作方共同完成一个智能医疗系统。

（五）联邦智能医学系统部署的标准及规范

尽管联邦计算在智能医疗行业方面的应用已经取得众多成果，并得到了一定程度的应用，但对其部署和评估方法，并没有形成统一的标准和业内共识。例如，已经有联邦计算系统提出了各种区块链框架，用以消除对中央服务器的需求以及保证医疗互联网设备的本地模型的可靠性。然而由于它们是针对不同的医疗应用场景提出的，其具体网络设置、数据集情况、模型目标不尽相同，当前对这些框架和方法的评估还不充分。

此外，在模型更新通信协议、设备硬件、部署场景和聚合方法等方面，还普遍缺乏标准。最近，IEEE制定了一个关于联邦计算架构的设计指南。该指南还对联邦计算系统的主要方面，如隐私、安全、性能效率和经济可行性等，都推荐了相应的评估方案和性能指标。

七、小　　结

智能医疗中的联邦计算相关研究与应用仍处于起步阶段。联邦计算有望在实现大规模协作智能医疗系统方面发挥关键作用，并允许从集中式医疗数据分析向具有隐私保护功能的分布式医疗业务转变。联邦计算是一种新兴的协作人工智能方法，能够在增强隐私保护的前提下，激励更多医疗机构参与到构建智能医学系统的工作中来。

（孙小蓉）

第五节 面向医疗的网络信息安全展望

近十年来，随着人口老龄化的加深和全社会健康意识的加强，互联网医疗服务已经成为当前社会的必然趋势。面向未来的可信医疗智能大脑的协作式自适应架构，用于多机构医疗服务的跨区块链智能协作将成为趋势。可信医疗智能大脑是一个具有医疗物联网、区块链、人工智能、云计算、大数据和互联网的跨学科系统。它的参与者包括患者、康复机构、医疗服务机构、医疗内容服务机构、医疗监管机构、科研机构和政府机构。其能够基于区块链解决医疗资源服务平衡方法，以最大限度地提高医疗服务资源的利用率，解决随机医疗事件与医疗资源正态分布之间的矛盾。显然，区块链作为未来医疗智慧大脑的信息共享基础技术，是每一位从业者必须了解的知识。

区块链是一门建立数据共享，共担风险的计算机信息技术，最初是为了比特币这项虚拟货币而创造的，它可以建立起一个信息共享、去中心化、效率高、成本低的团体运作模式。近年来，区块链技术不仅仅应用在比特币上，而是逐渐开始应用于社会上其他领域的研究，甚至正在逐步颠覆社会生活模式。将区块链技术的功能特性合理应用于医学领域上。例如，传染病跟踪、疾病防治、电子病历共享、医疗物联网、新药开发等，不仅能让医疗领域迸发出巨大活力，也能造福人类生活。

当前医疗行业存在着多种技术上的缺陷，尤其是在数据和网络技术方面。亟须引起人们重视的就是医疗数据隐私安全问题，海量医疗健康大数据库是构成医疗行业发展升级的基础，所以为了尽可能降低数据泄露的风险，保障数据隐私安全，区块链技术的引入也成了万众瞩目的焦点。在数据隐私得到保护的前提下，降低人为错误和黑客攻击数据系统的风险，严格抵制外来访客未经授权访问数据甚至控制客户设备的操作，也是区块链技术可以做到的基本操作。区块链技术的访问控制技术不仅能做到以上功能还拥有运行成本低的优势。

数据保护还仅仅是医疗行业需要得到保障的一个基础功能，医疗数字化进程的转型升级也正迫在眉睫。各个国家拥有着自身的健康大数据和医疗大数据，其数据不仅仅用于自己国家的学术研究和医疗行业发展，还能用于全球范围内的医疗交流，促进治疗和药物的个性化开发。因此，解决个别医疗机构的"孤岛行为"，与时俱进地进行数字化行业升级，实时更新医疗数据库也是当前医疗行业急需解决的问题。

从药品的角度考虑，能发现传统的药品供应链中存在着很多问题，如信息不对称且虚假不透明等，不仅不能满足多元化发展的要求还存在着多种风险。在这样的背景下，利用区块链技术将当前医疗行业的药品供应链模式变得简单高效，将是一个值得人们探索的方向。

将区块链技术运用到医疗行业不仅可以解决上述行业难题，而且可以给医疗行业带来新的生命力。众所周知，区块链具有去中心化、防篡改、公开透明、智能合约和可追溯等多种高价值特性，那么将这样的宝贵特性合理应用于医疗行业是可以使人看到行业前景的。区块链具有非对称加密和授权技术，这项技术则可以加密存储在数据库上的交易信息、患者信息等，访问者未通过授权无法直接访问数据库，隐私安全能得到保护，自然也不用担心数据被篡改的可能性，医疗信息泄露问题可以得到很好的解决。区块链的去中心化方式让患者和医生可以同时随时查看数据和健康信息，AI技术的融合则给了患者智能化分析的情景模拟，也给了医生治疗参考意见，让患者和医生能更好地沟通分享，加快治疗，方便省心。区块链可以构建一个中心平台，整理融合患者数据和现有资源，以及医疗信息和药品供应链等相关信息流、资金流和物流，减少信息的不对称，并建立动态信用评价体系，简单高效的药品供应链等。由上可知，区块链技术可以解决医疗领域所面临的如协调成本高、患者信任缺失、资源共享程度低等多种问题。

如今将区块链技术应用于医疗项目的案例层出不穷，具体可分为数据基础设施项目和特定应用两大类。预计到2025年，医疗领域的区块链价值将达到56.1亿美元，年增长率达63.9%。目前已经有越来越多与医疗卫生相关的公司也在利用区块链技术进行发展。例如，澳大利亚迪肯大学的创新学院就提出了利用区块链技术来解决基因组大数据问题，这既可以保证用户有效获取基因组数据，又能掌握数据所有权。全球分享模式的健康医疗生态系统是首批在区块链上运作的健康医疗网络平台，利用区块链技术去中心化模式，该平台可以实现医疗资料的一体化和共享化，它通过使数据不受网络安全漏洞的影响来确保数据的安全，该平台所有的记录都将以单一格式存储，承诺患者可以在世界任何地方分享他们的病史。有公司开发了一个融合人工智能区块链和语言处理技术的平台，借助这个数据具有高度安全性和不可更改特性的共享平台，人们可以在输入自己的症状后，平台做出预测性假设，最终他们可以了解到自己的数据，同时也能更好地与医生互动。在当前时代背景下，区块链技术在医疗领域不管是在理论上还是在实践中都发挥了不可替代的作用。

值得一提的区块链技术驱动平台的是医疗物联网。医疗物联网是一种传感器系统，它时刻收集重要的健康数据，并在一个安全的网络上共享，对收集到的数据进行处理，以查找任何不一致的地方。因此，如果发现任何不一致，就会生成警报。医疗物联网的体系架构就是由机器学习（machine learning，ML）、边缘计算、软件定义网络（software defined network，SDN）、区块链等新技术驱动。ML 的能力被用于医疗物联网的多个用途，边缘计算在减少系统的延迟和提高系统的可靠性方面发挥了重要作用。SDN 通过引入数据平面和网络管理平面的分离，在维护网络和增强能力方面具有更大的灵活性。从存储到安全，从处理到警报生成。大数据分析的潜力在健康物联网中得以实现，用于不断更新处理被记录的大型数据集。大数据分析提供了一个框架，可以实时发现异常行为，并对患者的病情做出预测。离子交换技术推动了纳米尺度的网络革命，并将其应用于精准医疗和传感领域。区块链通过引入透明、安全的信息和传递方式，提高了数据存储能力。区块链技术为由物联网驱动的新型患者监控和诊断自动化平台提供了体系架构，也为大规模采用医疗物联网提供了驱动力（图 21-5-1）。

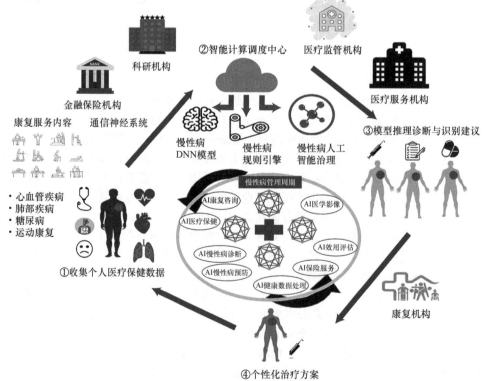

图 21-5-1　基于区块链的智能医疗保健服务模式

　　并且，医疗保健本身就是一项社会协作工作系统。基于互联网基础设施的架构只有建立在以区块链和可信计算之上，才能够安全互联各种医疗设备和服务以实现可信的智能技术模型。因此，有学者提出可信医疗智能大脑的概念，认为具有协作性的自适应架构是医疗保健工作发展的核心，也是实现医疗保健社会协作的关键，其能够保障参与互联的医疗设备和服务的安全性并实现医疗资源的均衡使用。有研究提出可信健康智能大脑项目，该项目是一个基于可信计算、区块链、物联网、通信技术、互联网和人工智能的协作式医疗自适应架构，旨在解决如何在有限的医疗资源下为大规模患者服务的问题。医疗保健的关键问题就是如何利用有限的医疗资源来满足大量患者的需求。在应对许多病症的医疗服务体系中，常常会出现医疗服务资源不足等现象。目前，有限的各类医疗基础设施、医疗辅助、管理资源等都是由政府建设的，其存在有序的城市规划模型，资源的分布一般服从正态分布。但是，巨大的医疗保健需求在时间和空间上是随机发生的，这就造成了医疗保健资源应用不均衡的问题，如有的医疗保健设施可能因为过度医疗造成供不应求等情况，而有的医疗保健设施又供过于求造成浪费等现象。通过可信计算条件下的互联网医疗，能够结合区块链、可信计算、人工智能等技术解决这一矛盾，也能够很好地应对随机激增的就医事件。因为医疗保健服务的用户终端（如手环等可穿戴设备、家用或商用健康看护仪器等）通常采用可信计算的芯片跟踪常见的生理信号，如采集心率、血压、呼吸状态、情绪状态等信息。随后，系统将相关数据共享至医疗区块链，实现跨域数据交换和去中心化的医疗服务，在数据层面建立患者与医疗机构之间的信任关系。再通过互联网模式，能够做到更理性地分配医疗资源，实现患者按需分级诊疗的目标，降低医疗资源的浪费，减少过度医疗。当然，可信计算和区块链等技术在医疗领域还有许多值得我们探索的空间。

　　数字化、信息化和智能化时代的发展，促使世界各国积极向数字化转型，我国也在党的十九大报告中提出加快建设数字中国，以信息化培育新动能。区块链作为数字时代的前沿新技术，能极大推动数字产业化的整体发展，近年来，正逐渐成为中央和地方政府重点关注的对象，被视为具有国家战略意义的新产业。目前我国已推出了一系列支持区块链技术创新发展的政策，以期超前布局快速占领区块链技术高地，在国际标准制定方面拥有一定的发言权。2019年10月24日中共中央政治局第十八次集体学习会上提出，"把区块链作为核心技术自主创新的重要突破口"，表明区块链技术的集成应用在新的技术革命和产业变革中起着重要作用。2020年4月，商务部等8部门联合印发《关于进一步做好供应链创新与应用试点工作的通知》，该通知要求加快区块链、人工智能等新兴技术在供应链领域的集成应用。由此可见，国家致力于引导各领域利用区块链技术赋能其行业，推动其发展。

　　区块链的应用深受医疗行业的喜爱，自然也伴随着一些问题和挑战。例如，不可忽视的大数据法律体系，结合大数据应用实践中的现实情境，完善大数据相关法律法规，杜绝网络安全漏洞，这是必须解决的问题。再比如区块链数据体积庞大，存储和计算负担严重，需解决轻量化计算存储，提高服务器更新迭代速度，解决大规模工业化数据处理现状等问题。还有区块链的访问控制方式加强了数据隐私保护，但数据加密后面临如何还能保持方便省事的初衷，让多方完成交易时能减少操作流程，共享数据资源等问题。一个新兴技术的发展和成熟离不开问题和挑战，只有不断地解决问题，超越挑战，区块链技术和医疗行业才会互惠共存，协同进步。

　　目前我国相关部门已经将区块链视作具有国家战略意义的新兴产业，其在医学领域的应用将是一个主要的技术增长点。随着相关政策与应用标准的不断落地，区块链技术在医学领域的推广应用将顺应全球智能医学发展的时代潮流，展现出巨大的潜力与应用前景。区块链技术在医学领域的使用，将是一场马拉松，而不是一场冲刺。人们应重视区块链技术在医疗行业的发展前景，不仅能促进行业发展进步，而且能为人类健康带来福音。

（叶哲伟　吴星火　肖　军）

参 考 文 献

陈小平, 2021. 人工智能伦理导引. 合肥: 中国科学技术大学出版社.

郭锐, 2020. 人工智能的伦理和治理. 北京: 法律出版社.

雷波, 陈运清, 2020. 边缘计算与算力网络: 5G +AI 时代的新型算力平台与网络连接. 北京: 电子工业出版社.

李力恒, 2021. 中医药大数据应用. 北京: 中国中医药出版社.

李培根, 高亮, 2021. 智能制造概论. 北京: 清华大学出版社.

刘蓬然, 陆林, 霍彤彤, 等, 2020. 人工智能技术在骨科领域中的应用进展. 中华骨科杂志, 40(24): 1699-1704.

刘蓬然, 叶哲伟, 2024. 中国骨科人工智能的发展现状与未来. 中华实验外科杂志, 41(5): 906-911.

陆声, 赵宇, 2021. 医学 3D 打印技术基础与应用. 济南: 山东科学技术出版社.

田贵华, 商洪才, 2021. 智能中医学概论. 北京: 人民卫生出版社.

王珊, 杜小勇, 陈红, 2023. 数据库系统概论. 6 版. 北京: 高等教育出版社.

魏溪含, 涂铭, 张修鹏, 2019. 深度学习与图像识别: 原理与实践. 北京: 机械工业出版社.

叶哲伟, 2018. 医学混合现实. 武汉: 湖北科学技术出版社.

叶哲伟, 2020. 智能医学. 北京: 人民卫生出版社.

张剑, 2017. 医疗服务信息安全. 成都: 电子科技大学出版社.

赵沁平, 2017. 虚拟现实技术与产业发展战略研究. 北京: 科学出版社.

周志华, 2016. 机器学习. 北京: 清华大学出版社.

Anumanchipalli GK, Chartier J, Chang EF, et al., 2019. Speech synthesis from neural decoding of spoken sentences. Nature, 568(7753): 493-498.

Burki T, 2019. Pharma blockchains AI for drug development. The Lancet, 393(10189): 2382.

Cristiano C, Cristian P, Eskofier B, et al., 2018. Internet of health things: toward intelligent vital signs monitoring in hospital wards. Artificial Intelligence in Medicine, 89: 61-69.

Degenhart AD, Bishop WE, Oby ER, et al., 2020. Stabilization of a brain-computer interface via the alignment of low-dimensional spaces of neural activity. Nature Biomedical Engineering, 4(7): 672-685.

Kermany DS, Goldbaum M, Cai WJ, et al., 2018. Identifying medical diagnoses and treatable diseases by image-based deep learning. Cell, 172(5): 1122-1131. e9.

Liu P R, Zhang J Y, Liu S X, et al., 2024. Application of artificial intelligence technology in the field of orthopedics: a narrative review. Artificial Intelligence Review, (57): 13.

Liu PR, Lu L, Zhang JY, et al., 2021. Application of artificial intelligence in medicine: an overview. Current Medical Science, 41(6): 1105-1115.

Ngiam KY, Khor IW, 2019. Big data and machine learning algorithms for health-care delivery. The Lancet Oncology, 20(5): e262-e273.

Rieke N, Hancox J, Li WQ, et al., 2020. The future of digital health with federated learning. NPJ Digital Medicine, 3: 119.

Tao F, Qi QL, 2019. Make more digital twins. Nature, 573(7775): 490-491.

Tian S, Yang W, Grange JML, et al., 2019. Smart healthcare: making medical care more intelligent. Global Health, 3(3): 62-65.

Xie Y, Zhang J Y, Wang H L, et al., 2021. Applications of blockchain in the medical field: narrative review. Journal of Medical Internet Research, 23(10): e28613.